脊柱脊髓损伤修复学

RESTORATOLOGY FOR SPINE AND SPINAL CORD INJURY

程黎明　主编

科学出版社

北京

内 容 简 介

脊柱脊髓损伤发生率不断增高,致残率也居高不下,截至目前并没有行之有效且统一的标准来治疗该疾病,这成为困扰脊柱外科医生的难题。

本书详细探究了脊柱脊髓损伤的机制,从解剖学、生物力学和病理生理学等角度剖析脊柱脊髓损伤的机制基础,并结合脊柱运动学的研究提出了新的手术干预方案;通过对脊髓损伤的病理学研究,结合材料学与细胞分子生物学的创新,寻找脊髓神经功能再生的新的突破点。另外,本书还集合了目前脊柱外科修复最新进展,包括微创理念、术式改良、新型内植物及高效器械的发展,以及脊髓内部减压、支架材料辅助、神经和物理因子的新策略。

本书从基础到临床,从机制研究到前沿发展,深入浅出地探讨了脊柱脊髓损伤的机制及修复,本书面向广大从事脊柱脊髓损伤修复工作的临床医生及基础研究人员,可给为了脊柱脊髓损伤修复不断发展而奋斗的临床医生及基础研究人员提供借鉴。

图书在版编目(CIP)数据

脊柱脊髓损伤修复学 / 程黎明主编 . —北京:科学出版社,2021.11
ISBN 978-7-03-069829-2

Ⅰ.①脊… Ⅱ.①程… Ⅲ.①脊柱损伤—修复术 ②脊髓损伤—修复术 Ⅳ.① R683.205 ② R744.05

中国版本图书馆 CIP 数据核字(2021)第 190322 号

责任编辑:闵 捷 / 责任校对:谭宏宇
责任印制:黄晓鸣 / 封面设计:殷 靓

科 学 出 版 社 出版
北京东黄城根北街 16 号
邮政编码:100717
http://www.sciencep.com
上海锦佳印刷有限公司印刷
科学出版社发行 各地新华书店经销

*

2021 年 11 月第 一 版 开本:889×1194 1/16
2021 年 11 月第一次印刷 印张:29 3/4
字数:800 000

定价:420.00 元
(如有印装质量问题,我社负责调换)

《脊柱脊髓损伤修复学》
编辑委员会

主 编

程黎明

副主编

罗卓荆

编 委

（按姓氏笔画排序）

于 研	马 蓓	卢旭华	申才良	史建刚
冯世庆	戎利民	朱 睿	朱融融	刘健慧
许方蕾	孙天胜	杨 柳	李危石	李国安
李建军	沈洪兴	沈慧勇	宋利格	宋滇文
陈伯华	陈雄生	邵 将	周许辉	郝定均
贺西京	钱 列	徐瑞生	郭晓东	唐佩福
海 涌	第荣静	麻 彬	曾至立	谢 宁

贾序

2021年4月，同济大学附属同济医院院长程黎明教授给我发来一封邮件称，他主编了一本专著——《脊柱脊髓损伤修复学》。我仔细翻阅了目录及初稿，发现该书从基础的解剖学、组织发育学、基础实验研究、脊柱骨性损伤与脊柱脊髓损伤诊断学及其治疗学等方面做了全面的介绍。近年来，类似的专著会不时看到，但多是以临床角度阐述脊柱脊髓损伤的各种问题，而程黎明教授所主编的《脊柱脊髓损伤修复学》更集中于脊柱脊髓损伤的基础研究，并且与临床相结合，力求基础与临床紧密融合，尤其对脊柱脊髓损伤的骨性脊柱和神经功能的修复重建内容的阐述，强调了脊柱脊髓损伤后应减少伤残率、死亡率，以保存并激发脊髓损伤后的残留功能。

脊柱脊髓损伤是人类灾难性损伤之一，尤其是脊柱脊髓损伤导致的瘫痪，为社会和患者家庭带来了沉重的经济负担，造成了患者及家属巨大的精神痛苦。在我国，脊柱脊髓损伤造成截瘫及四肢瘫的康复医疗，有相当一段时期是空白的，很少有人认识到脊柱脊髓损伤与修复的社会意义。无论是自然灾害还是日益发展的交通事业造成的高能脊柱脊髓损伤，其发生率都有明显的上升趋势。1976年，由于唐山大地震造成的3 000多名截瘫伤员被收治在唐山18个截瘫疗养院，当时的条件只能以疗养代替康复，完全缺乏现代康复科学理念与技术，令当时许多骨科医生也手足无措，一切都处于无理论、无经验的摸索之中。1978年，我国开始改革开放，面对社会经济、交通运输、建筑业的高速发展，脊柱脊髓损伤导致的瘫痪逐年递增，脊柱脊髓损伤康复的任务已经落到当今骨科医生的肩上。中国是世界人口大国，亦是创伤性截瘫发生大国，应进一步发展和提高我国的康复技术水平，特别是脊柱脊髓损伤的康复，其涉及的医学范围非常广泛，我国现代脊柱外科医生肩负着随时随地担当这份重任的使命。

《脊柱脊髓损伤修复学》这本专著从现代科技进步的角度，根据前沿理论和大量临床实践经验，用全新的视角解读脊柱外科涉及的各个领域。临床上，程黎明教授及其团队以脊柱外科为主要方向，他同时率领一支以干细胞研究为核心的基础与临床相结合的科研团队，并取得了卓有成效的进展。作为临床脊柱外科医生，程黎明教授能够以聪颖的智慧进行深入的基础研究，这是难能可贵的。

脊柱脊髓损伤是一个涵盖非常广泛的医学体系，其组成包括骨科、泌尿科、神经内科、神经外科、康复科各专业。我们不可以单纯、狭隘地将治疗队伍理解为仅仅由脊柱外科医生组成，还应该包括心理、运动、中医、护理相关人员及社会工作者等，从急救、制动、运输，一直到确定性治疗，需要一套完整的体系。

近年来，脊柱脊髓损伤的诊治手段和技术已有很大提高，但是仍然面临着如何获得早期有效救治、如何减少死亡率、如何降低伤残率和伤残程度等一系列问题，这些问题始终困扰着临床医生。世界众多医疗机构和研究机构也在不断探索脊柱脊髓损伤的治疗问题，特别是脊髓损伤及其继发性损害导致的一系列后遗症，也同样是世界医学领域基础科学研究面临的难题。

现如今，医学科学与自然科学的发展几乎同步，迫使我们青年一代时刻跟随时代发展，不断更新自身专业理论知识与技术。社会在进步，人们日常生活在改变，包括工作方式及劳动强度都有了重大变革，人类社会也发生了许多变化。《脊柱脊髓损伤修复学》为我们提供了触手可及的理论技术，让我们从中尽情地吸收丰富的知识，为我们的临床理念注入新的生机，使我们对脊柱脊髓损伤的最新动态和发展前景有更充分的了解，帮助我们开阔了眼界，拓展了思维，并为个人创新发展提升了基础的厚度和想象的空间。当然，我们在追求某种新理论、新技术的同时，不应该忽略，更不能否定长期形成、积累的，当下成熟的、依然具有生命力的脊柱脊髓损伤的基本理论与治疗技术，这种历经数百年的传统技术，还很可能与创新技术长期共存。

40多年来，我国脊柱外科发展迅速，获得了令世界瞩目的成就，一代代的中青年专家学者，在老一辈专家所创建的基础上，不断开拓并脱颖而出。这些具有创新能力的学者们，已经站在更高的起点吸纳国际最先进的理论技术并不断创新，使得我国脊柱外科领域发展更加璀璨。

《脊柱脊髓损伤修复学》使用大量篇幅阐述脊柱脊髓损伤的临床问题。脊柱脊髓损伤大多源于交通伤、坠落伤、暴力或运动伤，而其中颈椎脊髓损伤尤其严重，损伤后常常出现截瘫或呼吸功能障碍，治疗效果不理想。由于脊柱脊髓损伤患者多为健康的青壮年，给社会也带来了沉重的负担。脊柱椎管遭到连续性破坏，骨折块或椎间盘损伤向后突出，可造成脊髓腰骶神经根或脊髓血管的机械性压迫，也可造成脊柱脊髓的直接牵拉伤、挫裂伤。除早期的直接损伤外，后期的继发性损伤也是引起脊髓神经功能障碍的主要原因。对于这些患者的治疗，一方面是通过积极的现场急救，使用药物治疗，预防和减少脊髓继发性损伤，处理危及患者生命安全的问题，另一方面则可采用手术方法治疗脊柱骨性损伤。

近年来，我国对脊柱脊髓损伤治疗取得了长足进步，包括现场急救水平的提高、外科干预和内固定技术的不断改进，保护神经细胞和促进神经生长等多种药物的临床应用，这些使患者的救治进入了一个全新的阶段。脊柱脊髓损伤的正确现场救护和急诊室处理涉及患者脊柱脊髓损伤是否继续或进一步受到损伤，直接关系到患者的生命安全、后续治疗和康复效果，因此，脊柱脊髓损伤患者的现场救护和处理显得尤为重要。

高能量暴力创伤常合并重要脏器损伤，占15%～30%。该损伤可危及生命并容易被忽略，在诊断时切不可疏漏。凡存在这种危及生命的合并脏器损伤，必须首先处理以挽救生命。脊柱脊髓损伤早期救治的重要性越来越明显，完善有效的早期救治措施可大大提高脊柱脊髓损伤患者的存活率和生活质量，降低医疗费用。脊柱脊髓损伤与其他部位创伤都具有相同的特点，即致伤物打击或创伤所引起局部和全身的反应；但前者还具有特有的骨与关节、椎间盘及韧带损伤，合并或不合并脊髓伤。创伤后，通常在入院前，急救医生无法全面而准确地进行相关救治工作。但进入医院之后，医生开始实施对脊柱脊髓损伤一系列链式、阶梯式的处理。临床研究证明，对伤情评估的准确程度直接影响后续治疗（确定性治疗）的决策及其后果。

损伤初期，有时不能确定神经功能障碍的严重程度，但到达就诊医院后必须尽快明确。常规详尽的神经系统检查，包括脊髓功能各种表现：感觉平面、运动功能、直肠及肛门括约肌功能。脊髓损伤后出现脊髓休克的诊断也有相当大的临床意义。尽管目前脊髓休克的真正意义并不十分明确，但按通用的概念来说，脊髓休克是指损伤脊髓的远侧（下方）脊髓躯体反射、内脏反射消失，即脊髓内的兴奋性传导缺失。临床常将肛门反射、球海绵体反射作为重要检查手段。这些反射的出现，意味着脊髓休克已经消失。如果脊髓为不完全性损伤，当脊髓休克结束之后，脊髓未遭到损害的部分仍有功能出现，就是残余功能。但完全性脊髓损伤者，即使球海绵体反射恢复，肢体运动功能仍不会出现。但若仅有踇趾出现轻微动作，也应该视为不完全性脊髓损伤。脊髓损伤发生脊髓休克的时间差别较大，最早 10～24 小时，最迟数周乃至数月。这增加了脊髓损伤的精确评估难度。曾有患者脊髓损伤手术后，初期仅有足趾伸屈运动，2～3 个月后逐渐恢复，并且有个别患者最终运动功能恢复到接近正常状态。因此，在评估中，应全面考虑并按通常的标准处理。

《脊柱脊髓损伤修复学》由程黎明教授团队耗费三年的时间完成，在广泛收集资料后，以宽阔的视野，全面阐明脊髓损伤和脊髓压迫是不同概念，脊髓组织损伤通常是不能逆转的，而受压迫的、还没有损害的脊髓在移除致压物后，可将残余功能释放出来。脊髓损伤很少出现脊髓半横切损伤，其原因是损伤瞬间暴力的不规则性。脊髓损伤分类方法及对应的治疗措施，通常根据损伤部位来界定。

我作为老一代的脊柱外科医生，长期从事临床、科研及教学工作，非常欣喜地看到我国中青年学者们对自己专业如此酷爱与执着，这种艰苦奋斗的精神、忘我追求进步和发展的渴望与信念打动了我。我相信，我国的脊柱外科领域的理论与技术水平一定会得到更加快速的发展。这本专著实用性很强并论述了相关脊柱微创技术，是一本优秀的专著。希望能够让从事脊柱外科的医生或想开展脊柱微创的外科医生喜欢。

这是我，愿意为《脊柱脊髓损伤修复学》作序的主要原因。

2021 年 5 月

苏序

　　脊柱脊髓损伤一直是我国乃至全球不可忽视的重大损伤之一，伴随着工业兴建和交通运输的发展，脊柱脊髓损伤的发病率逐年递增，给社会和家庭带来了巨大的精神和经济负担。脊柱是人类进化后不同于其他物种、保持站立位的重要功能器官，而脊髓则是脊柱保护下的感觉和运动神经信号传导的中枢神经系统。脊柱损伤后往往出现骨肌韧带结构的损伤，在早期的修复技术中，术者关注的更多是对结构力学的修复重建，而忽视了对远期功能康复的重要作用。对合并有脊髓损伤的脊柱损伤患者，现有的临床治疗手段则十分有限，虽然目前涌现出大量新技术、新策略研究，但脊柱脊髓损伤后神经再生及功能重建这些关键问题有待我们深入研究。

　　我早期在研究哺乳动物视觉系统的发育、可塑性及再生研究的过程中，曾利用视觉破坏后出现的视网膜异常投射或代偿投射来研究视觉传导通路的可塑性，进而从可塑性研究发展到视网膜的再生研究，并通过外周神经移植方法实现成年哺乳动物的视网膜节细胞长距离轴突再生。

　　与周围神经修复类似，脊髓损伤修复也面临着神经再生与神经环路重构的关键问题，外周神经修复中的相关研究经验值得借鉴，但脊髓损伤后病理机制更加复杂。近二十年来，大量组织病理学研究把脊髓损伤过程分为急性期、亚急性期和慢性期三个阶段，每个阶段都有其特征性的病理现象。急性期损伤周围经常会出现炎症浸润和水肿现象等，亚急性期主要出现神经元凋亡和脉管系统破坏，而慢性期损伤中胶质瘢痕形成影响了神经元轴突的再生和功能的恢复。这些复杂的、带有时序性特征的病理特征为脊髓损伤修复制造困难的同时，也提供了诸多线索。程黎明教授的"早期损伤控制，全过程康复"的治疗理念与之不谋而合。

　　与周围神经修复不同，已经有学者研究认为脊髓损伤后再生的轴突很难穿过或跨越瘢痕区与下游形成有效的神经联系，但近来研究表明，脊髓损伤后神经功能重塑不必通过长距离的皮质脊髓束的再生，可以通过在损伤区新生的神经元形成有效的新生神经突触网络（nascent neural synaptic networks），从而重建神经传导，实现神经功能的恢复。我的团队也很早认识到这一问题并开展了系列的研究，利用运动、中草药小分子提取物、物理疗法、新型生物材料等保护受损脊髓，促进中继神经网络形成。基于运动治疗的理念，我与杨咏威（Wise Young）教授展开交流与合作，构建了慢性脊髓损伤患者的术后康复方案。这些工作与程黎明教授的"外科—生物—康复一体化"的治疗策略有着异曲同工之处。

　　在研究过程中，我也深刻认识到从基础研究到临床转化的道路是艰难的，也是漫长的。于是我萌生了构建脊髓损伤临床试验网络的想法。2004年，我同杨咏威教授等共同组建了中国脊髓损伤研究协作组（China Spinal Cord Injury Network，China SCI-NET），目的是发展及测试脊髓损伤的有效治疗方法，促进实验室研究成果向临床治疗应用转化，推动我国脊柱脊髓损伤修复领域的发展。

　　程黎明教授及其团队也是我们 China SCI-NET 的重要成员。我与程黎明教授相知多年并长期关注他的基础及临床转化研究。程黎明教授长期致力于脊柱脊髓损伤再生修复的研究工作，在脊柱基于内源性神经再生促进脊髓损伤修复、功能材料临床转化等方面都做出了令人兴奋的工作。作为一名临床医生，他具备丰富的临床经验；作为一名临床研究人员，他具有敏锐的科研嗅觉及坚实的科研基础。

　　《脊柱脊髓损伤修复学》这本专著立足于现代脊柱脊髓损伤治疗的最新理念，将临床经验与理论前沿相结合，从全新的视角解读了脊柱脊髓损伤治疗的现代化策略。这部著作既包括早期的手术修复学，又加入了微创理念、术式改良、新型内植物及智能器械等目前脊柱外科修复新技术，着重阐释了目前针对脊柱损伤治疗的系列新策略。与此同时，该书着重介绍了脊髓损伤治疗早期损伤控制的新方法和全过程康复的新理念、新策略，包括损伤后髓内减压、支架材料植入、神经营养因子干预、磁刺激等多模态物理因子的介入、全病程多模态式调控新技术等。该书还围绕脊柱脊髓生理和病理机制，从病理生理学、解剖学和生物力学等角度进行介绍。书中涵盖了基于生物力学和运动学研究的脊柱结构功能重建理论，指出了脊髓神经功能再生的材料学和细胞生物学新方向，提出了脊柱脊髓损伤的治疗需要基于病理机制的时间窗这一重要新策略。这种将基础与临床紧密融合的著作烙印着时代的特征，也是时代的需要。

　　综上，程黎明教授历时多年主攻脊柱脊髓损伤的基础研究和临床治疗，凝练多年工作和研究积累，领衔编撰了这本《脊柱脊髓损伤修复学》。鉴于该书对脊柱脊髓损伤修复的系统阐述和对未来相关研究方向的引领介绍，为我们提供最新的理论技术，为基础及临床转化研究注入了新的生机，利于我们丰富知识，拓宽视野，提升我们基础厚度与思想维度，我推荐广大的临床医生和基础研究人员，借鉴书中的知识，助益临床和基础研究工作，为脊柱脊髓损伤修复事业贡献自己的力量。

苏国辉

2021 年 5 月

前言

脊柱损伤是由暴力所造成的颈椎、胸椎、腰椎及附件所构成的结构的一种病理性损伤，能造成以上部位的疼痛、畸形、活动受限等，甚至造成四肢瘫痪及死亡。与之相伴而生的脊髓损伤致残率极高，迄今为止仍是一个医学难题。据 2019 年相关资料显示，美国共有 27 万脊髓损伤患者，每年以约 12 000 人的速度增加，年发病率约为 40 人 / 百万人。我国脊髓损伤流行病学统计数据比较离散，估计我国脊髓损伤患者大约为 200 万人。可见，脊柱脊髓损伤修复学在临床治疗中有举足轻重的地位。

目前，脊柱脊髓损伤主要采用外科修复、神经营养、高压氧治疗及现代康复干预等临床综合治疗，但尚未取得理想的疗效。脊柱结构重构能够稳定其力学功能，可以为脊髓提供有效的保护，但脊髓损伤面临损伤后病理机制不明确、神经再生和神经环路重构困难等问题。因此对于脊柱脊髓损伤，我们提出"早期损伤控制，全过程康复"的治疗理念。

"早期损伤控制"旨在针对损伤的稳定和控制，减少外科手术操作的额外负担，能够大大降低死亡率，减少多器官衰竭，挽救更多的脏器功能。脊柱损伤修复一直以来都是脊柱外科医生关注的重点问题，因此诞生了各种配套的手术工具及内植物，相关的基础生物力学、材料学等也在与时俱进，为早期损伤控制做出了重要贡献。然而目前早期损伤控制对于脊柱脊髓损伤修复的临床实践较少，主要是由于脊柱脊髓损伤的手术指征、手术方式选择标准不一，内固定方式众多，疗效不确切。对于脊柱脊髓损伤的患者，是否早期对损伤脊髓行手术减压以实现损伤控制仍存在争议，对手术减压方式、减压范围、内固定方式等临床策略仍缺乏参考标准。因此，对于脊柱脊髓损伤患者的早期损伤控制策略需要不断探索与优化，从而更加有效挽救脊柱脊髓损伤患者的感觉运动功能。

"全过程康复"旨在将康复贯穿于脊柱脊髓损伤患者的整个治疗过程，合理利用康复手段，可以促进脊柱脊髓损伤患者的感觉、运动功能恢复，提高日常生活能力及生存质量。脊柱脊髓损伤现代康复技术已广泛应用于临床，其主要包括针对失神经支配后的肢体开展物理治疗、机器人辅助运动康复、功能性电刺激等。虽然，康复技术对残存的运动功能有部分恢复作用，但康复技术是否能直接促进神经再生与神经环路重构尚缺乏有效证据。同时，由于脊髓损伤患者的感觉、运动等神经功能恢复具有时序性特征，全过程康复方案与神经功能恢复的时序特征匹配问题亟待解决。此外，针对脊髓损伤后神经再生与神经环路重构，设计与优化包含多种因素的全过程康复手段尚有待进一步研究。康复方案和时间窗目前尚不确定。

但是，对于脊柱脊髓损伤而言，早期损伤控制与全过程康复可以有效保护残存的神经并促进其改善脊柱脊髓损伤的预后。无法取得理想的临床治疗效果，其主要原因在于损伤后有效的神经再生和神经环路重构这一关键科学问题没有得到根本解决。欣慰的是，随着显微外科的发展，干细胞研究领域的突破，物理因素调控与组织工程材料等领域的进展为脊髓损伤再生修复提供了重要理论与技术支撑，也为脊柱脊髓损伤修复带来了新的希望。基于此，我们也提出了"外科—生物—康复一体化"的治疗策略，希望采用"鸡尾酒"的治疗方式，将传统的外科技术与干细胞、功能材料等相结合，辅以新型康复技术，以期建立新型脊柱脊髓损伤修复综合理论技术体系，提高脊柱脊髓损伤救治水平，推动我国中枢神经系统损伤修复领域的发展。

我作为我国脊柱外科泰斗贾连顺教授的学生，毕业后从事脊柱外科工作二十余载，一直想将他所建立的脊柱外科理论和技术体系传承下去，而编写这本《脊柱脊髓损伤修复学》正是一个契机，它是贾连顺教授曾编撰的《脊柱创伤外科学》一书的延续。借以此书为基础，汇集了国内众多著名脊柱外科、创伤外科、康复科、内分泌科等临床学科专家，还包括了生物力学、分子生物学、影像学、材料学、组织工程学等基础学科的学者，在原有《脊柱创伤外科学》的基础上增加了脊柱脊髓损伤的新理论、损伤修复的新技术和全过程康复的新策略等。本书内容系统，深入浅出，可为广大从事脊柱脊髓损伤修复工作的读者提供借鉴，诚意推荐各位品读。

程黎明

2021 年 5 月

目录

第一章

绪　论

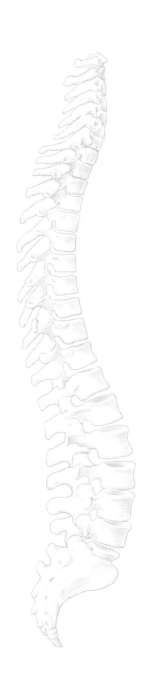

人类对脊柱脊髓损伤的认知有着久远的历史。早在几千年前，在所发现的古埃及人的外科手卷中就有关于脊柱脊髓损伤的病例记载，当时就描述了患者的瘫痪、排尿障碍、腹胀等现象。文献中可查到 Smith 关于脊柱骨折的描述，但是古人认为脊髓损伤的预后很差，患者几乎难免死亡，并得出了脊柱脊髓损伤是"不治之症"的结论，因此，早期主张放弃治疗。公元前 400 多年，Hippocrates 最先描述了脊柱骨折与肢体瘫痪的关系，他认为瘫痪总是发生在脊髓损伤的同侧，并创造了胸腰椎骨折的闭合复位技术，主要是通过对上肢和下肢的牵引恢复脊柱长度，然后施以手法复位（图 1-1）。

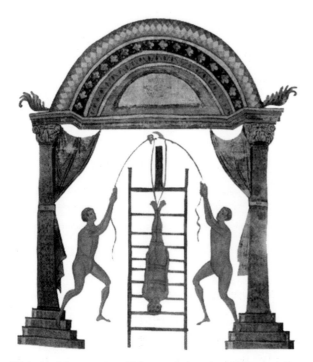

图 1-1 *Hippocrates: The genuine works of Hippocrates* 中治疗脊柱脱位的方法

2 世纪，Galen 提出了脊髓减压手术的观点，但未具体解释"手术"一词的含义。7 世纪，Paul 首先提出了脊柱切开复位技术，并首次真正完成了椎板切除术。16 世纪中叶以前，多数学者认为脊柱骨折脱位的预后并不乐观，一切治疗都是徒劳。1646 年，Hildanus 采用两脚钳通过横穿颈项部的长金属锥对颈椎脱位进行复位，在手法复位失败时行手术切开，显露

棘突和椎板，切除碎骨片，恢复椎骨序列。18 世纪中后叶，多位学者通过手术取出椎管内异物，取得了较好效果。1814 年，Cline 对 1 例胸椎骨折的患者在伤后 24 小时内进行手术未获成功，患者于术后不久死亡，这一手术引起了较大争议，使得脊柱外科的发展也因此延误多年。19 世纪中后期，伴随着现代外科治疗理念的出现，脊柱脊髓损伤治疗的研究才得以重新蹒跚起步。由于无菌技术的发展，脊柱手术的死亡率和伤残率降低，学者们开始关注脊柱手术的适应证及术后脊柱的稳定性，并通过采用各种特殊切口，如"H"和"U"形切口，将棘突和椎板连同肌肉和皮肤一起翻开，手术结束时翻回原处，以利于维持稳定。Hadra 是最先描述脊柱融合术和最早使用脊柱内固定的学者，他于 1891 年报道采用银丝环对开放伤的棘突进行环扎固定。美国的神经外科之父 Cushing 也同样建议通过椎板切除术对脊髓不完全损伤者进行脊髓减压。这一并不完善的治疗措施一直延续到 20 世纪初。1906 年，Muller 率先描述了腰椎的前路手术，并由 Hibb 和 Albee 进行完善。20 世纪，由于青霉素的发现、手术器械的改进、麻醉方法的提高及显微镜在外科的应用，脊柱脊髓损伤的治疗进入了新的发展阶段。Davis 和 Bohller 敏锐地发现骨折的复位使脊髓所获得的减压效果甚至比椎板切除术好。1929 年，Taylor 认为牵引有助于颈椎骨折脱位的复位和稳定性的维持，并发明了枕颌带牵引。1933 年，Crutchfield 发明了颅骨牵引，1938 年进行改进。1942 年，Roger 报道了一种较为简单的棘突间钢丝固定融合技术，成功率较高。此后，各种改良技术不断发展，20 世纪 60 年代以后，各种不锈钢钩、棒、螺钉和节段性钢丝开始应用，较具代表性的有 Harrington、Luque、Roy-Camille、Louis、Magerl、Dick、Steffee 和 Cotrel 等技术。但是，棘突间钢丝固定和植骨融合技术至今仍为后路的经典手术。1961 年，Humphries 报道了腰椎前路融合加钢板内固定技术，此后，Dwyer、Dunn、Yuan、Kanada、Black 和

Kostuik 报道了各种改良装置，融合效果各异。1955 年，Smith 和 Robinson 首创了脊柱前路减压技术，Baily、Cloward 和 Verbiest 相继将脊柱前路减压手术应用于脊柱骨折，近年来，Orozco、Llovct 和 Caspar 将钢板应用于颈前路融合和内固定，目前，颈前路带锁钢板的应用已越来越广泛。1942 年，Roger 提出了颈椎后路融合术的原则，在牵引下行手术复位，植骨后棘突间进行钢丝内固定。此后，出现各种钢丝改良技术，20 世纪 70 年代至 80 年代，Tucker 应用椎板夹，Magerl 和 Roy-Camille 应用钢板螺钉系统进行颈后路内固定。1910 年，Mixter 和 Osgood 报道了采用钢丝对寰椎后弓和枢椎棘突进行固定，以后出现了钢丝固定和单纯植骨技术，20 世纪 30 年代至 40 年代，Gallie 开创了寰枢椎后路改良的 "H" 形植骨融合术，1978 年，Brooks 和 Jenkins 采用楔形骨块在寰枢椎后弓间行加压融合术，术后辅以外固定。20 世纪 80 年代，Bohler 发明了前路齿突螺钉，Magerl 发明了寰枢椎侧块螺钉。20 世纪以来，随着现代骨科学及其相关学科（包括分子生物学、神经生物学、影像医学和生物工程学等）的长足发展，对脊柱脊髓损伤的认知进入了具有历史意义的时代。在实验研究方面，建立了脊柱脊髓损伤模型，认识到内啡肽、钙通道阻滞剂、阿片受体拮抗剂、激素、高压氧等在脊髓损伤发生与治疗中的作用。1990 年，Bracken 首次提出在脊髓损伤后 8 小时内应用大剂量甲泼尼龙（methylprednisolone）具有促进脊髓功能恢复的作用，并成为脊髓损伤早期治疗的标准方案。

关于脊柱脊髓损伤手术治疗的争议一直持续到近年，Guttmann 和 Bedbrook 认为经手术治疗的患者极少见到神经功能恢复，而更多见的似乎是病情的加重。当时椎板切除术是首选的方法，目前此法受到质疑而适应证较少。当今手术治疗的目标是对受损的脊髓神经组织进行减压，并通过最少的节段性、永久性的坚强固定使脊柱获得稳定，这一具有挑战性的理论有许多重要的原理和动物实验作为依据，但尚缺乏临床资料的支持。对于颈椎骨折脱位而言，手术方式采取前路手术、后路手术或是前后联合入路手术取决于骨折类型、严重程度及术者对手术入路的了解和对手术技巧的掌握。对于胸椎骨折脱位而言，短节段固定还是长节段固定、前路手术还是后路手术等问题仍在探索中。近年来，针对脊柱脊髓损伤后期功能重建的认知取得了较大进展，排尿、排便及不同运动肌肉的神经刺激与控制研究取得了较好的临床效果。微创理念在脊柱脊髓损伤的治疗中得到了较好的应用和临床效果。微创治疗随着内窥镜技术和计算机辅助导航系统的应用呈现快速发展的趋势。

当今争论的另一焦点是治疗时机及其与神经功能恢复的关系。早期手术减压的时间目前仍没有明确的界定，但在患者病情稳定的前提下，尽早进行早期手术减压有助于脊髓功能恢复并减少脊髓损伤相关并发症。随着神经生物学、组织工程材料、计算机技术的发展，脊髓损伤的研究领域已经出现新的曙光。干细胞在脊髓损伤修复中的作用研究、可修复损伤脊髓新型组织工程支架的研发、人机接口技术的开发已经取得了较大的研究进展。随着人类对脊柱脊髓损伤认知的不断深入，脊柱脊髓损伤的再生修复有望得到进一步的突破。

（程黎明）

● 参考文献

ADAMS F, 1844. Hippocrates: The genuine works of Hippocrates[M]. London: Sydenham Society.

BRACKEN M B, SHEPARD M J, COLLINS W F, et al., 1990. A randomized, controlled trial of methylprednisolone or naloxone in the treatment of acute spinal-cord injury. Results of the Second National Acute Spinal Cord Injury Study[J]. N Engl J Med, 322(20): 1405-1411.

HARRINGTON P R, 1988. The history and development of Harrington instrumentation[J]. Clin Orthop Relat Res, 227(227): 110-112.

HUGHES, TREVOR J, 1988. The Edwin Smith Surgical Papyrus: an analysis of the first case reports of spinal cord injuries[J]. Paraplegia, 26(2): 71-82.

HULME P A, KREBS J, FERGUSON S J, et al., 2006. Vertebroplasty and kyphoplasty: a systematic review of 69 clinical studies[J]. Spine, 31(17): 1983-2001.

KNOELLER S M, SEIFRIED C, 2000. Historical perspective: history of spinal surgery[J]. Spine, 25(21): 2838-2843.

KWON B K, TETZLAFF W, 2001. Spinal cord regeneration: from gene to transplants[J]. Spine, 26(24): 13-22.

RUTGES J P H J, ONER F C, LEENEN L P H, 2007. Timing of thoracic and lumbar fracture fixation in spinal injuries: a systematic review of neurological and clinical outcome[J]. Eur Spine J, 16(5): 579-587.

SCHLESINGER E B, 1991. Alfred Reginald Allen: the mythic career of a gifted neuroscientist[J]. Surg Neurol, 36(3): 229-233.

第二章
脊柱的生长、发育与解剖

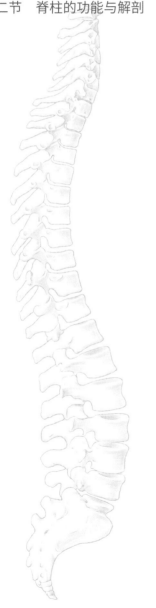

脊柱（vertebral column）的发育起始于妊娠的第 3 周，其包括形成胚胎体轴、原始神经组织及脊索（notochord）。胚胎早期，神经管两侧的轴旁中胚层断裂为成对的上皮细胞块，即体节（somite）；体节内的生骨节（sclerotome）逐渐移向中线脊索周围，并和下位生骨节的头端连接起来，形成新的节段，即椎骨原基；椎骨原基经过软骨化、骨化过程最终形成椎骨。椎体（vertebral body）中的脊索完全退化，椎间隙中央的脊索增长并经过黏液样变性，形成髓核（nucleus pulposus），髓核周围的纤维组织分化成纤维环（annulus fibrosus），与髓核共同构成椎间盘（intervertebral disc）。脊柱由椎体、椎间盘及关节、韧带（ligament）等构成，其具有支持、保护及灵活的运动功能。在脊柱生长过程中，脊柱解剖生理异常将造成脊柱侧凸等病理变化，导致脊柱功能异常，因而监测脊柱生长解剖生理参数可预防脊柱病理的发生。

第一节｜脊柱的生长、发育

一、脊柱的胚胎形成

脊柱的胎儿发育分为胚胎前期、胚胎期、胎儿期。胚胎前期为受精后的近 3 周，第 2 周时胚胎为两层结构，即外层的滋养层（外胚层）和内层的内细胞群（内胚层）。内细胞群又分化为上胚层和下胚层组成的双层胚盘。从第 3 周开始，内胚层的上胚层形成一条长的增厚带，称为原条（primitive streak）。原条头端细胞增生形成原结（primitive node），原结向头端增生形成亨氏结，通过亨氏结植入特殊细胞引发脊索前板和头突，细胞向头端移动，在正中线上形成一个条索，称为脊索突。由脊索突进而发育形成脊索，脊索是一切脊椎动物的原始体轴支柱（图 2-1）。脊索发生时，位于它背侧的胚胎外胚层增厚形成神经板（neural plate）。神经板沿中轴凹陷形成一条神经沟，两侧为神经褶（neural fold）。第 3 周时，两侧的神经褶向中央靠近，形成原始神经管，于神经管的上方形成神经嵴（neural crest），与此同时，许多上胚层细胞脱离原条，向内迁移形成网状组织并向外侧及头端扩散，介于上下胚层之间，称为胚内中胚层，从此三胚层胚胎形成（图 2-2）。胚胎期 3～8 周形成器官系统，胎儿期 8 周至出生，器官进一步发育。

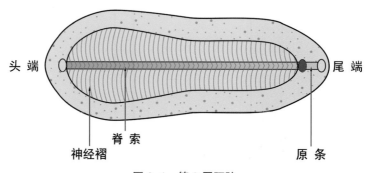

图 2-1　第 3 周胚胎

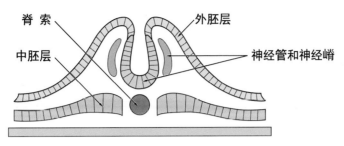

图 2-2 三胚层胚胎

由胚内中胚层细胞迁移形成的间充质干细胞 (mesenchymal stem cell，MSC)，具有向不同方向分化的能力，可形成成纤维细胞、软骨细胞和成骨细胞。第 3 周末，位于神经管两侧的轴旁中胚层断裂为成对的上皮细胞块，即体节，体节进一步分化形成中轴骨及附着于中轴骨的肌肉等。第一对体节约在第 20 天时出现于胚胎头端，由此开始，新的体节依次从头端向尾端发生。至第 6 周，体节已在腰骶部出现，最终可形成 37 ~ 39 对体节，包括 7 对颈节、12 对胸节、5 对腰节、5 对骶节及 8 对或 10 对尾节。此时胚胎已明显地具有人类的形态特征。

二、椎骨的发育

每个体节都分有腹内侧的生骨节和背外侧的皮肌节 (肌节)。每个生骨节都由位于头端的疏松细胞群和位于尾端的致密细胞群构成。第 4 周时，体节的生骨节区细胞向 3 个方向迁移：①向腹内侧迁移，包绕脊索。生骨节的 MSC 沿脊索和神经管周围密集分布，形成间质性椎骨，其中每个生骨节的一部分致密细胞向头端移动形成椎间盘，另一部分致密细胞与相邻的生骨节疏松细胞群合并形成间充质性椎体，故而每个椎体均由相邻的两个生骨节的头侧半和尾侧半共同形成。被椎体所包绕的脊索将退化消失，也可不退化而长期残留于椎体或软骨板中行成施莫尔结节 (Schmorl nodules)；位于椎体之间的那部分脊索膨大，形成椎间盘的胶冻状核心，即髓核，以后又被纤维环包绕，由这两部分形成完整的椎间盘。②向背侧迁移，包绕神经管形成椎弓。③向腹外侧迁移，进入体壁，形成肋突；在胸区的肋突发育成为肋骨，在颈椎和腰椎的肋突则不发育。这样便形成了脊柱的雏形——膜性椎体结构 (图 2-3)。

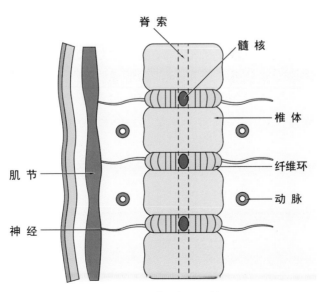

图 2-3 膜性椎体结构

(一) 椎骨软骨化

从第 5 周开始，MSC 开始密集、增殖、变圆，进而胶原纤维和弹性纤维出现于 MSC 基质中，形成软骨组织。到第 6 周，每个间充质性椎骨中可出现 6 个软骨化中心，其中包括椎体（左右）2 个和椎弓（左右）2 个。在第 8 周时，每一个椎体的左右 2 个软骨化中心相互合并形成软骨性椎心（椎体）。椎弓的 2 个软骨化中心也相互结合，并与椎心（椎体）的软骨化中心相合并。椎弓的软骨化中心还可以向背侧和外侧延伸形成软骨性棘突和横突（图 2-4）。而两侧椎弓在棘突部（后部）相连则要到第 4 个月时才发生，进而形成棘突。位于软骨化中心周围的细胞将发育成各种椎间韧带。至此胚胎已形成了软骨性椎体结构。

在胎儿期（受精后第 9 周到出生时的一段时期），脊柱的间充质原基经历了软骨化与骨化的过程。软骨化过程开始于颈胸段沿脊柱向头尾两端延伸。椎体的软骨化开始于中线两侧的 2 个中心，椎弓和椎弓根在左右各有 1 个中心共同形成软骨化椎弓，而靠近腹外侧的软骨化中心则形成软骨性肋突。自第 8 周软骨化的椎弓已与椎体相互融合。

(二) 椎骨的骨化过程

第 8 周末在软骨化椎骨中出现了 3 个初级骨化中心（图 2-5），1 个位于椎体，另外 2 个分别位于左半椎弓和右半椎弓，此时为椎骨发育的骨化过程。

1. 椎弓

椎弓靠左右两侧椎弓的初级骨化中心进行骨化。第 2 个月时首先出现于上颈椎，然后依次向下，至第 3 个月时胸、腰、骶椎部位的初级骨化中心全部出齐。椎弓的左右两半通常于出生后 1 年内相连。腰椎椎弓最先开始愈合，而下腰椎要到 6 岁时才完全愈合。椎弓与椎心之间靠透明软骨相连，这种方式形成的骨连接可使椎管在椎弓和椎心合并时随脊髓的增大而生长。

2. 椎体

椎体靠位于椎心的初级骨化中心进行骨化。第 3 个月开始最先出现于下胸椎，然后依次向上至 C_2，向下达 L_5。第 5 个月时腰骶部椎骨的初级骨化中心全部出齐。椎体的骨化先从背侧开始，然后向前扩展到腹侧。

3. 骶骨

第 10 周至 5 个月时，在骶骨椎体与左右椎弓各形成 1 个初级骨化中心，分别进行椎体与椎弓骨化。6～8 个月时，于 S_1～S_3 的 3 对肋突又分别出现一个独立的骨化中心，开始进行外侧部的骨化。因此出生时，每节骶骨均具备 3 个主要骨化中心，S_1～S_3 还具有两侧的肋突骨化中心，一般于 26 周时，每节骶骨 3 个骨化中心和 S_1～S_3 的肋突成分愈合为一个整体。愈合顺序从 S_5 开始，依次向上。

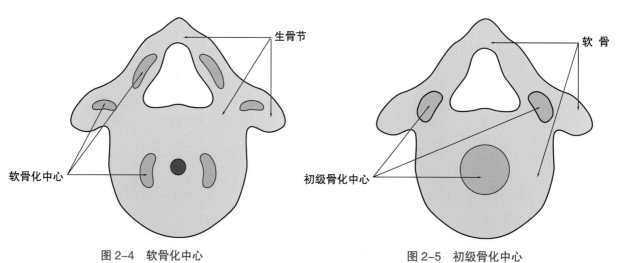

图 2-4 软骨化中心　　　　　　　　图 2-5 初级骨化中心

4.枕骨及寰、枢椎的发育

枕骨及寰、枢椎的发育略有不同，头 4 个体节相互融合形成枕骨基底部，第 4 对体节的尾端相互融合之后，寰椎（C_1）实际上并无椎体而以前弓代之，其实际上的椎体即齿突已与枢椎（C_2）相连。寰椎有 3 个初级骨化中心，两边侧块各 1 个，另一个初级骨化中心在前弓，大约有 80% 的前弓在出生后 1 年内完成骨化。枢椎的初级骨化中心有 5 个，除与其余颈椎都具有 1 个椎体初级骨化中心和 2 个椎弓初级骨化中心外，在其齿突的左右两侧各有 1 个初级骨化中心，于出生时合为一体。

出生时，每节椎骨都包括 1 个椎体和左右两半椎弓，三者之间靠软骨相连，出生后靠软骨内成骨，椎体与椎弓的初级骨化中心各自独立地继续进行骨化。椎弓的一些突起逐渐形成横突、棘突和关节突等。椎弓的骨化从中心开始向后向外侧延伸，1 ～ 2 岁时，两侧椎弓愈合，两侧椎弓相连最早开始于上腰椎，但上颈椎和 L_5 愈合稍迟。在骶椎两侧椎弓相连可迟至 7 ～ 10 岁。3 ～ 8 岁时，首先从胸椎开始两侧椎弓开始和椎体愈合，至此椎体与椎弓共同形成一个完整的骨性椎管。尾椎中只有椎体发育，椎弓退化不发育。在椎弓与椎体相连处，有一软骨带称为椎弓骶板，有时要到成年期才完全融合。

三、椎间盘及关节的发育

虽然生骨节的间充质代替脊索组织形成椎骨的中央，但在椎骨发育时，脊索组织扩张形成了椎间盘的髓核。这种扩张的脊索组织被成骨的间充质包围，被称为脉络膜盘。脉络膜盘最终将形成纤维环和软骨终板（cartilage end-plate），与髓核共同构成椎间盘。在第 6 个月左右，脊索细胞开始退化，被周围的 MSC 所取代。这个过程大约持续 20 年，所有的脊索细胞才消失。因此，在成年人中，脊索起源的唯一结构可能是髓核的一些非细胞基质。

关节突关节（zygapophysial joint）的发育方式类似于来自生骨节间充质的其他滑膜关节，关节突之间的间充质在胎儿时期的第 6 周凝结，在这个区域周围，间充质分化成囊韧带及黄韧带（ligamenta flava），中间的 MSC 通过凋亡消失并形成滑液腔，纤维囊内的间充质最终形成滑膜。

与脊柱相关的其他韧带，包括骶髂韧带，发展为生骨节间充质的凝聚物。在椎间盘区域的不同位置，这些间充质凝聚并形成致密规则的胶原结缔组织，成为各种命名的韧带。

四、脊柱的生长

坐高是监测躯干生长最可靠的参数，其反映脊柱的生长。其中，脊柱占坐高的 60%，头部占 20%，骨盆占 20%。每节脊椎有 3 ～ 4 个生长区，脊柱全长将由 130 个生长区构成。后弓的生长方式不同于椎体，其闭合过程与神经干有密切相关，类似长骨的生长。

刚出生时，腰、骶椎小于颈、胸椎的尺寸。然而在 0 ～ 1 岁的发育过程中，腰、骶椎的生长将更迅速。在 3 ～ 15 岁时，腰椎及其椎间盘的生长速度为 2 mm/ 年，而胸椎及其椎间盘仅为 1 mm/ 年。脊柱前方和后方的生长速度并不相同。胸椎后方区域的生长速度大于前方，而腰椎却刚好相反。因此，不同节段的脊柱及脊柱前方、后方区域的生长都有差别。此外，随着脊柱的生长，脊柱解剖结构的重塑也同时发生，关节突的形态和方向将发生改变。出生时，脊柱全长约为 24 cm，其中仅有 30% 骨化。成年后脊柱全长将增加为出生时的 3 倍。

新生儿的各节脊柱在形态上并无本质上的差异，每节胸椎的平均高度为 7.6 mm，每节腰椎为 8 mm。成年男性的脊柱全长约为 70 cm，其中颈椎、胸椎、腰椎和骶椎分别长 12 cm、28 cm、18 cm 和 12 cm。成年女性的脊柱全长约为 63 cm。颈椎、胸椎和腰椎在形态学上的差异是在生长发育过程中逐渐出现的。椎体部分的骨化首先发生于背侧区域，进而向头端和尾端延伸。骨化的过程十分缓慢，直到 25 岁才结束。

（朱睿）

第二节 | 脊柱的功能与解剖

一、脊柱整体观

脊柱的功能是支持躯干和保护脊髓。成年男性脊柱长约 70 cm，女性的略短，约 63 cm。脊柱长度可因姿势不同而略有差异，静卧时比站立时长 2～3 cm，这是由于站立时椎间盘被压缩所致。椎间盘的总厚度约为脊柱全长的 1/4。老年可因椎间盘胶原成分改变而变薄，骨质疏松导致椎体加宽而高度减小，以及脊柱肌肉运动力学下降导致胸曲和颈曲的凸度增加，这些变化都直接导致老年脊柱的长度减小。

（一）前面观

从前面观察脊柱，可见自 C_2 到 L_3 的椎体宽度，自上而下随负载增加而逐渐加宽，到 S_2 为最宽。由骶骨耳状面以下，由于重力经髂骨传到下肢骨，椎体已无承重意义，体积也逐渐缩小。从前面观察脊柱，正常人的脊柱有轻度侧屈，惯用右手的人，脊柱上部略突向右侧，下部则代偿性地略突向左侧。

（二）后面观

从后面观察脊柱，可见所有椎骨棘突连贯形成纵嵴，位于背部正中线上。颈椎棘突短而分叉，近水平位。胸椎棘突细长，斜向后下方，呈叠瓦状。腰椎棘突呈板状，水平伸向后方。

（三）侧面观

从侧面观察脊柱，可见成人脊柱有颈、胸、腰、骶 4 个生理性弯曲。其中，颈曲和腰曲突向前，胸曲和骶曲突向后。脊柱的这些弯曲增大了脊柱的弹性，对维持人体的重心稳定和减轻震荡有重要意义。胸曲和骶曲突向后方，在胚胎时已形成，胚胎是在全身屈曲状态下发育。婴儿出生后的开始抬头、坐起及站立行走对颈曲和腰曲的改变产生明显影响。也有学者认为突向前方的颈曲在胚胎时也已显现，这是胚胎伸头动作肌肉发育反应的结果。脊柱的弯曲具有功能意义，颈曲支持头的抬起，腰曲使身体重心垂线后移，保持稳固的直立姿势，而胸曲和骶曲在一定意义上扩大了胸腔和盆腔的容积（图 2-6）。

二、脊柱的功能

（一）支持和保护功能

人体直立时，重心在上部通过齿突，在下部位于 S_2 前左方约 7 cm 处，相当于髋关节额状面的后方，膝、踝关节冠状面的前方。脊柱上端承托头颅，胸部与肋骨结成胸廓。上肢借助肱骨、锁骨、胸骨及肌肉与脊柱相连，下肢借骨盆与脊柱相连。上下肢的各种活动，均通过脊柱调节，保持身体平衡。脊柱的四个生理弯曲，使脊柱如同一个弹簧，能增加缓冲震荡的能力，加强姿势的稳定性。椎间盘也可吸收震荡，在剧烈运动或跳跃时，可防止颅骨、大脑受损伤。脊柱与肋骨、胸骨和髋骨分别组成胸廓和骨盆，对保护胸腔和盆腔脏器起到重要作用。

（二）脊柱的运动功能

在相邻两椎骨之间，脊柱的运动是有限的，但整个脊柱的活动范围较大，可做屈、伸、

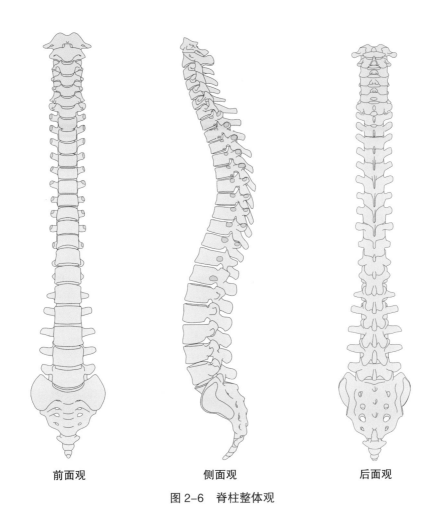

| 前面观 | 侧面观 | 后面观 |

图 2-6　脊柱整体观

侧屈、旋转和环转运动。脊柱各部的运动性质和范围不同，这主要取决于关节突关节的方向和形状、椎间盘的厚度、韧带的位置及厚薄等，同时也与年龄、性别、锻炼程度有关。在颈部，颈椎关节突的关节面略呈水平位，关节囊松弛，椎间盘较厚，故屈伸及旋转运动的幅度较大。在胸部，胸椎与肋骨相连，椎间盘较薄，关节突的关节面呈冠状位，棘突呈叠瓦状，这些因素限制了胸椎的运动，故活动范围较小。在腰部，椎间盘最厚，屈伸运动灵活，关节突的关节面几乎呈矢状位，限制了旋转运动。由于颈腰部运动灵活，故损伤也较多见。

三、脊柱解剖结构

脊柱是由多块椎骨组成的，椎骨借韧带、关节及椎间盘连结而成。脊柱上端承托颅骨，下联髋骨，中附肋骨，并作为胸廓、腹腔和盆腔的后壁。脊柱具有支持躯干、保护内脏、保护脊髓和进行运动的功能。脊柱内部自上而下形成一条纵行的脊管，内有脊髓。

（一）椎骨

椎骨幼年时为32或33块，分为颈椎（cervical vertebra）7块，胸椎（thoracic vertebra）12块，腰椎（lumbar vertebra）5块，骶椎（sacral vertebra）5块，尾椎（coccygeal vertebrae）3～4块。成年后5块骶椎融合成骶骨，3～4块尾椎融合成尾骨。

椎骨由前方短圆柱形的椎体和后方板状的椎弓组成。椎体是椎骨负重的主要部分，内部充满松质，表面的密质较薄，上下面皆粗糙，借椎间纤维软骨与邻近椎骨相接。椎体后面微凹陷，与椎弓共同围成椎孔。各椎孔上下贯通，构成容纳脊髓的椎管。椎弓是弓形骨板，其紧连椎体的缩窄部分，称为椎弓根，椎弓根的上下缘分别称为椎上切迹和椎下切迹。相邻椎骨的上下切迹共同围成椎间孔，中间有脊神经（spinal nerve）和血管通过。椎弓根向后内扩展变宽，称椎弓板，两侧椎弓板于中线会合。由椎弓发出7个突起：棘突1个，由椎弓后面正中伸向后方或后下方，尖端可在体表扪到；横突1对，伸向两侧，棘突和横突都是肌肉和韧带的附着处；关节突2对，在椎弓根与椎弓板结合处分别向上下方突起，即上关节突和下关节突，相邻关节突构成关节突关节。

1. 颈椎

颈椎椎体较小，横断面呈椭圆形。上下关节突的关节面几乎呈水平位，$C_3 \sim C_7$ 椎体上面侧缘向上突起称为椎体钩。椎体钩与上位椎体下面的两侧唇缘相接，形成钩椎关节（又称 Luschka 关节）。如椎体钩过度增生肥大，可使椎间孔狭窄，压迫脊神经，产生颈椎病的症状和体征。颈椎椎孔较大，呈三角形。横突有孔，称为横突孔，有椎动脉（穿 $C_1 \sim C_6$ 横突孔）和椎静脉通过。C_6 横突末端前方的结节特别隆起，称为颈动脉结节，有颈总动脉经其前方。当头部出血时，可用手指将颈总动脉压于此结节，进行暂时止血。$C_2 \sim C_6$ 棘突较短，末端分叉（图 2-7）。

第1颈椎（C_1）又名寰椎，呈环状，无椎体、棘突和关节突，由前弓、后弓及侧块组成。前弓较短，后面正中有齿突凹，与枢椎的齿突相关节。侧块连接前后两弓，上面各有一椭圆形关节面，与枕髁相关节；下面有圆形关节面与枢椎上关节面相关节。后弓较长，上面有横行的椎动脉沟，有椎动脉通过（图 2-8）。第2颈椎（C_2）又名枢椎，椎体向上伸出齿突，与寰椎齿突凹相关节。该齿突原为寰椎椎体，发育过程中脱离寰椎而与枢椎椎体融合（图 2-9）。第7颈椎（C_7）又名隆椎，棘突长，末端不分叉，活体易于触及，常作为计数椎骨序数的标志（图 2-10）。

2. 胸椎

胸椎体自上而下逐渐增大，横断面呈心形，其矢径比横径略长，上部胸椎体近似颈椎，下部胸椎体近似腰椎。在椎体两侧面后部的上缘和下缘处，有半圆形浅凹，称为上肋凹和下肋凹，与肋头相关节。在横突末端前面，有横突肋凹与肋结节相关节。关节突的关节面几乎呈冠状位，上关节突关节面朝向后，下关节突的则朝向前。棘突较长，向后下方倾斜，各相邻棘突呈叠瓦状排列（图 2-11）。T_1 棘突粗大并水平向后，椎体有一圆形的全肋凹和一半圆形的下肋凹；T_9 可能存在下半肋凹缺如；T_{10} 只有一个上肋凹；T_{11}、T_{12} 各有一个全肋凹，横突无肋凹。

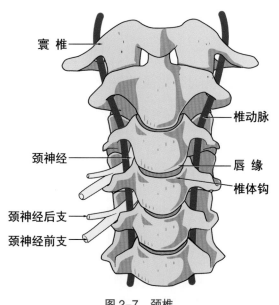

图 2-7 颈椎

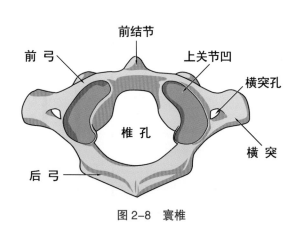

图 2-8 寰椎

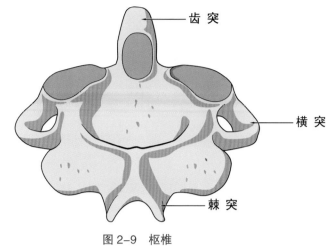

图 2-9 枢椎

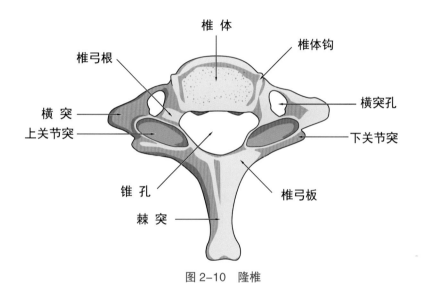

图 2-10 隆椎

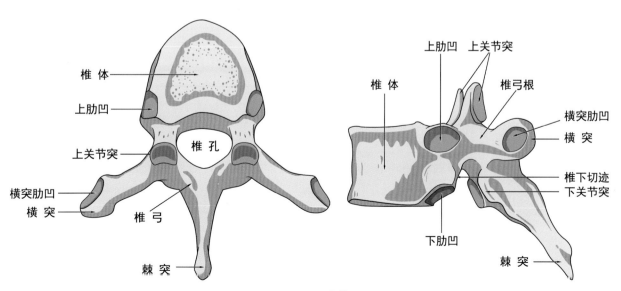

图 2-11 胸椎

3. 腰椎

腰椎椎体粗壮，横断面呈肾形，椎孔呈卵圆形或三角形。上下关节突粗大，关节面呈矢状位。上关节突后缘的卵圆形隆起称乳突。棘突宽而短，呈板状，水平伸向后方（图 2-12）。各棘突间隙较宽，临床上可于此处做腰椎穿刺术。

4. 骶椎

骶椎由 5 块骶椎融合而成，呈三角形，底向上，尖向下，盆面（前面）凹陷，上缘中部向前隆凸，称为岬。盆面中部有 4 条横线，是椎体融合的痕迹。横线两端有 4 对骶前孔。背面粗糙隆凸，正中线上有骶正中嵴，嵴外侧有 4 对骶后孔。骶前后孔均与骶管相通，有骶神经前后支通过。骶管上端连通椎管，下端的裂孔称为骶管裂孔，其两侧有向下突出的骶角，骶管麻醉常以骶角作为标志。骶骨外侧部上宽下窄，上部有耳状面与髂骨的耳状面构成骶髂关节，耳状面后方骨面凹凸不平，称为骶粗隆（图 2-13）。骶骨参与形成骨盆的后壁，上连 L_5，下接尾骨。

5. 尾椎

尾椎由 3～4 块退化的尾椎融合而成。上接骶骨，下端游离为尾骨尖。跌倒或撞击可能导致尾骨骨折（图 2-13）。

（二）脊柱的连结

1. 椎间盘

椎间盘是连结相邻 2 个椎体的纤维软骨

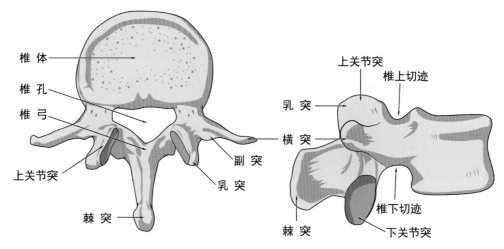

图 2-12　腰椎

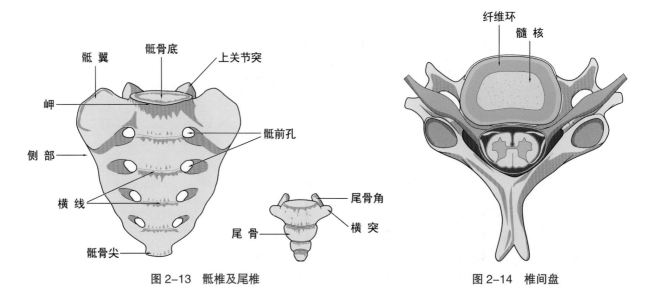

图 2-13　骶椎及尾椎　　　　　图 2-14　椎间盘

盘（C_1 与 C_2 之间除外）（图 2-14），成人有 23 个椎间盘。椎间盘由两部分构成：中央部为髓核，是柔软而富有弹性的胶状物质，为胚胎时脊索的残留物；周围部为纤维环，由多层纤维软骨环按同心圆排列组成，富有坚韧性，牢固连结各椎体上下面，保护髓核并限制髓核向周围膨出。椎间盘既坚韧，又富有弹性，承受压力时被压缩，除去压力后又复原，具有"弹性垫"样作用，可缓冲外力对脊柱的振动，也可增加脊柱的运动幅度。23 个椎间盘的厚薄各不相同，中胸部较薄，颈部较厚，而腰部最厚，所以颈、腰椎的活动度较大。颈、腰部的椎间盘前厚后薄，胸部的则与此相反。椎间盘的厚薄和大小可随年龄改变而有差异。当纤维环破裂时，髓核容易向后外侧脱出，突入椎管或椎间孔，压迫相邻的脊髓或神经根引起牵涉性痛，临床称为椎间盘突出。

2. 韧带

（1）前纵韧带（anterior longitudinal ligament）：是椎体前面延伸的一束坚固的纤维束，宽而坚韧，上自枕骨大孔前缘，下达 S_1 或 S_2 椎体。纵行的纤维牢固地附着于椎体和椎间盘，有防止脊柱过度后伸和椎间盘向前脱出的作用。

（2）后纵韧带（posterior longitudinal ligament）：位于椎管内椎体的后面，窄而坚韧，起自枢椎并与覆盖枢椎椎体的覆膜相续，下达骶骨。后纵韧带与椎间盘纤维环及椎体上下缘紧密连结，而与椎体结合较为疏松，有限制脊柱过度前屈的作用。

（3）黄韧带（ligamenta flava）：位于椎管内，是连结相邻两椎弓板间的韧带，由黄色的弹性纤维构成。黄韧带协助围成椎管，并有限制脊柱过度前屈的作用。

（4）棘间韧带（interspinous ligament）：连结相邻棘突间的薄层纤维，附着于棘突根部到棘尖，向前与黄韧带、向后与棘上韧带相移行。

（5）棘上韧带（supraspinous ligament）和项韧带（ligamentum nuchae）：棘上韧带是连结胸、腰、骶椎各棘突尖之间的纵行韧带，前方与棘间韧带相融合，都有限制脊柱前屈的作用。而在颈部，从颈椎棘突尖向后扩展成三角形板状的弹性膜层，称为项韧带。项韧带常被认为与棘上韧带和颈椎棘突间韧带同源，向上附着于枕外隆凸及枕外嵴，向下达 C_7 棘突并续于棘上韧带，是颈部肌肉附着的双层致密弹性纤维隔。

（6）横突间韧带（intertransverse ligament）：位于相邻椎骨横突间的纤维索，部分与横突间肌混合（图 2-15）。

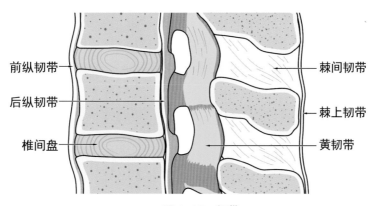

前纵韧带
后纵韧带
椎间盘

棘间韧带
棘上韧带
黄韧带

图 2-15 韧带

3. 关节突关节

关节突关节由相邻椎骨的上下关节突的关节面构成，属平面关节，只能作轻微滑动，其关节囊松紧不一，颈部松弛易于脱位，胸部较紧张，腰部紧厚。前方有黄韧带，后方有棘间韧带加强。关节突关节参与构成椎管和椎间孔的后壁，前方与脊髓和脊神经相邻，关节突关节的退变可压迫脊髓或脊神经根。关节突关节由脊神经后支分支支配。

（朱睿）

● 参考文献

AOYAMA H, ASAMOTO K, 2000. The developmental fate of the rostral/caudal half of a somite for vertebra and rib formation: experimental confirmation of the resegmentation theory using chick-quail chimeras[J]. Mech Dev, 99(1): 71-82.

DIMEGLIO A, CANAVESE F, 2012. The growing spine: how spinal deformities influence normal spine and thoracic cage growth[J]. Eur Spine J, 21(1): 64-70.

GRIMME J D, CASTILLO M, 2007. Congenital anomalies of the spine[J]. Neuroimaging Clin N Am, 17(1): 1-16.

HINES M H, 1969. Introduction to human embryology[J]. Amer J Med Sci, 258(1): 444-445.

MIDDLEDITCH A, OLIVER J, 2005. Functional anatomy of the spine[J]. University of Glasgow, 101(s1-4): 249-265.

SCAAL M, 2015. Early development of the vertebral column[J]. Semin Cell Dev Biol, 49: 83-91.

SCHNITZLEIN H N, 2015. Basic and clinical anatomy of the spine, spinal cord, and ANS[J]. Clinical Anatomy, 11(2): 141.

第三章

脊髓发育、解剖与生理

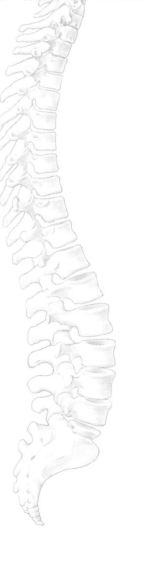

第一节 | 脊髓的发育

人体发育是从卵细胞和精子结合（受精卵）开始，经历了桑葚胚期、胚泡期、胚胎期、胎儿期到出生后的新生儿期、婴儿期、儿童期、少年期、青年期、成年期、老年期，直到个体死亡的一个连续过程。脊柱的分化出现在受精后的第 4～7 周，即胚胎期阶段，经历了从发生、发育、生长、成熟到逐渐退变、老化的一个不断变化的过程。

胚胎期指受精后的第 2～8 周，是人体发育中最重要的时期。因为人体所有主要器官结构包括脊柱在内，都是在这个时期发生的。这一时期也是最易受到外界干扰、发生先天性异常的关键时期。胚泡自第 2 周开始进入胚胎期后，首先形成两胚层胚胎，即外层的滋养层和内层的内细胞群。内细胞群又分化为上胚层和下胚层组成的双层胚盘。从第 3 周开始，内胚层的上胚层形成一条长的增厚带，称为原条，出现于胚盘背侧部中央，并逐渐向头端伸长，于头端增厚形成原结。原条中央凹陷形成原沟。原结细胞向头端移动，在正中线上形成一个条索，称为脊索突。由脊索突进而发育形成脊索，它确定了胚胎的原始体轴。与此同时，许多上胚层细胞从中间的原条脱离，向内迁移形成一层疏松的网状组织，进而又向外侧及头端扩散，介于上下胚层之间，称为胚内中胚层，从此三胚层胚胎形成。3 个胚层细胞经分裂、迁移、聚集并分化，逐渐形成人体的各种组织和器官。

神经系统起源于外胚层，由神经管和神经脊分化而成。脊索发生时，位于它背侧的胚胎外胚层增厚形成神经板。神经板沿其中轴凹陷形成一条神经沟，两侧有神经褶。第 3 周时，两侧的神经褶开始向中央靠近，形成原始的神经管（将来形成脑和脊髓），于神经管的上方形成神经峰（将来形成周围神经），脊索将来形成椎间盘组织。

一、脊髓的形态发生及其与脊柱的关系

在神经管头段（脑部）演变为脑时，神经管尾段（脊髓部）一直保持着较细的直管状。早期的神经管尾段的管腔横断面呈菱形（图 3-1A），随着神经管管壁的增厚，管腔逐渐变小。随着神经管背侧部左右侧壁的合并，该部管腔逐渐消失，腹侧部的管腔则变圆并演化为脊髓中央管（图 3-1B），尾端的管腔形成终室。

胚胎 3 个月前，脊髓与脊柱等长，其下端可达脊柱的尾骨。3 个月后，由于脊柱增长比脊髓快，并逐渐超越脊髓向尾端延伸，因而脊髓的位置相对上移。至第 4 个月时，脊髓形成明显的颈膨大和腰膨大。

出生前，脊髓下端与 L_3 平齐，以下为逐渐被拉长的线状终丝，与尾骨相连。由于节段分布的脊神经均在胚胎早期形成，并从相应节段的椎间孔穿出，在脊髓位置相对上移中，脊髓颈段以下的脊神经根便越来越斜向尾侧。至腰、骶和尾段的脊神经根则在椎管内垂直下行，与终丝共同组成马尾（cauda equina）（图 3-2）。新生儿脊髓尾端与 L_3 的下缘平齐，成人的脊髓尾端则平 L_1 下缘。由于脊髓与脊柱的长度不同，骶、尾神经从脊髓尾部发出后，

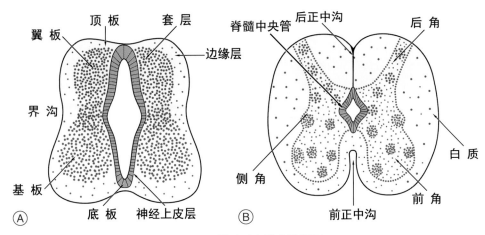

图 3-1 脊髓形态发生示意图

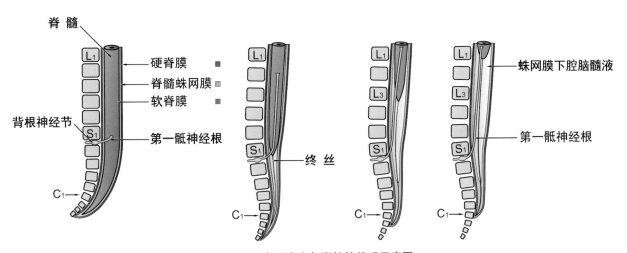

图 3-2 脊髓发育与脊柱的关系示意图

与脊髓长轴平行下行。由于脊髓末端与尾椎相连，因此随着脊柱的迅速生长，脊髓末端的终丝被拉得更长。

二、脊髓的演变

脊髓演变中基本保持了室管膜层、套层和边缘层三层结构。

脊髓灰质的形成：脊髓灰质由套层分化而来。由于中央管腹侧的底板停止发育，而基板内的细胞继续增多，并向腹侧突出，致使在脊髓腹侧正中、左右两基板之间形成一纵沟，称为前正中裂。当中央管背侧部闭合时，左右两翼板增大并向内侧推移，在中线合并形成一隔膜，称为后正中隔。由此，基板形成脊髓灰质前角（前柱），其中的成神经细胞分化为躯体运动神经元；翼板形成脊髓灰质后角（后柱），其中的成神经细胞分化为中间神经元。若干成神经细胞聚集于基板和翼板之间形成脊髓灰质侧角（侧柱），其内的成神经细胞分化为内脏运动神经元。另外，位于中央管腹背两侧的套层，形成脊髓灰质的前连合和后连合。脊髓中央管的室管膜由室管膜层分化而来。

脊髓白质的形成：脊髓白质由边缘层分化而来。在套层内的细胞不断增生时，分化而成的成神经细胞的突起伸至边缘层，并使之不断增厚，继而由于髓鞘的发生而逐渐形成脊髓白质。此外，由于后根神经纤维在脊髓背外侧穿入，前根神经纤维由腹外侧穿出，从而把边缘层分为后索、侧索和前索，左右两侧的神经纤维在灰质前连合的腹侧交叉，形成白质前连合。

（马蓓）

第二节 | 脊髓的解剖结构

脊髓是中枢神经系统（central nervous system，CNS）的低级部分，起源于胚胎时期神经管的末梢，原始神经管的管腔形成脊髓中央管。在构造上保留着节段性，与分布于躯干和四肢的 31 对脊神经相连。脊髓与脑的各部之间有着广泛的纤维联系，正常状态下，脊髓的活动是在脑的控制下进行的，但脊髓本身也能完成许多反射活动。

一、脊髓的位置和外观形态

脊髓位于椎管内，上端在枕骨大孔处与延髓相连；下端变细呈圆锥状，称为脊髓圆锥。

脊髓呈前后稍扁的圆柱形，全长粗细不等。脊髓有两个膨大部：上方称颈膨大，从第 4 颈髓到第 1 胸髓节段；下方称腰骶膨大，从第 1 腰髓到第 3 骶髓节段。两个膨大的形成是由于此处神经细胞和纤维数目增多所致（图 3-3）。

脊髓在外形上没有明显的节段标志，每一对脊神经前后根的根丝所附着的一段脊髓即是一个脊髓节段。由于有 31 对脊神经，故脊髓可分为 31 个节段：即颈髓（C）8 个节段，胸髓（T）12 个节段，腰髓（L）5 个节段，骶髓（S）5 个节段和尾髓（C_0）1 个节段。

脊髓表面有 6 条平行的纵沟，前面正中较明显的沟为前正中裂，后面正中较浅的沟为后正中沟。这两条纵沟将脊髓分为左右对称的两半。脊髓的前外侧面有 1 对前外侧沟，有脊神经根的根丝附着；后外侧面有 1 对后外侧沟，有脊神经后根的根丝附着。此外，在颈髓和胸

髓上部，后正中沟和后外侧沟之间，还有一条较浅的后中间沟，是薄束（fasciculus gracilis）和楔束（fasciculus cuneatus）在脊髓表面的分界标志。

胚胎早期，脊髓几乎与椎管等长，脊神经根基本呈直角与脊髓相连。从胚胎 4 个月起，脊柱的生长速度快于脊髓，致使脊髓的长度短于椎管。由于脊髓上端连于颅骨延髓，位置固定，导致脊髓节段的位置高于相应的椎骨，出生时脊髓尾端已平对 L_3，至成人则达 L_1 下

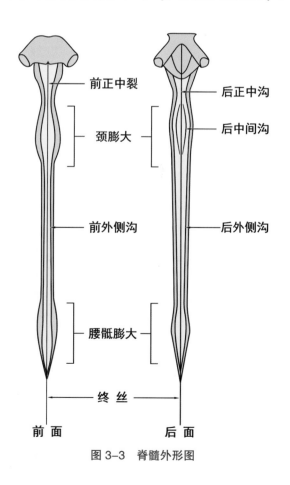

图 3-3 脊髓外形图

缘。由于脊髓的相对升高，腰、骶、尾部的脊神经根在穿经相应椎间孔合成脊神经前，在椎管内几乎垂直下行。这些脊神经根在脊髓圆锥下方，围绕终丝聚集成束，形成马尾。因 L_1 以下已无脊髓，故临床上进行脊髓蛛网膜下隙（subarachnoid space）穿刺抽取脑脊液或麻醉时，常选择 $L_3 \sim L_4$ 棘突间进针，以免损伤脊髓。

成人脊髓的长度与椎管的长度不一致，所以脊髓的各个节段与相应的椎骨不在同一高度。成人上颈髓节段（$C_1 \sim C_4$）大致平对同序数椎骨，下颈髓节段（$C_5 \sim C_8$）和上胸髓节段（$T_1 \sim T_4$）约平对于同序数椎骨的上一块椎骨，中胸髓节段（$T_5 \sim T_8$）约平对于同序数椎骨的上两块椎骨，下胸髓节段（$T_9 \sim T_{12}$）约平对于同序数椎骨的上 3 块椎骨，腰髓节段（$L_1 \sim L_5$）约平对于 $T_{10} \sim T_{12}$，骶髓、尾髓节段约平对于 L_1。了解脊髓节段与椎骨的对应高度，对判断脊髓损伤的平面及手术定位，具有重要的临床意义（图 3-4）。

二、脊髓的被膜

脊髓外包三层被膜，从外到内依次为硬脊膜（spinal dura mater）、脊髓蛛网膜（spinal arachnoid mater）和软脊膜（spinal pia mater）（图 3-5）。软脊膜由此向下续为 1 条结缔组织细丝，即终丝，其下端附着于第 1 尾椎的背面，起固定脊髓的作用。

（一）硬脊膜

硬脊膜由致密结缔组织构成，厚而坚韧。上端附于枕骨大孔边缘，与硬脑膜相延续；在 S_2 水平逐渐变细，包裹终丝；下端附于尾骨。硬脊膜与椎管内面的骨膜之间的间隙称为硬膜外隙（extradural space），内含疏松结缔组织、脂肪、淋巴管、静脉丛和脊神经根等。此间隙略呈负压，不与颅腔内相通。临床上进行的硬膜外麻醉，就是将药物注入此间隙，以阻滞脊神经根内的神经传导。在硬脊膜与脊髓蛛网膜之间有潜在的硬膜下隙（subdural space）。硬脊膜在椎间孔处与脊神经的被膜相延续。

（二）脊髓蛛网膜

脊髓蛛网膜为半透明而无血管的薄膜，向上与脑蛛网膜相延续。脊髓蛛网膜与软脊膜之间有较宽阔的间隙称为蛛网膜下隙，两层

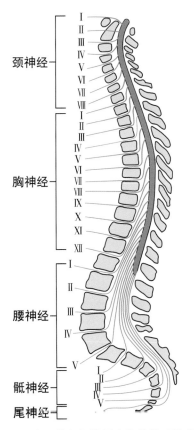

图 3-4 脊髓节段与椎骨序数的关系模式图

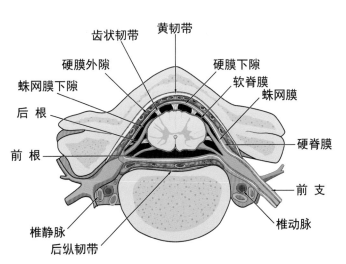

图 3-5 脊髓的被膜

膜之间有许多结缔组织小梁相连，间隙内充满脑脊液。自脊髓下端至 S₂ 之间扩大的蛛网膜下隙，称终池（terminal cisten），内容马尾。脊髓蛛网膜下隙向上与脑蛛网膜下隙相通。

（三）软脊膜

软脊膜薄而富含血管，紧贴脊髓表面，并延伸至脊髓沟裂中，在脊髓下端移行为终丝。软脊膜在脊髓两侧，脊神经前后根之间形成齿状韧带（denticulate ligament）。该韧带呈齿状，其尖端附于硬脊膜。脊髓借齿状韧带和脊神经根固定于椎管内，并浸泡于脑脊液中，连同硬膜外隙内的脂肪组织和椎内静脉丛起到弹性垫作用，使脊髓不易遭受因外界震荡而造成的损伤。齿状韧带还可作为椎管内手术的标志。

三、脊髓的内部结构

脊髓由围绕中央管的灰质和位于外围的白质组成。在脊髓的横切面上，可见中央有一细小的中央管，围绕中央管周围是呈"H"形的灰质，外围是白质。在纵切面上灰质纵贯成柱，有些灰质柱呈突起状，称为角。每侧的灰质，前部扩大为前角（柱），后部狭细为后角（柱），它由后向前又可分为头、颈和基底三部分；前后角之间的区域为中间带，在胸髓和上腰髓，中间带外侧部向外伸出侧角（柱）；中央管前后的灰质分别称为灰质前连合和灰质后连合，连接两侧的灰质。

白质借脊髓的纵沟分为 3 个索，前正中裂与前外侧沟之间为前索，前后外侧沟之间为外侧索，后外侧沟与后正中沟之间为后索。在灰质前连合的前方有纤维横越，称白质前连合。在后角基部外侧与白质之间，灰、白质混合交织，称网状结构，在颈部比较明显。

中央管为细长的管道，纵贯脊髓全长，内含脑脊液。此管向上通第四脑室，向下在脊髓圆锥内扩大为一梭形的终室。

（一）灰质

脊髓灰质是神经元胞体及突起、神经胶质和血管等的复合体。灰质内的神经细胞往往聚集成群或分布成层。1950 年，Rexed 最先将脊髓灰质分为 10 层，灰质从后向前分为 9 层，分别用罗马数字 Ⅰ～Ⅸ 层表示，中央管周围灰质为Ⅹ层（图 3-6）。

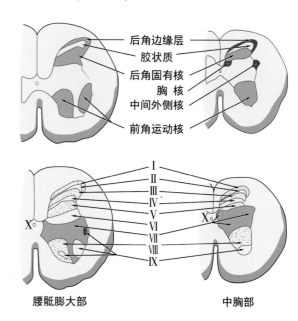

图 3-6　脊髓灰质主要核团及 Rexed 分层模式图

Ⅰ层：又称边缘层，薄而边界不清，呈弧形，与白质相邻，该层含有大、中、小型神经元，该层在腰骶膨大处最清楚，胸髓处不明显。层内有后角边缘核。该层接受该后根传入纤维，发出纤维参与组成脊髓丘脑束。

Ⅱ层：占据灰质后角头之大部，由大量密集的小型神经元组成，该层几乎不含有髓纤维，在活脊髓切片上呈半透明的胶状，以髓鞘染色法不着色，故称为胶状质。该层接受后根外侧部传入纤维的侧支及从脑干下行的纤维，发出纤维主要参与背外侧束，在白质中上、下行若干节段，与相邻节段的 Ⅰ～Ⅳ 层神经元构成突触。该层对分析、加工脊髓的感觉信息，特别是痛觉信息起重要作用。

Ⅲ层：与Ⅱ层平行，所含神经元胞体略大，形态多样，细胞密度比Ⅱ层略小。该层还含有许多有髓纤维。

Ⅳ层：较厚，细胞排列较疏松，其大小形态各异，有小圆形细胞、中等的三角形细胞和大型星形细胞。

Ⅲ层和Ⅳ层内较大细胞群组成后角固有核。这两层接受大量的后根传入纤维，发出的纤维联络脊髓的不同节段并进入白质形成纤维束。

Ⅰ～Ⅳ层相当于后角头，向上与三叉神经脊束核的尾端相延续，是皮肤感受外界痛、温、触、压觉等刺激的初级传入纤维终末和侧支的主要接受区，故属于外感受区。Ⅰ～Ⅳ层发出纤维到节段内和节段间，参与许多复杂的突触反射通路，以及发出上行纤维束到脑的不同部位。

Ⅴ层：是一厚层，占据后角颈部，细胞形态大小不一，可分为内侧部和外侧部。内侧部占 2/3，与后索有明显的分界。外侧部占 1/3，细胞较大，染色明显，位于上下前后纵横交错的纤维束之间，形成所谓的网状结构。接受来自皮肤、肌肉和内脏传入的细纤维。

Ⅵ层：位于后角基底部，在颈膨大和腰骶膨大处最明显，分为内侧和外侧。内侧 1/3 含密集深染的中、小型细胞；外侧 2/3 细胞疏松，由较大的三角形和星形细胞组成。接受本体感觉和一些皮肤的初级传入纤维。

Ⅴ层和Ⅵ层接受后根本体感觉的初级传入纤维，以及自大脑皮质运动区、感觉区和皮质下结构的大量下行纤维，提示这两层与运动的调节密切相关。

Ⅶ层：主要位于中间带，向后内侧可延伸至后角基底部。该层含有一些明显的核团：胸核、中间内侧核和中间外侧核。该层的外侧部与中脑和小脑之间有广泛的上下行的纤维联系（通过脊髓小脑束、脊髓顶盖束、脊髓网状束、顶盖脊髓束、网状脊髓束和红核脊髓束），参与姿势和运动的调节。该层内侧部与毗邻灰质和节段之间有许多脊髓固有反射连接，与运动和自主功能有关。胸核又称背核或 Clarke 柱，见于 C_8～L_3 节段，位于后角基底部内侧，靠近白质后索，接受后根的传入纤维，发出纤维到脊髓小脑后束和脊髓中间神经元。胚胎脊髓背外侧至中央管的细胞迁移到中央管外侧形成靠近中央管的中间内侧核和位于侧角的中间外侧核。中间外侧核是交感神经节前神经元胞体所在的部位，即交感神经的低级中枢，发出纤维经前根进入脊神经，再经白交通支到交感干。这种节前纤维也来自中间内侧核的细胞，该核的其余细胞属中间神经元。在 S_2～S_4 节段，Ⅶ层的外侧部有骶副交感核，是副交感神经节前神经元胞体所在的部位，即副交感神经的低级中枢，发出纤维组成盆内脏神经。

Ⅷ层：在脊髓胸段，横跨前角基底部，在颈、腰骶膨大处局限于前角内侧部。该层由大小不同、形态各异的细胞组成，为脊髓固有的中间神经元。接受邻近层的纤维终末、对侧Ⅷ层来的联合纤维终末及一些下行纤维束（网状脊髓束、前庭脊髓束、内侧纵束）的终末，发出纤维至两侧，直接或通过兴奋 γ 运动神经元间接影响 α 运动神经元。

Ⅸ层：是一些排列复杂的核柱，位于前角的腹侧，由前角运动神经元和中间神经元组成。前角运动神经元包括大型的 α 运动神经元和小型的 γ 运动神经元，α 运动神经元支配跨关节的梭外肌纤维，引起关节运动；γ 运动神经元支配梭内肌纤维，其作用与肌张力调节有关。该层内的中间神经元是一些中、小型神经元，大部分是分散的，少量的细胞形成核群，如前角连合核，发出轴突终于对侧前角。有一些小型的中间神经元称为闰绍细胞（Renshaw cell），它们接受 α 运动神经元轴突的侧支，而它们本身发出的轴突反过来与同一或其他的 α 运动神经元形成突触，对 α 运动神经元起抑制作用，形成负反馈环路。

前角运动神经元损伤时，导致所支配的骨骼肌弛缓性瘫痪，表现为运动丧失、肌肉萎缩、肌张力低下、腱反射消失。

Ⅹ层：位于中央管周围，包括灰质前、后连合。一些后根的纤维终于此处。

（二）白质

白质主要由上下纵行的有髓神经纤维组成，是脊髓节段间和脊髓与大脑之间的联络纤维。

白质按部位分为前索、侧索和后索三部分，在灰质前连合的前方，由横行纤维形成白质前连合，在灰质后连合的后方，也有一个窄条的白质称为白质后连合。

1. 前索

前索位于前正中裂与前外侧沟之间，包括下行的皮质脊髓前束、顶盖脊髓束、内侧纵束和前庭脊髓束，上行的脊髓丘脑前束。

皮质脊髓前束位于前正中裂两侧，由未交叉的锥体束纤维组成。在其下行过程中不断越过前连合支配对侧前角内的运动神经细胞。该束通过颈节，通常仅到中胸节，主要支配上肢和颈部肌肉。

顶盖脊髓束纤维起自四叠体的上丘和下丘，在中脑被盖交叉后于同侧下降，沿颈脊髓前索前内侧部下降，大部分纤维止于上颈髓段，少量止于颈脊髓下节段，主要传导视、听反射。

内侧纵束位于顶盖脊髓束后方，起自前庭内侧核、网状结构、上丘、中介核和连合核等。大部分止于上部颈脊髓，小部分下行达腰脊髓，主要参与头颈肌的共济和姿势反射。

前庭脊髓束起于前庭外侧核，其纤维大部终止于颈、腰髓，主要参与身体平衡反射。

脊髓丘脑前束位于前柱的边缘，来自对侧后柱中央细胞群，经前连合交叉在同侧上行终于丘脑，主要传导触觉。

2. 侧索

侧索位于脊髓的两侧部前外侧沟和后外侧沟之间，由上行的脊髓小脑后束（posterior spinocerebellar tract）、脊髓小脑前束（anterior spinocerebellar tract）、脊髓丘脑侧束、皮质脊髓侧束和红核脊髓束组成。

脊髓小脑后束位于脊髓侧索表层的后部，起自同侧背核细胞，传导来自同侧关节、肌腱及肌肉的传入冲动，纤维上行至延髓构成绳状体的一部分，经小脑下脚，止于小脑蚓部，主要参与肢体肌肉精细运动和姿势调节。

脊髓小脑前束起自腹侧海绵质的神经细胞，其轴突经白质前连合至对侧或同侧上行，经小脑上脚达小脑蚓部，为共济运动反射的传入纤维。

脊髓丘脑侧束位于脊髓小脑前束的内侧，纤维起自后角胶状质，经白质前连合交叉至对侧，止于丘脑，主要传导下肢、躯干、上肢及头部的痛觉和温觉。

皮质脊髓侧束是锥体束纤维的主要部分，位于侧索的后部，为来自对侧大脑皮层下行的随意运动纤维。纤维定位分层排列，由内向外依次支配颈、上肢、躯干和下肢。

红核脊髓束起自中脑红核大、小细胞，于胶质被盖交叉，在皮质脊髓侧束的腹侧下行终止于前柱，起姿势调节作用。

3. 后索

后索主要为上行纤维，有内侧的薄束和外侧的楔束。

薄束由下肢及下胸束的后根内侧粗大纤维上升而来，终止于延髓的薄束核，传导本体感觉和皮肤的精细触觉。楔束位于薄束外侧，由上胸段及颈段后根纤维而来，止于延髓楔束核，功能同薄束。

四、脊髓的神经感觉传导路径

1. 上行纤维（传导）束

上行纤维（传导）束又称感觉传导束，主要是将后根传入的各种感觉信息向上传递到脑的不同部位。

1）薄束和楔束

薄束是脊神经后根内侧部的粗纤维在同侧脊髓后索的直接延续。薄束起自同侧 T_5 节段及以下的脊神经节细胞，楔束起自同侧 T_4 节段及以上的脊神经节细胞。这些细胞的周围突分别至肌肉、肌腱、关节和皮肤的感受器；中枢突经后根内侧部进入脊髓，在后索上行，止于延髓的薄束核和楔束核（图 3-7）。薄束

在 T_5 节段以下占据后索的全部，在 T_4 以上只占据后索的内侧部；楔束位于后索的外侧部。薄、楔束传导同侧躯干及上下肢的肌肉、肌腱、关节的本体感觉（位置觉、运动觉和振动觉）和皮肤的精细触觉（如通过触摸辨别物体纹理粗细和两点距离）信息。当脊髓后索病变时，本体感觉和精细触觉的信息不能向上传至大脑皮质。患者闭目时，不能确定关节的位置和方向，运动时出现感觉性共济失调。此外，患者精细触觉丧失。

2）脊髓小脑束

脊髓小脑束包括脊髓小脑前束、脊髓小脑后束、脊髓小脑嘴侧束和楔小脑束。

（1）脊髓小脑前束：位于脊髓外侧索周边部的腹侧份，主要起自腰骶膨大处 Ⅴ～Ⅶ 层的外侧部，即相当于后角基底部和中间带的外侧部，大部分交叉至对侧上行，小部分在同侧上行，经小脑上脚进入小脑皮质。

（2）脊髓小脑后束：位于脊髓外侧索周边部的背侧份，主要起自同侧脊髓胸核，但也有来自对侧胸核经白质前连合交叉过来的少许纤维，上行经小脑下脚终于小脑皮质。由于胸核位于胸髓和上腰髓，所以此束仅见于 L_2 以上脊髓节段。

此二束传递下肢和躯干下部的非意识性本体感觉和触、压觉信息至小脑。后束传递的信息可能与肢体个别肌的精细运动和姿势的协调有关，前束所传递的信息则与整个肢体的运动和姿势有关。

（3）脊髓小脑嘴侧束和楔小脑束：将同侧上肢的本体感觉和触、压觉信息经小脑下脚传递至小脑，前者还可经小脑上脚传至小脑。

3）脊髓丘脑束

脊髓丘脑束分为脊髓丘脑侧束（lateral spinothalamic tract）和脊髓丘脑前束（anterior spinothalamic tract）（图 3-8）。脊髓丘脑侧束

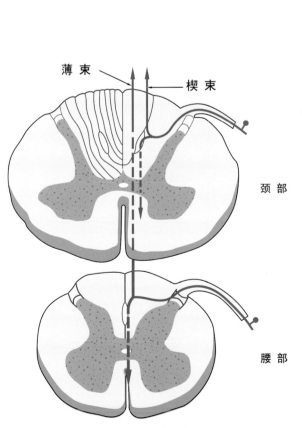

薄　束　　　　楔　束

颈　部

腰　部

图 3-7　薄束和楔束

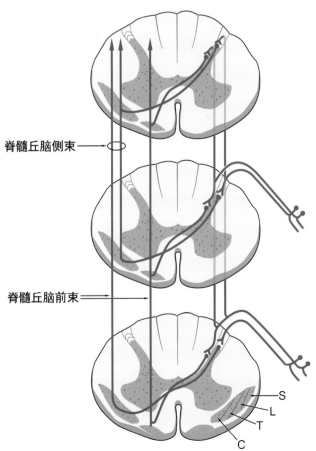

脊髓丘脑侧束

脊髓丘脑前束

S
L
T
C

图 3-8　脊髓丘脑侧束和脊髓丘脑前束

位于外侧索的前半部,并与其邻近的纤维束有重叠,主要传递痛、温觉信息。脊髓丘脑前束位于前索,前根纤维的内侧,主要传递粗触觉、压觉信息。脊髓丘脑束主要起自脊髓灰质Ⅰ和Ⅳ~Ⅷ层,纤维经白质前连合交叉至对侧时上升1~2节段(即边交叉边上升),或先上升1~2节段后再经白质前连合交叉至对侧外侧索和前索上行,止于背侧丘脑。当一侧脊髓丘脑侧束损伤时,损伤平面1~2节段以下的对侧身体部位痛、温觉减退或消失。

4)内脏感觉束

内脏感觉束(visceral sensory tract)起自脊神经节细胞,其周围突至胸、腹腔器官,中枢突入脊髓,经后角和中间带细胞中继,发出的纤维伴随脊髓丘脑束上行至脑。

除以上介绍的上行传导束以外,还有脊髓网状束、脊髓中脑束、脊髓橄榄束等。

2. 下行纤维(传导)束

下行纤维(传导)束即运动传导束,起自脑的不同部位,直接或间接止于脊髓前角或侧角。管理骨骼肌的下行纤维束分为锥体系和锥体外系,前者包括皮质脊髓束(corticospinal tract)和皮质核束,后者包括红核脊髓束、前庭脊髓束等。

1)皮质脊髓束

皮质脊髓束起于大脑皮质中央前回和其他一些皮质区域,下行至延髓锥体交叉处,大部分(约75%~90%)纤维交叉至对侧,称为皮质脊髓侧束(lateral corticospinal tract),未交叉的纤维在同侧下行为皮质脊髓前束(anterior corticospinal tract),另有少量未交叉的纤维在同侧下行加入至皮质脊髓侧束,称为皮质脊髓前外侧束(anterolateral corticospinal tract)(图3-9)。

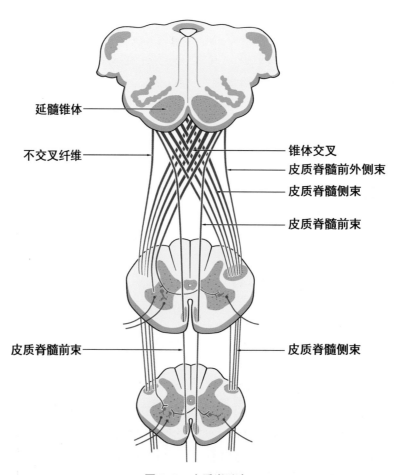

图3-9 皮质脊髓束

（1）皮质脊髓侧束：在脊髓外侧索后部下行，直至骶髓（75%～90%），纤维依次经各节段灰质中继后或直接终于同侧前角运动神经元，主要是前角外侧核。

（2）皮质脊髓前束：在前索最内侧下行，只达脊髓中胸部，大多数纤维逐节经白质前连合交叉，中继后终于对侧前角运动神经元。部分不交叉的纤维，中继后终于同侧前角运动神经元和前角内侧核。

（3）皮质脊髓前外侧束：由不交叉的纤维组成，沿皮质脊髓侧束的前外侧部下降，大部分终于颈髓，小部分可达腰骶部。

皮质脊髓束的纤维到达脊髓灰质后，大部分纤维与Ⅳ～Ⅷ层的中间神经元形成突触，通过中间神经元间接地影响前角运动神经元。也有纤维直接与前角外侧核的运动神经元（主要是支配肢体远端小肌肉的运动神经元）相突触。

2）红核脊髓束

红核脊髓束起自中脑红核，纤维交叉至对侧，在脊髓外侧索内下行，至Ⅴ～Ⅶ层。在人类此束可能仅投射至上3个颈髓节段。此束有兴奋屈肌运动神经元、抑制伸肌运动神经元的作用，它与皮质脊髓束一起对肢体远端肌肉运动发挥重要影响。

3）前庭脊髓束

前庭脊髓束起于前庭神经核，在同侧前索外侧部下行，止于Ⅷ层和部分Ⅶ层。主要兴奋伸肌运动神经元，抑制屈肌运动神经元，在调节身体平衡中起作用。

4）网状脊髓束

网状脊髓束（reticulospinal tract）起自脑桥和延髓的网状结构，大部分在同侧下行，行于白质前索和外侧索前内侧部，止于Ⅶ、Ⅷ层。有兴奋或抑制α和γ运动神经元的作用。

5）顶盖脊髓束

顶盖脊髓束（tectospinal tract）主要起自中脑上丘，向腹侧行，于中脑导水管周围灰质腹侧经被盖背侧交叉越边，在前索内下行，止于颈髓上段Ⅵ～Ⅷ层。有完成视觉、听觉的姿势反射运动的功能，与兴奋对侧、抑制同侧颈肌的运动神经元形成多突触联系。

6）内侧纵束

内侧纵束（medial longitudinal fasciculus）位于前索，为一复合的上、下行纤维的总合，在脑干起于不同的核团，进入脊髓的为内侧纵束降部，止于Ⅶ层、Ⅷ层，中继后影响前角运动神经元。主要作用是协调眼球的运动和头部的姿势。

7）下行内脏通路

在脊髓中，尚有下行纤维将冲动传至中间外侧核的交感神经节前神经元和骶髓2～4节段的副交感节前神经元，经此支配平滑肌、心肌和腺体。这些下行纤维主要来自下丘脑和脑干的有关核团及网状结构，下行于脊髓的前索和外侧索中。

3. 脊髓固有束

脊髓固有束（propriospinal tract）纤维局限于脊髓内，其上行或下行纤维的起始神经元均位于脊髓灰质。脊髓内的大多数神经元属于脊髓固有束神经元，多数位于Ⅴ～Ⅶ层内。脊髓固有束纤维行于脊髓节段内、节段间甚至脊髓全长，主要集中于脊髓灰质周围，有的也分散至白质各索内。脊髓固有束完成脊髓节段内和节段间的整合、调节功能。在脊髓的功能中，脊髓固有束系统发挥着重要的作用。各下行通路止于脊髓固有束神经元的特定亚群，中继后到达运动神经元和其他脊髓神经元。当脊髓横断后，此系统介导了几乎所有的内脏运动功能，如发汗、血管活动、肠道和膀胱的功能等。

五、脊髓的血液循环

脊髓的血供较丰富，动脉来源主要有发自椎动脉的脊髓前动脉和脊髓后动脉，以及来自节段动脉的椎间动脉脊膜支。

1. 脊髓的动脉

脊髓的动脉有两个来源，即椎动脉和节段性动脉。椎动脉发出脊髓前动脉（anterior spinal artery）和脊髓后动脉（posterior spinal artery）。它们在下行过程中，不断得到节段性动脉（由颈升动脉、肋间后动脉、腰动脉和骶外侧动脉等发出）分支的补充，以保障足够的血液供应脊髓（图3-10）。

（1）脊髓前动脉：由椎动脉末端发出，左、右脊髓前动脉在延髓腹侧合成一干，沿前正中裂下行至脊髓末端。

（2）脊髓后动脉：自椎动脉发出向后行，经枕骨大孔出颅后沿脊髓后外侧沟下行，直至脊髓末端。

脊髓前、后动脉之间借环绕脊髓表面的吻合支互相交通，形成动脉冠（图3-11），由动脉冠再发分支进入脊髓内部。脊髓前动脉的分支主要分布于脊髓前角、侧角、灰质连合、后角基部、前索和外侧索。脊髓后动脉的分支则

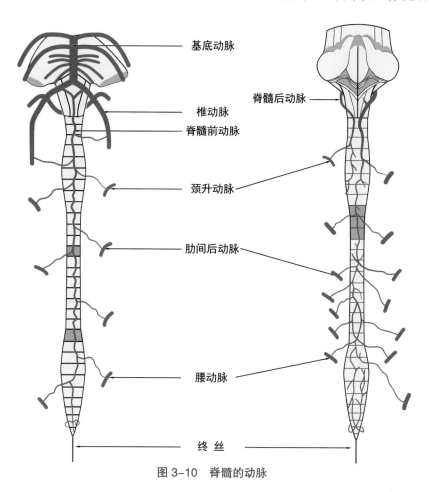

图 3-10　脊髓的动脉

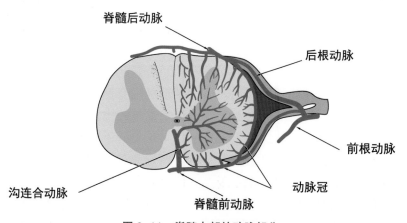

图 3-11　脊髓内部的动脉部分

主要分布于脊髓后角的其余部分和后索。

由于脊髓动脉的来源不同，有些节段因两个来源的动脉吻合薄弱，血液供应不够充分，容易使脊髓因缺血而损害，称为危险区，如 $T_1 \sim T_4$ 节段（特别是 T_4 节段）和 L_1 节段的腹侧面。

2. 脊髓的静脉

脊髓的静脉较动脉多而粗。脊髓前、后静脉由脊髓内的小静脉汇集而成，通过前、后根静脉注入硬膜外隙的椎内静脉丛。

（马蓓）

第三节 ｜ 脊髓的神经连接

脊神经是指与脊髓相连的周围神经部分，由 31 对成对分布的神经组成。另外，内脏神经也有部分与脊髓相连。

一、脊神经的构成、分部及纤维分布

脊神经为连接于脊髓的周围神经部分，共 31 对。每对脊神经连于一个脊髓节段，由前根（anterior root）和后根（posterior root）组成。前根连于脊髓前外侧沟，由运动性神经根丝构成；后根连于脊髓后外侧沟，由感觉性神经根丝构成。前根和后根在椎间孔处合为一条脊神经，由此成为既含感觉纤维又含运动纤维的混合神经。脊神经后根在椎间孔处有椭圆形的膨大，称脊神经节（spinal ganglion），其中含有假单极感觉神经元。

根据脊神经与脊髓的连接关系，可将其分为 5 部分，分别为颈神经（cervical nerves）8 对，胸神经（thoracic nerves）12 对，腰神经（lumbar nerves）5 对，骶神经（sacral nerves）5 对，尾神经（coccygeal nerves）1 对。所有脊神经都经同序数椎体上方或下方的椎间孔穿出椎管或骶管，形成特定的位置关系。第 1 颈神经在寰椎与枕骨之间的间隙离开椎管，第

2 ～ 7 颈神经经同序数颈椎上方的椎间孔穿出椎管，第 8 颈神经则在 C_7 下方的椎间孔穿出椎管，所有胸神经和腰神经都经同序数胸椎下方的椎间孔穿出椎管，第 1 ～ 4 骶神经从同序数的骶前孔和骶后孔出骶管，第 5 骶神经和尾神经则经骶管裂孔穿出。

不同部位的脊神经前、后根在椎管内的走行方向和走行距离有明显差别。颈神经根最短，行程近于水平；胸神经根较长，斜向外下走行；腰神经根最长，几近垂直下行，在无脊髓的椎管内形成了马尾。由脊神经前、后根合成的脊神经均在椎间孔处穿出椎管，因此该部位的损伤和病变都可能累及脊神经，导致感觉和运动障碍。在椎间孔处，脊神经有如下重要毗邻：前方是椎体及椎间盘，后方是关节突关节和黄韧带，上方是上位椎弓的椎下切迹，下方是下位椎弓的椎上切迹。另外，尚有伴随脊神经一起走行的脊髓动、静脉和脊神经的脊膜支进出椎间孔。

脊神经为混合性神经，由躯体神经纤维和内脏神经纤维合成，而躯体神经和内脏神经都含有运动纤维和感觉纤维，因此，脊神经实际含有 4 种纤维成分（图 3-12）。

（1）躯体感觉纤维：来自脊神经节中的假单极神经元，其中枢突组成脊神经后根进入脊

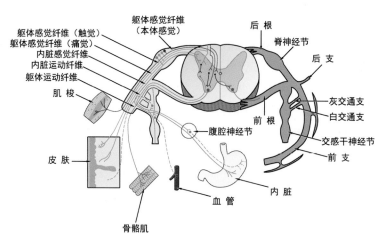

图 3-12　脊神经的组成、分支和分布示意图

髓，周围突则组成脊神经分布于皮肤、骨骼肌、肌腱和关节等身体部位，将皮肤浅感觉（痛、温觉和触觉）及肌、腱和关节的深感觉（运动觉和位置觉）信号传入中枢。

（2）内脏感觉纤维：也来自脊神经节的假单极神经元，其中枢突组成神经后根进入脊髓，周围突则分布于内脏、心血管和腺体的感受器，将这些结构的感觉冲动传入中枢。

（3）躯体运动纤维：由位于脊髓灰质前角的运动神经元的轴突所构成，分布于躯干和肢体的骨骼肌，支配其随意运动。

（4）内脏运动纤维：发自胸髓 12 个节段和腰髓 1 ～ 3 节段的中间外侧核（交感神经中枢），以及骶髓 2 ～ 4 节段的骶副交感核。该处神经元的轴突分布于内脏、心血管和腺体的效应器，支配心肌和平滑肌的运动，控制腺体的分泌活动。

二、脊神经的分支

脊神经的前根和后根在椎间孔处合为脊神经后，立即分为 4 支。这些分支包括前支（anterior branch）、后支（posterior branch）、交通支（communication branch）和脊膜支（meningeal branch）。

1. 前支

前支是脊神经发出的最粗大分支，为混合性神经支。前支与其他分支相比，神经纤维的含量最多，分布范围最广，主要涉及躯干前、外侧部和四肢的肌肉及皮肤。人类胸神经前支仍然保持进化早期原有的节段性走行和分布特点，其余各部脊神经前支在到达所支配的器官前，相邻神经干相互交织成神经丛，并重新编织成新的神经干。除 12 对胸神经外，其余脊神经前支形成 4 个神经丛，即颈丛（cervical plexus）、臂丛（brachial plexus）、腰丛（lumber plexus）和骶丛（sacral plexus）。由这些神经丛发出神经分支分布于身体的效应器和感受器。

2. 后支

后支是脊神经干发出的一系列向躯干背面走行，分布于项部、背部和腰骶部的分支，亦为混合性神经支。后支较前支细小，经相邻椎骨横突之间或骶后孔向后走行，绕上关节突外侧向后行至相邻横突之间再分为内侧支和外侧支。骶神经后支则经由骶后孔行至臀区。大部分脊神经后支均可分为肌支和皮支两大类，前者分布于项、背、腰、骶和臀部的深层肌，后者则分布于枕、项、背、腰、骶和臀部的皮肤。脊神经后支的分布具有明显的节段性特点。

一些脊神经后支形成较粗大的神经干，分布范围较大，具有明显的临床意义。第 1 颈神经后支又称枕下神经（suboccipital nerve），该支直径较大，在寰椎后弓上方与椎动脉下方之间穿行，支配椎枕肌。第 2 颈神经后支的皮支称为枕大神经（greater occipital nerve），该支穿斜方肌肌腱到达皮下，分布于枕、项部皮肤。第 3 颈神经后支的内侧支称为第 3 枕神经（third occipital nerve），该支也穿过斜方肌至皮下，分布于枕部下方皮肤。第 1 ～ 3 腰神经后支的外侧支粗大，分布于臀上部皮肤，称为臀上皮神经（superior clunial cutaneous nerve）。第 1 ～ 3 骶神经后支的皮支分布于臀中区域，称为臀中皮神经（middle clunial nerve）。

3. 交通支

交通支属于交感神经系统的结构，为连于脊神经与交感干之间的细支。可分为两类：白交通支（white communicating branches）的纤维成分属于内脏运动纤维，源于脊髓灰质侧角的多极神经元，由发自脊神经进入交感干的有髓神经纤维构成；灰交通支（grey communicating branches）为发自交感干的无髓神经纤维，由起于交感干的节后神经纤维构成。

4. 脊膜支

脊膜支为脊神经出椎间孔后发出的一条返回椎管内的细支。该支返回椎管后，迅速分为横支、升支和降支，分布于脊髓被膜、血管壁、骨膜、韧带和椎间盘等处。每条脊膜支均接受来自邻近灰交通支或胸交感神经节的分支。以上 3 对颈神经脊膜支的升支较大，可至颅后窝，分布于硬脑膜。

三、脊神经走行和分布的一般形态特点

脊神经在走行和分布上具有一些共同的形态学特点。

（1）较大的神经干多与血管伴行于同一个结缔组织筋膜鞘内，构成血管神经束。在肢体的关节处，神经与血管一样多行于关节的屈侧，并发出浅支和深支。

（2）较大的神经干一般都分为皮支、肌支和关节支。皮支从深面穿过深筋膜浅出于皮下，常与浅静脉伴行分布，主要含躯体感觉纤维和内脏运动纤维，前者与皮肤内的感受器相连，后者分布至皮肤内的血管平滑肌、竖毛肌和汗腺。肌支多从肌肉的近侧端或肌的起点附近发出，并伴随血管一起入肌，该类分支主要含有躯体运动纤维和躯体感觉纤维。关节支多在关节附近发出，一条行程较长的神经往往在其走行途中发出多条分支到达数个关节，一个关节也可同时接受多条神经发来的关节支。关节支主要由躯体感觉纤维组成。

（3）一些神经在其行程中没有相应血管伴行（如坐骨神经），这是因为在胚胎发育过程中其伴行血管逐渐退化所导致的。

（4）一些部位的脊神经仍然保持着进化早期节段性分布的特点，相邻分布区之间可以存在重叠现象。

（马蓓）

第四节 ｜ 脊髓的功能与脊髓反射

一、脊髓的功能

脊髓是神经系统的低级中枢，其功能基本

且重要，是高级中枢功能的基础，一些高级中枢的功能通过脊髓得以实现。颈部、躯干和肢体的所有随意运动骨骼肌都接受来自脊髓运动

神经的支配。所有的交感神经、支配腰骶部皮肤及内脏器官的副交感运动传出纤维等也都起源于脊髓。所有躯干和肢体的皮肤、肌肉和关节处接受的感觉信息也都传导到脊髓。

具体来说，脊髓的功能有以下几个方面。

（1）运动神经元：自主神经元和中间神经元（interneuron）组成了脊髓灰质。脊髓灰质内含有大量大小不等的神经元。运动神经元（motor neuron）或感觉神经元（sensory neuron）为大神经元。位于脊髓前角的运动神经元为传出神经元，发出的运动纤维经前根（运动）支配完成随意运动的骨骼肌。运动神经元的胞体组合成群，每一群神经元支配一块骨骼肌。胸段、腰段和骶段脊髓内含有不同群的神经元，即内脏运动神经元，支配自主神经节和内脏器官。

（2）脊神经背根和脊髓背角的感觉功能：经后根，接受身体大部分区域的躯体和内脏感觉信息，这些信息在脊髓中继，进行初步的整合和分析。中继后的信息一部分向上传递至高级中枢，一部分传给运动神经元和其他脊髓神经元。

外周感觉信息传入脊髓需要初级感觉传入神经经过背根神经节传向脊髓后角。这些神经元的胞体位于感觉神经节（背根神经节），而不是脊髓灰质。这些初级感觉传入神经元的轴突为分叉型：周围突可将来自外周，如皮肤和关节的感觉信息传向胞体；而中枢突则通过后根将信息传递至脊髓后角，并与感觉接替神经元（sensory relay neuron），以及脊髓中间神经元形成突触连接，完成换元。脊髓后角的感觉大神经元发出纤维交叉至对侧并在脊髓白质内上行，将外周感觉信号向高位中枢传导。

（3）脊髓前角的运动功能：部分后根感觉纤维可进入同侧脊髓前角，并与前角内的运动神经元直接形成突触。另一些感觉神经纤维则与小胞体的中间神经元（联络神经元）形成联系，以此可实现脊髓同侧或对侧感觉神经元和运动神经元之间的兴奋性和抑制性突触传递过程。脊髓内的局部神经环路是实现脊髓反射的结构基础。经前根，发出运动纤维，管理躯体运动和内脏活动，是躯体和内脏运动的低级中枢。

运动神经元不仅可以接受感觉神经元和中间神经元的传入信号，也接受来自更高位中枢的传出指令。因为，脊髓运动神经元接受高位中枢下传的神经冲动，再发出冲动到它们所支配的骨骼肌而完成随意运动，因此它们也被称为运动反射的"最后公路"。

（4）脊髓反射的中枢：脊髓可作为中枢，在不需要大脑支配的情况下，直接将传入的感觉信号整合并激活运动神经元。

（5）脊髓的下行（运动）和上行（感觉）传导通路：发出上行传导通路，将中继后的感觉信息及脊髓自身的信息上传到高级中枢。通过下行传导通路，中继上位中枢下传的信息，接受上级中枢的控制和调节，完成高级中枢的功能。

脊髓白质有许多纤维束（柱、索）组成，每一束都包含成千上万根神经纤维（轴突）横贯脊髓和大脑。脊髓的上行传导纤维和下行传导纤维都包含在这些神经纤维束中。上行纤维束是感觉神经元发出的轴突，可以将外周来源的信号从脊髓传导至大脑；而下行通路为运动神经元发出的轴突，将大脑发出的指令传导至脊髓，进而支配到骨骼肌。负责感觉和运动功能的神经纤维束根据其功能不同而各自分隔。比如，精细触觉、压觉和本体感觉信号沿着脊髓后索上行传递，而痛觉和温度觉信号则沿着脊髓丘脑侧束上行。支配骨骼肌完成随意运动的信号沿着脊髓背后侧下行传递，而支配骨骼肌完成非随意运动的信号则沿着腹侧通路下行传递。

二、脊髓反射

反射是指机体面对某些特殊感觉刺激时做出的程序性的、固定的、可预测性的身体反应。脊髓反射是指脊髓固有的反射，正常情况下，反射活动在脑的控制下进行。反射弧为：感受器、脊神经节内感觉神经元及后根传入纤维、脊髓固有束神经元及固有束、脊髓运动神经元及前根传出纤维、效应器。脊髓反射有不同的类型，反射弧只包括1个传入神经元和1个传出神经元（只经过1次突触）的称单突触反射，大多数反射弧是由两个以上的神经元组成的多突触反射；只涉及1个脊髓节段的反射称节段内反射，跨节段的反射为节段间反射。脊髓反射还可以分为躯体－躯体反射（刺激躯体引起躯体反应）、内脏－内脏反射（刺激内脏引起内脏反应）、躯体－内脏反射（刺激躯体引起内脏反应）和内脏－躯体反射（刺激内脏引起躯体反应）等。

1. 牵张反射

牵张反射（stretch reflex）是指有神经支配的骨骼肌，在受到外力牵拉伸长时，引起受牵拉的同一块肌肉收缩的反射。肌肉被牵拉，肌梭和腱器官的感受器受到刺激而产生神经冲动，经脊神经后根进入脊髓，兴奋α运动神经元，反射性地引起被牵拉的肌肉收缩（图3-13）。牵张反射有两种类型，腱反射和肌紧张。腱反射是指快速牵拉肌腱发生的牵张反射，为单突触反射，如膝反射、跟腱反射、肱二头

肌反射等。肌紧张是指缓慢持续牵拉肌腱发生的牵张反射，表现为受牵拉的肌肉发生持续性收缩，为多突触反射。肌紧张是维持躯体姿势的最基本的反射活动，是姿势反射的基础。

2. γ - 反射

γ运动神经元支配梭内肌。γ运动神经元兴奋时，引起梭内肌纤维收缩，肌梭感受器感受到刺激而产生神经冲动，通过牵张反射弧的通路兴奋α运动神经元，使相应骨骼肌（梭外肌）收缩（图3-13）。γ-反射（gamma reflex）在维持肌张力方面发挥作用。

3. 屈曲反射

屈曲反射（flexor reflex）是当肢体某处皮肤受到伤害性刺激时，该肢体出现屈曲反应的现象。屈曲反射径路至少要有3个神经元参加，属多突触反射，即皮肤的信息经后根传入脊髓后角，再经中间神经元传递给前角的α运动神经元，α运动神经元兴奋，引起骨骼肌收缩。由于肢体收缩要涉及成群的肌肉，故受到兴奋的α运动神经元也常是多节段的（图3-14）。屈曲反射是一种保护性反射，其强度与刺激强度有关。当刺激强度足够大时，在同侧肢体发生屈

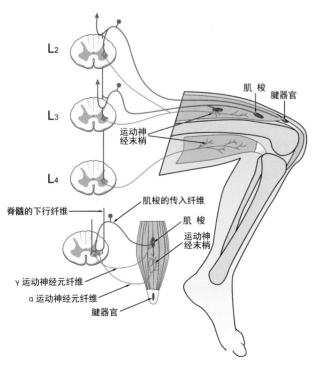

图 3-13　牵张反射模式图

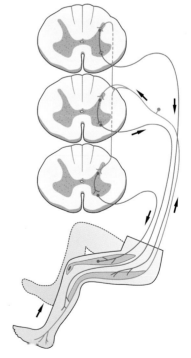

图 3-14　屈曲反射模式图

曲反射的基础上出现对侧肢体伸直的反射活动，称为对侧伸直反射（crossed extensor reflex）。

三、脊髓常见损伤的一些表现

1. 脊髓横断

当外伤致脊髓突然完全横断后，横断平面以下全部感觉和运动丧失，反射消失，处于无反射状态，称为脊髓休克。数周至数月后，各种反射可逐渐恢复。由于传导束很难再生，脊髓又失去了脑的易化和抑制作用，因此恢复后的深反射和肌张力比正常时高，离断平面以下的感觉和随意运动不能恢复。

2. 脊髓半横断

当脊髓半横断后，出现布朗 – 塞卡综合征（Brown-Séquard syndrome），表现为损伤平面以下，同侧肢体痉挛性瘫痪，位置觉、振动觉和精细触觉丧失，损伤节段下 1～2 个节段平面以下的对侧痛、温觉丧失。

3. 脊髓前角损伤

脊髓前角损伤主要伤及前角运动神经元，表现为这些细胞所支配的骨骼肌呈弛缓性瘫痪，无感觉异常。

4. 脊髓中央部损伤

脊髓中央部损伤如脊髓空洞症或髓内肿瘤。若病变侵犯了白质前连合，则阻断了脊髓丘脑束在此的交叉纤维，引起双侧对称分布的痛、温觉消失，而本体感觉和精细触觉无障碍（因后索完好），这种现象称感觉分离。

（马蓓）

• 参考文献

成令忠, 王一飞, 钟翠平, 2003. 组织胚胎学 [M]. 上海：上海科学技术文献出版社.

丁文龙, 刘学政, 2018. 系统解剖学 [M]. 北京：人民卫生出版社.

第四章
脊柱运动学

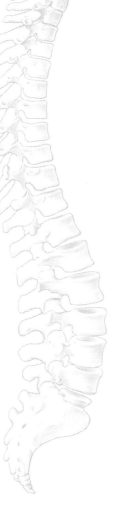

运动学（kinematics）是关于刚体运动力学的研究，不考虑引起运动的原因。或者说是研究无载荷状态下的运动状况。通过对运动过程的分析和研究，可以简化运动过程，方便运动标准化，提高运动效率。目前，运动分析已广泛应用在医疗、运动科学、康复、娱乐等领域。从临床来说，运动分析已被运用于各种神经骨骼肌肉系统相关的疾病诊断、个性化治疗规划，也是评估治疗效果与医疗器材，包括骨科植入物、矫正辅具及康复器材的重要客观科学工具。未来运动分析的进步，将同时带动骨科、康复科、精准个体化医疗和医学工程等领域的进步。

脊柱运动学的研究，是对脊柱在生理状态的运动力学进行研究，不同于一般的运动学研究，脊柱的结构复杂，力学性质特殊，对于脊柱运动学的研究，涵盖了脊柱的运动状态、生理功能特点、力学特点等多个方面。

第一节 | 脊柱运动学概述

回顾人体运动学的进展，会发现运动学的发展与社会技术进展息息相关。社会的发展驱动着运动分析技术的不断更新。

在欧洲文艺复兴时期，Leonardo da Vinci（1452—1519）进行了人体解剖。他详细研究人体结构，仔细观察人体动作，使画作中的人物不仅结构精确，而且姿态完美，他也因此成为历史上最著名的画家之一。他通过对人体进行解剖，奠定了解剖学发展的基础，也最早从解剖角度对人体运动进行了描述（图4-1）。

1836年，Weber兄弟是最早一批利用图形化动作分析方法定量测量人体运动的时间和位移参数的研究者，也引导随后的科学家应用科学方式量化测量人体运动，为如今人类步态分析研究奠定了科学基础。

Etienne Jules Marey（1838—1904）利用气压原理测量足部与地面之间的相互作用力，创造了有纪录以来第一个测力板装置。

Edweard Muybridge（1830—1904）利用自己开发的高速摄影技术来记录马匹的运动，成功地拍摄到马匹跑步时四蹄同时离地。Muybridge的高速摄影技术后来成为现代电影拍摄的起源，因而被称为摄影学之父。他的方法使人们得以观察到各种动作的细节，带领运动分析进入摄影测量的阶段。他对运动分析贡献卓著，也引领出后续一系列的应用。

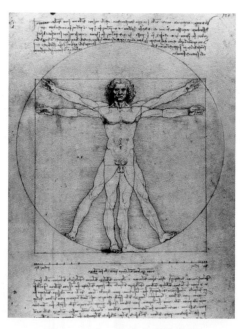

图4-1 达·芬奇人体解剖图

Frank B. Gilbreth（1868—1924）为了探究建筑工人最有效率的砌砖动作，率先利用摄影技术记录工人砌砖时的各种动作；在纪录工人动作时，他在工人手上绑上小灯泡，并加上间断开关使得灯泡闪烁，利用灯泡亮暗轨迹的长度和方向来测量动作的速度和方向。通过科学的研究和分析，他将手部动作分解为 17 种基本动作，简化了砌砖动作的数量，制定出更有效而省时间的砌砖方法。Gilbreth 接着致力于研究不同工作的最有效率的方法，也因此被人们称为动作研究之父。

计算机发明以前，人们采用摄影技术进行运动分析，必须依靠大量人力，分析者必须在每一个画格上手动取得特征点的坐标，取点过程耗时费力，测量得到的数据也仅能展示二维的运动，无法进行三维测量。到了 19 世纪晚期，人体解剖学者 Wilhelm Braune 及数学家 Otto Fischer 为了研究装备重量对士兵的影响，合作发展了三维运动分析测量方法。他们应用摄影捕捉技术、人体数学模型、肢体段质量参数与地面反作用力，根据牛顿力学定律计算得到各关节的合力与合力矩，其测量原则即为现代的逆向动力分析。然而，受限于当时的计算手段，计算一个人走数步的资料，需要耗费几个月的时间。

到了 20 世纪中期，为了更好地治疗在战争中受伤的士兵，美国加州大学进行了一系列人体运动分析研究，为现代的运动分析提供了良好的基础。随着计算机运算能力的进步以及摄影相关技术的发展，运动分析技术也随之取得重大突破，以往需用大量人力手动取点、况日费时的运算现都已被解决。新科技的进展，在提高运动分析的效率的同时也增强了精确度、可信度，由此应运而生了许多基于不同测量方法的运动分析系统。

（李国安　于研　余海鑫）

 # 第二节 ｜ 脊柱运动基础

脊柱由椎骨、椎间盘、小关节和韧带共同组成，形成了人体的中轴骨，上端连接颅骨，下端连接髋骨，胸椎附着肋骨，并作为胸腔、腹腔和盆腔的后壁，起到承受躯体重量、保护内脏和脊髓及进行运动的作用，是人体重要的解剖结构。

脊柱的运动十分复杂，有着独特的力学特性与运动学特点。一方面，脊柱能够承受躯干重量，另一方面，脊柱能完成前屈、背伸、侧屈、旋转等一系列复杂的动作。脊柱的刚性和韧性与脊柱本身独特的解剖结构、生物力学特性息息相关。

脊柱由 33 节椎骨组成，包括 7 节颈椎、12 节胸椎、5 节腰椎、5 节融合到一起的骶骨和一般由 4 节椎骨组成的尾骨，有时尾椎可能部分或完全融合。除了 C_1（寰椎）、C_2（枢椎）及骶椎与尾椎之间外，其他椎体间都由椎间盘分隔开。

脊柱有颈椎前凸、胸椎后凸、腰椎前凸和骶椎后凸四个生理弯曲，且脊柱的椎间盘与其间韧带使脊柱富有弹性和张力，让脊柱拥有一定的活动度，在达到动态平衡的同时维持结构的稳定性。脊柱各个节段的活动度有所不同，各个节段的运动综合组成了脊柱的整体运动，从而形成了复杂的脊柱三维六自由度运动。

一、椎体

椎体是由软骨终板、松质骨和皮质骨组成的复杂结构。这些不同力学特性的功能结构让椎体产生了独特的生物力学效应，椎体能够依靠其自然结构来抵抗各种应力。

椎体的主体部分由血供丰富的松质骨构成，表面为薄层皮质骨，椎体与椎间盘之间的软骨终板由透明软骨组成。椎体形似一个短圆柱体，中心部分略窄，两端扩张，上下两端粗糙。椎体的两端可分为两个区域：中央部分凹陷多孔，由软骨填充至边缘；边缘部分突起，主要为皮质骨，牢固地附着在椎间盘上。椎体主要维持轴向压缩力，椎体小梁骨主要沿正应力（轴向力）方向排列，尽可能发挥其生物学功能，水平小梁骨则起到一个横向支架的作用，随着负荷重量的增加，椎体自上而下逐渐变宽增高，椎体的力学性质与解剖特征和骨块有关。

当外力作用于脊柱时，压力通过椎间盘传导到椎体终板，由小梁骨中心向四周扩散，在椎体内部形成应力，一旦应力超过小梁骨能承受的强度，小梁骨的结构就会被破坏，失去稳定性，局部的裂隙进一步发展就会发生椎体骨折。小梁骨的机械强度与椎体表面密度的平方成正相关。同时，小梁骨的组织形态结构与其强度有着明显的相关性，小梁骨的排列方向、连接方式、粗细、数量及间隙都会影响其强度。原发或继发性骨质疏松会出现骨组织显微结构受损，骨矿成分和骨基质等比例地不断减少，骨质变薄，小梁骨数量减少，骨脆性增加。小梁骨的表面密度随着衰老和骨质疏松的发生逐步下降，其形态结构也因为表面密度的下降而受到影响，由于表面密度的下降，小梁骨在一定的压缩力作用下出现结构失稳，导致局部碎裂继而发生骨折。

二、椎间盘

椎间盘位于相邻两个椎体之间，是运动节段的纤维软骨连接，可以压缩、拉伸和旋转，由纤维环、髓核构成。椎间盘占脊柱全长的1/4，其中椎间盘约占颈椎和胸椎高度的20%，占腰椎高度的33%。颈椎和腰椎的椎间盘前部比较厚，胸椎的椎间盘高度一致；颈椎前凸源于椎间盘形态特点，而腰椎前凸则源于椎体和椎间盘结构特点，胸椎后凸则源于胸椎的椎体形状特点。椎间盘与椎体之间由软骨终板连接，软骨终板是椎间盘的重要生物力学结构，起到分配载荷、限制过度活动的作用。

纤维环由纤维软骨组织组成，可分为内外两层，纤维环外层是一个由Ⅰ型胶原纤维构成的致密同向纤维环，锚定在椎体上。这种独特的环状纤维排列有助于椎间盘保持一定程度的抗扭性。纤维环内层的纤维软骨部分主要由密度较低且排列较杂乱的Ⅱ型胶原纤维构成。

髓核是位于椎间盘中央的液体团，由水、Ⅱ型胶原和蛋白多糖构成，呈胶状组织。髓核的含水量随年龄变化和载荷差异而产生较大变化。在儿童和青少年时期，髓核含水量高达90%，髓核的水分和蛋白多糖含量很高，但随着人的衰老，含水量会逐渐降低，首先是纤维环和软骨终板的供给血管变细变少，致使椎间盘血供减少。蛋白多糖形成寡聚体和离散的蛋白多糖分子。在成年期，髓核随着水分和蛋白多糖的流失逐渐变小和纤维化，残留的周边血管也逐步消失，纤维环外层出现裂痕并逐渐向内扩展。在老年期，纤维环外层内的间盘变为一块僵硬的纤维软骨，仅在髓核内存有少量活细胞。

在日常活动中，椎间盘所受的压力被液体压力所平衡。蛋白多糖链上带负电的黏多糖分子吸引液体进入细胞间隙。在压缩载荷的作用下，髓核中的液体通过终板渗出，髓核体积减小，含水量减少，液体的外流导致带负电的黏多糖分子富集，椎间盘渗透压增加，所以椎间盘可以承受很大的压力。当负荷减少时，髓核体积恢复，髓核含水量重新恢复。健康椎间盘的这种电荷转移能力很强，从卧位开始，$L_{3/4}$ 椎间盘可承受 30 kg，屈腰直膝位时可达到 300 kg。即使在超负荷情况下，椎间盘损伤也发生在椎体和软骨终板损伤之后。椎间盘还含有少量的 II、V、XI 型胶原和少量的 VI、IX、XII 型短胶原螺旋。V 型胶原在椎间盘中含量相对较高，提示其与髓核富有弹性的属性有关。椎间盘的这种复合结构具有蠕变、松弛、迟滞等特性，能吸收振动能量，保证椎间盘可以很好地适应反复的压迫和拉伸。

在适当载荷下，椎间盘能发生轻微形变，去除载荷后即可恢复，消除形变。如果载荷过大，则会对椎间盘造成不可逆的损害。随着年龄增长，椎间盘易发生退行性变，过度负重或用力不当会导致纤维环破裂，髓核脱出，以 $L_4 \sim L_5$ 椎者最为多见。由于椎间盘前方有宽的前纵韧带，后方中部有窄的后纵韧带加强，后外侧薄弱并对向椎间孔，故髓核常向后外侧脱出，压迫脊神经或脊髓。颈椎间盘的后外方有椎体钩加固，胸段脊柱活动幅度小，故颈、胸段的椎间盘突出症较腰段少见。

三、关节突关节

关节突关节的方向决定了脊柱节段运动的类型，关节突关节与相应节段的椎间盘共同组成一个运动节段，具有引导和限制运动节段的运动方向的作用。关节突关节的关节面方位是脊柱各节段运动性质和范围的决定因素之一，在颈椎该关节面呈水平位，在胸椎近似冠状位，在腰椎近似矢状位。关节面的方向提示运动方向，例如：$C_5 \sim C_6$ 作为活动度最大的脊柱关节，其关节突关节主要呈水平位，最易退变；$L_4 \sim L_5$ 为最主要的屈曲节段，其关节突关节主要呈冠状位。由于关节面的方向不同，颈椎可以进行向前弯曲、向后伸展、横向弯曲、旋转，伸展到一定程度的大范围活动，腰椎能进行屈曲、伸展和侧弯，但其旋转受到限制。同时，由于颈椎的活动度较大，颈椎也更

易发生脱位，但很少发生骨折，而胸、腰椎关节突关节活动度较小，其作为维持稳定的重要组分，产生了一定的限制作用，但是也导致了胸、腰椎不易发生椎骨的单纯脱位，常常伴随着骨折的发生。

除引导节段运动外，关节突关节还具有不同的形态载荷，如压缩力、拉力、剪切力和扭转力。在脊柱对重量或载荷的运动和传递过程中，椎体和椎间盘承受了大部分重量或载荷，而关节突关节仅承受 0 ~ 33% 的重量或载荷。它们所承受的重量随着脊柱的运动而变化。关节面在伸展时的负荷最大，占总负荷的 30%（另外 70% 的负荷由椎间盘承受）。当关节发生屈曲和旋转时，关节突关节承受的载荷也更高。关节突关节的拉伸载荷主要发生在腰椎前屈。当腰椎前屈达到最大极限时，关节突关节承担了 39% 的拉力载荷。

四、韧带

脊柱周围有坚韧的韧带，可以承受脊柱受到的大部分张力。脊柱韧带主要由胶原纤维和弹性纤维组成，胶原纤维让韧带富有一定强度和刚性，弹性纤维则使韧带具有延展性和抗拉性。韧带的大部分纤维相互平行，因此它们的功能更具体，往往只承受沿单个方向的载荷，当张力方向与纤维方向一致时，韧带的承受能力最强。当脊柱的运动节段受到不同的力和力矩施加时，相应节段的韧带被拉伸并稳定在运动节段上。在脊柱周围各韧带的协同作用下，既保证了脊柱的正常生理功能，又能保持相邻椎骨之间的正常位置，限制脊柱的过度活动。在快速高载荷的创伤环境中，韧带能够吸收突然增加的大量能量，保护脊髓不受到损伤。小关节囊韧带在抗扭转与侧屈中起到关键作用，棘间韧带通过其限制能力维持脊柱的弹性稳定。

（1）前纵韧带和后纵韧带：人体内两条最长的韧带，对稳定椎体起着重要作用。前纵韧带与后纵韧带防止脊柱过屈与过伸，限制脊柱

轴向旋转与侧屈。单纯的屈伸运动不能撕裂它们，随着年龄增长，其力学强度降低，吸收能量能力也下降。前纵韧带强度是后纵韧带的2倍。两者的性质是相同的，可有效防止脊柱做过度屈伸运动。

（2）黄韧带：主要由弹性纤维构成，拥有较大的弹性与形变能力，能在较大范围活动而不发生永久变形。当脊柱前屈时，黄韧带处于拉紧状态而变薄，此时应变最大；当侧弯和扭转时，黄韧带变化最大，此时应变最小；当后伸时，黄韧带缩短。黄韧带的这种特性使其能够限制脊柱过度前屈，维持脊柱正常的生理曲度和人体直立姿势，并使其在脊柱运动过程中能保持恒定的张力，该张力可使椎间盘内出现持续的预应力，是使早晚人体身高改变的主要因素；由于受失重的影响，该预应力也会使宇航员从太空返回地球后，身高可增高5 cm。在有慢性连续性损伤时，黄韧带会发生肥厚，正常弹性也会降低，并突入椎管内，压迫椎管内容物。黄韧带肥厚多发生于$L_4 \sim L_5$之间，因此常压迫马尾神经和神经根而出现类似腰间盘脱出的临床症状。

（3）棘间韧带：位于棘上韧带深部，连结相邻棘突间的薄层纤维，附着于棘突根部到棘突尖，前方与椎骨间韧带愈合。向前与黄韧带、向后与棘上韧带相移行。棘间韧带的纤维较短，分3层相互交叉排列，其纤维方向具有多向性，总的趋势是斜向后，局部走势为棘间段近乎水平，棘间后段斜向后下，椎板段斜向内上。

棘间韧带纤维具有显著的年龄相关性变化。幼儿时棘间韧带椎板段的浅层纤维呈水平走行。随着年龄的增长逐渐变为弧形，至老年时期棘间隙缩窄，弧形可变为近乎直角的折曲。棘间韧带并不局限于棘间隙内，其前端左右分开附着于黄韧带后缘及下位椎板后1/3。腰部的棘间韧带是一个由竖脊肌腱、腰背筋膜和韧带构成的复合体，其韧带部分可视为肌腱向下位椎骨的延伸。棘间韧带可分为三个部分：①关节囊部，稳定椎间关节，防止过度侧屈和

旋转，从而防止椎体后脱位；②腹侧部，浅层防止上位椎体向后脱位，深层将黄韧带固定于上位棘突，脊柱无论过伸还是过屈，黄韧带都不至于向前压迫或打褶，避免对脊髓或马尾神经造成压迫；③背侧部，与棘上韧带相同，对脊柱过屈活动起节制作用。

五、肌肉

（一）椎旁肌群

脊柱运动过程中的动态稳定性与脊柱的椎旁肌群密切相关。与脊柱活动有关的肌肉根据位置可分为前组和后组。位于腰椎后侧的肌肉可进一步分为三组：深层肌肉、中层肌肉和浅层肌肉。深层肌肉包括结束于相邻棘突的棘间肌、开始于相邻横突的横突间肌，以及开始和结束于横突和棘突的回旋肌。中层肌肉主要是指横突的多裂肌和上部椎体的半棘肌。浅层肌肉可分为三组：髂肋肌、长肌和棘肌。

在椎旁肌群中，浅层肌群如最长肌、髂肋肌等产生的运动主要对抗外在负荷，维持整个脊柱的姿势；深部肌群如回旋肌、多裂肌、棘间肌等接近腰椎的中心，力臂相对较短，在产生运动时需较大的收缩力，因而有利于稳定腰椎，同时因其接近腰椎中心，肌肉收缩时长度变化较小，反应时间较短，有利于神经肌肉控制系统快速有效地调节腰椎的稳定。

深部肌群中，回旋肌和棘间肌较小，作用也较小。多裂肌起自骶骨背面、胸腰椎横突，向上内方斜行，浅表部分止于上方3～4个椎骨的棘突，稍深的止于上方2～3个椎骨的棘突，最深的肌束连于其上方相邻椎骨，在腰部比较发达，对腰椎稳定性的作用就显得尤为突出。很多学者对多裂肌进行的研究发现，多裂肌肌梭内本体感觉传入信号传至中枢引起一系列的反射活动，使肌肉协同收缩，从而稳定脊柱。刺激棘上韧带能引起多裂肌的收缩，使1～3个腰椎节段紧张性增高，增加稳定性。可能导致棘上韧带损害的负荷可引起多裂肌的强力收缩，循环负荷是引起多裂肌疲劳、肌力

减退、增加腰椎不稳的危险因素。腰背痛患者腰骶椎本体感觉差，多裂肌肌梭传入纤维或中枢处理这一感觉的传入信号发生改变，导致腰椎的部分节段过度移位，引起损伤。

浅层与深层肌群在腰椎运动中的作用不同。与无负重行走相比，一侧负重行走时，同侧多裂肌收缩时间缩短，髂肋肌的收缩在不同的个体表现不同（有的收缩时间缩短，有的则无收缩），而对侧髂肋肌收缩时间增长，多裂肌收缩时间无增长，故认为髂肋肌在腰椎侧弯中的作用较多裂肌更为重要。Wilk 等对尸体腰椎模拟施以 4 对肌肉收缩产生的力（多裂肌向尾端、头端的力，髂肋肌、最长肌、腰大肌作用于横突的力，腰大肌作用于椎体的力），测量腰椎活动度的变化，发现多裂肌对腰椎活动度的影响最大。Danneels 等发现，正常人群在非对称性举重物的过程中，多裂肌存在对称性收缩，而腰部髂肋肌的收缩两侧不对称。另有学者认为，多裂肌与髂肋肌在脊柱平衡中的作用不同，多裂肌主要对抗矢状面的外力，而髂肋肌主要对抗额状面的外力。

（二）腹部肌群

腹肌作为椎旁肌群的拮抗肌在腰椎稳定性中的作用也非常重要，先天性腹肌发育不全的患者因失去了矢状面平衡可出现脊柱侧弯。腹肌收缩间接作用于脊柱，增加脊柱稳定性的机制可能是：①增加腹内压，增加腰椎的紧张性，减轻椎体间的压力（如举重、跳跃等躯干背伸运动）；②增加附着于腰椎棘突、横突上的胸腰筋膜的张力。前者作用点较弥散，后者则较局限，两者协同作用以维持腰椎的平衡。胸腰筋膜后层主要为背阔肌筋膜，附着于棘突，只维持矢状面的平衡。胸腰筋膜中层附着于横突，可维持冠状面及矢状面的平衡，特别是侧弯、举重物时。

各腹部肌群在腰椎稳定性中的作用不尽相同。Richard 等认为，在维持腰椎轴向旋转的稳定性中，腹直肌起主要作用，腹外斜肌起次

要作用。Chiang 等的研究表明，腹直肌与腹内斜肌在避免脊柱侧方移位时起到较大作用。有的学者则认为，仅有腹内斜肌起作用。另有学者认为，腹内斜肌和腹外斜肌为躯干旋转肌且互为拮抗肌，同时收缩对腰椎起稳定作用。

也有很多学者将更多的注意力放在腹横肌的研究上。腹横肌为腹部深层肌肉，自上而下起自第 7～12 肋的内面、胸腰筋膜、髂嵴前部的内唇、腹股沟外侧 1/3，其肌纤维向内横行移行于腱膜，参加腹直肌后鞘的构成，止于白线。虽然腹横肌为腹部阔肌中最薄者，但其纤维环绕腹部，经胸腰筋膜与各个椎体的横突、棘突相连，它的收缩增加了胸腰筋膜的紧张性。Hodges 等记录了下肢活动时各躯干肌的肌电活动情况，发现腹横肌最早收缩，该收缩不因下肢活动方向的改变而改变。Gresswell 等的研究也发现，腹侧载荷突然增加时，腹肌收缩早于竖脊肌，其中腹横肌最早收缩。

当然，在腰椎的稳定性中，腹部肌群和背部肌群的作用是不可分割的，它们作为腰部结构的组成部分，与腰椎形成一完整的整体，互相协调，共同保持腰椎的稳定性，以利于腰椎在各向面上的平衡。也有观点认为，正常人围绕中立位进行缓慢屈伸运动时，有些人表现为多裂肌的收缩贯穿全过程，保持一恒定的肌电活动，腹内斜肌、腹外斜肌、腹直肌、竖脊肌的肌电活动随脊柱角度的变化而变化；有些人则表现为腹内斜肌的收缩贯穿全过程。Cholewicki 等认为，不同个体可能利用不同的肌肉来稳定腰椎。

综上所述，与活动有关的躯干肌群对脊柱外源性稳定起着重要作用。维持腰椎平衡需要椎旁肌群和腹部肌群的共同作用。躯干肌群损伤后的功能减退引起的腰椎不稳是远期腰背痛的主要原因之一。研究躯干肌在腰椎稳定性中的作用，对脊柱损伤后疼痛的治疗和预防有重要意义。

（李国安　于研　余海鑫）

第三节 | 脊柱运动分析技术

一、运动捕捉技术

现代运动分析系统主要通过应用不同技术追踪标记在皮肤上的反光球的移动轨迹，配合多连杆运动模型，计算关节运动。运动分析根据运动参数、不同肢体段质量参数、测力板测量到的地面反作用力，运用牛顿力学定律，以逆向动力分析计算得到各关节的合力与合力矩。常见的运动捕捉设备可分为光学式、电磁式、惯性式。

运用红外线反光标记与红外线摄影机的运动捕捉系统，是现在最常见且最普遍运用的光学式运动捕捉设备。使用多部红外线摄影机记录下红外线反光球的反射，确定反光球在影像上的位置，搭配影像处理，便可以自动计算出反光球中心点在影像上的位置。只要同一个反光球能被两台以上的摄影机同时拍摄到，便可以利用直接线性转换（direct linear transformation）方法与立体摄影术（stereophotogrammetry）计算反光球中心点在空间中的三维轨迹。应用此系统，在 1 个物体上粘贴至少 3 个反光标记，就能定义物体的坐标系统，精确描述物体在空间中的位置和方向。然而，利用多部摄影机和系统主机的传统运动分析系统体积庞大、移动不便、价格昂贵，在应用上受到很大的限制，其在临床上的推广一直以来存在障碍。最近，有学者应用数字导航设备开发出了操作方便的便携式三维关节动态检测系统。该系统由于两个摄影机位置相对固定，使用前无须进行系统校正。通过模块化流程设计及对红外线反光球阵列的追踪，

小型三维关节动态检测系统可对活体关节在承重状态下、功能性运动过程中的运动学特征进行动态数字化评估，对推广运动分析在医院进行即时诊断和现场应用具有巨大价值。但需要注意的是，在户外阳光强烈的地点使用红外线的设备，可能受限于过强红外线产生的信号干扰，会造成测量的困难与误差。

电磁式运动捕捉设备主要是使用一个电磁发射设备在空间中产生磁场，通过数个传感器贴附在不同肢段上，感测运动时产生的磁场变化，计算出感测器在空间的位置及方向。此设备使用一个传感器便可以测量 6 个自由度，但由于感测器有一定的重量与体积，在使用时有可能影响动作。使用电磁式运动追踪设备时，要注意周围环境可能引起的电磁场变化，避免影响测量的精确度，如测量现场周围的金属组件都有可能干扰电磁场。

惯性式运动捕捉设备主要是利用陀螺仪与加速仪。由于现代微电机的发展，加速仪和陀螺仪都可以微型化，便于携带，并且已经广泛应用于手机等智能装置中，其特点是耗电量低，无须外部配套设备捕捉，可长时间追踪人体运动。对角加速度及线性加速度两次积分，可以求取物体在空间中的位置和角度。然而在积分过程中，会产生误差，长时间的追踪可能累积严重误差。

上述测量方法都是在人体表面粘贴标记或感测组件，以求取标记或是感应组件的运动来代表人体运动，然而皮肤与骨骼之间隔着软组织，在人体移动时会产生软组织变形，使得感应组件与相应位置的骨骼产生相对位移，即为

运动分析技术最大的误差来源之一——软组织移动误差。侵入式测量方法是使用骨钉把反光标记或感应组件直接固定在骨头上。该方法虽然能直接精确测量到骨骼运动，限制了软组织在骨骼上的自然位移，但也影响了受测者的运动，还让受测者暴露在感染的风险中。由于道德的问题，侵入式测量方法在活体运动测量的应用受到很大限制，但仍有应用于动物模型的报道。因此，发展非侵入式、精确的运动分析测量方法，是测量活体自然功能性运动时关节运动参数的必须手段。

二、医学影像分析技术

X线的发现及医学影像技术的发展，提供了非侵入式手段直接测量骨骼技术的契机。传统的X线检查可直接拍摄骨骼影像，进行二维测量。Torzilli等用特定平面拍摄膝关节胫骨前后位移，即膝关节骨头相对应位置的X线影像。由于其来源为二维影像，尽管可用数学推算其他方向的旋转角度，然而估算值的误差较大。X线立体摄影术是在物体上嵌入钽制小圆球标记，使用两个X线成像系统同步拍摄钽制小圆球物体的影像，借由数学运算获得物体的三维空间位置，其测量位置可精确至 $10 \sim 250\ \mu m$，角度可精确至 $0.03° \sim 0.6°$，是拥有较高精确度的三维运动学测量方法。目前，X线立体摄影术已广泛运用于各领域，如肿瘤科、口腔外科、整形外科与神经外科等临床手术中。这种方法虽然精确，却属于侵入式方法，仅能用在静态位置的测量。动态X线系统可连续摄取动态影像。目前动态X线系统多为影像增强器成像系统，将不可见X线转换成可见光后成像，然而成像过程中会受到输入荧光屏的外形影响，X线电子束也会受到周围电磁场的影响。输出荧光屏本身的几何形状及后续录像设备的特性也会造成影像扭曲，故输出影像需要影像校正后才可进行分析。Baltzopoulos提出利用多项式来校正动态X线影像扭曲的方法，并且利用动态X线

系统测量膝关节在屈伸动作时髌骨韧带的力臂及髌骨韧带与胫骨平面的角度。为了校正影像扭曲，Baltzopoulos设计了一个 $5\ mm$ 厚并于每 $10\ mm$ 处镶上铁丝的平板校正器，其铁丝的交点即为计算所需的校正点。从影像上选取校正点位置后，透过高次多项式计算求得校正参数，将影像校正回正确位置，其误差分析所得误差为 $(0.246 \pm 0.111)\ mm$。然而动态X线系统所获得的影像数据也仅限于二维，并不能完整描述人体关节的三维运动。计算机断层扫描（computer tomography，CT）与磁共振成像（magnetic resonance imaging，MRI）方法可以得到一系列的骨骼与软组织断面影像，通过影像分析与堆叠技术，可以得到精确的三维重建骨骼模型和关节骨骼相对位置关系。然而，这种测量手段不能应用在动态测量上，无法定量测量活体关节运动。由于CT和MRI的机器位置限制，通常也无法做到负重位下的人体测量。

Scott Banks提出利用单平面动态X线（一套设备）而不需要植入标记的三维运动测量方法。他应用三维飞行器外形辨识的方法测量人工全膝关节的三维运动。Banks利用人工全膝关节在X线下清晰可见的特性，透过动态X线记录运动时的连续影像，配合人工全膝关节的计算机立体模型，将X线拍摄的影像轮廓与模型投影所得的轮廓进行比对。比对算法用Wallace和Mitchell提出的傅里叶描述子（Fourier descriptor）描述每个轮廓，并借由各轮廓间傅里叶算子的不同来比对并寻得最优化的人工全膝关节的空间位置。得到人工关节组件的位置之后，进一步计算人工全膝关节的运动。然而，单平面动态X线系统的点光源投影模型具有天生的缺陷，当被测量物体远离X线光源时，影像的放大率下降，会造成平面外方向平移较大误差，无法精确测量关节6个自由度的运动。

20世纪末，Penney等学者提出使用单平面动态X线搭配三维骨骼模型测量骨骼位置的方法，应用在脊柱位置与方位的测量。早些时

期，该方法仅被用来做单一位置的测量，以进行后续的手术导引，并未应用于活体关节的连续动态测量。李国安与 Scott Tashman 等学者分别开发了双平面动态 X 线追踪技术，该方法应用两个二维动态 X 线搭配三维骨骼模型，使用优化手段进行双平面的三维模型和二维影像比对，找到最匹配的三维模型位置，以求得活体关节功能性动作时的三维运动。该技术已被应用于人体的各个主要关节，包括髋关节、膝

关节、脊柱、踝关节等；同时也已应用到骨骼肌肉系统相关疾病研究中，引导出一系列关于活体骨关节生物力学的重要研究发现。双平面动态 X 线追踪技术让人们可以一窥活体关节运动的奥秘，然而，受限于成像平面的尺寸及 X 线的放射剂量，双平面动态 X 线追踪技术目前仍然只能应用在局部关节运动的测量上，无法同时观测全身关节运动。

（李国安　于研　佘海鑫）

 # 第四节 | 脊柱运动的描述

一、脊柱功能单位

脊柱的运动不同于四肢的运动，脊柱的运动可以分为若干个功能单位，各个脊柱功能单位（functional spinal unit）产生的运动效果合并，最终形成了整体脊柱的复杂运动。脊柱的功能单位又称运动节段、活动节段，由相邻的两个脊椎及其椎间软组织构成。脊柱的功能单位是能反映与整个脊柱相似的生物力学特征的最小单位。脊柱的功能单位由前后两部分组成，前部包括两个相邻的椎体、椎间盘、前纵韧带和后纵韧带，后部包括椎弓、关节突关节、横突、棘突和其间的韧带（图 4-2）。

二、脊柱坐标系统

建立坐标系统有利于精确地描述脊柱的运动（图 4-3）。脊柱的运动不局限于某一平面，故采用直角坐标系描述人体在空间的方向和位置。通常我们以人体正面朝向为 x 轴正方向建立右手直角坐标系，坐标系可以将脊柱分为三

个面。

冠状面（x 轴）：将躯体分成前、后两部分，躯体可在此平面完成侧屈动作。

水平面（z 轴）：将躯体分成上、下两部分，躯体可在此平面完成旋转动作。

矢状面（y 轴）：将躯体分成左、右两部分，躯体可在此平面完成前屈、背伸动作。

通过脊柱坐标系统，脊柱的空间运动可以被更好地描述，在开始研究脊柱的运动学之前，我们必须了解关于运动学的以下内容。

转动：某一物体所有的质点都围绕一个轴线运动，或是某些物体绕一固定轴运动并发生角位移。旋转轴可以位于物体的外部或内部。脊柱在不同平面有着不同的旋转方式，绕 x 轴可以进行侧屈；绕 y 轴旋转可以进行前屈与背伸；绕 z 轴可以进行脊柱的轴向旋转。

平动：某物体在运动时，所有质点相对一固定点在同一时间内其运动方向不变。临床上脊柱发生平动即脊柱半脱位。

自由度：决定一物体在空间中的位置所需要的独立坐标数，即为该物体的自由度数。椎

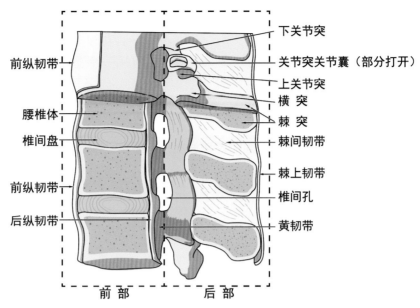

图 4-2　脊柱功能单位解剖示意图

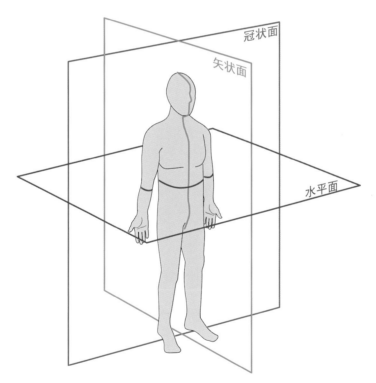

图 4-3　脊柱坐标系统

体在三维直角坐标系中，沿三个坐标轴的平动和绕三个坐标轴的转动有六个自由度。

运动范围（range of motion，ROM）：指平动和转动的生理极限。平动用距离表示，转动用角度表示。

耦合运动（coupled motion）：在描述物体运动时，同时出现了多个坐标轴上得到复合运动，一个物体围绕或沿着一个轴平动或转动的同时，也围绕另一个轴平动或转动。寰椎的轴向旋转运动伴有明显的沿 y 轴的耦合平移运动。而颈椎的轴向旋转运动伴有侧屈耦合运动。耦合运动的方向常常与主运动的方向相反，例如，在颈椎左旋过程中，寰椎向左侧轴向旋转时伴随向右的侧屈运动。

运动方式：指人体的几何中心在其运动范围内的轨迹形状。

瞬时旋转轴（instant axis of rotation，IAR）：对于一个在平面上运动的刚体，任一瞬间，它的内部必有一条线或这条线的假想延伸线不发生运动，瞬时旋转轴就是这条线。平面运动完全由瞬时旋转轴的位置及围绕它旋转的数量所决定。

运动的螺旋轴：刚体在三维空间的瞬时运动可用一个简化的螺旋运动来解释。它是围绕和沿着同一轴旋转，在平移基础上叠加而成的。它与围绕 x 轴、y 轴、z 轴旋转的三个力的合力方向一致。对于一个给定的空间运动刚体，这个轴的位置、平移和旋转的量可以完全精确地解释三维空间的运动。

（李国安　于研　余海鑫）

第五节 ┃ 脊柱运动的特点

一、脊柱"三维六自由度"运动

脊柱的运动可分为角度运动（旋转）与线性运动（平移），脊柱运动由多个运动节段运动综合完成，各个运动节段综合起来构成了脊柱的"三维六自由度"运动。

三维：即三个运动轴（冠状轴、垂直轴、矢状轴）。

六自由度：决定一物体在空间中的位置所需要的独立坐标数，即为自由度数。在三维直角坐标系中描述椎体运动时，沿三个坐标轴的平动和绕三个坐标轴的转动有六个自由度即三个角位移和三个线位移。脊柱的运动有六个自由度，即沿以下三个方向的平移与旋转。

冠状轴（x 轴）：屈曲、伸展和左右侧向平移。

垂直轴（z 轴）：轴向压缩、轴向牵拉和顺逆时针旋转。

矢状轴（y 轴）：左右侧屈及前后平移。

脊柱各椎骨间的运动幅度虽然有限，但整个脊柱的运动范围较大。脊柱的所有运动是多个活动节段联合运动的结果。由于椎间盘和小关节存在，使脊柱能沿三个运动轴自由活动：沿冠状轴做前屈、后伸运动，沿矢状轴做左右运动，沿垂直轴做轴向旋转活动。由于小关节排列方向不同，不同节段的活动幅度也就各不相同。颈椎小关节的关节面方向呈水平位，故能做较大幅度的屈伸、侧弯和旋转活动；胸椎小关节的关节面呈冠状位，同时由于胸椎与肋骨相连构成胸廓，胸椎的活动受到一定限制；腰椎小关节的关节面与冠状面呈 45°，与水平面呈 90°，其屈伸活动幅度从上到下逐渐增大，旋转活动幅度则受限。由于脊柱不同节段的结构特点不同，导致脊柱运动呈多节段性，例如，脊柱在屈曲的过程中，最初的 50°～60° 主要发生在下腰段，进一步前屈则需要骨盆的前倾配合。躯干的侧屈主要由胸段与腰段脊柱完成。

二、脊柱的共轭现象

共轭现象（conjugate phenomenon）是指

同时发生在同一轴上的平移和旋转运动，或指在一个轴上的旋转或平移运动，同时伴有另一轴的旋转或平移运动的现象。

脊柱的共轭现象主要是颈腰椎的共轭现象，一般认为寰枢椎关节有显著的共轭现象，多数学者观察到，寰枢关节在垂直轴上的轴性旋转总伴有垂直轴方向上的平移，认为这与该关节的双凸形状和齿突的方向有关。腰椎也有数种共轭运动形式，最明显的共轭运动之一是侧屈和屈伸活动之间的共轭。

颈椎和上胸椎侧屈时伴有旋转，棘突转向侧屈的凸侧。躯干侧屈活动位于胸段与腰段。腰段侧屈时，与颈段相反，侧屈时棘突转向侧屈的凹侧。

综上，脊柱在一个轴的平移，常伴随同一轴上的旋转，或脊柱在一个轴上的旋转和平移必然同时伴随着另一轴旋转和平移现象，这就是脊柱运动的特点，称之为共轭现象。脊柱的共轭原理对理解脊柱的运动是非常有必要的。

三、耦合运动

当脊柱处于正常的中立位（neutral position）状态下，脊柱的耦合运动呈现第一类型的机制，也就是当脊柱做向某一侧的侧弯时，椎体本身会向相反的另一侧旋转。在这种情况下，如果多个椎骨位置失准并且不能通过弯曲或者拉伸的方式回归中立位，躯体会产生功能障碍。该现象涉及的椎骨展现出了侧向弯曲和旋转的耦合关系。当脊柱处于中立位，侧向弯曲力施加于一组特定的椎骨上导致整组椎骨向相反的方向旋转——产生凸性的一边，这种情况类似于脊柱侧弯的功能障碍情况。

当脊柱处于非中立位（non-neutral position）的状态下，脊柱的耦合运动呈现第二类型的机制，也就是当脊柱做向某一侧的侧弯时，椎体本身会向相同的一侧旋转。如果脊柱处于躯体功能障碍状态，只有一个椎骨跑偏并且在弯曲或者拉伸的情况下会恶化时，第二类型就会发生。处于这种功能障碍状态时，脊椎会同时向

一个方向旋转或弯曲。

脊椎对于三维（冠状面、矢状面、水平面）空间上的不同动作面，当先做出某一个动作面为主的动作时，将会大幅减少其他动作面的动作量。

胸椎有 12 节，但真正起到大幅度转动的椎体主要来自胸椎的上段，$T_1 \sim T_9$ 的转动角度较大，每节之间有 7°～9° 的空间，下胸椎段 $T_{10} \sim T_{12}$ 转动角度较小，为 2°～4°。

不同椎段在右侧屈时产生不同的耦合运动，$C_1 \sim T_4$ 在右侧弯时椎体棘突向左转动，$T_4 \sim L_4$ 在右侧弯时椎体棘突向右转动。

四、脊柱的稳定性

脊柱的稳定性概念最早由 Denis 提出，强调脊柱在核心稳定性方面的重要作用，脊柱的稳定性包括内源性稳定和外源性稳定。内源性稳定依靠椎间盘、小关节及周围韧带形成的内部稳定结构维持，内源性稳定是椎间盘髓核内的压应力使相邻椎体分开，而纤维环及其周围韧带在抵抗髓核分离压力情况下，使椎体靠拢，这两种不同方向的作用力使脊柱得到了较大稳定性。外源性稳定依靠脊柱周围的肌肉（如胸腹肌），作用在脊柱上，提供外源性的结构支持。一般认为，脊柱外源性稳定较内源性稳定重要。失去内源性稳定，脊柱会出现较缓慢的变化，而失去外源性稳定，脊柱则不能维持其正常运动、支持等生理功能。总之，以上任何结构破坏均可造成脊柱的不稳。

最早关于人类椎骨（椎体、椎弓、关节突）生物力学的研究是 100 多年前 Messerer 对椎体强度的测量。早期的生物力学是对椎体抗压强度测试的研究。特别是喷气机驾驶员跳伞时的弹射问题，如何选择合适的加速度方能不至于造成脊柱损伤，促进了这一问题的深入研究。

研究表明，椎体的强度随着年龄的增长而降低，特别是在 40 岁以后会明显降低。为了更进一步研究，又将椎体细分为皮质骨壳、松

质骨核及终板来分析。学者统计发现，有 47% 的骨折发生在椎弓根，35% 发生在关节突间部即峡部。

五、颈椎的运动特点

由于颈椎椎间盘相对较厚，且无肋骨支撑的原因，颈椎是脊柱活动最大的部分，根据功能、解剖特点，颈椎分为上段颈椎（枕 – 寰 – 枢复合体）、下段颈椎（$C_5 \sim T_1$）、中段颈椎（$C_2 \sim C_5$）三部分。

枕 – 寰 – 枢复合体是人体最复杂的关节，解剖结构、运动性能都较独特，包括枕寰关节和寰枢关节。两大关节参与屈伸运动范围基本相同，分别为 13° 和 10°，两者结合使该复合体的总屈伸度约为 23°，其运动轴是以齿突为中心；侧屈运动发生在枕寰关节，约 8°，寰枢关节无侧屈活动，其运动轴位于齿突上方；旋转运动只发生于寰枢关节，枕寰关节解剖特点决定其没有旋转特点，$C_1 \sim C_2$ 节段的旋转运动范围相当大，占整个颈椎旋转度的 40% ~ 50%，因上部颈椎管相对较大，虽旋转轴靠近脊髓，但一般不会损伤脊髓，其余 50% ~ 60% 由下颈段提供。通常是最初旋转的 45° 发生在寰枢关节，然后是下颈椎参与旋转。

体内椎间运动范围是脊柱疾病的重要预测因子。在所有颈部运动中，$C_0 \sim C_1$ 类似于 $C_7 \sim T_1$，比其他节段移动少得多，并且总是贡献不到 10% 的颈椎旋转。在颈部轴向旋转过程中，$C_1 \sim C_2$ 占颈椎旋转的（73.2 ± 17.3）%，但其他节段的贡献不到颈椎旋转的 10%。在横向和轴向旋转颈部运动中，无论是初级运动还是耦合运动，$C_1 \sim C_2$ 的轴向旋转运动范围都显著大于其横向弯曲运动范围（$P < 0.001$），而在下轴段则一致观察到相反的差异。

C_1 至 C_2 间的广泛旋转时，可引起头晕、恶心、耳鸣、视物模糊等症状，主要原因是旋转时，位于其间的椎动脉受到挤压或扭曲，在

临床整脊疗法时尤应注意角度和幅度。上颈椎在各个运动方向上有明显的共轭现象，旋转运动伴有上下方向的移动，侧屈运动伴有一定程度的旋转运动。这与寰枢关节的双凸型关节面和齿突方向有关。

中段颈椎的侧屈运动范围基本相同，下段颈椎侧屈运动范围则从上到下逐渐减小，侧屈运动的运动轴位于下位颈椎椎体中部；屈伸运动和旋转运动以 $C_4 \sim C_5$ 和 $C_5 \sim C_6$ 节段范围最大，向下逐渐减小，其运动轴位于下位椎体的前部，但 $C_5 \sim C_6$ 和 $C_6 \sim C_7$ 在半屈 – 中立 – 半伸范围内的活动度明显大于 $C_3 \sim C_4$ 和 $C_4 \sim C_5$，这一活动范围恰好在日常生活中使用最多，这或许是 $C_5 \sim C_6$ 与 $C_6 \sim C_7$ 退行性改变发生最早、最重的原因。

在中、下段颈椎，各种运动形式存在着共轭现象，尤其是侧屈运动伴随旋转运动，即侧屈时棘突转向凸侧，如做头向左的侧屈活动时（或脊柱侧弯时），棘突必然转向右侧。这种共轭现象对了解颈椎小关节错位或脱位有重要意义。当外伤暴力导致关节超越正常活动范围时，将使一侧小关节突过分移向尾侧，另一侧的关节突过分移向头侧并导致单侧小关节错位或脱位。不同节段颈椎侧屈时所伴随的旋转角度不同，C_2 每侧屈 3°，伴旋转 2°，C_7 每侧屈 7.5°，伴旋转 1°。从 $C_2 \sim C_7$，伴随侧屈的旋转度从上到下逐渐降低，这可能与小关节面倾斜度从上到下逐渐增加有关。

六、腰椎的运动特点

腰椎的屈伸运动范围一般是自上而下逐渐增大，腰骶关节（$L_5 \sim S_1$）的运动范围最大，且前屈运动范围大于后伸运动范围。但在活体上，由于腰背部肌肉和韧带对下腰段脊柱的保护，实质最大屈伸运动范围是 $L_4 \sim L_5$ 节段，其运动轴位于椎间盘的前部。腰椎各节段侧屈幅度基本相等，但腰骶关节相对较小，左侧屈时运动轴位于椎间盘右侧，右侧屈时则位于椎间盘左侧；当椎间盘退变时，其运动轴则比较

离散，腰椎各段的旋转运动也很相近，但腰骶关节例外。腰椎旋转运动轴位于后部髓核和纤维环区域。旋转运动的位移形式与椎间盘退变无明显关系。

腰椎有数种共轭现象，最明显的是侧屈和屈伸活动之间的共轭现象。在侧屈和旋转运动的共轭运动时，棘突是转向凹侧，这与颈椎棘突移向是相反的。

例如，生理载荷下正常人屈伸运动时 $L_4 \sim L_5$ 节段沿冠状轴（x 轴）、矢状轴（y 轴）、垂直轴（z 轴）位移分别为（1.3±1.6）mm、（2.0±1.7）mm、（0.3±0.2）mm，沿三轴旋转度分别为（6.1±3.3）°、（1.6±1.0）°、（1.7±1.4）°，$L_5 \sim S_1$ 节段沿冠状轴、矢状轴、垂直轴位移分别为（2.0±1.3）mm、（3.3±1.3）mm、（0.3±0.2）mm，沿三轴旋转度分别为（7.5±3.0）°、（1.6±0.7）°、（2.4±1.8）°。

七、胸椎的运动特点

胸椎参与胸廓的构成，其运动幅度比颈椎和腰椎的要小。上、下位胸椎分别与颈椎和腰椎的结构相近。上位胸椎相对较小，小关节面的取向与颈椎相似。胸椎小关节面从上至下逐渐转向矢状面，因而上位胸椎的轴向旋转运动比下位胸椎的要大。

颈、胸、腰、椎的各节段活动度对比如图4-4。

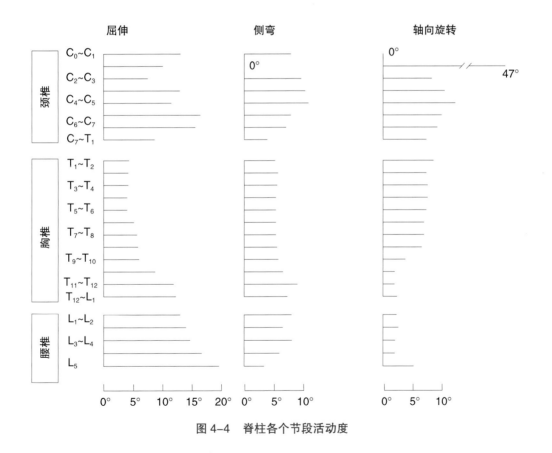

图4-4　脊柱各个节段活动度

（李国安　于研　余海鑫）

● 参考文献

蔡宗远, 王少白, 李国安, 2016. 人体运动分析的发展与应用回顾 [J]. 医用生物力学, 31(4): 362-368.

DANNEELS L A, VANDERSTRAETEN G G, CAMBIER D C, et al., 2001. A functional subdivision of hip, abdominal, and back muscles during asymmetric lifting[J]. Spine, 26(6): e114-121.

DEANE J A, PAPI E, PHILLIPS A T M, et al., 2020. Reliability and minimal detectable change of the "Imperial Spine" marker set for the evaluation of spinal and lower limb kinematics in adults[J]. BMC Res Notes, 13(1): 495.

FUNABASHI M, BREEN A, DE CARVALHO D, et al., 2019. Center of rotation locations during lumbar spine movements: a scoping review protocol[J]. JBI Evid Synth, 18: 1305-1312.

HONEGGER J D, ACTIS J A, GATES D H, et al., 2021. Development of a multiscale model of the human lumbar spine for investigation of tissue loads in people with and without a transtibial amputation during sit-to-stand[J]. Biomech Model Mechanobiol, 20(1): 339-358.

KIM J J, CHO H, PARK Y, et al., 2020. Biomechanical influences of gait patterns on knee joint: Kinematic & EMG analysis[J]. PLoS One, 15(5): e0233593.

KIM Y, VERGARI C, GIRINON F, et al., 2019. Stand-to-sit kinematics of the pelvis is not always as expected: hip and spine pathologies can have an impact[J]. J Arthroplasty, 34(9): 2118-2123.

NIE T, CHEN D J, TANG B, et al., 2019. In vivo dynamic motion characteristics of the lower lumbar spine: L4-5 lumbar degenerative disc diseases undergoing unilateral or bilateral pedicle screw fixation combined with TLIF[J]. J Orthop Surg Res, 14(1): 171.

QUINT U, WILKE H J, SHIRAZI-ADL A, et al., 1998. Importance of the intersegmental trunk muscles for the stability of the lumbar spine. A biomechanical study in vitro[J]. Spine, 23(18): 1937-1945.

YIN J, LIU Z, LI C, et al., 2020. Effect of facet-joint degeneration on the in vivo motion of the lower lumbar spine[J]. J Orthop Surg Res, 15(1): 340.

YU Y, LI J S, GUO T, et al., 2019. Normal intervertebral segment rotation of the subaxial cervical spine: an in vivo study of dynamic neck motions[J]. J Orthop Translat, 18: 32-39.

YU Y, MAO H, LI J S, et al., 2017. Ranges of cervical intervertebral disc deformation during an in vivo dynamic flexion-extension of the neck[J]. J Biomech Eng, 139(6): 0645011-7.

第五章

脊柱生物力学

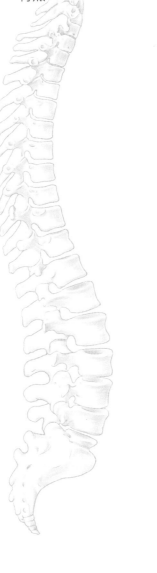

脊柱上端承载头颅，下端连肢带骨，其基本的生物力学功能有三个方面：一是运动功能，脊柱的存在让人体躯干在各个方向上具有适度的活动自由度，从而完成前屈、后伸、左右侧屈、旋转等日常活动；二是承载功能，为人体躯干提供结构与载荷传导途径；三是保护功能，保护椎管内的脊髓及神经。椎体、椎间盘及前、后纵韧带主要提供脊柱的支持功能及吸收对脊柱的冲击能量，躯干肌及韧带也提供脊柱的稳定性，以及维持身体姿势。正常脊柱功能必须依靠脊柱结构的完整性、稳定性与柔韧性之间的相互作用及肌肉的强度和耐力，一旦这些协调关系破坏，就会导致临床上各种脊柱疾病。脊柱生物力学是指载荷与脊柱生物系统的机械反应之间的研究。了解脊柱生物力学有助于理解脊柱的正常生理功能和脊柱伤病的病理改变，为临床深入研究脊柱伤病的诊断与治疗提供可靠的理论依据。

第一节 | 生物力学基本概念

一、应力与应变

使脊柱产生变形的外力及其他因素被统称为载荷。在外力作用下，脊柱形状发生的变化即为变形（deformation）。作用于脊柱的载荷及由此而引起的变形既有大小又有方向，根据其方向，我们可以将载荷分成压缩、牵拉、扭转和剪切等形式（图5-1）。

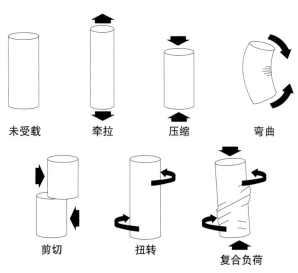

图 5-1　脊柱载荷的不同形式

当载荷作用的物体形状较为规则而载荷又比较单一时，可以测得其单位面积上所作用的载荷即应力（stress），而将在应力作用下物体相对于原始长度或角度的改变用应变（strain）来表示。人体脊柱的载荷情况往往是错综复杂的，脊柱由此产生的变形也是多种多样的。

二、刚体与刚度

刚体（rigid body）理论上是指，在任何载荷下都不会发生变形的物体。在实际研究中，只要研究对象的变形量相对该研究对象以外其他部分的变形量极其微小而可以忽略时，该研究对象即可视为刚体。例如，在脊柱生物力学研究中，骨性结构的椎体相对椎间盘、韧带等软组织结构的变形量相差几个数量级，故可以将椎体视为刚体。此外，描述物体抵抗变形的能力称为刚度（stiffness），通常用力除以力产生的形变来表示。刚度越大，说明物体发生单位形变所需要的外力越大，抗变形能力也越强。如描述拉伸、压缩时刚度的单位是 N/mm。

三、黏弹性材料的三大特性

黏弹性包括黏性和弹性两种性质。黏性是流体性质，是测量阻碍物体流动的特性。弹性是材料的固体性质，是物体受力后产生变形，卸载后能完全恢复原状的特性。因此黏弹性材料具有流体和固体双重特性。黏弹性材料一些应变能以潜能的形式储存在材料中，而另外一些应变能在应力作用下以热量的形式消耗。黏弹性材料主要具有蠕变（creep）、应力松弛（stress relaxation）、滞后（hysteresis）三个特性。

蠕变是指在一段时间内载荷持续作用下所导致的持续变形，也就是变形程度因时间而变化；应力松弛则指材料负荷后变形达到一定程度时应力或负荷随时间而降低；滞后效应是指加载与卸载过程载荷－变形曲线不重合，两者所形成的曲线环称为滞后环，滞后环的面积为转化为热能被耗散的能量。从生物力学角度来看，椎间盘和韧带等附属软组织属于黏弹性材料，使得脊柱即便被动吸收相当大的能量，也不至于发生损坏（图 5-2）。

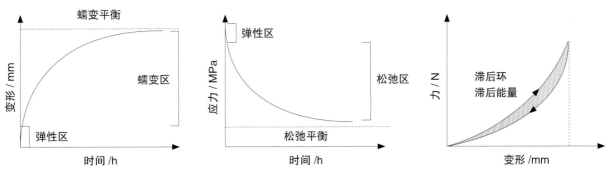

图 5-2 黏弹性材料的蠕变、应力松弛、滞后

四、自由度与活动度

对于脊柱生物力学的研究，通常使用三维坐标系（又称直角坐标系、Cartesian 系统）（图 5-3）。脊柱在三维空间内具有六个自由度（degree of freedom，DoF）：沿 x、y、z 三个轴的平移自由度，以及绕 x、y、z 三个轴的旋转自由度。脊柱在空间内的任意运动形式都可以分解成这六个自由度来准确描述。因此，在脊柱生物力学中，一般将椎体的三维空间运动拆解为一个或数个二维平面上的运动。一般来说，所有的生物力学活动都是成对发生的。例如，在屈曲和伸展运动时，椎体在矢状面上的转动往往还伴有前后的位移。此外，在冠状面上的活动度称为侧屈活动度，矢状面上的活动度称为屈伸活动度，水平面上的活动度称为旋转活动度。不同椎体间的绝对活动度之差称为两椎体间的相对活动度。

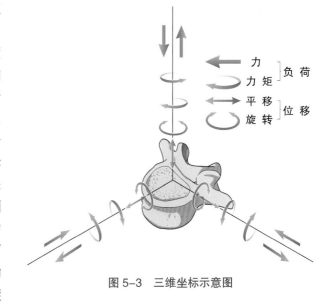

图 5-3 三维坐标示意图

（朱睿）

第二节 | 脊柱的力学性能

脊柱由相似的基本运动节段构成，此单元可以进行独立研究，这些运动节段即脊柱的功能单位。脊柱的功能单位是指两个相邻椎体及其结构，包括椎间盘、韧带、关节突及关节囊的复合体。脊柱的功能单位是能够显示与整个脊柱相似的生物力学特性的最小功能单位，所以目前大多数的脊柱生物力学的研究均以脊柱的功能单位作为研究对象，以简化研究对象，便于数学计算及数学模型的建立。

一、椎体的生物力学性能

椎体是由皮质骨及松质骨组成的复合结构，这些不同的成分具有各自独特的生物力学性能。椎体依赖其内部骨小梁纵向、横向排列，90°交织成网的先天构造，来抵抗各种应力的作用。压应力最大的部位，骨小梁呈垂直方向走向，能有效防止椎体塌陷；拉应力最大的部位，骨小梁呈水平走向，以有效防止椎体崩裂。另外，椎体皮质骨和松质骨的生物组分及材料密度不同，也造成其力学性能间存在较大差异。

椎体主要是承受压缩载荷。随着椎体负重由上而下地增加，椎体也自上而下地变大，如腰椎椎体的形态与胸椎和颈椎相比，又厚又宽，能承受较大的负荷。椎体的力学性能还与解剖形状、骨量相关。椎体的强度随年龄的增长而减弱，尤其是40岁以后表现得更为明显，椎体在40岁之前可承受大约8 000 N的压缩载荷，40～60岁时降至55%，60岁以后则进一步降至45%，这是由于随着年龄增长，骨质逐渐疏松，即单位体积骨量减少。

二、椎间盘的生物力学性能

椎间盘位于相邻椎体之间，将相邻椎体牢固连接从而维持椎管的排列。椎间盘是一种黏弹性材料，具有蠕变、应力松弛、滞后等效应，可以吸收震荡能量。椎间盘主要由髓核、纤维环和软骨终板三部分组成。在横断面上，椎间盘呈现肾形，凝胶状的髓核位于中心偏后的位置，髓核周围是致密的纤维环，纤维环分层排列，相邻两层纤维与椎间盘平面的夹角为−30°～30°。终板是一薄层透明软骨，位于椎间盘和相邻椎体之间，髓核的营养物质主要通过软骨终板的弥散作用从椎体血供中获得；同样，代谢废物及基质降解产物在椎间盘中堆积程度亦由软骨终板渗透性所控制。

椎间盘可承受并分散载荷，同时能制约过多的活动，这是其最重要的生物力学功能。压缩载荷通过终板作用于髓核和纤维环，髓核内部产生的液压使纤维环有向外膨胀的趋势，外层纤维环承受了最大的张应力，内层纤维环承受的张应力较外层小，但承受了一部分压应力。

正常髓核在承受载荷时，可均匀地向各方向传递，以维持应力的平衡，使纤维环的纤维变长或改变方向而分散应力，防止纤维环或软骨终板某一部分因遭受过多应力而引起损伤。髓核在脊柱前屈、后伸时分别向后、向前移动，起着类似轴承的作用。当椎间盘受压时，主要表现为凝胶状的髓核向四周膨出。在脊柱的功能单位的抗压缩实验中发现，腰椎节段受到压缩时，椎间盘膨出被周围纤维环有效抵抗，首先发生破坏的部位是椎体而不会是椎间盘。纤维环与纤维环的协作关系，一方面，维持了椎间盘的刚度，以抵抗压力负载，保持椎间盘结构的稳定性；另一方面，使得椎体维持一定的活动度。

椎间盘承受载荷时，髓核内的压力为外压力的 1.5 倍，纤维环承受的压力为 0.5 倍。而后部纤维环的张应力是外压力的 4～5 倍。胸椎纤维环内的张应力比腰椎的小，原因是胸椎与腰椎的椎间盘直径与高度之比不同。

正常的椎间盘主要承受轴向的压缩载荷，扭转载荷对椎间盘的破坏远比轴向压缩载荷大得多，是引起椎间盘损伤诸负荷中的最主要类型，扭转载荷在椎间盘的水平面和垂直面上产生剪切应力，该应力与距离旋转轴的距离成正比。在腰椎节段的轴向扭转试验中，记录扭转载荷与扭转角度，绘制载荷－角度曲线，曲线大致划分成为三个阶段：初始阶段的扭曲范围为 0°～3°，所需要的扭转载荷很小；在 3°～12° 的扭转范围内，两者呈现线性变化的关系；当扭转角度达到 20° 左右，该腰椎节段发生破坏。由于纤维环层间纤维相互交叉，当椎间盘承受扭转载荷时，仅有一半的纤维承受载荷，最终显示出纤维环抵抗扭转载荷的能力较弱；同样，在扭转载荷作用下，外层纤维环所受的剪切应力大于内层纤维环，因而外层纤维环更容易发生断裂。

纤维环主要作用是为髓核的流动提供空间，阻止髓核突出。在椎间盘受到扭曲力的作用时，应力集中在同一方向排列的斜行纤维上，而相反方向的纤维则变得松弛，从而限制脊柱的扭转活动。纤维环前部宽而厚，后部薄，再加上前方有坚强的前纵韧带保护，因而髓核组合最常见的突出部位是椎间盘的后方（图 5-4）。

软骨终板位于椎体上下表面与椎间盘的纤维环和髓核之间，它和纤维环一起形成一个自行密闭"容器"，将胶冻状的髓核密封，起缓冲外力和传递应力的作用。近年来，对终板生

物力学的研究结果显示，相当多的下腰痛患者有终板的损害。

椎间盘的退行性改变对其自身黏弹性有明显的改变。已有研究发现，当椎间盘发生退变时，椎间盘的蠕变率与初始应力松弛率均增加，达到平衡所需时间也相应缩短，达到平衡的负荷也减小。这表明椎间盘发生退行性变化时其缓冲和传递负荷的功能相应减弱（图5-5）。

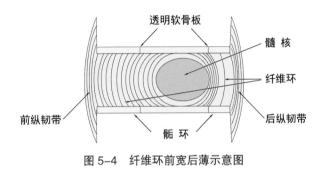

图 5-4 纤维环前宽后薄示意图

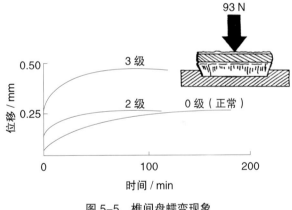

图 5-5 椎间盘蠕变现象

另外，Johannessen 研究发现，日常活动中椎间盘蠕变特性对于液体进出椎间盘这一过程意义重大，有助于维持椎间盘营养供应，对理解椎间盘及其引起的下腰痛有十分重要意义。

三、关节突关节的生物力学性能

Denis 于 1983 年提出"三柱理论"，其将胸腰椎分成前、中、后三柱。前柱包括前纵韧带、椎体前 1/2 及相应椎间盘、纤维环；中柱包括椎体后 1/2 及相应椎间盘、后纵韧带和椎

管；后柱包括椎弓、椎间小关节、黄韧带、棘间韧带。脊柱的前柱和中柱主要起载荷作用，后柱保证脊柱的运动和稳定。后柱包括椎弓根、椎板、双侧关节突关节、棘突及其韧带，椎弓根是连接椎体与后柱的纽带，是骨折的多发部位。关节突关节与相应节段的椎间盘共同形成"关节三联体"。以椎体水平面正中线的中后 1/3 交界处和两侧关节突关节面中心在水平面上，构成运动节段的稳定三角，是脊椎运动阶段负载和稳定的重要结构（图 5-6）。

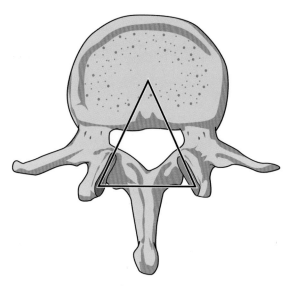

图 5-6　脊柱运动的稳定三角

关节突关节具有引导节段运动方向和限制其运动范围的功能。关节突关节为适应脊柱各节段运动功能的差异，不同节段关节突关节解剖结构也有所不同。颈段关节突关节几乎呈水平位，其屈伸、侧屈、旋转活动度均较大；胸段近额状位，几乎不能前屈、后伸；腰椎关节突关节近矢状位，有利于伸屈运动。

关节突关节除了引导脊柱各节段运动、稳定功能以外，还承受一定的压缩、拉伸、剪切、扭转等不同类型负荷，而之前关节突关节承受压缩载荷的作用往往被忽略。实际上，通过直接测量或者力学模型计算，在直立位时，关节突关节承受 10% ～ 20% 的压缩载荷。在过伸位，大约 30% 的负荷由关节突关节进行传导。

关节突关节的关节囊较薄且松弛，前后分别有黄韧带和棘间韧带加强。关节囊纤维层由腹侧黄韧带延续而成，纤维层内面有滑膜层，腹侧和背侧滑膜层向关节内形成滑膜性半月板样结构，以增强关节的稳定性。在腰椎前屈时，上下关节突可相对滑动 5 ～ 7 mm，关节囊所受的拉力为 600 N 左右，正常青年关节囊极限拉伸负荷在 1 000 N 以上，相当于人体体重的 2 倍。

四、韧带的生物力学性能

脊柱附属韧带的主要功能是引导节段性运动，通过限制过度运动增加脊柱的内在稳定性。同时脊柱有两个重要的韧带系统：节段内韧带系统和节段间韧带系统。节段内韧带系统将独立的脊椎固定为一体，其中包括黄韧带、关节突关节囊、棘间韧带和横突间韧带。节段间韧带系统将多个脊椎固定为一体，其中包括前纵韧带、后纵韧带和棘上韧带。

脊柱附属韧带拉伸时，其应力 - 应变曲线呈"S"形，分为非线性起始段、类线性的弹性段、屈服段及损伤段四个部分。如图 5-7 所示，非线性起始段称为"脚趾区"（toe zone）或"中性区"（neutral zone）。在脚趾区，小应力、大应变、低刚度的现象被认为是胶原纤维无张力状态在进入真正承载前的准备状态；外力进一步增大，进入类线性的弹性段，此时韧带的弹性模量（应力 - 应变曲线的斜率）近似

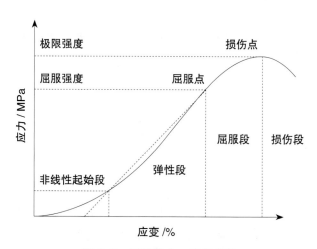

图 5-7　韧带应力 - 应变曲线

恒定；当曲线达到屈服点，应力－应变不再呈现线性关系，应变在应力微小变化的情况下急剧增大，此时韧带材料进入屈服段产生塑性变形；当外力进一步增大时，韧带内部的胶原纤维开始撕裂破坏，直至到达韧带的抗拉极限，此时对应应力值即为韧带的抗拉极限强度，至此，材料性能大幅下降进入损伤段。

具体到脊柱附属韧带来看，前纵韧带和后纵韧带是人体内最长的两条韧带，对于稳定脊柱屈伸运动起着重要的作用。前纵韧带的强度是后纵韧带的 2 倍，其力学强度随着年龄的增长而降低。主要由弹性纤维构成的黄韧带，可以允许脊柱在较大范围活动而不发生永久变形。棘上韧带、棘间韧带的纤维是融合在一起的，主要起着保护脊柱过度前屈的作用。

（朱睿）

第三节 | 脊柱各节段生物力学特点

脊柱作为一个整体，从冠状面上看，其垂直对称，呈现"I"形；从矢状面上看，脊柱呈"S"形，有四个正常曲度：颈椎前凸、胸椎后凸、腰椎前凸和骶椎后凸，椎体和椎间盘的形状构成脊柱曲度。脊柱的后凸是由于椎体前方的高度比后方低，而脊柱的前凸主要由于楔形的椎间盘。由于椎间盘前后高度差别，在脊柱牵引时使得颈椎、腰椎比胸椎更易于最大程度扁平。脊柱的正常曲度具有重要的生物力学作用，其可以增加脊柱的灵活性及吸收外部能量的能力。

椎体叠加形成脊柱的静态骨结构系统，承受脊柱 80% 的承受力。为适应承重，椎体从上而下逐渐增大。腰椎的负重较大，所以其椎体较大。颈椎节段具有较大的关节活动度。胸椎节段则是颈椎到腰椎节段的过渡区域。

一、颈椎生物力学特性

人体颈椎上承颅脑下连胸椎，其特点是活动度大而稳定性相对较差，退变性疾病及创伤的发生率均较高。颈椎在自然情况下，无负载时的受力主要是头部重力及支持力的反作用力、韧带牵张力和肌肉收缩力等。人体直立时重力与支持力均垂直于水平面，两者相等，方向相反。当颈椎与水平面成某角度时，支持力的反作用力被分解成水平力和垂直力，夹角越大支持力越小。颈椎的韧带张力和肌肉收缩力用来维持特定的平衡状态。

颈椎作为关节活动度最大的脊柱节段，其可以进行前屈、后伸、左右侧屈和旋转运动。处于不同运动状态下，各节段受力情况及力学特点也不相同。颈椎处于不同角度的伸屈位时，椎骨、钩突关节和关节突关节上应力值及分布规律也不尽相同。颈椎前屈 15° 位并加以 3 kg 的载荷时，应力、应变呈线性变化关系，各颈椎前缘和钩椎关节产生压缩应变，其中 C_4 前缘和 C_5 钩椎关节的应变值最大。颈椎若处于后伸 15° 时，最大应变值位于 C_6 前缘和钩椎关节，而且应力、应变呈非线性变化关系。说明在前屈状态下，载荷主要由颈椎承受，而后伸状态下，由于肌肉、韧带等黏弹性材料及颈椎后方关节突关节、棘突等解剖结构，突出了颈椎的黏弹性的生物力学特性。

颈椎即使处于相同的屈伸位置，由于承受静、动载荷的不同，其应力大小及其分布规律也不相同。承受静态载荷时，颈椎的应力、应变都比较小；在冲击载荷作用下，可产生较大的应力、应变，由于颈椎应力急剧增大，可能会造成急性外伤或骨质破坏。

二、胸椎生物力学特性

胸椎是活动度较大的颈椎与负重较大的腰椎之间的过渡部分。胸椎的体积介于颈椎与腰椎之间，外形与颈椎的隆椎（C_7）相似，双侧关节面角度大于颈椎，与水平面约 60°，与冠状面约 20°，因此其稳定性较颈椎为佳，加之胸廓的作用而不易脱位。胸椎椎体前缘高度略低于后缘，两者比值为 0.88～0.97，从而形成胸段脊柱的生理后凸。

椎间盘和椎骨棘突限制了胸椎的伸展运动。胸椎后方的韧带，特别是黄韧带和小关节囊起到限制轴向旋转运动的作用。由于胸椎小关节冠状面走向特征，小关节不限制胸椎的旋转运动。

三、腰椎生物力学特性

腰椎是人体负荷承载和运动的重要区域，同时也是创伤和退变的高发区域。腰椎总共有 5 块，在形态上和结构上与颈椎、胸椎相比有其自身的特点。腰椎椎体较大，其基本结构包括椎体、椎弓及其突起。椎弓由椎弓根和椎板组成，与椎体后壁共同组成椎管，在脊髓周围形成一个有效的保护性结构。

当腰椎节段受到压缩时，椎间盘髓核内产生流体静压。根据 Nachemson 研究，将压力传感器置入椎间盘内相对简单，其可以对椎间盘内压做出相对评估。腰椎间盘内压因节段而异，从上腰段至下腰段逐渐减少，同时，当人体处于不同体位及完成不同动作时，椎间盘内压均可发生改变。如图 5-8 所示，椎间盘内压在休息和轻度负载状态下为 0.1 MPa～0.3 MPa，椎间盘内压在卧床时最低，在坐位尤其过度向前弯曲时则明显增高。

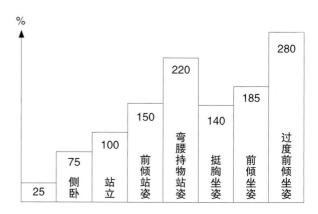

图 5-8　不同体位与姿势时椎间盘内压的变化
（以直立位为 100%）

对腰椎间盘的应力分析表明，纤维环的切向应力由内向外逐渐增大，而压应力以髓核为最大，向外逐渐减小并转化为拉应力。研究又进一步证实，在人体腰椎间盘纤维环后侧及后外侧有一应力集中区域，这恰好与临床上腰椎间盘纤维环破裂、髓核突出的好发部位相吻合。从生物力学角度分析，腰椎间盘前方及左右两侧均较厚，较为薄弱的突破口是在后侧与后外侧，其厚度仅为前方和两侧部分的 1/2，承受能力比较弱。这样，尽管纤维环在轴向压缩载荷下一般也不会发生破裂，但长期持续的负荷可造成纤维环后侧的损伤从而使其结构更加薄弱，此时即使相对较小的负荷也可能导致纤维环的撕裂。

（朱睿）

● 参考文献

戴力扬, 1988. 后部结构切除对腰椎稳定性影响的生物力学研究 [J]. 中华外科杂志, 26(5): 272-275.

ADAMS M A, HUTTON W C, 1980. The effect of posture on the role of the apophysial joints in resisting intervertebral compressive forces [J]. J Bone Joint Surg Br, 62(3): 358-362.

BELL G H, DUNBAR O, BECK J S, et al., 1967. Variations in strength of vertebrae with age and their relation to osteoporosis[J]. Calcif Tissue Res, 1(1): 75-86.

FREEMONT A J, 2009. The cellular pathobiology of the degenerate intervertebral disc and discogenic back pain[J]. Rheumatology, 48(1): 5-10.

O'CONNELL G D, JACOBS N T, SEN S, et al., 2011. Axial creep loading and unloaded recovery of the human intervertebral disc and the effect of degeneration[J]. J Mech Behav Biomed Mater, 4(7): 933-942.

JOHANNESSEN W, AUERBACH J D, WHEATON A J, et al., 2006. Assessment of human disc degeneration and proteoglycan content using T1 rho-weighted magnetic resonance imaging[J]. Spine, 31(11): 1253.

MOSEKILDE L, 1988. Age-related changes in vertebral trabecular bone architecture-assessed by a new method [J]. Bone, 9(4): 247-250.

NACHEMSON A L, MORRIS J M, 1964. In vivo measurements of intradiscal pressure. Discometry, a method for determination of pressure in the lower lumbar discs[J]. J Bone Joint Surg Am, 46: 1077-1092.

PANJABI M M, WHITE A A, 1980. Basic biomechanics of the spine[J]. Neurosurgery, 7(1): 76-93.

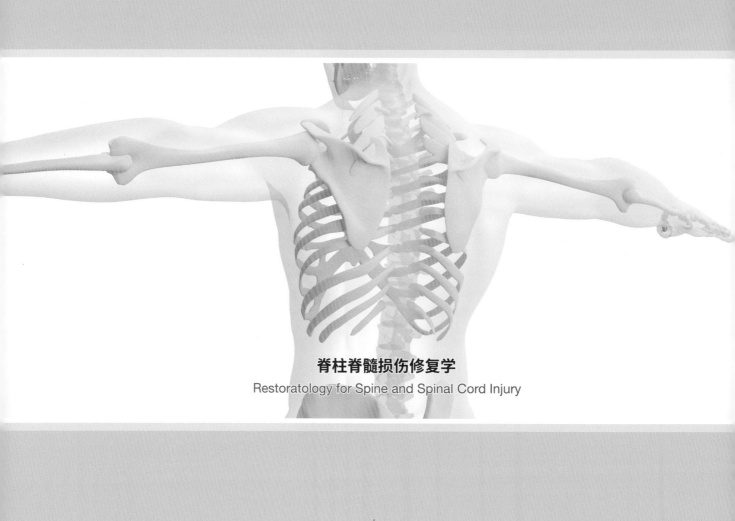

脊柱脊髓损伤修复学
Restoratology for Spine and Spinal Cord Injury

第六章

脊髓损伤病理生理

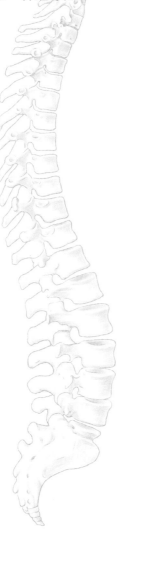

脊髓损伤的研究一直是病理学家、神经科学家共同关心的课题，对脊髓再损伤机制的研究是其中最重要的内容之一。脊髓损伤在本质上是双重的，包括瞬时的原发性损伤及其后续一系列复杂的局部和全身继发性反应的总和。继发性病理生物化学反应过程加剧原发性损伤。这些继发介质的空间和时间动态是脊髓损伤病理机制的核心。另外，临床观察显示，脊髓损伤是高度异质性的，使得每个患者的损伤在病因、病变结构和结果上都是独特的。因此需要多种不同的动物模型来解释人类损伤的差异。脊髓损伤继发性病理机制直接影响神经功能预后，目前其研究在三个层次上进行，即组织水平、细胞水平和分子水平。多数研究都局限在组织和细胞水平上，更为深入的分子水平研究仍较缺乏。新型研究技术为全面揭示脊髓损伤时序性全息化病理机制提供了新思路，例如，在细胞水平研究中，单细胞测序技术

(single-cell RNA-Seq，scRNA-Seq) 能通过鉴别细胞表达基因的差异，揭示参与脊髓损伤病理反应的所有细胞类型；再如，在分子水平研究中，全基因表达谱测序技术（RNA-Seq）能通过比较脊髓损伤后不同时间点受损组织中全基因转录谱表达差异，明确脊髓损伤后不同阶段中的关键靶基因，并为未来寻找新型治疗靶点提供方向。然而这些新技术、新方法仍处于研究和验证阶段，脊髓损伤的生物化学机制仍需要继续明确和完善。目前，较为广泛认同的是脊髓损伤后的主要改变包括脊髓血流改变、自由基与脂质过氧化、离子平衡失调等三个方面，外伤、压迫、缺血是不同的始动因子，在细胞和分子水平上的改变有相似之处。围绕这三个层次，脊髓创伤后继发性损伤机制目前已有多种学说，包括微循环障碍、自由基与脂质过氧化、离子内环境失衡、神经毒性等。

 # 第一节 | 脊髓微循环障碍

一些学者研究脊髓创伤后的微循环，结果显示微循环显著减少，脊髓缺乏血流灌注。Tator 等发现，缺乏灌注的主要部位既可在损伤区域，又可在距损伤部位相当距离的邻近区域，缺血区域包括大部分灰质和周围白质，并且在邻近灰质出血灶的白质区域尤为严重。由于缺血区域的解剖学分布和时间顺序不能完全用原发伤对血管的机械损害来解释，因此可以推测，脊髓创伤后存在对微循环的继发损伤、血栓形成和血管痉挛。研究人员已经使用多种方法测量了脊髓损伤后脊髓血流（spinal cord blood flow，SCBF）的变化，几乎所有的结果

都显示，脊髓损伤后脊髓血流明显下降，在伤后最初几个小时呈进行性恶化。

正常情况下，脊髓能够在一个较大范围内自身调节动脉压，保持血流恒定。一些学者发现，脊髓损伤后自身调节受损，脊髓损伤能引起神经性休克。大量研究已显示，在实验性脊髓损伤后出现一过性高血压，继而出现创伤性低血压，动脉压和心输出量持续下降，这是交感神经张力下降和心肌收缩力减弱所致。尽管做了广泛的调查，脊髓损伤后进行性缺血的确切原因仍不十分清楚。可以说，脊髓微循环障碍既是再损伤的表现，又是再损伤的原因之

一。大量的研究结果证实，脊髓损伤后除了机械损伤本身引起血管痉挛、血管内皮细胞受损或水肿，以及脊髓内早期广泛的出血外，引起脊髓微循环障碍的更主要因素可能是脊髓继发损伤过程中损伤区出现大量血管活性物质如去甲肾上腺素、胺类物质、血栓烷 A_2 等。此外，钙离子平衡失调，血小板活化因子、内源性阿片肽、兴奋性氨基酸（excitatory amino acid，EAA）的释放可能也是脊髓损伤后缺血、脊髓微循环障碍的重要原因。

最近 Fehlings 等在脊髓损伤后检测了运动诱发电位（motor evoked potential，MEP）、躯体感觉诱发电位（somatosensory evoked potential，SEP）和脊髓血流，结果表明脊髓血流的减少与脊髓损伤的程度呈线性相关，多元回归分析表明，脊髓缺血的程度与创伤后轴突功能障碍明显相关。

（杨柳　吴周睿）

第二节 | 自由基与脂质过氧化

自由基指带有未配对电子的分子或分子片段，与脊髓损伤关系最密切的当属氧自由基，包括超氧阴离子、单线态氧、过氧化氢和羟自由基等。这些自由基一方面均有极强的氧化性能，能使脂质结构的细胞膜或细胞器膜发生过氧化，释放游离脂肪酸和多烯酸，破坏细胞膜通透性和完整性，最终引起细胞死亡；另一方面，自由基可抑制前列腺素 I_2（prostaglandin I_2，PGI_2），导致 PGI_2 与血栓素 A_2（thromboxane A_2，TXA_2）失衡及血小板聚集性增加，造成血管痉挛与闭塞。

脊髓组织脂类含量非常丰富，具有众多的不饱和脂肪酸，其中不稳定的弱键最易受到自由基的攻击，产生脂质过氧化。正常情况下自由基介导的脂质过氧化并不会引起组织损伤，一是由于自由基产生的量很少，二是体内存在天然的内源性抗氧化系统和过氧化氢酶，可有效清除自由基，防止脂质过氧化。脊髓损伤后，首先，由于组织缺血缺氧影响了线粒体电子传递功能，以及脊髓损伤中央灰质出血提供的 Fe^{2+} 和 Cu^{2+} 的催化作用使自由基大量产生；其次，抗氧化系统即自由基清除系统活性下降，使自由基无法被及时有效地清除，从而导致脂质过氧化，引起组织继发性损伤。这些证据主要来源于以下事实：①膜磷脂中多不饱和脂肪酸丧失，其过氧化产物及分解产物丙二醛（malondialdehyde，MDA）增加；②胆固醇含量减少，其过氧化产物白三烯增加；③鸟氨酸环化酶的激活与环鸟氨酸的增加，该酶对脂质过氧化物非常敏感，很容易被激活而转化为后者；④磷脂膜上重要酶系统受抑制。近来的研究表明，脂质过氧化是脊髓损伤后组织进行性损害的主要因素。

（杨柳　吴周睿）

第三节 | 离子内环境失衡

脊髓损伤后，细胞内外离子含量很快发生改变。其一，Na^+-K^+ 泵失活，使细胞内 Na^+ 升高，K^+ 下降，变化幅度与脊髓损伤程度呈正相关。细胞内 Na^+-K^+ 平衡紊乱将导致细胞水肿和功能障碍，细胞水肿又使组织内压增高，从而引起微循环障碍，组织缺血缺氧进一步加重，最终导致细胞溶解。其二，脊髓损伤后 Ca^{2+} 内流导致细胞内 Ca^{2+} 超载，过量的 Ca^{2+} 进入细胞内将使：①线粒体氧化磷酸化脱耦联，进一步导致腺苷三磷酸（adenosine triphosphate，ATP）耗竭；激活磷脂酶 A 和磷脂酶 C，使膜磷脂降解，释放游离脂肪酸，引起花生四烯酸级联反应，造成组织损伤。②激活蛋白酶、核酸酶等使蛋白、核酸分解，最终导致细胞死亡。其三，脊髓损伤后 Mg^{2+} 减少，Mg^{2+} 是细胞内 300 多种酶的辅酶，是维持细胞膜完整性、正常的细胞呼吸、信使 RNA 的转录和蛋白合成的必需离子，Mg^{2+} 对 Na^+-K^+ 梯度的维持、Ca^{2+} 的转运和积累有重要的调节功能，Mg^{2+} 还可直接影响 EAA 受体和阿片受体。因此，Mg^{2+} 浓度的降低不仅影响膜的通透性，还进一步损害 Na^+、K^+、Ca^{2+} 浓度梯度，从而成为继发性组织损害的主要因素。离子流的改变和脊髓损伤部位的持续细胞损害一致。

微循环障碍、自由基与脂质过氧化和离子内环境失衡是脊髓损伤后重要的病理生理改变，脊髓的原发损伤是引起这些改变的一级原因，是否存在二级原因，现有的研究结果虽然未做出肯定的回答，但已经提出了可能，这就是神经毒性学说。

（杨柳　吴周睿）

 # 第四节 | 神经毒性

目前为止，已经发现的神经毒素包括内源性阿片肽、兴奋性氨基酸、一氧化氮、炎症反应等。

一、内源性阿片肽

内源性阿片肽是一种类神经调节物质，在体内起着神经介质或激素样作用，可分为内啡肽类、脑啡肽类、强啡肽类。20 世纪 70 年代末 Faden 等人发现，脊髓损伤时伴有内源性阿片肽的释放，而阿片受体拮抗剂可以阻断继发性损害并提高生存率。后来研究发现，鞘内注射外源性的强啡肽，可产生剂量相关的肢体瘫痪，剂量小时可逆而剂量大时变为不可逆。其他的内源性阿片肽没有剂量相关的肢体瘫痪作用。进一步的研究发现，脊髓损伤后局部强啡肽的免疫活性物质增加非常明显，其增加程度与损伤程度相关。李明等的研究表明，强啡肽 A 通过 κ 阿片肽受体参与了脊髓继发性损伤的发生与发展。

二、兴奋性氨基酸

兴奋性氨基酸（EAA）主要包括谷氨酸（glutamic acid，Glu）、天冬氨酸（aspartic acid，Asp），是中枢神经系统内重要的兴奋性神经递质，正常情况下存在于神经末梢的囊泡中，当神经末梢去极化时，通过 Ca^{2+} 依赖方式释放并作用于特异性膜受体，传递信息后，即从突触迅速消除。当 EAA 水平过高时，即可引起对 EAA 受体的过度病理性刺激，最终导致神经细胞损伤，Olney 将 EAA 的这种神经损伤作用称为 EAA 神经毒性。1957 年，Lucas 等发现，外周注射大量 L-Glu 可引起视网膜内层大部分神经细胞不可逆坏死。1969 年，Olney 证实同样结果，并进一步发现 Glu 还可损毁下丘脑神经元。另外，EAA 通过其受体介导而启动一系列引起神经细胞损伤，最终导致细胞死亡的细胞内病理生化反应。

有学者发现，在组织培养中将皮质神经元暴露于 100 uM Glu 中 5 分钟即可引起大量神经元的死亡，若将接触时间延长至 24 小时，则 2 uM 的 Glu 即可产生同等程度的损伤，该实验表明 Glu 具有神经毒性，并且与其浓度和作用时间有关。在体实验也发现脑内注射 Glu 可导致大量神经细胞变性死亡。

Faden 等于 20 世纪 80 代末 90 年代初，率先进行了 EAA 与脊髓损伤的相关性研究。来自中国人民解放军陆军军医大学和中国人民解放军海军军医大学的叶晓健等学者也于 20 世纪 90 年代进行了系统研究，结果发现鞘内注射外源性的 EAA N− 甲基 −D− 天冬氨酸（N-methyl-D-aspartate，NMDA）可加重脊髓损伤，而 N− 甲基 −D− 天冬氨酸受体（N-methyl-D-aspartate receptor，NMDAR）拮抗剂可提高神经功能评分。对脊髓损伤后 EAA 的浓度进行检测，结果表明脊髓损伤后细胞外 EAA 含量呈瀑布样升高，其幅度与持续时间和损伤程度呈正相关。结合体外研究的发现，EAA 无疑参与了脊髓损伤后的继发性病理损伤进程。

三、一氧化氮

一氧化氮（nitric oxide，NO）是一种具有自由基化学特性的简单气体。近年来，越来越多的证据表明，NO 可能是中枢神经系统中一种非经典的神经递质，在人体的生理功能及病理变化方面发挥作用。它在神经传递及脑损伤机制中的重要作用提示它在脊髓损伤的病理发展过程中也具有神经毒性作用。在大脑中，NO 作为一种信使，它能影响环磷酸鸟苷（cyclic guanosine monophosphate，cGMP）的形成，适量的 NO 对神经元有保护作用，但过多的 NO 释放对神经系统具有损害作用。大量的研究表明，NO 的神经毒性与 EAA 关系密切，在神经细胞培养基中加入 NO 合成酶抑制剂或去除 NO 的前体 L− 精氨酸，都能明显减轻 NMDA 的神经毒性作用，另外，能释放 NO 的硝普钠（sodium nitroprusside，SNP）可引起与 NMDA 类似的神经毒性作用，血红蛋白可阻断 SNP 和 NMDA 的神经毒性作用。NO 的毒性作用可能在于它本身，或它与超氧阴离子结合形成亚硝酸盐过氧化物，进而分解为氢氧根离子（OH^-）和 NO_2 自由基，它们实际上比 NO 更活跃，而具有更大的毒性。许多实验表明，NO 合成酶抑制剂（nitric oxide synthase inhibitor）比 NMDAR 拮抗剂对脑损伤具有更大的保护作用，表明 NO 的过量合成并不完全由 NMDAR 的过度激活所引起，还可能存在其他途径。由于一氧化氮合成酶（nitric oxide synthase，NOS）的激活依赖于 Ca^{2+}− 钙调蛋白，因此，NO 神经毒性与 Ca^{2+} 毒性之间关系密切，一旦 NOS 被激活，其后的病理过程即

不再需要细胞内高 Ca^{2+} 的维持，也能导致不可逆的迟发性损伤。

四、炎症反应

脊髓损伤后的炎症反应是局部和全身介质复杂的相互作用。炎症的各个方面导致了继发性损伤（如清除细胞碎片、帮助组织修复）。炎症研究的一个混杂变量是不同物种（甚至是菌株）动物模型的炎症反应有显著差异、不同物种之间的差异及与人类的差异。

损伤数小时内，小胶质细胞由于血管损伤、组织稳态丧失和坏死的副产物（ATP、DNA、细胞外 K^+）而被激活。小胶质细胞在激活后从分枝形态转变为阿米巴形态，并释放细胞因子〔包括肿瘤坏死因子 α（tumor necrosis factor-α，TNF-α）、γ 干扰素（interferon-gamma，IFN-γ）、白介素 –6（interleukin-6，IL-6）、IL-1β 等〕和 NO，它们招募全身炎症细胞，调节神经元和胶质细胞中的蛋白表达，导致神经毒性和髓鞘损伤。浸润损伤脊髓的首批系统性免疫细胞是中性粒细胞，这些细胞在受伤后数小时内到达，最多在 1～2 天内被发现。中性粒细胞也释放基质金属蛋白酶（matrix metalloproteinase，MMP）和髓过氧化物酶，这是活性氧（reactive oxygen species，ROS）的来源，可导致脂质过氧化。脊髓损伤后中性粒细胞的存在是有利还是有害尚不确定。

损伤后 2～3 天，被招募的单核细胞 / 巨噬细胞可以存活并激活数周。一旦被激活，巨噬细胞在形态上与小胶质细胞没有区别，并采用类似的细胞因子表达谱。它们在受伤脊髓中的作用尚不清楚。目前认为，脊髓损伤后巨噬细胞在第 1 周被激活是存在潜在有害的，然而在损伤恢复过程中又是必不可少的。这些细胞具有分泌生长因子和神经营养因子（neurotrophin，NTF）的能力，以及吞噬坏死组织和碎片的能力，使它们成为伤口愈合和再生过程的组成部分。T 淋巴细胞在损伤后的 3～7 天内进入脊髓，这是对激活的小胶质细胞和巨噬细胞的细胞因子 / 趋化因子信号的反应。T 淋巴细胞主要通过控制促炎细胞因子和抗炎细胞因子的分泌来调节巨噬细胞 / 小胶质细胞的活性。通过细胞因子信号传导，中枢神经系统特异性 T 淋巴细胞将不依赖抗原的 T 淋巴细胞招募到损伤部位，这些细胞分泌各种对再生和生长很重要的营养因子，如胰岛素样生长因子 1（insulin-like growth factor，IGF-1）和脑源性神经营养因子（brain-derived neurotrophic factor，BDNF）。

（杨柳 吴周睿）

• 参考文献

叶晓健，1996. 实验性脊髓损伤后 N- 甲基 −D− 天门冬氨酸受体的变化及其意义 [J]. 中华外科杂志，34(9): 569-571.

CHEN S R, 2017. Endogenous nitric oxide inhibits spinal nmda receptor activity and pain hypersensitivity induced by nerve injury[J]. Neuropharmacology, 125: 156-165.

CHENG Y, 2002. Role of prostacyclin in the cardiovascular response to thromboxane A$_2$[J]. Science, 296(5567): 539-541.

DAVID S, 2011.Repertoire of microglial and macrophage responses after spinal cord injury[J]. Nat Rev Neurosci, 12(7): 388-399.

DAWSON V L, 1991. Nitric oxide mediates glutamate neurotoxicity in primary cortical cultures[J]. Proc Natl Acad Sci USA, 88(14): 6368-6371.

FADEN A I, 1979. Naloxone alteration of physiological parameters in spinally transected animals[J]. Trans Am Neurol Assoc, 104: 157-161.

FADEN A I, 1990. Opioid and nonopioid mechanisms may contribute to dynorphin's pathophysiological actions in spinal cord injury[J]. Ann Neurol, 27(1): 67-74.

FEHLINGS M G, 1989. The relationships among the severity of spinal cord injury, motor and somatosensory evoked potentials and spinal cord blood flow[J]. Electroencephalogr Clin Neurophysiol, 74(4): 241-259.

FEHLINGS M G, 1995. Role of sodium in the pathophysiology of secondary spinal cord injury[J]. Spine, 20(20): 2187-2191.

GRADEK W Q, 2004. Polyunsaturated fatty acids acutely suppress antibodies to malondialdehyde-modified lipoproteins in patients with vascular disease[J]. Am J Cardiol, 93(7): 881-885.

HALL E D, 1989. Free radicals and CNS injury[J]. Crit Care Clin, 5(4): 793-805.

HAWTHORNE A L, 2011. Emerging concepts in myeloid cell biology after spinal cord injury[J]. Neurotherapeutics, 8(2): 252–261.

JONES T B, 2014. Lymphocytes and autoimmunity after spinal cord injury[J]. Exp Neurol, 258: 78-90.

LUCAS D R, 1957. The toxic effect of sodium L-glutamate on the inner layers of the retina[J]. AMA Arch Ophthalmol, 58(2): 193-201.

MARSALA J, ORENDÁCOVÁ J, LUKÁCOVÁ N, et al., 2007. Traumatic injury of the spinal cord and nitric oxide[J]. Prog Brain Res, 161: 171-183.

NEIRINCKX V, COSTE C, FRANZEN R, et al., 2014. Neutrophil contribution to spinal cord injury and repair[J]. J Neuroinflammation, 28(11): 150.

OH S, 1995. The generation of nitric oxide and its roles in neurotransmission and neurotoxicity[J]. Keio J Med, 44(2): 53-61.

OLNEY J W, 1969. Brain lesions, obesity, and other disturbances in mice treated with monosodium glutamate[J]. Science, 164(3880): 719-721.

OLNEY J W, 1993. Role of excitotoxins in developmental neuropathology[J]. APMIS Suppl, 40: 103-112.

SOUTHAM E, 1993. The nitric oxide-cyclic GMP signalling pathway in rat brain[J]. Neuropharmacology, 32(11): 1267-1277.

TATOR C H, 1991. Review of the secondary injury theory of acute spinal cord trauma with emphasis on vascular mechanisms[J]. J Neurosurg, 75(1): 15-26.

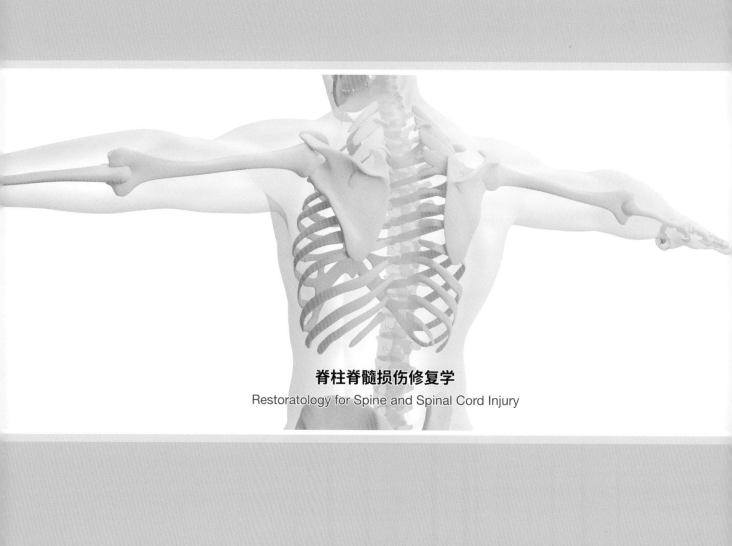

脊柱脊髓损伤修复学
Restoratology for Spine and Spinal Cord Injury

第七章

脊柱脊髓损伤的分类

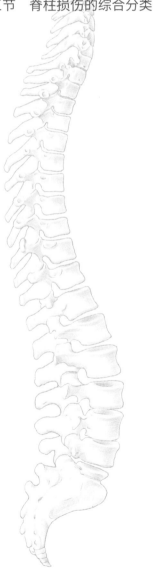

随着现代工业、交通运输业、建筑业和体育事业的发展，脊柱脊髓损伤发生率呈现逐年增长的趋势。脊柱损伤是指脊柱受到直接或间接暴力所致的脊柱骨、关节及相关韧带的损伤。脊髓损伤是脊柱损伤最严重的并发症，往往导致损伤节段以下肢体严重的功能障碍。脊柱脊髓损伤不仅会给患者带来身体和心理的严重伤害，还会对整个社会造成巨大的经济负担。只有充分认识脊柱脊髓损伤，才能进行及时、正确的现场救治和专科治疗，降低伤残率。目前，对脊柱脊髓损伤的分类尚无国际统一标准，但随着诊疗技术的不断发展及脊柱脊髓损伤诊治经验的积累，脊柱脊髓损伤的分类也在不断完善，从损伤时间、影像学表现到临床症状等各方面多层次的分类不断完善。对脊柱脊髓损伤进行恰当的分类有助于指导损伤后治疗方案的选择及相关预后的判断。现将有关分类介绍如下。

 # 第一节 | 脊柱损伤的分类

有关脊柱损伤的分类方法很多。不同学者使用不同的分类法来报道各自的研究成果，难以对其结果进行比较。出现这一现象的原因在于对胸腰椎损伤的分类还没有一个权威方案。一个完备的损伤分类应能全面反映损伤程度，指导治疗和预测治疗效果。早期损伤分类仅仅根据 X 线片的骨折形态学将骨折进行简单分类，对脊柱损伤的治疗及预后判断存在较大的局限性。随着 CT、MRI 技术在临床中的应用，它们对脊柱骨、关节及相关韧带的损伤程度观察更为细致，脊柱损伤分类也可以综合考虑椎体骨折形态、韧带损伤和神经功能，并量化损伤程度，使分类的可靠性和有效性获得显著提高，从而根据分类结果来指导临床工作。

一、根据损伤病程分类

由于损伤病程长短不同，处理方式有异，根据损伤病程分类，可将其分为：①早期脊柱损伤，损伤 3 周以内但与急性期损伤又有区别（急性期损伤指损伤病理过程仍处于进行性发展过程，系损伤反应 72 小时最重，一般持续 7 天，1 周后逐渐缓解并趋于平稳）；②陈旧性脊柱损伤，损伤 3 周以上，主要表现为急性过程的消退及修复过程，软组织已获初步愈合，损伤脊髓内瘢痕形成。

二、根据损伤部位和类型分类

该分类方法较为直观、方便，对治疗有直接指导意义，临床沿用至今。由于解剖学及损伤机制的特点，使颈椎损伤在发病率、严重程度、治疗和预后等方面与胸腰椎及骶尾椎有较大差异，故将颈椎、胸腰椎及骶尾椎分别讨论。

（一）颈椎损伤

颈椎是脊柱活动性最大的关节，周围缺乏坚强的保护，夹持于头颅与躯体之间，极不稳定，加之颈椎的体积、强度均较其他椎体小，故轻微损伤即可造成严重后果。据其解剖特点分为以下几种类型。

1. 上颈椎损伤

上颈椎损伤指枕 - 寰 - 枢椎复合体的任何结构损伤。常见类型有：寰枕关节脱位、寰枢关节半脱位、寰椎爆裂型骨折（Jefferson 骨折）、寰椎前弓撕脱骨折、寰椎后弓骨折、枢椎椎弓骨折（Hangman 骨折）、枢椎椎体骨折、齿突骨折、寰枢间韧带损伤、寰枢关节脱位。由于损伤机制不同，损伤可以是多种类型并存。

2. 下颈椎损伤

下颈椎损伤指 $C_3 \sim C_7$ 的损伤，亦包括颈胸连接（$C_7 \sim T_1$）处损伤。常见类型有：颈椎半脱位、椎体单纯压缩骨折、单侧关节突关节脱位或交锁、双侧关节突脱位或交锁、椎体爆裂型骨折、椎体前下缘撕脱骨折、椎体矢状骨折、椎体水平骨折、椎弓骨折、椎板骨折、关节突骨折（单侧或双侧）、棘突骨折、钩椎关节（钩突）骨折。

（二）胸腰椎损伤

1. 胸椎损伤

由于胸椎活动幅度较小，加之有胸廓的保护，胸椎损伤相对少见。但由于胸椎椎管储备容积小，关节间活动范围小，容易发生粉碎性骨折并损伤脊髓。根据解剖部位分类，常见类型有：①上胸椎损伤（$T_1 \sim T_2$）；②中胸椎损伤（$T_3 \sim T_{10}$）；③下胸椎损伤（$T_{11} \sim T_{12}$）。

2. 腰椎损伤

腰椎小关节呈矢状，伸屈活动灵活，但其他方向活动受到限制，且是身体上部负荷的主要承受者，因而容易损伤，根据解剖特点分类，常见类型有：①上腰椎损伤（$L_1 \sim L_3$）；②下腰椎损伤（$L_4 \sim L_5$）。

3. 胸腰椎损伤

由于解剖结构上的改变，T_{11}、T_{12} 前面无胸骨柄，两侧为游离肋，稳定性也较其他胸骨差；而胸椎是后凸弯曲，腰椎是前凸弯曲，这样易使脊柱的受力下传。因此，胸腰椎骨折常见原因可归纳为：①胸椎肌肉和肋骨稳定作用的丧失；②脊柱弧度的改变，由胸椎后凸到腰椎前凸，此处生理曲度发生改变，为力矩

支点；③小关节方向的改变，从胸椎冠状面到腰椎矢状面，易受旋转负荷的破坏。据统计，$T_{12} \sim L_2$ 骨折占脊柱骨折的 60%，$T_{11} \sim L_4$ 骨折占脊柱骨折的 90%。所以，通常所说胸腰椎骨折，指的就是 $T_{11} \sim L_4$ 骨折。

（三）骶椎损伤

骶椎在婴幼儿时期有 5 节，成年后融合为一个三角形块状结构，隐藏于骨盆后方，很少损伤。Denis 将骶骨骨折分为三区。

Ⅰ区：骶骨翼区，L_5 神经根从其前方经过，可因骨折而损伤。

Ⅱ区：骶管孔区，$S_1 \sim S_3$ 孔骨折，可损伤坐骨神经，但一般无膀胱功能障碍。

Ⅲ区：骶管区，骶管骨折移位可损伤马尾，表现为骶区及肛门会阴区麻木、括约肌功能障碍。

（四）尾椎损伤

尾椎为脊柱最小椎节，由 4 ~ 5 节组成，呈上宽下尖的三角形。损伤后骨折远端因外力和肛提肌、尾肛肌的收缩而向前移位。因骨变异较多，其前弯曲度亦差别较大，诊断常有争议。

（五）骶髂关节损伤

骶髂关节由骶骨和髂骨的耳状面构成，在结构上属于滑膜关节，从运动范围来看属于微动关节，关节面之间只有很小的间隙，且有较多的隆起与凹陷，使得关节面密切相嵌，增加关节稳定性，骶髂关节损伤甚为少见。贾连顺将其分为四种类型。

Ⅰ型：骶髂关节脱位。骶髂关节的上半部为韧带关节，无软骨关节面，属假关节；下半部有耳状关节面，是真正的关节。常见类型有：①经耳状关节与韧带关节脱位；②经耳状关节与 $S_1 \sim S_2$ 侧块骨折脱位；③经耳状关节与髂翼后部骨折脱位。

Ⅱ型：骶髂关节韧带损伤。

Ⅲ型：髂翼后部直线骨折。

Ⅳ型：骶孔直线骨折。

三、按脊柱稳定程度分类

随着"三柱理论"的建立和损伤分类的逐步完善，脊柱稳定性有了较为统一的认识：脊柱是否稳定取决于中柱，而非后方的复合结构，中柱破坏则脊柱不稳定。区别脊柱是否稳定对选择治疗方案极有意义。

（一）颈椎损伤按稳定程度分类

对严重的骨折或脱位判断较为容易，但对某些不严重的颈椎损伤，判断就较为困难。目前，主要根据 White 标准判断损伤的不稳定性：颈椎侧位 X 线片上，损伤节段相邻两椎体间移位超过 3 mm，相邻两椎体间成角 > 11°。符合上述标准说明颈椎前后韧带复合结构崩溃，确定为不稳定。

此外，以下三点可作为参考：①相邻两棘突间距离增宽；②颈椎生理弧度消失；③关节突间接触面丧失超过 50%，平行关系消失。

由于 White 标准未考虑脊髓损伤情况，贾连顺总结 Allen、White 等的分类方法，结合脊髓损伤状况对颈椎损伤进行较为全面的评定，具体方法见表 7-1。

结果评定方法：①积分 ≤ 5 分为稳定性损伤；②积分 > 5 分为不稳定性损伤；③损伤早期

表 7-1　颈椎损伤评分方法

评定内容	评分
前结构破坏或功能丧失	2
后结构破坏或功能丧失	2
矢状面相对移位（水平）> 3 mm	2
矢状面相对旋转移位 > 11°	2
牵拉试验阳性	2
脊髓损伤	2
神经根损伤	1
椎间隙异常变窄	1
估计负重损害	1

属稳定性损伤，观察过程中积分不断增加超过 5 分则视为由稳定性损伤转变为不稳定性损伤。

（二）胸腰椎损伤按稳定程度分类

按 Denis 对胸腰椎稳定性分类方法，稳定性损伤指：①所有的轻度骨折（如横突骨折、关节突骨折或棘突骨折）；②椎体轻度或中度压缩骨折。

不稳定性损伤指：①在生理负荷下可能发生脊柱弯曲或成角者属于机械性不稳定，包括严重的压缩骨折和韧带断裂；②未脱位的爆裂型骨折继发的晚期神经损伤；③骨折脱位及严重爆裂型骨折合并有神经损伤。

此外，还有学者将神经功能已有或潜在有、可导致椎体晚期塌陷和慢性腰痛的损伤，脊柱结构破坏严重者列为不稳定性损伤；胸椎损伤以稳定性损伤多见，而同样损伤发生于腰椎，则往往表现为不稳定性损伤。

（三）骶尾椎损伤按稳定程度分类

直接打击损伤常致骶骨发生裂隙骨折，未出现移位者不影响骨盆稳定性。挤压所致骶骨骨折，严重者可出现移位及骨盆前环骨折，就成为不稳定性损伤。

四、根据生物力学和损伤机制分类

（一）Denis "三柱理论" 的建立和脊柱的稳定性

Nicoll 于 1949 年首先修正了对所有脊椎骨折均需复位固定的传统观点，提出将胸腰椎损伤分为稳定性损伤和不稳定性损伤，稳定性损伤不需复位固定。之后 Holdsworth 修改和补充了 Nicoll 的分类方法，主张将胸腰椎损伤的暴力分为屈曲型、屈曲旋转型、伸直型和压缩型，认为脊柱后方韧带复合体的完整性决定其稳定性。

此后出现了以脊柱解剖结构为基础的"二柱理论"。Kelly 和 Whitesides 将胸腰椎分为两个负重柱，即前柱（实心柱）和后柱（空心柱）。前柱为脊柱的负重部分，包括前纵韧带、后纵韧带、椎体和椎间盘；后柱为脊柱的抗张力部分，包括椎弓、棘上韧带、棘间韧带、黄韧带和椎间关节等。Whitesides 进一步用列表评分判断脊柱损伤程度，标准是：马尾损伤计 3 分，骨折脱位超过 25% 计 2 分，前柱破坏计 2 分，后柱破坏计 3 分，估计存在负重危害计 1 分，总分超过 5 分为不稳定性损伤。

随着 CT 诊断技术和病理机制、生物力学研究的发展，出现了"三柱理论"。Denis 于 1983 年在"二柱理论"的基础上，提出了一种新的"三柱理论"。"三柱理论"将胸腰椎分成前、中、后三柱。前柱包括前纵韧带、椎体前 1/2 及相应椎间盘、纤维环；中柱包括椎体后 1/2 及相应椎间盘、后纵韧带和椎管；后柱包括椎弓、椎间小关节、黄韧带、棘间韧带。Denis 划时代地提出了"脊柱的稳定性取决于中柱条件，而非后方韧带复合体"的理论，为脊柱外科的发展创立了一个崭新的概念。

1984 年，Ferguson 根据生物力学研究，进一步完善了 Denis"三柱理论"，认为前柱包括椎体、相应椎间盘、纤维环前 2/3 和前纵韧带；中柱包括椎体后 1/3，相应椎间盘、纤维环和后纵韧带；后柱包括棘上韧带、棘间韧带、黄韧带、关节突和关节囊。而 Roy-Camile 和 Sailant 等则将"三柱理论"的概念范围扩大到颈椎，并将中柱、后柱范围进一步扩大，认为中柱除椎体和相应椎间盘的后 1/3 外，尚应包括椎弓根、关节突；后柱则包括了椎板、横突和棘突。

（二）脊柱损伤按生物力学及损伤机制分类

临床上，急性脊柱损伤的致伤力并非像实验研究那样可进行确切控制和直接观察，仅能根据病史、临床表现和放射学证据推测其主要致伤力，并按照各种单纯外力所致的损伤类型进行归类。这种方法虽然较为烦琐，但有助于对损伤机制的充分理解和治疗方法的正确选择。

1. 颈椎损伤的分类

通常采用的分类方法见表 7-2。

表 7-2　颈椎损伤按损伤机制分类

屈曲型损伤		
I	A	向前半脱位（过屈性损伤）
	B	双侧小关节脱位
	C	单纯楔形压缩骨折
	D	铲土者骨折（棘突撕脱骨折，多在 $C_6 \sim T_1$）
	E	屈曲泪滴状骨折（椎体前方三角形骨块）
II	屈曲旋转损伤（单侧关节突脱位）	
III	伸展旋转损伤（单侧小关节突骨折）	
	垂直压缩损伤	
IV	A	寰椎爆裂型骨折（Jefferson 骨折）
	B	轴向负荷的颈椎爆裂、分离骨折
	过伸性损伤	
V	A	过伸性损伤
	B	寰椎前弓撕脱骨折
	C	枢椎伸展泪滴状骨折（枢椎前下角骨折块）
	D	椎板骨折
	E	枢椎椎弓骨折（Hangman 骨折）
VI	侧屈型损伤（钩突骨折）	
	损伤机制不明损伤	
VII	A	寰枕脱位
	B	齿突骨折
VIII	无脊髓损伤的颈椎骨折脱位	

Allen 等于 1982 年将间接暴力所致的下颈椎损伤根据损伤机制分为六型并加以描述。

1）屈曲压缩型

I 度：椎体前上缘变钝，后侧韧带复合结构无损伤。

II 度：椎体前上缘变钝并倾斜，椎体前部丧失正常高度，可为椎体垂直骨折。

III 度：骨折线从椎体前面斜行延伸至下终板。

IV 度：椎体变形向椎管移位（< 3 mm），常伴喙突样骨折。

Ⅴ度：在Ⅳ度基础上椎体骨折块移位，加剧小关节面分离，棘突间距增宽，前后韧带复合结构均可受损。

2）垂直压缩型

Ⅰ度：椎体上下终板骨折并呈沙漏样畸形。

Ⅱ度：在Ⅰ度基础上有骨折线通过椎体。

Ⅲ度：骨折椎体移位，骨折片进入椎管，严重时有椎弓、韧带损伤。

3）牵张屈曲型

Ⅰ度：后方韧带复合体损伤，棘突分离明显，小关节脱位。

Ⅱ度：单侧小关节脱位（交锁）或半脱位，对侧小关节半脱位，前后韧带复合结构均可受损。

Ⅲ度：双侧小关节脱位，椎体向前移位1/2，上一节椎体的下关节突"反跳"在下一节椎体的上关节突上。

Ⅳ度：整个椎体移位或呈不稳定的浮动脊椎。

4）伸展压缩型

Ⅰ度：单侧椎弓骨折，可伴有椎体旋转移位。

Ⅱ度：多处相邻椎体伴骨折或双侧椎弓伴骨折。

Ⅲ度：双侧椎弓骨折，关节突骨折，无椎体移位。

Ⅳ度：双侧椎弓根骨折，部分椎体向前移位。

Ⅴ度：双侧椎弓根骨折伴整个椎体向前移位，相邻的下位椎体被向前移位的椎体作用，呈切割状骨折，此为该型特征性 X 线检查表现。

5）牵张伸展型

Ⅰ度：前方韧带复合结构损伤，椎体横行非变形骨折，X 线检查表现为损伤节段的椎间隙明显增宽。

Ⅱ度：前后韧带复合结构损伤，损伤节段的上位椎体向后移位进入椎管，该型常有"自然复位"现象，X 线检查表现损伤轻微，移位一般不超过 3 mm。

6）侧方屈曲型

Ⅰ度：椎体不对称型压缩骨折，同侧椎弓骨折，CT 检查显示关节突骨折和椎弓骨折。

Ⅱ度：椎体一侧压缩伴同侧椎弓骨折，椎体移位，后方韧带复合体损伤，对侧关节突撕脱骨折。

2. 胸腰椎损伤的分类

（1）屈曲压缩骨折（bending compression fracture）：为临床最常见的一种类型，约占胸腰椎损伤的 50%。脊柱处于屈曲位时，由纵轴的超负荷引起，通过前柱的压缩和后柱的张力造成脊柱损伤。损伤机制的特点是：前柱承受压力，后柱承受张力，中柱作为支点，椎体后缘高度不变。根据外力方向不同，又可分为前屈型及侧屈型，前者常发生于 $T_{11} \sim L_1$，后者以 $L_2 \sim L_3$ 为多；椎体压缩常 $\leqslant 50\%$，如果 $> 50\%$，则后柱受累。压缩骨折以椎体上终板受累多见，下终板较少。Ferguson 根据稳定性不同将屈曲压缩骨折分为三型。

Ⅰ型：为单纯椎体前方楔形压缩，压缩 $\leqslant 50\%$，中柱与后柱完好。

Ⅱ型：为椎体楔变伴椎后韧带复合结构破坏，并有棘突间距加宽、关节突骨折或半脱位，前后柱损伤，中柱完好。

Ⅲ型：为椎体压缩，椎体后上缘骨折，骨折片突入椎管，前、中、后柱均损伤。该型一般无神经症状。

（2）爆裂型骨折（bursting fracture）：脊椎爆裂型骨折是椎体压缩骨折的一种特殊形式，是随 CT 在临床的应用而逐渐开始认识的，约占脊椎骨折的 20%。最早由 Holdworth 于 1963 年首先提出，指轴向压力加上不同程度的屈曲和/或旋转力作用于脊椎，使椎间盘的髓核疝入椎体，导致椎体内压急骤升高而引起椎体自内向外的骨折，即椎体粉碎骨折。脊柱爆裂型骨折最显著的特点是脊柱中柱受损。损伤节段的前柱与中柱均崩溃，椎体后壁高度降低并向四周分散，两侧椎弓根距离增大，椎体后壁骨折片连同椎间盘组织膨出或突入椎管，常致硬膜囊受压，后纵韧带可以完整。

脊柱爆裂型骨折虽可以发生于颈、胸、腰椎，但以胸腰段最常见，特别是胸腰结合部损伤占到骨折的 40%，仅 L_1 的爆裂型骨折即占脊柱爆裂型骨折的半数以上，原因可能是此区无胸廓保护，并且胸椎小关节在此由冠状方向转为矢状方向。

Altas 在总结 Denis 和 MacFee 等人关于脊椎爆裂型骨折的基础上，根据 CT 影像上椎体矢状骨折、附件骨折、椎弓根间距、椎体前缘楔变程度、椎管狭窄范围及是否合并其他部位脊椎骨折，将脊柱爆裂型骨折分为五个主要类型。

A 型：椎体上下终板骨折，椎体呈一致性压缩，椎体后缘突入椎管，常见于下腰椎。

B 型：椎体上半部压缩楔变并向后突出，椎板下终板完整，此型最常见，占 54.7%，以胸腰段多见。

C 型：椎体下半部压缩楔变并向后突出，椎板上终板完整，此型较少见。

D 型：骨折的椎体发生旋转、脱位，表现为后柱骨折。该型又可分为两个亚型：D1 型，骨折伴侧方移位；D2 型，骨折伴矢状移位。

E 型：又称侧屈型，发生于腰椎侧屈时，轴线压缩力引起前中柱单侧受累，骨折的椎体呈明显侧方楔变，当后柱受累时，可有单侧小关节脱位，脊柱不稳定，常伴有神经症状。

Altas 将不稳定脊柱爆裂型骨折 CT 影像表现概括为：①椎管移位；②椎体压缩高度超过 50%；③附件骨折；④椎弓根间距增宽。

Ocallaghan 把下述小关节变化定为不稳定性：①椎体半脱位伴小关节前交锁；②椎体侧脱位伴小关节外侧脱位；③急性脊椎后凸畸形伴椎体轻度半脱位及小关节脱位。

Willen 等分析了 8 例椎体爆裂型骨折的尸体标本，根据尸检病理表现对照相应的 X 线影像特征，在 Denis 分类的基础上判断其稳定程度：Denis A、Denis B 型属稳定性，Denis D、伴有小关节移位的 Denis E 属不稳定性损伤，并经病理研究得到了证实。

(3) 安全带型骨折：屈曲牵张型损伤，该型损伤常见于乘坐高速汽车腰系安全带，在撞车的瞬间患者躯体上部急剧前移并前屈，以前柱为枢纽，后柱与中柱受到牵张力而破裂张开。骨折线横行经过伤椎棘突、椎板、椎弓根与椎体，后方韧带复合体的棘上韧带、棘间韧带及黄韧带断裂，暴力大者可同时伴有后纵韧带及椎间盘纤维环断裂，也可有椎体后缘的撕脱骨折。根据损伤平面的不同，该型可分为损伤通过骨组织的水平骨折（Chance 骨折）和损伤通过韧带组织、造成椎间分离的脱位两种类型。Chance 骨折在正位 X 线片可见两侧椎弓根和棘突呈水平分离或棘间明显增宽。侧位 X 线片可见椎板和椎弓直至椎体后部的水平骨折间隙。典型病例可见到椎体后缘高度增加，椎间隙后部张开。CT 检查可发现 X 线检查易漏诊的椎弓根骨折。该型损伤轻者可无神经症状，但严重骨折和脱位常伴有难以复位的神经损伤。

(4) 骨折脱位：在压力、张力、旋转及剪切应力的共同作用下，脊柱发生骨折并伴有脱位或半脱位。该型损伤后果严重，前、中、后柱常同时受损。依外力作用方向的不同又可分为四个亚型。

屈曲旋转型：较常见，前纵韧带及骨膜可从椎体前缘剥离，前柱受到压缩力与旋转力，中柱与后柱受到牵张与旋转力，常导致关节突骨折、椎体间脱位或半脱位。若经椎间盘水平脱位则椎体高度正常，棘间距增宽；若经椎体脱位则产生切片样损伤。X 线片常显示不清，CT 检查可见单侧上关节突移位，可有多根横突及肋骨骨折，脊柱呈节段性旋转。CT 检查显示，上下两节椎体间旋转，小关节跳跃及骨折，骨折片突入椎管。该型损伤极不稳定，大多伴有脊髓或马尾损伤，发生进行性畸形加重。

剪力型：又可称为平移性损伤，椎体可向前、后或侧方移位。前纵韧带及前、中、后三柱均受累。常因过伸使前纵韧带断裂，椎间盘前方撕裂，发生脱位而无明显椎体骨折，移位超过 25% 则椎体所有韧带断裂，常有硬脊膜撕裂和截瘫。该型又可分为前后型及后前型：前者系剪力从上节段向内后，上一个节段的多数棘突骨折，下一个节段的上关节突骨折，前纵韧带完全断裂，并有小关节交锁，但无游离浮动的椎板；后者常发生于伸展位，上一个椎体剪式向前离开下一个椎体，椎体高度大多正常，脱位椎体后方骨性结构常有数个水平断裂，因而可有游离浮动的椎板。

牵拉屈曲型（distractive flexion）：脊柱在屈曲位受伤，在安全带型骨折的基础上，外加椎体间脱位或半脱位，可有单纯韧带损伤及合并撕脱骨折两类。X线检查显示经椎体、椎弓根、椎板及棘突拉长的影像。

牵拉伸展型（distractive extension）：脊柱受到伸展位拉力，前柱张力性断裂，后柱压缩，该类损伤常见于颈椎。

五、特殊类型的脊柱骨折分类

（一）多节段脊柱骨折

Kosven最先报道多节段脊柱骨折（multiple-level spinal fracture，MSF），因其具有损伤暴力大、致伤机制复杂、易于漏诊或延迟诊断等特点，近年来逐渐引起重视。国内自陈伯华首次报道以来相继有过报道。但对该损伤的分类众说不一，导致所报道的发病率、漏诊率及延迟诊断率差异较大，发病率约占全部脊柱损伤的 3.2% ～ 28.2%，漏诊率则达 16% ～ 50%。一般将其分为相邻型（Ⅰ型）及非相邻型（Ⅱ型）两类。

1. 多节段脊柱骨折的定义

国内外学者报告中所述定义不尽相同。有的是从解剖学角度，以骨结构来定义，如Powell、Gupta、陈伯华等；有的是从生物力学角度，以脊柱功能单位来命名，如Korres、Panjabi 等。唐三元在评析上述分类后，认为多节段脊柱骨折应以骨结构来定义：凡脊柱骨节段（除棘突和横突外）两个或两个以上发生骨折即为多节段脊柱骨折，并将多节段脊柱骨折分为两型。

2. 多节段脊柱骨折的分类

1）相邻型（Ⅰ型）

该型骨折指骨折的脊柱节段之间无正常的节段相隔，又据骨折节段数划分为两个亚型，ⅠA 型及 ⅠB 型，ⅠA 型为相邻两个节段骨折；ⅠB 型为相邻三个或以上节段的骨折。

2）非相邻型（Ⅱ型）

该型骨折指骨折的脊柱节段之间至少有一个正常节段相隔，有以下三种分类方法。

（1）Calenoff 法：Calenoff 根据首发和继发脊柱损伤的解剖部位将非相邻型多节段脊柱损伤分为 A、B、C 三型。

A 型：首发脊柱损伤节段在 C_5 ～ C_7 水平，继发的脊柱损伤节段在 T_{12} 和腰椎水平。

B 型：首发脊柱损伤节段在 T_{12} 和腰椎水平，继发的脊柱损伤节段在颈椎水平。

C 型：首发脊柱损伤节段在 T_{12} ～ L_2 水平，继发的脊柱损伤节段在 L_4 ～ L_5 水平。

（2）Henderson 法：Henderson 根据脊柱的解剖部位和发病率将非相邻型多节段脊柱损伤分为 C_1 ～ C_3、C_4 ～ C_7、T_1 ～ T_{10}、T_{11} ～ L_2 和 L_3 ～ L_5，共五个区，并根据损伤结构的不同分为严重损伤和轻度损伤。

（3）唐三元法：唐三元从解剖学角度，以骨结构来分类，分为三型。ⅡA 指间隔一个正常节段且为两处骨折，ⅡB 指间隔两个或两个以上正常节段且为两处骨折，ⅡC 指间隔一个或一个以上正常节段但为三处或三处以上骨折。

3. 多节段脊柱骨折其他相关问题

在多节段脊柱骨折的发病率中，以 ⅠA 型最常见，占15.3%，其次为 ⅠB 型，占 2.1% ～ 9.3%，由于损伤节段相邻，漏诊率相对较低；Ⅱ 型较为少见，占 5.8% ～ 9.7%。多节段脊柱骨折的脊髓损伤亦较单节段脊柱骨折严重得多。唐三元总结，81 例多节段脊柱骨折患者按照 Frankel 脊髓损伤分级统计，A 级占 33.3%，E 级占 29.6%；而同期单节段脊柱骨折患者中 A 级仅占 16.9%，E 级则占 50.5%。多节段脊柱骨折的漏、误诊率也明显高于单节段脊柱骨折，其中 Ⅱ 型的漏、误诊率高达 50%。Alexander 总结漏、误诊的原因：① X 线片投照质量差，往往由于一个部位的 X 线片（颈、胸、腰椎各段）不能完全发现多处骨折；②X线片满意，但医生没有仔细阅片；③因合并伤较重（休克、昏迷），患者不能配合时更易漏诊。

（二）复合性脊柱损伤

复合性脊柱损伤（complex injuries of the spine）指伴有其他器官、组织损伤，该类损伤机制、病情衍变复杂，Blauth 主张早期处理，强调一天内手术，并将复合性脊柱损伤分为三型。

Ⅰ型：多节段相邻或非相邻不稳定性损伤，发生率为 2.5%。

Ⅱ型：伴有胸或腹腔脏器损伤的脊柱损伤，其中超过 50% 伴有肺损伤。CT 扫描确诊率高，前期（伤后 2 周内）前路手术效果差；3% ～ 4% 伴有腹部损伤，可累及任何器官。典型损伤是并发上腹部器官损伤和脊柱牵拉伸展损伤的安全带型骨折。

Ⅲ型：伴有多发创伤的脊柱损伤，占多发创伤的 17% ～ 18%，在经手术治疗的胸腰椎结合部损伤患者中，6.2% 是多发创伤。

（三）无脊髓损伤的颈椎损伤

各种暴力作用造成颈椎骨折脱位，通常合并不同程度和类型的脊髓损伤。但是，一些十分严重的骨折脱位却不伴或仅有轻微的脊髓或神经根损伤。这种类型损伤对患者来说是幸运的，故又称之为"幸运的颈椎骨折"。该型损伤的主要原因有：①椎管矢状径较大，超过 30 mm，椎体移位不超过其矢状径的 1/3；②椎体间形成支点，产生向后的张力，使后部的棘突、椎板间隙张开，造成足够的安全间隙；③椎弓骨折，椎管的前后结构分离，脊髓向后退让呈屈曲状而免遭损伤；④损伤时颈项肌紧张，颈椎在屈曲位上固定。

（李危石　王建杰）

 # 第二节 | 脊髓损伤的分类

严重脊柱骨折或脱位常伴有脊髓损伤，为判断脊髓、圆锥及马尾的功能并评价其预后，必须对损伤状况做出客观、准确的评定。脊髓损伤的分类与其功能评定密不可分，故在此将功能评定标准一并讨论。

一、脊髓损伤的病理分类

（1）脊髓横断：解剖学上远近端分离，是脊髓损伤最严重的形式。

（2）完全性脊髓损伤：解剖学上连续，但其传导功能完全丧失，患者呈完全瘫痪；后期损伤段脊髓为瘢痕组织所代替。

（3）不完全性脊髓损伤：脊髓连续性完好，传导功能部分丧失，呈不完全性瘫痪，损伤程度及恢复程度有较大差异。

（4）轻微损伤：脊髓神经元及其纤维暂时性功能受损，表现为不完全瘫痪，大部分脊髓功能可恢复。

二、脊髓损伤的临床分类

1. 解剖学分类

1）颈髓损伤

上颈髓损伤（$C_1 \sim C_4$）：上颈髓为延髓的延续，损伤后因波及呼吸中枢而致呼吸麻痹、呼吸困难，可迅速致命。表现为存活者损伤平面以下四肢呈痉挛性瘫，伴有延髓受损者表现的血管和其他内脏功能严重紊乱。

中颈髓损伤（$C_5 \sim C_7$）：为颈膨大部。表现为四肢瘫痪，上肢弛缓性瘫，肩胛提高，上臂外展，前臂内收，下肢呈痉挛性瘫，C_5 以上损伤上肢反射亢进。

下颈髓损伤（$C_8 \sim T_1$）：为颈髓和胸髓的连续部分，属颈膨大的下端。表现为下肢瘫及手的小肌肉变化。

2）胸腰髓损伤

损伤平面以下的运动、感觉、膀胱和直肠功能障碍，下肢弛缓性瘫，反射消失或减弱。

3）圆锥及马尾损伤

熊祥虎将脊髓圆锥和马尾损伤分为七种类型，见表7-3。

表7-3　脊髓圆锥和马尾损伤分型

分型	名称	特点
Ⅰ型	脊髓完全性损伤	仅为脊髓损伤而不波及圆锥，圆锥功能不受影响。表现为损伤平面以下感觉、运动功能完全丧失，肛门反射、球海绵体反射仍然存在
Ⅱ型	脊髓圆弧完全性损伤	损伤节段以圆锥为主，波及圆锥上部相应脊髓（$T_{10} \sim S_5$）。表现为腰骶脊髓节段以下的运动神经元损伤，损伤平面以下感觉、运动功能丧失；反射弧中断，反射消失；肛门反射、球海绵体反射消失
Ⅲ型	圆锥、马尾不完全性损伤	损伤节段在 $L_2 \sim S_4$。表现为感觉、运动功能不对称性和不一致性，肛门反射和球海绵体反射存在或减弱，或单侧存在另一侧减弱
Ⅳ型	圆锥完全性损伤，马尾不完全性损伤	表现为肛门反射、球海绵体反射消失，但有部分马尾功能存在，下肢功能可能存在
Ⅴ型	圆锥及马尾完全性损伤	该型易与Ⅱ型混淆，但其解剖范围明显不同。该型损伤不包括与圆锥相邻的脊髓，只局限于圆锥和马尾。损伤平面低，表现为损伤平面以下感觉、运动和括约肌功能完全丧失
Ⅵ型	单纯圆锥损伤（$S_2 \sim S_5$）	圆锥以上的脊髓及其发出神经根均未受损。表现为马鞍区和骨盆底肌肉的损伤感觉和运动功能丧失，步态基本正常，膀胱直肠功能丧失，肛门反射、球海绵体反射消失
Ⅶ型	单纯马尾神经损伤	表现为神经根支配区感觉、运动功能丧失，具有不对称性；马鞍区感觉正常，膀胱直肠功能可能正常。马尾损伤又可分为马尾受压、马尾挫裂和马尾断裂三种类型

2. 损伤程度分类

（1）完全性脊髓损伤：损伤平面以下运动、感觉、反射及括约肌功能完全障碍，没有保留任何功能。

（2）不完全性脊髓损伤：损伤平面以下尚保留部分功能，又可分为以下四型。

中央型脊髓损伤：较多见，多由颈椎过伸性损伤造成，也可因颈椎损伤引起前后根动脉及脊髓前动脉受阻，导致脊髓灰质前柱、侧柱和后柱缺血。主要临床特点为上肢运动功能受累明显而下肢受累轻或不受累，手部障碍明显，膀胱直肠功能障碍及损伤平面以下感觉功能不同程度损害。

脊髓前部损伤：浅感觉丧失，本体感觉存在，不同程度的运动及括约肌功能障碍。

脊髓半横断损伤（布朗－塞卡综合征）：损伤平面以下损伤侧肢体为上运动神经元性瘫痪和深感觉障碍，对侧肢体痛、温觉障碍。

脊髓后部损伤：损伤平面以下深感觉障碍，出现颈部、上下肢对称性疼痛等神经根刺激症状，少数有锥体束征。

3. 特殊类型脊髓损伤

（1）无放射影像学异常的脊髓损伤（spinal cord injury without radiographic abnormality，SCIWORA）：临床并非罕见，但直到 1982 年 Pang 才将该类损伤列为脊髓损伤的一种特殊类型，较多发生在颈段脊髓，亦可见于胸段脊髓，二者截然不同。①颈段 SCIWORA 多发生于中老年，可为完全或不完全性脊髓损伤，其损伤形式多是过伸型损伤，以中央型脊髓损伤为主，主要病理基础是退变性椎管狭窄；②胸段 SCIWORA 则多见于青壮年或儿童，儿童可整个脊柱无骨折脱位，脊髓损伤多在上及中胸段，青壮年可伴有 T_{12} 或 $S_1 \sim S_2$ 骨折，但截瘫平面在 $T_2 \sim T_8$；③一过性胸腰 SCIWORA，伤后脊髓呈一过性损伤，可完全恢复，其损伤机制可能是在发育性椎管狭窄的基础上脊髓受到挤压振动损伤，或胸腰椎极度后伸牵拉损伤脊髓，由于作用轻，属于脊髓震荡性质，一般数周内可恢复。

（2）上升性脊髓缺血损伤（ascending ischemic injury of spinal cord，SIIOSC）：多见于下胸椎及胸腰段损伤，脊髓内血管（脊髓前后动脉、中央动脉或大动脉）栓塞致脊髓缺血坏死，并向上蔓延至中胸段或上颈段。可因呼吸中枢麻痹而死亡。由于脊髓传导障碍，下肢呈软瘫。

（3）迟发性脊髓损伤：指损伤早期不表现脊髓损害症状和体征，伤后数周或数月缓慢出现脊髓圆锥损伤的临床表现；较多见于颈髓损伤，原因可能是由于伤后局部不稳定，或血肿逐渐形成而压迫脊髓。

三、脊髓损伤的功能评定方法

（一）截瘫指数法

截瘫指数法沿用已久，由天津医院最早提出。评定指标包括感觉、运动及括约肌功能三项。每一项又分为 0、1、2 三级。"0 分"表示正常，"2 分"表示感觉和 / 或运动及括约肌功能完全缺失，"1 分"代表以上三项功能介于正常与完全缺失之间。三项积分总和为截瘫指数。截瘫指数 0 代表正常，6 代表安全性截瘫，1 ～ 5 之间代表不完全性截瘫。不完全性截瘫范围大，即相同截瘫指数下脊髓损伤严重程度有明显差别。虽然该法计算和评定方法简便容易掌握，但因不能反映差别变化，目前临床已很少应用。

（二）Frankel 法及改良 Frankel 法

1969 年，Frankel 提出脊髓损伤分级，其将损伤平面以下感觉和运动功能存留情况分为五个等级（表 7-4）。

表 7-4　Frankel 脊髓损伤分级

等级	神经功能评定
A	损伤平面以下深浅感觉完全消失，肌肉功能完全消失
B	损伤平面以下深浅感觉完全消失，仅存某些骶区感觉
C	损伤平面以下仅有某些肌肉运动功能，无有用功能存在
D	损伤平面以下肌肉功能不完全可扶拐行走
E	深浅感觉、肌肉运动及大小便功能良好，可有病理反射

在对脊髓损伤治疗前后的功能进行评价时，可列成表格，见表 7-5。

Frankel 法对脊髓损伤的程度进行了粗略的分级，对脊髓损伤的评定有较大的使用价值，但对脊髓圆锥和马尾的评定有一定的缺陷，缺乏反射和括约肌功能，尤其对膀胱直肠括约肌功能状况表达不清。许多学者对 Frankel 法进行了修正。

（1）Maynard 等对 Frankel 法进行了修改，见表 7-6。

（2）上海长征医院根据 Frankel 法做了修正，见表 7-7。

表 7-5 Frankel 法评定记录表

等级	A	B	C	D	E
A					
B					
C			□		
D				□	
E					□

表 7-6 Maynard 分级法

等级	神经功能评定
完全损伤（C）	损伤平面以下运动功能、深浅感觉完全丧失，大小便失禁
感觉不全（S）	损伤平面以下运动功能完全丧失，感觉存在 > 3 个椎节
运动不全（M）	肌肉运动超过损伤平面以下 3 个椎节
恢复（R）	肌肉运动及深浅感觉完全恢复，可存在病理反射
走路（W）	下肢肌力恢复，可行走，但不正常

表 7-7 上海长征医院修正的 Frankel 法

等级	神经功能评定
0 级	完全性损伤，损伤平面以下感觉、运动功能完全丧失
1 级	损伤平面以下运动功能完全丧失，仅保存某些感觉功能
2 级	损伤平面以下保存某种运动，但无有效功能，可独立坐位
3 级	损伤平面以下存在一定功能，可站立，但步履艰难、不稳
4 级	损伤平面以下存在较好的运动功能，可扶拐走路
5 级	感觉、运动、括约肌功能正常或接近正常

（3）《实用骨科学》介绍了一种根据 Frankel 法，Chenhrazi 及胥少汀等对颈胸腰等不同平面的脊髓或马尾损伤的恢复标准综合修订的方法，该方法分为"适用于胸腰椎损伤的标准（一）"和"适用于完全性颈椎脊髓损伤的标准（二）"。每一评价标准均分为五个等级，使脊髓损伤分级更为细致，优点是对于颈脊髓损伤双下肢无功能者也能依据上肢功能进行评价。

（4）Bodford（1997）评分法，见表 7-8。

表 7-8 Bodford（1997）评分法

肌力（0～5 级）		右（R）	左（L）
踝	背屈	/5	/5
	跖屈	/5	/5
膝	屈	/5	/5
	伸	/5	/5
髋	屈	/5	/5
	伸	/5	/5
	外展	/5	/5
	内收	/5	/5
肩	屈	/5	/5
	伸	/5	/5
肘	屈	/5	/5
	伸	/5	/5
腕	屈	/5	/5
	伸	/5	/5
手	抓	/5	/5
	握	/5	/5
总肌力		/80	
感觉评分			
正常		10 分	
损伤平面以下完全丧失		0 分	
完全丧失（按皮感分布图）		3 分	

（续表）

肌力（0～5级）	右（R）	左（L）
不完全丧失（损伤平面以下）		5分
不完全丧失（呈斑条状）		7分
总分		/10
肛门自主收缩	正常	10分
	减弱	5分
	丧失	0分
总分		/10
膀胱功能	正常	5分
	不正常	0分
总分		/5

（三）脊髓损伤神经学分类国际标准

在传统的脊髓损伤神经分类基础上，1982年美国脊柱损伤协会（American Spinal Injury Association，ASIA）提出了新的"脊髓损伤神经学分类国际标准"（International Standards for Neurological Classification of Spinal Cord Injury，ISNCSCI），这是参照美国国立急性脊髓损伤研究会（National Acute Spinal Cord Injury Study，NASCIS）评分标准制定出的用积分的方法来表述脊髓损伤严重程度的方法，其最大的优点是可以将脊髓损伤量化，便于统计和比较（图7-1）。2019年，ASIA对该标准进行了修订，使之更加完善，可以说该标准是迄今最先进的脊髓损伤评分方法。该标准包括评估脊髓损伤水平和脊髓损伤程度。

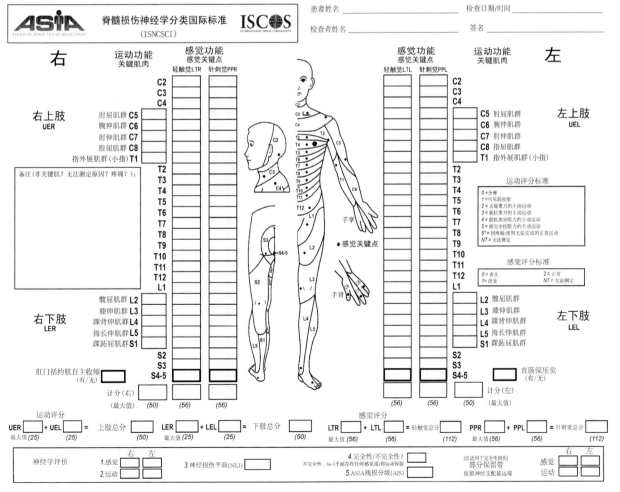

图7-1　脊髓损伤神经学分类国际标准

1. 脊髓损伤水平

脊髓损伤水平指脊髓损伤后保持正常脊髓功能的最低脊髓节段，包括感觉水平和运动水平。

(1) 感觉水平检查及评定：指脊髓损伤后保持正常感觉功能（痛觉，触觉）的最低脊髓截段，左右两侧可以不同。检查方法：检查身体两侧共 28 个皮区关键点（key sensory point）（表 7-9），正常感觉功能总评分为 224 分。

感觉水平评定：在感觉检查的每个关键点上检查两种感觉，即针刺觉和轻触觉，并按三个等级分别评分："0" 为缺失，"1" 为障碍，"2" 为正常；不能区别钝性和锐性刺激的感觉评为 "0"。每个皮区感觉有四种状况：右侧针刺觉，右侧轻触觉，左侧针刺觉，左侧轻触觉。把身体每侧的皮区评分相加，即产生两个总的

感觉评分——针刺觉评分和轻触觉评分，用以评定感觉水平。

(2) 运动水平检查及评定：脊髓损伤后保持正常运动功能（肌力 3 级以上）的最低脊髓节段，左右两侧可以不同。检查方法：检查身体两侧各自的 10 个肌节的关键肌（key muscle）（表 7-10），正常运动功能总评分为 100 分。

表 7-10　运动检查关键肌（双侧）

神经节段	相应检查肌群
C_5	屈肘肌（肱二头肌、肱肌）
C_6	伸腕肌（桡侧腕长、短伸肌）
C_7	伸肘肌
C_8	中指屈指肌
T_1	小指外展肌
L_2	屈髋肌
L_3	伸膝肌（股四头肌）
L_4	踝背伸肌（胫前肌）
L_5	伸趾长肌（趾长伸肌）
S_1	踝跖屈肌（腓肠肌、比目鱼肌）

表 7-9　感觉检查的关键点

神经节段	检查部位	神经节段	检查部位
C_2	枕骨粗隆	T_8	第 8 肋间 [*]
C_3	锁骨上窝	T_9	第 9 肋间 [*]
C_4	肩锁关节顶部	T_{10}	第 10 肋间 [*]
C_5	肘前窝的桡侧面	T_{11}	第 11 肋间 [*]
C_6	拇指	T_{12}	腹股沟韧带中部
C_7	中指	L_1	T_{12} 与 L_2 间的上 1/2
C_8	小指	L_2	大腿前中部
T_1	肘前窝的尺侧面	L_3	股骨内侧
T_2	腋窝	L_4	内踝
T_3	第 3 肋间 [*]	L_5	第 3 跖趾关节背侧
T_4	第 4 肋间（乳房）[*]	S_1	足跟外侧
T_5	第 5 肋间 [*]	S_2	腘窝中点
T_6	第 6 肋间（剑突处）[*]	S_3	坐骨结节
T_7	第 7 肋间 [*]	$S_4 \sim S_5$	肛门周围

[*] 表示位于锁骨中线上的关键点。

运动水平评定：检查身体两侧各自 10 对肌节中的关键肌。检查顺序从上往下各肌肉的肌力均使用 0 ~ 5 临床分级法。将两侧肌节的评分集中得出总的运动评分，以此表示运动功能的变化。

(3) 括约肌功能及反射检查：包括肛门反射、尿道球海绵体反射，测试肛门外括约肌，用于判定脊髓损伤是完全性还是不完全性。

2. 脊髓损伤程度

评定标准见表 7-11。

总之，比较上述几种方法可见，ASIA 分类标准方法较为规范，量化后便于统计，目前在全世界得到广泛使用。

3. 功能独立性测定

为了充分描述脊髓损伤对个体的影响或评估治疗所取得的进步，一种评价脊髓损伤

表 7-11 ASIA 残损分级（2000 年修订）

分级	标准
A	完全性损伤，在骶段 $S_4 \sim S_5$ 无任何感觉和运动功能保留
B	不完全性损伤，在神经平面以下包括骶段（S_4、S_5）存在感觉功能但无运动功能
C	不完全性损伤，在神经平面以下存在运动功能，一半以上关键肌的肌力 < 3 级
D	不完全性损伤，在神经平面以下存在运动功能，并且一半以上关键肌的肌力 ≥ 3 级
E	正常，感觉和运动正常

患者日常生活能力的方法——功能独立性测定（functional independence measure，FIM）现已被美国广泛应用，其作为传统神经功能测定的补充也正逐步获得国际上的认可。

（李危石　王建杰）

第三节 | 脊柱损伤的综合分类

一、张雪哲脊柱损伤综合分类

1988 年，张雪哲等根据损伤机制、"三柱理论"和椎管受累情况首先提出CT综合诊断分类。该分类的优点是：概念明确，简单全面，使影像与临床有机结合在一起，并对确定治疗方案和判定预后有了较为直接、量化的指导意义。

（一）分类方法

（1）按损伤机制分类：单纯屈曲压缩型骨折、爆裂型骨折、安全带型骨折、骨折脱位型骨折、其他类型骨折。

（2）按脊椎结构分类：前柱、中柱、后柱。

（3）按椎管受累程度 Wolter 分类：椎管无狭窄者，指数为 "0"；0 < 狭窄占比 ≤ 1/3，指数为 "1"，1/3 < 狭窄占比 < 2/3，指数为 "2"；狭窄占比 > 2/3，指数为 "3"。

（二）判断标准

确定脊柱不稳定的客观标准：①损伤累及三柱中的一柱或一柱以上；②椎管变形变窄；③骨折脱位和 / 或严重后凸畸形。

二、唐天驷综合分类方法

1992 年，唐天驷在张光铂分类的基础上，提出新的综合分类方法，包括了骨折分型及亚型、脱位程度、椎管压迫程度及截瘫程度。

（1）将胸腰椎骨折分为三型：爆裂型骨折、弯曲骨折、平移骨折。每型再分若干亚型：上下终板均损伤为 a 型，上终板损伤为 b 型，下终板损伤为 c 型，旋转损伤为 d 型，一侧压缩为 e 型。

（2）脱位程度：无脱位为 "0"，脱位 1% ～ 25% 为 "1"，脱位 26% ～ 50% 为 "2"，脱位

51% ～ 75% 为 "3"，脱位 76% 以上为 "4"。

（3）椎管压迫程度：无受压为 "0"；致压物占椎管矢径 1% ～ 25% 为 "1"；致压物占椎管矢径 26% ～ 50% 为 "2"；致压物占椎管矢径 51% ～ 75% 为 "3"；致压物占椎管矢径 76% 以上为 "4"。

（4）截瘫情况按 Frankel 分级标准。

三、刘志云综合分类方法

1993 年，刘志云在唐天驷综合分类的基础上，增加了韧带结构断裂这一标准，认为韧带损伤可导致不稳定，CT 检查椎旁血肿可疑有严重的韧带损伤，MRI 检查可加以证实。

四、载荷分享分类

McCormack 等在研究短节段椎弓根钉固定失败原因的基础上，提出载荷分享分类（load sharing classification，LSC）。根据影像学资料从椎体粉碎程度、骨折片移位程度及后凸畸形矫正程度三个方面进行评分，每项按严重程度行 3 分制评分，三项得分之和为 LSC 总评分，评分越高骨折越不稳定（图 7-2）。该分类首次量化了损伤的严重程度，一般认为 LSC 评分 ≥ 6 分者行短节段固定容易出现内固定失败，但其脊柱外伤后是否需要手术治疗还取决于其他原因，该分类仅仅考虑了椎体骨折的情况，忽视了软组织、韧带及神经损伤对脊柱稳定性的作用。

五、胸腰椎损伤分型及评分系统

美国脊柱创伤研究学组（Spine Trauma Study Group，STSG）结合患者 X 线、CT、MRI 检查及患者的神经损伤情况提出了胸腰椎损伤评分系统（thoracolumbar injury severity score，TLISS）。TLISS 主要依据三个方面：①基于影像学资料了解骨折的受伤机制；②椎体后方韧带复合体的完整；③患者的神经

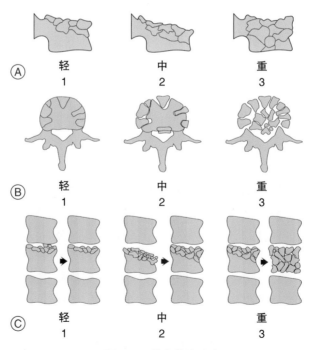

图 7-2　载荷分享分类

A. 骨折片移位程度：轴位 CT 上轻度移位 ≤ 2 mm（1 分）；移位 > 2 mm，但不超过椎体横截面积的 50%，（2 分）；移位 > 2 mm，并且超过椎体横截面积的 50%（3 分）。B. 骨折椎体粉碎程度：轻 < 30%（1 分）；中 30% ～ 60%（2 分）；重 > 60%（3 分）。C. 后凸畸形矫正程度：纠正后成角 ≤ 3°（1 分）；纠正后成角 4° ～ 9°（2 分）；纠正后成角 ≥ 10°（3 分）

功能状态。后来 STSG 改进了 TLISS，把带有主观色彩的受伤机制改为更为客观的骨折形态描述，并称之为胸腰椎损伤分型及评分系统（thoracolumbar injury classification and severity score，TLICS），具体标准如下。

（1）骨折的放射学形态：压缩型骨折 1 分；爆裂型骨折 2 分；旋转型骨折 3 分；牵张型骨折 4 分。若有重复，取最高分。

（2）后方韧带复合体的完整性：完整者 0 分；完全断裂者 3 分；不完全断裂者或可疑断裂者 2 分。

（3）患者的神经功能状态：无神经损伤者 0 分；完全性脊髓损伤者及神经根损伤者 2 分；不完全性脊髓损伤者或马尾综合征者 3 分。

各项分值相加即为 TLICS 总评分，评分越高代表损伤越严重。该分类首次综合考虑了椎体、韧带及神经功能对脊柱损伤稳定性的作用，并且量化损伤的严重程度，是具有重大意义的一次进步。该系统建议 ≥ 5 分者应考虑手术治疗，≤ 3 分者考虑非手术治疗，4 分者可选择手术或非手术治疗，见表 7-12。

六、AOSpine 分类

Magerl 等在对多中心 1 400 多例胸腰椎损伤患者的 X 线检查和 CT 检查研究基础上，提出了 Magerl 分类。该分类根据 Holdsworth 的"二柱理论"和受伤机制将损伤分为压缩型、牵张型和旋转暴力型三种基本类型，再根据骨折部位、骨折形态、韧带损伤情况和移位的方向分为不同的亚型，将胸腰椎骨折分为 3 类 9 组 27 型，多达 53 种，但其仅仅考虑了骨性结构的损伤，而没有结合软组织及神经损伤情况，更不能量化损伤的严重程度。国际内固定研究学会脊柱外科专业理事会（AOSpine）于 2013 年在 Magerl 分类的基础上提出了 AO 2013 分类，与 Magerl 分类相比，除了将亚组进行了适当调整外，其显著特点是增加了神经损伤评估和稳定性修饰因子，使分类更具有临床实用价值。Schnake 在

表 7-12　TLICS

分类	评分标准	评分
骨折放射学形态		
压缩型骨折	1 分	
爆裂型骨折	2 分	
旋转型骨折	3 分	
牵张型骨折	4 分	
后方韧带复合体		
完整	0 分	
不完全断裂或可疑断裂	2 分	
完全断裂	3 分	
神经功能		
无神经损伤	0 分	
神经根损伤	2 分	
脊髓或圆锥不完全性损伤	3 分	
脊髓或圆锥完全性损伤	2 分	
马尾神经损伤	3 分	

注：TLICS 评分 ≤ 3 分，建议非手术治疗；TLICS 评分 = 4 分，可选择手术或非手术治疗；TLICS 评分 ≥ 5 分，建议手术治疗。

TLICS 评分与 AO 分型的基础上，提出了新版 AOSpine 胸腰椎损伤分类，包括损伤形态、神经功能状态和个案处理建议。该分型系统综合了 Magerl 分类和 TLICS 评分的优势，综合考虑了骨折形态、神经功能、患者既往疾病状况等对手术决策的影响可能性，为指导临床实践、规范临床诊疗等提供了重要参考。

七、过伸性颈脊髓损伤影像学分型（Cheng 氏分型）

2020 年，程黎明团队将过伸性颈脊髓损伤按有无退变性椎管狭窄及狭窄性质分为 A 型（无退变性椎管狭窄）、B 型（单纯椎间盘突出）、C 型（椎间盘突出合并骨赘）、D 型

（后纵韧带骨化），再根据脊髓损伤节段及椎间盘韧带复合体（disco-ligamentous complex, DLC）损伤节段的关系分为若干亚型，兼顾了脊髓压迫与结构不稳节段（图 7-3）。

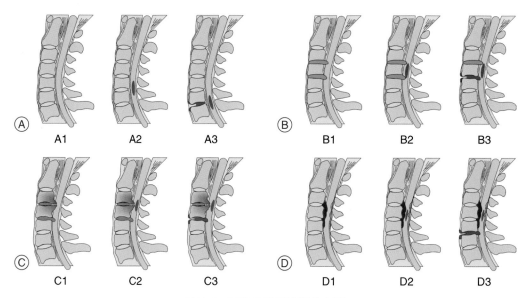

图 7-3　过伸性颈脊髓损伤分型

A. A 型为无退变性椎管狭窄，其中 A1 型无脊髓信号改变或椎间盘韧带复合体损伤，A2 型伴脊髓信号改变但无椎间盘韧带复合体损伤，A3 型伴脊髓信号改变及椎间盘韧带复合体损伤，A2、A3 节段一致；B ~ D. 分别为 B、C、D 型，其中 B1、C1、D1 型无脊髓信号改变或椎间盘韧带复合体损伤，B2、C2、D2 型伴脊髓信号改变但无椎间盘韧带复合体损伤，B3、C3、D3 型伴脊髓信号改变及椎间盘韧带复合体损伤，B3 型椎间盘韧带复合体损伤节段位于椎间盘突出节段，C3 型椎间盘韧带复合体损伤位于椎间盘突出及骨赘融合节段或邻近节段，D3 型椎间盘韧带复合体损伤节段位于后纵韧带骨化边缘节段

（李危石　王建杰）

• 参考文献

贾连顺，2007. 现代脊柱外科学 [M]. 北京：人民军医出版社：476.

唐三元，徐永年，陈庄洪，等，1995. 多节段脊柱骨折的分类及相关问题研究 [J]. 中国矫形外科杂志，2(4): 238-239.

唐天驷，杨惠林，洪天禄，等，1991. 对胸腰椎损伤综合分类法的建议（154 例病例分析）[J]. 中国脊柱脊髓杂志，1(2):49-51.

宋海涛，贾连顺，2001. 几种特殊的脊柱损伤分类 [J]. 中国矫形外科杂志，8(10): 1021-1023.

王建杰，程黎明，曾至立，等，2020. 过伸性颈脊髓损伤影像学分型及其临床指导价值 [J]. 中华创伤杂志，36(12): 1109-1117.

张光铂，1989. 胸腰椎损伤伴截瘫的分类与外科治疗 [J]. 创伤杂志，5(3): 129-130.

张光铂，李子荣，张雪哲，1989. 胸腰椎损伤的综合分类与治疗 [J]. 中华外科杂志，27(2): 71-74.

CALENOFF L, CHESSARE J W, ROGERS L F, et al., 1978. Multiple level spinal injuries: importance of early recognition[J]. AJR Am J Roentgenol, 130(4): 665-669.

DENIS F, DAVIS S, COMFORT T, 1988. Sacral fractures: an important problem. Retrospective analysis of 236 cases[J]. Clin Orthop Relat Res, 227: 67-81.

KOSVEN A M, 1965. On complicated fracture of the spine[J]. Orthop Travmatol Protez, 26: 56-58.

MAGERL F, AEBI M, GERTZBEIN S D, et al., 1994. A comprehensive classification of thoracic and lumbar injuries[J]. Eur Spine J, 3(4): 184-201.

SCHNAKE K J, SCHROEDER G D, VACCARO A R, et al., 2017. AOSpine Classification Systems(Subaxial, Thoracolumbar)[J]. J Orthop Trauma, 31(Suppl 4): s14-23.

第八章

脊柱代谢性疾病

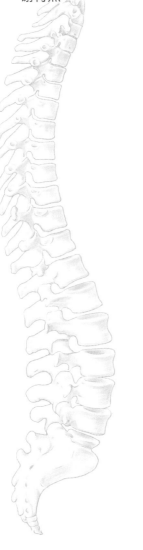

本章介绍了脊柱骨骼中的细胞类型及功能、影响骨代谢的内分泌激素和旁分泌激素，以及骨构塑和骨重建的调节在相关骨代谢疾病中的变化，全面而系统地阐述了脊柱脊髓的代谢调节。

第一节 ｜ 脊柱骨骼的细胞

一、成骨性谱系细胞

（一）间充质干细胞

间充质干细胞（mesenchymal stem cell，MSC）属于成人干细胞，从骨髓分离出来的 MSC 可在一定条件下形成骨组织、软骨组织或脂肪组织。组织干细胞具有两个显著特点，一是能分化为不同的谱系细胞（different lineage）；二是能自我更新（self-renewal）。MSC 经过非对称性分裂与增殖，生成各种类型的间质细胞前身细胞，最后形成成骨细胞（osteoblast）、成脂肪细胞（lipoblast）、成软骨细胞（chondroblast）、成肌细胞（myoblast）和成纤维细胞（fibroblast）。

不同时期的成骨性谱系细胞分化增殖受不同转录调节因子的调节，并表达不同的基因产物。这些基因产物既是成骨细胞分化的标志物，又是成骨性谱系细胞特定时期的分化调节因子。较肯定的转录调节因子有核结合因子 α1（core binding factor α1，Cbfα1）、肌节同源盒基因 -2（muscle segment homeobox-2，*MSX-2*）、同源盒基因 -5（distal-less homeobox-5，*DLX-5*）、Fos 相关抗原 1（Fos-related antigen-1，Fra-1）、视黄素受体相关孤儿受体 α（retinoic acid receptor related orphan receptor α，RORα）和过氧化物酶体增殖活化受体 γ2（peroxisome proliferator activated receptor γ2，PPARγ2）等；调节的激素、生长因子、细胞因子及其受体主要包括糖皮质激素、非糖皮质激素类固醇类激素、甲状旁腺激素（parathyroid hormone，PTH）、I 型 PTH 受体、转化生长因子 -β（transforming growth factor-β，TGF-β）、Ⅱ 型 TGF-β 受体、前列腺素 E_2（PGE_2）、内皮素受体、瘦素（leptin）和骨形态发生蛋白（bone morphogenetic protein，BMP）等，这些因子对成骨细胞的自身定型、增殖分化和细胞活性进行调节。抗增殖蛋白（prohibitin，如 Tob 蛋白）可改变细胞的增殖及分化特征、增殖及分化的选择性和细胞活性。

骨髓移植（bone marrow transplantation）可用于骨不连接、骨折、骨缺损、成骨不全、低磷酸酶症、骨坏死的治疗。培养的 MSC 可以在多孔性羟磷灰石支架（porous hydroxyapatite scaffold）上生长，应用该种方法治疗节段性骨干缺损（diaphyseal segmental defect）、骨折、成骨不全或骨不连接，如果与生长因子一同使用，可能获得更佳的治疗效果。

（二）骨原细胞

骨原细胞又称为骨原性始祖细胞或骨祖细胞，其分化程度低，具有较强的增殖分化潜能，经过有丝分裂或体外定向诱导分化后，可进一步分化成具有特殊功能的成熟细胞。

骨原细胞起源于骨髓基质细胞，但不是所有的骨髓基质细胞均具有分化潜能，仅极少数的基质细胞具有干细胞功能。骨髓基质细胞与脂肪细胞、成纤维细胞、软骨细胞和骨骼肌细胞的始祖细胞均来源于 MSC；骨原细胞分布于骨小梁的游离面、骨膜内层、中央管内衬面、髓板、软骨基质及毛细血管外周等处。

机体通过膜内成骨和软骨内成骨生成骨骼，介导骨生成的细胞是由骨原细胞分化而来的间质成骨细胞（mesenchymal osteoblast，MOBL，形成编织骨）或表面成骨细胞（surface osteoblast，SOBL，形成板层骨的骨表面）。骨原细胞分化为各种骨组织细胞的过程受许多转录因子的调节，这些转录因子主要包括 Cbfα1、激活子蛋白 -1（activator protein-1，AP-1）、c-fos、c-jun、junB、Tra-1 等。

在骨髓基质细胞中，还存在一些双分化潜能的基质细胞，同时具有成骨细胞和脂肪细胞的标志物。在不同的诱导条件下，可以转化为脂肪细胞或成骨细胞。研究表明，即使一些已分化的脂肪细胞也可向成骨细胞转化。它们可转分化（transdifferentiation）为分化程度低且具有增殖潜能的成纤维样前身细胞，然后逐渐获得成骨祖细胞的表型。当分化成熟且能表达骨钙素（osteocalcin，OCN）的成骨细胞转入 *PPARγ2* 基因后，能转分化成具有成脂肪细胞特性的细胞。这两种细胞之间的诱导转变可能为某些代谢性骨病（如骨硬化症）的治疗提供新思路。在机体内，还存在双向分化潜能的软骨细胞，它们可在一定条件下转分化成骨原细胞，然后逐步获得成熟成骨细胞表型。目前，关于成骨细胞的起源与定向分化过程依然知之甚少。

多种细胞因子和激素可以诱导成骨祖细胞分化，骨形态发生蛋白 4（BMP4）能启动无定向分化潜能的 MSC 或骨髓基质细胞株 ST2 向骨原细胞或成软骨细胞分化，成骨细胞刺激因子（osteoblast stimulating factor-1/pleiotrophin，OSF-l/PTN）不但可诱导骨原细胞分化，也能诱导其增殖。同时，成骨细胞的发育还需要骨原细胞或基质干细胞处在造血干细胞（hematopoietic stem cell，HSC）微环境（巢）中，并且需要 HSC 中破骨细胞的存在，

破骨细胞活性的缺失也会造成 HSC 巢的缺损，致使间充质前体细胞的比例增加，而成骨细胞的分化却明显减少，恢复破骨细胞的功能就能反转这一现象。

（三）成骨细胞

成骨细胞是指能促进骨形成的细胞。它不但能分泌大量的骨胶原和其他骨基质，而且能分泌一些重要的细胞因子和酶类，从而启动骨形成过程，同时也能通过这些因子将破骨细胞偶联起来，控制破骨细胞的生成、成熟及活化。

活性成骨细胞呈圆柱形，具有细而长的突起，胞核大而呈椭圆状，胞质内有丰富的内质网、肥大的高尔基体，并含有丰富的胶原蛋白分泌小泡。体外培养的成骨细胞可呈上皮细胞样、成纤维细胞样或呈多角形，含有多个长短不等的突起，细胞质内含有丰富的碱性磷酸酶（alkaline phosphatase，ALP）。

1. 成骨细胞的标志物与表型特征

在成骨始祖细胞向成熟成骨细胞的分化过程中，每个阶段均表现出不同的特性，其中有的标志物代表成骨细胞的发育程度，如 Cbfα1、成骨细胞特异性转录因子（osterix，OSX）等，有的因子代表成骨细胞的成熟程度，如 OCN、护骨因子（osteoprotegerin，OPG）、ALP 等（图 8-1）。由于成骨细胞的主要功能是参与骨形成和骨折修复，因而成骨细胞和其他细胞（或组织）分泌的细胞因子大部分与骨形成和骨吸收（bone resorption）密切相关。

胚胎发育期的成骨细胞来源于局部间质，但是不同骨骼部位的成骨细胞来源于不同的胚层。出生后的成骨细胞来源于骨髓基质干细胞或 MSC。在适当微环境和调节因子的作用下，这些干细胞分化为成熟成骨细胞和骨细胞，在成骨细胞的不同时期，成骨细胞表达的基因和形态均不相同。一般将成骨细胞分为细胞谱系定型期（lineage commitment）、增殖扩展期（proliferative expansion）、细胞外基质（extracellular matrix，ECM）合成期和矿化期等四个不同时期。每个时期均序列表达许多

基因及其蛋白质，在转型点（transition point）转换至下一个时期，细胞谱系定型期的转型需要 MSC 定型为骨源性细胞谱系（osteogenic lineage）；增殖扩展期转型时，细胞进行有丝分裂复制与增殖，而在细胞外基质合成期，成骨细胞脱离细胞周期循环，合成和分泌大量的 ECM，最后被 ECM 矿化掩埋，形成成骨细胞。

2. 成骨细胞分泌的酶类

1）骨特异性碱性磷酸酶

成熟的成骨细胞能产生大量的骨特异性碱性磷酸酶（bone alkaline phosphatase，BALP），它以焦磷酸盐为底物，催化无机磷酸盐水解，降低焦磷酸盐浓度，有利于骨矿化。血液循环中的 BALP 能作为代谢性骨病的诊断标志。体外细胞培养时，ALP 染色常用于鉴定成骨细胞。

2）组织型谷氨酰胺转移酶

成骨细胞主要分泌组织型谷氨酰胺转移酶（tissue transglutaminase，tTG），研究表明，tTG 能促进细胞黏附、细胞播散、ECM 修饰，同时也在细胞凋亡、损伤修复、骨矿化进程中起着重要作用。成骨细胞分泌的 tTG 以许多 ECM 为底物，促进各种基质的交联，其中最主要的底物为纤连蛋白和骨桥蛋白（osteopontin，OPN）。在 tTG 上，具有纤连蛋白的结合结构。

3）基质金属蛋白酶

基质金属蛋白酶（MMP）是一类锌离子依赖性蛋白水解酶类，其主要功能是降解 ECM，同时也参与成骨细胞功能与分化的信号转导，目前已发现多种类型的 MMP，成骨细胞在不同的分化阶段所表达的 MMP 量不同。

4）5α- 还原酶

5α- 还原酶（5α-reductase，5α-R）有两种异构体（Ⅰ型和Ⅱ型），在成骨细胞上均有表达，但起主要作用的是Ⅰ型，它能将睾酮（testosterone）和雄烯二酮（androstenedione）分别转变成为 5α- 双氢睾酮（5α-dihydrotestosterone）及 5α- 雄烷二酮（5α-androsenedione）。

3. 成骨细胞分泌的细胞外基质

1）胶原蛋白

成熟的成骨细胞分泌大量 ECM，ECM 也称类骨质（osteoid），包括各种胶原和非胶原蛋白。成骨细胞分泌的 ECM 与成骨细胞的增殖和分化密切相关，ECM 不断积累和成熟使成骨细胞增殖停止，并开始表达一系列基因，导致基质成分矿化，而矿化过程中产生的酶类又能反过来降调节 ECM 的合成与分泌。因而，成骨 ECM 的表达与矿化也是一个自我平衡的过程。在骨组织中，成骨细胞分泌 ECM 按一定的层次进行。

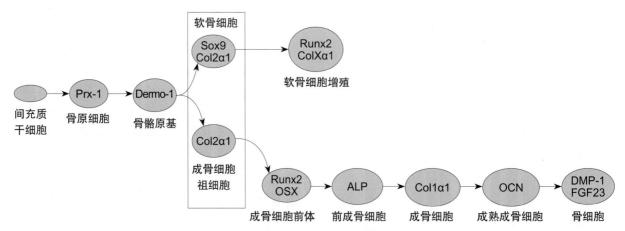

图 8-1 成骨细胞各个不同分化时期的表型标志物

Col2α1：Ⅱ型胶原 α1（collagen type Ⅱ alpha 1）；OSX：成骨细胞特异性转录因子（osterix）；ALP：碱性磷酸酶（alkaline phosphatase）；Col1α1：Ⅰ型胶原 α1（collagen type Ⅰ alpha 1）；OCN：骨钙素（osteocalcin）；DMP-1：牙本质基质蛋白 1（dentine matrix protein 1）；FGF23：成纤维细胞生长因子 23（fibroblast growth factor 23）；Runx2：Runt 相关转录因子 2（Runt-related transcription factor 2）

成骨细胞分泌的大部分 ECM 为胶原，其中主要为 I 型胶原，占 ECM 的 90% 以上，约 10% 为少量的 III 型、V 型和 X 型胶原蛋白及多种非胶原蛋白。I 型胶原蛋白主要构成矿物质沉积和结晶的支架，羟基磷灰石在支架的网状结构中沉积。III 型胶原蛋白和 V 型胶原蛋白能调控胶原纤维丝的直径，使胶原纤维丝不至于过分粗大，而 X 型胶原纤维主要是作为 I 型胶原的结构模板。每层的胶原纤维排列方向相同，厚 7 ~ 10 μm，称为骨板，相邻骨板的胶原纤维排列方向相互垂直。

基质在分泌后的 10 天左右逐渐矿化，这种骨质的成熟时间称为矿化延迟时间（mineralization lag time）。在此期间，骨基质中的 I 型胶原蛋白分子 N 端与另一胶原蛋白分子的螺旋处交联成 I 型胶原 N 端肽（N-terminal cross-linking telopeptide of type I collagen，NTX），或以 C 端与另一胶原蛋白分子的螺旋处交联形成 I 型胶原 C 端肽（C-terminal cross-linking telopeptide of type I collagen，CTX）。tTG 在这一交联过程中起着重要作用。交联增加了胶原纤维的稳定性，在分子连接区形成孔状结构，使羟磷灰石（hydroxyapatite）能够在这些孔状结构内沉淀并结晶，从而完成 ECM 的矿化过程。由于矿化延迟，矿化骨表面与成骨细胞之间通常可见一类骨质层（osteoid seam）。矿化骨表面和类骨质层的交界面称为矿化前沿（mineralization front）。

许多因素影响胶原合成，羟脯氨酸、赖氨酸、维生素 C 等是胶原蛋白分子合成必不可少的原料，当羟脯氨酸含量增加时，胶原蛋白的合成也增加；维生素 C 增加时，能促进脯氨酸和赖氨酸的羟化，从而使胶原蛋白的合成增加。

2）非胶原蛋白

成骨细胞分泌许多非胶原蛋白，这些非胶原蛋白在 ECM 中的比例虽然很小，但它们的作用却非常重要，如 ALP、骨粘连蛋白（osteonectin）、四连蛋白（tetranectin）、细胞黏合素 C（tenascin-C）、多能蛋白聚糖（versican）、核心蛋白聚糖（decorin）、纤调蛋白聚糖（fibromodulin）、骨黏附蛋白聚糖（osteoadherin）、透明质酸聚糖（hyaluronan）、骨基质 γ 羧基谷氨酸蛋白（Gla protein）、OCN、硫蛋白（protein S）、血小板反应蛋白（thrombospondin）、纤连蛋白（fibronectin）、玻连蛋白（vitronectin）、OPN、骨唾液酸蛋白（bone sialoprotein）等。

4. 成骨细胞的分化发育调节分子

1）核结合因子 α1

目前认为，Cbfα1 是成骨细胞发育最重要的调节分子，在成骨细胞分化早期即起作用。Cbfα1 又称为 Runt 相关转录因子 2（Runt-related transcription factor 2，Runx2），是一种包含 Runt 结构域的转录因子，无论是膜内成骨还是软骨内成骨，Cbfα1 都发挥着重要作用。纯合型缺失 Cbfα1 会导致成骨细胞的完全缺失，而部分缺失会导致锁骨发育不良或囟门延迟闭合，出现临床上所见的锁骨颅骨发育不良症（cleidocranial dysplasia）。除了参与成骨细胞的分化，Cbfα1 还参与骨基质的合成，在胚胎四肢发育过程中，Cbfα1 表达在软骨间质中，依赖并稍后于 Sox9 的表达。在软骨形成过程中，Cbfα1 更加限定表达于软骨内膜细胞和成骨细胞，但有可能重新表达于肥大软骨细胞。

2）成骨细胞特异性表达因子

OSX 是包含 3 个 C_2H_2 型锌指的转录因子，是成骨细胞分化所必需的。它首先被发现为一种受 BMP 诱导的基因，其剔除会导致 Cbfα1 表达正常小鼠胚胎中成骨细胞的完全缺失；而在 Cbfα1 剔除小鼠中，OSX 的表达也缺失，说明 OSX 是 Cbfα1 的下游信号分子。但与 Cbfα1 剔除导致软骨膜发育完全不同，OSX 剔除导致骨干增厚的软骨膜下异位软骨组织的形成，说明 OSX 早期可能促进骨原细胞向软骨细胞分化而非向成骨细胞分化，然后借由软骨细胞来促进成骨细胞分化。

多种转录因子通过调节 OSX 的表达来调节成骨细胞的分化。如抑瘤基因 *p53* 可以通过下调 OSX 的水平而抑制成骨细胞分化；激活的 T 细胞核因子胞质 1（nuclear factor of activated T cell，cytoplasmic 1，NFATCI）是一种钙敏感性的转录因子，通过增加 OSX 的转录活性来刺激成骨细胞分化。

3）肌节同源盒基因

肌节同源盒基因 -1（*MSX-1*）在成骨细胞和破骨细胞上都有表达，骨膜的成骨细胞分化与 *MSX-1* 的降调节有关，而在骨膜内 *MSX-1* 与成骨细胞和破骨细胞分化均有关。在 *MSX-1* 和 *MSX-2* 双突变的小鼠，其颅盖骨的钙化基本消失。DLX-5 是另一种重要的转录调节因子，在颅盖骨和长骨的分化发育中起着重要作用，它可能通过抑制 OCN 的表达而影响成骨细胞的分化，但其对成骨细胞的分化作用并不受 Cbfα1 的调节，说明它与 Cbfα1 对成骨细胞分化的调节途径不同。和肌节同源盒蛋白一样，在成骨细胞的分化过程中，DLX-5 出现两种不同的表达形式，在鼠颅盖骨来源的 MC3T3-E1 成骨样细胞中，它能诱导 *OCN* 基因的表达，而在长骨来源的骨肉瘤细胞株 ROS17/2.8 中，它却使 *OCN* 基因的表达下调。

4）激活子蛋白 -1

AP-1 是调节成骨细胞分化的另一类转录因子，它属于 bZIP 转录因子家族，其本身是 fos 和 jun 蛋白形成的二聚体复合物。它对成骨细胞分化的调节作用是：①在成骨细胞的 ALP、OCN、Ⅰa 型胶原等基因的启动子区，都有 AP-1 的结合位点；②一系列的细胞外信号分子如 TGF-β 和 PTH 等，均能诱导 AP-1 表达；③在体内的活跃骨形成位点及培养的成骨细胞中均能检测到 AP-1 表达。在体外，其表达主要发生在成骨细胞的增殖阶段。

5）microRNA

microRNA（miRNA）是一组小分子的非编码 RNA 序列，可调节许多骨形成相关基因的转录后表达，有些 miRNA 能直接调节成骨细胞、破骨细胞和软骨细胞的分化和增殖，因此，miRNA 是骨骼发育的重要调节因子。这些 miRNA 按功能大致分为两类：抑制成骨细胞分化的 miRNA 和促进成骨细胞分化的 miRNA。前者包括 miR-206、miR-378、miR-138、miR-141、miR-133、miR-105 等；后者包括 miR-2861、miR-3960、miR-210、miR-29b、miR-208、miR-218 等。miR-206 通过其靶基因间隙连接蛋白 43（connexin 43）来抑制成骨细胞分化，而 miR-378 则是通过降低成骨细胞外基质肾连蛋白（nephronectin，NN）的表达来抑制成骨细胞分化的，NN 的 3`-UTR 包含有 miR-378 的结合位点，当 NN 过表达时，成骨细胞的分化和骨结节形成能力增强。成骨细胞特异性转录因子 Cbfα1 的表达受 miR-204 和 miR-211 的抑制，还有 miR-23a、miR-30c、miR-205、miR-133a 等多种 miRNA 也可抑制 Cbfα1 的表达。miR-155 靶向调节 BMP 信号通路级联中的多种分子，包括 SMAD1、SMAD5、HIVEP2、CEBPB、Cbfα1 等，从而抑制成骨细胞的分化。

miRNA 分子也可促进成骨细胞的分化，如 miR-28 可通过抑制 ERB1 和硬骨素（sclerostin，SO）的表达，促进成骨细胞向最后矿化阶段分化，从而形成矿化组织。有研究发现，miR-2861 可通过抑制组蛋白去乙酰化酶 5 的表达，促进 BMP-2 诱导的前成骨细胞 ST2 分化为成熟成骨细胞。到目前为止，至少有 50 种 miRNA 分子在从基质干细胞发育为成骨细胞中起着重要作用，这些分子将来极有可能成为代谢性骨病新的治疗靶点。

6）甲状旁腺激素

PTH 主要作用于骨重建的多个调节位点。小剂量或生理量的 PTH 具有促进骨形成的作用，其机制与促进成骨细胞增殖和间接激活骨生长因子、抑制拮抗骨发育因子（如 SO）有关。其中，升高成骨细胞的活性与增加其数目的作用途径是：①促进成骨细胞增殖与分化；②抑制成骨细胞凋亡；③阻滞 PPARγ2 对成骨细胞的负性影响；④增强 Wnt-β 连环蛋白途径活性并抑制硬骨素活性；⑤诱导 IGF-1 合成。

5. 成骨细胞的凋亡

1）成骨细胞凋亡的特点

成骨细胞经历增殖、分化、成熟、矿化等各个阶段后，被矿化基质包围或附着于骨基质表面,逐步趋向凋亡或变为骨细胞、骨衬细胞。成骨细胞的这一凋亡过程是维持骨生理平衡所必需的。然而在骨质疏松等代谢性骨病中,凋亡的速度有所改变,从而破坏骨的生理平衡。因此,改变成骨细胞或破骨细胞的凋亡速度及凋亡进程可能是代谢性骨病潜在的防治策略之一。和其他细胞凋亡途径一样,成骨细胞的凋亡途径也包括线粒体激活的凋亡途径和死亡受体激活的凋亡途径两种,最终导致成骨细胞核碎裂、DNA 降解、细胞皱缩、膜气泡样变和染色质凝缩等。线粒体途径是通过 B 细胞淋巴瘤 / 白血病 −2(B-cell lymphoma-2,Bcl-2)家族成员中一系列凋亡促进因子及凋亡抑制因子而调节的。成骨细胞上存在肿瘤坏死因子受体(tumor necrosis factor receptor,TNFR),在成骨细胞的功能表达中起着重要作用,因此,推测成骨细胞主要可能通过死亡受体激活的凋亡途径而凋亡。OPG 能与肿瘤坏死因子相关性凋亡诱导配体(TNF-related apoptosis-inducing ligand,TRAIL)结合,从而阻止 TRAIL 与死亡受体 DR4 及 DR5 结合。

凋亡的成骨细胞核为圆形,核固缩并不多见(凋亡早期)。成骨细胞主要在骨重建的中期凋亡,约 50% 的成骨细胞转变为骨衬细胞或骨细胞。因而,成骨细胞与破骨细胞不同,其去路有三条途径:①少量凋亡(发生于骨形成期的开始至终末期);②转变为骨衬细胞;③转变为骨细胞。

同样,骨细胞也发生凋亡,性激素缺乏时,骨细胞凋亡增加。骨细胞凋亡的特点是死亡后的细胞碎片不能及时被吞噬清除(因为骨细胞远离吞噬细胞),所以凋亡的骨细胞常堆积在骨细胞窝中,这种情况在应用过量糖皮质激素引起骨坏死时最明显。如果骨细胞窝中无细胞存在,也可判定是骨细胞凋亡所致。

2)成骨细胞和骨细胞凋亡调节

和其他细胞凋亡一样,成骨细胞和骨细胞的凋亡主要由凋亡受体(apoptosis receptor)的激活引起,一般肿瘤坏死因子 α(TNF-α)和 CD95 配体可激活凋亡受体。

(1)整合素:当整合素与 ECM 结合时,可产生抗凋亡信号。因而,纤连蛋白和胶原蛋白具有阻碍成骨细胞、骨细胞凋亡的作用。

(2)生长因子和细胞因子:由成骨细胞产生的多数生长因子和细胞因子都能抑制成骨细胞凋亡,这些因子包括 IGF-1、TGF-β 和 IL-6。

(3)MMP:*COL1A1* 基因突变型小鼠的 I 型骨胶原蛋白对 MMP 有抵抗,伴成骨细胞和骨细胞凋亡增多,提示成骨细胞外基质降解时可保护成骨细胞免于凋亡。由于骨细胞是传递骨微损伤的关键细胞,因此微损伤时导致的骨细胞凋亡是启动修复机制的重要信号。

(4)性腺激素:雌激素缺乏时,骨重建加速,由于骨重建容量扩大,骨量丢失增加,但这并不能圆满解释其病理生理变化过程;另一种可能是雌激素缺乏后,破骨细胞凋亡减少,而成骨细胞和骨细胞凋亡增加。同样,睾酮也有与雌激素相似的抗成骨细胞和骨细胞凋亡的作用。当这些性激素缺乏时,由于抗凋亡信号(一般以非基因组的膜信号途径为主)不足,导致骨吸收增加和骨量丢失。

(5)糖皮质激素:应用大剂量糖皮质激素后出现骨量的快速丢失,其原因是破骨细胞活性增强,寿命延长,OPG 分泌减少,核因子 κB 受体活化因子配体(receptor activator of nuclear factor-κB ligand,RANKL)分泌增多所致,但在大鼠中,糖皮质激素亦可诱导破骨细胞凋亡而使骨量增加。糖皮质激素也促进成骨细胞和骨细胞凋亡,因而骨形成亦减少。糖皮质激素引起的骨坏死是大量骨细胞和骨衬细胞凋亡的结果。糖皮质激素通过其受体而促进细胞凋亡,用糖皮质激素受体抑制剂(如 RU486)可阻断凋亡途径,用于骨坏死的防治。

(6)PTH:间歇性应用 PTH 可促进骨形成,增加成骨细胞的数目,这与 PTH 能促进成骨细胞前身细胞增殖,并延长成骨细胞寿命,减少凋亡(降低至正常的 10 倍左右)有关。同时,PTH 能使骨衬细胞重新激活,这使得间歇性使用 PTH 成为治疗骨质疏松的新途径之一，尤其对糖皮质激素所致的骨质疏松治疗有重要作用。

(四) 骨细胞

当成骨细胞被骨矿物质包埋时，成骨功能逐渐丧失，成骨细胞转变成为骨细胞 (osteocyte)，骨细胞的细胞突起很明显，或深入骨小管中或形成管网状结构。当成骨细胞静止在矿化基质表面时，成骨细胞将转变为骨衬细胞。这种转变需要 3 ~ 5 天。在骨基质中，骨细胞占骨组织细胞的 95%，数量远远大于成骨细胞，每立方毫米骨组织中含有 2 万 ~ 5 万个骨细胞。

与骨组织的其他细胞比较，骨细胞的存活寿命最长 (1 ~ 50 年)。骨细胞具有诸多功能：①调节成骨细胞和破骨细胞的活性，影响骨重建水平；②骨细胞是一种内分泌细胞，可分泌成纤维细胞生长因子 23 (fibroblast growth factor 23，FGF23)、SO 等，在骨质疏松、骨质硬化、骨肿瘤、磷代谢等方面有重要调节作用；③骨细胞是多种激素、细胞因子、生长因子的靶细胞，许多内分泌和旁分泌激素通过骨细胞影响骨代谢和其他功能；④调节骨陷窝周围基质 (perilacunar matrix) 的代谢与重建；⑤骨细胞的生命周期长达数十年，随着增龄，骨细胞功能减退，出现凋亡后遗留下无细胞陷窝 (non-osteocyte empty lacunae)、微硬化 (micropetrosis) 和骨微坏死 (micronecrosis)，这是骨质疏松的重要特点之一；⑥炎症状态或糖皮质激素导致骨细胞凋亡，而二磷酸盐除了抑制破骨细胞活性，降低骨转换水平外，也能通过刺激间隙连接蛋白 43 而防止成骨细胞和骨细胞凋亡。

1. 骨细胞的来源

骨细胞由成骨细胞逐渐演变而来。应用转基因和基因敲除技术发现，成骨细胞经过多次的功能与形态演变，最终转变为骨细胞。成骨细胞的转型因细胞基质的不同而不同，一般可分为以下八个时期：1 期，增殖前成骨细胞 (proliferating preosteoblast)；2 期，前成骨型成骨细胞 (preosteoblastic osteoblast)；3 期，成骨细胞 (osteoblast)；4 期，成骨细胞型骨细胞 (osteoblastic osteocyte)，即 Ⅰ 型前骨细胞 (type Ⅰ preosteocyte)；5 期，类骨质骨细胞 (osleoid osteocyte)，即 Ⅱ 型前骨细胞 (type Ⅱ preosteocyte)；6 期，Ⅲ 型前骨细胞 (type Ⅲ preosteocyte)；7 期，年轻骨细胞 (young osteocyte)；8 期，老龄骨细胞 (old osteocyte)。

2. 骨细胞标志物

(1) FGF23：骨细胞和成骨细胞分泌 FGF23。在高血磷和 1,25- 双羟维生素 D〔1,25-dihydroxyvitamin D，1,25-(OH)$_2$D〕升高情况下，骨细胞和成骨细胞分泌 FGF23 增多。骨细胞分泌 FGF23 与 FGF 受体 (fibroblast growth factor receptor，FGFR) 结合，抑制 Na-Pi 同转运体和 1α- 羟化酶活性，刺激肾脏的磷排泄和抑制 1,25-(OH)$_2$D 生成。高 FGF23 血症引起佝偻病 / 骨软化症，其共同特点是肾脏磷消耗和 1,25-(OH)$_2$D 不适当降低，而 FGF23 升高的原因是骨细胞分泌 FGF23 过多。FGF23 自骨组织中分泌进入血液循环，并与肾脏 klotho-FGFR 复合物 (klotho-FGFR complex)〔骨骼 – 肾脏轴 (bone-kidney axis)〕和甲状旁腺 klotho-FGFR 复合物〔骨骼 – 甲状旁腺轴 (bone-parathyroid axis)〕作用。另外，FGF23 抑制 1α- 羟化酶基因 (Cyp27bl) 表达，从而关闭了维生素 D 调节的负反馈环途径；而在甲状旁腺，FGF23 抑制 PTH 表达。因为 PTH 是 Cyp27bl 表达的强力诱导因子，所以又关闭了维生素 D 调节的负反馈环的另一条途径。

(2) 牙本质基质蛋白 1 (dentin matrix protein 1，DMP-1)：骨细胞特异表达的 DMP-1 属于酸性磷蛋白，而成骨细胞不表达这种蛋白，因而可作为骨细胞的特征性标志物。

(3) 成骨细胞因子 / 骨细胞因子 45 (osteoblast/osteocyte factor 45，OF45)：成熟的成骨细胞及埋在基质中的骨细胞表达高水平的 OF45，后者为一种骨特异性的 ECM 蛋白，与骨的形成和矿化密切相关，OF45 基因的缺失会导致骨量的增加，但它在骨细胞中的功能仍不清楚。

(4) 硬骨素 (SO)：SO 是硬化性骨狭窄 (sclerosteosis，SOST) 基因所表达的一种蛋白质产物，为一种分泌型糖蛋白，在骨细胞中高表达，为骨细胞的标志物之一，在骨形成和成骨样细胞分化中具有重要作用。SO 还是 Wnt 信号通路的重要拮抗分子，骨细胞分泌大量的 SO，通过与 LRP5、LRP6 与 LRP4 结合而拮抗 Wnt 通路。人体 SO 基因的缺失会导致全身性皮质硬化症病和硬化性骨病。骨细胞分泌的 SO 能过调节前成骨细胞的增殖，以及成骨细胞的分化与生存。靶向剔除 SO 基因的小鼠表现出高骨量，而过表达 SO 基因的小鼠则发生低骨量。因此，针对骨细胞作用的抗硬骨素抗体，可以作为诱导骨形成药物应用于临床。

(5) 其他标志物：成骨细胞可表达丰富的 ALP，而骨细胞则基本上不表达或分泌 ALP。但是骨细胞的 OCN 表达量却远远大于成骨细胞 OCN 的表达量。另外，骨细胞能表达骨连蛋白和 OPN。对分离骨细胞的鉴定与识别仍然极大地依赖特征性单克隆抗体，包括 MAb OB7.3、MAb OB37.1 及 MAb SB5，但是这些抗体只能识别禽类骨细胞，而不能识别哺乳动物骨细胞。Mab OB7.3 抗体的抗原与人 X 染色体内肽酶同源磷调节基因 (phosphate-regulating gene with homologies to endopeptidase on the X chromosome，Phex) 具有高度同源性。研究发现，骨细胞表达的 Phex 远远高于成骨细胞，Phex 突变造成 X− 性连锁低磷酸血症及骨矿化异常。对鼠的成熟成骨细胞及刚被 ECM 包裹的骨细胞而言，E11 是一种较特异性的抗体，它在骨细胞上的抗原为 OST-8——一种与膜结合糖蛋白 CD44 交互作用的糖蛋白。研究表明，CD44-OST-8 复合物有助于骨细胞形成细长的突起。

3. 骨细胞的功能

(1) 维持血钙平衡：我们可推测出占骨组织中细胞总数 95% 的骨细胞在维持钙的转运过程中所起的潜在作用，不论是从骨细胞与骨组织表面的接触面积，还是从骨细胞全身的结构特点——伸出突起在细胞内外建立起广泛的联系来看，骨细胞都有能力促进骨组织中钙的扩散。骨细胞的突起可延伸到与血管相对的骨表面，更有可能通过突起感受血管周边骨组织中钙浓度的变化，因而可能在调节血钙的自行平衡中起着举足轻重的作用。但目前尚没有足够的证据来证明。

(2) 调节磷代谢：骨细胞分泌的特异性因子，如 Phex、DMP-1、细胞外基质磷酸化糖蛋白 (matrix extracellular phosphoglycoprotein，MEPE) 和 FGF23 等，调节磷代谢和生物矿化 (biomineralization)。DMP-1 突变可引起常染色体隐性遗传性低磷血症性佝偻病 (autosomal recessive hypophosphatemic rickets，ARHR)。DMP-1 和 Phex 降调节 FGF23 表达，ARHR 或慢性肾病时，骨细胞表达的 FGF23 增多。

(3) 骨细胞的机械力学功能：骨细胞是一种机械力学感受细胞 (mechanosensory cell)，骨细胞的力学负荷来源于血管和骨骼外部，但血压对骨细胞没有明显影响。在机械力学负荷、流体剪切力、伸拉和静水压的作用下，骨细胞表达和骨细胞功能行使相关的蛋白，通过 NO、ATP 和 PG 等的释放，改变 Wnt/β− 连环蛋白信息途径，调节骨骼代谢。分子质量低于 70 kDa （相当于白蛋白的大小）的物质可在骨细胞的腔隙小管系统 (lacunocanalicular system) 中转运。

(4) 感受细胞外机械应力变化：在骨组织中，骨细胞陷窝和骨小管形成一个在骨组织中广泛存在的三维结构，这一结构能使骨细胞的突起较好地感受到由任何外力或变形而引起的任何一个部位的骨器官的变形或微损伤，由于骨细胞陷窝和骨小管内壁是由非矿化基质组成，在骨细胞和矿化基质之间形成一个隔断 (sheath)，液体、小分子物质及离子等可非常容易地渗透进去。骨小管管腔极小，直径为 0.01 μm，其中还包括骨细胞突出、骨小管液存在的空间，骨小管管壁与骨细胞突出的间隙就更小。但是，它存在的间隙越小，驱动骨小管流动所需的动能或挤压力就越小。因此，整体骨器官任何部位在受到外力作用后所产生的微小变形或微损伤都能造成骨小管液的流动，这种流动产生剪切应力和流动电压，作用于骨细胞突起表面的刷状微丝而使其产生电位变化或激活其表面感受器，进而使骨细胞内发生一连串的生物化学反应，通过间隙连接将信息传递至骨衬细胞，使其合成与分泌有关的细胞因子，从而激活骨重建。在破骨细胞和成骨细胞的参与下，通过自我更新来修复微损伤或通过自我调节来适应新的力学环境。因而，从细胞生物学观点来说，骨组织就是由这几种细胞构成的一个相互联系的网络。至于这些生物信号分子的化学组成，骨细胞受剪切应力的流动电压刺激后如何合成化学信号分子，还有待进一步的研究。

二、软骨细胞

（一）生长板软骨细胞

在软骨的生长板中，软骨细胞先排列成柱状，继而由于细胞不断增大而成为肥厚型软骨细胞（hypertrophic chondrocyte），一些细胞在软骨的生长发育中凋亡。软骨细胞之间、软骨细胞与软骨之间的整合素是细胞相互黏附、维持和调节软骨细胞功能的重要介质。

长骨的延长和生长依赖软骨细胞分化和发育的时空调节。调节这些过程的因素很多，如Wnt5a 和 Wnt5b 分别通过调节细胞周期素 D1 和 P130 蛋白表达而促进软骨细胞的增殖与分化，如果这些因子或软骨细胞有缺陷即可导致软骨发育不良症。

（二）关节软骨细胞

关节软骨大致分为三个层带：透明软骨（hyaline cartilage）呈典型玻璃状；钙化软骨带（calcified cartilage zone）和 HE 染色的软骨 – 骨连接带可见浪潮带（tide mark）。关节软骨表面呈纹层（lamina splendens）结构。

软骨细胞还可表达多种葡萄糖转运体（glucose transporters，GLUT）。软骨细胞在一些细胞因子的作用下，葡萄糖的摄入增加。Richaidson 等发现，人的软骨细胞可表达八种葡萄糖转运体和果糖转运体，说明软骨细胞的糖代谢十分活跃，但软骨细胞不表达胰岛素依赖性 GLUT-4，所以软骨细胞摄取糖的途径为易化途径（facilitative pathway）。关节软骨的微结构被破坏后，骨痂的软骨样组织最终形成骨组织，使骨折愈合。在骨折愈合过程中必须移除软骨，这一过程主要涉及软骨细胞的凋亡，当软骨细胞分泌大量基质物质修复折断端时，软骨细胞完成其自身功能后将全部凋亡。

三、破骨细胞

（一）破骨细胞的生成与成熟

破骨细胞来源于造血干细胞系（haematopoietic lineage）的髓样细胞（myeloid cell），含有丰富血管生成的胚胎移行至血液细胞生成部位，软骨内成骨完成后，移行至骨髓腔中，在生血过程中引导膜内成骨（intramembranous ossification）。因此，所有这些部位的干细胞和血液均可存在能发育为破骨细胞的前身细胞。破骨细胞前身细胞的定型决定于转录因子 PU.1 的表达，PU.1 促进集落刺激因子 1 受体（colony stimulating factor 1 receptor，CSF1R）表达，巨噬细胞集落刺激因子（macrophage colony stimulating factor，M-CSF）刺激巨噬细胞增殖。缺乏 PU.1 或 CSF1R 基因敲除小鼠会出现破骨细胞分化障碍和骨质硬化。

成骨细胞和间质细胞（stromal cell）表达 RANKL，激活 RANK 信号通路，使单核的破骨细胞前身细胞相互融合，产生树突细胞特异性跨膜蛋白（dendritic cell specific transmembrane protein，DC-STAMP）和其他基因产物，如囊泡 ATP 酶、氯离子通道 7（chloride channels-7，CLC-7）、组织蛋白酶 K、MMP-9 和降钙素受体等，调节多核破骨细胞的骨吸收能力。在破骨细胞的成熟过程中，静息细胞丧失增殖能力。循环血液中存在静息破骨细胞前身细胞的因子，CSF1R 和 NF-κB 受体活化因子（receptor activator of nuclear factor-κB，RANK）激活破骨细胞后，前破骨细胞转录因子表达上调，促进其分化和存活。CSF1R 和 RANK 激活破骨细胞。

破骨细胞发生凋亡时，在形态和功能上有两个显著特点：①胞质的抗酒石酸酸性磷酸酶（tartrate resistant acid phosphatase，TRAP）染色深；②凋亡后的破骨细胞的细胞器仍存在一定的功能和酶活性。前者是胞质回缩、TRAP 浓集而分泌减少所致；后者是因为细胞核收缩后可重新整合到另一个细胞中，形成新的破骨细胞。破骨细胞凋亡的调节因素包括：①细胞因素，主要包括 IL-1、RANKL、OPG、NO、PGE$_2$ 等。②整合素，破骨细胞与基质接触时，激活磷脂酰肌醇 3- 激酶（phosphatidylinositol 3-kinase，PI3K）抗凋亡途径，抑制凋亡信号，延长破骨细胞寿命，促进骨吸收。相反，不能与基质黏附的破骨细胞则往往发生凋亡。③降钙素（calcitonin），降钙素使破骨细胞失去与基质黏附的能力，并抑制其骨吸收活性，但不直接导致破骨细胞凋亡。④维生素 K$_2$，可促进破骨细胞凋亡，其机制与维生素 K$_2$ 可增加过氧化物与超氧化物生成有关。⑤二磷酸盐，应用足量的二磷酸盐后，凋亡的破骨细胞数目可达到破骨细胞总数的 26%。二磷酸盐对骨肿瘤所致的骨溶解也有明显抑制作用，其作用机制与抗骨质疏松作用相似。

（二）破骨细胞的标记酶

（1）酪氨酸激酶：破骨细胞也能高水平表达一种非受体的酪氨酸激酶（pp60c-src）。1,25-(OH)$_2$D 诱导骨髓细胞向破骨细胞转化时，pp60c-src 具有明显抑制骨吸收的能力。Tanaka 等发现，pp60c-src 优先表达在破骨细胞的膜皱褶。另外，破骨细胞也表达 C-Fym、C-Yes、C-Lyn 等三种 src 样激酶，但它们在骨吸收过程中不具有明显的作用。

（2）酸性水解酶：通过免疫组化发现，破骨细胞包含高水平的酸性水解酶。在破骨细胞与骨组织的空隙、细胞内的溶酶体、高尔基体及膜皱褶的细胞外通道等部位均表达高水平的 TRAP（5 型酸性磷酸酶）。

（3）TRAP：在正常情况下，TRAP 可作为破骨细胞的一种标志物，尤其是 TRAP5B 被认为是破骨细胞的特异生物酶。破骨细胞向血清中持续性分泌 TRAP5B，因此，测定血清中的 TRAP5B 是了解破骨细胞骨吸收的良好生化指标。但是，TRAP 的生理功能却不十分明确。使用抗 TRAP 的抗体阻抑法发现 TRAP 可能在破骨细胞骨吸收过程中发挥重要作用，然而，TRAP 基因敲除小鼠不但没有发生骨硬化症，反而出现中轴骨骼和附属骨骼发育异常，提示 TRAP 可能在软骨内成骨中发生关键作用。进一步研究表明，TRAP 的主要作用可能不是参与骨吸收，而是作为一种酪氨酸磷酸酶，在其他方面发挥重要作用。

（4）碳酸酐酶：Minkin 等通过 RT-PCR 发现，在成骨细胞上高度表达的基因（如 ALP 和 OCN 基因等）在破骨细胞上并不表达，OPN、降钙素受体、碳酸酐酶 Ⅱ（carbonic anhydrase Ⅱ）有较高表达，尤其是碳酸酐酶 Ⅱ 在破骨细胞的骨吸收中发挥重要作用。

（5）组织蛋白酶：组织蛋白酶系（C、K、O、B、D 和 L）可能在骨吸收的过程中发挥重要作用，这些酶也主要在破骨细胞中表达。

（6）MMP：和成骨细胞一样，破骨细胞也表达 MMP。因而有的学者认为 MMP 是成骨细胞与破骨细胞之间的一种偶联因子，但是破骨细胞主要表达 MMP-9，又称为 92 kDa 的明胶酶或Ⅳ型胶原酶，它能降解 Ⅰ 型胶原的 α2 链，以及Ⅲ、Ⅳ、Ⅴ型胶原、明胶。

（7）富含脯氨酸的酪氨酸激酶 2：富含脯氨酸的酪氨酸激酶 2（proline-rich tyrosine kinase 2，PYK2）是破骨细胞与黏附有关的酶。当整合素与破骨细胞黏附时，可诱导 c-src 依赖性酪氨酸磷酸化和 PYK2 激活，进而促进细胞骨架重排和移行，为破骨细胞的骨吸收和离子转运做好准备。

(三) 破骨细胞的功能

1. 骨溶解和骨重建功能

骨重建的功能是维持正常的骨代谢。骨重建在人体中一直发生，骨成熟后继续进行，但重建速度因年龄不同而不同。儿童最快，骨成熟后下降，35 岁左右最慢，此后又稍加快。同时，骨重建还存在以下特征：①所有骨的自然表面，包括骨皮质的内、外膜表面，哈弗斯管 (Haversian canal) 表面，骨小梁表面都存在骨重建；②骨重建量和速度决定了骨的转换率和类骨质总量；③骨重建不发生骨形态和骨量的改变；④骨形成和骨吸收的相对速度、总量和偶联情况是判断骨代谢的良好指标；⑤骨重建无方向性，但存在循环周期 (骨重建周期)。骨重建的成骨和破骨过程是相互依赖、相互影响和相互制约的，可以说没有破骨过程就没有成骨过程，反之亦然。骨重建是新生骨生成、发育和损伤修复的主要形式。

2. 骨吸收功能

破骨细胞形成后具有骨吸收能力。骨吸收分为以下三个阶段。

(1) 骨吸收启动期：在骨吸收启动期，破骨细胞吸附于矿化的骨组织，吸附过程由整合素介导，破骨细胞黏附的部位称为足体 (podosome)，足体变为致密的充填环 (packed ring)，并形成一个密封的骨吸收微环境，破骨细胞极化，释放质子和蛋白酶，降解骨基质。

(2) 骨吸收初期：破骨细胞在吸收骨质时，具有将基质中的 Ca^{2+} 持续转移至细胞外液的特殊功能。破骨细胞的主要功能是参与骨吸收。在破骨细胞与骨表面接触后，其腹部覆盖在骨的表面，其背部与骨髓接触，称为基胞区。在覆盖区的周边，由游离核糖体组成的均质状明带 (clear zone) 把细胞边缘和骨表面封闭起来。透明带通过足体与骨表面相连，体内的长束状肌动蛋白细丝可穿越细胞膜，通过黏连蛋白与 ECM 相连，使被覆盖区形成一个封闭的微环境，这一过程称为破骨细胞的黏附。骨吸收的最初阶段是羟磷灰石溶解。在骨吸收时，由破骨细胞分解的基质胶原可进一步促进破骨细胞的骨吸收活性。在封闭区内，破骨细胞胞质内产生大量碳酸酐酶 II，在封闭区内形成盐酸，矿物质在盐酸的作用下溶解。在骨吸收的高峰期，封闭区内的 pH 可达到 2.5 ～ 3.0。值得注意的是，质子泵在骨吸收过程中起着至关重要的作用，质子泵是一种存在于真核细胞质膜内、水解 ATP 产生能量、推 H^+ 逆浓度梯度跨膜转运的能量依赖性转移系统，简称 H^+-ATP 酶。如果质子泵活性受到抑制，正常的骨吸收也将受到抑制。

(3) 骨吸收期：在骨的矿物质被溶解吸收后，接下来就是骨的有机物质的吸收和降解。此时，破骨细胞开始合成蛋白水解酶 (proteolytic enzyme) 并分泌到骨吸收的封闭区内。最主要的两种蛋白水解酶为组织蛋白酶 K 和胶原酶 B。有机质经蛋白水解酶水解后，在骨的表面形成一个可见的凹陷，称为吸收陷窝 (又称豪希普陷窝)，该陷窝位于封闭区。然而，在整个有机质和无机矿物质的降解过程中，破骨细胞与骨的表面是始终紧密黏合的。

体外实验表明，TRAP 催化而来的活性氧分子能将 I 型胶原水解成不同片段，而 TRAP 本身却不被水解。因此，破骨细胞分泌的 TRAP 在骨吸收中具有重要作用，其作用机制还有待进一步研究。

3. 其他功能

修复微损伤的骨重建过程称为靶向骨重建 (targeted remodeling)。骨重建是骨损伤修复的重要方式，因此破骨细胞在修复微损伤中起了重要作用。除了上述的骨溶解和骨重建功能外，破骨细胞还表现出许多其他功能，如造血干细胞巢功能、成骨细胞调节功能和免疫调节功能等。

(宋利格　李慧娟)

第二节 ｜ 脊柱骨代谢的调节

一、骨代谢内分泌激素的调节

（一）甲状旁腺激素

PTH 由甲状旁腺分泌，对维持机体钙磷平衡和骨代谢起着重要作用。PTH 与骨、肾等组织的靶细胞表面受体结合，激活一系列生理生化反应，使血钙浓度升高。升高的血钙反馈作用于甲状旁腺，降低 PTH 分泌，使血液中的钙浓度维持在正常范围内，保证机体内环境的相对稳定。

PTH/PTHrP 受体属于 G 蛋白偶联受体超家族成员，PTH 与受体结合后，主要通过增加细胞内 cAMP 浓度而发挥作用。同时，也可以通过三磷酸肌醇（inositol triphosphate，IP_3）和胞质 Ca^{2+} 等途径起作用。PTH 的靶器官主要为骨和肾，但对乳腺和唾液腺也有一定作用。

PTH 的生理作用主要有：①促进骨吸收和骨转换，动员骨钙入血，血钙升高。PTH 对各型骨细胞都有影响。首先，在 PTH 的作用下，破骨细胞数目增多，功能增强，骨吸收加速；其次，成骨细胞随之增加，骨的代谢转换和新骨生成加快。②抑制近曲小管对磷和 HCO_3^- 的重吸收，加速肾脏排出磷酸盐，尿磷排出增多，血磷下降；PTH 还促进远曲小管钙的重吸收，使肾小管管腔中的钙浓度下降。但是，由于肾小球钙的滤过负荷高，所以 PTH 分泌过多时（一般血钙水平在 12 mg/dL），尿排出的钙量仍是增多的。③促进 1,25-$(OH)_2$D 的生成。在 PTH 的作用下，肾脏的 1α- 羟化酶活性增强，25- 羟维生素 D［25-hydroxyvitamin D,25-(OH)D］的 α 羟化反应加速，生成的 1,25-$(OH)_2$D 促进肠钙、磷吸收，减少尿钙排泄，进一步升高血钙。④间接促进肠吸收钙和减少尿钙排泄。⑤大剂量 PTH 对血管、胃肠、子宫和输精管平滑肌均有直接松弛作用。

测定血清 PTH 是诊断 PTH 相关骨病的重要指标，在判断和鉴别原发性和继发性甲状旁腺功能亢进时，可结合血钙、PTH、血磷和维生素 D 水平一起分析，前者血钙浓度增高或达正常高限，后者血钙浓度降低或达正常低限，再结合尿钙、肾功能及骨骼的特征性改变等临床情况，一般不难对二者作出鉴别。术中 PTH 测定是手术探查和合理手术切除甲状旁腺病变、治疗原发性甲状旁腺功能亢进的必需手段。此外，颈静脉采血测定 PTH 有助于确定高功能甲状旁腺病变的位置（左侧或右侧）。

PTH 是治疗原发性骨质疏松、糖皮质激素所致骨质疏松的主要药物，低剂量间歇性的外源性 PTH 刺激具有 PTH "功能选择性" 特征，所谓 "功能选择性" 是指 PTH 作为其受体的一种配体，能同时激活和抑制不同组织的 G 蛋白偶联受体 PTHR。在特定条件下，还可激活非 G 蛋白依赖性的拘留蛋白（arrestin）介导的信号途径，达到促进骨形成和增加骨量的治疗目的。

（二）甲状旁腺素相关肽

甲状旁腺素相关肽（parathyroid hormone-related protein，PTHrP）是 1987 年被发现并作为 PTH 家族中的第 5 个成员。业已证实，很多恶性肿瘤伴发的高钙血症是由 PTHrP 所致。PTHrP 不只存在于恶性肿瘤中，正常器官中也发现编码 PTHrP 的 mRNA。PTHrP 和 PTH 与同一受体（PTH/PTHrP 受体）结合，通过 cAMP 这个第二信使发生效应。

PTHrP 具有 PTH 的所有经典效应。PTHrPI$_{1-34}$ 和 PTHrPI$_{1-40}$ 片段与 PTH 氨基端片段相比，相同的剂量具有相同的作用。如刺激腺苷酸环化酶，抑制 ALP 及胞内钙第二信息系统的生成和活性。在动物和人类中，PTHrP 氨基端可引起 PTH 样磷酸盐尿和低尿钙症，并促进 1,25-$(OH)_2D$ 合成。

PTHrP 的生理作用与 PTH 不同，它主要与胎儿发育、骨骼发育、维持胎盘功能有关，一些肿瘤可分泌 PTHrP，引起低磷血症和其他旁癌综合征。人类 PTHrP 受体基因突变引起 Blomstrand 型软骨发育不良症；相反，人类 PTH/PTHrP 受体突变导致该受体不可逆转地处于开启状态，不需要配体的结合，引起 Jansen 干骺软骨发育不良症（Jansen metaphyseal chondrodysplasia）。如果个体的骨和肾 PTH 受体持续激活，将引起高钙血症，然而，除了高钙血症外，患者的软骨细胞成熟明显延迟，与 PTHrP 高表达类似，并在转基因小鼠软骨的定向性诱变中得到证实，与 PTH/PTHrP 受体敲除表型相关。这些结果显示，在软骨中 PTHrP 是通过 PTH/PTHrP 受体起作用。正常肾脏旁分泌 PTHrP，表达 1 型 PTH 受体（PTH1R），参与肾脏功能的调节。急性肾衰和糖尿病肾病时，PTHrP 分泌增多。PTHrP 具有致炎症和促细胞增殖作用，肾脏肥大和蛋白尿也与 PTHrP 增多有关，病因与血管紧张素 II 的刺激联系。

骨骼的生长板表达 PTHrP，调节和引导软骨内成骨（endochondral bone formation），促进胎盘的 Ca^{2+} 与 Mg^{2+} 的转运。妊娠期高钙血症（hypercalcemia during pregnancy）的主要病因是原发性甲状旁腺功能亢进，但是 PTHrP 经过蛋白酶裂解后，产生多种分子片段。N 端肽称为经典型 PTHrP（classical PTHrP），具有 PTH 样作用；C 端 PTHrP 肽（PTHrP38-94 胺）具有促进细胞生长和肿瘤转移作用，因而少数妊娠期高钙血症是由于分泌 PTHrP 的肿瘤〔恶性肿瘤体液性高钙血症（humoral hypercalcemia of malignancy）〕或妊娠期胎盘或产后乳腺的非肿瘤性病变所致〔非恶性肿瘤性高钙血症（non-malignant hypercalcemia）〕；妊娠期乳 - 碱综合征（milk-alkali syndrome）偶尔也伴有高 PTHrP 血症和高钙血症。

（三）维生素 D

维生素 D（vitamin D）又名钙化醇，主要包括维生素 D_2〔麦角钙化醇（ergocalciferol）〕及维生素 D_3〔胆钙化醇（cholecalciferol）〕。

人类可从两个途径获得维生素 D，即经口从食物中摄入与皮肤内由维生素 D 原形成并吸收。人体表皮及皮肤组织内的 7- 脱氢胆固醇经阳光或紫外线照射时，发生光化学反应，大约经 3 天时间转化成维生素 D。

进入体内的维生素 D_2 和维生素 D_3 在体内分别进行代谢，二者的活性基本相同，但二者之间不发生转换。皮肤中合成及膳食中摄取的维生素 D 被转运至肝脏中，在肝细胞的内质网上经维生素 D-25- 羟化酶（vitamin D-25-hydroxylase）作用，将其第 25 碳处羟基化而形成 25-(OH)D。血浆中的 25-(OH)D 与维生素 D 结合蛋白（vitamin D binding protein，DBP）结合并运载至肾脏。在肾细胞线粒体 25-(OH)D-1 羟化酶和 25-(OH)D-24 羟化酶的作用下，可将第 1 碳或第 24 碳第二次羟基化，形成 1,25-$(OH)_2D$ 及 24R,25-$(OH)_2D$。这两种二羟基维生素 D 是主要的代谢产物，是具有生物活性的分子。其中 1,25-$(OH)_2D$ 是维生素 D 在机体中最主要的生物活性形式。肾脏近曲小管的线粒体中还存在 25-(OH)D-24-1 羟化酶，可将 24R,25-$(OH)_2D$ 第三次羟化为 1,24,25-$(OH)_3D$。这种三羟基维生素 D 的生物作用有与 1,25-$(OH)_2D$ 类似之处，但活性仅为后者的 60%，甚至更低。肾脏 1α- 羟化酶与 24 位羟化酶是相互抑制的，其活性受血钙水平调节。当血清钙水平下降时，1α- 羟基化酶活性升高，1α- 羟基化过程增强，而 24 位羟基化产物减少。机体正是通过严格控制肾脏 1α- 羟化酶的活性来调控维生素 D 的代谢与活性。

维生素 D 受体 (vitamin D receptor，VDR) 分为核受体和膜受体两种。维生素 D 受体属于类固醇类激素受体超家族中的成员，1,25-(OH)$_2$D 与 VDR 结合，通过调节 RNA 转录而表达生物学作用。VDR 可与多种激素或效应物基因的反应元件相互作用，调节这些基因的表达，如 OCN、OPN、整合素、24R- 羟化酶等。靶细胞膜上存在膜型 VDR，其作用机制与肽类激素相似（以软骨细胞最明显），膜型 VDR 后的信号途径为 PKC 和 PKA。1,25-(OH)$_2$D 与膜受体结合后，其非基因组作用主要有：①增加细胞内 Ca^{2+} 浓度；②活化磷脂酶 C 和蛋白激酶 C；③开放钙通道。这些作用不依赖基因表达和活性蛋白质生成（非基因组作用途径），故作用的发生和消失都十分迅速。

PTH 是肾内合成 1,25-(OH)$_2$D 的主要调节者。PTH 分泌增加可使肾内 1α- 羟化酶的活性增加，从而促进肾脏合成 1,25-(OH)$_2$D，反之亦然。PTH 还可抑制肾内 24R,25-(OH)$_2$D 的合成。1,25-(OH)$_2$D 通过血清钙离子对 PTH 的分泌起反馈调控作用。当 1,25-(OH)$_2$D 水平升高时，可促进肠黏膜对钙的吸收，从而升高血清钙，血清钙离子增加可抑制 PTH 分泌，从而抑制肾脏 1,25-(OH)$_2$D 的合成。

饮食和血清钙、磷及 1,25-(OH)$_2$D 刺激 FGF23 生成，而 FGF23 可直接抑制 1,25-(OH)$_2$D 分泌，同时通过抑制 PTH 而阻滞 1,25-(OH)$_2$D 合成；FGF23 抑制肾小管磷重吸收，降低血磷水平，而后者又刺激 1,25-(OH)$_2$D 分泌。因此，1,25-(OH)$_2$D 水平依赖于 FGF23 和血磷的综合作用。

（四）性腺类固醇激素

目前已广泛认为性激素在骨细胞代谢方面发挥重要作用，如调节成骨细胞和破骨细胞的活性及它们之间作用的偶联等。性腺类固醇激素对骨的整体作用是保持骨代谢稳态、防止骨量丢失。性腺类固醇激素的合成通路中涉及 10 余种酶。对于有排卵的妇女和孕妇，孕酮和雌二醇 (estradiol，E$_2$) 可分别由雄烯二酮和睾酮形成，此反应由卵巢、脂肪细胞及骨细胞中的芳香化酶催化。雌酮和 E$_2$ 又可在肝脏和肠内 17β- 羟类固醇脱氢酶作用下相互转化。睾丸和卵巢中性腺类固醇激素生成途径完全相同，只是睾酮是主要的分泌产物，在靶组织如性腺、脑和骨中，睾酮转化成活性更高的代谢产物发挥作用，5α- 还原酶可逆性地催化睾酮生成双氢睾酮，而芳香化酶则可逆性地催化睾酮生成雌激素。

1. 雌激素对骨骼的作用

1) 雌激素对骨组织细胞的作用

(1) 促进骨形成：雌激素和雄激素都是骨生长和骨成熟的主要调节激素。雌激素可调节成骨性谱系细胞众多基因的表达，调节的方式包括基因组途径和非基因组途径。在骨组织中，可能主要靠雌激素的非基因组途径转导雌激素的信号。

(2) 促进骨的纵向生长：雌激素和生长激素 (growth hormone，GH)、IGF-1 均是启动青春期发育和骨纵向生长的主要因素，与峰值骨量 (peak bone mass，PBM) 有关。在男性，同时加上雄激素的作用，所以一般骨的容量更大些，骨皮质更厚些。

(3) 抑制骨吸收：雌激素促进成骨细胞增殖，抑制成骨细胞凋亡。雌激素以基因组途径上调破骨细胞表达的基因有 c-fos、c-jun、TGF-β、IL-1R、BMP 等。如高浓度的雌激素可促进 BMP-6 表达，增加小鼠长骨的新骨形成量。E$_2$ 和孕激素上调成骨细胞 OPG 的合成。下调破骨细胞表达基因的有组织蛋白酶 B、D、K、L，溶酶体，TRAP，IL-1R（Ⅰ型）。雌激素以非基因组途径下调 pH、c-src，而上调 cAMP、cGMP 和 Ca^{2+} 的浓度。E$_2$ 缺乏时，IL-11 分泌过多亦导致骨吸收增多和骨量丢失。IL-7 属于促破骨细胞生成细胞因子家族中的一种，卵巢切除后，IL-7 生成增加，是导致骨丢失的原因之一。

(4) 调节骨重建：雌激素抑制破骨细胞的骨吸收功能，抑制破骨细胞增殖，促进破骨细胞凋亡。雌激素直接促进骨髓基质细胞的分化，并使部分脂肪细胞的前身细胞转分化为成骨细胞的前身细胞。增加成骨细胞的生成来源和活性。骨细胞也分泌一些调节因子，建立起骨细胞－破骨细胞及骨细胞－成骨细胞之间的偶联联系，调节骨重建。在这些偶联因子中，可能以骨细胞分泌的 TGF-β 最为重要，雌激素通过上调骨细胞 TGF-β 表达而间接抑制破骨细胞活性。雌激素与 1,25-(OH)$_2$D 及 PTH 共同调节骨代谢。例如，E$_2$ 上调 1,25-(OH)$_2$D 的活性和受体数目，增强 1,25-(OH)$_2$D 的抗成骨细胞凋亡作用。同时，雌激素通过抑制 PTH 的作用（通过 cAMP 依赖的 PKA 途径和 PLC 偶联的 Ca^{2+}-PKC 途径）及阻滞破骨细胞与骨组织的黏附而抑制骨吸收。

（5）促进软骨内成骨与基质矿化：生长板的软骨细胞（尤其是肥大型软骨细胞）表达雌激素受体 α（estrogen receptor α，ERα）和雌激素受体 β（estrogen receptor β，ERβ），是雌激素调节的主要靶细胞，促进软骨的生长和成熟，促进软骨内成骨过程。一般认为，骨有机基质的降解由 MMP 启动，但降解的持续进行需要胱氨酸蛋白酶参与，而 E$_2$ 可调节这些过程（可能以后者为主）。

2）雌激素对骨组织细胞因子的作用

雌激素可抑制破骨细胞生成，抑制前破骨细胞生成因子的表达（proosteoclastogenic factor），如 IL-1、IL-6、TNF、M-CSF 和 PGE$_2$ 等。另外，雌激素又可促进抗破骨细胞生成因子（antiosteoclastogenic factor）的表达，如 IL-lRa、OPG、TGF-β 等。雌激素通过抑制骨吸收中介因子和促进成骨性细胞因子的表达而表现出明显的骨吸收抑制作用。当雌激素缺乏时，促进骨吸收的细胞因子的抑制效应被解除，故骨吸收增强，导致骨量丢失。如能及时补充雌激素可完全保存骨量，甚至使骨量增加。对去卵巢动物仅使用抗 M-CSF 抗体虽有一定的抗骨吸收作用，但不如补充雌激素的作用明显。

3）雌激素对骨骼骨量和骨结构的作用

雌激素是维持正常骨骼骨量和骨结构的必需激素，在形成和维持男女性骨骼系统方面，其主要作用是：①在雌激素的作用下，骨骼向女性型表型发育和生长；②雌激素的浓度决定了男女性骨髓融合的时间；③直接影响个体峰值骨量的获得；④在生育年龄段，维持正常的骨量和正常的骨结构。成年女性切除卵巢后迅速出现骨量丢失，其原因是骨形成减少伴骨吸收增多。卵巢早衰或正常妇女绝经后也常发生类似情况。切除卵巢的大鼠，骨髓腔扩大（骨吸收增多所致），破骨细胞数目增多，有时可见代偿性成骨细胞增多（主要为骨膜表面的成骨细胞增多），由于骨外膜很少出现破骨细胞，故皮质骨的骨吸收不明显。而骨内膜表面的情况有所不同，由于生长发育期骨构塑和骨重建的关系，常出现明显的骨吸收而使骨髓腔扩大。动物切除卵巢后，松质骨骨量迅速减少（长骨和脊椎骨），其中以长骨的松质骨反应最快。与此同时，松质骨的矿物质沉着率和骨形成率也相应增加，骨的代谢转换加速。

2. 孕激素的骨代谢作用

1）孕激素对成骨细胞的作用

成骨细胞的代谢过程包括增殖和分化两个阶段，孕激素对成骨细胞的增殖和分化产生影响。Wei 发现，HOS-TE85 细胞株以剂量依赖形式增加细胞内 ALP 对孕激素产生应答；Lau 等发现，孕激素刺激人的成骨细胞及骨肉瘤细胞的增殖、胶原合成及 ALP 的活性；Verhaar 等研究了 E$_2$、孕激素、地屈孕酮（dydrogesterone）、20α- 二羟地屈孕酮、乙酸甲孕酮和乙酸环丙孕酮对正常成年女性松质骨成骨样细胞增殖和分化的作用，发现孕激素制剂对成骨细胞的增殖作用比 E$_2$ 强，而诱导分化的作用较 E$_2$ 弱。不同孕激素制剂对成骨细胞的影响可能不同，且受雌激素的影响。有报道称，成年男、女松质骨成骨细胞在无血清、无酚红的介质中培养 1 天，孕激素刺激 DNA 合成和成骨细胞增殖，且比 E$_2$ 刺激成骨细胞增殖的作用更大，联合 E$_2$ 和孕激素可导致成骨细胞的 DNA 合成进一步增加；联合雌、孕激素对成骨细胞的增殖作用比单用孕激素更大。

2）孕激素对破骨细胞的影响

有研究表明，孕激素竞争性结合单核细胞和吞噬细胞上的糖皮质激素受体，由于这两种细胞是破骨细胞的前体细胞，故孕激素竞争结合糖皮质激素受体可能与骨吸收有关。Pensler等从4个未患过代谢性骨病而因肿瘤或创伤进行开颅术的儿童的骨膜上分离出破骨细胞，通过免疫组化和放射免疫分析技术发现，破骨细胞上有孕激素受体的存在，这为孕激素对骨吸收的调节提供了一个潜在的可能机制。

3）孕激素对钙调激素的影响

Greenberg在牛甲状旁腺体外培养中发现，在培养1小时内孕激素引起PTH分泌的显著增加，3小时对孕激素（$10^{-10} \sim 10^{-7}$ mol/L）反应是剂量相关的；次年Duarte在人正常甲状旁腺组织培养中，也发现孕激素（$10^{-7} \sim 10^{-6}$ mol/L）在3小时培养期间以时间、剂量依赖方式显著刺激PTH分泌。20世纪90年代开始了孕激素对甲状旁腺组织超微结构影响的研究，Brunner给雄鼠肌内注射孕激素，24小时后麻醉，灌注戊二醛，甲状旁腺的电镜切片进行形态计量学分析显示：粗面内质网和高尔基复合体表面积增加，提示孕激素可能有调节PTH分泌的能力；之后用孕激素干预金仓鼠，也发现甲状旁腺细胞分泌活性改变，雌雄鼠甲状旁腺细胞胞质中分泌颗粒增加，雌鼠大空泡体的面积百分数较对照组下降，雄鼠高尔基复合体和脂滴面积百分数较对照组明显增加，还有血清钙浓度明显高于对照组。

在培养1小时内，孕激素引起的降钙素分泌显著增加，并进展到3小时的观察期，对孕激素（$5 \times 10^{-10} \sim 5 \times 10^{-7}$ mol/L）反应是剂量相关的，提示孕激素可能通过对甲状腺细胞快速、直接的作用，刺激降钙素的分泌而在骨吸收方面发挥作用。近年来，人们利用基因扫描等技术研究子宫内膜上降钙素mRNA的表达，发现其明显受到孕激素的调节。

3. 雄激素的骨代谢作用

雄激素和雌激素通过受体作用于骨骼组织的靶细胞，调节和维持骨代谢，缺乏时引起骨丢失和骨质疏松。男性和女性的骨结构存在一定差异，男性的骨较宽［两性异形，骨骼的性别二态性（skeletal sexual dimorphism）］，但体积骨密度与女性无明显区别，其原因归咎于性腺类固醇激素和GH/IGF-1的性别差异。雌激素具有刺激女性骨膜骨生长，但限定其扩张；在男性，雄性类固醇激素促进管状骨扩张。雄性类固醇激素通过其受体直接刺激骨骼生长，并在芳香化酶的作用下转换为雌激素，通过ERα或ERβ进一步作用于骨骼。因此，在雄激素受体（androgen receptor，AR）和ERα两条途径的共同影响下，骨骼的扩展性生长达到最佳的性别差异与健康状态。此外，AR信号途径是正常男性松质骨发育的主要调节方式，而雌激素/ERα介导的男性骨骼的生长发育还依赖于其与IGF-1的相互作用。

（五）糖皮质激素

生理情况下，肾上腺皮质分泌的皮质醇（cortisol）是成骨性谱系细胞和破骨性谱系细胞分化和功能调节的必需激素，但是超生理剂量的皮质醇及其类似物也会对骨组织的发育、生长和代谢产生不良影响。

1. 糖皮质激素对骨骼、骨骼肌和结缔组织的影响

长期过量的糖皮质激素引起骨量减少，表现为骨吸收增加，骨形成减少，并间接抑制肠钙吸收，改变维生素D代谢。若未发生骨折及骨坏死，这种骨质疏松是可逆的。一些糖皮质激素受体选择性调节剂对骨代谢的影响很轻，而抗炎、抗毒和抑制免疫的作用进一步增强。但目前应用的糖皮质激素抑制成骨细胞活性的作用较明显，而且还下调IGF-1的表达，抑制成骨细胞的增殖和分化，而破骨细胞数目增加，并通过改变细胞表面N-乙酰氨基葡萄糖和N-乙酰半乳糖胺的表达而增加破骨细胞结合到骨表面的能力。糖皮质激素也减少肠钙吸收，但不引起血清25-(OH)D和1,25-(OH)$_2$D降低，也不降低肠上皮细胞对维生素D的敏感性。

糖皮质激素增加血清 PTH 水平，但可被钙剂和维生素 D 逆转。糖皮质激素对甲状旁腺有直接作用，甲状旁腺功能亢进者在给予糖皮质激素后血清 PTH 快速上升，但并未测得肠钙吸收改变。而在体外试验中，糖皮质激素可刺激大鼠甲状旁腺释放 PTH。糖皮质激素减少肾小管对钙的重吸收而增加钙排泄。甲状旁腺功能亢进症主要是由于钙的滤过负荷增加而导致高钙尿症。

糖皮质激素影响骨骼肌的糖代谢，过多时导致肌肉组织蛋白质分解和类固醇性肌病。

糖皮质激素调节成纤维细胞的增殖过程和若干分化功能。其中，大部分表现为抑制作用，如抑制成纤维细胞 DNA、RNA 和蛋白质合成，促进胶原蛋白分解，在骨骼表现为骨质疏松，在皮肤表现为萎缩与衰老。长期过量的糖皮质激素所造成的临床后果是伤口经久不愈和结缔组织松脆，巨噬细胞向创伤部位移动受抑制。糖皮质激素能刺激某些成纤维细胞产物（如纤维结合素和 ECM 糖蛋白）的生成。TGF-β 也诱导纤维结合素合成并同糖皮质激素有协同作用；糖皮质激素似乎有稳定纤维结合素的作用，而 TGF-β 则刺激纤维结合素 mRNA 的转录。弹性蛋白是成纤维细胞分化为韧带细胞后的产物之一，糖皮质激素促进弹性蛋白分泌。

2. 糖皮质激素对生长发育的影响

对于儿童，超生理量的内源性糖皮质激素或治疗量的外源性糖皮质激素均抑制骨骼的纵向生长，GH 分泌被抑制，血清 IGF-1 正常。但在体外试验中，糖皮质激素能激活 GH 基因转录。因此，有学者推测是由于糖皮质激素对骨和结缔组织的直接抑制作用所致。此外，糖皮质激素能诱导 IGF-1 循环抑制物的生成。

（六）成纤维细胞生长因子 23

骨细胞和成骨细胞分泌 FGF23。FGF23 是调节磷代谢的一种内分泌激素，以 FGF23 为主导的体内磷代谢的调节系统包括了 MEPE、卷曲相关蛋白 4（frizzled related protein 4，FRP-4）、FGF2、FGF7、FGF 受体 1/2/3、克老素（Klotho）、钠－磷同转运体（sodium-phosphate cotransporter，Na-Pi2）、DMP-1 及某些炎症因子等。

FGF23 又称为骨矿化抑制素（inhibin）。FGF23 是调节肾磷转运和骨矿化的关键激素，许多肾磷转运障碍性疾病都与其有关。FGF23 是一种利磷因子（phosphaturic factor），在高血磷和 1,25-$(OH)_2D$ 升高的情况下，骨细胞和成骨细胞分泌 FGF23 增多。骨细胞分泌 FGF23 与肾小管 FGFR 结合，抑制 Na-Pi2 和 1α－羟化酶活性。

高 FGF23 血症引起佝偻病/骨软化症的共同特点是肾磷消耗和 1,25-$(OH)_2D$ 不适当降低，而 FGF23 升高的原因是骨细胞生成 FGF23 过多、肿瘤或骨纤维样发育不良症（bone fibrous dysphasia）分泌过多或 FGF23 降解缺陷。成骨细胞分泌 Phex 所编码的因子，并激活 Fi，使其转变为 FGF23 上游的活性因子 Fa，Fa 灭活 FGF23，而 1,25-$(OH)_2D$ 升高负反馈抑制 Phex 转录活性。X 染色体连锁低磷血症性骨软化症（X-linked hypophosphatemic osteomalacia，XLH）患者由于 Phex 失活性突变，故 Fa 下降，FGF23 升高，1,25-$(OH)_2D$ 降低和肾磷消耗。FGF23 基因突变、GALNT3 基因突变（影响 FGF23 翻译后修饰）或克老素（FGF 受体 1 转换为 FGF23 受体的辅助因子）突变引起严重低磷血症和瘤样钙盐沉着症（tumoral calcinosis）。此外，在成骨细胞内，25-(OH)D 被 1α－羟化酶羟化而生成 1,25-$(OH)_2D$，后者作用于核受体，启动 FGF23 基因表达，合成 FGF23。虽然最初的研究发现，Phex 组装 FGF23，但以后的研究并未证实 FGF23 的裂解依赖于 Phex。因此，弗林蛋白酶结构域突变是常染色体显性遗传性低磷血症性佝偻病（autosomal dominant hypophosphatemic rickets，ADHR）的合理解释。除遗传性低磷血症性佝偻病伴高钙尿症（hereditary hypophosphatemic rickets with hypercalciuria，HHRH）引起血清 FGF23 降低外，高 FGF23 血症主要发生在以下三个环节，即 FGF23 分泌过多、FGF23 突变和 Phex

突变。磷主要储存在骨骼中，血磷受肠吸收和肾脏排泄的调节。肠吸收磷直接受饮食磷含量的影响，但也受 1,25-(OH)$_2$D 的调节。血磷升高抑制 PTH 分泌，继而引起肾小管 2 型 Na 依赖性磷同转运体（NPT2a）表达，磷排泄增多，以维持血磷恒定。

饮食和血清钙、磷及 1,25-(OH)$_2$D 刺激 FGF23 生成，而 FGF23 可直接抑制 1,25-(OH)$_2$D 分泌，同时通过抑制 PTH 而阻滞 1,25-(OH)$_2$D 合成；FGF23 抑制肾小管磷重吸收，降低血磷水平，而后者又刺激 1,25-(OH)$_2$D 分泌。因此，1,25-(OH)$_2$D 水平依赖于 FGF23 和血磷的综合作用。XLH 患者尽管存在明显低磷血症，但 1,25-(OH)$_2$D 水平较低或正常，因此 FGF23 对 1,25-(OH)$_2$D 的抑制作用明显；同样，FGF23 对 PTH 也有类似影响，故 XLH 患者的血 PTH 有较大变化。另外，FGF23 与肾小管受体结合后产生旁分泌因子，后者抑制 Na-Pi 同转运体和 1α- 羟化酶的活性。由于 XLH 患者存在 *Phex* 突变，引起 FGF23 升高、肾磷消耗和 1,25-(OH)$_2$D 不适当降低。FGF23 是肿瘤性骨软化症（tumor-induced osteomalacia，TIO）、XLH 和 ADHR 的共同病理生理基础。

（七）降钙素

降钙素主要由甲状腺滤泡旁细胞（C 细胞）分泌，是一种由 32 个氨基酸构成的肽类激素。此外，甲状旁腺、胸腺也可分泌少量降钙素。

降钙素的受体主要分布在骨和肾，其基本生理作用是降低血钙和血磷，降钙素的降低血钙作用比 PTH 的升高血钙作用快，且不受放线菌素的抑制，这表明降钙素的作用与酶的合成无关。而 PTH 的升高血钙作用则与细胞内酶的合成有关。降钙素的作用是通过直接抑制破骨细胞的活性和增加尿中钙、磷的排泄而实现的。临床应用降钙素尤其适用于不能用雌激素补充治疗及有高转换率的代谢性骨病患者。

肾是降解降钙素的主要部位。一般认为生理剂量降钙素对肾脏无作用，只有药理剂量时才起作用。在人体，静脉给予降钙素可促进利尿，增加钠、镁、钾、氯化物的分泌率。降钙素抑制近端小管 Na$^+$/PO$_4$$^{3-}$ 的共同转运，促进尿磷酸盐分泌。降钙素能减少肾小管对钙、磷、钠及氯等离子的重吸收。小剂量降钙素可抑制小肠钙吸收，而大剂量降钙素促进小肠钙吸收，前者可能与 1α- 羟化酶的活性降低有关。在人体，生理剂量的降钙素不影响胃肠道钙和磷酸盐的重吸收。药理剂量的降钙素可增加胃酸和胃蛋白酶的分泌，减少胰淀粉酶和多胰肽的分泌，调节小肠的蠕动。降钙素可降低血清促胃液素、胰岛素和胰高血糖素的水平，提高生长抑素水平。有研究曾用序贯试验方法观察了 8 例绝经后骨质疏松患者，用鲑鱼降钙素肌内注射，对比治疗 1 个月前后钙代谢平衡等指标的情况，发现鲑鱼降钙素促钙正平衡，其机制可能与鲑鱼降钙素使肠 ALP 活性增加、肠钙吸收转运增加有关。

降钙素的分泌主要受血钙水平调节。降钙素与 PTH 共同参与体内钙代谢的调节，它们对血钙的调节效应是相反的，从而形成双重激素调节机制。C 细胞上存在钙受体（calcium receptor，CaR），因而降钙素的调节是通过 C 细胞上的 CaR 完成的。放射免疫法测定证实，当血钙水平达到约 95 mg/L（2.37 mmol/L）时，降钙素开始分泌。在此水平以上，降钙素的分泌与血钙水平成正比，随着血钙的升高，降钙素的分泌增加，从而降低血钙。与 PTH 相比，降钙素对血钙的调节作用快速而短暂，即启动快，在 1 小时内即可达到高峰，但是持续作用时间较短，很快被 PTH 的代偿作用所抵消。由于降钙素的这些作用特点，能快速调节高钙饮食所引起的血钙升高，使血钙降到正常水平。进食后，胃肠激素可刺激降钙素的分泌，胃泌素、胆囊收缩素、胰高血糖素及促胰液素等都有促进降钙素分泌的作用，其中以胃泌素的作用最强。

（八）瘦素

骨重建失平衡，即破骨细胞活性大于成骨细胞活性，是引起骨丢失的主要原因。调节能

量代谢的瘦素亦调节骨组织细胞的功能。研究发现，适度的瘦素升高时，骨形成增加，但显著升高时却能抑制骨形成。脂肪细胞分泌的瘦素可直接作用于成骨细胞，或通过中枢神经而增加成骨细胞活性。在中枢神经中，瘦素与瘦素受体（leptin receptor，LEP-R）结合，促发细胞内信号。现已明确，中枢神经存在两种相互拮抗的瘦素信号途径，瘦素调节骨代谢的双向性特征由两条信号途径组成。抗骨生成途径（anti-osteogenic passway）通过 β_2- 肾上腺素能受体（β_2-adrenergic receptor）上调成骨细胞的 RANKL 表达；β_2- 肾上腺素能受体诱导活化转录因子 4（activating transcription factor 4，ATF4）磷酸化，促进成骨细胞分化。另一条途径为骨生成途径（osteogenic passway），瘦素调节可卡因苯丙胺调节转录物（cocaine amphetamine-regulated transcript，CART）活性，CART 是一种下丘脑神经肽，由 *CARTPT* 基因编码，其表达受瘦素的调节，CART 下调 RANKL 的表达，抑制破骨细胞活性和骨吸收功能。

二、骨代谢旁分泌激素的调节

骨代谢不仅受内分泌激素的调节，还受局部很多旁分泌激素的调节。

（一）胰岛素样生长因子

IGF 是骨基质最丰富的生长因子，是调节骨骼生长发育的重要因子。在骨发育期，骨生成与成骨细胞和骨细胞的 IGF-1 表达量有密切关系。IGF-1 和 IGF-2 促进成骨细胞分化和成骨细胞的 DNA 合成，使 I 型胶原基因表达上调，同时胶原分解减少。破骨细胞表达 IGF-1 受体，IGF-1 和 IGF-2 对骨吸收也有调节作用。在体外，IGF-1 通过成骨细胞间接促进破骨细胞生成，增强其活性。另外，IGF-1 也是成骨细胞 - 破骨细胞的偶联因子，IGF-1 调节成骨细胞 OPG 和 RANKL 的表达。IGF-1 促进破骨细胞骨吸收的作用应该包括直接作用（破骨细胞和破骨细胞前身细胞的活化）与间接作用两

个方面。因此，在骨重建中，IGF-1 可促进骨形成和骨吸收两个过程。

IGF 结合蛋白（IGF-binding protein，IGFBP）并非一类单纯的 IGF 携带蛋白，骨组织局部的 IGFBP 除具有自分泌 / 旁分泌调节 IGF 的作用外，还能够单独调节骨代谢，是一类重要的骨代谢调节因子。成骨细胞可表达 IGFBP-2、IGFBP-4、IGFBP-5 和 IGFBP-6，且成骨细胞的功能与 IGF-1、IGFBP-4 和 IGFBP-5 的关系较为密切而明确。IGFBP 对于 IGF 有重要调节作用，深入理解和研究 *IGFBP* 基因表达、调节及其功能是骨代谢研究的重要部分。

（二）转化生长因子 -β

骨生成可人为地分为三个阶段：①骨形成细胞（bone-forming cell）募集和化学制动期，骨形成细胞的前身细胞募集于骨形成部位；②细胞增殖、分化，并产生类骨质；③类骨质矿化。TGF-β 对上述三个阶段都有调节作用。成骨细胞完成骨基质合成功能后的归宿是凋亡或衍变为骨细胞或骨衬细胞。MMP 可激活 TGF-β，从而维持成骨细胞的存活，相反则因缺乏 TGF-β 而凋亡或衍变为骨细胞。TGF-β 对类骨质形成有促进作用，同时抑制破骨细胞介导的骨吸收作用。此外，TGF-β 也诱导软骨生成。过度表达 TGF-β2 的转基因鼠可发生骨质疏松，而过度表达 TGF-β II 型受体时可发生骨硬化症。TGF-β3 抑制破骨细胞分化，具有维持骨量的作用。

由于 TGF-β 是骨组织中的重要细胞因子，TGF-β 在体内无骨形态生成蛋白诱导异位成骨的作用，而在骨组织中可启动新生骨与软骨生成，对骨的生长发育和骨重建有重要调节功能，故 TGF-β/TGF-β 受体的结构或功能异常可导致各种代谢性骨病。TGF-β 可抑制骨关节炎对关节软骨的破坏，促进软骨细胞的合成代谢和受损软骨的修复。在体外实验中，TGF-β 可增加骨基质的生成量，促进软骨细胞增殖；向关节内注射 TGF-β 可促进骨形成和软骨形成。肿瘤骨转移常伴有骨质破坏、骨

折、骨痛和高钙血症，TGF-β 刺激骨转移的肿瘤细胞分泌，进一步强化骨破坏和骨溶解过程；TGF-β 还促进肿瘤细胞的浸润性，因而，阻断 TGF-β 的信号途径可称为骨转移瘤的治疗方法之一。

（三）OPG–RANK–RANKL 系统

OPG、RANK 和 RANKL 是偶联成骨细胞、基质细胞和破骨细胞分化、活化与生物活性的三种主要细胞因子。这三种细胞因子形成的局部调节体系在骨的生长发育、骨构塑和骨重建中起着十分重要的调节作用。这些细胞因子的作用紊乱和功能失常可导致各种代谢性骨病。同时，在许多原发性和继发性代谢性骨病中又伴有这些细胞因子表达和活性的明显异常。

1. 护骨因子

OPG 是 TNFR 家族的新成员，以单体形式合成，在细胞内形成同二聚体，然后主要通过二硫键连成二聚体分泌到细胞外，同时还有少部分 OPG 单体存在于细胞基质中。故 OPG 蛋白质分子具有两种形式，即 60 kDa 的单体和膜结合的 120 kDa 的同二聚体。体内和体外实验都显示，由成骨细胞或基质细胞合成分泌的 OPG 对破骨细胞的分化和活性维持起重要的负性调节作用。近年发现，在破骨细胞及其前身细胞的细胞膜上存在 OPG 分子，并且可与可溶性 RANKL 结合。成骨细胞通过 OPG 和 RANKL 的介导，可调节破骨细胞的簇集及其活性。随着年龄的增加，RANKL 和 OPG 的比例发生改变，RANKL 的作用明显超过 OPG 的作用，破骨细胞的活性超过成骨细胞的活性，引起老年性骨质疏松症。OPG 既有抗骨吸收作用，又能调节破骨细胞生成和破骨细胞活性，是成骨 – 破骨的重要偶联因子。

2. NF-κB 受体活化因子配体和 NF-κB 受体活化因子

RANKL 是由成骨细胞或基质细胞合成的一种具有促进破骨细胞形成的细胞因子。人 RANKL 含 317 个氨基酸残基，RANKL 有两种分子形式：膜结合型，蛋白质分子质量为 40 ～ 45 kDa；可溶型，蛋白质分子质量为 31 kDa。RANK 是 TNFR 家族中的新成员，是 RANKL 的信号传递受体。RANK 的可溶性分子就是 RANK 的细胞外结构域，不仅可抑制 RANKL 所介导的破骨细胞形成，而且还可防止 RANKL 处理的破骨细胞前身细胞的存活、多核化及"溶骨"活性。RANK 是 RANKL 诱导破骨细胞分化及活化的唯一信号受体，RANKL 能特异地与 RANK 高亲和力结合。

3. OPG-RANK-RANKL 系统与骨代谢

生理状态下，破骨细胞的形成和活化需要与成骨细胞或基质细胞间形成细胞接触，当几种促骨吸收因子存在时，成骨细胞或基质细胞表达膜结合型的配体 RANKL 而起促进破骨细胞形成和活化作用。在正常骨重建中，破骨性骨吸收与成骨性骨形成紧密关联并具有程序控制及精确定量，即骨形成与骨吸收偶联以达到骨代谢动态平衡。相反，当存在病理性骨吸收时，则会出现骨形成和骨吸收解偶联状态。

RANKL 和 RANK、OPG 存在相互作用的系统，这一发现开创了骨生理学研究的新局面。通过表达 RANKL 和集落刺激因子（colony-stimulating factor，CSF），成骨细胞和基质细胞对破骨细胞的整个生命过程起作用，主要控制破骨细胞的分化、存活、融合及活化。成骨细胞或基质细胞合成的 OPG 对破骨细胞的分化和功能起着很重要的负向调节作用，成骨细胞或基质细胞表达的膜型和基质结合型的 CSF 和 RANKL 对于破骨细胞的形成则是必需成分。

在破骨前身细胞和成熟破骨细胞中，由 RANKL 诱导的 NF-κB、JNK 和 ERK 的活化可能与破骨细胞的分化和功能有关。在体内，OPG 对破骨细胞的所有骨吸收过程均有阻断作用，所以通过抑制 RANKL-RANK 的相互作用或 RANK 介导信号是防止类风湿关节炎、牙周炎和骨质疏松等代谢性骨病骨吸收增加的理想途径。

（四）集落刺激因子

骨髓和骨之间存在着密切的组织解剖和功能联系，二者之间的相互联系与影响是交互性的。骨髓为骨的生长和重建提供前身细胞。破骨性谱系细胞来源于粒细胞－巨噬细胞集落形成单位细胞（colony-forming unit granulocyte/macrophage，CFU-GM）。骨组织中的骨形成细胞——成骨细胞和骨细胞来源于骨髓基质间充质骨祖细胞，称为集落形成单位成纤维细胞（colony-forming unit fibroblast，CFU-F）。另外，骨组织对骨髓的血细胞生成（hemopoiesis）也有促进作用。CSF 为一类糖蛋白细胞因子的总称，包括集落刺激因子 –1（CSF-1）、多集落刺激因子（multi-CSF）、粒细胞－巨噬细胞集落刺激因子（GM-CSF）和粒细胞集落刺激因子（G-CSF）四种。它们的特点是促进多潜能造血干细胞和（或）单（双）潜能前身细胞的增殖。

CSF-1 是单核 / 巨噬细胞系统和破骨细胞的一种生长因子，其在体内的作用较为广泛，以分泌型 CSF-1（sCSF-1）和膜结合型 CSF-1（mCSF-1）形式存在于体内。在骨组织中，CSF-1 的分泌量与破骨细胞活性和骨吸收量呈正相关。CSF-1 主要是促进破骨细胞前身细胞的募集和分化，对成熟破骨细胞并无明显影响。mCSF-1 主要参与破骨细胞活性的调节，sCSF-1 主要促进破骨细胞发育。在骨细胞正常表达 sCSF-1 和 mCSF-1 的正条件下，sCSF-1 对 mCSF-1 的促破骨细胞生成有协同作用。

（五）骨桥蛋白

OPN 又称为分泌性磷蛋白（secreted phosphoprotein，SPP），是一种非胶原蛋白，主要由成骨性谱系细胞和活化型 T 淋巴细胞表达，存在于骨组织、外周血液和某些肿瘤中。此外，OPN 还是肾结石形成的一种调节因子。因此，OPN 既是一种体液因子（旁分泌激素或细胞因子），又是一种组织结构分子。OPN 能促进骨折愈合，但表达紊乱可引起异位钙化（ectopic calcification）和血管钙化，以及肿瘤转移。

骨吸收的前提是血管生成，OPN 具有促进移植骨血管生成的作用，从而促进骨吸收。OPN 的缺乏可抑制破骨细胞的骨吸收功能，同时，PTH 不能刺激成熟破骨细胞的形成。软组织的异位钙化受许多细胞因子的调节，其中 OPN 可能在异位钙化中起着重要的抑制作用，OPN 可抑制羟磷灰石晶体的生长，诱导 II 型碳酸酐酶表达，酸化 ECM，有利于异位钙化的溶解。成骨细胞、骨细胞和软骨细胞均与骨的机械应力作用有关，这些细胞接受机械力作用后，OPN 的表达明显上调，OPN 的合成和分泌受机械作用力的调节。因此，在骨组织中，OPN 介导了机械力对骨重建的作用。

（六）硬骨素

SO 是硬化性骨化病（sclerosteosis，SOST）基因表达的一种蛋白产物。近年来，研究发现 SO 在骨生成发生机制方面具有重要的作用。SO 被认为是 BMP-6 结合蛋白，可以通过拮抗 BMP 信号抑制成骨细胞增殖和分化，从而抑制骨形成。SO 也可能通过与 LRP5 和 LRP6 结合从而抑制经典 Wnt 信号通路进而抑制骨形成。SO 具有诱导成骨细胞凋亡的作用，成骨细胞数目的减少最终使骨形成减少。在骨重建过程中，*SO* 基因参与胞外结合蛋白与细胞生长因子之间的整合作用来维系骨动态平衡。因此，在骨重建和骨细胞介导的调节中，SO 起到了整体的连接作用。

（宋利格　刘奕宸）

第三节 | 脊柱损伤修复的骨代谢特点

一、骨构塑与骨重建

骨组织的生长、发育、代谢和衰老表现为骨量的增加或减少，而在组织学上则以骨构塑和骨重建两种方式进行，表现为骨组织细胞的分化、增殖、凋亡和转型。骨构塑的结果是骨的生长、发育与骨形态变化，而骨重建是骨的循环性代谢方式，仅表现为骨量的增加或减少，一般无骨形态改变。

（一）骨构塑

骨构塑是骨骼的一种生长塑形方式，一般是指以不同速度在不同部位出现单方向的骨形成和骨吸收，并改变骨的形态和大小的塑形现象。骨构塑亦称骨漂移或骨塑建。骨构塑分为破骨性骨构塑和成骨性骨构塑两种类型：破骨性骨构塑吸收原有骨质，使局部缩小、凹陷或形成骨髓腔；成骨性骨构塑使皮质骨生长，骨干增粗或形成骨凸面。引起骨构塑的破骨行为和成骨活动一般在骨发育成熟后即告终止或显著减弱。骨构塑只涉及骨的内膜和外膜，改变骨的大小和形态，但是伴有的骨量变化，其调节机制不明。在骨构塑过程中，有三组细胞参与活动：纵行细胞组，见于软骨内骨化带和关节软骨中，通过骨构塑，确立骨的长度、几何形态及骨骼尺寸；横行细胞组，发生于骨组织的实际面，与骨的纵轴垂直，通过骨构塑，建立起骨的横径和两个骨端之间的骨组织；成纤维细胞组，包括所有胶原的代谢与更新，并形成肌腱、筋膜、韧带等骨骼附件。

幼儿生长发育时，皮质骨从骨外膜不断沉积，伴有骨内膜骨吸收，开始为了使骨变粗，皮质骨并不增厚。至青年时期，骨内膜骨亦增多，皮质骨增厚，达到个体的峰值骨量，但全身各个骨骼部位达到峰值骨量的时期并不相同。

骨构塑的另一特点是骨吸收和骨形成发生在不同部位与不同时间，因此二者没有调节联系，即不存在成骨－破骨偶联现象，其整体和骨微环境层面上的调节机制亦各不相同，其中影响最明显的是应力。成年以后的骨构塑使骨髓腔逐渐扩大。

（二）骨重建

骨重建是一种循环式的代谢过程，是为了维持骨的相对稳定状态而进行的骨形成与骨吸收，一般不改变骨的大体形态与尺寸。骨重建在骨结构单位（bone structure unit，BSU）中进行，分为静止期、骨吸收期、反转期、骨形成早期、骨形成晚期和静止期等六个时期。骨重建随时间而改变，骨吸收与骨形成的动态平衡受细胞因子、力学环境、年龄、内分泌激素和旁分泌因子等的影响。因此，骨重建是一种有序的、偶联的骨吸收和骨形成过程。骨重建在骨的表面进行，导致骨骼代谢与更新。如果重新更换的矿物质在组成和分布上与正常不同，即可能导致骨机械性能变化。骨密度（bone mineral density，BMD）的微小增加可显著提高骨的抗骨折强度。骨骼在一生中经受了横向生长、纵向生长、骨构塑与骨重建。

1. 骨重建特征

在每一个骨重建周期中，破骨细胞介导的骨吸收持续 2～4 周，其活性受 RANKL/OPG

比值、IL-1、IL-6、CSF、PTH、1,25-(OH)$_2$D 和降钙素调节。在骨重建的反转期，由骨吸收转向骨形成；骨吸收陷窝内含有各种单核细胞、骨细胞和成骨细胞前身细胞。骨重建反转的具体机制未明，可能与 TGF-β、IGF-1、IGF-2、BMP、血小板生长因子（plateletderived growth factor，PDGF）和 FGF 的共同调节和骨吸收陷窝的应变梯度（strain gradient）有关。皮质骨和松质骨的骨重建周期和过程基本相同，均以形成一个新的骨单位，即为骨重建单位（bone remodeling unit，BRU）为结局。

此外，骨重建也包括了特殊血管生成，总称为骨重建单元（bone remodeling compartment，BRC）。BRC 的外围由具有骨膜衬里细胞的生理作用的特殊的扁平细胞（flattened cell）组成，可表达 OPG 和 RANKL 等。

2. 骨吸收和骨形成

与骨构塑不同的是，骨重建只发生破骨与成骨的循环性转换，破骨与成骨在同一部位有序进行，而且彼此偶联，故单独的骨重建不会发生骨形态与大小改变。骨骼成熟后，骨的更新与代谢并未停止。从微结构层面上看，骨重建的基本单位是 BRU，皮质骨和松质骨中骨重建过程大致是：骨吸收→骨形成→骨静止→骨吸收，如此周而复始地循环。通过骨重建，皮质骨中旧骨被新骨取代，若骨形成与骨吸收能维持平衡，可保持骨量的稳定与平衡；若骨吸收大于骨形成，骨质丢失，相反骨质增加；骨重建在 BRU 中进行，骨重建也可分为骨吸收腔出现、吸收腔形成、哈弗斯管生成和哈弗斯系统形成四个阶段。

3. 骨重建循环

骨代谢的主要形式是骨重建循环（bone remodeling cycle）。骨重建发生于骨骼的基本多细胞单位（basic multicellular unit，BMU），在 BMU 的骨重建腔（bone-remodeling cavity）内含有成骨细胞、破骨细胞和骨细胞。骨重建过程需要使 BRU 首先被激活，并由破骨细胞找定重建位点，溶解与吸收骨组织，形成陷窝，随之成骨细胞分泌类骨质被矿化。由于破骨和成骨能力的差异，形成形状和大小均不相同的新的骨单位。骨重建的快慢主要由 BRU 的重建速度决定。由于骨重建是骨代谢过程中骨形成与骨吸收的一种动态平衡变化，因而代谢因素可使骨形成 – 骨吸收经过一个或数个周期后，发生骨量变化，引起骨量降低或增加。

（三）骨重建与破骨细胞 – 成骨细胞偶联

1. 成骨作用

成骨细胞来源于间质细胞（mesenchymal cell），增殖成为增殖型前成骨细胞（proliferating preosteoblast）、骨基质 – 生成型成骨细胞（bone matrix-producing osteoblast）、骨细胞或骨衬细胞。

骨形成是指新骨发生和成熟的过程。骨形成时，先出现未矿化的类骨质，再出现矿化的窄带［即矿化（钙化）前沿（calcification front）］。矿化前沿与骨的长轴平行，并逐渐朝向表面。类骨质的数量代表成骨细胞活性，但其矿化功能未必正常。骨表面除吸收腔隙外，均覆以类骨质，形成类骨质层（osteoid seam），用 Goldner 三色法染色后，类骨质呈红色。BRC 外围为破裂线，充满红细胞，哈弗斯系统的中心血管含有较多成骨细胞和少量破骨细胞。类骨质厚薄不一，较薄处覆以扁平分散的非活跃期成骨细胞，而较厚处有活跃期成骨细胞聚集，成骨细胞成行排列在类骨质上。

2. 破骨作用

OPG-RANK-RANKL 途径是调节破骨细胞功能的主要因子。非靶向骨重建（non-targeted remodeling）是指激素与抗骨吸收药物调节的骨重建。激素和药物影响骨重建的主要方式是破骨细胞，并通过破骨细胞 – 成骨细胞偶联机制达到干扰骨重建的目的。靶向骨重建（targeted remodeling）是指移除受损骨骼的过程，其作用机制在于受损骨骼的靶向性骨吸收。骨组织含有丰富的骨细胞，骨骼受损（微损伤）后，骨细胞死亡可启动破骨细胞骨吸收。

骨吸收是破骨细胞移除骨基质和骨矿物质的过程。骨吸收时，在平滑的骨面出现凹陷，其大小、形态各异。一般可用破骨细胞数目来评价骨吸收状况。骨吸收活跃时，凹陷深而有隧道及纤维化。破骨细胞只吸收矿化骨，而未被吸收的骨表面称为骨的膜面（bone membrane）。活跃的破骨细胞紧贴矿化骨表面，或沿此膜移动。紧靠骨表面的破骨细胞膜有皱褶缘。骨吸收时，必须先移除矿物质，否则，因为矿化骨中的胶原对蛋白酶有抵抗，相关的蛋白酶不能水解胶原。血管生成与骨吸收密切联系，血管内皮生长因子和血管内皮素调节破骨细胞活性，血管生成也提供血液中的成骨细胞前身细胞和破骨细胞前身细胞。骨细胞凋亡时释放生长因子可促进血管生成。

（四）骨构塑与骨重建的影响因素

遗传素质是影响机体发育（包括骨骼系统、体格、体型等）的最重要因素，环境和后天个人因素也对骨发育和骨生长有明显影响。

1. 种族差异

各民族的平均体重不尽相同，主要与种族差异有关，但是这种差异是可以改变的。例如，长期移居的同民族后裔可在骨骼发育方面发生明显变化（骨量增加或骨量减少）。

2. 环境因素

影响骨骼发育和成熟的环境因素很多。一般由热带、温热带至寒带的居民，体格和骨骼发育是逐渐增加的。长期在太空站工作的宇航员存在负钙平衡，恢复地面生活后可于数年内恢复。长期卧床者的钙代谢与宇航员相似，骨吸收指标升高，而骨形成指标无明显变化。骨代谢转换率具有昼夜节律性。夜晚的骨吸收和骨形成增加，原因未明。蛋白质的摄入量对峰值骨量有很大影响，蛋白－热能营养不良者常伴有骨质疏松，骨脆性增加。

3. 内分泌激素

GH、IGF-1、PTH、PTHrP、降钙素、性腺类固醇激素、维生素 D 等是调节骨代谢的主要激素。

雌激素可提高运动对骨密度变化的敏感性。

4. 旁分泌激素、生长因子和细胞因子

骨组织中的旁分泌－自分泌激素（因子）很多，多数属于细胞因子和生长因子范畴。它们通过骨的细胞或生血干细胞以自分泌或旁分泌途径，分泌至骨微环境中，在局部相互作用或与内分泌激素一起发挥调节骨代谢作用。

5. 机械力的作用

机体具有在外力作用下改变 ECM，适应机械应激需要的能力。运动对骨骼的影响可能存在性别差异。经过一段时间的运动锻炼后，男性的体重增加明显高于女性（6.3 g/d∶2.5 g/d），男性的骨膜骨面积增加为女性的 2.5 倍。

二、脊柱损伤的修复

（一）骨微损伤与骨微结构评价

1. 骨微损伤定义与类型

骨微损伤（bone microdamage）一般认为是在光学显微镜下能观察到的骨基质损害，但是由于它与一般材料损伤类似，损伤在分子水平和亚组织水平有其固有特征，所以它在骨组织不同层次结构的改变上有不同的形式。生理性微损伤经碱性品红染色后可表现为三种形式：微破裂（microcrack）、染色性交叉岔折（cross-hatch staining）和染色性弥散性损伤（diffusing staining）。

（1）生理性微损伤：骨组织微损伤已被证实存在于活体骨中，其种类与形态影响骨组织微结构性质和功能。它与骨重建关系密切，骨组织的转换率对其影响较大。骨组织作为一种运动支持系统，在生理状态下由于机械负荷产生微损伤，而微损伤的产生又进一步刺激骨重建，导致骨组织发生适应性变化并适应新的负荷。微损伤积蓄引起骨的生物质量下降，脆性增加。在骨质疏松或增龄性骨退变过程中，微损伤的产生和骨重建之间失去平衡，引起微损伤的积累，到一定程度时便会出现骨折。

（2）微损伤与骨重建：微损伤性骨重建是骨重建的重要方式，其特点是在微损伤引起骨细胞凋亡处出现破骨细胞骨吸收及修复性骨重建。研究发现，骨微损伤修复有随机骨重建（stochastic remodeling）和定向骨重建（targeted remodeling）两种方式（类型）。所谓随机骨重

建即通常意义上的骨重建，而定向骨重建主要发生在骨微损伤时。

2. 骨微损伤的鉴别和观察方法

（1）骨微损伤的鉴别：最常用的方法是用大块组织碱性品红染色，其染色方法和流程如下：新鲜骨组织，剔除软组织→70%乙醇溶液固定48小时以上→流水下冲洗脂性骨髓腔→80%乙醇溶液作溶剂配成1%碱性品红溶液（简称80%碱性品红溶液，下同）染色→90%碱性品红溶液染色→100%碱性品红溶液染色（每个过程间隙换染色液，称一步）→100%乙醇洗涤残色1小时→甲基丙烯酸甲酯浸泡过夜→包埋→锯片→磨片至80～100 μm封片后观测。所有染色过程均于 −20 Psi 真空环境中进行，每一步的时间因骨组织的种类不同而异。染色的深浅程度与染色溶液浓度、试剂种类和来源、染色时间、染色时所处的负压大小和温度及骨的密度有关。

（2）观察方法：大块组织碱性品红染色后，可以应用反射光显微镜、透射显微镜、荧光显微镜和激光共聚焦显微镜观察微损伤。分析皮质骨微损伤的形态和特征的较好方法是将染色标本在激光共聚焦显微镜下观察，再将图像资料经计算机处理后进行三维重建。

（二）脊柱微损伤与代谢性骨病

骨微损伤激发骨重建修复损伤，但如果积聚过多微损伤则引起骨折。

1. 骨质疏松症

局部性移行性骨质疏松（regional migratory osteoporosis，RMO）是一种主要发生于中年男性下肢负重关节的骨质疏松症，临床表现为局部关节的移行性疼痛。另一种与RMO密切相关且基本类似的综合征，称为髋关节的暂时性骨质疏松症（transient osteoporosis of the hip，TOH）。RMO 和 TOH 可以单独存在，也可与全身性骨质疏松症合并存在。在组织形态学上，这两种局部性病变的特点是局部发生骨质疏松。TOH 和 RMO 的发生机制未明，一些资料显示，它们的发生与局部骨组织微损伤有关，其后果往往是局部骨组织的微骨折，如果骨的结构损伤达到一定程度且不能及时修复，即可发展为骨髓水肿及无血管性骨坏死。

原发性骨质疏松症（primary osteoporosis）是老年人和绝经后妇女的重大常见疾病，其发病率和致残致死率高，其以骨量减少、骨的微观结构退行性变为特征，致使骨的脆性增加，易于发生骨折。在骨质疏松发生前、发展过程及其所导致的骨折中，从形态结构上看，都伴有骨微损伤改变。雌激素撤退导致破骨细胞数目和活性增加，骨代谢转换率增加，小管骨细胞凋亡增多，修复微损伤的能力下降，导致骨微损伤积累。

2. 骨软化症

骨软化症主要表现为新形成的骨基质不能及时正常钙化，可由营养不良、肿瘤、药物等引致。一般可根据组织学特征将骨质软化分为三种类型：活动性骨质软化（active osteomalacia）、非活动性骨质软化（inactive osteomalacia）和矿化缺陷（defective mineralization）。

3. 骨硬化症

骨硬化症是由于破骨细胞吸收骨质发生障碍，使骨质沉着增加，矿化骨增多。骨组织形态计量学主要用于判断皮质骨和松质骨的骨量，以明确骨构塑或骨重建阶段骨吸收与骨形成的不同状况。破骨细胞的数目可增加、正常或减少，但功能障碍。类骨质增加，有交织骨形成。

4. 其他

骨微损伤的积累和血管侵入加以修复可能是某些骨关节炎的病因，但尚需更多试验证实。骨质疏松患者容易发生骨折，而且不易愈合，这在骨科住院患者中较常见，尤其是股骨颈骨折导致活动能力下降，严重影响患者的生活质量和寿命。美国食品药品监督管理局（Food and Drug Administration，FDA）规定药物评价必须有力学性能评价指标，抗疲劳能力是骨力学质量的一个重要标志，骨疲劳试验后比较微损伤的大小、数目及位置等可以评价骨组织的不同力学性能，骨微损伤分析可能为其提供一种评价手段。

（宋利格　刘培培）

● 参考文献

BELLIDO T, PLOTKIN L I, 2011. Novel actions of bisphosphonates in bone: preservation of osteoblast and osteocyte viability[J]. Bone, 49(1): 50-55.

BONEWALD L F, MUNDY G R, 1990. Role of transforming growth factor-beta in bone remodeling[J]. Clin Orthop Relat Res,(250): 261-276.

BONEWALD L F, 2011. The amazing osteocyte[J]. J Bone Miner Res, 26(2): 229-238.

BOYLE W J, SIMONET W S, LACEY D L, 2003. Osteoclast differentiation and activation[J]. Nature, 423(6937): 337-342.

BURR D B, FORWOOD M R, FYHRIE D P, et al., 1997. Bone microdamage and skeletal fragility in osteoporotic and stress fractures[J]. J Bone Miner Res, 12(1): 6-15.

CALLEWAERT F, SINNESAEL M, GIELEN E, et al., 2010. Skeletal sexual dimorphism: relative contribution of sex steroids, GH-IGF1, and mechanical loading[J]. J Endocrinol, 207(2): 127-134.

CARPENTER T O, IMEL E A, HOLM I A, et al., 2011. A clinician's guide to X-linked hypophosphatemia[J]. J Bone Miner Res, 26(7): 1381-1388.

CECCHINI M G, HOFSTETTER W, HALASY J, et al., 1997. Role of CSF-1 in bone and bone marrow development[J]. Mol Reprod Dev, 46(1): 75-83; discussion 83-74.

DELGADO-CALLE J, SATO AY, BELLIDO T, 2017. Role and mechanism of action of sclerostin in bone[J]. Bone, 96: 29-37.

DEMPSTER D W, MOONGA B S, STEIN L S, et al., 1997.Glucocorticoids inhibit bone resorption by isolated rat osteoclasts by enhancing apoptosis[J]. J Endocrinol, 154(3): 397-406.

DUCY P, AMLING M, TAKEDA S, et al., 2000. Leptin inhibits bone formation through a hypothalamic relay: a central control of bone mass[J]. Cell, 100(2): 197-207.

DUCY P, DESBOIS C, BOYCE B, et al., 1996. Increased bone formation in osteocalcin-deficient mice[J]. Nature, 382(6590): 448-452.

ELEFTERIOU F, AHN J D, TAKEDA S, et al., 2005. Leptin regulation of bone resorption by the sympathetic nervous system and CART[J]. Nature, 434(7032): 514-520.

ELEFTERIOU F, TAKEDA S, EBIHARA K, et al., 2004. Serum leptin level is a regulator of bone mass[J]. Proc Natl Acad Sci USA, 101(9): 3258-3263.

FAZZALARI N L, FORWOOD M R, MANTHEY B A, et al., 1998. Three-dimensional confocal images of microdamage in cancellous bone[J]. Bone, 23(4): 373-378.

FELSENBERG D, BOONEN S, 2005. The bone quality framework: determinants of bone strength and their interrelationships, and implications for osteoporosis management[J]. Clin Rheumatol, 27(1): 1-11.

GLUHAK-HEINRICH J, PAVLIN D, YANG W, et al., 2007. MEPE expression in osteocytes during orthodontic tooth movement[J]. Arch Oral Biol, 52(7): 684-690.

GLUHAK-HEINRICH J, YE L, BONEWALD L F, et al., 2003. Mechanical loading stimulates dentin matrix protein 1(DMP1) expression in osteocytes in vivo[J]. J Bone Miner Res, 18(5): 807-817.

GUISE T A, MOHAMMAD K S, CLINES G, et al., 2006. Basic mechanisms responsible for osteolytic and osteoblastic bone metastases[J]. Clin Cancer Res, 12(20 Pt 2): s6213-6216.

HORWITZ E M, PROCKOP D J, GORDON P L, et al., 2001. Clinical responses to bone marrow transplantation in children with severe osteogenesis imperfecta[J]. Blood, 97(5): 1227-1231.

ICER M A, GEZMEN-KARADAG M, 2018. The multiple functions and mechanisms of osteopontin[J]. Clin Biochem, 59: 17-24.

JOBERT A S, ZHANG P, COUVINEAU A, et al., 1998. Absence of functional receptors for parathyroid hormone and parathyroid hormone-related peptide in Blomstrand chondrodysplasia[J]. J Clin Invest, 102(1): 34-40.

JÜPPNER H, WOLF M, SALUSKY I B, 2010. FGF-23: More than a regulator of renal phosphate handling?[J]. J Bone Miner Res, 25(10): 2091-2097.

KARAPLIS A C, HE B, NGUYEN M T, et al., 1998. Inactivating mutation in the human parathyroid hormone receptor type 1 gene in Blomstrand chondrodysplasia[J]. Endocrinology, 139(12): 5255-5258.

KITOH H, KITAKOJI T, TSUCHIYA H, et al., 2004. Transplantation of marrow-derived mesenchymal stem cells and platelet-rich plasma during distraction osteogenesis-a preliminary result of three cases[J]. Bone, 35(4): 892-898.

KOTAKE S, YAGO T, KAWAMOTO M, et al., 2012. The role of T-cell leukemia translocation-associated gene protein in human tumorigenesis and osteoclastogenesis[J]. J Biomed Biotechnol, 2012: 675317.

KRISTENSEN P, JUDGE M E, THIM L, et al., 1998. Hypothalamic CART is a new anorectic peptide regulated by leptin[J]. Nature, 393(6680): 72-76.

LEE N K, SOWA H, HINOI E, et al., 2007. Endocrine regulation of energy metabolism by the skeleton[J]. Cell, 130(3): 456-469.

LEE T C, MYERS E R, HAYES W C, 1998. Fluorescence-aided detection of microdamage in compact bone[J]. J Anat, 193(Pt 2): 179-184.

LEVINE B S, KLEEMAN C R, FELSENFELD A J, 2009. The journey from vitamin D-resistant rickets to the regulation of renal phosphate transport[J]. Am Soc Nephrol, 4(11): 1866-1877.

LOCKLIN R M, OREFFO R O, TRIFFITT J T, 1999. Effects of TGFbeta and bFGF on the differentiation of human bone marrow stromal fibroblasts[J]. Cell Biol Int, 23(3): 185-194.

LORENTZON M, LANDIN K, MELLSTRÖM D, et al., 2006.Leptin is a negative independent predictor of areal BMD and cortical bone size in young adult Swedish men[J]. J Bone Miner Res, 21(12): 1871-1878.

MAKI R G, 2010. Small is beautiful: insulin-like growth factors and their role in growth, development, and cancer[J]. J Clin Oncol, 28(33): 4985-4995.

MANSOUR A, ABOU-EZZI G, SITNICKA E, et al., 2012.Osteoclasts promote the formation of hematopoietic stem cell niches in the bone marrow[J]. J Exp Med, 209(3): 537-549.

MARTIN A, DAVID V, MALAVAL L, et al., 2007. Opposite effects of leptin on bone metabolism: a dose-dependent balance related to energy intake and insulin-like growth factor-I pathway[J]. Endocrinology, 148(7): 3419-3425.

MATHUR D, PEREIRA W C, ANAND A, 2012. Emergence of chondrogenic progenitor stem cells in transplantation biology-prospects and drawbacks[J]. J Cell Biochem, 113(2): 397-403.

MIYAMOTO T, 2011. Regulators of osteoclast differentiation and cell-cell fusion[J]. Keio J Med, 60(4): 101-105.

MOTOYOSHI K, 1998. Biological activities and clinical application of M-CSF[J]. Int J Hematol, 67(2): 109-122.

NAMPEI A, HASHIMOTO J, HAYASHIDA K, et al., 2004. Matrix extracellular phosphoglycoprotein(MEPE) is highly expressed in osteocytes in human bone[J]. J Bone Miner Metab, 22(3): 176-184.

O'BRIEN F J, TAYLOR D, DICKSON G R, et al., 2000. Visualisation of three-dimensional microcracks in compact bone[J]. J Anat, 197(Pt 3): 413-420.

PENSLER J M, RADOSEVICH J A, HIGBEE R, et al., 1990. Osteoclasts isolated from membranous bone in children exhibit nuclear estrogen and progesterone receptors[J]. J Bone Miner Res, 5(8): 797-802.

REDDY S V, 2004. Regulatory mechanisms operative in osteoclasts[J]. Crit Rev Eukaryot Gene Expr, 14(4): 255-270.

RICHARDSON S, NEAMA G, PHILLIPS T, et al., 2003. Molecular characterization and partial cDNA cloning of facilitative glucose transporters expressed in human articular chondrocytes; stimulation of 2-deoxyglucose uptake by IGF-I and elevated MMP-2 secretion by glucose deprivation[J]. Osteoarthritis Cartilage, 11(2): 92-101.

SCHIPANI E, LANGMAN C B, PARFITT A M, et al., 1996. Constitutively activated receptors for parathyroid hormone and parathyroid hormone-related peptide in Jansen's metaphyseal chondrodysplasia[J]. N Engl J Med, 335(10): 708-714.

SCHIPANI E, LANSKE B, HUNZELMAN J, et al., 1997. Targeted expression of constitutively active receptors for parathyroid hormone and parathyroid hormone-related peptide delays endochondral bone formation and rescues mice that lack parathyroid hormone-related peptide[J]. Proc Natl Acad Sci USA, 94(25): 13689-13694.

SHIMIZU M, KUBOTA M, TANAKA T, et al., 2012. Nutraceutical approach for preventing obesity-related colorectal and liver carcinogenesis[J]. Int J Mol Sci, 13(1): 579-595.

SORNAY-RENDU E, MUNOZ F, GARNERO P, et al., 2005. Identification of osteopenic women at high risk of fracture: the OFELY study[J]. J Bone Miner Res, 20(10): 1813-1819.

TAKEDA S, ELEFTERIOU F, LEVASSEUR R, et al., 2002. Leptin regulates bone formation via the sympathetic nervous system[J]. Cell, 111(3): 305-317.

TANAKA S, TAKAHASHI N, UDAGAWA N, et al., 1992. Osteoclasts express high levels of p60c-src, preferentially on ruffled border membranes[J]. FEBS Lett, 313(1): 85-89.

TEITELBAUM S L, 2000. Bone resorption by osteoclasts[J]. Science, 289(5484): 1504-1508.

THOMPSON D L, SABBAGH Y, TENENHOUSE H S, et al., 2002. Ontogeny of Phex/PHEX protein expression in mouse embryo and subcellular localization in osteoblasts[J]. J Bone Miner Res, 17(2): 311-320.

TONG H S, SAKAI D D, SIMS S M, et al., 1994. Murine osteoclasts and spleen cell polykaryons are distinguished by mRNA phenotyping[J]. J Bone Miner Res, 9(4): 577-584.

TREVISAN C, ORTOLANI S, MONTELEONE M, et al., 2002. Regional migratory osteoporosis: a pathogenetic hypothesis based on three cases and a review of the literature[J]. Clin Rheumatol, 21(5): 418-425.

VERHAAR H J, DAMEN C A, DUURSMA S A, et al., 1995. Comparison of the action of 17 beta-estradiol and progestins with insulin-like growth factors-I/-II and transforming growth factor-beta 1 on the growth of normal adult human bone-forming cells[J]. Maturitas, 21(3): 237-243.

WANG L, CIANI C, DOTY S B, et al., 2004. Delineating bone's interstitial fluid pathway in vivo[J]. Bone, 34(3): 499-509.

WARNKE P H, SPRINGER I N, WILTFANG J, et al., 2004. Growth and transplantation of a custom vascularised bone graft in a man[J]. Lancet, 364(9436): 766-770.

WHYTE M P, KURTZBERG J, MCALISTER W H, et al., 2003. Marrow Cell Transplantation for infantile hypophosphatasia[J]. J Bone Miner Res, 18(4): 624-636.

WOLF G, 2008. Energy regulation by the skeleton[J]. Nutr Rev, 66(4): 229-233.

YAMAUCHI M, SUGIMOTO T, YAMAGUCHI T, et al., 2001. Plasma leptin concentrations are associated with bone mineral density and the presence of vertebral fractures in postmenopausal women[J]. Clinical endocrinology, 55(3): 341-347.

YANG X, MATSUDA K, BIALEK P, et al., 2004. ATF4 is a substrate of RSK2 and an essential regulator of osteoblast biology; implication for Coffin-Lowry Syndrome[J]. Cell, 117(3): 387-398.

ZHANG P, JOBERT A S, COUVINEAU A, et al., 1998. A homozygous inactivating mutation in the parathyroid hormone/ parathyroid hormone-related peptide receptor causing Blomstrand chondrodysplasia[J]. J Clin Endocrinol Metab, 83(9): 3365-3368.

ZHAO L, HANTASH B M, 2011. TGF-β1 regulates differentiation of bone marrow mesenchymal stem cells[J]. Vitam Horm, 87: 127-141.

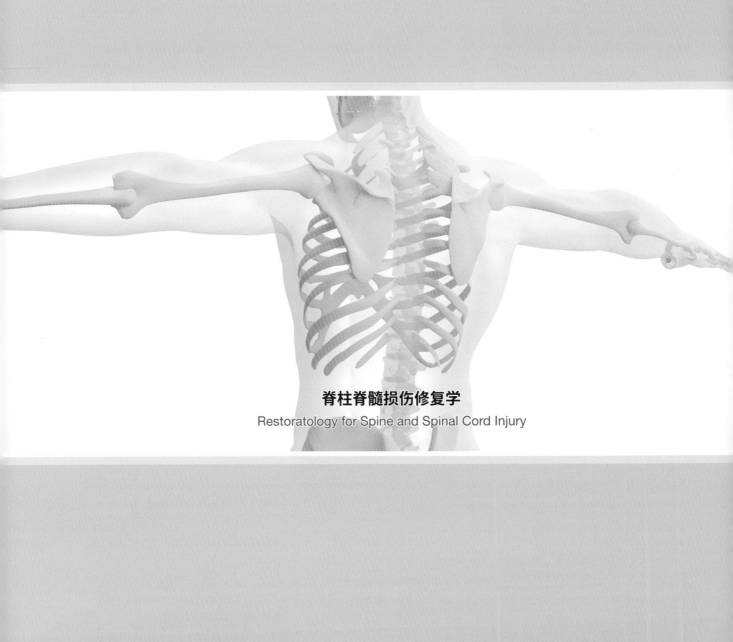

脊柱脊髓损伤修复学
Restoratology for Spine and Spinal Cord Injury

第九章
脊柱脊髓损伤的急救

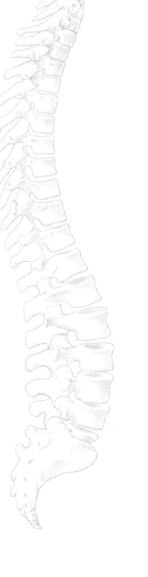

脊柱脊髓损伤的早期救治包括院前救护、急诊救治、早期专科治疗等。早期救治措施的正确与否直接影响患者的生命安全和脊柱脊髓功能的恢复。

第一节｜脊柱脊髓损伤的早期救治

一、院前和初期管理

在事故现场对脊髓损伤患者进行适当的治疗包括固定、初步复苏、评估，以及将患者快速运送到能够诊断和治疗脊髓损伤的附近医院。对于可疑的脊髓损伤患者，院前急救时需要最大限度地减少继发性的脊髓损伤，以及由于脊柱固定不当而可能导致的脊髓损伤。坚硬的平板床和头圈、支撑束缚带的组合，防止压迫颈部同时可以有效地限制脊柱运动，起到较好的固定作用。不建议尝试使用沙袋和胶带固定脊椎。如果发现患者躺在地上，则应在放置头圈后将其固定在长硬板床上。一般需要两个或四个人才能完成脊髓损伤患者的搬运。所有怀疑有脊柱损伤的人应在搬运前避免脊柱弯曲，防止加重脊髓损伤。搬运 8 岁以下脊柱损伤的儿童时，由于头部相对于身体所占比例较成人大，应避免过度屈曲颈部。应使用儿童特制的脊柱固定头圈，其枕骨处有凹陷，或者在肩膀和胸部下方垫衬垫，抬高上半身 2～3 cm，并将头部置于搬运床水平。

脊柱损伤急性处理的重要措施包括及早发现伤害、立即进行现场固定、适当的复苏及防止由于医疗并发症或处理不当导致伤情进一步恶化。如果由于受伤有换气不足或者高位颈椎损伤的患者可能出现呼吸暂停，则可能需要紧急插管。对于在院前急救中怀疑患有脊髓损伤且需要插管的患者，应在插管过程中对颈椎进行徒手固定。放置气管插管时应避免颈部过度伸展。同时充分通风以防止缺氧和继发性脊髓缺血。

初步处理脊髓损伤的目标是准确诊断脊柱、韧带和神经系统损伤，并立即固定脊柱。可疑脊柱损伤的初步处理中主要关注的问题之一是脊柱的不稳定和损伤椎体的病理改变可能会损害神经功能。在穿透性创伤中，如刀刺或枪伤，不建议固定脊柱，因为在此类损伤中脊柱不稳定发生率低，并且在此类损伤中由于使用脊柱固定装置导致复苏延迟，可加剧此类患者死亡。

脊髓损伤患者的初步治疗是评估和治疗气道损伤、通气和循环功能障碍。急性脊髓损伤的患者，特别是完全或严重颈椎脊髓损伤的患者，应在重症监护病房或类似环境中进行心脏、血流动力学和呼吸监测，以早期发现心血管功能障碍和呼吸功能不全。这些患者即使在受伤初期心脏和肺功能较为稳定，但在随后的病情发展过程中也可伴有低血压、低氧血症、肺功能障碍、体温调节功能障碍和心血管系统疾病。损伤初期出现低血压可能是神经源性休克的结果。因此，在诊断休克时需要评估是否有明显的出血。脑部损伤也是导致低血压的原因之一。脊柱损伤可引起椎动脉阻塞，也会引起低血压。恢复正常血容量，纠正低血压并保持充足的氧合作用可降低进一步发生缺血性脊髓损伤的风险。

几乎一半的脊柱损伤患者同时伴有威胁生命的相关损伤。最常见的伴发损伤是头、胸部损伤和四肢长骨的骨折。10% 的患者有三处以上的损伤。诸如精神状态变化、需要机械通气的肺功能不全、主要器官损伤及长骨骨折的并发症等会影响脊柱损伤患者的神经系统评估。应当进行全面而准确的神经系统检查，以早期发现存在脊髓休克、完全脊髓损伤或其他类型的脊髓损伤。

急诊外科医生将采取适当的液体复苏和脊柱稳定，明确脊柱损伤的类型，诊断继发于脊髓损伤的神经系统变化及明确是否需要手术治疗等问题。早期或急性医院治疗包括对脊柱损伤和相关损伤的诊断评估和对是否需要外科手术进行决策，以及治疗由脊髓损伤导致的并发症，如心脏、呼吸道、泌尿生殖道、胃肠道损伤，以及营养支持问题、静脉血栓形成和应激性损伤等。胃酸过多、麻痹性肠梗阻和胰腺括约肌功能障碍可导致应激性溃疡、呕吐、误吸和胰腺炎。膀胱功能障碍导致尿路阻塞，可能导致膀胱炎、肾盂肾炎、肾积水、肾结石形成和肾功能衰竭。早期康复和心理治疗应从初期处理和外科手术治疗开始。

脊髓损伤后的早期治疗有重要的指导原则：2013 年更新的美国神经外科医师协会（American Association of Neurological Surgeons，AANS）和美国神经外科医师大会（Congress of Neurological Surgeons，CNS）关于《急性颈椎和脊髓损伤管理指南》。

二、脊髓损伤的神经学评估

怀疑有脊髓损伤或明确有脊髓损伤的患者应立即进行初步的神经系统检查并进行记录。当神经功能损害时与脊髓损伤一致时，神经损伤的程度和神经通路的完整性应根据 ISNCSCI 确定。应该进行一系列检查以发现神经系统恶化或神经系统改善的趋势。在最初的 48 ～ 72 小时后，ISNCSCI 所描述的临床神经系统评估也可用于确定神经系统恢复的预后。

三、手术时机

手术时机的选择通常取决于损伤的严重程度、损伤平面、损伤机制及脊髓受压程度。完全性脊髓损伤患者外科治疗的主要目标是稳定脊柱以减轻疼痛并促进早期康复。如果是不完全性脊髓损伤，手术可能会促进神经系统的恢复。当神经功能恶化时，是否手术仍存在争议。尽管越来越多的证据表明，早期手术减压可能获得更好的神经功能预后，但是在处理急性脊髓损伤时，何时进行手术减压仍存在争议。

四、神经保护药物

在过去的 20 年中，静脉内给予甲泼尼龙冲击治疗在相关研究发表后成为急性脊髓损伤的常规治疗。

尽管甲泼尼龙冲击治疗在个别特定情况下仍然是一种选择，但它的治疗效果已引起广泛的争议。因为此前关于甲泼尼龙冲击治疗的相关研究缺乏令人信服的临床证据，并且该项治疗能引起明显的副作用，如使肺炎、败血症和胃肠道出血的发生率增加。2013 年 AANS/CNS 关于《急性颈椎和脊髓损伤管理指南》表明，没有明确证据支持神经保护药物包括类固醇在内的有效药物，可改善急性脊髓损伤的神经功能恢复。

（唐佩福　朱行飞）

第二节 | 脊柱脊髓损伤并发症的早期预防及治疗

一、急性心血管疾病的处理

建立静脉通路后，应快速通过液体复苏治疗院前急救中出现的低血压，其目的是保持最佳的组织灌注并治疗休克。在创伤性脊髓损伤后，由于血管内儿茶酚胺的释放常常会导致短暂的高血压。但是，这一时期很短，随后即出现神经源性休克。患有急性颈椎或高位胸椎脊髓损伤的患者常会出现低血容量性休克和神经源性休克，应注意将低血容量性休克与以低血压、心动过缓和体温过低为特征的神经源性休克区分开来（表 9-1）。低血压和心动过缓的出现可能导致进一步的神经损伤，以及肺、肾和脑损伤。这些心血管事件在脊髓损伤平面达到或高于 T_6 的患者中更为常见，其发生机制是颈椎或高位胸椎损伤的患者交感神经受到抑制，从而出现副交感神经的症状。如果神经损伤平面高于 T_1，则迷走神经由于受到抑制可能会导致患者心率低于 60/ 分。入院应对 40 岁以上的患者或有心脏病史的患者进行心电图检查和心脏酶谱检测。

建议将平均动脉压（mean arterial pressure, MAP）维持在 85 mmHg 以上。应避免收缩压低于 90 mmHg。2013 年 AANS/CNS 关于《急性颈椎和脊髓损伤管理指南》将在损伤后的前 7 天平均动脉压维持为 85 ～ 95 mmHg，并尽快纠正低血压（收缩压＜ 90 mmHg）列为 III 级推荐。但没有推荐最佳的升压药。急性脊髓损伤后 7 天内平均动脉压维持在 85 ～ 90 mmHg，可以改善颈椎和高位胸椎脊髓损伤后的神经功能。平均动脉压取决于周围血管阻力和心输出量，当心脏输出量大于周围血管阻力时，平均动脉压会增加。平均动脉压 = 舒张压 +（脉压 /3）或（收缩压 + 舒张压 ×2）/3。

在完全性颈脊髓损伤的患者中，心律失常较为常见，在严重的情况下，可能需要使用阿托品或升压药。心动过缓可能同时伴有失血和神经源性休克。输液扩容是低血压的首选治疗方法。留置导尿管直到患者血流动力学稳定为止。应尽快确定持续性低血压的原因。连续静脉输注液体扩容可能会增加血管收缩能力，受损的神经源性休克患者出现毛细血管渗漏和肺水肿的风险。因此，对于神经源性休克患者最好尽早使用升压药，而不是持续静脉输液。治疗脊髓损伤患者的低血压和心动过缓的首选升压药包括多巴胺 ［2.5 ～ 5 μg/（kg·min）］兼具 α 和 β 受体激动剂特性，次选药物为去甲肾上腺素 ［0.01 ～ 0.2 μg/（kg·min）］。多巴胺的剂量从肾脏剂量范围 ［3 ～ 5 μg/（kg·min）］开始，并根据需要逐渐增加至心脏剂量 ［＞ 10 μg/（kg·min）］。由于肾上腺素是 α 受体激动剂，可加重心动过缓的症状，因此它不是治疗脊髓

表 9-1　神经源性休克和低血容量性休克之间的异同

	神经源性休克	低血容量性休克
血压值	低血压	低血压
心率	心动过缓	心动过速
机体反射	反射消失	反射正常
治疗	对升压药有反应	扩容治疗有效
尿量	尿量正常	尿量减少

损伤患者的首选药物。

急性期后，由于脊髓上交感神经输入的中断，四肢瘫痪患者的收缩压和舒张压较非脊髓损伤患者降低了约 15 mmHg。这可能是因为交感性血管收缩药在脊髓损伤水平以下不发生作用。自主神经反射不良在伤后最初几周内很少发生。控制和调节温度并防止长时间肢体暴露在极端温度下非常重要，因为患有颈椎病或高胸椎损伤的患者可能会存在体温过高症。

二、急性肺损伤的治疗

在脊髓损伤后的初期应仔细监测患者的呼吸功能。应当检测相关呼吸功能的指标，包括肺活量、第 1 秒用力呼气量（forced expiratory volume in first second，FEV1）和血气分析，直到患者初次评估后间隔一段时间呼吸功能稳定后为止。检测可以用于评估呼吸功能的肺活量。小于 1 L 的肺活量是呼吸衰竭的预测指标，需要进行气管插管和机械通气。高位截瘫和相关呼吸功能参数较差的患者应考虑机械通气。如果救治医院可能使用呼吸机，则应在到达医院初期对患者进行气管切开术。气管插管的患者应尽快插入鼻胃管，以免呕吐和误吸。琥珀酰胆碱是一种在伤后 48 小时内对脊髓损伤患者进行气管插管过程中使用的药物。气管插管后不建议继续使用琥珀胆碱，因为可能会导致高钾血症。

预防急性脊髓损伤患者的呼吸机相关性肺炎非常重要。脊髓损伤且损伤平面高于 T_{12} 的患者起初很难自主清除肺部分泌物，有发生肺部并发症的风险。除通过吸痰管抽吸肺部分泌物外，由于脊髓损伤患者呼气肌无力而无法排出的肺部分泌物也可以通过翻身拍背或类似的呼气辅助手段进行治疗。单靠吸痰管抽吸通常不足以清除肺部分泌物，因为支气管特殊解剖结构，抽吸导管通常无法正确进入左主支气管。

三、脊髓损伤中的多发伤治疗

多发伤患者的脊髓损伤体征主要是对高于脊髓损伤水平疼痛的反应，四肢肌张力低、四肢屈曲迟缓性瘫痪、肛门括约肌张力降低、反常呼吸、不明原因的心动过缓、低血压期间四肢出现血管舒张和阴茎异常勃起。四肢或骨盆骨折、颅脑外伤、血管损伤、胸腹部损伤等可能会使脊髓损伤的评估和处理复杂化。在给多发伤的患者进行查体时，医生需警惕可能会发生脊柱脊髓受伤。例如，面部创伤可能提示有颈椎损伤；约束带下的磨损可能与颈椎损伤有关；腰部损伤应增加对胸腰椎脊柱屈曲－过伸损伤的怀疑。由于跌倒或交通事故造成的跟骨骨折同时亦可能与轴向负荷导致的胸腰椎骨折有关。

脊髓损伤最常见的脊柱外骨折部位是胸部、下肢、上肢、头部和骨盆。早期固定脊柱外其他部位的骨折是必要的。脊髓损伤患者，尤其是高位颈椎损伤患者，创伤性脑损伤的发生率很高。除了用于在急性环境中评估脑损伤的格拉斯哥昏迷评分外，对于创伤后失忆的评估也有一些可靠的测试，如 Galveston 定向和失忆测试。除了脑损伤外，药物治疗和缺氧也会影响上述量表的测量结果。颈部脊髓损伤患者可能同时伴有颈动脉或椎动脉损伤，使用 CT 或 MRI 血管造影进行筛查应被视为评估颈部脊髓损伤的一部分。胸腰椎损伤患者常见的是胸部和腹部损伤。在感觉功能受损的情况下，临床查体是不可靠的，需要使用额外的诊断措施，如超声和（或）腹部 CT 检查去诊断上述合并伤。

四、深静脉血栓

（一）深静脉血栓的预防措施

静脉血栓形成是急性脊髓损伤患者发病和死亡的主要原因。创伤性脊髓损伤患者更容易发生血栓栓塞性疾病，包括深静脉血栓形成和肺栓塞。它们常常呈现 Virchow（Virchow 三角理论）所描述的危险因素：肌肉麻痹和不动导致的血流淤滞、瞬时凝血因子和血小板聚集异常导致的高凝状态及内皮损伤。完全性脊髓损伤、高龄、吸烟、肥胖、下肢骨折等相关损伤、血栓栓塞病史和凝血功能障碍、充血性心力衰竭或肿瘤等合并症进一步增加了静脉血栓栓塞的风险。

急性脊髓损伤中深静脉血栓的发生取决于患者的预防措施。有预防措施的静脉血栓发生率为 6% ~ 14%，无预防措施的发生率为 50% ~ 100%。肺栓塞的总体发生率为 8% ~ 14%。损伤后 2 周内发生率最高，早在损伤后 72 小时就可观察到相关症状。血栓栓塞性疾病在儿童脊髓损伤患者中很少见，但在青少年中的发生率与成人相似。

深静脉血栓可导致肺栓塞和死亡，因此预防措施至关重要。预防方案包括使用间歇性加压装置、弹力袜、华法林、肝素或低分子量肝素。在某些情况下，可能需要使用下腔静脉滤器。如果无明显出血倾向，可立即进行抗凝治疗。除非有低分子量肝素的明确禁忌证，如活动性出血、血小板减少症，肝素可作为预防深静脉血栓形成的预防用药。一些外科医生和重症监护医生担心脊髓出血的风险，不愿在脊髓损伤的早期开始抗凝治疗。如果在损伤早期对低分子肝素的使用有所担忧，可以使用血管超声检查、间歇性加压装置和弹力袜等，但需要注意的是，血管超声检查成本高，且不能检测到大量的小腿血栓形成。对于高危人群，如完全性四肢瘫痪伴股骨骨折，不能使用肝素，可考虑使用下腔静脉滤器。后期在康复阶段，可采用低分子量肝素预防深静脉血栓形成。

除非有禁忌证，否则应立即放置机械加压装置，并在 72 小时内开始化学预防。如果下肢外伤影响到弹力袜或机械加压装置的使用，可考虑使用脚泵。如果静脉血栓栓塞预防措施在损伤 3 天后才启动，在放置加压装置之前，可以进行双下肢的超声扫描，以排除深静脉血栓形成。

化学预防通常用普通肝素（5 000 IU tid）或低分子量肝素进行。不完全性脊髓损伤的患者应继续药物治疗 8 周。完全性脊髓损伤和其他危险因素如下肢骨折、既往有血栓形成病史、癌症、充血性心力衰竭、肥胖、年龄超过 70 岁或存在下腔静脉滤器且有高风险血栓栓塞症病史的患者应接受 12 周的化学预防治疗。不合并静脉血栓栓塞症危险因素的患者，在脊髓损伤后应继续预防治疗 8 ~ 12 周，因为在此之后发生静脉血栓的风险会显著降低。对于下肢运动功能未受损伤的患者，可以提前停止预防治疗，因为他们出现静脉血栓栓塞的风险较低。低剂量肝素治疗不建议单独用来预防深静脉血栓，也不建议单独使用口服抗凝剂预防深静脉血栓。当患者的出血控制稳定后，低分子量肝素应在所有患者中尽快开始使用。颅内出血、脊柱血肿或血胸是使用抗凝剂的禁忌证，但如果出血控制稳定后，可适当使用抗凝剂。根据药物的半衰期，应在择期手术前数小时停止抗凝药物预防血栓。当需要急诊手术时，可给予人鱼精蛋白中和肝素或低分子量肝素。如果出血得到控制，可在术后 24 小时恢复低分子量肝素预防治疗。

下腔静脉滤器不推荐作为常规预防措施，但对于不能进行抗凝治疗或不使用抗凝剂和机械加压装置的患者，建议使用下腔静脉滤器。只有在活动性出血预计持续时间超过 72 小时才应考虑下腔静脉滤器，出血稳定后应尽快开始使用抗凝剂。虽然下腔静脉滤器在预防外伤患者肺栓塞方面的疗效已经得到证实，但放置下腔静脉滤器有潜在的风险，因滤器位置不当和滤器开放失败导致的早期并发症包括术后出血、血管穿透；晚期并发症可发生在放置下腔静脉滤器后数周至数月，可能包括腹腔内侵蚀、下腔静脉血栓形成、静脉淤血和下腔静脉滤器远端迁移。有研究表明，腹肌张力丧失和使用"四肢咳嗽"动作辅助咳痰可能会增加脊髓损伤患者下腔静脉滤器迁移的风险。临时滤器可能更合适，因为在长期随访观察中，永久性滤器与 26% ~ 36% 的深静脉血栓发生有关。

无论是药物治疗还是手术治疗，应同时采取其他预防措施。如确诊为深静脉血栓，48 小时内不应活动患侧下肢，直至给予适当药物治疗。脊髓损伤患者如长期不动，因病或手术再次入院，应恢复深静脉血栓预防措施。一旦患者病情稳定，应尽快开始主动运动和被动运动。

（二）深静脉血栓的诊断

深静脉血栓的临床特征包括单侧腿部水肿、小腿直径增大、局部触痛和（或）低热，但即使没有这些症状，也可能发生深静脉血栓。如果急性脊髓损伤患者突然出现呼吸急促、低血压、心动过速、胸痛或不明原因的缺氧，应立即考虑肺栓塞。深静脉血栓形成的诊断或筛查通常需要超声检查。肺栓塞的诊断性检查包括通气灌注扫描、心电图和胸部 CT 检查。检测 D- 二聚体水平的特异性较低，但对静脉血栓栓塞的阴性预测价值较好。

（三）深静脉血栓的治疗方法

对于已知深静脉血栓的患者，应立即开始使用低分子量肝素进行抗凝治疗。因为与普通肝素相比，低分子量肝素安全性和有效性更高。华法林的初始剂量为每天 5 ～ 10 mg，与肝素联用，华法林治疗 4 ～ 5 天后停用肝素。通过检测国际标准化比值（international normalized ratio，INR）调整华法林剂量，使 INR 主要维持在 2 ～ 3 的推荐治疗范围内。最佳治疗时间尚不清楚，但对于已知的深静脉血栓形成患者，抗凝治疗要持续 3 ～ 6 个月。对于已确诊的肺栓塞患者，要持续 6 个月。

五、膀胱管理

排尿需要一个完整的中枢和周围神经系统。大脑皮层和皮层下区域调节着骶骨和脑桥排尿中枢的功能。膀胱由交感神经（T_{10} ～ L_2，下腹下神经）、副交感神经（S_2 ～ S_4，盆腔神经）和躯体神经（S_2 ～ S_4，足底神经）纤维支配。如果病变在骶骨排尿中枢以上，则为上运动神经元膀胱障碍。

下运动神经元膀胱功能障碍可导致括约肌和（或）膀胱张力缺失或降低。上运动神经元膀胱功能障碍和下运动神经元膀胱功能障碍在急性期的临床表型相似。上运动神经元膀胱的典型症状在脊髓休克恢复后表现明显。脊髓损伤后常常出现尿潴留，患者在脊髓损伤的急性期大部分使用导尿管排尿。在尿道损伤导致尿潴留的情况下，需要紧急泌尿科会诊，并且需要紧急的膀胱穿刺。急性脊髓损伤时，尿道炎通常是自限性的，不需要治疗。急性脊髓损伤后出现尿道炎时可放置导尿管。如果患者病情稳定，总尿量 < 3 000 mL，应启动间歇性导尿计划。初期应每 4 ～ 5 小时进行一次间歇性导尿，目标尿量为 400 ～ 500 mL。在治疗的康复阶段，膀胱管理方案可以个体化。

六、肠道管理

上运动神经元病变、锥体以上病变的患者，大多有便秘的可能。下运动神经元病变，急性损伤住院期间可能出现大便失禁，但多数患者在急性期后出现便秘。急性期脊髓休克时，上、下运动神经元肠功能障碍的临床症状相似。急性脊髓损伤后常发生肠蠕动减弱和肠梗阻。肠胀气和排便障碍可引起恶心呕吐、胃潴留、厌食和呼吸兴奋性降低。为了确保定期排便，住院期间应尽早治疗肠道功能障碍，促进排便。

对于肠道功能障碍应综合治疗。麻醉药和三环类药物可加重便秘。在急性期可使用大便软化剂。早餐后应让患者坐在坐便器上，利用胃肠反射促进排便。如果怀疑有便秘，应进行腹部 X 线平片检查，并考虑灌肠。脊髓损伤急性期可发生腹胀、胰腺炎和胃溃疡。当肠麻痹缓解时，建议患者进食。应激性溃疡预防治疗应尽早开始并持续 4 周，或直到其他胃肠道出血的危险因素得到控制。除非有其他胃肠道出血的风险因素，否则患者应激性溃疡的预防治疗不应超过 4 周。应尽快开始促进肠道功能的治疗。通常，促进排便的治疗包括大便软化剂、泻药和每日 1 次的栓剂。

1. 应激性溃疡

急性脊髓损伤患者在急性期前4周是应激性溃疡出血的高危人群，应开始预防性治疗应激性溃疡。质子泵抑制剂或组胺H2受体拮抗剂可用于预防性治疗。这类药物安全有效，但如果没有其他胃肠道出血的危险因素，应激性溃疡的风险就会明显降低，4周后应停止使用。长期使用质子泵抑制剂可能导致艰难梭菌感染。

2. 吞咽

颈部脊髓损伤、头环背心固定、颈椎手术，尤其是前路椎间盘切除和融合、长期插管、气管切开或伴有脑外伤的患者，以上情况已被证实会增加急性脊髓损伤后的吞咽困难，这些患者在进食前应评估吞咽功能。如果要放置胃管进行长期肠内喂养，最好使用空肠造口管而不是胃部造口管，以减少吸入的风险。

七、自主神经功能障碍

自主神经功能障碍是一种以头痛、面色潮红和高血压为特征的综合征。在脊髓损伤的前几周，它不是经常发生，主要发生在患者出现脊髓休克时。

急性脊髓损伤时，血压比正常人低。由于缺乏交感神经血管收缩，T_5以上脊髓损伤后，从平卧位抬起时，可出现明显的体位性低血压，引起晕厥。随着时间的推移，体位性低血压问题减少，可能与激素体液调节的变化和血管运动反射的改变有关。

脊髓损伤患者常伴有自主神经功能障碍。在急性期，患者可能会出现体位性低血压、心动过速或心动过缓。体位性低血压可以通过慢慢抬起患者的头部、小心地将患者的双腿放在床边来减少。下肢的高弹力袜和腹带可能有所帮助。在难治性病例中，米多君、麻黄碱（或伪麻黄素）和醋酸氟氢可的松可以发挥作用。有些患者由于迷走神经刺激增加而引起吸入性肺炎，出现心动过缓。在这些情况下，用阿托品（1 mg静脉注射）和（或）吸氧可能有用。

T_6或更高平面的脊髓损伤患者出现自主神经功能障碍风险最大。这种情况是一种紧急情况，需要立即进行干预治疗。如果不进行治疗，自主神经功能障碍可导致中风、癫痫发作，甚至死亡。任何低于脊髓损伤平面的有害刺激都可能导致自主神经功能障碍。自主神经功能障碍的常见原因包括膀胱刺激或便秘。其他较少见的原因包括压伤、脚趾甲嵌顿、肾结石、异位骨化等。急性腹部病变如胆囊炎或内脏穿孔等也可引起自主神经功能障碍。一旦发生自主神经功能障碍，必须查明原因，积极治疗。如不能立即查明原因，则必须对高血压进行治疗。可使用硝酸盐类药物、钙通道阻滞剂、β受体阻滞剂、α受体激动剂等多种药物进行治疗。

四肢瘫痪的患者，常出现体温调节障碍。"高热"是指脊髓损伤的患者体温很高，超过40℃或更高，但没有其他符合感染的证据。虽然这些患者的体温很高，但他们一般情况看起来很好。患者也可能出现体温受环境温度影响的变温血症。

八、压疮

压疮是脊髓损伤患者可以避免的并发症。应尽量缩短压迫相同部位的时间，避免过度牵拉受压部位和避免受压部位潮湿。皮肤因尿液、粪便和过度出汗出现潮湿可加重压疮。注意受压部位皮肤护理很重要，至少每隔2小时翻身，同时保持受压部位皮肤的清洁和干燥，翻身时应检查皮肤的情况，以便及时处理。

九、痉挛

痉挛是一种肌肉张力障碍，其特点是对关节进行被动运动时遭遇阻力。痉挛的其他表现包括肌肉屈曲反射增加、挛缩和"折刀"表象。在上运动神经元病变中，常见屈肌痉挛。当痉挛影响疼痛、卫生及护理，或引起压疮时，可对痉挛进行治疗。但有些患者发现痉挛有助于其活动时，应平衡治疗的风险和收益，采取合适的治疗。

痉挛可以通过药物来控制，如巴氯芬、替扎尼定、地西泮、丹曲林钠和氯硝西泮。其他干预措施包括运动支阻滞、神经阻滞和肉毒杆菌毒素注射。在难治性病例中，可考虑使用巴氯芬泵内注射。驾车患者应停止使用巴氯芬，因为它们可能导致患者癫痫发作、虚弱和精神状态的变化。

十、挛缩

瘫痪可导致挛缩。跨越关节的肌肉，如腓肠肌、腘绳肌、髂腰肌和肱二头肌，尤其容易发生挛缩。挛缩可以通过关节的被动活动和纠正不良姿势来预防。足部矫形器可以防止腓肠肌挛缩的进展。然而，矫形器并不是被动活动的辅助工具。对于 C_5 和 C_6 损伤平面四肢瘫痪的患者，应该鼓励被动运动，如掌指关节、近侧指间关节和远侧指间关节可能需要进行约 $20°$ 的关节屈曲活动。这些屈曲运动可能通过被动或主动的腱鞘效应帮助功能的恢复。掌侧的腕部矫形器可以辅助这种有利的关节被动活动。

十一、疼痛

急性损伤的患者可出现明显的疼痛。疼痛应使用麻醉性和非麻醉性镇痛药治疗。许多患者主诉神经病理性疼痛，可表现为局部疼痛感觉异常。低剂量的三环类抗抑郁药，如阿米替林、去甲替林或丙咪嗪，对上述症状有治疗作用。但这些药物有抗胆碱能的副作用，如口干、头晕、视力模糊和体位性低血压。抗癫痫药物也可以缓解神经病理性疼痛，包括加巴喷丁、普瑞巴林、卡马西平和苯妥英钠。对疼痛进行药物治疗时应注意相关药物的副作用如过度镇静或呼吸抑制的风险。非药物治疗疼痛的方法包括经皮神经电刺激疗法（transcutaneous electrical nerve stimulation，TENS）和心理治疗。

十二、其他合并症

许多脊髓损伤患者同时还受到其他损伤，如骨折、腹部外伤、脑外伤、癫痫发作、气胸、主动脉损伤、心脏挫伤、周围神经损伤等。伴随的损伤会影响患者的康复治疗。脊髓损伤常伴有头部损伤。脊髓损伤患者并发脑外伤的发生率为 $24\% \sim 78\%$。有时由于相对细微的病理改变或正常的神经影像学检查，造成外伤性脑损伤漏诊。

头颅 CT 或 MRI 检查阴性并不能排除脑外伤，如有可能，需要对患者精神状态进行检查。高度怀疑脑损伤患者应进行神经心理咨询。对合并创伤性脑损伤的脊髓损伤患者实施康复治疗对治疗医生来说，是一项困难的任务。除了脊髓损伤外，医生还必须治疗外伤性脑损伤的相关症状，如躁动、记忆障碍和注意力缺陷。急诊医生应该评估和记录任何外伤性脑损伤的迹象，包括意识丧失、格拉斯哥昏迷评分异常或使用 Galveston 定向和失忆测试评估的创伤后失忆症。

十三、心理应激

脊髓损伤患者会出现各种情绪状态，包括否认、愤怒、内疚、怀疑和沮丧。家属需对患者提供情感和心理上的支持。康复心理学家、社会工作者也可以对患者提供安慰和支持。在入院后和整个急性损伤期护理计划中，应重视并解决患者心理健康问题。

十四、出院后治疗计划

出院后治疗从患者急性期住院时就应该开始计划。康复理疗师应对脊髓损伤患者进行适当的综合治疗。有些患者可能会要求出院后继续进行康复治疗。应鼓励患者及时来院随访。康复理疗师应鼓励患者定期参加各种疾病筛查，如癌症、心血管疾病等。

（唐佩福　朱行飞）

• 参考文献

叶添文, 贾连顺, 2005. 早期脊髓复苏在急性颈脊髓损伤治疗中的临床意义 [J]. 中国脊柱脊髓杂志, 15(12): 709-712.

AHN H, SINGH J, NATHENS A, et al., 2011. Pre-hospital care man-agement of a potential spinal cord injured patient: a systematic review of the literature and evidence-based guidelines[J]. J Neurotrauma, 28(8): 1341-1361.

BACH J R, 2012. Non-invasive respiratory management of high level spinal cord injury[J]. J Spinal Cord Med, 35(2): 72-80.

BALL P A, 2001. Critical care of spinal cord injury[J]. Spine, 26(Suppl 24): s27-30.

CHRISTIE S, THIBAULT-HALMAN G, CASHA S, 2011. Acute pharma-cological DVT prophylaxis after spinal cord injury[J]. J Neurotrauma, 28: 1509-1514.

COOK N, 2003. Respiratory care in spinal cord injury with asso-ciated traumatic brain injury: bridging the gap in critical care nursing interventions[J]. Intensive Crit Care Nurs, 19(3): 143-153.

DHALL S S, HADLEY M N, AARABI B, et al., 2013. Deep venous throm-bosis and thromboembolism in patients with cervical spinal cord injuries[J]. Neurosurgery, 72(Suppl 2): 244-254.

DHALL S S, HADLEY M N, AARABI B, et al., 2013. Nutritional support after spinal cord injury[J]. Neurosurgery, 72(Suppl 2): 255-259.

FEHLINGS M G, TETREAULT L A, AARABI B, et al., 2017. A clinical practice guideline for the management of patients with acute spinal cord injury: recommendations on the type and timing of anticoagulant thromboprophylaxis[J]. Global Spine J, 7(Suppl 3): s212-220.

FEHLINGS M G, VACCARO A, WILSON J R, et al., 2012. Early versus delayed decompression for traumatic cervical spinal cord injury: results of the Surgical Timing in Acute Spinal Cord Injury Study(STASCIS) [J]. PLoS One, 7(2): e32037.

FURLAN J C, FEHLINGS M G, 2008. Cardiovascular complica-tions after acute spinal cord injury: pathophysiol-ogy, diagnosis and management[J]. Neurosurg Focus, 25(5): e13.

HADLEY M N, WALTERS B C, AARABI B, et al., 2013. Clinical assess-ment following acute cervical spinal cord injury[J]. Neurosurgery, 72(Suppl 2): 40-53.

HADLEY M N, WALTERS B C, 2013. Introduction to the guidelines for the management of acute cervical spine and spinal cord injuries[J]. Neurosurgery, 72(Suppl 2): 5-16.

HUGHES M C, 1990. Critical care nursing for the patient with a spinal cord injury[J]. Crit Care Nurs Clin N Am, 2(1): 33-40.

HULL R D, MERALI T, MILLS A, et al., 2013. Venous thromboembolism in elderly high-risk medical patients[J]. Clin Appl Thromb Hemost, 19(4): 357-362.

HURLBERT R J, HADLEY M N, WALTERS B C, et al., 2013. Pharmacological therapy for acute spinal cord injury[J]. Neurosurgery, 72(Suppl 2): 93-105.

JIA X, KOWALSKI R G, SCIUBBA D M, et al., 2013. Critical care of traumatic spinal cord injury[J]. J Intensive Care Med, 28(1): 12-23.

JONES T, UGALDE V, FRANKS P, et al., 2005. Venous thromboembo-lism after spinal cord injury: incidence, time course, and associated risk factors in 16, 240 adults and children[J]. Arch Phys Med Rehabil, 86(12): 2240-2247.

KATO H, KIMURA A, SASAKI R, et al., 2008. Cervical spinal cord injury without bony injury: a multicenter retrospective study of emergency and critical care centers in Japan[J]. J Trauma, 65(2): 373-379.

LIU J C, PATEL A, VACCARO A R, et al., 2009. Methylprednisolone after traumatic spinal cord injury: yes or no? [J]. PM & R, 1(7): 669-673.

LO V, ESQUENAZI Y, HAN M K, et al., 2013. Critical care man-agement of patients with acute spinal cord injury[J]. J Neurosurg Sci, 57(4): 281-292.

MATTHIAS C J, FRANKEL H L, TURNER R C, et al., 1979. Physiological responses to insulin hypoglycaemia in spinal man[J]. Paraplegia, 17(3): 319-326.

MCMAHON D, TUTT M, COOK A M, 2009. Pharmacological management of hemodynamic complications following spinal cord injury[J]. Orthopedics, 32(5): 331.

RYKEN T C, HURLBERT R J, HADLEY M N, et al., 2013. The acute car-diopulmonary management of patients with cervical spinal cord injuries[J]. Neurosurgery, 72(Suppl 2): 84-92.

SABOE L A, REID D L, DAVIS L A, et al., 1991. Spinal trauma and associated injuries[J]. J Trauma, 31(1): 43-48.

SQUAIR J W, BÉLANGER L M, TSANG A, et al., 2017. Spinal cord perfusion pressure predicts neurologic recovery in acute spinal cord injury[J]. Neurology, 89(16): 1660-1667.

STEVENS R D, BHARDWAJ A, KIRSCH J R, et al., 2003. Critical care and perioperative management in traumatic spinal cord injury[J]. J Neurosurg Anesthesiol, 15(3): 215-229.

TEE J W, ALTAF F, BELANGER L, et al., 2017. Mean arterial blood pressure management of acute traumatic spinal cord injured patients during the pre-hospital and early admission period[J]. J Neurotrauma, 34(6): 1271-1277.

VALE F L, BURNS J, JACKSON A B, et al., 1997. Combined medical and surgical treatment after acute spinal cord injury: results of a prospective pilot study to assess the merits of aggressive medical resuscitation and blood pressure management[J]. J Neurosurg, 87(2): 239-246.

WALTERS B C, HADLEY M N, HURLBERT R J, et al., 2013. Guidelines for the management of acute cervical spine and spinal cord injuries: 2013 update[J]. Neurosurgery, 60(Suppl 1): 82-91.

WIRTZ K M, LA FAVOR K M, ANG R, 1996. Managing chronic spinal cord injury: issues in critical care[J]. Crit Care Nurse, 16(4): 24-35.

YUE J K, WINKLER E A, RICK J W, et al., 2017. Update on critical care for acute spinal cord injury in the setting of polytrauma[J]. Neurosurg Focus, 43(5): e19.

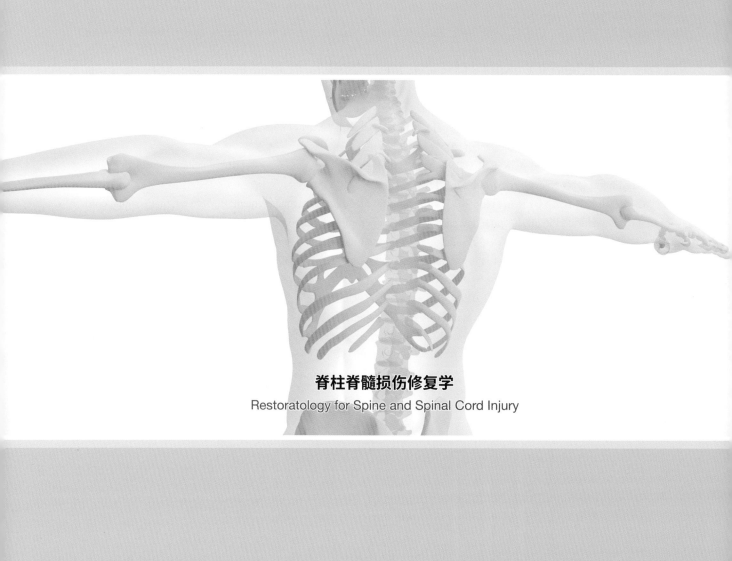

脊柱脊髓损伤修复学

Restoratology for Spine and Spinal Cord Injury

第十章
脊柱脊髓损伤的物理检查

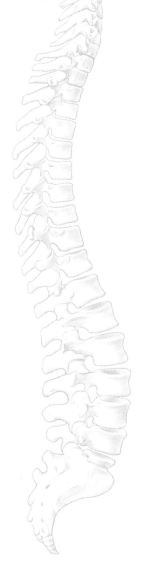

物理检查是正确诊断脊柱脊髓损伤的基础。由于脊柱、脊髓在解剖及功能上的特点，物理检查对脊柱脊髓损伤的诊断至关重要，对损伤的定位诊断、鉴别诊断有重要意义。因此，对物理检查应给与足够的重视。通过正确的物理检查，能够得出脊柱脊髓损伤的初步诊断，为进一步的实验室检查、影像学检查神经电生理检查等提供方向，并且可作为最终确诊的重要诊断依据。

检查方法一般采用视诊、触诊、叩诊及运动和测量的手段。检查工具主要包括叩诊锤、棉签、大头针、卷尺等。

第一节 | 脊柱的局部检查

脊柱的局部检查应当在光线充足、温度适宜的条件下进行。检查时应根据情况暴露充分，避免遗漏。急性损伤时应采用卧位，需要翻身转体时注意轴线翻身，动作应轻柔，避免加重损伤。

一、颈椎的局部检查

1. 视诊

（1）颈部外形：检查颈部长短、粗细及有无肿胀。颈短而粗，呈翼状颈，颈部皮肤宽阔，发际低平常提示先天性短颈综合征（克利佩尔－费尔综合征）。颈部肿胀应考虑损伤，颈后部肿胀提示颈椎后结构广泛破坏。胸部损伤伴皮下气肿可致颈前及上胸部弥漫性肿胀。

（2）头颈部姿势：检查头颈是否偏斜，颈椎是否僵直、是否后凸畸形。头颈旋转或斜颈畸形多见于上颈椎损伤，如寰椎骨折、齿突骨折、齿突发育不良伴寰枢椎不稳等，小儿寰枢椎半脱位常以头颈旋转畸形为首发症状。颈部肌肉扭伤、颈椎间盘损伤、小关节损伤表现为颈部僵直。明显的畸形常提示严重的骨折脱位、椎骨破坏。

（3）颈部伤口和瘢痕：常由锐器或火器等直接暴力创伤在颈部留下创口，由于创口外径通常较小，易被疏忽。气管切开切口的瘢痕多为颈骨折脱位早期抢救的标记。

2. 触诊

（1）棘突、棘间隙和椎旁肌触诊：自颈棘突依次向上用拇指按压。在下颈椎以 C_7 棘突最为突出，上颈椎以 C_2 棘突最为明显，在乳突和下颌骨间可能触及部分寰椎侧块。颈椎项韧带骨化或钙化常可在棘突表面触及硬性条状物，可推动。两个棘突之间凹凸不平或凹陷表示该节段棘间韧带损伤或骨折脱位。于棘突骨折或椎板骨折患者可触及浮动棘突，对此类患者切不可用力按压，以免加重脊髓损伤。颈项部常见的压痛点见图10-1。

（2）颈椎椎体前方触诊：用示指和中指在胸锁乳突肌和颈动脉鞘内侧将甲状腺、气管及食管推过中线，即可触及颈椎椎体和椎间盘前部，如有明显压痛提示该部可能损伤。

（3）颈部肌肉状态：颈阔肌及颈后部肌群紧张常表现于急性扭伤，颈后部肌群痉挛往往是继发损伤的一种保护性反应。

3. 运动检查

颈椎运动并非单一方向的简单运动，而是各个方向综合复杂的运动过程。伸展、屈曲、侧曲和旋转是颈椎的主要活动方式，亦是运动检查的主要内容。

（1）检查法：嘱患者脱去上衣，躯干固定，两肩不能摆动，做主动运动和被动运动检查，测量时，取中立位为0°，用量角器测量各方向的运动范围并作记录。颈椎各方向运动的正常范围见图10-2。

（2）临床意义：①肌肉痉挛、各种损伤所致的颈部疼痛均可使颈椎的活动范围受限。②头部点动主要发生于寰枢关节，头部转动主要发生于寰枕关节，头颈大幅度伸屈主要发生于下颈椎，尤其是 $C_5 \sim C_7$ 节段；颈椎侧屈运动主要发生于中颈段，即 $C_3 \sim C_5$；各方向运动范围受限均提示相应节段颈椎损伤。③颈椎运动时出现颈脊神经根、椎动脉等受压症状者有其临床意义。

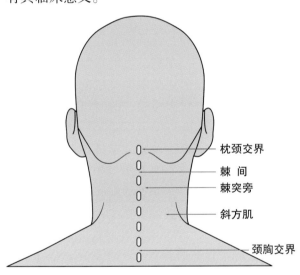

图 10-1　颈椎压痛点

（3）注意事项：①急性颈椎损伤时，严禁做颈椎被动运动检查，必要时仅可令患者做有限的动作。在颈椎颈脊髓损伤状况不明确的情况下，任何多余的颈椎动作都是危险的。②陈旧性颈椎骨折，只要软组织已经愈合便可进行运动检查。③急性损伤者，必须由有经验的医生进行必要的运动检查。

二、胸腰椎的局部检查

胸腰椎的局部检查包括视诊、触诊、叩诊及运动检查。检查时，可采取立位、坐位、仰卧位、俯卧位，但在急性损伤时应避免立位及坐位检查。

（一）立位检查

立位检查主要进行胸腰背部视诊及活动范围的测量。

1. 视诊

（1）脊柱有无侧弯：从臀裂向上延伸作一条想象的中线，作为比较标准，这样易于发现脊柱侧弯，检查时应注意原发曲度是发生在胸部还是腰部，突向何侧，如不易看出，可嘱患者向前弯腰，上肢在胸前交叉，双手置于双侧肩上，在这种姿势下，畸形必然更加明显。亦可用有色笔依次在各棘突上作一标记，有无侧弯可一目了然。

（2）有无驼背畸形及其程度：从侧面观察有无驼背畸形、是圆形驼背还是角状驼背，同

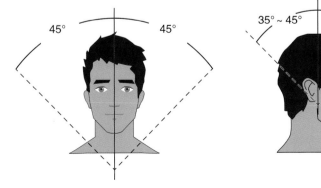

图 10-2　颈椎的正常运动范围

时注意患者头部是否歪斜，畸形性骨炎其为圆形驼背，骨折脱位为角状驼背。

（3）生理曲线有无改变：肥胖者伴腹部膨隆及脊柱滑脱者腰前凸增加。胸部驼背、髋关节屈曲畸形、先天性髋关节脱位、扁平髋及双侧跟腱短缩等亦可继发腰前凸增加。

（4）两下肢有无异常：两下肢长短不等时，两侧髂后上嵴及髂嵴不在同一水平线上。膝内外翻畸形及足部各种畸形（如扁平足）等，均可造成腰背形态异常。

（5）行走姿态有无变化：一侧或两侧髋关节、膝关节强直，行走时可出现不同程度的跛行，脊柱向患侧倾斜，当腰部运动受限时，两上肢的前后摆动在行走时也不自如。

2. 腰部运动检查

（1）前屈：患者直立位，全身肌肉放松，向前做弯腰动作，正常时中指尖可达足面，腰椎呈弧形，一般可达 90°。检查时应注意前屈有无疼痛，屈曲至何种程度时出现疼痛。当腰椎或腰骶关节损伤时，腰椎前屈运动即受限制，出现腰部僵直。屈曲主要靠髋关节活动完成，骨盆与腰椎同时前倾。骶髂关节损伤时，腰椎及腰骶关节仍可屈曲，但范围明显减小。这是由于脊柱、骨盆前屈时，股后肌群牵拉坐骨结节，使髂骨后倾，导致骶髂关节因摩擦产生剧痛，屈曲即行停止。故腰椎间关节、腰骶关节及骶髂关节有损伤时，脊柱屈曲运动均受限并产生疼痛。

（2）后伸：患者直立位，两膝关节伸直固定，逐渐后伸脊柱，正常可达 30°。当腰椎间关节及腰骶关节有损伤时，脊柱后伸时可出现疼痛，此时应注意疼痛时脊柱伸展的度数。

（3）侧屈：患者直立位，足部靠拢，足跟不能抬起，两手在大腿外侧上下滑动，正常左右各为 30°，检查时同样要注意有无疼痛及疼痛出现时侧屈的角度。腰椎间关节及腰骶关节损伤时可出现侧屈活动受限及疼痛。

（4）旋转：患者直立位，固定骨盆，使患者躯干做左右旋转运动，测量两肩连线与骨盆横径所成的角度即为脊柱的旋转角度，正常左右各为 30°。

（二）坐位检查

坐位检查与立位检查有所区别，因为坐位时脊柱不受骨盆和下肢因素的影响，对鉴别某些部位的损伤更有意义。检查时，患者端坐于无靠背的方凳上，双足平放于地面，检查者从患者背后进行，注意检查以下内容。

（1）坐的姿势：腰痛患者多喜偏坐，或一手扶凳而坐，如患者只能用一侧坐骨结节坐凳大多为骶髂关节或尾骨损伤。

（2）脊柱有无变化：下肢不等长者在立位时可观察到脊柱侧凸；髋关节屈曲畸形者在立位时可观察到腰椎前凸，这些畸形在坐位时则完全消失。如畸形在坐位时仍存在或只有部分消失，说明脊柱已有器质性病变。

（3）脊柱运动有无变化：坐位检查时可进行脊柱的屈、伸、侧弯及旋转活动。如疼痛表现与立位检查相同，说明病变在腰椎。如阳性体征减轻或消失，则病变可能在骶髂关节。例如，立位时脊柱前屈受限而坐位前屈正常，则提示为下肢后方肌肉短缩，此时可做如下试验证明：患者坐于检查床边，两腿自然下垂，腰部尽可能屈曲，检查者用一手压住其膝部，另一手握住踝关节做伸膝动作，如患者系下肢后方肌肉短缩，由于骨盆受牵制而向后倾斜，腰部就被迫挺直。

（三）仰卧位检查

仰卧位为一般体格检查、胸腹外科损伤检查及神经系统检查的体位。腹肌痉挛或假性急腹症常见于胸腰段骨折，主要原因是椎体骨折所致腹膜后血肿刺激局部神经丛。反射引起腹肌紧张或痉挛，个别病例甚至可出现酷似急腹症患者的症状与体征，仰卧位检查时，还应进行一些与腰骶部损伤相关的特殊检查。

（四）俯卧位检查

在进行俯卧位检查时，应仔细观察患者上床及卧倒的姿势。有骶髂关节损伤的患者常用健肢踩小凳上床。有腰椎间盘损伤的患者，椎间关节损伤，则动作小心、缓慢，俯卧姿势不自然。检查时为使全身肌肉放松，宜除去枕头，两上肢下垂置于身旁，头偏向一侧或下颌置于床上，做俯卧位检查。

1. 压痛

先让患者指出疼痛部位，然后判断疼痛所在部位的深浅及与脊柱的关系，以及有无放射痛。检查者拇指指腹自上而下地按压棘突、棘间、脊肋角、横突、竖脊肌、腰骶三角、髂嵴及臀大肌起点等处，记录压痛部位是表浅压痛或深在压痛。一般情况下，压痛部位即说明该处组织有损伤。疼痛表浅者为棘上韧带、棘间韧带或肌肉附着点撕裂伤。疼痛深在者则表示椎体损伤等。压痛并伴下肢放射痛者说明病损深及坐骨神经，腰部常见的压痛点见图 10-3。

（1）棘突上压痛：见于棘上韧带损伤、棘突骨折。

（2）棘间韧带压痛：见于棘间韧带损伤。

（3）脊肋角压痛：即在第 12 肋与竖脊肌外缘相交处压痛，见于 L_1 横突骨折等。

（4）腰背肌压痛：竖脊肌两侧局限性或散在性压痛，见于腰肌损伤。

（5）棘突旁压痛：即下腰棘突旁开 1.0～1.5 cm 处压痛，重压时并可出现下肢放射痛，见于腰椎间盘及小关节损伤。

（6）腰骶、棘间压痛：见于腰骶关节损伤、游离棘突、钩状棘突、杵臼棘突等。

2. 叩痛

用叩诊锤依次叩击脊柱的棘突，有助于诊断触诊所不及的深在疼痛，如小关节、椎体等处的损伤，对椎体压缩性骨折，叩痛有重要的诊断意义。

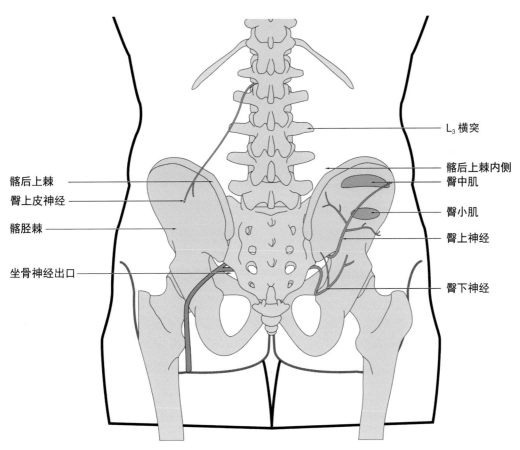

图 10-3　腰部常见压痛点

3.肌肉紧张

肌肉紧张可由外伤所致。检查时，除用手可以触到肌肉紧张外，与健侧比较时还可看到局部肌肉隆起。俯卧位时如竖脊肌仍处于持续痉挛状态，可以肯定脊柱有疼痛性损伤。常见的原因有脊柱韧带损伤、脊柱骨关节严重的损害。

三、骶尾椎的局部检查

1.视诊

骶尾椎损伤时，局部出现不同程度的肿胀、皮下淤血及皮肤擦划痕迹，不敢取坐位。

2.触诊

（1）骶骨后压痛：继发于急性劳损或挫伤的肌肉痉挛、骶骨骨折。

（2）髂嵴压痛：见于肌肉损伤。

（3）骶髂关节压痛：见于骶髂后韧带损伤。

（4）骶尾骨交界处压痛：见于骶尾部韧带损伤。

（5）直肠指诊：示指伸入肛门拇指按住骶骨部向背侧轻轻摆动，可引起骨折部位疼痛。

（海涌　任亦龙）

第二节 ｜ 神经系统检查

准确、有序的神经系统检查对脊柱脊髓损伤部位和程度的判断、诊断与鉴别诊断具有十分重要的意义。对于所有急性脊柱损伤的患者，首先应粗略地检查四肢、关节和肌肉运动及皮肤感觉情况，判断有无神经系统的损害，如疑有脊髓或马尾神经损伤应系统地进行神经系统检查，检查内容主要包括：步态和肢体姿势检查；有关的脑神经检查；感觉系统检查；运动系统检查；反射与病理反射检查；自主神经检查。

一、步态和肢体姿势检查

步态和肢体姿势与本体感觉、各部位的肌力、肌张力，以及小脑、前庭等机能密切相关，是一系列复杂的神经机能与反射活动综合起来所表现的主要肌肉活动结果。对全瘫患者要注意其在卧位时的姿势，对不全瘫的患者，还要注意坐位、立位及行走的姿势。

1.步态

步态即行走时表现的姿态，是检查神经系统和肌肉功能的重要方法之一。临床上对脊柱脊髓损伤诊断和鉴别诊断有意义的步态有以下几种。

（1）剪刀步态：瘫痪导致双下肢强直内收，步行时一前一后交叉呈剪刀状，步态小而缓慢，足尖擦地行走。

（2）偏瘫步态：瘫痪侧上肢屈曲和内旋，下肢伸直，步行时下肢向内侧画圆圈，足内翻和下垂。

（3）蹒跚步态：行走时前扑后跌躯干左右摇晃，不能走直线。

（4）慌张步态：行走时躯干强硬前屈，双臂不动，步伐小，伴有突进现象。

（5）踵步态：行走时难以掌握平衡，步态不稳，足抬高，脚踵用力拍地。

（6）跨阈步态：腓总神经麻痹和足下垂，行走时患肢高抬，以免足趾擦地，类似鸡步。

（7）肌病步态：行走时步态缓慢，腰前突，足尖步行，类似鸭步态。

2.肢体姿势

肢体姿势指举止状态，主要靠骨骼结构和各部分肌肉的紧张度来维持。

枕颈部损伤，常是强迫头位，如头稍前屈、侧屈或枕部朝向患侧肩峰。卧位时，只采取一种姿势，如强令改变头位，将引起剧痛，甚至有眩晕、呕吐等。

急性颈脊髓损伤患者早期呈弛缓性瘫痪状态，肢体位置由医务人员根据治疗需要放置，不具有特征性。稍晚期，肢体可出现某些姿势，可借以判断脊髓损伤节段。如 C_5 水平脊髓损伤，上肢运动功能丧失，但双上肢置于身体两侧，肘关节呈屈曲旋前位，腕关节背伸或呈自然伸展状态；C_6 水平脊髓损伤，双上肢置于头两侧，肩关节外展外旋位，肘关节屈曲及腕部伸展状态；C_7 水平脊髓损伤，肩关节轻度屈曲，肘关节完全屈曲位，双腕部下垂，手指呈半握状。

急性颈脊髓损伤早期下肢呈自然伸展位，晚期如出现痉挛性瘫痪则可呈现屈膝、屈髋，严重者四肢均可出现痉挛，表现为痉挛状态。腰椎损伤累及一侧腰骶神经根时，患者常有脊柱侧凸，腰椎曲度变平，甚至后突等。

二、有关的脑神经检查

下颈椎损伤一般不累及脑神经，而上颈椎损伤有时可出现后四组脑神经受损表现，因此在上颈椎损伤的诊断中，后四组脑神经的检查具有一定的意义。

1.舌咽神经（Ⅸ）、迷走神经（Ⅹ）

（1）病史：询问患者有无吞咽困难，喝水有无逆流及呛咳，说话有无声音嘶哑、鼻音及失音等。

（2）运动：令患者张口做"啊"的动作，观察软腭运动是否下沉，双侧是否对称，腭垂是否偏斜。

（3）感觉：用棉签轻触咽部黏膜，检查一

般感觉，用酸、甜、咸等试舌后 1/3 味觉，双侧分别进行。

（4）咽反射：用压舌板分别轻触两侧咽后壁黏膜，引起作呕及软腭上抬动作为阳性。其反射弧传入传出为舌咽神经、迷走神经，中枢为延髓。

2.副神经（Ⅺ）

观察患者有无斜颈、塌肩，胸锁乳突肌和斜方肌有无萎缩。令患者做转头和耸肩动作，检查两侧胸锁乳突肌和斜方肌的肌力，并作双侧对比。

3.舌下神经（Ⅻ）

令患者伸舌，观察患者有无偏斜，舌肌有无萎缩及肌纤维颤动。令患者用舌尖分别顶推两侧颊部，用手指自外向内按压，检测肌力（图10-4）。

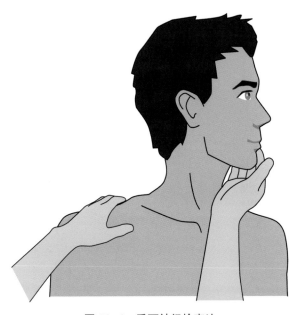

图10-4　舌下神经检查法

三、感觉系统检查

检查感觉系统时，应注意两侧对称部位的比较，排除患者的主观臆想，更要防止对患者有任何暗示，检查要从感觉缺失或减退区开始逐渐向过敏区及正常区过渡，为避免错误，应反复检查核实，注意感觉障碍的程度、性质及其范围。

感觉程度分为6级：0级，无知觉；1级，深区感觉存在；2级，触觉及浅区感觉存在；3级，能辨别尖锐及钝性感觉；4级，能分辨触觉部位；5级，两点辨别觉及形体感觉正常。

皮肤感觉区域与脊髓节段有一确定的对应关系（图10-5），可以此确定感觉障碍平面。

（一）感觉检查内容

1. 浅感觉

浅感觉包括触觉、痛觉、温度觉。应注意触觉、痛觉、温度觉有无分离性感觉障碍。

2. 深感觉

深感觉包括运动觉、位置觉、振动觉。

3. 皮层觉

皮层觉包括定位觉、两点辨别觉、图形觉、实体觉、重量觉等。

（二）感觉检查方法

1. 浅感觉

触觉：以棉签轻拭皮肤，问患者有无棉签触及。按神经分布区域逐段检查，双侧对比，注意感觉障碍平面。

痛觉：以针头刺皮肤，自痛觉缺失区移向正常感觉区。按神经分布区域逐段检查，双侧对比，并询问有无痛觉及疼痛程度。注意感觉障碍平面。

温度觉：以盛有冷、热水的试管轻触皮肤检查。

2. 深感觉

运动觉：轻移患者手指、足趾，试其是否能察觉运动方向、所在部位。

位置觉：令患者闭目，将其手指、足趾、腕踝关节摆成某一姿势，嘱其对侧做同样的动作。

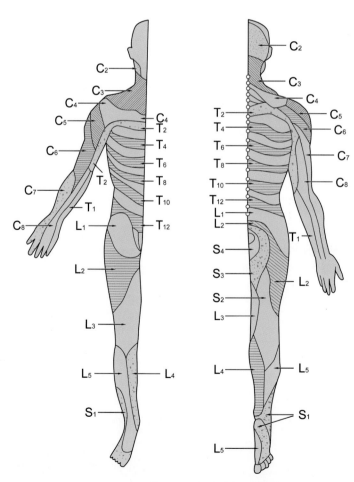

图 10-5　躯体皮肤感觉神经节段分布

振动觉：将振动的音叉置于患者体表突起处，问其有无振动及振动程度。

3. 皮层觉

主要检查定位觉、两点辨别觉、图形觉、实体觉、重量觉等。

（三）感觉障碍程度

感觉障碍程度分为感觉功能消失、感觉功能减退、感觉功能正常。

（四）感觉障碍性质

1. 感觉缺失

患者在清醒状态下，对刺激无反应称为感觉缺失。感觉缺失又分为浅感觉缺失和深感觉缺失；若某一部位深、浅感觉均缺失称为完全性感觉缺失；若某种感觉存在，另一种感觉缺失称为分离性感觉障碍，如脊髓空洞症的痛、温觉障碍，触觉保留等。

2. 感觉减弱

患者对外界刺激有反应，但敏感性减弱。应双侧对比。

3. 感觉过敏

患者对轻微的刺激有强烈的感觉。多为感觉系统受刺激引起。

4. 感觉过度

患者由于受累皮肤的刺激阈增高与反应时间延长，必须达到很强的刺激强度，并经过一定的潜伏期，才能感到一种不能定位的、强烈的不适感。多为丘脑及中枢神经系统其他部位的病变所致。

5. 感觉倒错

患者对刺激的认识完全倒错，如触觉为痛感、冷觉为热感等。多为大脑皮层中央沟后部损伤所致。

6. 感觉异常

感觉异常指无外在刺激时患者的自我感觉，如麻木感、蚁走感、针感、灼热感等。多为周围神经受压等引起。

7. 疼痛

疼痛最多见于周围神经、脊髓后根、脑脊膜、丘脑等部位受累时。

局部痛：病变部位的局限性疼痛，如神经炎的局部神经痛。

放射痛：神经干或神经根受刺激时出现的、除局部痛外还沿受累神经所支配的感觉区域放射的疼痛，如坐骨神经受压时可有放射到足部的疼痛。

扩散痛：疼痛向邻近部位扩散，如三叉神经某一支痛时可扩散到另一支所支配的区域。

灼性神经痛：多为周围神经的不完全性损伤，表现为烧灼样的强烈疼痛。

幻肢痛：残肢截肢后残端发生的疼痛。

闪电痛：下肢发作性触电样剧痛。多为脊髓后束或后根损伤。

牵涉痛：又称感应痛。多因受累的内脏疼痛扩散到脊髓后角，引起与支配内脏相同的脊髓节段所支配的体表皮肤也发生疼痛，如心绞痛时的左上肢内侧疼痛、肝脏病时的右侧肩痛等。

（五）感觉障碍定位

末梢型：为综合性、四肢远端感觉障碍，呈手套、袜筒样分布，伴运动神经及自主神经障碍，以多发性神经炎为代表。

神经干型：为受累神经的皮肤分布区域内完全性感觉障碍，如股外侧皮神经损伤。

神经丛型：感觉障碍的性质同神经干型，但比其范围要大，如臂丛神经损伤时的同侧肩部以下整个上肢感觉障碍、运动障碍。

神经根型：为节段性的各种感觉障碍及剧烈的神经性疼痛，如神经根型颈椎病时，病变神经根支配区域感觉障碍。

脊髓型：分为后角型和前连合型。①后角型：为单侧节段性、分离性感觉障碍。受累节段的皮肤痛、温觉障碍，而深感觉及触觉保留。②前连合型：双侧节段性、分离性感觉障碍。

脊髓传导束型：分为后索型、侧索型、脊髓半横断型和脊髓全横断型。①后索型：受损平面以下的深感觉障碍及感觉性共济失调。

②侧索型：受损平面以下对侧以痛、温觉障碍为主。③脊髓半横断型：又称布朗－塞卡综合征。损害平面以下同侧中枢性瘫痪及深感觉障碍，对侧痛、温觉障碍。④脊髓全横断型：受累平面以下患者所有感觉运动及自主神经功能障碍。

脑干型：分为延髓前内侧型、延髓外侧部型和脑桥、中脑型。①延髓前内侧型：对侧肢体的浅感觉保留，深感觉障碍，为损害内侧丘系所致。②延髓外侧部型：为患侧面部、对侧肢体的痛、温觉障碍，即交叉性感觉障碍。也可为双侧面部、对侧肢体的痛、温觉障碍。③脑桥、中脑型：为对侧面部、半侧肢体的深、浅感觉障碍。

丘脑型：为对侧肢体完全性感觉障碍。深感觉障碍重于浅感觉，远端重于近端，上肢重于下肢，常伴自发性疼痛，感觉过度或感觉倒错等。

内囊型：对侧肢体深、浅感觉障碍，并伴偏瘫或偏盲。

皮质型：刺激病灶时出现局限性感觉性癫痫，受累区域出现阵发性的感觉异常；破坏病灶时则以对侧单肢感觉障碍多见，并以精细的复合感觉受损严重，而痛、温觉障碍轻或正常。

四、运动系统检查

详见本章第三节。

五、反射与病理反射检查

反射是机体对感受刺激引起的不随意运动定型反应，是神经活动的基本形式，完成每个反射必须经过反射弧。反射弧包括感受器、传入神经、反射中枢、传出神经和效应器，反射弧的任何部位中断或抑制均可致反射消失或减弱。

检查反射时应注意：保持患者全身肌肉放松，并分散其注意力；被检查肢体被动放置于适当位置。使肌肉保持适当张力；检查时做到双侧肢体姿势相同，叩击或划擦部位的力量一致，检查结果双侧对比。若腱反射引不出则可用加强法，即让未检查的肌肉同时收缩，如检查上肢反射，可让患者同时咬牙、夹紧双膝或另手握拳，若检查下肢反射，则嘱患者同时用力扣住双手；注意被检查部位有无影响检查结果的因素，如外伤、瘢痕、炎症、挛缩、畸形等。

（一）浅反射

浅反射指刺激体表感受器（如皮肤、黏膜等）引起的反射。

1. 常用浅反射检查法

常用浅反射检查法见表 10-1。

2. 临床意义

（1）浅反射消失或减弱表示反射弧中断或抑制。

（2）腹壁、提睾、足底反射除有节段性反射弧外还有皮质反射弧，即反射的冲动通过脊

表 10-1　常用浅反射检查法

反射		检查法	反射表现	肌肉	神经	定位节段
腹壁反射	上	锐器从腹外侧沿肋缘下向上快速划过	上腹壁收缩	腹横肌	肋间神经	$T_7 \sim T_8$
	中	自腹中部外侧快速向脐孔方向划过	中腹壁收缩	腹斜肌	肋间神经	$T_9 \sim T_{10}$
	下	从腹下部向耻骨联合快速划过	下腹壁收缩	腹直肌	肋间神经	$T_{11} \sim T_{12}$
提睾反射		轻划股内侧	同侧睾丸上提	睾提肌	生殖股神经	$L_1 \sim L_2$
肛门反射		轻划或刺激肛门附近皮肤	外括约肌收缩	肛门括约肌	肛尾神经	$S_1 \sim S_2$
正常跖反射（足底反射）		轻划足底外侧	足趾和足向跖面屈曲	屈趾肌	坐骨神经	$S_1 \sim S_2$

髓至大脑皮质后再沿锥体束致脊髓前角细胞，当该反射弧受损时上述反射亦可出现减弱或消失，多见于锥体束病损或末梢神经病变，腹壁反射减弱还见于急腹症、尿潴留、大量腹水，妊娠后期妇女、老年人、多次分娩腹壁松弛或皮下脂肪过厚者等。

（3）提睾反射在正常人亦可双侧不对称。

（4）肛门外括约肌受双侧会阴神经支配，故一侧锥体束或马尾神经损害时肛门反射仍存在，而两侧均有损害时反射减弱或消失。

（二）深反射

深反射指刺激肌肉、肌腱、骨膜和关节的本体感受器而引起的反射。

1.常用深反射检查法

常用深反射检查法见表10-2。

表10-2　常用深反射检查法

反射	检查法	正常反射表现	肌肉	神经	定位节段
肱二头肌反射	检查者一手托肘部，按肱二头肌腱部，用锤击拇指	前臂屈曲	肱二头肌	肌皮神经	$C_5 \sim C_6$
肱三头肌反射	肘略屈，锤击肱三头肌腱始部	前臂伸展	肱三头肌	桡神经	$C_7 \sim C_8$
桡骨膜反射	肘微屈，前臂旋后，轻击桡骨外侧	前臂屈曲拇指背伸	肱桡肌	桡神经	$C_5 \sim C_6$
膝腱反射	膝略屈，叩击膝腱	膝关节伸直	股四头肌	股神经	$L_2 \sim L_3$
跟腱反射	仰卧，髋外展外旋，一手托足跟，叩击跟腱	踝关节跖屈	腓肠肌	坐骨神经	$S_1 \sim S_2$

2.临床意义

（1）深反射消失或减弱表示反射弧抑制或中断。

（2）深反射亢进通常由上运动神经元病损所致，如锥体束病损导致脊髓反射弧的抑制释放，亦可见于甲状腺功能亢进及神经症。

（3）深反射对称性改变不一定是神经系统病损所致，而不对称改变（如一侧增强、减弱或消失）则是神经系统损害的重要体征。

（4）髌阵挛和踝阵挛是腱反射亢进的表现，在锥体束损害时出现。

（三）逆转反射

逆转反射又称倒错反射，是指某肌腱反射消失而其拮抗肌或邻近肌腱反射出现亢进的特殊现象。

1.常用逆转反射检查法

常用逆转反射检查法见表10-3。

表10-3　常用逆转反射检查法

名称	检查法	表现	定位节段
肱二头肌腱逆转反射	同肱二头肌腱反射叩击法	不出现肱二头肌腱反射征象，出现肱三头肌腱反射——伸肘	$C_5 \sim C_6$
肱三头肌腱逆转反射	同肱三头肌腱反射叩击法	不出现肱三头肌腱反射征象出现肱二头肌腱反射——屈肘	$C_7 \sim C_8$
桡骨膜逆转反射	同桡骨膜反射叩击法	不出现桡骨膜反射征象而出现屈腕动作	$C_5 \sim C_6$
膝腱逆转反射法（必须坐位）	同膝腱反射叩击	不出现膝腱反射征象而出现小腿屈曲	$L_2 \sim L_3$
跟腱逆转反射法（必须跪位）	同跟腱反射叩击	不出现跟腱反射征象而出现足背屈	$S_1 \sim S_2$

2. 临床意义

（1）逆转反射是因刺激部位的深感觉传导在脊髓前角细胞发生扩散作用引起拮抗肌反射性收缩。

（2）引起该反射的脊髓病变部位和正常部位是密切邻近的，特别对颈膨大和腰膨大的病变定位有重要的意义。

（3）若合并锥体束损害则逆转反射更加明显。

（四）病理反射

病理指中枢神经系统损害时，主要是锥体束受损，对脊髓的抑制作用丧失而出现的异常反射。

1. 常用病理检查法

常用病理反射检查法见表 10-4。

2. 临床意义

（1）病理反射出现表示皮质运动区或锥体束的病损。

（2）巴宾斯基征可在 1 岁以下的婴儿、深睡状态及昏迷者出现，往往为双侧性，也可在末梢神经疾病或肌病足屈肌麻痹伸肌腱健全时出现。

（3）霍夫曼征偶见于正常人，无病理意义，仅在反应强烈或双侧明显的不对称时才具有临床意义。

（4）当一侧病理反射阳性，伴有深反射亢进、浅反射减弱或消失时，提示皮质运动区或锥体束受损。

（5）病理反射阴性，而深浅反射均减弱或消失时常提示周围神经病损或肌病。

（6）病理反射阴性，深反射正常，浅反射活跃常提示神经功能性障碍，如癔症等。

（五）脊髓自动反射

脊髓自动反射亦称缩回反射或防御反射，是指脊髓横贯性损害，脊髓与大脑联系中断，刺激脊髓损伤平面以下皮肤或剧烈跖屈诸趾，引起髋、膝、踝三个关节屈曲运动的现象。

六、自主神经检查

（一）一般观察

（1）皮肤、黏膜：是反映自主神经系统功能的重要部位。观察皮肤黏膜有无苍白、红斑、潮红、发绀等；外表是否光滑、变硬、增厚、脱屑、发油、潮湿、干燥等；有无皮疹、水肿、疱疹、溃疡及压疮等。

（2）毛发、指甲：毛发的分布是否异常，有无脱发、多毛、少毛，质地、颜色光泽如何等；指甲是否变脆、起条纹、凹陷、发绀等。

（3）其他：唾液、流泪、出汗情况有无异常；体温、脉搏、呼吸、血压是否正常，有无特殊规律。

（二）括约肌功能

（1）排尿障碍：有无尿急、排尿困难、尿潴留及失禁等。一般有膀胱传入神经病变表现尿潴留合并充盈性尿失禁；骶髓病变为真性尿

表 10-4　常用病理反射检查法

名称	检查法	表现
霍夫曼征	前臂旋前，掌面向下，检查者向掌侧弹拨中指指甲	拇指和其他各指迅速屈曲
巴宾斯基征	锐器在足底外侧缘，自后向前快速划过	趾背伸，外侧余趾呈扇形分开
查多克征	以锐器自外踝处由后向前快速划分	趾背伸
奥本海姆征	检查者用拇指沿胫骨自上而下划过	趾背伸
罗索利莫征	快速叩击足趾的跖面	足趾跖屈
戈登征	检查者用手挤压腓肠肌	趾背伸

失禁；颈、胸、腰段脊髓病变早期出现尿潴留合并充盈性尿失禁，中期为间断性尿失禁，晚期为自动膀胱；双侧锥体束及旁中央小叶病变为尿急或间断性尿失禁。

(2) 排便障碍：便秘及大便失禁是神经系统病变时较常见的功能障碍之一。圆锥病变可出现大便失禁。绝大多数神经系统疾病表现为便秘。

(3) 性功能障碍：当自主神经的低级中枢发生损伤则出现阳痿和月经失调。

(三) 自主神经反射

(1) 眼心反射：患者安静仰卧，压迫单侧眼球，约 20 分钟后的脉搏减慢，若减慢超过 15 次 / 分钟则为迷走神经兴奋过强；若加快，则为交感神经兴奋过强。注意：在检查时应做好可能发生的心跳骤停的预防和救治准备。

(2) 皮肤划痕症：以一钝物在皮肤上划一条线，20 秒内出现白色条纹，为交感神经兴奋增加、毛细血管扩张所致。正常为先白后红的条纹。

(3) 发汗试验：以碘酒涂于患者身体上，喝大量热水或于高温环境，使之出汗。正常出汗，皮肤变蓝；而不变色区为不出汗者，提示交感神经功能障碍，以此判断脊髓神经病变范围和节段。

(海涌 任亦龙)

第三节 | 运动系统检查

运动由锥体系和锥体外系及小脑支配完成，其中随意运动由锥体系支配，共济运动由锥体外系、小脑支配，只有三者协调合作才能完成各种运动。对瘫痪患者，首先确定运动功能障碍是否由神经系统损伤引起，或由于骨关节、肌肉、肌腱疾患引起。运动系统的检查，包括肌容积、肌张力、肌肉不自主运动、肌力及肌肉共济运动的检查。

一、肌容积

肌容积指肌肉体积。

(一) 检查法

肌容积可以软皮尺测量、对比，应选能反映肌营养状况、有明显生理标志处测量。但要注意，上肢差 1.0 cm 以内，下肢差 1.0～1.5 cm 以内均不能定为肌萎缩，应该继续观察。

(二) 临床意义

一般将有无肌萎缩作为区分上、下运动神经单位损伤的体征之一，马尾神经损伤或神经根损伤多伴有肌萎缩，但上运动神经单位损伤由于长期缺少肌肉锻炼也可伴有不同程度的失用性肌萎缩，肌源性肌萎缩多以肢体近端为主，其进展可急可缓。

二、肌张力

肌张力指肌肉安静状态下的肌肉的紧张度。

(一) 检查法

(1) 一般检查法：先嘱患者放松肢体，触摸肌肉的硬度；或做被动运动测定抵抗力的强弱；并注意有无关节过屈、过伸现象。

（2）肢钟摆试验：患者坐于床边，双下肢放松下垂，检查者将其抬起后迅速放掉，正常者双下肢如钟摆样前后摆动。若肌张力过高，则摆动较慢，且停止较早。

（二）临床意义

（1）肌张力过高：肌肉坚硬，被动运动阻力大，如为均匀一致的张力增加，则称为铅管样强直；如张力增加为齿轮样表现，则称为齿轮样强直，两者均为锥体外系的病损所致。如张力在开始时明显增大，而结束时减弱似折刀样，则称为折刀样肌张力增高，此为锥体束损害的特点。

（2）肌张力低下：肌张力明显低下者有关节过伸、过屈现象，多见于小脑疾病、先天性肌病等，也可见于周围神经性病损或脊髓后束病损。

三、肌肉不自主运动

肌肉不自主运动指患者不自主地发生一些无目的的异常运动，可发生于身体的任何部位，可有多种形式，如震颤、肌纤维与肌束颤动、痉挛、抽搐、舞蹈样运动、手足徐动或指划活动、肌阵挛、痛性痉挛等。

（一）检查法

主要通过观察，注意动作幅度、速度、部位、程度，收缩与放松的时间，有无规律，运动形式，是否均匀一致，并应观察、询问患者在随意运动、休息、睡眠、情绪紧张、某种姿势等情况下，不自主运动是否加重或消失。

（二）临床意义

（1）震颤：最常见，表现为不自主的节律性运动。

静止性震颤：肢体远端明显，节律性幅度大的震颤，频率为每秒 4～8 次，静止时明显，随意运动时减轻或消失，多见于帕金森病。

动作性震颤：又称姿势性震颤，当身体保持某种姿势时出现，并持续整个过程，多见于甲亢、疲劳、焦虑及特发性震颤。

意向性震颤：当肢体做随意运动时出现，而且在动作结束时最明显，多见于小脑病变。

（2）肌纤维与肌束颤动：表现为单个或一组肌纤维的连续细小的颤动，称为肌纤颤；而一个或一些肌束的细小的颤动，称为肌束颤动。前者多为周围神经病变，而后者则多为运动核或前角受累。

（3）痉挛：指成群肌肉阵发性、节律性不自主收缩。病变水平可为肌肉本身，也可为周围神经或中枢神经。

（4）抽搐：指反复发生刻板式的一定肌群的急促抽动，类似有目的的随意运动，如眨眼、耸肩、转头等，大多为精神因素所致，入睡后消失。有的患者可为脑部疾病所致。

（5）舞蹈样运动：表现为无规律、无目的、不对称、突发的、运动幅度大小不等的急促运动，可表现于各个部位，可见于各种舞蹈病、脑炎、中毒性脑病等。

（6）手足徐动或指划活动：指肢体远端有规律的、重复的、缓慢的、持续的扭曲动作，表现为各种程度的屈曲、伸直、外展、内收混合的虫蠕动样动作，全身肌张力忽高忽低。若发生在躯干则表现为扭转痉挛。

（7）肌阵挛：大多表现为短暂的、快速的、闪电样、不规则的、不自主的收缩。若发生在上肢，则可使手中的物品失落；若发生在下肢或躯干，则可致倾斜或跌倒。

（8）痛性痉挛：指因肌肉强直性收缩并剧痛。可因肌肉、周围神经或中枢神经病变引起。

四、肌力

肌力指肌肉自主运动时肌肉收缩的力量。

（一）肌力分级

目前通用的是 Code 六级分法。

0 级：无肌肉收缩。

1 级：有肌肉收缩但无肢体运动。

2 级：肢体能在床上移动，但不能抬离床面。

3 级：肢体能抬离床面。

4 级：能在较轻的阻力下移动。

5 级：正常肌力。

（二）肌力检查法

观察肌肉主动运动是否有力，两侧对比，并给以阻力（于最大杠杆处上施加），测试其肌力。

1. 胸锁乳突肌

对应的脊髓节段及神经：$C_3 \sim C_4$，副神经。

检查方法：将患者的头向一侧倾斜，脸转向对侧，并给以阻力；或后仰位前伸，并给以阻力，便可分别测试同侧、双侧的胸锁乳突肌肌力。

运动功能：头颅屈曲、旋转。

2. 斜方肌

对应的脊髓节段及神经：$C_3 \sim C_4$，副神经。

检查方法：检查者面对患者背部，嘱患者抗阻力耸肩，可测试其上部肌肉肌力；患者抗阻力向后并拢双肩、内收肩胛骨，可触摸其下部肌肉的收缩（图 10-6）。

运动功能：向上、后、下移动肩胛骨。

3. 菱形肌

对应的脊髓节段及神经：$C_4 \sim C_5$，肩胛背神经。

检查方法：嘱患者双手叉腰，肘抗阻力后移（图 10-7）。

运动功能：肩胛骨内收和上抬。

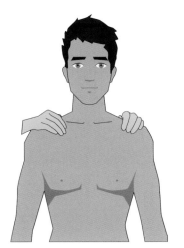
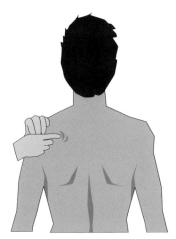
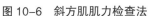

图 10-6　斜方肌肌力检查法

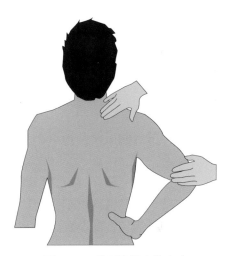

图 10-7　菱形肌肌力检查法

4. 冈上肌

对应的脊髓节段及神经：C_5，肩胛上神经。

检查方法：嘱患者上臂抗阻力外展 15°（图 10-8）。

运动功能：上臂外展 15°。

5. 冈下肌

对应的脊髓节段及神经：$C_5 \sim C_6$，肩胛上神经。

检查方法：嘱患者屈肘 90°，上臂外旋，检查者从患者前臂外侧加以阻力（图 10-8）。

运动功能：上臂外旋。

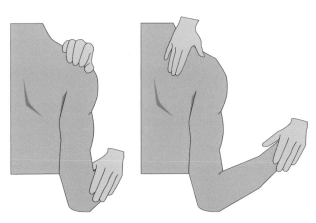

图 10-8　冈上、冈下肌肌力检查法

6. 前锯肌

对应的脊髓节段及神经：$C_5 \sim C_7$，胸长神经。

检查方法：嘱患者双手臂前伸推向墙壁，肩胛离开胸臂，呈翼状肩胛，然手双手下垂时，患侧肩胛向脊柱中线移位（图 10-9）。

运动功能：肩胛骨向外、向前。

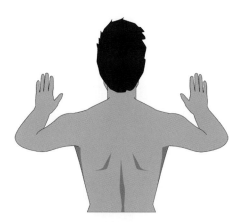

图 10-9　前锯肌肌力检查法

7. 肩胛下肌

对应的脊髓节段及神经：$C_5 \sim C_6$，肩胛下神经。

检查方法：嘱患者屈肘 90° 后前臂内旋，检查者从患者前臂内侧加阻力。

运动功能：上臂内旋。

8. 小圆肌

对应的脊髓节段及神经：$C_5 \sim C_6$，腋神经。

检查方法：嘱患者前屈肘，上臂置于胸前，抗阻力外展前臂。

运动功能：上臂内旋。

9. 胸大肌

对应的脊髓节段及神经：$C_5 \sim T_1$，胸前神经。

检查方法：患者将上举高于水平面的双上臂下放并抗阻力内收，可测试其锁骨部分（$C_5 \sim C_8$）；将平举的上臂抗阻力内收，可测试其肋骨部分（$C_6 \sim T_1$）（图 10-10）。

运动功能：上臂内收、内旋。

10. 背阔肌

对应的脊髓节段及神经：$C_6 \sim C_8$，胸背神经。

检查方法：嘱患者上臂外展至水平位，抗阻力内收、内旋、后伸（图 10-11）。

运动功能：上臂内收、内旋、后伸。

11. 三角肌

对应的脊髓节段及神经：$C_5 \sim C_6$，腋神经。

检查方法：嘱患者上臂抗阻力外展向水平位，上臂与躯干成角：$< 90°$ 而 $> 15°$（图 10-12）。

运动功能：上臂外展。

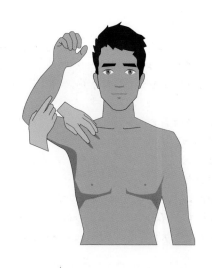

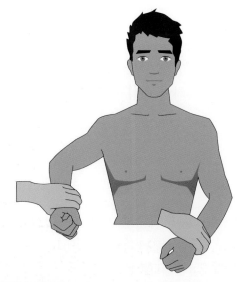

图 10-10　胸大肌肌力检查法

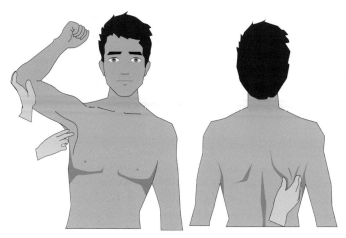

图 10-11　背阔肌肌力检查法

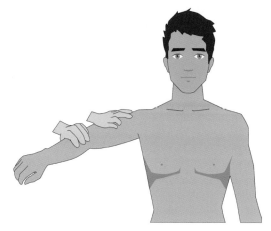

图 10-12　三角肌肌力检查法

12. 肱二头肌

对应的脊髓节段及神经：$C_5 \sim C_6$，肌皮神经。

检查方法：嘱患者前臂完全旋后，屈肘位，抗阻力屈肘（图 10-13）。

运动功能：前臂屈曲外旋。

13. 肱三头肌

对应的脊髓节段及神经：$C_7 \sim C_8$，桡神经。

检查方法：检查者托住患者上臂，令微屈肘，抗阻力伸直前臂（图 10-14）。

运动功能：前臂伸直。

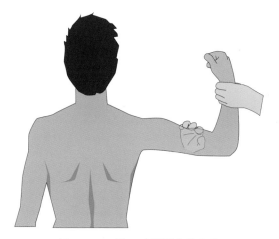

图 10-13　肱二头肌肌力检查法

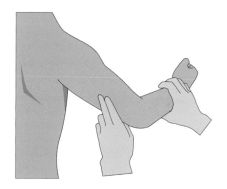

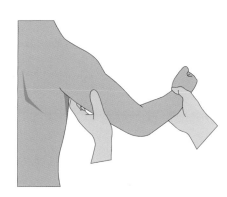

图 10-14　肱三头肌肌力检查法

14. 肱桡肌

对应的脊髓节段及神经：$C_5 \sim C_6$，桡神经。

检查方法：嘱患者前臂在半旋前旋后的中立位做抗阻力屈曲前臂运动（图 10-15）。

运动功能：前臂屈曲、内旋腕。

15. 旋后肌

对应的脊髓节段及神经：$C_5 \sim C_6$，桡神经。

检查方法：嘱患者前臂伸展，用力旋后（图 10-16）。

运动功能：前臂旋后。

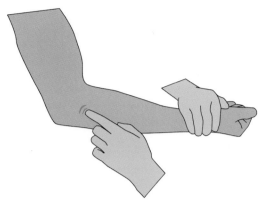

图 10-15　肱桡肌肌力检查法

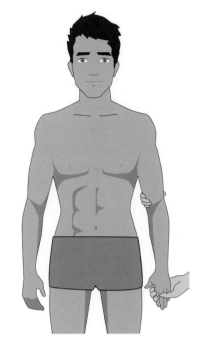

图 10-17　旋前圆肌肌力检查法

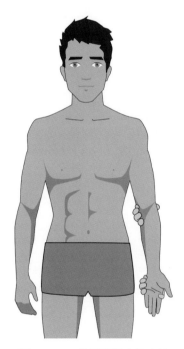

图 10-16　旋后肌肌力检查法

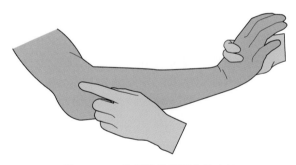

图 10-18　桡侧腕伸肌肌力检查法

16. 旋前圆肌

对应的脊髓节段及神经：$C_6 \sim C_7$，正中神经。

检查方法：嘱患者伸展前臂，用力旋前，检查者可触及该肌（图 10-17）。

运动功能：前臂旋后。

17. 桡侧腕伸肌

对应的脊髓节段及神经：$C_5 \sim C_6$，桡神经。

检查方法：嘱患者抗阻力向桡侧伸腕并外展（图 10-18）。

运动功能：腕背屈，向桡侧外展。

18. 尺侧腕伸肌

对应的脊髓节段及神经：$C_7 \sim C_8$，桡神经。

检查方法：嘱患者抗阻力向尺侧伸腕（图 10-19）。

运动功能：腕背屈，向尺侧内收。

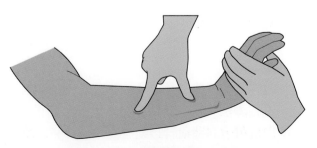

图 10-19　尺侧腕伸肌肌力检查法

19. 指总伸肌

对应的脊髓节段及神经：$C_7 \sim C_8$，桡神经。

检查方法：嘱患者屈指间关节、伸掌指关节，抗阻力伸示指至小指掌指关节；或抵抗使掌指关节屈曲的阻力（图10-20）。

运动功能：示指至小指掌指关节伸直。

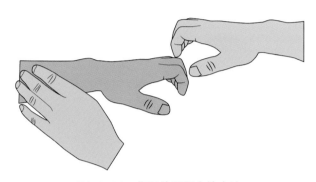

图10-20 指总伸肌肌力检查法

20. 拇长展肌

对应的脊髓节段及神经：$C_7 \sim C_8$，桡神经。

检查方法：嘱患者拇指抗阻力向垂直于手掌面方向外展，或每一掌骨向桡侧外展（图10-21）。

运动功能：拇指外展。

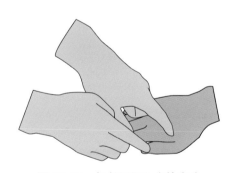

图10-21 拇长展肌肌力检查法

21. 拇长伸肌

对应的脊髓节段及神经：$C_7 \sim C_8$，桡神经。

检查方法：嘱患者用力抵抗屈曲拇指指间关节的阻力。

运动功能：拇指指间关节伸直。

22. 拇短伸肌

对应的脊髓节段及神经：$C_6 \sim C_7$，桡神经。

检查方法：嘱患者用力抵抗屈曲拇指掌指关节的阻力。

运动功能：伸直拇指的掌指关节。

23. 桡侧腕屈肌

对应的脊髓节段及神经：$C_6 \sim C_7$，桡神经。

检查方法：嘱患者抗阻力向桡侧屈腕（图10-22）。

运动功能：腕屈曲、外展。

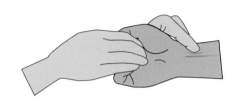

图10-22 桡侧腕屈肌肌力检查法

24. 尺侧腕屈肌

对应的脊髓节段及神经：$C_7 \sim T_1$，尺神经。

检查方法：嘱患者抗阻力向尺侧屈腕（图10-23）。

运动功能：腕屈曲、内收。

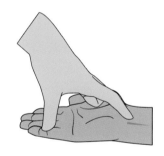

图10-23 尺侧腕屈肌肌力检查法

25. 指浅屈肌

对应的脊髓节段及神经：$C_7 \sim T_1$，正中神经。

检查方法：固定患者示指至小指的任一近节指骨，使患者在远端指间关节伸直的同时，抗阻力屈曲近端指间关节。

运动功能：屈曲示指至小指的中节指骨。

26. 指深屈肌

对应的脊髓节段及神经：$C_7 \sim T_1$，正中神经、尺神经。

检查方法：固定患者示指至小指的中节指骨于伸直位，使患者抗阻力屈曲远端指间关节。

运动功能：屈曲示指至小指的末节指骨。

27. 拇长屈肌

对应的脊髓节段及神经：$C_6 \sim C_7$，正中神经。

检查方法：固定患者腕部于中立位，固定拇指近节指骨，使患者抗阻力屈曲末节指骨。

运动功能：屈曲拇指末节指骨。

28. 拇短屈肌

对应的脊髓节段及神经：$C_6 \sim C_7$，正中神经浅头；$C_8 \sim T_1$，尺神经深头。

检查方法：固定患者腕部，伸直拇指指间关节，使患者抗阻力屈曲拇指近节指骨。

运动功能：屈曲拇指近节指骨。

29. 拇短展肌

对应的脊髓节段及神经：$C_8 \sim T_1$，正中神经。

检查方法：使患者拇指置位于甲面垂直手掌面，伸直，抗阻力外展拇指，同时保持甲面垂直于手掌面。

运动功能：拇指外展。

30. 拇对掌肌

对应的脊髓节段及神经：$C_6 \sim C_7$，正中神经。

检查方法：嘱患者抗阻力使拇指轻触小指，同时保持拇指甲面与手掌面平行。

运动功能：拇指对掌运动。

31. 拇收肌

对应的脊髓节段及神经：$C_8 \sim T_1$，尺神经。

检查方法：嘱患者拇指内收，夹持一纸片或手指于其和第二掌骨之间，同时保持拇指甲面与手掌面垂直（图10-24）。

运动功能：拇指内收。

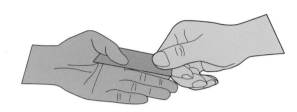

图 10-24　拇收肌肌力检查法

32. 小指展肌

对应的脊髓节段及神经：$C_8 \sim T_1$，尺神经。

检查方法：嘱患者抗阻力外展小指。

运动功能：小指外展。

33. 蚓状肌

对应的脊髓节段及神经：第一、第二：$C_6 \sim C_7$，正中神经；第三、第四：$C_8 \sim T_1$，尺神经。

检查方法：嘱患者伸直手指指间关节，抗阻力屈曲掌指关节；或固定患者腕部于稍伸直位、掌指关节于过伸位，抗阻力伸直近侧指间关节（此法包括骨间肌的作用）（图3-25）。

运动功能：屈曲近节指骨、伸直中节指骨。

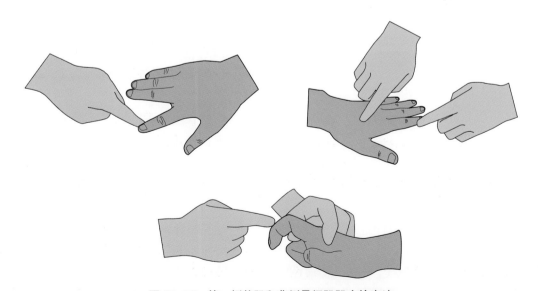

图 10-25　第一蚓状肌和背侧骨间肌肌力检查法

34. 背侧骨间肌

对应的脊髓节段及神经：$C_8 \sim T_1$，尺神经。

检查方法：嘱患者手平放于桌面上，抗阻力外展示指、中指、环指（图10-25）。

运动功能：除拇指外，使手指分开。

35. 掌侧骨间肌

对应的脊髓节段及神经：$C_8 \sim T_1$，尺神经。

检查方法：嘱患者手平放于桌面上，抗阻力内收小指、中指、环指。

运动功能：除拇指外，使手指并拢。

36. 闭孔外肌

神经根来源及神经：$L_3 \sim L_4$，闭孔神经。

运动功能：股外旋运动。

37. 内收短肌和内收长肌

神经根来源及神经：$L_2 \sim L_4$，闭孔神经（前支）。

检查方法：嘱患者两大腿内收夹紧，检查者将并拢的大腿分开（图10-26）；或患者侧卧位，嘱患者上侧大腿上抬（外展），使下方大腿内收并靠近大腿，检查者用手予以抵抗（图10-26）。

运动功能：股内收、屈曲和股外旋运动。

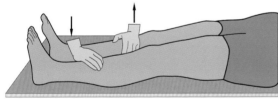

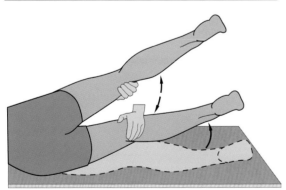

图10-26 内收短肌和内收长肌肌力检查法

38. 股薄肌

对应的神经根来源及神经：$L_2 \sim L_4$，闭孔神经（前支）。

检查方法：嘱患者患侧大腿内收，小腿屈曲，检查者用手抵抗（图10-27）。

运动功能：股部内收和小腿屈曲及内旋。

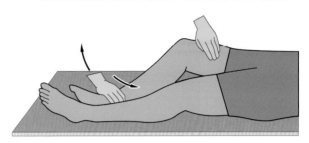

图10-27 股薄肌肌力检查法

39. 内收大肌

对应的神经根来源及神经：$L_2 \sim L_3$、$L_4 \sim L_5$，闭孔神经后支和坐骨神经。

检查方法：患者取仰卧位，嘱患者大腿自外展位内收，检查者予以抵抗（图10-28）。

运动功能：股内收。

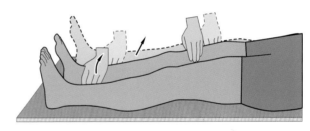

图10-28 内收大肌肌力检查法

40. 髂腰肌

对应的神经根来源及神经：$L_1 \sim L_4$，股神经。

检查方法：患者取仰卧位或坐位，屈曲髋关节，检查者予以抵抗或嘱患者做仰卧起坐运动（图10-29）。

运动功能：使大腿屈曲并外旋，在固定的情况下使腰弯曲。

41. 缝匠肌

对应的神经根来源及神经：$L_2 \sim L_3$，股神经。

检查方法：患者取仰卧位，使髋关节或膝关节轻度屈曲并使大腿内旋，检查者予以抵抗（图10-30）。

运动功能：屈髋、膝，并使大腿外旋。

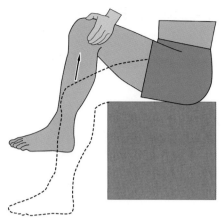
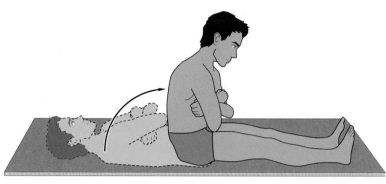

图 10-29　髂腰肌肌力检查法

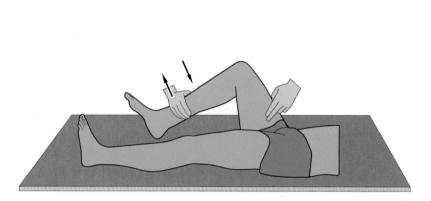
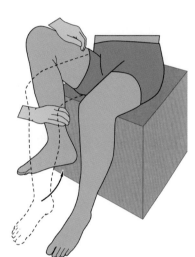

图 10-30　缝匠肌肌力检查法

42. 股四头肌

对应的神经根来源及神经：$L_2 \sim L_4$，股神经。

检查方法：患者取仰卧位或坐位，屈曲髋关节和膝关节，伸展小腿并用力予以抵抗（图

$10-31$）。

运动功能：大腿屈曲，膝关节伸直。

43. 梨状肌

对应的神经根来源及神经：$S_1 \sim S_2$，骶丛肌支。

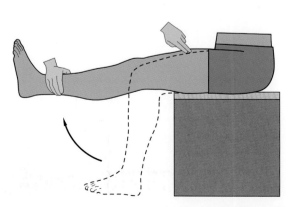
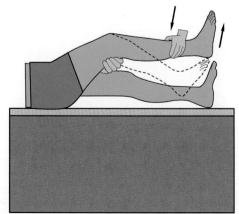

图 10-31　股四头肌肌力检查法

44. 闭孔内肌

对应的神经根来源及神经：$L_3 \sim L_4$，骶丛肌支。

45. 孖肌

对应的神经根来源及神经：$L_4 \sim S_1$，骶丛肌支。

46. 股方肌

对应的神经根来源及神经：$L_4 \sim S_1$，骶丛肌支。

骨盆肌（梨状肌、闭孔内肌、孖肌、股方肌）的检查方法：患者取俯卧立，小腿屈曲90°，小腿内收，检查者予以抵抗或嘱患者仰卧位使两足外旋（图10-32）。

梨状肌、闭孔内肌、孖肌、股方肌的运动功能：大腿外旋。

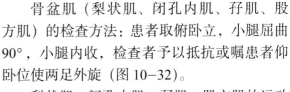
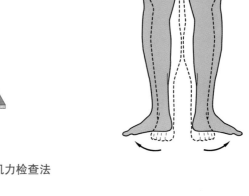

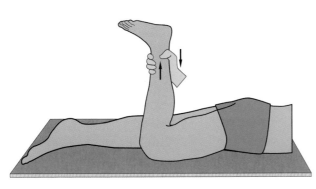

图 10-32　骨盆肌肌力检查法

47. 臀中肌、臀小肌

对应的神经根来源及神经：$L_4 \sim S_1$，臀上神经。

检查方法：患者取仰卧或侧卧位，使大腿在同一平面外展，检查者予以抵抗（图10-33）。

运动功能：大腿外展。

48. 臀大肌

对应的神经根来源及神经：$L_5 \sim S_2$，臀下神经。

检查方法：患者取俯卧位，使患者小腿屈曲，提起大腿，检查者予以抵抗（图10-34）。

运动功能：大腿伸直及稍外展，大腿固定时使骨盆后倾。

49. 半腱肌、半膜肌

对应的神经根来源及神经：$L_4 \sim S_2$，坐骨神经。

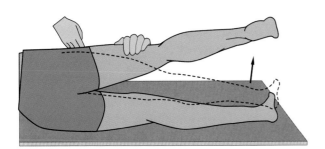

图 10-33　臀中肌、臀小肌肌力检查法

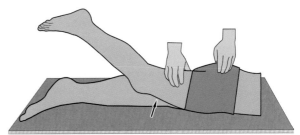

图 10-34　臀大肌肌力检查法

检查方法：患者取俯卧位，小腿自 15° 至 160° 屈曲并使小腿内旋，检查者予抵抗（图 10-35）。

运动功能：小腿屈曲及内旋。

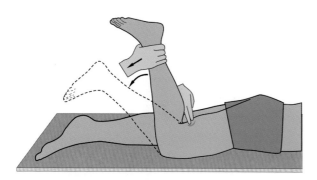

图 10-35 半腱肌、半膜肌肌力检查法

50. 股二头肌

对应的神经根来源及神经：$S_1 \sim S_2$（长头）；$L_4 \sim S_1$（短头），坐骨神经。

检查方法：患者取仰卧位，膝关节与髋关节屈曲抬起，然后再用力屈膝，检查者予抵抗；或取俯卧位，小腿屈曲稍外旋，检查者予以抵抗（图 10-36）。

运动功能：小腿屈曲及外旋。

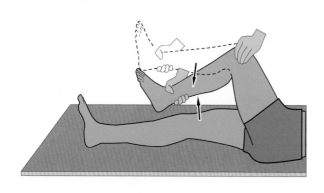

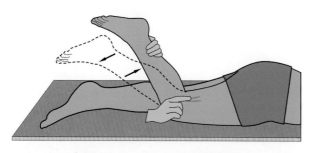

图 10-36 股二头肌肌力检查法

51. 腓肠肌

对应的神经根来源及神经：$L_4 \sim S_2$，胫神经。

检查方法：患者取俯卧位，膝关节屈曲至 15°，检查者予以抵抗；或仰卧位，足用力跖屈，检查者予以抵抗（图 10-37）。

运动功能：膝、踝关节屈曲。

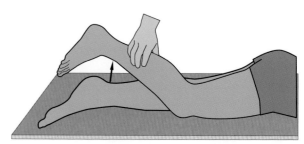

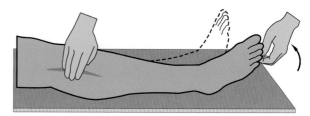

图 10-37 腓肠肌肌力检查法

52. 比目鱼肌

对应的神经根来源及神经：$L_4 \sim S_2$，胫神经。

检查方法：患者取俯卧位，患者膝关节屈曲至 90°，使足跖屈，检查者予以抵抗（图 10-38）。

运动功能：足跖屈。

53. 胫后肌

对应的神经根来源及神经：$L_5 \sim S_1$，胫神经。

检查方法：嘱患者足跖屈的同时内收及提足内缘，检查者予以抵抗（图 10-39）。

运动功能：足内收、跖屈并提举足内缘。

54. 趾长屈肌

对应的神经根来源及神经：$L_5 \sim S_1$，胫神经。

检查方法：嘱患者第 2 ～ 5 趾末节屈曲，检查者予以抵抗（图 10-40）。

运动功能：第 2 ～ 5 趾末节屈曲。

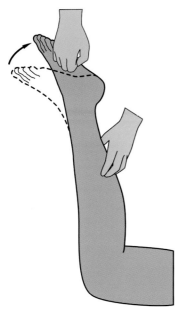

图 10-38　比目鱼肌肌力检查法

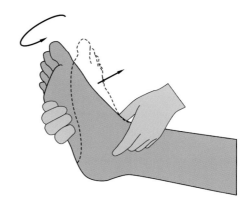

图 10-39　胫后肌肌力检查法

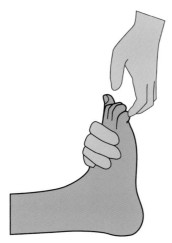

图 10-40　趾长屈肌、长屈肌肌力检查法

55. 长屈肌

对应的神经根来源及神经：$L_5 \sim S_2$，胫神经。

检查方法：嘱患者趾末节屈曲，检查者予以抵抗（图 10-40）。

运动功能：趾屈曲。

56. 趾短屈肌

对应的神经根来源及神经：$L_5 \sim S_1$，胫神经。

检查方法：嘱患者第 2 ～ 5 中趾节屈曲，检查者固定其近端趾节并予以抵抗（图 10-41）。

运动功能：第 2 ～ 5 中趾节屈曲。

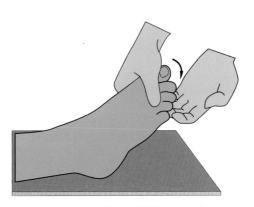

图 10-41　趾短屈肌肌力检查法

57. 蹈短屈肌

对应的神经根来源及神经：$L_5 \sim S_1$，胫神经。

检查方法：嘱患者在蹈趾末节伸直状态下屈蹈趾基节，检查者予以抵抗（图10-42）。

运动功能：蹈趾基节跖屈。

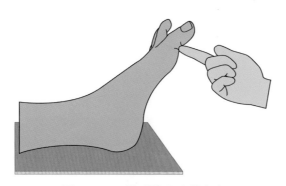

图 10-42 蹈短屈肌肌力检查法

58. 蹈展肌

对应的神经根来源及神经：$L_5 \sim S_1$，胫神经。

检查方法：嘱患者用力使蹈趾与第2趾分开（图10-43）。

运动功能：外展蹈趾并使第2趾节屈曲。

59. 小趾展肌

对应的神经根来源及神经：$S_1 \sim S_2$，胫神经。

检查方法：嘱患者外展小趾，检查者予以抵抗（图10-43）。

运动功能：外展并屈曲小趾。

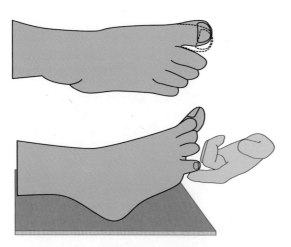

图 10-43 蹈展肌和小趾展肌肌力检查法

60. 腓骨长肌

对应的神经根来源及神经：$L_4 \sim S_1$，腓总神经。

检查方法：嘱患者外展和提举足外缘，同时使足跖屈，检查者予以抵抗（图10-44）。

运动功能：足外展与提举足外缘并跖屈。

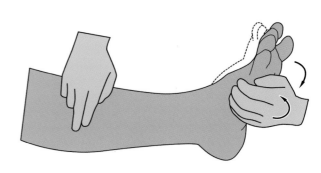

图 10-44 腓骨长肌肌力检查法

61. 腓骨短肌

对应的神经根来源及神经：$L_4 \sim S_1$，腓总神经。

检查方法：同腓骨长肌。

运动功能：同腓骨长肌。

62. 胫前肌

对应的神经根来源及神经：$L_4 \sim S_1$，腓深神经。

检查方法：嘱患者足伸直，内收并提举足内缘，检查者予以抵抗并触摸收缩的肌肉（图10-45）。

运动功能：伸足，足内收及提举足内缘。

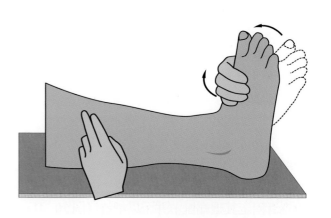

图 10-45 胫前肌肌力检查法

63. 趾长伸肌

对应的神经根来源及神经：L₄～S₁，腓深神经。

检查方法：嘱患者伸直第 2～5 趾的近端趾节，检查者予以抵抗并触摸紧张的肌腱（图 10-46）。

运动功能：伸第 2～5 趾，伸足并使足外展及旋前。

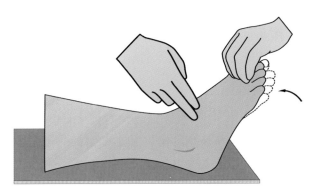

图 10-46　趾长伸肌肌力检查法

64. 长伸肌

对应的神经根来源及神经：L₄～S₁，腓深神经。

检查方法：嘱患者跨趾伸直，检查者予以抵抗并触摸紧张的肌腱（图 10-47）。

运动功能：伸跨趾、内收及背伸足。

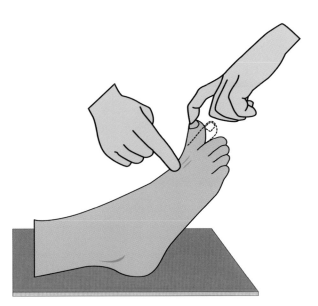

图 10-47　长伸肌肌力检查法

（三）轻瘫试验（Barres 试验）

嘱患者平举双上肢，掌心向下，瘫痪侧上肢表现为旋前、掌心向外并下垂即上肢 Barres 试验；嘱患者俯卧，两小腿抬高约 45°并保持此姿势，瘫痪侧肢体自然缓缓下落即下肢 Barres 试验。

（四）瘫痪分类

单瘫、偏瘫、截瘫、四肢瘫。

（五）临床意义

1. 单瘫

单瘫指仅出现一个肢体瘫痪者。如周围神经丛或神经根受损则可导致单瘫伴肌肉萎缩，腱反射减弱或消失，肌张力低下，符合神经支配区的感觉障碍。脊髓前角病损可有肌萎缩、肌张力低下，但无感觉障碍。若伴分离性节段性感觉障碍则考虑为脊髓空洞症。大脑中央前回的某一局部病变则表现为上运动神经元性的单瘫、瘫痪肢体不恒定，与情绪波动有关，伴有不符合神经支配区域的感觉障碍及不符合神经解剖的体征，则多为癔症性单瘫。

2. 偏瘫

偏瘫指一侧上下肢及面舌瘫，为皮质运动区、内囊、脑干及脊髓的病损所致。鉴别点：一般皮质及皮质下偏瘫多不完全，或上肢重，或下肢重，可伴有癫痫发作、失用、失语、失认等症状；内囊性偏瘫者多为"三偏征"，即偏瘫、偏侧感觉障碍、偏盲；脑干性偏瘫者为交叉性偏瘫，即患侧病变平面脑神经周围性瘫，对侧平面下中枢性脑神经瘫及上、下肢瘫；脊髓性偏瘫者为不伴面舌瘫的上下肢瘫。

3. 截瘫

截瘫指双下肢瘫痪，也有将双上肢瘫者称为颈性截瘫。绝大多数为脊髓胸段的病变所致。造成的原因有外伤、感染、血管病、中毒、遗传变性病、脱髓鞘病、肿瘤等，还有脑性、癔症性截瘫。

4.四肢瘫

四肢瘫指四肢均出现瘫痪，可为神经性或肌源性。双侧大脑及脑干病变者可有真、假延髓性麻痹，精神症状，意识障碍，痴呆等；高位颈髓病变者可伴有延髓性麻痹，但无痴呆、面瘫等；颈膨大病变者为双上肢弛缓性、双下肢中枢性瘫痪；周围神经病变者可表现为四肢弛缓性瘫。常伴有主观感觉障碍，如疼痛、麻木等，以及客观感觉障碍，如手套、袜筒样痛、温觉减退等。

五、肌肉共济运动

肢体动作的准确完成需要锥体系、锥体外系、前庭、小脑及深感觉的相互协调。若这一协调功能发生障碍则称为共济失调。

（一）检查法

（1）指鼻试验：嘱患者将上肢伸直外展，以示指指端触及鼻尖，先睁眼、后闭眼反复进行，左右对比有无异常。

（2）跟膝胫试验：嘱患者仰卧抬高一侧下肢，屈膝，将足跟置于对侧膝盖上，沿胫骨前缘下滑。不能准确完成者为阳性。

（3）平衡共济失调检查：即闭目难立征，又称龙贝格征（Romberg sign）。嘱患者站立，两足并拢，两臂向前平伸，先睁眼、后闭眼。正常人均能站稳。

（二）临床意义

患者日常活动受限、笨拙则可能为共济失调。共济失调分为大脑性、小脑性、前庭性、脊髓性。

（海涌　任亦龙）

• 参考文献

陈仲强，刘忠军，党耕町，2012.脊柱外科学[M].北京：人民卫生出版社：42-50.
贾连顺，2007.现代脊柱外科学[M].北京：人民军医出版社：85-108.
贾连顺，李家顺，2000.脊柱创伤外科学[M].上海：上海远东出版社：81-106.
胥少汀，徐印坎，葛宝丰，2005.实用骨科学[M].3版.北京：人民军医出版社：75-90.
PATEL V V, PATEL A, HARROP J S,et al., 2014. Spine Surgery Basics[M]. Verlag Berlin Heidelberg: Springer: 13-26.

第十一章
脊柱脊髓损伤的手术麻醉

脊柱骨折脱位造成脊髓损伤是骨科常见的创伤之一。脊髓损伤分为急性脊髓损伤和慢性脊髓损伤，根据受伤的情况，有的可以保守治疗，有的需行骨折复位内固定手术治疗，以解除脊髓压迫和维持脊柱稳定。脊柱骨折可为单纯性损伤或合并有其他脏器伤；有些患者可能同时存在全身性的及其他脏器的严重疾病。为了确保患者生命安全，减少并发症，严重创伤手术治疗时一定要在麻醉实施前就明确基本的诊断，如有休克需鉴别是失血性休克还是脊髓性休克所致。颈椎骨折脱位合并截瘫患者因肋间肌麻痹、膈肌运动部分消失，可造成呼吸困难，手术治疗前维持呼吸道通畅和保证足够的有效通气量是急救的首要问题，以期提高手术的成功率。

第一节 | 脊柱脊髓损伤与麻醉相关的病理生理改变

一、自主神经不良反射

自主神经不良反射（automatic dysreflexia，AD）是脊髓损伤后最常见的继发性疾病。48%～90% 的脊髓损伤 T_6 或以上患者受 AD 影响，完全性脊髓损伤患者中更为常见。特征是严重的阵发性高血压伴有心动过缓、室性早搏和不同程度的传导阻滞。触发这种不良反射的刺激部位有皮肤、本体感受器和内脏（如膀胱或直肠）。该疾病的发生率与脊髓损伤平面有关，受伤平面在 T_7 水平以下一般不会发生；在 T_5 水平以上脊髓完全横断时发生率为 85%。主要机制是大量交感神经的传出得不到正常情况下来自高级中枢的抵抗，同时副交感神经作用的压力感受器又被激活（主要传导神经是迷走神经）。临床上可见损伤平面以下的皮肤血管明显收缩，其平面以上的皮肤因血管呈明显扩张而潮红，出现严重头痛、出汗、竖毛、视物模糊、鼻塞、焦虑、恶心和呕吐。

如果发生不良自主神经反射，应密切监测生命体征，并应立即寻找有害刺激原。至少每5 分钟检查一次血压，并应考虑动脉管路，有害刺激原应尽快纠正，膀胱和直肠膨胀是最常见的原因，因此，建议立即恢复膀胱引流。如果患者有留置导尿管，则应评估该导尿管是否存在故障或位置是否正确，还应进行尿路感染的检查。同时，应当进行直肠检查以评估影响力，但应谨慎进行，因为由于刺激程序可能导致恶化的危机。如果不能确定触发因素，并且最初的操作不能将收缩压降低至 150 mmHg 以下，则应开始药物治疗。高血压应迅速用起效快但作用时间短的药物纠正，包括硝酸盐（硝普钠舌下）、硝苯地平（口服或舌下）、卡托普利（舌下）、肼屈嗪（静脉注射）等，另外，怀孕期间患有脊髓损伤的妇女在分娩时有发生自主神经反射异常的风险。据报道，硬膜外麻醉是控制分娩过程中自主神经反射异常的最佳选择。导尿管周围的尿液渗漏通常是由于膀胱痉挛引起的，它可能与反射不良发作有关。对于这些情况，可以使用奥昔布宁和米拉贝隆等治疗膀胱过度活动症药物。在高风险患者中，常规福莱导尿管（Foley catheter）更换前 4～6 分钟膀胱内施用 10 mL 2% 利多卡因已显示可显著减少自主神经反射不良的发作。肉毒杆菌素用于膀胱的化学神经支配也已显示可减少易感个体的自主神经反射异常，米诺环素在动物实验模型中已显示具有神经保护作用，但尚未显示对人类具有类似的临床作用。

任何患有 T_6 水平以上病变并声称头痛的脊髓损伤患者都应强烈怀疑自主神经反射异常。遇到这种情况应立即获取血压读数，如果患者的血压显著升高（因为大多数脊髓受伤的患者血压较低），则应开始纠正治疗。

二、呼吸功能的改变

（一）脊髓损伤对肺功能的直接影响

随着脊髓受伤平面的增高，呼吸功能的损害愈加严重，所以确定受伤平面对预估可能发生的呼吸系统并发症极为重要。高位截瘫的患者对呼吸功能的直接影响是通气功能障碍，主要为肋间肌麻痹和膈肌部分运动障碍，使有效通气量减少；合并颈部软组织损伤时，血块、异物可堵塞呼吸道。脊髓急性损伤期因出血和水肿可使病变向上、向下蔓延，若水肿或出血侵犯至 $C_2 \sim C_4$ 脊髓的前外侧，可发生所谓睡眠呼吸暂停综合征（sleep apnea syndrome），因此，当 $C_3 \sim C_5$ 以上颈脊髓损伤时应立即进行呼吸支持，减少呼吸衰竭的发生率；$C_5 \sim C_7$ 平面损伤可能失去腹肌和肋间肌的呼吸支持，在吸气时，肌肉微弱的牵拉活动可能产生矛盾性呼吸，使最大肺活量降低 60%，从而使患者没有能力咳嗽和排出分泌物，易产生肺不张和感染。肠麻痹和胃扩张增加了腹内压，进一步限制了膈肌活动范围，严重患者有必要放置鼻胃管行胃肠减压。高位截瘫患者也常发生肺栓塞和肺水肿，肺栓塞常常是导致患者突然死亡的原因之一，主要由于肌肉张力降低和静脉扩张，血流减慢致血栓形成。肺水肿是因截瘫患者已有肺功能障碍极易发生输液过量，再者因伤后早期对交感神经的突然刺激，使静脉回流急剧增加，直接影响右心功能，加之补液过量和回流量增加均可造成肺水肿。

（二）麻醉过程中的肺部问题

当患者需要麻醉时，应特别关注的肺部问题包括：①肺部感染，由于脊髓损伤患者的咳嗽功能受损且难以排出肺分泌物，故发生肺炎的风险增加。②肺容量降低，慢性脊髓损伤患者肺容量可能会随时间发展进一步降低。一项调查研究纳入了脊髓损伤后至少 1 年的男性，发现体质指数（body mass index，BMI）的增加、损伤和治疗之间的时间的延长与所测得的肺容量降低有关。在麻醉诱导期间，这些患者可能会随着呼吸暂停而快速出现氧饱和度降低。③辅助通气，脊髓损伤后仍保留足够延髓功能的患者可能需要不同的辅助通气技术，包括无创正压通气（positive pressure ventilation）、机械咳嗽辅助装置、舌咽式呼吸及腹式呼吸装置。应提前制定好关于这些装置的围手术期管理方案。对于膈神经完整的患者，通过膈神经起搏或经皮膈肌起搏可使患者不依赖呼吸机。这些装置的围手术期管理应当与使用这些装置的医生相协调。

（三）俯卧位对肺顺应性的影响

在脊髓手术中，俯卧位通常用于暴露身体的背表面以用于脊柱手术。研究发现，俯卧位麻醉期间呼吸力学和气体交换发生改变。呼吸系统顺应性（respiratory system compliance，CRS）对俯卧位的反应是可变且复杂的。一些观察性研究报道，仰卧位转向俯卧位时，CRS 适度下降。这种现象可能归因于该情况下发现的胸壁顺应性降低，但影响胸壁顺应性大小部分取决于填充垫的使用和类型、床垫的类型、基线腹围和刚度。除此之外，与仰卧位患者相比，俯卧位患者的氧饱和度更好。对此的解释可能是肺内通气与血流灌注比值的相对改善。心脏占据前纵隔，前部的肺组织占比量少于后部。俯卧位的非依赖性区域有更多的可呼吸肺。与仰卧位相比，至少在动物中显示出了更均匀的灌注分布。俯卧位血流的非重力分布可能解释了相对通气与血流灌注比值和氧合的改善。肺顺应性的变化取决于所达到的募集程度。对俯卧位的反应者的特征是 CRS 降低和氧饱和度改善。

三、脊髓休克

脊髓休克指脊髓损伤后即刻发生的生理状态改变，表现为损伤水平尾侧的脊髓功能丧失，并伴有弛缓性麻痹、感觉缺失、大小便失禁及反射活动消失。脊髓损伤后，脊髓休克可以持续数日至数周。神经源性休克是脊髓休克综合征的一部分，它是指脊髓损伤后交感神经张力丧失所导致的一种血流动力学状态，神经源性休克的临床表现包括低血压、心动过缓和低体温。

脊髓休克时，受伤平面以下交感神经张力消失。如果累及心脏加速神经（$T_1 \sim T_4$）可能出现心动过缓，在受伤平面较高时迷走神经张力不能得到抵消，心电图常见的异常有窦性停搏、多源性室性早搏、室性心动过速或房颤等。气管内插管或吸痰可能引起心脏停搏。颈、胸椎外伤手术患者麻醉诱导前应常规监护心电图，当心率低于 60 次/分时，应用阿托品使其增至 70 次/分以上方可诱导。脊柱手术或严重创伤发生失血性休克时常常不伴有代偿性心动过速，心率多为 40 ～ 60 次/分。高位截瘫患者心血管代偿能力减弱，单纯以补充液体治疗脊髓休克时，由于心血管系统没有能力对液体负荷做出代偿性反应，这将会导致肺水肿。同样，这类患者对失血的耐受力低，骤然变化体位也可能导致严重低血压。因此，自主神经稳定性差的高位截瘫患者在手术过程中应及时合理地使用直接作用于血管的收缩药、扩张药和正性/负性心脏频率药物，而临床应用间接交感神经激动剂或拮抗剂，其作用的预见性差，最好避免使用。重大脊柱脊髓损伤手术治疗有条件时，应置肺动脉导管进行监测，以指导用药和补液的合理性。

四、脊髓完整性维护

所有脊柱创伤的患者都应视为有脊髓损伤，从麻醉的角度来说维持脊髓完整性主要是维持脊髓的血流。只有血压和血容量维持在正常范围，才能保证脊髓血流灌注压正常，持续低血压会加重脊髓损害。脊髓血流量的调节机制无论在自身调节还是化学调节都与其对脑血流量调节方式相似。如平均动脉压在 60 ～ 150 mmHg（8 ～ 20 kPa）之间脊髓血流量能自动调节维持恒定，超出这个范围，血流量都是压力依赖性。换言之，血压持续低于自身调节范围极限可能导致脊髓缺血。动脉血氧和二氧化碳分压（PCO_2）对脊髓血流量的反应方式同样与其对脑血流量的影响相同，即低二氧化碳降低血流量，而高二氧化碳和缺氧会导致血管扩张增加血流量。有学者还提倡短时间内应用大剂量类固醇激素降低脊髓水肿，并有可能改善脊髓损伤的结局。

五、疼痛综合征

相当多的患者会在脊髓损伤后的数月至数年内发生慢性疼痛综合征，并且通过影响身体功能、情绪及参与工作、娱乐和社交活动而对生活质量产生重大影响。脊髓损伤后通常会出现几种类型的疼痛，中枢神经性疼痛是一种常见且难以控制的疼痛。平均来看，2/3 的患者会遭受慢性疼痛。国际脊髓损伤疼痛（International Spinal Cord Injury Pain，ISCIP）分类提出了一种分层系统，其首先将疼痛类型分为伤害性（肌肉骨骼或内脏性）、神经性（水平或低于水平）、其他（既不是伤害性也不是神经性）。虽然神经源性疼痛似乎与神经元过度兴奋相关，但我们对其机制知之甚少。

神经源性疼痛综合征有两种类型：损伤水平疼痛（即脊髓损伤水平节段的疼痛）和损伤水平下疼痛。两类疼痛的神经解剖学和病理生理学基础不同，神经根和背侧灰质损害导致损伤水平疼痛，而脊髓丘脑束损害和（或）丘脑传入神经阻滞导致损伤水平下疼痛。出现损伤水平疼痛时，应评估有无创伤后脊髓空洞症，其与损伤水平疼痛相关。治疗方案可包括阿片类药物，以及可影响患者麻醉效果和术后疼痛管理计划的其他药物，但药物治疗效果通常不满意；可尝试使用抗抑郁药、抗癫痫药和标准镇痛药，且常常联用；抗癫痫药能抑制异常的神经元过度兴奋，从而改善神经病理性疼痛，抗抑郁药也可用于多种中枢和外周神经病理性疼痛。

六、电解质异常

脊髓损伤低钠血症较为常见，可能与调节肾素－血管紧张素反应的肾交感神经通路破坏有关。糖耐量受损可能是由于应激反应或给予了糖皮质激素，尤其是对既已存在糖尿病的患者。引起运动缺失的患者应用琥珀酰胆碱可能产生高血钾，释放钾的多少依赖于瘫痪程度和病程。一般认为伤后 48 小时使用该药是安全的，超过 48 小时，肌肉细胞膜对去极化型肌松药较敏感，在受伤后 4 周至 5 个月间血钾增加最大，血钾从正常值可增加至 14 mmol/L，有可能引起心室纤维颤动或心脏停

搏。因此，脊髓受伤超过 48 小时后应避免用琥珀酰胆碱，但是这类患者对非去极化型肌松药没有禁忌。

轻微肌肉瘫痪和不能运动的患者可能发生血钙增加，这也使患者易患心律失常。骨钙成分的减少可产生溶骨、病理性骨折和肾结石。

七、体温调剂能力受损

脊髓损伤患者的体温控制受损，传递温度感觉的交感神经损害使受损平面以下的皮肤血管不能收缩，脊髓损伤患者的体温可随环境温度化而变化，而且全身麻醉会进一步削弱体温控制。整个麻醉过程都应该监测核心温度。必要时应使用液体加温器、充气加温毯，热空气暖温皮肤，增加周转温度，给补液加温和湿化吸入气体。

（刘健慧　张静亚）

第二节｜麻醉前评估与准备

一、对创伤的检查和估价

手术麻醉前，应始终先对患者的气道、呼吸和循环功能进行初步评估。应该对脊髓损伤患者进行重症监护，并对症处理血流动力学不稳定和呼吸功能不全。受伤后第 1 周平均动脉压维持在 85～90 mmHg 可以改善脊柱灌注。呼吸功能不全在脊髓损伤后很常见。脊髓损伤高于 C_3～C_5 的患者通常需要呼吸护理。如果患者处于以下情况，则应使用插管和呼吸机支持：① PaO_2 < 60 mmHg；② $PaCO_2$ > 45 mmHg；③呼吸频率 > 35 次／分钟。对于脊

髓损伤低于 C_5 的患者，鼻内氧气通常就足够了。除此之外，必须对脊柱脊髓损伤患者认真检查和充分评估，全面了解病情是手术麻醉成功的关键。在治疗的同时应向患者或家属询问受伤的情况、伤后初期的治疗。只要时间允许还要了解患者的病史、药物治疗史和过敏史，行麻醉相关的体格检查，供麻醉时参考。

脊柱损伤可以是严重创伤的一部分或本身就是严重创伤。严重创伤的原因以交通事故和各种施工事故最多，创伤常常是多发性，体检时应特别注意呼吸、循环和神经功能等重要系统的损伤，如检查头部有无颅脑损伤；颞颌关

节的活动情况如何，若已存在下颌骨骨折，张口困难时，在全麻前就必须考虑是否应做气管切开术；颈部有无气管断裂；颈椎有无脱位或骨折。颈椎脱位的患者不宜活动头部，特别是屈曲活动，有可能危及生命。麻醉诱导前应做适当的固定或持续颅骨牵引。根据患者的反应判断清醒程度，如果昏迷应查明病因后再决定手术的先后顺序，再施行麻醉。

严重事故造成脊柱脊髓损伤时，应想到是否合并胸、腹脏器损伤。有失血性休克时可能合并实质性脏器破裂、腹膜后出血、骨盆骨折等。

胸部检查应特别注意有无张力性气胸和血胸，证实存在则麻醉前必须先做闭式引流。疑有支气管或胸部穿通伤者，应先用双腔支气管内插管。检查有无上下肢活动障碍，测定截瘫平面对掌握神经损伤情况和麻醉选择有益。

凡失血较多和严重通气功能障碍者，对手术和麻醉耐受性较差，必须立即予止血、给氧、输血等紧急处理。

二、补充血容量，防止休克

脊柱脊髓损伤患者休克的主要原因是多处创伤失血导致血容量不足，活动性出血的创伤患者应接受损伤控制性复苏（damage control resuscitation，DCR），直至止住出血。除了早期通过手术控制出血以外，限制持续性出血的初始策略还包括：维持收缩压在大约 90 mmHg（老年患者 ≤ 110 mmHg）这一较低至正常水平，和（或）维持平均动脉压在 50 ~ 65 mmHg。一旦止住出血，则应设定更高的目标血压［如收缩压 ≥ 90 mmHg 和（或）平均动脉压 ≥ 65 mmHg］。尽管血压升高意味着大循环血压升高，但是微循环的血流可能仍然异常，如果排除了失血性休克应考虑为脊髓高位横断伤急性期的脊髓休克，两种休克的治疗措施是不同的，前者麻醉前血压虽属正常范围，也只是体内调节机制维持的结果，麻醉诱导后血压常急剧下降，麻醉前必须开放多条通畅的静脉，

保持动脉压在 90 mmHg 以上，否则麻醉抑制循环使失血性休克加重，有促使心脏骤停的可能。

迅速恢复有效循环量是抢救休克的一个重要步骤。应根据容量的缺失程度和失血前身体的健康情况决定输血量和输血速度。当输血速度很快但仅能维持血压在正常水平的低限时，应怀疑合并胸、腹腔内脏器损害所致内出血。处于严重失血性休克时，应立即开放两条中心静脉，如股静脉和锁骨下静脉，同时快速输血，切不可单纯补晶体电解质液体和升压药来提升血压。另外，已知长时间处于低血压者应及时纠正酸碱平衡失调，并保护肾脏功能。

若休克是属于脊髓休克，则应合理选用直接作用的血管活性药，绝不可贸然大量快速补液，防止产生急性肺水肿。

无论何种类型的休克，有条件时可进行中心静脉测压和动脉测压，最好放置肺动脉导管指导临床输血、补液和合理应用血管活性药物。

三、保持呼吸道通畅

麻醉最为重要的方面是气道管理。管理气道的主要目的是最大限度地减少颈部运动，同时快速有效地固定气道。所有基本的气道操作都会对受伤的颈部产生影响。面罩通气是一种常用的方法，其移动颈椎的速度比其他方法都要快，对于颈段或高位胸段急性脊髓损伤患者，气道管理的所有环节都采取人工保持轴线稳定（manual in-line stabilization，MILS），任何严重创伤和脑外伤患者都应视为有颈椎不稳定存在，除非有影像学证据加以排除。合并有休克、神志不清的脊柱创伤患者始终都应保持呼吸道通畅。低氧血症不仅影响手术麻醉，而且使脊髓功能的恢复复杂化。

气道梗阻的处理是创伤患者复苏成功的关键，紧急情况下必须立即进行处理。施行气管插管或气管切开，是解除上呼吸道梗阻的有效方法，一般是先清除上呼吸道异物、面罩给纯氧辅助呼吸，使脉搏血氧饱和度为 95% 以上，

再气管内插管给氧，即使需要切开气管，也可以从容进行，不致延长缺氧时间。除特殊情况外，明视插管有利于将脱落的组织、异物、牙齿、碎骨片等取出，同时把血性分泌物吸引干净。脊柱手术患者常常在俯卧位下进行，有条件应选择加强钢丝导管，易于弯曲且有助于吸痰和通气。颈椎骨折患者气管插管时，应防止骨折移位而导致脊髓损伤，仍应以气管切开为主，但也可以在呼吸道表面麻醉后用纤维支气管镜引导插管。经鼻盲插或经纤维支气管镜插管都可以成功，但是必须注意不要用于合并有面颌部创伤和颅底骨折患者，避免神经损害。经鼻插管前要求应用表面麻醉剂和血管收缩剂作鼻腔喷雾，以增加患者舒适感，降低出血。一般可用含麻黄素的 1% 丁卡因棉签沿下鼻道直插至鼻咽部，既可以达到上述目的，还可以探明通畅程度，方便选择合适气管导管。但是疑有胸部穿通伤者，应先用双腔支气管内插管。脊柱创伤手术治疗时，无论术前呼吸功能如何，都应在术中维持足够的辅助呼吸或控制呼吸。多发性肋骨骨折出现反常呼吸时，可以用绷带固定，也可以气管内插管给足肌松药，用麻醉机或呼吸机控制呼吸。

对于气道损伤或畸形的患者，有一个明确而有序的气道管理方法至关重要，因为此类患者可能难以进行预吸氧，而开放气道过程中的任何延迟都有可能导致迅速进展的低氧血症。而且，过长时间尝试开放气道操作会延误针对其他致命性损伤的治疗。有关特定创伤情形下（如气道损伤、口腔及颌面部创伤、气道压迫、闭合性头部损伤）困难气道的管理，对有致命性损伤或低氧血症的患者，无法建立安全气道是行紧急环甲膜穿刺置管术或外科气管切开造口术的绝对指征，特别是在无法通气也无法插管的情况下，可采用 14～16 号穿刺针行环甲膜穿刺，接上氧气间断给予高流量氧吸入，最好使用高频喷射机。由于穿刺部位的气管上端梗阻，氧直接进入肺内使肺膨胀，然后中断给氧使呼出气体从针孔排出，这样可暂时使血液氧合程度有所改善，为气管切开创造有利条件。但是这是单纯的急救措施并不能保证有效肺泡通气量，决不能因此而延误气管切开的时机。

四、胃内容物滞留的估计

受伤前进食或颌面部外伤时吞咽了大量血液，麻醉后可因呕吐或胃内容物反流进入呼吸道，导致严重后果。正常胃排空时间是 4～6 小时，由于休克、创伤疼痛、镇痛药物的使用，高位脊髓损伤时胃肠功能失调都可以使胃排空时间延长。如饱食后 1～2 小时受伤，即使创伤并不严重，8～10 小时后仍有胃内容物滞留。若饱食后 15 分钟受伤，则胃排空时间可延迟至 12 小时。由此可见，进食至受伤时间较进食至麻醉开始的时间更为重要。对饱食不久受伤的患者，必须选择全麻时，应采取预防措施，即准备有效的吸引器，辅助面罩通气时必须在环状软骨加压直至气管插管完成并气囊充气后结束，这样便能有效防止呕吐胃内容物，同时肌松药的峰作用时间是气管插管最佳时机，可以避免呕吐动作的发生。

防止误吸的最佳办法是在表面局麻下行清醒插管。合并颅脑外伤、腹腔脏器穿孔、血气胸、心包填塞等情况，清醒插管时引起的呛咳可使病情恶化，不如采用头高位，压迫环状软骨，硫喷妥钠 - 琥珀酰胆碱快速气管插管，插管后气囊充气。

五、麻醉前用药

关于使用麻醉前用药没有具体规则。在使用丙泊酚、苯二氮䓬类或巴比妥类药物期间应谨慎，因为这些药物可能导致血容量不足患者的严重低血压。患者除合并颅脑外伤或有明显呼吸抑制外，一般均需用镇痛药和镇静药（如吗啡、哌替啶等），以解除患者痛苦，而且可以防止休克的发生和发展。休克时，由于组织应有的血液灌流量减少，皮下或肌肉注射药物吸收很慢，有时为使药物能及早发挥作用，要求静脉给药。但是麻醉前用药原则应与麻醉诱导相同，即稀释后缓慢注射且反复应用小剂量直至镇痛效果满意。抗胆碱药（如阿托品）能减少呼吸道内分泌物，防止麻醉和手术中出现危害性不良反射，对高位颈椎外伤手术及经胸、腹腔内的脊柱创伤手术用量应足够。脊柱脊髓损伤患者术前用药应特别强调减少胃酸分泌抑制剂（如法莫替丁）的应用，防止胃酸增加，损害胃黏膜造成出血。

（刘健慧　张静亚）

 # 第三节｜麻醉监测

一、循环监测

脊柱创伤手术患者必须尽可能地进行下列常规无创监测项目，包括血压、心率、脉搏血氧饱和度、心电图等。重大脊柱创伤手术时间较长且失血量多，往往需要大量补液，所以常规术前放置导尿管既能观察尿量，指导补液速度，又能减少膀胱过分充盈，避免不良自主神经反射。在条件允许时还应实施经食道超声多普勒和无创持续心排量的监测，在对心功能和呼吸功能进行动态观察的同时，还有助于发现空气栓塞。

有创监测项目的实施与否主要考虑患者合并内科疾病的严重程度，预估手术进程需要的时间、创伤治疗范围、术中失血。大范围脊柱创伤手术治疗的患者应进行动脉穿刺置管测压。这不仅可以监测到实时血压的变化趋势，也有助于血液标本的采集，以便实验室评估血细胞比容、凝血参数、电解质、血气和血清乳酸等水平，同时利用动脉波形测出的脉压变异率（pulse pressure variation，PPV）还能够评估容量状态，便于进行目标导向的液体治疗。中心静脉压的监测可以预估患者的血管内容量和体液状况，且中心静脉压数值变化的趋势对指导体液疗法有一定的帮助。通过中心静脉导管可以把药物和液体直接送入中心循环，一旦出现静脉空气栓塞也可由中心静脉导管吸出。患者有肺动脉高压或合并严重心血管、肺部疾病时，还应插入肺动脉血流导向气囊导管，监测肺动脉压和肺动脉楔压、心输出量、肺与体循环血管阻力。

二、呼吸监测

脊柱创伤手术麻醉期间维持患者的氧饱和度和正常通气极为重要，除了常规监测潮气量、呼吸频率，还应着重关注患者的脉搏血氧饱和度、二氧化碳及气道压力的监测。通常使用指脉氧进行脉搏血氧饱和度的监测，能够定量评估患者的氧合状况，可以及时判断患者是否处于低灌注并进行纠正处理。多数麻醉机能够呈现呼出二氧化碳图，该图可以显示呼吸频率和二氧化碳浓度随时间的变化，以及呼气末二氧化碳浓度（end tidal carbon dioxide concentration，$ETCO_2$），确认是否正确放置气管内导管或声门上气道装置。若 $ETCO_2$ 平稳增加，提示通气不足，如伴有体温进行性升高，则提示极罕见的恶性高热。若 $ETCO_2$ 突然下降，提示肺灌注不良，其原因多为血液流经肺部受阻（血栓、空气或脂肪）或心输出量降低。在潮气量相对恒定的状态下，患者气道在麻醉、手术及药物作用下，可能更易发生因肺容积改变（体位改变、气腹、胸廓塌陷、单肺通气等）、气道痉挛或肺水增加等因素导致气道压力升高，应针对病因做出分析与处理。

三、麻醉深度监测

脊柱创伤手术过程必须保证手术患者有合适的麻醉深度，目前脑电双频指数（bispectral index，BIS）监测在临床应用最为广泛。BIS 把麻醉深度进行了量化处理，其监测范围 0 ~ 100，数值越小，麻醉深度越深，反之亦然。通常认为，全身麻醉状态下术中的 BIS 值应维持在 40 ~ 60 为适宜的麻醉深度。BIS 能较准确地监测麻醉诱导、手术切皮、手术进行中的麻醉深度，也可监测患者镇静水平和苏醒程度等。同时，还要结合患者术中的血压、心率、

呼吸幅度和节律、眼征、肌肉松弛程度等表现进行综合分析，也有助于判断麻醉深度。

四、体温监测

通常在脊柱创伤手术中持续 2 小时以上的手术患者都会出现体温降低。术中进行体温监测可以避免增加心血管负担，防止术后因低体温发生室性心动过速等心律失常，也可避免在复温过程中因交感 - 肾上腺系统兴奋导致儿茶酚胺及肾上腺素释放，加剧机体对手术的应激反应，损害凝血机制及白细胞功能，使术后切口感染率上升。因此，术中对患者进行体温监测很有必要，通常在食管或鼻咽部位监测核心体温。为预防低体温的发生，采取积极的预防措施是非常必要的。

（刘健慧　张静亚）

第四节 | 脊柱手术入路选择与体位的摆放

正确的体位能减少脊柱手术失血，有益于手术暴露和防止体位性损害，手术人员都应对此负责。脊柱手术的患者体位主要取决于手术入路和脊柱节段水平。根据手术计划可能会要求术中重新定位。下面重点介绍两种常用的手术入路时患者体位的选择、摆放及其相关注意事项。

一、后入路

脊柱手术多为后入路的手术，通常置患者于俯卧位。大多数手术患者在平车上以仰卧位实施麻醉诱导，进行插管后将患者翻转到手术

台上呈俯卧位。翻转之前，用带子或透明塑料黏性敷料遮盖患者双眼，放置牙垫及口温或鼻温探头，必要时放置胃管。如果手术采用 MEP 检查进行神经功能监测，则应在插管后在患者磨牙之间放置双侧牙垫，确保舌和嘴唇不会因颌部紧咬而受伤。牙垫应该贴在适当位置，一旦将患者转为俯卧位则应重新检查。如果要用泡沫头垫支撑患者头部，应当在患者仰卧位时将头垫置于面部上方，确保双眼和鼻子正对头垫开口，然后再翻转为俯卧位。应该在转为俯卧位后及在手术期间时常检查眼、鼻和眶周区域，以确保这些部位不受压。

要变换体位前，应给予患者 100% 氧气，

以防止通气中断时发生去氧饱和。翻转患者体位时,麻醉医生、外科医生和其他帮助定位的人员应当通力协作,麻醉医生应当在最后可能的一刻断开呼吸回路,并且时间应尽可能短。静脉导管和动脉压力转换器管应置于患者身侧,以免翻转时移位。用于监测的线缆和液体通道可在翻转体位时断开,但应当在翻转体位后尽快接回。应在翻转体位和固定体位的整个过程中尽可能维持脉搏血氧饱和度测定或动脉内压力监测。在体位翻转过程中,应保持患者颈部始终处于中立位置,以防发生颈椎和脊髓损伤。同时摆放体位时,导管可能发生向内或向外移动及扭结,尤其是颈部屈曲用于手术暴露时,应该特别注意气管内导管。一旦患者转为俯卧位,就应该支撑起呼吸回路,以免气管内导管受到牵拉。如果计划在术中重新定位,必须防止气管内导管和呼吸回路发生移动。翻转为俯卧位后,将平车移出手术室之前,应该立即确认患者通气能力、双侧呼吸音和血压,防止患者因意外情况需要迅速回到仰卧位。

一般来说脊柱手术至少需要一个小时,麻醉医生应全面检查手术患者各个受压部位以防压迫性缺血。摆放俯卧位应实现的目标是:手臂外展 ≤ 90°,并且肩部肌群不受张力。髋部和膝部应该稍微屈曲,并用枕头或垫子加以支撑,腓骨头不能受压。患者的面部、耳朵、乳房、髂嵴和外生殖器应置于不受压的位置,适当时放置衬垫。如果放置了福莱导尿管,应该在摆好体位后让其自由悬挂,且对生殖器无牵拉。防止发生压疮和皮肤坏死。对俯卧位的腰椎或低位胸椎手术时,患者手臂可收拢在身侧,同时应保证静脉通道有足够的长度,或者放置成"俯卧超人位"或"投降位"。若需将患者手臂收拢在两侧,应该在手臂收拢前移除静脉给药的塑料钳夹,并给硬质静脉管连接器放置衬垫。手臂收拢后,应该确认静脉流量,确保建立有限静脉通路。应该使用凝胶或泡沫

定位装置将患者手臂和手部衬垫于解剖位置,确保肘部的尺神经沟不会受压。

俯卧位与一些重要的、潜在的灾难性并发症有关,可能导致永久性残疾,并且对机体生理变化也会产生影响,所以值得引起重视。当患者从仰卧位移动到俯卧位时,胸膜腔内压增加使静脉回心血量减少,左心室顺应性下降,导致心输出量下降,并且由于俯卧位存在基线体位性低血压,俯卧位患者的低血容量可加重多器官系统灌注不足,特别是在大量失血过程中可能增加急性肾损伤的可能。腹内压力的增加迫使下腔静脉丛的血液进入硬膜外静脉丛,硬膜外静脉丛压力升高,导致术中失血量显著上升和手术视野暴露不佳,由此表明脊柱手术期间,腹内压降低与失血量减少直接相关。有多种衬垫系统、手术架和手术台可用于摆放俯卧位。无论选用哪种类型的手术架,那些可使摆放的体位实现腹部不受压,并能够维持或降低腹腔内压力或膀胱压力的手术架可使失血量减少。另外,还应注意患者对俯卧位支撑装置的材料及 BIS 电极导电凝胶是否有过敏现象,持续的压力导致患者与其有更多的接触,要提防出现接触性皮炎。

二、前入路

一些脊柱手术可能会实施前入路手术,例如,颈椎前入路手术时通常在患者头下放置衬垫;胸椎手术的前入路则需要患者取侧卧位接受开胸术,可能要用到双腔气管内导管,以使一侧肺放气以便提供手术暴露;腰椎的前入路需取仰卧位完成剖腹手术。也存在极少数情况会在患者取坐位下实施颈椎手术。如果计划在坐位下实施,则应该使用心前区超声多普勒或经食管超声心动图检查,以监测患者的静脉空气栓塞,并且应该放置中心静脉导管,以便为可能的空气抽吸做准备。

(刘健慧　张静亚)

第五节 | 常用麻醉药在脊柱手术中的应用

一、静脉麻醉药

大多数行脊柱手术的患者适合接受静脉给药进行麻醉诱导。常用的静脉诱导药物包括镇静催眠药，如丙泊酚、依托咪酯、氯胺酮，并辅以一种或多种阿片类药物，如舒芬太尼、瑞芬太尼等。麻醉药通常呈现量效反应，随着剂量渐进式增大，镇静和麻醉程度会逐步加深。给药时根据药效动力学和药代动力学的个体差异，给药剂量应个体化选择，避免出现低血压或呼吸抑制等不良风险。

与吸入麻醉药相比，静脉麻醉药对神经监测的影响较小，因此，对手术需要进行神经监测的患者，静脉麻醉药具有一定的优势。但麻醉深度过深也可影响波形，导致诱发电位潜伏期延长，波幅下降，波形改变，特别是 MEP。除下面提到的药物外，所有静脉麻醉药均可剂量依赖性地降低脑电图（electroencephalogram，EEG）的振幅和频率，在大剂量时最终可产生爆发性抑制和电静息。

（一）丙泊酚

使用丙泊酚的一个优势是，可根据诱发反应快速调整麻醉深度。尽管丙泊酚可降低皮层诱发电位的振幅，但在神经系统功能完整的患者中，使用临床相关剂量丙泊酚时通常是可以监测诱发电位的。较高剂量的丙泊酚可影响脊髓（甘氨酸受体），并改变 MEP。极少数情况下，患者可能因丙泊酚输注综合征（propofol infusion syndrome，PRIS）而出现乳酸酸中毒。

（二）巴比妥类药物

MEP 反应对大多数巴比妥类药物相当敏感，使用美索比妥进行全凭静脉麻醉（total intravenous anesthesia，TIVA）时已成功实施 MEP 监测。研究发现，即使在使用非常高剂量的巴比妥类（硫喷妥钠、戊巴比妥）时，也不会影响脊髓 SEP 反应。

（三）苯二氮卓类药物

作为麻醉前用药，给予低剂量的苯二氮卓类（如咪达唑仑）药物可产生遗忘作用并且不影响 SEP 和 MEP 的反应。苯二氮卓类药物是抗癫痫药，可导致 EEG 变慢，但通常不会导致爆发性抑制或电静息。

（四）氯胺酮

在进行神经监测时，输注氯胺酮可能有益。目前已表明，氯胺酮可增强皮层 SEP 和 MEP 的振幅，并可部分逆转 N_2O 对 SEP 的抑制作用。氯胺酮对 EEG 的影响与多数静脉内药物不同，氯胺酮可增加 EEG 的振幅和频率。在癫痫患者中可诱发癫痫发作，甚至有些使用氯胺酮的患者出现了幻觉。

（五）依托咪酯

依托咪酯可增加皮层 SEP 记录的振幅，但不改变外周神经诱发电位和皮层下反应。依托咪酯输注全程都存在这种效应，已用于增强皮层 SEP。因此，依托咪酯可能对麻醉诱导有用。依托咪酯对 EEG 的影响也异于寻常，在癫痫患者中，低剂量的依托咪酯可诱发癫痫活动；而在脑皮质脑电图中，依托咪酯可用于定位癫痫灶。

（六）右美托咪定

在 SEP 或 MEP 监测期间，尽可能不使用右美托咪定。右美托咪定对麻醉期间神经监测的影响，相关文献有限且研究结果存在冲突。根据小型研究和病例报告，在使用较低剂量的右美托咪定时，可记录到 SEP 和 MEP；但在使用较高剂量时，MEP 记录可能消失。右美托咪定不是一种抗癫痫药，其所产生的 EEG 与慢波睡眠相似。

二、吸入麻醉药

静脉通路有困难的成人，或者用于希望维持自主通气的情况下，可采取吸入挥发性麻醉药来实施诱导。但因挥发性卤化吸入性麻醉药（如异氟醚、安氟醚、七氟醚）可不同程度地导致诱发反应产生剂量依赖性振幅降低和潜伏期延长，甚至极低浓度的挥发性麻醉药都可对 MEP 的反应产生影响，其对皮质反应的影响远大于对皮质下反应的影响。除氟烷外，这些药物均可使额区 EEG 频率初始增加，在剂量较高时可导致频率和振幅降低，在约 1.5 倍最低肺泡有效浓度（minimum alveolar concentration，MAC）时可导致爆发性抑制，在高剂量时可导致电静息。使用高剂量七氟烷进行面罩吸入诱导时，可产生癫痫活动。因此，对于需要神经监测的手术患者，麻醉诱导时应谨慎使用吸入性药物。

三、神经肌肉阻断药

麻醉诱导后常给予患者神经肌肉阻断药（neuromuscular blocking agent，NMBA），以利于行气管插管。选择插管和术中肌松所用 NMBA 时，必须兼顾对神经功能监测的影响。MEP 和肌电图（electromyogram，EMG）监测受神经肌肉阻滞的影响；在完全麻痹的状态下无法进行监测。

（一）非去极化神经肌肉阻断药

常用的非去极化 NMBA 包括罗库溴铵、维库溴铵、阿曲库铵和顺阿曲库铵，起效和作用持续时间取决于剂量。常规插管剂量，可在 3～5 分钟开始产生麻痹，作用时间为 30～45 分钟。如果手术不进行神经功能监测，则非去极化 NMBA 可用于插管及维持术中肌松，也有利于摆放体位。然而，在进行 EMG 监测期间，应避免或需严密监测非去极化 NMBA 的使用。在进行 MEP 监测期间，决定是否使用非去极化 NMBA 时，必须权衡需要维持足够的神经肌肉功能以记录 MEP，但又要达到足够的肌肉松弛，以防刺激引起过度体动。

（二）去极化神经肌肉阻断药

琥珀胆碱是一种去极化 NMBA，插管剂量（静脉给药 1 mg/kg），60 秒以内即可起效。恢复情况存在个体差异，但通常 6～8 分钟内神经肌肉功能会有明显的恢复。计划进行神经功能监测的手术患者，为便于在插管数分钟内实施基线运动检查，琥珀胆碱可用于插管且不给予进一步的 NMBA。需要注意的是，一些存在神经肌肉疾病（如肌营养不良）和严重去神经病变的患者，在接受脊柱手术时可发生严重的、可能危及生命的高钾血症，因此，这类患者禁忌使用琥珀胆碱。另外，假性胆碱酯酶是代谢琥珀胆碱的糖蛋白，如果患者存在非典型假性胆碱酯酶或假性胆碱酯酶血清浓度较低，则琥珀胆碱的作用持续时间可能显著延长。

四、阿片类药物

阿片类药物是最常选用的镇痛物，包括芬太尼、舒芬太尼和瑞芬太尼，可在麻醉过程中发挥有效镇痛，降低患者对其他静脉和吸入麻醉药的需求，减少对刺激性伤害的自主神经反应，以及抑制在气道操控期间的咳嗽和呕吐反射。在与其他麻醉药联合使用时，应注意调整剂量，避免加重其他麻醉药的低血压效应，以及引发呼吸抑制和（或）呼吸暂停伴二氧化碳潴留。在神经监测期间，静脉内给予阿片类药物可使 SEP 和 MEP 反应产生较轻的剂量依赖性抑制，但即使用很高剂量的阿片类药物，仍可记录到诱发电位。在 EEG 中，阿片类药物往往产生高振幅的慢波。

值得指出的是，在对手术患者进行插管时，瑞芬太尼作为一种超短效阿片类药物，尤

其适用于禁用琥珀胆碱和不愿接受非去极化 NMBA 作用持续时间延长的插管对象。若拟行大剂量瑞芬太尼插管，一般静脉给予丙泊酚（2 mg/kg）+瑞芬太尼（4～5 μg/kg）实施诱导，可在诱导后 2.5 分钟实现良好乃至极佳的插管条件。老年患者及存在合并症的患者应调整剂量。对于这种特殊类型的诱导，为避免这种剂量下的瑞芬太尼可能引发的严重心动过缓、低血压，可给予麻黄碱（10 mg，静脉给药）联合丙泊酚。

（刘健慧 张静亚）

 # 第六节 | 麻醉管理

一、麻醉方法选择

脊柱创伤手术麻醉方法的选择主要依据预先对手术中对唤醒试验的要求、手术范围和时间，以及患者固有的内科疾病等因素。如何选择正确的麻醉方法，除考虑以上因素外，还应结合麻醉师本人的经验和设备监护条件正确选择。常用的麻醉方法包括全身麻醉、椎管内麻醉。

（一）全身麻醉

全身麻醉适用于所有脊柱创伤手术治疗，尤其适用于颈椎创伤合并呼吸道功能不全、胸椎创伤合并气胸、腰椎创伤合并骨盆骨折及脊柱畸形和患者不愿意忍受椎管内阻滞操作者，并且该方法不受手术时间的限制。鉴于脊髓手术创伤较大，应激反应较强，手术体位对呼吸亦有影响，为确保麻醉效果，保障患者安全，满足手术要求，近年来，脊柱手术选择全身麻

醉的比例越来越多，已成为首选的麻醉方法。

（二）椎管内麻醉

椎管内麻醉已被用于腰椎间盘切除术和椎板切除术。相比全身麻醉，椎管内麻醉降低了术中高血压和心动过速，减轻了术后疼痛及术后恶心、呕吐等不良反应。常用的椎管内麻醉包括硬膜外麻醉、脊麻和腰－硬膜外联合阻滞。目前，较为多见的是运用多种技术和药物实施腰部手术的脊麻。麻醉体位可取坐位或侧卧位，可选等比重或重比重局麻药，并按需加用阿片类药物或肾上腺素。若手术患者存在脊柱异常（如脊柱侧凸、椎管狭窄症、椎间盘疾病、神经根病、既往脊柱手术、脊柱裂）可能会增加椎管内麻醉的难度或使椎管内麻醉无法实施，也可能会增加神经系统并发症风险。具体操作如下。

（1）评估患者焦虑水平及颈部、肩部和手臂活动度后，若预计其能在术中耐受俯卧位，

则考虑脊麻。若预计气道管理困难，通常不选择脊麻；如发生气道紧急情况，可能需要将患者转为仰卧位并迅速稳定气道。

（2）实施常规监测后，通常是患者取坐位，在无菌条件下使用笔尖式腰穿针（如 25G Whitacre 针、24G Sprotte 针）实施脊麻，也有部分患者可能取侧卧位。

（3）常规注射 3 mL 不含肾上腺素的 0.5% 丁哌卡因，注射持续 5 ～ 10 秒，应根据患者个体因素（如身高、年龄和 BMI）调整剂量。

（4）患者取俯卧位，胸部给予支撑物，手臂置于臂板上，给予衬垫并外展至 < 90°。

（5）根据需要，可对多数患者使用小剂量咪达唑仑（如 1 ～ 2 mg）和芬太尼或丙泊酚进行轻度镇静，注意避免呼吸抑制。

（6）备皮前应确认恰当的麻醉程度，以防必要时需要改变麻醉方案。

（7）术者可以在术中按需补充麻醉剂，即在术野中直视下使用笔尖式腰穿针在蛛网膜下隙注射 1 mL 的 0.5% 等比重丁哌卡因。

二、气道管理

脊柱创伤手术全身麻醉的气道管理策略取决于面罩通气、声门上气道装置通气和气管插管的预计困难程度及颈椎的稳定性。对于大多数患者来说，单腔气管内导管可以同时满足实现气道保护、通气和麻醉药输送。而对于通过开胸术切口的胸椎外侧入路的手术患者，可能需要使用双腔气管内导管或支气管阻塞装置来进行肺隔离。使用双腔气管内导管时，如需要术后通气，可将其替换为单腔导管。在特定情况下，比如预期的气道管理困难和需要进行插管后神经系统检查（如颈椎不稳定时），应行清醒插管。

对于术前肺通气功能已受影响，特别是中高平面脊髓损伤患者，手术中又通常采取俯卧位或侧卧位及侧卧位 + 头低位，肺活量和潮气量均会减少，为避免发生严重的缺氧和二氧化碳蓄积，在手术中应随时观察通气量与 $PaCO_2$

的变化，并及时纠正，进行有效的呼吸管理。

已知或疑似颈椎不稳定的患者，限制颈椎活动在气道管理中尤为重要，特别是气管插管过程中需注意头颈部仰伸程度，最好能保持术前的自然头位，采用轴向牵引，绝对禁止将头过度后仰，以免加重对脊髓的损伤。手法固定颈椎以维持颈椎稳定性是目前最为认可的限制颈椎活动的方法，但同时也相应增加了暴露最佳声门视野的难度。目前，可视喉镜越来越多地应用于直接喉镜操作困难患者的诱导后插管，大量的设备包括喉罩及纤维支气管镜，在限制颈椎活动的同时可以有效地管理气道。

在接受颈椎手术患者的气道管理中，应意识到插管有引起脊髓损伤的风险，且识别困难气道的风险增加，同时注意减少颈椎的活动。插管比选择某一个特定的技术更为重要，气道管理也更容易取得成功。目前并没有特定的最佳方法。

（一）困难气道的识别与处理

在进行脊柱手术的患者中，颈椎或上胸部手术患者需要特别注意气道管理。颈椎疾病患者困难插管的发生率较高，常规气道评估仍然是判断颈椎病患者是否存在困难气道的最佳预测手段。需要气道相关检查的患者如果合并颈椎疾病会进一步增加检查的难度，而且颈椎疾病患者接受气管插管还可能会存在神经损伤的风险，特别是对于颈椎不稳定的患者，如果能意识到其不稳定性，则与非插管患者相比，气管插管不会增加其神经功能恶化的风险；如果没有意识到其不稳定性，气管插管后神经功能恶化的风险会显著增高。图 11-1 为脊柱手术患者早期困难气道的识别与处理提供了参考流程。

（二）肺保护策略

脊柱创伤手术中采取肺保护性机械通气可减少术后肺部并发症，缩短住院时间，并降低术后的死亡率。最佳通气参数如下。

（1）低潮气量：即 6 ～ 8 mL/kg。

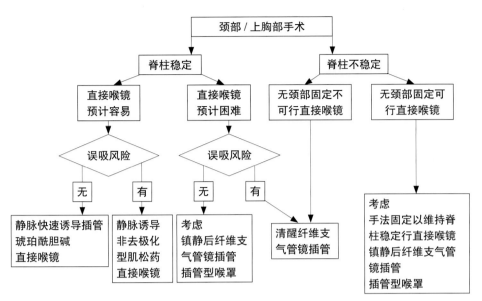

图 11-1 脊柱手术患者早期困难气道的识别与处理

（2）初始呼气末正压（positive end-expiratory pressure，PEEP）：5 cm H_2O。

（3）平台压：≤ 16 mmHg。

（4）吸入氧分数（fraction of inspired oxygen，FiO_2）：≤ 0.6。

（5）初始呼吸频率：8 次 / 分钟，随后进行调整，使呼气末 CO_2 浓度维持在大约 40 mmHg（而不是传统的 30 ～ 35 mmHg）。轻度的高碳酸血症水平可改善血流动力学和组织灌注。

在苏醒期间，应维持每分通气量，以清除吸入麻醉剂并促进快速苏醒。

（三）术后气道风险评估与预防

一些患者可能有术后气道风险——拔管困难。长时间保持俯卧位，以及术中给予大量静脉液体可导致气道和面部水肿，有发生拔管后气道梗阻的风险。决策手术结束时是否拔管必须考虑以下因素：手术时长、血管内容量补充、肥胖及脊柱手术节段数量。

已明确的危险因素有：手术时间超过 10 小时、输血超过 4 个单位、肥胖、二次手术、颈椎手术涉及 4 个或者更多节段或涉及第二颈椎。有报告指出，危险因素分为主要的手术因素及次要的患者或麻醉因素（表 11-1）。建议将患者划分为高危（> 1 个手术危险因素），中危（1 个手术危险因素）和低危（0 个手术危险因素）三个危险等级。高危患者应该在术后水肿消除后再拔除气管导管。中危患者需要评估次要因素。具有一个或多个次要因素的中危患者可能需要延迟拔管，而没有次要因素的中危患者可在术后即刻拔管，但术后 12 ～ 24 小时内必须加强监测。低危患者拔管无特殊。

表 11-1 延迟拔管或拔管失败的危险因素

主要因素	次要因素	
手术	患者	麻醉
手术时间 > 5 小时	病态肥胖	声门分级 3 ～ 4 级
> 3 个节段	肺部疾病	多次尝试插管
C_2 ～ C_4	颈椎病	
预计失血量 > 300 mL	颈椎手术史	
颈前路 + 颈后路		

三、血流动力学管理

（一）俯卧位低血压防治

脊柱脊髓损伤患者术前可能已有循环功能的紊乱，如脊髓外伤后的脊髓休克初期，交感神经的张力降低，患者会出现明显的低血压、心律失常、心肌收缩力降低、心排血量减少，在本身有心血管疾病的患者中尤为明显。同时，手术中麻醉药物的应用又可使血管舒张功能进一步受到影响；加上改变体位引发循环的变化（如图11-2），使体内静脉系统血流重新分布而导致回心血量减少，出现俯卧位低血压。另外，不恰当的扩容又可导致肺水肿，甚至在突然搬动患者时诱发循环虚脱。因此，术中应严密监测患者的动脉压、中心静脉压和尿量变化，也可输注血管加压药（如去氧肾上腺素、去甲肾上腺素），使术中动脉压维持在适宜的水平。

（二）合理控制性降压

一些情况下，脊柱手术术中需要维持高血压，尤其是严重脊髓压迫的颈椎手术。通常需要进行直接动脉测压来严格控制血压，以维持系统灌注压接近患者清醒时的水平。另外，对于围手术期失血量多且并发症发生率低的患者，合理控制性降压可能是合适且有效的方法，但控制性降压有引起脊髓缺血、终末器官缺血和神经功能受损的危险。过去我们曾认为控制性降压可减少术中出血，改善手术视野，并可缩短手术时间，其作用机制是动脉血压降低可使创口血流减少。然而，脊柱手术失血的重要决定因素为硬膜外静脉丛压力和骨内压，而这些因素与动脉压不相关，此外，在涉及固定装置的脊柱手术中，脊柱固定装置和牵引可

减少脊髓灌注，并导致缺血，会引起神经系统受损，在此期间应维持足够的动脉压。因此，应在合理范围内，即平均动脉压降低至50～65 mmHg或以降低基础血压的30%为标准，并根据手术野渗血情况进行适当调节，进行控制性降压。

四、输血管理

脊柱创伤后行内固定和融合手术时，失血主要发生在将肌肉、韧带和筋膜从脊柱上剥离时，失血量与剥离脊柱数量成正比。因此，脊柱创伤内固定和融合手术通常有失血量大和补液量多的特点，尤其是手术节段多、范围大和使用内固定器械。麻醉医师应该掌握降低失血和输血需求的有效干预方法，使患者从中获益。目前有多种减少术中失血的技术，除常用的控制性降压外，还包括合适体位、术前自体血储备、术中自体血回收、术中血液稀释等，也可合理使用止血药物。

（一）输血

输血是为确保机体组织充足氧供而提供足够携氧载体红细胞。输血的决策必须兼顾合并症及手术室中的临床情况，包括失血速度。因为个体差异，每个患者开始输血的时机也可能不同，应注重监测患者的血红蛋白的实际值，

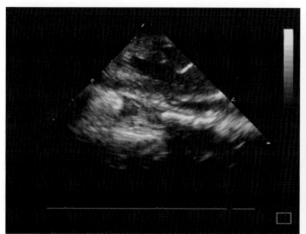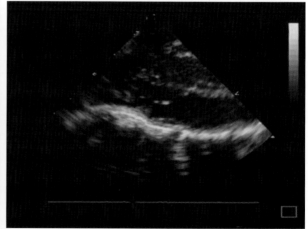

图11-2 改变体位引起循环变化

观察患者开始输血的时机。对于大多数患者，我们优先选择限制性输血策略（即输更少血、血红蛋白较低时输血，以及目标血红蛋白较低）。建议在麻醉手术期间，应将血红蛋白值结合患者心肺功能情况及术后是否有继续出血的可能性而决定是否输血。美国麻醉医师协会（American Society of Anesthesiologists，ASA）Ⅰ～Ⅱ级患者血红蛋白值维持在 70 g/L 以上。部分患者可能耐受更低的血红蛋白水平。

（二）减少异体输血

（1）术前自体血储备：术前自体血储备可以有效减少异体血的输注，具有安全、节约血源、无输血后传染病等优点，是最普及且应用最广泛的自体血液保存方案。该方案还包括术前血液稀释和血液回收。

（2）术中血液回收：对于脊柱手术，术中红细胞回收能够减少异体血的暴露和输血的单位数量。术中血液回收是对其他血液保存方法的补充，而且对预计术中会大量出血但术前无法自体献血的患者可能会特别有用。

（三）减少术中失血——术中血液稀释

术中血液稀释背后的原理是手术期间丢失的红细胞较少，因为流出血的血红蛋白较低。在进行脊柱手术时使用术中血液稀释，该技术能够较安全地应用于起始血红蛋白水平相对较高且耐受贫血的健康年轻成人。急性等容血液稀释是一种血液保存技术，它会在麻醉诱导后不久从患者体内移出血液，并使用晶体液和（或）胶体液替代以维持等容状态。

（四）抗纤溶药物

赖氨酸类似物氨甲环酸和氨基己酸单剂注射或多剂方案（即多次注射或单次注射＋输注）均有效。

五、液体管理

因脊柱脊髓损伤手术作为侵入性大手术，在手术过程中为了恢复和维持患者正常的血容量，常行有创动态血流动力学监测，采用目标导向液体疗法（goal-directed fluid therapy，GDT）进行液体管理，即根据动态血流动力学参数给予液体负荷（通常为 200～250 mL），这些参数包括人工估算或自动计算出的动脉压、每搏变异率等。如果动脉压波形的呼吸变异率＞（10%～15%），则认为患者存在液体反应性，通常采用平衡电解质晶体液进行快速补液（通常一次 250 mL，可重复）。当监测显示动态参数的变异率＜10%，为避免血容量过高应立即停止补液。如果采用每搏量（stroke volume，SV）估算值进行动态血流动力学监测，则治疗目标通常是实现和维持有最大 SV 的最佳血管内容量。把补液引起变异率＜10%之后出现的新 SV 值记录为新的基线目标值（代表要维持的最大 SV 值）。该方法较适用于预计失血量＞500 mL 和（或）围手术期有其他显著液体转移的患者。采用该方法时首先要确保血管内容量状态达到最佳，之后再加用升压药使血压达到最佳。

（刘健慧　张静亚）

第七节 | 围手术期麻醉相关并发症

一、低体温

脊柱创伤患者手术治疗时易于产生低体温，主要原因是大容量补入低温液体、暴露手术创面大、长时间吸入没有加温的麻醉气体、麻醉下体温调节中枢功能改变和脊柱创伤合并截瘫本身体温调控能力减弱或消失。低体温抑制血小板功能加重了凝血功能障碍，增加了麻醉药对心脏收缩和起搏功能的抑制，并使外周血管收缩导致血管内血容量向中央移动，此时根据中心静脉压值来决定补液和输血量往往不足，即估计容量状态偏高。预防脊柱创伤患者术中低体温比治疗更为重要，为了避免低体温的发生，我们可以采取以下措施进行积极的预防：①术中加强覆盖，避免不必要的暴露；应用暖水袋、电热毯等对患者头部及下肢保温；②保持温暖环境，提高手术室温度；③加强供氧；④加强体温监测，对低温者采用能测量35℃以下的体温计，测直肠体温；⑤对静脉输注的液体或血液加温等。

二、静脉空气栓塞

静脉空气栓塞虽然较罕见，但是俯卧位下手术仍有发生的风险。手术中为降低硬脊膜外静脉压增加手术野与心脏平面梯度，加上限制容量或补充血容量不足都会增加静脉空气栓塞的形成。监测静脉空气栓塞的主要方法是心前区超声多普勒监护仪，但是在脊柱手术中应用占极少数，对于心内由右向左分流易发矛盾性空气性栓塞的患者，必须进行这方面的监护。

发生静脉空气栓塞时，可突然出现以下体征：$ETCO_2$下降，血压下降，血氧饱和度下降，中心静脉压上升，有监护的情况下超声心动图显示气栓或者出现多普勒音调变化。一旦出现静脉空气栓塞可采取以下处理措施：①按需通过高流量氧气和（或）机械通气来稳定气道和呼吸，同时告知手术医生，手术野应充满生理盐水以预防空气进入；②如果有可能的话应使手术野位置低于心脏水平；③降低或停止吸入麻醉；④如有中心静脉导管，可通过导管回抽气体；⑤若发生低血压，应快速扩容提高中心静脉压力，必要时用升压药来增加体循环阻力并改善心功能；⑥如情况严重，应考虑终止手术，开始心肺复苏。

三、静脉血栓栓塞

在脊柱创伤手术中，手术范围大、麻醉和制动时间较长，如果患者本身年龄较大，先前有过静脉血栓栓塞症或者合并恶性肿瘤或疾病（如心脏病）等危险因素，静脉血栓形成和肺栓塞的风险均会大幅增加。正确评估血栓形成风险和出血风险，采取恰当的预防措施，包括药物预防（如低分子肝素、磺达肝癸钠、华法林）和机械预防（如间歇性充气加压、足底静脉泵、压力梯度袜），有可能的话术后早期下床活动，对于避免围手术期出现静脉血栓栓塞极为重要。

四、急性肺水肿

脊柱创伤手术患者围手术期产生急性肺水

肿的原因有两种：一种是失血后肺水肿。大范围脊柱剥离后急性大失血，血容量锐减，在治疗过程中一时无法输入大量的同种异体血，为维持血压输入大量液体，在恢复肺循环的同时，肺间质肺水也增加，而肺毛细血管壁通透性无明显改变。只有失血后低血压使肺灌注不足，影响 5- 羟色胺的正常代谢时，大量 5- 羟色胺积存才导致肺毛细血管渗出增加。此外，大量失血后，前列腺环素类大量释放，使肺血管收缩缺氧，导致毛细血管通透性增加。另一种是严重脊柱创伤后合并高位截瘫，患者对失血反应性极差或合并脊髓休克，手术中为追求正常水平的血压只凭补液而没有用直接作用的血管活性药，这样所补液体也极易进入低阻力的肺循环。对急性肺水肿的诊断主要依靠进行性脉搏血氧饱和度降低、呼吸道阻力增加，直至出现粉红色泡沫痰和两肺湿罗音。治疗原则包括强心、利尿、限制补液量、静脉用吗啡，如果条件允许和血压正常，可适当使用最优 PEEP。

五、术后视力丧失

术后视力丧失（postoperative visual loss，POVL）是脊柱手术罕见的并发症。最常见的原因是后部缺血性视神经病变（poterior ischemic optic neuropathy，PION），其次是前部缺血性视神经病变（anterior ischemic optic neuropathy，

AION），中央视网膜动脉或静脉阻塞和枕叶梗死等原因较罕见。术中俯卧位头部静脉压增高会引起眼内压和球后压力显著增加，球后间隙出现急性静脉充血和间室样综合征会导致患者出现视神经缺血。有研究调查了与术后缺血性视神经病变相关的独立危险因素，包括：男性、肥胖、使用 Wilson 支架（该支架使患者的头部低于心脏水平）、手术及麻醉持续时间长、预计失血量较大。同时发现使用胶体液可以避免发生缺血性视神经病变（ischemic optic neuropathy，ION）。

如果俯卧位脊柱手术较长，伴或不伴大量出血，告知患者有发生 POVL 的风险。术中保持患者的头部置于中立位，位于或高于心脏水平。并且在整个操作过程中频繁检查眼部，以避免直接压迫眼球。因马蹄形头枕极为贴近眼睛，在进行颈椎手术时，这种头枕使眼部检查较为困难，应避免使用。使用动脉内导管监测血压，以便进行每搏血压监测，评估容量状态，以及频繁进行血气检查以检测酸－碱状态、氧饱和度、血细胞比容或血红蛋白水平、葡萄糖和电解质浓度。对于具有 POVL 高风险的手术患者，术中建议不使用控制性降压麻醉来减少失血，应在可能的情况下将平均动脉压控制在术前基线血压的 20%～25% 之内以优化脊髓灌注压，如果患者愿意配合，应对其进行术后视力评估。

（刘健慧　张静亚）

 # 第八节 | 术后镇痛

脊柱手术可有显著的术后疼痛。在给药方案允许进行早期的神经评估的前提下，使用轴索技术包括鞘内注射镇痛剂及术后硬膜外镇痛，均可作为腰椎及胸椎术后有效的镇痛方法，并且不会增加神经损伤及延误诊断的发生率。该方法的优点包括早期活动，早期恢复

肠功能，缩短住院时间，减轻静息和运动时疼痛，恶心、呕吐及瘙痒发生率低。手术切口置管持续泵注局麻药也可有效缓解疼痛并降低慢性感觉迟钝的发生率。在对比了大量多模式镇痛管理方案后，研究发现，手术开始前就运用多模式镇痛方案与手术后运用相比更有效，患者术后疼痛控制更好，患者出院后的感知功能更好，药物组合之间没有差别。在进行脊柱手术时，相比使用单一镇痛药的患者，术前开始多模式镇痛的患者获益更多。

相对低剂量的阿片类药物联合其他镇痛药即可有效控制 1 或 2 个节段减压术后的疼痛，而多节段脊柱手术可能需要术后强化镇痛方案。此外，如果患者存在阿片类药物耐受的情况，术后镇痛更困难。因此，对于接受脊柱手术的大多数患者，更推荐采用多模式围手术期疼痛控制。除了静脉给予阿片类药物以外，脊柱手术的围手术期多模式疼痛治疗还可能包括如下方案。

（1）氯胺酮：辅助镇痛药氯胺酮可减少术后阿片类药物需求。对预期难以控制术后疼痛的患者，如阿片类药物耐受者，围手术期氯胺酮可能最有效。接受脊柱融合术的阿片类药物耐受患者，静脉给予氯胺酮 0.5 mg/kg，随后以 10 μg/（kg·min）输注。按照该剂量给予氯胺酮不仅减少了短期和长期（可达 6 周）阿片类药物使用，且不会增加副作用。

（2）对乙酰氨基酚：作为脊柱手术后多模式疼痛控制方案的一部分，可以在围手术期口服给予、直肠给予或胃肠外给予。有研究分析表明，重大手术后在吗啡的基础上加用对乙酰氨基酚（静脉给药或口服），能够使术后吗啡用量降低，且具有统计学意义。可以在术前给予口服对乙酰氨基酚 1 000 mg，并在术后继续给予，前提是患者能够耐受经口摄入。体重 > 50 kg 患者的静脉对乙酰氨基酚常用剂量是每 4 小时 650 mg，或者每 6 小时 1 000 mg，但不能超过 4 g/d。

（3）酮咯酸：对于没有酮咯酸使用禁忌证，没有骨折不愈合额外危险因素［如吸烟，长期使用非甾体抗炎药（nonsteroidal anti-inflammatory drug，NSAID）］且经外科医生会诊的患者，通常会在脊柱手术后最初 48 小时静脉给予患者酮咯酸，作为多模式疼痛控制的一部分。静脉给予酮咯酸时，一次 15～30 mg，每 6～8 小时 1 次，最多给予总共 4 次剂量，具体取决于患者的肾功能，并避免在肌酐 ≥ 2 mg/dL 的患者中使用酮咯酸。对于 ≥ 65 岁的患者，应将剂量降低至一次 15 mg，每 6～8 小时 1 次，静脉给药，最大日剂量为 60 mg，联合口服和胃肠外给药的最长治疗时间为 5 日。酮咯酸作为患者自控镇痛方案的一部分，已被用于术中和术后单次静脉给药，可减少术后阿片类药物使用和副作用。

（4）阿片类药物：术前或术中鞘内给予吗啡，成人患者使用的安全剂量为 0.4 mg，能够在脊柱手术后长达 24 小时内改善成人的视觉模拟评分法（visual analog scale，VAS）评分和阿片类药物助减特性。术后镇痛也可采用鞘内给予氢吗啡酮。

（5）加巴喷丁类似物：术前辅助镇痛药加巴喷丁类似物（加巴喷丁、普瑞巴林）能减少阿片类药物使用、减轻术后疼痛及一些阿片类药物相关不良反应。但加巴喷丁类似物会增加镇静、呼吸抑制及阿片类药物呼吸抑制效应增强的风险。加巴喷丁类似物的阿片类药物助减作用及有效剂量可能因具体手术而异。研究表明，术前较高剂量的加巴喷丁（900～1 500 mg）和普瑞巴林（150 mg）能更有效地减少脊柱融合术术后阿片类药物使用和疼痛评分。对于这些药物中的任何一种，术后继续给药的效果很可能优于术前单次给药。对于未使用过加巴喷丁类似物的患者，标准术前镇痛方案不会常规纳入加巴喷丁或普瑞巴林。对于长期使用加巴喷丁类似物的患者，可继续在手术日晨间给药。对于可能会在围手术期使用阿片类药物的患者，鉴于镇静和呼吸抑制的风险增加，还会通过术后脉搏血氧测定进行监测。

（6）硬膜外麻醉：在脊柱大手术后，相比

患者自控静脉镇痛，阿片类药物和（或）局麻药持续硬膜外麻醉的镇痛效果更优，并且可降低阿片类药物的需求。对于涉及多个椎骨节段的手术，硬膜外导管技术更有效。然而目前尚无明确硬膜外药物相关的最佳浓度、剂量和给药方法。此外，硬膜外给予局麻药可能会引起运动阻滞。如果术后需要进行神经系统评估，可能需要降低局麻药浓度或输注速率，甚至停止输注。

（刘健慧　张静亚）

 # 第九节 ｜ 术中神经电生理监护

术中神经电生理监护通过应用神经电生理技术检测手术中神经功能的完整性，向手术团队实时反馈手术中神经功能完整性的变化，可有效减低术后神经功能缺损的风险。脊柱手术中神经功能监护技术主要包括 SEP、MEP 和 EMG。目前更倾向于多模式术中监测（multimodal intraoperative monitoring, MIOM）。

一、SEP 监护技术

SEP 是大脑对外界体感刺激的生物电反应。SEP 能反应脊髓薄束、切束的完整性，在术前、术中和术后均可以进行测量。

（一）测试原理

通过恒流脉冲电刺激外周神经，神经冲动从外周传入脊髓，经后索上传至皮质下结构及皮质，在神经干及中枢神经系统记录到相应电位。经过，可获得稳定的 SEP 波形。可反映脊髓神经感觉传导功能。

（二）测试方法

上肢 SEP–[1]刺激电极放置在距离腕横纹 2～3 cm 处，记录电极放置于头皮脑电对应中央后回感觉皮层 C_3' 和 C_4' 位置，参考电极放置于 Fz 点。下肢 SEP– 刺激电极放置内踝后侧，即跟腱与内踝间的中线，记录电极放置于头皮 Cz 点，参考电极放置于 Fz 点。

（三）测试指导参数

不论是上肢还是下肢 SEP 监护，建议使用 0.2～0.3 ms 脉宽的脉冲刺激，频率在 5 Hz 左右。刺激强度因人而异，能观察到患者有明显的手指或脚趾震颤即可，上肢一般为 15～35 mA，下肢为 30～60 mA。

（四）测量和异常标准

术中脊髓监护测量短潜伏期电位的监护指标。在监护过程中 SEP 的监护主要检测特定波形的潜伏期和波幅。导致脊髓损伤在术中 SEP 波形变化的可能原因为机械性压迫损伤或

---

① SEP 记录电极参考国际临床神经电生理联盟（International Federation of Clinical Neurophysiology，IFCN）发布的脑电图电极安放新标准指南（2017）中使用的改良 10–20 系统。

缺血性损伤，或者兼而有之。在机械性压迫损伤下，潜伏期和波幅同时会发生变化；缺血性损伤造成波幅下降，但潜伏期不一定出现明显延迟。

判定神经功能的完整性，是将测量到的 SEP 潜伏期和波幅与基准信号的相对值比较。为了避免出现假性监护结果的出现，通常是以脊柱区暴露完毕后测得的 SEP 信号作为基准信号。此时获得的数据可以确保麻醉水平和脊髓的温度是相对稳定的。目前，对于 SEP 潜伏期和波幅异常的标准数值尚无确切标准，常用的标准是波幅降低 50% 或潜伏期延长 10%。

（五）SEP 技术的不足

① SEP 监测依赖于信号平均技术，采集时间较长；②主要反映感觉传导束功能的完整性，当神经功能运动受损而感觉功能保存时，可能无法准确反映；③ SEP 对神经根损伤不敏感。

二、MEP 监护技术

MEP 是通过对大脑皮层运动区进行刺激，在脊髓和周围神经产生相应的诱发电位。

（一）测试原理

当大脑皮层运动区受到刺激后，所产生的神经冲动经延髓椎体交叉到对侧，信号通过脊髓侧索的皮质脊髓束向下传递，激活脊髓前角运动细胞，激活外周神经至肌肉；还有一部分电信号沿脊髓前索下降。MEP 主要反映的是脊髓前索和侧索的运动功能状态。

（二）测试方法

MEP 可以采用电刺激或磁刺激方式。目前，经颅磁刺激（transcranial magnetic stimulation，TMS）诱发的方法在术中监护中应该不广泛，经颅电刺激的信号更稳定，更容易获得，因此，MEP 主要还是采取经颅电刺激的技术。

刺激电极一般放置在运动区的位置，将阳极放在 Cz'，阴极分别放在 C_3 和 C_4 刺激对侧运动诱发电位。也可以采取跨 $C_3 \sim C_4$ 经颅电刺激。为了保证术中信号稳定和刺激效果好，建议使用螺旋电极或者针电极。

（三）测试指导参数

经颅电刺激在脊髓记录 MEP 时，刺激方式可以选择单脉冲，脉宽在 $0.3 \sim 0.5$ ms，刺激频率在 $20 \sim 50$ Hz，刺激强度是 $400 \sim 800$ V。信号的记录应选择 $100 \sim 3\,000$ Hz 滤波，扫描宽度为 $0 \sim 20$ ms。经颅电刺激外周神经记录 MEP 或肌肉记录 MEP 时，多脉冲方波刺激方式要优于单脉冲方波，一般可以用 $3 \sim 6$ 个刺激序列，每个宽度在 $0.1 \sim 0.3$ ms，刺激强度在 $300 \sim 1\,000$ V。

（四）记录方法

记录电极可以放在脊髓、周围神经或肌肉上。将记录电极置于趾短伸肌或胫前肌可以直接从肌肉记录到 MEP。另一种 MEP 监护方法是由经颅电刺激，沿脊髓记录 MEP，可以将记录电极置于硬脊膜内、硬脊膜外、棘突、棘间韧带。得到的信号通常由两个波形组成，前面一个称为 D 波，是单脉冲刺激中央前回运动中枢，由皮层运动神经元细胞直接被刺激引发的兴奋，因此 D 波检测被认为是判断皮质脊髓束完整性的"金标准"；后一个或一组称为 I 波，是至皮层运动神经元突触前的其他单元所产生兴奋而间接产生。

（五）测量和异常标准

MEP 的局限性在于它的波形和波幅容易发生变化，因此在监护时采取定性检测的方法，依靠对波形形状、波幅范围和响应时间的定性观察来判断脊髓运动功能状态。术中 MEP 异常的判断依据有多种，第一种判断是"有和无"作为异常信号判断；第二种是以降幅 50% ～ 80% 作为判断依据；第三种是以刺激阈值来判断异常，刺激强度每增加 50 V，所获得的诱发电位波幅应该在 20 μV 左右。目前尚无绝对的异常判定标准，多数以 MEP 波幅降低 80% 作为异常信号的报警判断依据。

（六）MEP 技术的不足

① MEP 技术操作难度较高，有时不能获得有效的监护波形；②相比 SEP，MEP 受麻药影响更大；③假阳性率高，MEP 一过性波形改变不一定存在神经功能损伤，需要结合实际情况进行分析；④对于癫痫、心脏病或者安装起搏器等患者来说是相对禁忌证。

三、EMG 监护技术

EMG 是神经支配肌肉自由活动时产生的电活动，通常记录到的是多个肌肉活动单元电位的总和。术中监护的目的是判断神经根减压是否充分，并在手术操作中保护神经根。目前主要有两种方法：自由 EMG 和刺激触发 EMG。

（一）测试原理

自由 EMG 是指术中神经纤维受到刺激时，在该神经所支配的肌肉记录到的电活动，如牵拉、压迫神经根，椎弓根放置椎弓根钉时，导致神经根激惹，在神经根支配的肌肉可以记录到自发 EMG 活动。刺激触发 EMG 是术中使用探头电刺激脊髓或神经，并于相应支配的肌肉记录。

（二）测试方法及指导参数

刺激触发 EMG 方法是将刺激电极置于钉道内或螺钉上，电流不刺激神经根，不能诱发 EMG。刺激强度通常设定为 1 ～ 50 mA。若椎弓根钉位置有骨折或穿破皮质骨，低强度电流可以通过椎弓根壁刺激神经根，引起肌肉收缩，诱发出 EMG。

（三）测量和异常标准

异常诱发 EMG 的报警域值一般定为低于 7 mA，如果超过 10 mA 未见诱发 EMG，则可以为阴性。

（四）注意事项

术中监护时，肌肉松弛水平需要恒定，一般保持一个四个成串刺激（train of four stimulation, TOF）50% ～ 75%，如果太松弛敏感性会降低。

四、MIOM 监护技术

SEP、MEP 和 EMG 不同监测技术具有各自的优缺点（表 11-2）。

表 11-2　常用监护方法的优缺点

监护技术	优点	缺点
SEP	①适用手术种类广，监护要求条件相对宽松 ②容易获得波形，能连续监护 ③受肌松药影响小 ④有较为一致的监护标准	①对运动神经传导通路损伤不敏感 ②对神经根刺激不敏感 ③假阴性率较高
MEP	①对运动神经传导通路损伤高度敏感 ②对危险手术操作可作及时评估	①连续监护难度大 ②受麻醉药影响大 ③部分患者不能获得监护信号 ④有一定的假阳性率 ⑤尚无统一的监护标准
EMG	①对神经根机械损伤敏感 ②能获取连续性信号	①假阳性率高 ②特异性不高 ③受肌松药影响

五、颈椎脊柱外科手术监护

根据手术设计部位和手术方式的不同，选择组合模式称为多模示术中监测。在上颈椎手术监护是，最常用的是上肢 SEP 并配合上肢肌肉 MEP 监护。在下颈椎手术监护时，最常用的是上肢 SEP 联合下肢 SEP，并配合上肢肌肉 MEP 监护。前入路手术建议过伸位前后都要做监测；后入路手术在摆位前检测仰卧位诱发电位，在转换体位为俯卧位时监测诱发电位的变化。

特别指出一点，对于颈椎不稳定或明显颈椎管狭窄的患者，气管插管和体位摆放是非常重要的操作，应在摆放体位前记录基础诱发电位，这样收集到的基线对之后的监护才有意义。

六、胸腰椎脊柱外科手术监护

胸腰椎手术监护时，SEP 宜刺激下肢胫后神经，在头颅记录皮层 SEP。同时建议配合使用下肢肌肉 MEP 或脊髓记录 MEP，在上胸椎手术，建议增加上肢 SEP 和 MEP。

七、脊柱手术中的神经根监护

在手术过程中可采取 MEP 和自发 EMG 连续监测神经根状态，可以采用电刺激触发 EMG 监测，根据手术所涉及的神经根，在相应肌肉上记录，手术中每块肌肉至少监测记录两次以上。

（刘健慧　顾春雅）

• 参考文献

ALEXIANU D, SKOLNICK E T, PINTO A C, et al., 2004. Severe hypotension in the prone position in a child with scoliosis and pectus excavatum presenting for posterior spinal[J]. Anesth Analg, 98(2): 334-335.

ANASTASIAN Z H, GAUDET J G, LEVITT L C, et al., 2014. Factors that correlate with the decision to delay extubation after multilevel prone spine surgery[J]. Neurosurg Anesthesiol, 26(2): 167.

AVIDAN M S, MAYBRIER H R, ABDALLAH A B, et al., 2017. Intraoperative ketamine for prevention of postoperative delirium or pain after major surgery in older adults: an international, multicentre, double-blind, randomised clinical trial[J]. Lancet, 390(10091): 267-275.

BALA E, SESSLER D I, NAIR D R, et al., 2008. Motor and somatosensory evoked potentials are well maintained in patients given dexmedetomidine during spine surgery[J]. Anesthesiology, 109(3): 417.

BALOGH Z, MCKINLEY B A, COCANOUR C S, et al., 2003. Supranormal trauma resuscitation causes more cases of abdominal compartment syndrome[J]. Arch Surg, 138: 637-642.

BAUMAN W A, BIERING-SØRENSEN F, KRASSIOUKOV A, 2011. The international spinal cord injury endocrine and metabolic function basic data set [J]Spinal Cord, 49(10): 1068-1072.

BELL R F, DAHL J B, MOORE R A, et al., 2006. Perioperative ketamine for acute postoperative pain[J]. Cochrane Database Syst Rev, 25(1): CD004603.

BIAIS M, DE COURSON H, LANCHON R, et al., 2017. Mini-fluid challenge of 100 ml of crystalloid predicts fluid responsiveness in the operating room[J]. Anesthesiology, 127(3): 450-456.

BIKHAZI G B, SNABES M C, BAJWA Z H, et al., 2004. A clinical trial demonstrates the analgesic activity of intravenous parecoxib sodium compared with ketorolac or morphine after gynecologic surgery with laparotomy[J]. Am J Obstet Gynecol, 191(4): 1183-1191.

BLUMENTHAL S, BORGEAT A, NADIG M, et al., 2006. Postoperative analgesia after anterior correction of thoracic scoliosis: a prospective randomized study comparing continuous double epidural catheter technique with intravenous morphine[J]. Spine, 31(15): 1646-1651.

BOUVET L, STOIAN A, RIMMELÉ T, et al., 2009. Optimal remifentanil dosage for providing excellent intubating conditions when co-administered with a single standard dose of propofol[J]. Anaesthesia, 64(7): 719-726.

BRINCK E C, TIIPPANA E, HEESEN M, et al., 2018. Perioperative intravenous ketamine for acute postoperative pain in adults[J]. Cochrane Database Syst Rev, 12(12): CD012033.

BURCHIEL K J, HSU F P, 2001. Pain and spasticity after spinal cord injury: mechanisms and treatment[J]. Spine, 26(Suppl 24): s146-160.

CANNESSON M, LE MANACH Y, HOFER C K, et al., 2011. Assessing the diagnostic accuracy of pulse pressure variations for the prediction of fluid responsiveness: a "gray zone" approach[J]. Anesthesiology, 115(2): 231-241.

CARLESS P A, HENRY D A, MOXEY A J, et al., 2010. Cell salvage for minimising perioperative allogeneic blood transfusion[J]. Cochrane Database Syst Rev, 17(3): CD001888.

CAVALCANTE A N, SPRUNG J, SCHROEDER D R, et al., 2017. Multimodal analgesic therapy with gabapentin and its association with postoperative respiratory depression[J]. Anesth Analg, 125(1): 141-146.

COTTON B A, REDDY N, HATCH Q M, et al., 2011. Damage control resuscitation is associated with a reduction in resuscitation volumes and improvement in survival in 390 damage control laparotomy patients[J]. Ann Surg, 254(4): 598-605.

DALAL K, DIMARCO A F, 2014. Diaphragmatic pacing in spinal cord injury[J]. Phys Med Rehabil Clin N Am, 25(3): 619-629.

DHALL S S, HADLEY M N, AARABI B, et al., 2013. Nutritional support after spinal cord injury[J]. Neurosurgery, 72(Suppl 2): 255-259.

DITUNNO J F, LITTLE J W, TESSLER A, et al., 2004. Spinal shock revisited: a four-phase model[J]. Spinal Cord, 42(7): 383-395.

DRUMMOND J C, TODD M M, U H S, 1985. The effect of high dose sodium thiopental on brain stem auditory and median nerve somatosensory evoked responses in humans[J]. Anesthesiology, 63(3): 249-254.

EDGCOMBE H, CARTER K, YARROW S, 2008. Anaesthesia in the prone position[J]. Br J Anaesth, 100: 165.

EIPE N, PENNING J, YAZDI F, et al., 2015. Perioperative use of pregabalin for acute pain-a systematic review and meta-analysis[J]. Pain, 156(7): 1284-1300.

EPSTEIN N E, HOLLINGSWORTH R, NARDI D, et al., 2001. Can airway complications following multilevel anterior cervical surgery be avoided?[J]. Neurosurg, 94(2 Suppl): 185-188.

FLEISCHMANN E, HERBST F, KUGENER A, et al., 2006. Mild hypercapnia increases subcutaneous and colonic oxygen tension in patients given 80% inspired oxygen during abdominal surgery[J]. Anesthesiology, 104(5): 944.

FOUGERE R J, CURRIE K D, NIGRO M K, et al., 2016. Reduction in bladder-related autonomic dysreflexia after onabotulinumtoxin a treatment in spinal cord injury[J]. Neurotrauma, 33(18): 1651-1657.

FURLAN J C, FEHLINGS M G, 2009. Hyponatremia in the acute stage after traumatic cervical spinal cord injury: clinical and neuroanatomic evidence for autonomic dysfunction[J]. Spine, 34(5): 501-511.

GANES T, LUNDAR T, 1983. The effect of thiopentone on somatosensory evoked responses and EEGs in comatose patients[J]. J Neurol Neurosurg Psychiatry, 46(6): 509-514.

GLASSMAN S D, SHIELDS C B, LINDEN R D, et al., 1993. Anesthetic effects on motor evoked potentials in dogs[J]. Spine, 18(8): 1083-1089.

GLENNY R W, LAMM W J, ALBERT R K, et al., 1991. Gravity is a minor determinant of pulmonary blood flow distribution[J]. J Appl Physiol, 71(2): 620-629.

HAGER H, REDDY D, MANDADI G, et al., 2006. Hypercapnia improves tissue oxygenation in morbidly obese surgical patients[J]. Anesth Analg, 103(3): 677-681.

HAYNES B M, OSBUN N C, YANG C C, 2018. Ancillary benefits of bladder chemodenervation for SCI neurogenic bladder[J]. Spinal Cord Ser Cases, 4: 83.

HO K Y, GAN T J, HABIB A S, 2006. Gabapentin and postoperative pain--a systematic review of randomized controlled trials[J]. Pain, 126(1-3): 91-101.

JAIN U, MCCUNN M, SMITH C E, et al., 2016. Management of the traumatized airway[J]. Anesthesiology, 124(1): 199-206.

JOSHI G P, 2012. The role of carbon dioxide in facilitating emergence from inhalation anesthesia: then & now[J]. Anesth Analg, 114(5): 933-934.

KALKMAN C J, DRUMMOND J C, RIBBERINK A A, et al., 1992. Effects of propofol, etomidate, midazolam, and fentanyl on motor evoked responses to transcranial electrical or magnetic stimulation in humans[J]. Anesthesiology, 76(4): 502-509.

KANO T, SHIMOJI K, 1974. The effects of ketamine and neuroleptanalgesia on the evoked electrospinogram and electromyogram in man[J]. Anesthesiology, 40(3): 241-246.

KIM J C, CHOI Y S, KIM K N, et al., 2011. Effective dose of peri-operative oral pregabalin as an adjunct to multimodal analgesic regimen in lumbar spinal fusion surgery[J]. Spine, 36(6): 428-433.

KOHT A, SCHÜTZ W, SCHMIDT G, et al., 1988. Effects of etomidate, midazolam, and thiopental on median nerve somatosensory evoked potentials and the additive effects of fentanyl and nitrous oxide[J]. Anesth Analg, 67(5): 435-441.

KWON B, YOO J U, FUREY C G, et al., 2006. Risk factors for delayed extubation after single-stage, multi-level anterior cervical decompression and posterior fusion[J]. Spinal Disord Tech, 19(6): 389-393.

LEE S H, KIM K H, CHEONG S M, et al., 2011. A comparison of the effect of epidural patient-controlled analgesia with intravenous patient-controlled analgesia on pain control after posterior lumbar instrumented fusion[J]. Korean Neurosurg Soc, 50(3): 205-208.

LOFTUS R W, YEAGER M P, CLARK J A, et al., 2010. Intraoperative ketamine reduces perioperative opiate consumption in opiate-dependent patients with chronic back pain undergoing back surgery[J]. Anesthesiology, 113(3): 639-646.

LOGGINIDOU H G, LI B H, LI D P, et al., 2003. Propofol suppresses the cortical somatosensory evoked potential in rats[J]. Anesth Analg, 97(6): 1784-1788.

LUO L L, ZHOU L X, WANG J, et al., 2010. Effects of propofol on the minimum alveolar concentration of sevoflurane for immobility at skin incision in adult patients[J]. J Clin Anesth, 22(7): 527-532.

MACDONALD D B, JANUSZ M, 2002. An approach to intraoperative neurophysiologic monitoring of thoracoabdominal aneurysm surgery[J]. Clin Neurophysiol, 19(1): 43-54.

MAHMOUD M, SADHASIVAM S, SALISBURY S, et al., 2010. Susceptibility of transcranial electric motor-evoked potentials to varying targeted blood levels of dexmedetomidine during spine surgery[J]. Anesthesiology, 112(6): 1364-1373.

MARIK P E, CAVALLAZZI R, VASU T, et al., 2009. Dynamic changes in arterial waveform derived variables and fluid responsiveness in mechanically ventilated patients: a systematic review of the literature[J]. Crit Care Med, 37(9): 2642-2647.

MATHAI K M, KANG J D, DONALDSON W F, et al., 2012. Prediction of blood loss during surgery on the lumbar spine with the patient supported prone on the Jackson table[J]. Spine J, 12(2): 1103-1110.

MCDAID C, MAUND E, RICE S, et al., 2010. Paracetamol and selective and non-selective non-steroidal anti-inflammatory drugs(NSAIDs) for the reduction of morphine-related side effects after major surgery: a systematic review[J]. Health Technol Assess, 14(17): 1-153.

MILBRANDT T A, SINGHAL M, MINTER C, et al., 2009. A comparison of three methods of pain control for posterior spinal fusions in adolescent idiopathic scoliosis[J]. Spine, 34(14): 1499-14503.

MILLER T E, MYLES P S, 2019. Perioperative fluid therapy for major surgery[J]. Anesthesiology, 130(5): 825-832.

MIRAFLOR E, CHUANG K, MIRANDA M A, et al., 2011. Timing is everything: delayed intubation is associated with increased mortality in initially stable trauma patients[J]. Surg Res, 170(2): 286-290.

MYHRE M, DIEP L M, STUBHAUG A, 2016. Pregabalin has analgesic, ventilatory, and cognitive effects in combination with remifentanil[J]. Anesthesiology, 124(1): 141-149.

PANDEY C K, NAVKAR D V, GIRI P J, et al., 2005. Evaluation of the optimal preemptive dose of gabapentin for postoperative pain relief after lumbar diskectomy: a randomized, double-blind, placebo-controlled study[J]. Neurosurg

Anesthesiol, 17(2): 65-68.

PELOSI P, CROCI M, CALAPPI E, et al., 1995. The prone positioning during general anesthesia minimally affects respiratory mechanics while improving functional residual capacity and increasing oxygen tension[J]. Anesth Analg, 80(5): 955-960.

Postoperative Visual Loss Study Group, 2012. Risk factors associated with ischemic optic neuropathy after spinal fusion surgery[J]. Anesthesiology, 116(1): 15-24.

ROZET I, METZNER J, BROWN M, et al., 2015. Dexmedetomidine does not affect evoked potentials during spine surgery[J]. Anesth Analg, 121(2): 492-501.

SCHENK M R, PUTZIER M, KÜGLER B, et al., 2006. Postoperative analgesia after major spine surgery: patient-controlled epidural analgesia versus patient-controlled intravenous analgesia[J]. Anesth Analg, 103(5): 1311-1317.

SCHUBERT A, LICINA M G, LINEBERRY P J, 1990. The effect of ketamine on human somatosensory evoked potentials and its modification by nitrous oxide[J]. Anesthesiology, 72(1): 33-39.

SHIMOJI K, KANO T, NAKASHIMA H, et al., 1974. The effects of thiamylal sodium on electrical activities of the central and peripheral nervous systems in man[J]. Anesthesiology, 40(3): 234-240.

SLOAN T B, RONAI A K, TOLEIKIS J R, et al., 1988. Improvement of intraoperative somatosensory evoked potentials by etomidate[J]. Anesth Analg, 67(6): 582-585.

SLOAN T B, VASQUEZ J, BURGER E, 2013. Methohexital in total intravenous anesthesia during intraoperative neurophysiological monitoring[J]. J Clin Monit Comput, 27(6): 697-702.

SOLINSKY R, LINSENMEYER T A, 2018. Intravesical lidocaine decreases autonomic dysreflexia when administered prior to catheter change[J]. J Spinal Cord Med, 42(5): 1-5.

SQUAIR J W, RUIZ I, PHILLIPS A A, et al., 2018. Minocycline reduces the severity of autonomic dysreflexia after experimental spinal cord injury[J]. Neurotrauma, 35(24): 2861-2871.

STEPP E L, BROWN R, TUN C G, et al., 2008. Determinants of lung volumes in chronic spinal cord injury[J]. Arch Phys Med Rehabil, 89(8): 1499-1506.

SUDHEER P S, LOGAN S W, ATELEANU B, et al., 2006. Haemodynamic effects of the prone position: a comparison of propofol total intravenous and inhalation anaesthesia[J]. Anaesthesia, 61(2): 138-141.

TEASELL R W, ARNOLD J M, KRASSIOUKOV A, et al., 2000. Cardiovascular consequences of loss of supraspinal control of the sympathetic nervous system after spinal cord injury[J]. Arch Phys Med Rehabil, 81(4): 506-516.

TIIPPANA E M, HAMUNEN K, KONTINEN V K, et al., 2007. Do surgical patients benefit from perioperative gabapentin/pregabalin? A systematic review of efficacy and safety[J]. Anesth Analg, 104(6): 1545-56.

TOBIAS J D, GOBLE T J, BATES G, et al., 2008. Effects of dexmedetomidine on intraoperative motor and somatosensory evoked potential monitoring during spinal surgery in adolescents[J]. Paediatr Anaesth, 18(11): 1082-1088.

TSE E Y, CHEUNG W Y, NG K F, et al., 2011. Reducing perioperative blood loss and allogeneic blood transfusion in patients undergoing major spine surgery[J]. Bone Joint Surg Am, 93(13): 1268-1277.

VAN ELSTRAETE A C, TIRAULT M, LEBRUN T, et al., 2008. The median effective dose of preemptive gabapentin on postoperative morphine consumption after posterior lumbar spinal fusion[J]. Anesth Analg, 106(1): 305-308.

VAUGHA D J, THORNTON C, WRIGHT D R, et al., 2001. Effects of different concentrations of sevoflurane and desflurane on subcortical somatosensory evoked responses in anaesthetized, non-stimulated patients[J]. Br J Anaesth, 86(1): 59-62.

WASNER G, LEE B B, ENGEL S, et al., 2008. Residual spinothalamic tract pathways predict development of central pain after spinal cord injury[J]. Brain, 131(9): 2387-2400.

WEINGARTEN T N, JACOB A K, NJATHI C W, et al., 2015. Multimodal analgesic protocol and postanesthesia respiratory depression during phase I recovery after total joint arthroplasty[J]. Reg Anesth Pain Med, 40(4): 330-336.

ZUFFEREY P J, LANOISELÉE J, CHAPELLE C, et al., 2017. Intravenous tranexamic acid bolus plus infusion is not more effective than a single bolus in primary hip arthroplasty: a randomized controlled trial[J]. Anesthesiology, 127(3): 413-422.

ZUFFEREY P, MERQUIOL F, LAPORTE S, et al., 2006. Do antifibrinolytics reduce allogeneic blood transfusion in orthopedic surgery?[J] Anesthesiology, 105(5): 1034-1046.

第十二章

脊柱脊髓损伤的数字化辅助诊治

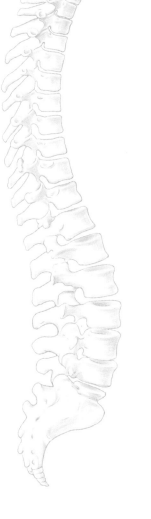

数字医学是一门新兴的交叉学科，它可以通过计算机辅助整合人体的数据，进行影像学处理，将临床疾病通过数字化信息描述出来，构建人体数字化信息研究平台，最终目标是用数字技术去分析疾病表现和发病机制，从而解决临床问题。相比于传统医学，数字医学具有更高的准确度和更好的安全性，而且其可重复性较高，能够实现精准的术前评估、精细的手术规划、准确的手术入路及个性化处理。

在现代医学领域中，最先实现与数字技术融合的学科是医学影像学。随着传统 X 线检查数字化发展出来的双平面 X 线成像技术能够将图像数字化，不仅能同时拍摄正侧位片，还能大大减少辐射剂量，为临床脊柱畸形等疾病的诊断提供了更为准确和安全的方式。近年来，CT、MRI 等技术结合热门的人工智能（artificial intelligence，AI）和机器学习（machine learning），为疾病的诊断和治疗效果的评估做出了巨大的贡献，这也让我们看到了数字技术对传统医学所能产生的巨大推动作用。在外科手术不断追求智能化、微创化、精准化的现在，数字技术的辅助给我们提供了很好的方向。在外科学领域，数字技术和计算机辅助手术对术前规划、术中操作和术后评估产生的影响与日俱增。

现阶段脊柱外科领域的手术仍然比较依赖医生的经验，基于脊柱外科影像学技术进行术前评估，确定手术入路后在具体实施方面仍然需要依靠医生的手感去保证手术过程的顺利进行。数字医学的介入能够将术前规划更加具象地呈现在医生面前，规划后根据规划路线进行导航，使手术医生在计算机辅助下能更加精准、高效地进行手术，从而减少创伤，恢复患者的机体功能。这样使脊柱脊髓损伤的治疗能进入一个更加精准和个体化治疗的新阶段。

我国的脊柱脊髓损伤的数字化治疗技术起步较晚，现在的研究和临床应用都还不够成熟，但经过十余年的不断发展，现在已经有了一些很好的范例，例如，植入物的个性化定制、手术机器人、基于影像模型的内镜技术，以及可视化技术等。

第一节 | 数字技术应用及辅助诊断

一、双平面 X 线成像技术

双平面 X 线成像技术是近些年发展较为迅速的一项技术，它基于荧光成像技术，通过时隙扫描，能够在保证成像质量的同时比标准的 X 线成像技术产生更少的辐射量，而且通过双平面成像还可进行三维重建，从而实现捕捉患者的动态动作，更好地进行在体生物力学及功能分析，因此得到了业界的关注。

双平面 X 线成像技术所呈现的图像质量与性质类似于计算机射线照相和数字射线照相（digital radiography，DR），能够同时拍摄不同角度的影像从而实现三维重建功能，比两者的应用范围更广。传统的 X 线成像技术每次只能从一个角度拍摄图像，因此不可能同时拍摄后前位（posteroanterior projection，PA）和侧位部（lateral projection，LAT）的图像，也不能实现三维重建。当需要患者全身图像时，传统的 X 线技术还需要调整多幅图像的质量进行数字拼接从而会导致图像的失真。而双平面 X 线成像技术能够同时拍摄 PA 和 LAT，将数字图像实现三维重建，并且能够保证正侧位图像的标准性，减少 X 线拍摄过程中的误差。因此，双平面 X 线成像技术尤其适用于需要同时拍摄 PA 和 LAT 的脊柱退行性改变及畸形的患者，如脊柱侧凸，进行性后凸和先天性脊柱、髋部畸形的患者。

双平面 X 线成像技术具有辐射剂量小、图像质量高及成像范围广的特点，对于特定疾病采用双平面 X 线成像技术能够获得更好的图像质量从而优化临床决策，给患者带来更好的诊疗计划，实现更好的临床结果。双平面 X 线成像技术在临床中的应用如下。

（一）脊柱侧凸

脊柱侧凸是一种脊柱的三维畸形，其特征是脊柱 ≥ 10° 的侧弯。在此曲线上，脊柱的正常前后曲线也会发生一些扭曲，会使肋骨骨架变形，并可能导致肋骨隆起。脊柱侧凸可大致分为先天性、早发性特发性、晚发性特发性、成人（包括退行性脊柱侧凸）和神经肌肉侧凸，这取决于导致脊柱侧弯的情况和发病年龄。尤其是早发性特发性脊柱侧凸的患者大部分需要定期监测以至手术治疗，对于年龄较小的儿童来说，矫正手术可能需要推迟到骨骼发育完全或接近完全后，因此，对于脊柱侧凸的监测可能持续很多年。儿童本身对于辐射较为敏感，双平面 X 线成像技术相比传统 X 线成像技术能够减少辐射剂量，对患者长期的生活质量有积极的影响。

（二）脊柱后凸

脊柱后凸通常被称作驼背，可由先天畸形、退行性疾病（如关节炎）、骨质疏松合并脊椎压缩性骨折、创伤，或只是姿势不佳或自然衰老过程引起。先天性后凸畸形、舒尔曼病（Scheuermann disease）及强直性脊柱炎都为进行性疾病，对于患者来说，在疾病的发生发展过程中需要不断监测以确定最好的治疗计划，而双平面 X 线成像技术用于定期监测可大大减少辐射剂量，有利于患者尤其是儿童的生长发育。

（三）脊柱退行性病变

脊柱退行性病变包括脊柱滑脱、寰枢椎脱位等疾病，这部分疾病往往需要进行 X 线正侧位摄片，必要时进行三维重建以评估病情。应用传统 X 线成像技术往往需要结合 CT 等其他影像技术的结果，而双平面 X 线成像技术能够完成从二维画面到三维画面的转换，更加清晰地判断患者疾病，也能够减少患者检查步骤和所受辐射剂量。另外，双平面 X 线成像技术还可以动态分析患者脊柱的前后、左右及旋转运动从而分析患者的脊柱运动学情况，更好地评估病情。

二、脊柱外科数字影像 AI 识别

在过去的十年中，AI 特别是机器学习得到了快速的发展。例如，现在智能手机上的个人助手已经能完成理解语言并执行简单任务；汽车的自动驾驶技术，利用传感器感知周围环境，通过自动控制系统进行决策并执行，不需要人为干预。虽然 AI 和机器学习有时会被用作同义词，但机器学习只是 AI 的一个分支，它指的是能够让机器基于以前的经验和提供的数据来完成特定的任务，使机器有学习的能力。尽管其他 AI 分支，如符号推理、启发式算法和进化算法对科学和技术产生了巨大的影响，但 AI 在医学研究领域中的应用只有机器学习一马当先。

机器学习主要特点为可以通过数据来训练机器以达到预期的目的，较适合根据数据特征进行计算输出的应用程序，如图像分类。近年来，机器学习中发展最为迅速的领域就是图像处理，它能够比专业的人类操作员更好地执行图像分类、目标检测（如人脸检测和识别）和地标定位等任务。

虽然，目前 AI 和机器学习这些技术在临床应用中还处于起步阶段，医学影像识别技术还未成熟，其他新颖的应用也才刚刚出现，未开始临床应用，但很多医生尤其是影像科医生普遍认为这是一项颠覆性技术，甚至可以影响未来对医疗数据的解读和临床诊疗计划的制定。到目前为止，AI和机器学习对基础医学研究领域的影响尚不明显，但是在脊柱外科临床方面很多研究方兴未艾。

（一）机器学习

机器学习的应用目的主要为预测，即基于开发人员提供的特征或从训练中自动学习的特征，在给定输入的情况下估计期望输出的值。机器学习的常见应用主要包括以下几点。

（1）分类：将给定的输入值根据开发人员提供的特征和训练中自动学习的特征分给特定的类别。临床上常见的应用有基于组织病理图像的自动诊断系统，根据CT、MRI等医学影像资料判断患者病理特征，从而用于诊断疾病。

（2）回归：将离散的数据输出为连续的结果。例如，在非连续的影像摄片结果中通过计算输出精确的所需解剖结构的定位。

（3）聚类：根据从输入本身学习的特征，将提供的输入分组。聚类与分类的差别主要在于之前有没有既定的特征，在没有既定特征的情况下，机器可以通过自身的学习将所识别图像进行分类。例如，聚类已被用于根据疼痛进展将患有骨质疏松性椎体骨折的患者细分为不同的组。

另外，还可以通过机器要执行任务的性质来描述不同机器学习形式。

（1）监督学习：机器根据已知正确输出的输入集合来学习预测输出。在大多数情况下，机器通过学习输入资料与输出结果之间的差别，计算出将输入映射到输出的最佳方式，是临床医学研究中最常见的学习方式。

（2）无监督学习：机器在没有确定映射结果的输入数据中学习。机器通过识别输入数据中的模式和特征从而在可利用的数据中提取新知识。聚类为无监督学习的一种应用。

（3）强化学习：在任务开始前并不提供事实数据，而在任务完成后根据事实数据对其进行正确性的反馈。强化学习常用于动态或交互环境中，如游戏。临床决策作为这个领域的应用已经引起人们的兴趣，各项研究已经初步开始。

无论执行什么任务，用于进行算法训练及测试机器学习准确性的大型数据集对机器学习的实现是至关重要的。特别是在医学研究下，这对临床数据的采集标准提出了更高的要求，对临床数据的隐私、道德等方面提出了严峻的挑战。

（二）AI和机器学习在脊柱外科的应用

1. 脊柱结构的定位和标记

临床医生对AI和机器学习在脊柱外科的主要期许为可以对影像的病理特征进行检测、分类，以及预测治疗结果，而开发用于此目的的全自动方法的第一步就是将影像数据中的解剖结构进行识别和定位。现在已经有技术可以通过机器学习从放射图像（X线、CT、MRI）中提取椎骨、椎间盘和脊柱形状等信息。

最近，神经网络和深度学习也被用于脊柱结构的定位，能够减少定位误差，通过神经网络的计算及图像的拟合能够更准确地进行脊柱结构的定位。事实上，现阶段最先进的定位和标记脊柱结构的技术已经达到了和人类专家相当的水平，目前，在某些商用图像、存档通信系统和商用临床成像软件中，检测与标记功能已经达到了较为完善的地步。

2. 分割算法

图像分析中的一个关键问题是理解图像的内容，即在像素级将图像细分为区域，使每个像素都属于一个特定的区域，该过程被命名为语义分割，并且可以手动或自动地进行。在医学成像中，除了要识别像素是否属于某一特定结构（如椎间盘）之外，分割算法通常还应该确定它属于哪个特定的节段（例如，该节段是$L_1 \sim L_2$还是$L_2 \sim L_3$）。在医学成像中这种类型的分割称为实例分割，与脊椎研究最相关。

评估分割算法的质量需要涉及定量度量的定义，这可能比定位任务中使用的定位误差更难以评判。在以往的研究中，最常用的度量是骰子相似性系数（dice similarity coefficient）和平均表面距离（mean surface distance），前者表示分割图像与真实图像之间的空间重叠量，后者表示分割表面的每个表面像素与真实图像最近的表面像素之间的平均距离。

近年来，已经出现许多关于脊柱分割的研究，通过各项技术将脊柱像素级分解并通过深度学习进行分割，实现了较高的精确度。虽然，现阶段已经取得了令人振奋的结果，但脊柱解剖结构的分割仍然有很大的改进空间。

3. 计算机辅助诊断

通过机器学习可以使用标准化形式的症状、既往病史及影像学资料作为训练数据来执行脊柱疾病的自动诊断。例如，将患者的临床症状、既往病史及影像学资料作为输入，将疾病，如腰背痛分为单纯性痛、神经根型痛、脊柱病理疼痛（肿瘤、炎症、感染等）及心理因素所致疼痛，将以上分类作为输出结果，通过机器学习利用数据与结果的关联性进行深度学习以输出诊断。如今，机器学习已经能够用于退行性疾病、脊柱畸形及肿瘤学等相关疾病的自动诊断。

机器学习带来的巨大变革不仅仅影响了医学研究，临床实践中也出现了大量的 AI 和机器学习应用的案例。目前来看，由于技术的不成熟和个人责任等伦理问题的存在，放射科医生还不会被机器取代，但其用于辅助医师进行诊断的作用是巨大的。

4. 预后预测与临床决策支持

预测分析旨在根据过去的可用数据对未来进行预测，并在很大程度上受到新的人工智能技术和大数据来源的影响。对于计算机辅助诊断主要利用了机器学习的监督学习，通过已知的正确诊断去学习并不断纠正调整；而预后预测主要利用机器学习的无监督学习，通过对现有临床资料的分析，自动学习其中的相似性并进行分析以预测未来的情况。

医疗保健自早期以来就对预测分析表现出兴趣，因为它在改善患者护理和财务管理方面具有巨大的潜力。已应用于医疗保健预测分析，包括识别健康结果不佳的慢性患者及谁可能从干预措施中受益、个性化药物和治疗的开发、住院期间不良事件的预测，以及供应链的优化。

预测分析目前在临床实践中的一个应用是决策支持系统工具（decision support system tool，DST），它通过提供个性化的预测来利用模型的预测能力来支持临床决策。最近，DST 在脊柱护理中的一个例子是 Nijmegen 慢性下腰痛决策工具，它基于涵盖患者健康的各个方面的预测因素（即社会人口、疼痛、躯体、心理和生活质量），对患者应该采取手术治疗、保守治疗还是不干预措施提供建议。

与 AI 和机器学习在脊柱研究中的其他应用相比，预测分析和临床决策支持目前处于较低的发展水平。事实上，目前还没有基于机器学习技术的 DST 来支持脊柱手术中的决策。成像数据通常不会被预测模型利用，预测模型通常不是基于深度学习等最先进的技术。而且，训练此类模型所必需的 AI 研究人员，以及包括临床和成像数据在内的大型数据库仍然缺乏。所幸的是，最近国家和地方脊柱登记数据激增，这可能会促成这一领域在不久的将来取得重大进展。

5. 步态、EMG 分析

利用摄像机、光电系统、可穿戴惯性器件、EMG 系统、测力板和压力传感器对人体运动，特别是步态进行定量分析，通过神经网络等机器学习技术对异常步态模式进行分类。还可以通过训练疾病相关步态模型以区分脊柱疾病，比如建立腰椎管狭窄症患者的 L_4 或 L_5 神经根病相关的步态模式来进行疾病的诊断。

（三）结论

AI 和机器学习是新兴的颠覆性技术，如今已经发展到了相当高的水平，它们在几个研究领域已经产生了实际影响。由于深度学习方面的最新创新和计算资源（如强大的图形处理单元）可获得性的提高，计算机视觉和图像处理的势头尤其强劲。事实上，大多数最近使用AI和机器学习技术的脊柱研究都与医学成像有关，但在不久的将来应该会对其他领域，如脊柱生物力学产生越来越大的影响。

（沈慧勇　钱继魁）

 # 第二节 | 脊柱外科内植物的数字化设计

脊柱的解剖结构较为复杂，对脊柱脊髓损伤疾病的诊断及治疗极其依赖医学影像资料，而其中复杂的脊柱侧弯畸形及脊柱肿瘤等疾病更是对传统影像学的重大考验。严重的脊柱侧弯会影响周围组织的形态甚至结构，使血管、神经等走行发生改变，脊柱外科医生需要在术前掌握详尽的脊柱形态及周围血管神经的走行，为了能够将脊柱的影像资料更加直观地呈现在医生眼前，3D打印技术应运而生。

3D打印技术是现代信息技术及传统的制造技术融合而形成的产物，相较于传统的X线、CT、MRI等技术所提供的医学影像资料，3D打印技术能够更加立体，直观地显示患者脊柱的解剖结构，使医生对手术路线的规划及对个性化内植物的选择都有全面的提升。

利用3D打印技术可以通过打印导航模板辅助椎弓根螺钉的置入，从而在术前获得最佳的手术通道。对于腰椎间盘突出以及腰椎发育畸形等需要截骨的手术，3D打印技术能够更加直观地确定需要截骨的范围，以及需要放椎间融合器的手术，3D打印的内植物能够更加个性化地贴合患者的脊柱，达到更好的固定效果。

一、3D打印技术的特点

3D打印技术采取逐层累积式的加工方式，无论零部件的形状多么复杂都可以制作且材料利用率极高。3D打印技术相比传统模型加工制造具有如下特点。

（1）打印精度高：目前商用的3D打印机精度基本都可以控制在0.3 mm。对于特殊行业，打印精度能达到0.01 mm。

（2）产品制造周期短且流程简单：传统工艺往往需要先设计和制作模具，制造周期长。而3D打印能够省略上述过程，直接从CAD软件的三维模型数据得到实体零件，大大缩短了生产周期，节约了制模成本。

（3）个性化定制：只要是计算机能够设计出来的模型都能够被3D打印机打印出来，而且其尺寸和形状都可以修改，能够得到一些传统工艺不能得出来的模型，从而使产品更加个性化，更加符合患者的需求。

（4）制造材料多样化：材料的多样化则可以满足不同领域的需要，并且可以用不同材料打印统一模具预测材料对预后的影响，减少干扰，甚至可以通过3D打印技术来打印有生物活性的人体组织。

（5）复杂一体成型零件的制造：3D打印技术可以很容易地制造出形状特殊的零件，而这些零件用传统加工工艺往往难以实现，而且3D打印复杂零件的成本并不会比简单零件的成本高出许多，更加容易推广。

二、脊柱外科复杂疾病的诊断

脊柱的解剖结构相对复杂，周围脊髓、神经等重要组织较多，在脊柱畸形、复杂的脊柱骨折及创伤、脊柱侧弯和脊柱肿瘤等疾病中，传统的医学影像学往往不能提供精确的三维解剖关系，医生主要通过影像学资料来进行临床判断，影像学资料如果不准确，容易影响医生对疾病的准确判断，造成漏诊甚至误诊，影响治疗方案的制订，从而不能为患者提供最佳的治疗方式和最佳的预后。但3D打印技术的出现为脊柱复杂疾病的诊断提供了新的思路，通过3D打印技术可以重建脊柱三维解剖结构，能够比较直观地显示椎体的病变和脊椎损伤的部位、范围等信息，从而帮助医生提高疾病的诊疗效果。

与传统的X线片、CT、MRI等医学影像学所能提供的资料相比，3D打印的模型提供的信息更加详细、立体、直观，利用这些信息，医生可以更加直观地分析脊柱的解剖结构，更容易理解复杂脊柱疾病的空间解剖结构，从而更加精准地诊断脊柱疾病，减少复杂疾病的漏诊和误诊，为患者提供最佳的治疗方案，达到最佳的诊疗效果。

三、个体化、高精度的手术方案制订

传统手术的术前规划主要根据传统医学影像学资料并依靠医生的经验及空间想象力，而3D打印技术可以更加立体、直观地打印出1∶1的实物模型，并且可以根据医生的需要打印不同层面以更好地观察特定区域，制订更加精准的手术方案。医生还可以在3D打印的模型上模拟预定手术的操作过程，及时发现和优化手术过程，增加对该手术的熟练度，从而达到缩

短手术时间、减少术中出血及减少术中辐射暴露的目的。另外，还可以制作个性化的手术器械，辅助手术的快速完成，主要包括3D打印导航模板辅助椎弓根螺钉置入技术、截骨导板辅助精准划定截骨减压范围，以及个性化定制骨科内植物。

（一）3D打印导航模板辅助椎弓根螺钉置入技术

临床中使用的椎弓根定位的方法有徒手法、椎板开窗椎弓根直视法、计算机导航法等。徒手法和椎板开窗椎弓根直视法都比较依赖术者的经验，故其椎弓根穿破率较高，而计算机导航技术的准确性和便捷性有很大的提高，能够缩短定位时间，降低失败率。但是现有的导航设备体积大且昂贵，其需要一定的学习周期，故出现了一种根据3D打印患者手术节段三维模型从而逆向定位的方法。

国内外均有报道，利用3D打印技术制作脊柱实物模型，通过术前观察脊柱模型，分析椎弓根形态以设计术中置钉通道的方法，这种方法能够根据每位患者的脊柱解剖形态设计出个性化的手术通道。但是在临床中，术前设计的置钉点及置钉通道在术中往往难以精准地匹配到患者身上，任何角度的偏移都可能使螺钉置入不准确，从而导致手术质量不佳。

脊柱的椎弓根是一个不规则的管状体，各个患者甚至患者脊柱的每个节段的椎弓根形态均不相似。首先，临床手术需要考虑的问题是如何在术前获得最佳的置钉通道，这一点可以通过对脊柱椎弓根三维模型进行分析而实现。其次，是将虚拟的图像和临床结合，虚拟的三维图像和设计的最佳置钉通道虽与患者的脊柱匹配，但仅靠图像的投射容易产生角度的偏移，导致精度降低影响手术质量。而通过设计与患者脊柱椎板吻合的反向模板，正确地与手术部位吻合，能够很好地解决角度偏移问题。临床上一般需要先将脊柱椎板进行仔细剥离，而定位模板与脊柱椎板相吻合，只要做到体积小、稳定性好就可以减少不必要的软组织

剥离，而且可以把椎板、棘突、关节突等位置作为定位位置，能够完美地匹配患者的脊柱形状，且不受体位变化的影响，具有很高的准确性（图12-1）。

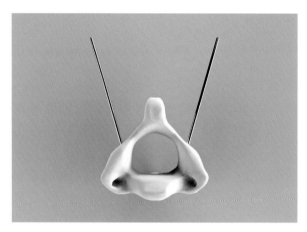

图12-1　3D打印脊柱实物模型

3D打印导航模板辅助椎弓根螺钉置入技术有以下几个优点：①定位精准，提高置钉的准确率；②简化操作，减少术中剥离，降低置钉难度；③缩短术中透视时间，减少患者和手术人员的辐射暴露；④不易受患者体位变化的影响，大大减少了手术损伤脊髓、神经及椎动脉的风险；⑤缩短手术时间，减少术中出血，降低手术风险。

（二）截骨导板辅助精准划定截骨减压范围

临床中腰椎滑脱、椎间盘突出等疾病手术时进行的脊柱后路减压、开窗，还有脊柱畸形矫形手术等都需要进行截骨。传统的术前规划，术者主要通过术前影像学资料和计算机软件来设计截骨的具体范围，这样设计出来的截骨范围还不够精确，加上脊柱本身的解剖结构较为复杂，存在个体差异，尤其是脊柱畸形的脊柱解剖结构变异较大，常有椎弓根缺如、椎体旋转、脊柱侧凸等情况，其解剖结构和解剖标志严重变异，周围神经和脊髓的走形往往也随之变化，这时运用传统的术前规划方法，术者往往难以获得比较直观的脊柱三维解剖结构信息，从而使截骨范围的设计精确性较低。截

骨范围的确定需要考虑脊柱矢状位和冠状位的平衡、脊髓神经的走形、血管的顺应性、肌肉的牵拉程度及心肺功能的影响等因素，如果截骨范围太小无法起到改善畸形外观、恢复脊柱平衡、解除神经受压的目的，而截骨范围太大则会破坏脊柱的稳定结构，更容易造成脊髓神经的损害，对患者的预后影响较大。因此，精准的截骨手术范围是脊柱减压及矫形手术的关键疗效保证。

3D打印技术可以将脊柱病变区域1∶1的实物模型打印出来，从而使术者能够更加立体、直观、感性地为患者设计截骨线，使得截骨范围更加精准和严谨。另外，3D打印技术还可以个性化地设计截骨导板，可以让术者在截骨导板的引导下更加精准地完成截骨的过程，可以显著地提高修复手术的准确性，实现脊柱截骨、减压、开窗及矫形手术等从严重依赖术者经验到数字化的转变，简化了术式，统一了治疗模式的标准，对临床工作也有重大的指导意义。

（三）个性化定制骨科内植物

脊柱融合现在已经成为脊柱外科应用最为广泛的技术之一，主要通过植入内植物进行恢复脊柱即刻稳定性和促进脊柱骨性融合。在脊柱融合术刚出现之时，主要通过植入自体骨进行融合，但椎体的不融合率较高，易形成假关节，术后椎间隙高度有丢失，不能从根本上解决椎管狭窄、小关节应力异常等问题。为了克服这些不足之处，椎间融合器（cage）应运而生。椎间融合器能够撑开椎间隙，使融合节段的肌肉和前（后）纵韧带处于持续张力状态下，使融合节段和融合器达到稳定的效果，同时椎间融合器的上、下螺纹能够旋入椎体的上、下终板，起自稳作用。而且椎间融合器具有良好的解剖学支架功能。一方面，能够恢复椎间隙的高度，扩大椎间孔，缓解神经根的受压。恢复椎间隙的高度能够恢复脊柱前、中柱的应力及稳定，恢复、维持脊柱固有生理凸起，还可以间接地复张黄韧带和纤维环，从而增加椎管

前后径，减轻原有椎管内占位，明显改善中央椎管的狭窄。另一方面，椎间融合器还可以为脊柱提供即刻和早期的融合稳定性，能够通过撑开和压缩所产生的作用力与反作用力获得抗剪切、旋转效应。另外，椎间融合器的中空结构可以为其内的骨松质融合提供良好的力学环境，从而达到界面永久融合的目的。

临床证据也表明应用椎间融合器能够达到更好的融合效果，随后椎间融合器的应用逐渐增多，逐渐称为脊柱减压融合手术的重要组成部分。尤其对脊柱滑脱、侧弯及伴有骨质疏松的患者来说，椎间融合器显得更为重要，使用椎间融合器后，对后路内固定的要求降低，甚至部分病例可不用内固定，仅需简单的经椎板关节突螺钉固定即可，这对患者的损伤更低，术后恢复效果更好。目前，利用椎间融合器实现椎间融合已成为治疗腰椎管狭窄、腰椎不稳、退行性脊柱侧弯、退行性椎体滑脱、假关节等颈部、胸腰部疾病的主要手段。常见的椎间融合器按形状可分为矩形、螺纹状和垂直环形，制作的材料有钛合金、聚醚醚酮（polyetheretherketon，PEEK）和碳纤维等。

1. 矩形融合器

矩形融合器常常被设计为长方体形或子弹头形，中空，上下两端及侧面均有大孔，与椎体接触的一面有齿状设计以防止其从椎间隙内脱出。矩形框架在力学上起到支撑功能，中空部分可以置入自体骨松质，有利于骨皮质的融合。

最具代表性的是聚醚醚酮融合器（PEEK-cage）。PEEK材料是一种人工合成的、高性能的、线形的芳香族多聚体，可透过X线，也可行CT和MRI检查，弹性模量接近人体骨皮质，应力遮挡小，而且其具有抗腐蚀性、融合率高，以及较好的生物相容性等优点，是目前国外应用最广泛的融合器。但在临床使用中也暴露出一些融合器松动、塌陷，椎间隙及椎间孔高度减小等问题。

碳纤维椎间融合器的材料弹性模量也接近人体骨皮质，应力遮挡较小，能有效恢复脊椎生理弯曲。碳纤维椎间融合器的突出优点是透光性好，且前后缘都镶有钛珠，可透过普通X线检查准确而清晰地观察植骨融合情况。碳纤维椎间融合器已经取得了较好的临床效果。但碳纤维材料容易造成关节内感染、滑膜炎和淋巴扩散。

矩形钛合金椎间融合器在临床上也被广泛使用，并取得了较好的临床效果，但也存在较多的问题：存在应力遮挡、异物感、金属结构松脱等并发症，不能从X线片判断其内部骨融合情况，在CT、MRI图像上产生伪影，不利于对融合器的影像学评价等，这些均限制其临床应用。

2. 螺纹状融合器

螺纹状融合器在置入后，融合器表面的螺纹可咬合上下终板，达到自稳（图12-2）。纤维环和前（后）纵韧带由于被撑开，处于张力状态，形成"撑开-压缩张力带"效应，从而维持融合器稳定和椎间隙高度。尽管螺纹状融合器的疗效已得到证实，但是在其长期的临床使用过程中也发现了以下问题。

（1）融合器表面的螺纹对椎板的咬合可能导致终板被破坏，容易导致融合器下沉情况的发生。

（2）孔内填充的植骨材料与上下椎体终板之间的接触面积较小，融合率较低。

（3）与矩形融合器相比，想要撑开相同的椎间隙高度，则需置入直径更大的圆柱形椎间融合器，在置入过程中，需切除更多的椎板及

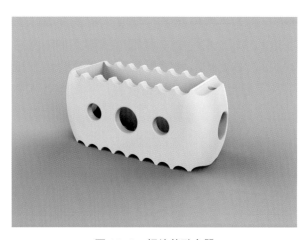

图12-2　螺纹状融合器

小关节，破坏脊柱稳定性，降低融合效果，并且在置入大号融合器的过程中，对神经根及硬膜的牵拉增多，损伤的风险增加。

3. 垂直环形融合器

垂直环形融合器主要模拟环状的自体或同种异体长骨圈的骨移植。与矩形融合器和螺纹状融合器设计不同的是，该型融合器是垂直放置的（图12-3）。可在术中根据融合需要剪切钛笼调整高度。一般应用于前路融合。该型融合器可提供即时的脊柱前柱稳定，并能基本恢复椎间隙高度，故常用于因椎体感染、畸形、骨折而需行椎体次全切除术后以重建脊柱稳定性，临床问题主要为其边缘过于锐利，置入后极易发生下沉，且有发生断裂、倾斜的可能。

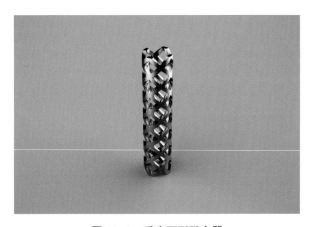

图 12-3　垂直环形融合器

上述椎间融合器都有不同的大小、形状以适应不同患者的脊柱情况，有些还可以在术中剪切以符合椎间高度，但还没能做到"量体裁衣"，对于一些椎间隙过宽或过窄的儿童，标准化的内植物往往与其局部的解剖结构不甚服帖，而3D打印技术可以根据患者的脊柱解剖结构定制个性化的内植物以满足解剖学、人体工程学和生物力学等不同方面的特殊需求。例如，之前临床上使用的钛网，由于其边缘锐利，在骨生长过程中容易卡进骨里从而造成塌陷。如果用3D打印技术可以根据患者的上下椎板的结构设计出一个和上下椎板的骨面完全贴合的内植物，还可以调整孔隙的大小和多少，让内植物和骨面的接触面积增大，减少内陷的发生，而且通过调整孔隙的情况可以促进骨的融合，达到更好的手术疗效。

四、3D 打印技术在脊柱外科应用的前景

随着医学影像学、数字化医学和材料技术的快速发展，3D打印技术在脊柱外科领域的应用必将越来越广。3D打印技术可以解决临床上椎弓根螺钉置入的盲目性，也可以精准地制订个性化手术方案，既能提高手术的成功率，又能缩短手术时间，减少术中出血。利用3D打印的脊柱解剖模型不仅能用于脊柱外科相关疾病的诊断，还能用于临床教学、个体化植入物的定制，逐渐发挥重要的临床价值。

新材料技术的不断发展对3D打印技术来说又增添了活力，对于一些新型材料，传统工艺不能精准地将其制作成所需的形状及大小，而3D打印技术可以自由调整以满足患者的需求，促进新材料在临床上的推广。3D打印技术还可以通过改变支架的内部结构以增强支架的机械性能，和新型材料的机械强度等相辅相成。随着组织细胞培养技术的不断进步，活细胞可能成为打印材料的一部分，可以连同支架一同被打印出来。相信在不久的将来，利用细胞打印骨组织以修复脊柱病变将成为革命性的突破。

（沈慧勇　钱继魁）

第三节 ┃ 计算机导航辅助治疗脊柱脊髓损伤

一、导航系统概述

（一）导航系统的概念与技术原理

1. 概念

计算机导航辅助系统基于全球卫星定位系统（global positioning system，GPS）的技术基础，利用医学影像学的相关技术，在术前获取手术局部区域的 CT、MRI、X 线等医学图像，进一步融合成二维或三维的可视化图像，从而实现在手术过程中精准地沿设计好的通路执行手术。

2. 技术原理

目前的导航技术一般为：术前通过医学影像学相关技术将患者的 X 线、CT、MRI 等图像导入系统，形成患者手术区域的三维图像。术中术者手持有标记的手术工具进行操作，通过摄影器件将手术工具与患者的三维图像结合到一个坐标系下，帮助术者确定手术工具在患者体内的具体位置，从而实现精准定位，微创操作。

该技术结合了人体三维定位系统、计算机医学图像处理系统及三维可视化，通过红外线光学定位或者电磁定位导航系统协助术者在术中进行定位，实时了解手术对象的二维或三维结构信息，帮助术者实现手术目标，最大限度地避免对周围组织的破坏，减少手术损伤和术后并发症的发生。对于优化手术路径、提高手术定位精度、减少手术损伤及提高手术成功率等具有十分重要的意义。

（二）导航系统组成

1. 工作站

将虚拟坐标系和实际坐标系相匹配，能够进行图像可视化处理。

2. 位置跟踪仪

通过光电信号来实时反映患者的位置，一般固定在患者的脊柱上，能够对患者的呼吸或手术因素导致的移动进行跟踪调整，保证实际坐标系的稳定。

3. 手术导航工具

将手术工具进行标记（一般为手术工具上装上标记物），用于确定手术工具的位置，以及器械校准和辅助植入内植物等操作。

4. 监视器

监视器反映患者的影像学资料和手术器械的位置，将工作台的内容传达给术者。

（三）导航系统分类

所谓计算机导航辅助系统指的是导航工具与手术环境的交互操作，从而实现术者能够根据患者与手术工具的空间位置进行细微操作。根据交互方式的不同，手术导航系统可分为主动式、被动式和半主动式三种。

1. 主动式

代表为手术机器人，医生在术前完成手术规划，实施手术的过程中全靠机械手臂去执行操作，不需要医生的人工干预。但是由于机械手臂的灵活度不够高，有些复杂的操作仅凭机械手臂不能完成，而且目前阶段用来避免机械手臂误操作的安全措施及伦理问题限制了手术机器人在临床的推广应用。

2. 被动式

在这类系统中，导航系统主要起到辅助作用，仅仅用来辅助确定手术轨迹，实际的手术操作仍由医生来完成。空间立体定位技术是其关键，能够帮助医生达到更精确手术入路的效果。实现定位的方法有光学定位法、超声波定位法和电磁定位法。

3. 半主动式

同属于手术机器人的范畴，主要为机械臂进行操作，同时保证医生能够在安全范围内移动手术工具，这样既能保障手术的精确性，又能提高灵活度，还能减少纯机器造成的误操作。

(四) 导航系统分述

1. 机械导航系统

机械导航系统主要包括框架式机械系统和无框架机械臂定位系统。框架式机械系统的特点是精度高，可用于神经外科的微创手术，如穿刺、定向放疗等需要高精度的微创手术，但缺点是设备较笨重，影响手术视野，妨碍医生操作，患者比较痛苦。无框架机械臂定位系统将机械臂和计算机技术结合，可以不用机械框架进行定位，计算机测量关节相对运动来确定机械臂的位置，优点是不会影响手术视野，便捷了医生操作，但是定位的精度不够，限制了临床应用。

2. 超声波导航系统

超声波导航系统利用超声测距的原理，将超声波发射器安装在标架上，接收器安装在手术器械上，通过计算机计算发射器和接收器之间的距离来判断接收器的空间位置，从而得到高清晰度的图像。在实验室中超声波导航系统精度较高，但在手术室中因为存在环境噪音干扰，空气温度、气流的变化等都会影响导航的精度，从而限制了该项技术在临床中的应用。

3. 电磁波导航系统

电磁波导航系统包括三个磁场发生器和一个磁场探测器，每个发生器的线圈定义一个方向，三个发生器可构成一个三维的空间，探测器的线圈检测磁场发生器发生并透过软组织的磁场，从而确定相对位置和探测器的空间位置，其对目标的定位精度可以达到 2 mm。电磁波导航系统的造价低且不存在遮挡的问题，但其对金属物体较为敏感，手术室中的监护仪、高频电刀等设备都会对电磁波导航系统造成干扰，从而影响电磁导航的准确性和可靠性。

4. 光学导航系统

光学导航系统使用普通光或红外光成像系统，利用三目和双目机器视觉原理来进行定位，这种定位的精度高，应用灵活方便，但是容易收到术中物体和术者本人的遮挡而导致成像丢失。光学导航系统是目前手术导航系统中应用较为广泛的一种，分为主动式和被动式，它们的传感器都为电荷耦合器件 (charge coupled device，CCD) 摄像机。主动式光学导航系统是在手术器械上安装红外发光二极管，摄像机直接采集它们发出的红外光；被动式光学导航系统是在摄像机周围安装红外光源，在手术器械上安装反光小球，摄像机收集由反光小球发射的红外光。

各导航系统优缺点对比见表 12-1。

二、导航系统的应用

(一) 导航系统在颈椎手术中的应用

颈椎上段区域解剖结构复杂，涉及较多的

表 12-1　导航系统优缺点

定位方法	优点	缺点
机械	技术方案成熟，方便更换手术器械	自由运动有限，无法跟踪移动物体
超声波	价格便宜，方便校准	跟踪精度差，容易受到环境因素的影响
电磁波	价格便宜，检测器的体积小	容易收到电磁干扰
光学	精度高，能够跟踪多个目标	手术过程中光点会受到遮挡

生物力学方面问题，而且周围有椎动脉、延髓、颅神经等重要结构，这就要求手术必须具有极高的精确度以减少手术失败率。对于 $C_1 \sim C_3$ 颈椎畸形或骨折的治疗，导航系统可对该部位进行三维重建以了解患者该区域的具体情况，利用可视化技术为患者制订最安全的手术入路，在术中的计算机导航辅助下，术者可以随时调整进针的方向、角度、深度，使得螺钉置入更加精确，减轻术者对操作经验的依赖，还可以减少对软组织的损害，减少手术时间及术中出血，有利于患者的预后。

（二）导航系统在胸、腰椎手术中的应用

胸腰椎爆裂型骨折是临床上常见的脊柱损伤，其对脊柱稳定性的破坏较大，往往会压迫脊髓从而继发椎管狭窄。治疗脊柱不稳定的办法主要是椎弓根螺钉的固定，治疗的效果取决于固定的好坏，精准置入椎弓根螺钉往往需要术者有丰富的操作经验，因此，导航系统能够很好地帮助医生减小对操作经验的依赖，提高椎弓根螺钉置入的成功率。由于术前进行了个性化的规划，能够有效地避免伤及周围软组织，精确地使螺钉达到指定位置，使手术更加精准和微创。

适应证：胸、腰椎双柱骨折，但不需要椎管减压；椎体前缘高度压缩超过 50%，不适宜保守治疗；胸、腰椎单柱骨折，但患者不能接受长期的卧床保守治疗，或者患者要求进行手术治疗；胸、腰椎单柱骨折，Cobb 角大于 30°。

相对禁忌证：胸、腰椎骨折，椎管内有神经压迫，需要进行手术减压治疗的患者；陈旧性骨折，矫正较为困难的患者；椎管内有骨折碎片，矫正后可能引起神经损伤的患者；骨折有明显脱位或者小关节绞锁。

（三）导航系统在脊柱矫形手术中的应用

脊柱侧凸是危害青少年健康的常见病，后路椎弓根螺钉内固定术是治疗脊柱侧凸的有效方法，但是脊柱侧凸患者中普遍存在椎管内容物及骨性结构的不对称，这种异常的解剖结构

导致椎弓根螺钉置入术容易出现置钉错误，从而导致神经血管损伤、内固定不稳等情况的发生。利用数字化技术进行辅助导航能够根据患者畸形的具体情况，选择最为合适的置钉通路，选择最为恰当的椎弓根螺钉大小和直径，有效提高手术的成功率。数字化导航技术能够有效地减少手术时间和术中出血，不仅能减少医生和患者的辐射暴露，还能减少患者术后并发症的发生，有利于患者的康复。另外，该技术的应用简单，医生不需要很长的学习曲线，能够更好地普及。

总而言之，导航系统经过十余年的发展已经在各领域开展实际的临床应用，并且取得了初步成效。对比传统的手术方法，计算机导航系统的优点可总结为以下几点。

（1）可将术前得到的病灶部位三维图像数据与术中患者实体进行匹配，利用定位系统定位手术器械与患者的相对位置，观察病灶部位内部结构和被软组织遮挡部分的结构，从而减小手术创口，加快患者的恢复过程。

（2）所有的手术过程及手术数据都可以被手术导航仪记录，从而方便术后分析。

（3）导航系统可以实现异地手术的执行，使不同地方的患者都能够享受专家的手术治疗。

（4）导航系统促进手术方式革新，如微创手术、内镜手术和远程手术等术式。

三、导航系统与手术机器人

医疗机器人是集医学、生物力学、机械学、材料学、计算机图形学等多种学科于一体的新型交叉型高科技产品。现在已经有部分外科手术机器人投入临床使用，但脊柱外科手术机器人还在临床初期阶段。手术机器人在导航系统的基础上利用机械手臂进一步解放医生双手，能更好地提高手术效率，符合个体化、微创化、精准化的现代医学概念。

现在市场上销售的仅有较为成熟的 Spine Assist 系统，因为其更加安全可靠的导航和辅助手术的方式，被用于椎弓根螺钉手术，能够

198

为脊柱外科手术中植入椎弓根螺钉提供精准的导航。

（一）手术机器人的工作原理和导航方式

1. 被动导航系统的手术机器人

被动导航系统的手术机器人需要在手术开始前测量器械与骨结构的相对位置，在手术过程中作为提供信息的系统，不影响医生的操作。该项技术成熟度高，相对便于实现。被动导航系统的关键是通过标定的方式建立患者实际体位与术前规划的相对位置关系，而手术过程中还需要医生操作手术机器人，并通过系统给予的力反馈随时调整，帮助医生完成与术前规划相符的手术过程。

目前，脊柱外科领域唯一应用的手术机器人系统——Spine Assist 采用更为安全的辅助方式，将一个微型并联机器人固定在患者脊柱上，用 C 型臂采集术中患者的正侧位图像，通过计算机系统完成图像的配准，便在显示部分将术前规划的路线显示出来。手术过程中手术机器人是被锁定的，手术操作由医生操作手术器械在既定的引导通道中完成。

2. 主动导航系统的手术机器人

对于某些复杂的、需要精准定位的手术，被动导航系统的手术机器人往往显得力不从心。对于术中复杂的解剖结构，被动式机器人无法及时调整，而基于光学定位追踪技术的主动手术导航系统能够实时调整实体解剖和手术器械的相对位置，用于需要精准操作的微创骨科手术中。基于光学的手术导航系统可以进一步划分为二维图像导航和三维图像导航，比如 Casper 手术机器人系统较早实现基于三维 CT 图像实现导航，其手术的过程包括术前扫描、路径规划、定位钉的置入、软组织固定及机器人实施手术。Casper 系统使用红外相机实时跟踪标志点位置，若手术过程中标志点偏移，手术机器人可以启动急停装置以终止手术，提高了手术机器人的安全性。Casper 系统经过临床验证，证明了相对于传统人工手术技术，计算机辅助手术设备有明显的优势。

3. 触控引导的手术机器人

触控技术起源于感知技术。触控仪器能够与视觉环境整合进而产生跳跃、缓冲、滞后等物理效果。触控导航系统将骨骼模型表面化，引导切割骨骼，进行表面抛光。该技术通过形成坚固的侧壁可以防止医师过度切割骨骼。这些机械臂末端执行器重量轻，并且可以进行可逆传动。但在临床应用中，在机器人末端执行器上常难以获得等体积的触觉感知，意味着即使未触及骨骼，医生也会感受到不同程度的抵抗力；另外，末端执行器无法提供高刚性的触觉，导致系统不稳定。

但是，随着未来医学机器人和医学成像技术进一步发展和结合，具备图像引导等导航功能的骨科手术机器人必然会成为微创骨科的发展方向和趋势。导航系统的稳定性和安全性将成为手术机器人发展的重中之重。

（二）机器人手术系统发展现状

1. 达芬奇机器人微创外科手术系统

达芬奇机器人微创外科手术系统可以允许医生坐姿远程遥控机器人来进行手术，其机械臂有七个自由度，能够完成触觉反馈和宽带远距离控制等功能。达芬奇系统的核心技术主要有：①高清手术视野能够为医生提供清晰的结构和深度感觉空间。②拥有七个自由度的仿真机械手，包括臂关节上下、前后、左右运动与机械手的左右、旋转、开合、末端关节弯曲共七种动作。该系统配置了各类型手术器械，可满足抓持、钳夹、缝合等各项手术操作要求。③直觉运动控制技术是达芬奇系统独有的计算机辅助控制技术。这些核心技术可以使术者眼－手－机械臂更加协调，使得术者操作更加稳定精细，并且手术医生的手部抖动信号会被自动过滤。

2. 宙斯机器人手术系统

宙斯机器人手术系统的末端结构是仿照人类手腕设计的机械手，能够完成抓握、推动等动作，可以从毫米级切口进入患者体内进行微创手术，而且其监控屏上手术画面能放大

15～20倍，这给许多患者带来了福音。

3.伊索机器人手术辅助系统

伊索机器人手术辅助系统为声控系统，主要由机械手掌、机械臂、机械躯体和电脑语音识别系统几部分组成。伊索系统实际上只是一种具有语言识别能力的内镜定位器声控自动装置。医生在手术前把各种指令记录在一张声卡上，手术时只需将这张声卡插入伊索系统的控制盒内，手术医生就能用声音直接控制伊索内镜的各种动作。

（三）我国手术机器人的研究现状

我国在手术机器人的研制方面取得了一定的成果。国内专家团队最早在1997年开始尝试研发手术机器人，现在已经有"妙手A"、"天智航"、AOBO、"天玑"等手术机器人系统在临床使用。

由南开大学、天津大学和天津医科大学总医院联合研制的"妙手A"（McrolHand A）是国内首次研制成功的、具有自主知识产权的微创外科手术机器人，在立体图像系统集成、机器人系统机械设计、主从控制等关键技术上有了重要的突破：①成功研制了微创外科手术机器人三维视觉系统，使得手术视野较传统平面成像系统更加清晰；②手术工具为四自由度，可以完成缝合、打结等操作，适应微创手术需求；③建立了机器人系统的力学反馈系统，使医生在操作过程中有仿真的触觉，提高了手术的精准度。

由北京积水潭医院和北京航空航天大学合作研发的"天智航"，为首款双平面骨科机器人。双平面骨科机器人解决了传统手术中需要反复X线透视、定位困难和操作缺乏稳定性等问题，适用于骨盆骶髂关节螺钉内固定术、股骨颈空心钉内固定术等骨科手术，在针对长骨骨折、骨盆骨折等复杂部位骨折的螺钉固定术中，在髓内钉插入长骨髓腔之后，机器人可以辅助确定远端螺孔的位置和方向，进而提高手术精度。术中引入C型臂实时X线图像，再结合光电、电磁等不同的定位系统确定髓内钉远端孔的位置，能够有效降低术中辐射。2015年8月12日，由北京积水潭医院院长田伟带领科研团队，将该款自主研发的骨科手术机器人首次用于临床，成功实施了一例寰枢椎经关节突螺钉内固定手术，其精确度达100%。实现了基于术中实时三维影像的机器人精准定位，误差不到1 mm，性能指标达到国际领先水平。

上海交通大学和上海工程技术大学报道，其研制的一种新型的七自由度外科手术机器人——AOBO，设计了每个关节的动力机构以及专用的手术器械。AOBO机械臂本体可以沿着丝杠上下运动，产生一个垂直方向的滑动自由度，有利于增大工作空间，肩关节、肘关节和腕关节各具有一个转动组件和摆动组件构成的两个旋转自由度，使得整个外科手术机器人具有七个自由度，因此可以在实际手术操作中达到更进一步的准确定位和精确操作；在肩关节机构处有一个谐波减速器，可以使整体运动更加平稳，负载能力更大；采用高强度低质量的碳纤维材质制造的大臂和小臂可以减少由于臂长给电机增加的负载，使得整个结构运作起来更加安全可靠。AOBO还可以配合其专用的手术镊子实现更大的工作范围，真正做到运动范围大、动作灵活，极大地方便了医生的操作，减少了机械臂本体关节之间的相互配合运动。

上海市同济医院和上海卓昕医疗科技有限公司合作的AIOOR外科手术导航定位机器人采用六自由度的机械臂，其光学导航系统能够让医生在术前拍摄的二维/三维医学图像中规划合适的手术入路，并在手术中通过灵活的六自由度机械臂进行入路引导，配合其专用的手术器械，能显著减少操作步骤，缩短手术时间，减少术中出血。规划界面简单易操作，系统导航精度可达到0.8 mm，能够在经皮椎弓根螺钉内固定术等手术中，既减少术中透视次数，又能提高置入精度，极大地方便了医生在脊柱微创手术的操作，对于提高手术效果有很大的辅助作用。

综合来看，国内的医疗机器人产品普遍进入了从高校科研和临床实验向产业化过渡的重要时期，目前国内还有一些科研成果正在转化或将过渡到临床应用，如中国科学院沈阳自动化研究所研制的脊柱外科机器人系统、哈尔滨工业大学研制的微创外科手术机器人系统等。虽然我国在手术机器人的研制方面取得了一定的成绩，但在适用范围和实用性方面还有许多问题需要解决，而这也是我国降低手术机器人使用成本的重要途径之一。

四、计算机导航辅助的不足与发展趋势

（一）导航技术及操作的不足

导航技术中存在的问题：①技术标准不统一。现在阶段各导航技术产品不断地更新迭代，但各产品之间的制作和评价标准不一，手术操作的流程和临床效果的评价也没有形成统一的标准，使得各导航设备之间差别较大，即便是换导航系统也需要一定的学习成本，与之前系统的使用习惯与数据无法兼容。而一个理想的脊柱外科导航技术标准应该统一行业的标准术语及测量导航系统定位精准性的方法。②辐射暴露过高。现在导航系统主要有 X 线和 CT 导航，而三维重建数据较为精准的是 CT 三维扫描，这样会使患者的辐射暴露更加严重，现阶段已经可以通过降低扫描电压和限制扫描范围来降低患者的辐射暴露，相信随着以后影像技术的进步，可以让患者在最小的辐射剂量下完成最好的重建效果。③学习曲线长。每项新技术在临床上的应用都需要面对学习曲线的问题，对于导航技术来说，这也是限制其应用和推广的因素之一。由于导航技术的行业标准没有统一，加之外科医生都已经习惯了常规的手术流程，这些都给导航技术的推广造成了影响。而且导航系统对医生的计算机技巧及影像学知识都提出了更高的要求，导航系统的临床普及还有很长的路要走。

导航操作中存在的问题：①术中手术器械和手术室人员的遮挡。虽然不同的导航系统采用了不同的导航技术，但在市面上还是光学系统占据主流，无论是发光二极管还是反射红外光的反射小球来定位手术器械，在实际应用中都会遇到操作者或其他手术器械的遮挡，导致系统丢失器械位置。一旦遮挡则需要重新确认定位，从而浪费时间，延长了手术时间。为了避免遮挡问题，术者和其助手往往需要调整姿势，而采取不顺手的姿势也会导致手术时间的延长。因此，在临床应用中，如何能让术者和其助手在相对熟悉的姿势下完成手术而又尽量减少术中遮挡以确保导航系统的稳定运行仍是导航系统在实际应用中遇到的较大困难。②图像漂移。图像漂移指的是手术对象的解剖位置在系统所标定的三维空间内的相对移动，使得术中的实体组织结构与导航系统中的虚拟图像不相符而产生的误差。导航系统的一大优势就是其精准性，而图像漂移使导航系统的精准性降低，对其在临床应用的推广来说是很大的隐患。导航系统是基于解剖区域固定不动、手术器械不可弯折这一基础来进行导航的，而术中很可能出现患者体位轻微移动及克氏针等手术器械弯折的情况，故如果严格按照系统提示的方向打入，就可能会造成实际位置和预期打入位置偏差，从而降低手术效果。另外，在 C 型臂、传输路线等移位的过程中，容易产生手术区域与计算机模拟区域偏移的情况。因此，在导航技术初期临床应用时，对术者的要求变得反而更高了。不仅要求术者有丰富的临床经验，还要求术者对手术系统非常熟悉，在发生系统导航方向与传统手术经验存在较大差别时，有能力分析可能的原因从而灵活应对。③定位错误。导航系统需要示踪器来标定患者的位置，示踪器需要牢固地固定在骨性结构上，并且在整个手术过程中保持不变，如果手术过程中影响了示踪器固定的位置（如骨折块移位或者患者骨质疏松等），那导航系统的定位则会发生错误。示踪器每次只能固定在一根骨上，螺钉需要在骨骼形态发生改变前置入，否则会影响导航图像与实体骨骼之间的匹配，导致手

术精准度下降。对于多发性腰椎骨折的情况，每一个椎体都需要重新移动并固定示踪器，使得手术时间延长，手术操作变得复杂。④数据偏差。由于术前拍摄 CT 时患者的体位和术中患者体位不一定相同，这种由于患者体位变化的因素可能导致导航系统的数据出现不匹配的情况。并且术前 CT 患者处于清醒状态，术中患者无意识状态，前后体位不可避免地出现变化，现阶段只能依靠算法进行改进，而其精度因各产品而不同，无统一评价标准。

（二）导航技术的发展趋势

1. 设备的不断进步

近年来，计算机技术不断进步，推动了导航技术在脊柱外科的发展和应用。学者的研究热点也从"计算机导航技术能否提高手术精度，改善手术效果"变成了"如何增加计算机导航技术的临床实用性"。这些年计算机技术和设备的不断进步，反而让行业标准显得滞后，现在我们不仅需要深入研究导航技术与设备所面临的难题，还要为计算机导航手术制定统一的评价标准和使用规范，从而提高现有导航系统的临床实用性。

2. 经验的不断总结

导航技术的经验主要来自术者的学习和临床经验，以及阅读临床研究的文献。导航技术开始应用于临床之初，导航技术辅助下脊柱手术耗时反而较传统手术长，而仔细分析原因发现，时间主要浪费在设置和调试上，随着设备技术的进步和术者经验不断丰富，导航技术辅助下脊柱手术所用时间越来越短，优势逐步扩大。临床文献报道，当医生团队熟悉导航技术的操作和调试流程后，即使在使用初期，常规手术的置钉时间和手术时间也并没有明显增加，在熟悉后时间会逐步缩短，所以初学者可在常规手术中不断熟悉导航技术和系统，待完全熟悉后，应用在复杂手术中可大大缩短复杂手术

的手术时间，减少术后并发症。不少文献指出，导航技术的应用能显著提高临床疗效，避免部分医源性医疗错误，有效提高手术安全性。

现有文献已经对导航技术在安全性和精确性等方面进行了短期验证，但是由于技术出现时间较短，现有的临床数据和文献都不足以在循证医学上提供有效的长期临床指导。导航技术相较于传统手术有一定的优势，但现在将导航技术推广成常规技术还需谨慎看待。另外，也不能因为计算机辅助导航技术的出现降低脊柱外科临床医生对传统置钉手术精准性的要求。相信随着临床数据的不断增加及研究的不断深入，随机化分组的临床随机对照试验等研究不断开展，为导航技术在临床上的应用提供高级循证医学证据。

3. 技术的深度合作

导航技术的出现体现了脊柱外科手术向智能化迈出了重要一步，随着计算机技术、AI 和立体定向技术的不断发展，导航技术在脊柱外科手术的应用会越来越完善，并且会使脊柱外科手术不断向微创、精准方向精进。现阶段导航技术就已经能和虚拟内植物、内镜技术相结合，与手术机器人等数字化技术相结合，协调各项技术，发挥更大的作用。随着导航技术发展趋于完善，其设备和技术的安全性得到保障，以及导航手术的标准逐渐统一，其必将跟上互联网时代的浪潮，与数字化、智能化的技术实现融合发展。

综上所述，计算机辅助导航技术的出现时间并不长，但已经展现了手术方式新的可能性。就像微创内镜技术早期出现时一样，其在实际应用中还存在着许多问题，但总的发展趋势不断向好。相信在未来导航技术将不断完善，其实用性和精确性更高，对临床工作的指导意义也变得越来越强。计算机辅助导航系统必将促进脊柱外科治疗技术的不断飞跃。

（沈慧勇　钱继魁）

• 参考文献

CARTIAUX O, PAUL L, FRANCQ B G, et al., 2014. Improved accuracy with 3D planning and patient-specific instruments during simulated pelvic bone tumor surgery[J]. Ann Biomed Eng, 42(1): 205-213.

CLEARY K, NGUYEN C, 2001. State of the art in surgical robotics: clinical applications and technology challenges[J]. Comput Aided Surg, 6(6): 312-328.

GALBUSERA F, CASAROLI G, BASSANI T, 2019. Artificial intelligence and machine learning in spine research[J]. JOR Spine, 2(1): e1044.

HOSNY A, PARMAR C, QUACKENBUSH J, et al., 2018. Artificial intelligence in radiology[J]. Nat Rev Cancer, 18(8): 500-510.

LU S, XU Y Q, ZHANG Y Z, et al., 2009. A novel computer-assisted drill guide template for lumbar pedicle screw placement: a cadaveric and clinical study[J]. Int J Med Robot, 5(2): 184-191.

MCKENNA C, WADE R, FARIA R, et al., 2012. EOS 2D/3D X-ray imaging system: a systematic review and economic evaluation[J]. Health Technol Assess, 16(14): 1-188.

SCHEP N W, BROEDERS I A, VAN DER WERKEN C, 2003. Computer assisted orthopaedic and trauma surgery. State of the art and future perspectives[J]. Injury, 34(4): 299-306.

SCHMIDHUBER J, 2015. Deep learning in neural networks: an overview[J]. Neural Netw, 61: 85-117.

TIAN N F, HUANG Q S, ZHOU P, et al., 2011. Pedicle screw insertion accuracy with different assisted methods: a systematic review and meta-analysis of comparative studies[J]. Eur Spine J, 20(6): 846-859.

TIAN N F, XU H Z, 2009. Image-guided pedicle screw insertion accuracy: a meta-analysis[J]. Int Orthop, 33(4): 895-903.

ZHANG J, LI H, LV L, et al., 2017. Computer-aided cobb measurement based on automatic detection of vertebral slopes using deep neural network[J]. Int J Biomed Imaging, 2017: 9083916.

第十三章

脊柱脊髓损伤的并发症

脊柱脊髓损伤后，机体多个系统会发生功能障碍，伴有多种并发症，有的出现较早，有的出现较晚，常见的有排尿障碍、压疮、呼吸道感染、呼吸衰竭等。在脊髓损伤后出现截瘫的患者，并发症的出现和病情进展严重时会危及生命。因此，预防和处理好并发症，对脊柱脊髓损伤患者显得十分重要。

第一节 | 排尿功能障碍

脊髓损伤后排尿功能障碍可立即表现出来，排尿功能障碍是脊髓损伤后早期处理的一项重要内容。在死亡病例中，有相当一部分是因尿路感染、结石、肾盂积水引起的肾功能衰竭所致。因此，泌尿系统的处理是直接关系到患者生命的问题。

一、排尿功能的解剖生理

正常人排尿功能受大脑皮质高级中枢和骶髓排尿中枢控制。支配排尿的神经：①盆腔神经（副交感神经），其节前纤维主要来自骶髓 2～4 节段，位于圆锥内。在膀胱外壁的神经节内交换神经元，能使逼尿肌收缩、内括约肌松弛而排出尿液；②阴部神经（躯体神经），发自骶髓 1～2 节段，支配尿道外括约肌，有随意控制排尿作用。当膀胱充盈（通常250～300 mL）时，膀胱壁副交感神经即发出冲动，再由脊髓侧索和后索传导至中脑网状结构，再经脊髓网状结构系统传至骶髓排尿中枢，即可以随意排尿和控制排尿。尿意产生使骶髓副交感神经中枢发出排尿指令，逼尿肌收缩，膀胱颈内的括约肌放松，尿道外括约肌松弛，尿液排出，即是整个排尿过程。

二、排尿功能障碍及类型

脊髓损伤，随意排尿功能破坏，但骶髓排尿中枢并没有受到损害，膀胱本身功能也属正常，这种排尿功能障碍为上运动神经元损伤。排尿中枢（圆锥和骶 2～4 节神经根）损伤引起排尿障碍为下运动神经元损伤。完全性上运动神经元膀胱相当于反射性膀胱，完全或不完全下运动神经元膀胱相当于自律性膀胱。

早期，膀胱可完全丧失神经支配，引起尿液潴留；后期可能由于大量残余尿，而产生尿流不止。

病理状态膀胱功能分类方法较多，通常将其分为五种。

（1）随意性膀胱：正常膀胱，有意识控制排尿功能，具有正常解剖学功能的排尿过程。

（2）无抑制性膀胱：膀胱排尿功能属于正常状态，由于脊髓、马尾神经遭受到部分损伤而造成的膀胱功能障碍。主要表现为排尿功能失去正常高级中枢或低级中枢的正常控制，可能发生不随意排尿。

（3）反射性膀胱：通常在骶髓排尿中枢正常解剖功能条件下，骶髓以上的脊髓损伤，抑制大脑和骶髓排尿中枢的联系。主要表现为反射性膀胱虽然可以排尿，但不能接受意识控制和调节，排尿不完全，可有残尿。当下肢受到某种刺激时，可反射引起排尿。

（4）自律性膀胱：当骶髓排尿中枢解剖功能丧失时，自主神经如副交感神经功能作用，可使膀胱在充盈条件下产生较小的收缩功能，引起排尿。主要表现为排尿不全，经常存在大量残余尿，而且极易发生反复泌尿系统感染。

（5）无张力性膀胱：膀胱功能完全丧失，多出现在脊髓损伤早期，逼尿肌麻痹，内括约肌收缩，外括约肌松弛。主要表现为尿液潴留，膀胱高度充盈而尿液不能排出。

此外，Tumer-Warrick 分类方法较简单且实用，他将患者膀胱分为逼尿肌反射亢进和逼尿肌无反射两类。

膀胱功能分为三类：①逼尿肌反射亢进，括约肌协调性膀胱；②逼尿肌反射亢进，括约肌失调性膀胱；③逼尿肌无反射性膀胱。对于第一类膀胱，患者有接近正常生理排尿，残余尿少。故该类膀胱泌尿系统感染率低，亦无肾损害，宜早期进行膀胱训练，以尽快恢复其排尿功能。对于第二类膀胱，病程长者可导致膀胱挛缩，泌尿系统感染率及肾功能损伤率明显增高。第三类膀胱多为骶髓损伤患者，极易发生尿潴留，最终发生泌尿系统感染并导致肾功能损害。

但近年来，有些学者根据尿流动力学测定，提出膀胱功能由三个方面因素决定：①膀胱逼尿肌反射性收缩功能；②尿道括约肌功能；③逼尿肌与括约肌协同功能，而两者协同作用对维持排尿功能更重要。

三、排尿功能障碍的处理

1. 导尿引流尿液

导尿分为留置导尿和间歇性导尿。早期持续开放导尿为好，既可防止膀胱过度膨胀，又利于观察尿量变化，2～3 周后，开始膀胱训练，即夹持导尿管，每 3～4 小时开放一次，以促使膀胱得到充盈和排空训练。

间歇性导尿具有明显优越性，其方法是每隔 2～4 小时导尿一次，不留置导尿，但若每次导尿操作技术和无菌条件差可引起感染。

在野战条件下，如无条件导尿，可做膀胱穿刺引流尿液。

2. 感染的防治

膀胱功能的恢复与感染有密切关系。一旦发生感染，膀胱功能恢复将受到影响。一般在持续导尿后 72 小时，尿内便有细菌的生长繁殖，但并不是每例都能造成感染。无感染的膀胱功能恢复较快，而感染者相对较慢。尿路感染极易波及整个泌尿系统，并能导致肾功能障碍，乃至死亡。

四、治疗

（一）药物治疗

一些患者需要应用一些药物治疗，如新斯的明、氨甲酰甲胆碱等刺激副交感神经使逼尿肌增强、内括约肌松弛。巴氯芬是近年来出现的一种对括约肌选择性较高的肌松药，其通过松弛内括约肌，具有较好的改善膀胱功能，特别适用于括约肌失调性膀胱，一般采用的首次剂量是 5 mg，以后根据患者对药物反应的效果逐渐增加剂量。肉毒杆菌神经毒素，如 A 型肉毒毒素，也称为肉毒杆菌素，逼尿肌内注射也具有抗真菌作用。肉毒杆菌神经毒素干扰副交感神经突触前膜乙酰胆碱分泌。此外，临床研究表明，膀胱壁肉毒毒素注射可通过降低尿液和膀胱壁神经生长因子（nerve growth factor，NGF）水平，从而激活膀胱壁超机械敏感的 C 纤维传入纤维，消除脊髓损伤个体逼尿肌过度活动。

（二）针灸治疗

针灸关元、气海、中脘、曲池和三阴交等穴位有助于尿潴留恢复。百会、大赫、会阴、委中等穴位有利于尿失禁的改善。

（三）手术治疗

（1）膀胱造瘘术：经尿道内括约肌切开术和尿道外括约肌切开术等，手术宜严格选择。对于长期泌尿系统感染、肾功能障碍者，膀胱造瘘有益于引流，从而降低泌尿系统感染的发生率。

（2）人工膀胱反射弧：通过将未损伤节段的体神经反射的传出神经连接于盆腔神经、达到建立人工膀胱反射弧的目的，以改善膀胱的贮尿功能和可控制性的排尿功能。这种手术是一种理想的解决脊髓损伤后膀胱功能的治疗方案，但到目前为止，尚未找到理想的体反

射弧以替代膀胱反射，因此尚停留于实验研究阶段。

（3）人工电极置入：通过外科手术的方式将电极置于 S_2 脊神经两侧，并连接于皮下的接收器，可通过外部刺激器经皮激活，触发 S_2 神经放电和随后的逼尿肌收缩及"按需"膀胱排空。

（冯世庆　胡笑）

第二节 ｜ 肠道功能障碍

肠道功能障碍是脊髓损伤后的常见并发症，主要表现为顽固性便秘、大便失禁及腹胀等，给患者的生活带来很大影响，对脊髓损伤后肠道功能障碍的处理应引起足够的重视。

一、肠道功能障碍病理生理机制

脊髓损伤后患者的病理变化主要有与损伤节段相对应的肠管上肠壁肌层副交感神经（即奥巴赫神经节）数目减少，体积肿胀变性，保留的神经节细胞核深染，胞质严重皱缩。黏膜下层的神经节亦发生萎缩变性。

脊髓损伤后因支配肠道运动的 $S_2 \sim S_4$ 神经的神经根受伤，发生下运动神经元损伤，出现一系列肠道麻痹症状，肛管括约肌、提睾肌及球状海绵体肌的协同消失。当支配肠壁平滑肌和肛管括约肌的副交感神经功能受伤时，刺激肠道蠕动就会减少，肠内容物推进缓慢，水分过度吸收出现大便硬结和便秘现象。当支配肛管外括约肌的阴部神经作用丧失，则出现外括约肌舒缩紊乱，表现为做 Valsaval

动作或直肠自身内压增高时，外括约肌的松弛反应消失，导致排便障碍。同时，因静息状态下肛管外括约肌紧张度下降可发生大便失禁。

另外，脊髓损伤患者的结肠对膨胀刺激的反应性是不正常的。研究表明，如果给脊髓损伤患者一个相等强度的肠道膨胀刺激，将发生比正常人程度更激烈的结肠收缩和括约肌痉挛，进一步加重便秘及排便困难。因此，临床上不难观察到颈椎、胸椎损伤的患者大便秘结的发生率远远大于腰椎损伤水平的患者。说明正常情况下高级中枢可抑制肠道对膨胀刺激的敏感性，使肠道缩动和肛管收缩同排便过程趋于协调自然。解剖学上也证实，小脑和脑干发出的小脑脊髓束在 $S_1 \sim S_2$ 水平有分支加入支配肠壁平滑肌的副交感神经中。

脊髓损伤后肠道菌群也面临紊乱与失调，这可能也与肠道功能障碍的进展有关。Gungor 等报道，脊髓损伤患者与健康人相比，体内产生丁酸盐的肠道菌群明显减少，这一发现为纠正肠道菌群失衡提供理论依据。

二、肠道功能障碍的处理

由于肠道功能障碍的病理生理机制复杂，因此，很难通过某一种处理方法取得很好的效果，一般需根据患者的临床表现采取综合治疗。

（一）饮食、药物治疗

饮食治疗通常指摄入的食物能使肠内容物保持一个黏合的状态，或保证有高纤维的内容物，以促进肠道蠕动和液体分泌，使肠内容物增加，形成硬粪块的机会减少。食谱中还应包括蔬菜、水果等高含水量食物。药物治疗早期一般不单独使用，在电刺激或灌肠治疗时，为防止发生便秘可使用轻泻药及粪便软化剂等。也可使用一些中成药物，如行气通便贴剂等。若患者腹胀严重以致影响呼吸时，可考虑肌注新斯的明或行肛管排气。此外，镇痛药、碱性药物等因素会抑制胃肠蠕动，要尽量避免使用。

（二）灌肠治疗

灌肠治疗多用于儿童脊髓损伤或先天性脊髓病所致的肠道功能障碍，其原理为通过定时在结肠中灌入一定量的溶液，刺激肠壁使降结肠发生有规律的收缩活动，从而改善便秘及大便失禁。目前，常用的是灌肠节制导管（enema continence catheter，ECC）法，包括一根带气囊的乳胶导管和一只有动脉弹力计球囊充当的充气装置。使用前，患者应暂停饮食并清洁肠道，所用溶液为等盐液，剂量为 20 mL/kg，灌液前使 ECC 气囊充气阻塞直肠，以防止等盐液自肛门溢出。待溶液完全灌入后，再松解气囊并按结肠蠕动方向按摩腹部 15 ～ 20 分钟，将结肠内的等盐液挤出体外。ECC 治疗开始时每天 1 次，以后依病情可改为两天 1 次，一般一个疗程为 2 周。ECC 治疗期间，患者应多摄入高纤维食物或服用适量粪便软化剂以帮助顺利排便。若使用 ECC 治疗期间，患者发生便秘，可酌给轻泻药（如枸橼酸酶）等。另外，需要提醒的是，长期灌肠可能会引起低钠血症等电解质紊乱。近年来，还发展了一种生物反馈疗法，其原理主要是通过人为改变直肠内容物的体积（可通过灌肠实现），以形成不同强度的直肠内压刺激，使肛管外括约肌及其附近的臀部肌肉发生相应强度的收缩反馈，达到锻炼、恢复肌肉功能的目的。

（三）电刺激治疗

电刺激治疗的主要原理是通过模拟正常的神经冲动，刺激相应神经的起搏点，以达到恢复效应器功能的目的。一般的方法是将电极插入或刺激器埋入骶部神经根（多为骶前）处，释放信号刺激神经使结肠蠕动，括约肌收缩，完成排便活动。自 1986 年应用临床以来，发现刺激器使患者肠道内容物运行时间缩短，排便次数增加，便秘症状得到有效改善。但电刺激器应用后，有些患者的直肠气囊因结直肠的过度兴奋而无法推进，导致灌肠治疗失败。另一些患者的排便过程需要经常性的人工刺激才得以完成，并且在刺激时发生因肛管压力增高排便停止的现象。电刺激治疗的有效率为 50% ～ 60%。一项关于电刺激治疗脊髓损伤后神经源性肠功能障碍临床研究的系统综述，研究纳入 11 个临床研究（298 名参与者），评估了电刺激对脊髓损伤后神经源性肠功能障碍的疗效。虽然，一些研究表明电刺激对脊髓损伤后神经源性肠功能障碍患者有益，但目前还没有足够的证据支持使用电刺激可以改善这些患者的临床症状。因此，在未来的临床实践中，设计良好的随机对照试验是有必要的。

进一步提高电刺激的疗效，主要应加强对肠道平滑肌及肛管内括约肌的选择性刺激，避免阴部神经受刺激造成肛门外括约肌收缩等状况。

（四）外科治疗

外科治疗是近年来才出现的新疗法，其适应证是经上述处理后仍无效的顽固性便秘及大便失禁，同时伴有结直肠压力测定表明某段肠管已麻痹的患者。手术主要分两步：第一步是切除已完全麻痹的患肠。术中将结肠断端伸入直肠并与之套叠吻合，余段结肠垂悬于肛门外，待2周后吻合口愈合再将其切除。第二步在第一步完成4～5周之后进行，即用股薄肌环绕肛管以替代括约肌功能。将股薄肌膝部肌腱经切口牵出，再于大腿内侧开1～2个切口使股薄肌除末端外完全游离。然后在肛周处肛管外括约肌外圆建立一皮下隧道，将股薄肌伸入隧道并环扎肛管，游离端固定于耻骨直肠韧带上。该手术股薄肌环扎的松紧主要取决于环扎的水平，一般认为环扎于肛提肌水平是理想的。术后8～12天，可开始指导患者练习正确的下肢运动以协调股薄肌发挥括约肌功能。4～5个月后，再利用压力测定评价环扎效果。若直肠压力持续较低时，需要考虑另一侧股薄肌重新环扎。

（冯世庆　胡笑）

 # 第三节 | 体温调节障碍

正常人体可通过代谢、神经和体液等来完成体温调节，并经脊髓和脑内体温调节中枢（视丘下部）加以协调控制和维持，使机体在产热和散热过程中保持平衡。脊髓损伤，尤其是完全性颈脊髓损伤的四肢瘫痪患者，因失去交感神经支配，全身皮下血管扩张，汗腺麻痹不能分泌汗液，因此体温不能散发，反而促进细胞新陈代谢，故常出现体温异常，其中多数表现为持续性高热，也有少数患者为低体温。但无论何种表现都可能导致机体生理功能紊乱，威胁患者的生命。

一、高热

1. 体温调节中枢障碍

人的体温调节主要中枢在下丘脑，体温调节传导通路一旦受到损害，便失去了体温调节功能，热量持续产生而散热受到障碍，导致体内储热过多引起高热。

2. 散热障碍

当人体大部分皮肤（约90%）的汗腺失去了交感神经支配。尽管皮下血管广泛扩张，但汗腺麻痹不能继续出汗，体内温度仍得不到散热而产生高热。

3. 产热增多

自然温度的升高（夏季），对患者也可产生一定的影响。脊髓损伤的某些并发症，如肺炎、泌尿系统感染及巨大压疮等，均可加重体温的升高。由于体温的增高加速了新陈代谢，热量的产生也不断增加，但散热功能障碍，故引起恶性循环。

高热常引起脱水，造成水、电解质紊乱，常见于截瘫高热患者。这种高热，出现得快，体温高，常达39～40℃，甚至41℃。通常持续5～6小时，有时长达20小时以上。如不采取降温措施，就会发生缺氧，并导致全身衰竭。

根据临床观察，在脊髓损断损伤后，虽运动、感觉功能难于恢复，但交感神经恢复较快。约有50%的患者恢复脐部以上出汗，可免受夏季温度波动的影响。一般在伤后1个月开始恢复，但需2年才趋于完善。

二、高热的处理

1. 物理降温法

冰袋包裹后置于颈部、腹股沟、腋下、肘部等大血管走行浅表处，或用 50% 酒精擦浴，轻柔擦额头、面颊、胸背部、臀和臀股部；调节室内温度。有条件者设置空调房间，室内温度维持在 20～22 ℃，但不宜过低，也可电扇吹风或减少被盖，可将下肢或胸部裸露。

2. 输液

除生理需求量以外，需考虑高热所需的额外液体量，可输注 0.9% 生理盐水补充足够的水、电解质，同时可予以支持治疗，滴注葡萄糖与氨基酸，以补充高热的能量消耗。另外，静脉输注低温液体也有一定的快速降温作用。

3. 药物降温

必要时使用冬眠合剂，可用冬眠 1 号，即氯丙嗪 50 mg、异丙嗪 50 mg、哌替啶 100 mg，加入生理盐水稀释成 6 mL，每 4 小时静脉注射 1 mL，除有降温作用外，还有止痛及安眠作用。

注意在处理高热时，应防止过快、过低降温。因患者的机体应急能力下降，若出现体温过低再复升，同样可引起机体衰竭。

三、低温

脊髓损伤后，偶尔出现体温低于正常的现象，一般在 32～36 ℃之间。

1. 发生低温的原因

与感觉、运动神经一样，脊髓损伤时交感神经也同时遭受损伤，皮肤内血管广泛扩张，大量辐射散热；全身肌肉瘫痪，丧失了舒缩能力，产热相对减少；全身皮肤感觉障碍，不能有效抵御外界温度变化，尤其在寒冷季节，或衣物和被盖不足，不能维持体内温度。从某种意义上讲，高位截瘫患者的低温是人为作用的结果，呼吸功能障碍、缺氧和代谢失常也是产生低温的因素；高热患者不正确、过分地降温，也是造成低温的因素。

2. 低温的后果

人类系恒温高级动物，当体温降至一定程度（30～32 ℃）时就可能发生心血管、呼吸和内分泌等系统严重的生理紊乱，并严重损害肝、肾功能，基础代谢致水、电解质平衡紊乱，如最终得不到一定的复温，将会导致衰竭、死亡。

四、低温的处理

复温和人工调温是治疗的两个基本原则。物理复温：可提高室内温度，保持环境的温度；热水袋、电热袋、液体加温后输入等，以提高患者周围温度和体内温度。纠正水、电解质紊乱，注意心血管系统变化。充分给氧，并作心电监护防止意外。

复温达 34 ℃后，即停止继续升温。可依靠被盖保持升温至 36～37 ℃。

（冯世庆　胡笑）

第四节 ｜ 呼吸功能障碍

呼吸功能障碍是脊髓损伤的早期并发症，常见于颈脊髓损伤患者，如果损伤在 C_1～C_2 节段，可在损伤当时死亡，C_3～C_4 水平损伤，也因膈肌和肋间肌全部麻痹，发生急性呼吸功能衰竭，也可能在早期死亡。呼吸系统并发症是脊髓损伤急性期发病和死亡的主要原因，发病率为36%～83%。大约2/3的急性脊髓损伤患者会出现肺不张、肺炎和呼吸衰竭等并发症，这需要机械通气。

一、呼吸功能障碍的病因

正常解剖生理状态下，脑干和延髓内网状结构的呼吸中枢调节呼吸节律及深度，再通过脊髓腹外侧的网状脊髓束及脊髓前角细胞支配呼吸肌，并引起呼吸运动。

（1）颈脊髓损伤后，位于脑干、延髓网状结构的呼吸中枢向下传导束丧失功能，呼吸的自动节律和深度因不能控制而出现呼吸障碍。

（2）$C_3 \sim C_5$（主要 C_4）组成支配膈肌的膈神经丧失功能，膈肌的运动受限，即使 $C_4 \sim C_5$ 以下的节段损伤，由于颈髓受损伤而出血、水肿和髓内压力升高，也会波及膈神经发出部位的神经细胞使传导功能丧失，引起呼吸障碍。

（3）自主神经系统紊乱，副交感神经功能活跃，导致气管、支气管内壁分泌物增多，肺内血管扩张、充血和支气管平滑肌收缩，使呼吸的通气功能减弱，增加了呼吸功能的障碍。

（4）患者的体位不妥，咽喉内的黏液难以排出，被吸入气管和支气管后可引起感染。

二、呼吸功能障碍的处理

呼吸功能障碍的处理以改善呼吸道的通畅、排出分泌物和防止吸入肺内为主要目标。监测急性脊髓损伤患者膈肌功能的目的是帮助决定如何管理呼吸道。

（一）人工呼吸和机械呼吸

预测是否需要插管的两个最重要的标志是损伤程度和 ASIA 残损分级。C_5 以上完全损伤患者100%需要插管；对于不完全或较低损伤节段的患者，可以进行保守治疗，但在这些情况下，应严格监测肺功能。肺活量降低到 15 mL/kg

以下，最大吸气压力低于 $-20~\mathrm{cm~H_2O}$，以及 PCO_2 增加是插管需要的标志物。

气管切开后，经常吸引呼吸道的分泌物以保持通畅，还可以间断或持续给氧；对气管切开建立人工气道后，经吸痰、给氧、抗炎等措施，血气结果和临床症状仍不能改善者应及时使用机械通气，这是防止急性呼吸衰竭和呼吸心搏骤停的重要措施。在使用自动呼吸机时，应该保持呼吸道的湿度和温度，注意水、电解质平衡等。患者脱离呼吸机后，可适量应用无创呼吸机，防止拔管后失败，减少再插管相关的并发症。

近年来，超声作为一种无创、床边评估膈肌功能的方法越来越受到关注。Vivier 等人发现在无创通气过程中，用超声波测量的膈肌厚度与呼吸功之间的关系充分相关。Kim 等人最近的研究表明，M 型超声诊断的膈肌功能障碍可预测脱机失败。然而，膈肌超声在急性脊髓损伤患者中的应用还没有前瞻性的研究。

（二）呼吸电刺激

膈神经或膈肌起搏器是20世纪70年代由 Glenn 等人开始使用，是呼吸支持的一种形式，可用于脊髓损伤患者脱离容量式呼吸器，替代长期呼吸，从而提高他们的生活质量。膈神经电刺激包括通过直接电刺激颈、胸膈神经来触发膈肌收缩。电刺激的候选者包括 C_4 以上脊髓损伤、有功能性膈神经和膈肌、无严重呼吸道疾病或肺实质的患者。膈神经或膈肌起搏器可显著提高患者的呼吸功能和生活质量，但目前应用不多。

（三）定时翻身

每2～3小时排痰一次，鼓励患者做深呼吸运动和咳痰动作。

（四）适当应用祛痰药物并抗感染治疗

呼吸功能障碍常伴发肺部感染。主要感染形式：①上呼吸道感染，体温调节功能差，抵抗能力低下，在冬季或变化多端的季节里，患者很容易发生上呼吸道感染；②吸入性肺炎，上呼吸道感染分泌物逆行而上可致阻塞支气管发生炎症。

肺部感染的治疗与肺功能障碍大致相似，清除呼吸道过多的分泌物，保持呼吸道通畅，也可使用相应的抗菌药物。给药时宜静脉点滴，也可以经气管直接滴入。抗菌药物早期依据经验使用，期间定期查痰液细菌药物敏感试验，依据药敏结果调整抗生素方案。

（冯世庆　胡笑）

 # 第五节 | 压疮

压疮曾称褥疮，是截瘫患者最常见的并发症，在任何时期都可以发生。多在受压部位或骨突起处，如骶部、背部、足根部和大粗隆等。面积较大、坏死较深的压疮，可使患者丢失大量蛋白质，造成营养不良、贫血及低蛋白血症。压疮在坏死的基础上继发感染，可致高烧、食欲不振、毒血症，从而进一步加重上述病理生理变化。

一、压疮发生的原因

（1）损伤以下部位感觉消失：缺乏对损害刺激的保护性反应。

（2）自身重量压迫：持续挤压皮肤 4 ~ 5 小时即可发生。受压部位皮肤和皮下组织缺血坏死。

（3）排泄物的浸渍和摩擦：如粪、尿和汗等，易使皮肤糜烂破溃。

（4）创伤或烫伤：在麻痹的部位皮肤损伤中，热水袋烫伤十分常见。组织营养差，愈合能力低下，容易向深部扩散。

二、压疮的病理过程

Ⅰ期（炎症浸润期）：创面及其周围组织炎症浸润明显，有扩散趋势。

Ⅱ期（化脓坏死期）：感染化脓，分泌物较多，皮下、肌肉或韧带出现坏死征象，大部分患者有明显全身中毒症状。

Ⅲ期（疮腔形成期）：坏死组织逐渐清除，分泌物减少，炎症已控制，露出肉芽组织，有时因皮肤及肉芽组织生长速度不一致，可形成瘘管或潜腔。

Ⅳ期（好转愈合期）：炎症吸收、肉芽疮面新鲜，疮孔逐渐缩小、消失，疮面形成瘢痕而愈合。

三、压疮的分度

压疮可分为五度，也有学者将Ⅳ、Ⅴ度统称为Ⅳ度。

Ⅰ度：局部皮肤发红、肿胀、发硬，创面周围组织有炎性表现。

Ⅱ度：皮肤红肿，皮下有渗出，可有水泡形成或破溃流水。

Ⅲ度：皮肤硬或发黑，并坏死结痂，有溃疡形成，筋膜、肌肉和肌腱外露，炎性外观明显，并有组织坏死。

Ⅳ度：皮肤坏死组织较深，穿透深筋膜，脱落后，溃疡深达肌层或韧带。

Ⅴ度：坏死深达骨骼，有时深入关节形成无效腔。骨质破坏引起化脓性骨髓炎、关节炎。

有一种压疮由于长期压迫，在某些骨性突起处，如坐骨结节、大转子部位，皮下脂肪有缺血坏死，皮肤虽未破溃，或仅有一个较大较深的囊性无效腔，充满坏死碎片，周围有反应性纤维化增厚囊壁。由于窗口小而腔大，引流不畅，可称为闭合性压疮。引流不畅，会很快侵犯深部骨质，引起广泛骨膜炎或骨髓炎，可伴有全身感染或中毒症状。这种压疮就其范围而言与Ⅳ、Ⅴ度压疮相当，不易引起察觉。

四、压疮的治疗

压疮治疗的主要原则：①解除压迫，如翻身、气垫、水浴等；②清创及清洁伤口，一般采用盐水纱布即可，必要时采取手术努力闭合切口；③促进创面愈合，如输血、电解质调整、抗生素及全身支持治疗等。

去除压迫因素，清洁创面，更换敷料对于Ⅰ～Ⅱ度可治愈，但较广泛的创面愈合后，日久可形成薄的瘢痕，容易摩擦损伤。对创面出血者可收敛止血、破血行淤、消肿止痛等，创面水肿者可用高渗盐水。

创面有腐烂、坏死组织，根据情况亦可外敷去腐生肌散1号、2号、3号或4号，以清除坏死组织，促进肉芽生长。有脓性分泌物可用过氧化氢溶液冲洗，绿脓杆菌可用4%～5%磺胺米隆纱条。若溃疡面表浅，或创面清洁，可用生肌散或生肌橡皮膏；肉芽新鲜者，则敷糖素粉（葡萄糖粉：小檗碱：维生素C＝2:1:1）

如果压疮大并为Ⅱ～Ⅳ度者，要先提高机体营养状态，补充蛋白质，纠正水、电解质平衡紊乱。

对干性坏死创面，痂面平整，低于表皮，呈黑色或暗红色，不可误认为痂皮，应分批剪去坏死组织，如此才能长出肉芽组织。对伴有无效腔的压疮必须做好充分引流。对面积较小但伤口较深的压疮，在感染已控制后，根据创面部位、深度和炎症情况进行创面切除，皮瓣或肌皮瓣移植，以消灭创面。

对闭合性压疮，应彻底切除坏死组织，包括囊腔及其周围硬化囊壁。修平骨性突起，肌肉瓣填充无效腔，局部皮瓣转移，将伤口闭合。

（邵将）

第六节 | 脊髓损伤后疼痛

脊髓损伤后疼痛是指损伤平面的神经根和脊髓本身部分改变，导致临床上剧烈疼痛，其疼痛性质可为钝性痛、针刺样痛、抽搐痛、灼性痛和幻觉痛。疼痛可突然发作，阵发性加重也有呈持续性发作。疼痛可位于脊柱损伤处，可因神经根损伤引起，也可为损伤平面以下引起。慢性疼痛是脊髓损伤后常见的继发性并发症，被认为是导致生活质量低下、抑郁和睡眠障碍的最令人痛苦和衰弱的疾病之一。有研究表明，脊髓损伤后神经病理性疼痛患病率达53%，在四肢瘫的老年患者中更为多见。

一、疼痛原因

造成脊髓损伤后疼痛的确切机制不甚清楚，至今认为大致有以下几种。

（1）脊椎或椎间盘损伤：使临近节段的神经根受到挤压、刺激或撕裂伤。有时骨折片或椎间盘碎片进入椎管，在颈髓及上、中段胸髓常可累及1～4个神经根，但在下段胸脊髓、腰脊髓、骶脊髓损伤则可同时累及很多神经根，以致患者腰部及下肢有广泛疼痛区。患者常依赖麻醉药以求缓解，甚至应用麻醉药也不能缓解。

（2）损伤的局部出血：水肿并引起相应节段的粘连性蛛网膜炎，此类疼痛可反射至所支配的皮节处，在正常感觉与麻痹的过渡区，常有过敏带。

（3）损伤的脊髓形成瘢痕：造成感觉神经纤维的压迫，导致刺痛或灼性神经痛，还可伴有异常感觉。

（4）脊椎骨关节、肌肉和韧带损伤：后期形成结构不稳定状态持续，运动时必然引起肿痛，损伤的关节可发生创伤性关节炎等也是造成疼痛的原因。对这种疼痛，一般经过脊柱融合术后多能停止。

（5）其他：在脊髓损伤平面以下，也可以出现各种疼痛，常找不出原因，多与患者情绪、天气变化、吸烟等有关，患者有时出现四肢痛或特殊感觉，这种情况可能与存留的交感神经有关。

二、疼痛的治疗

（一）轻度疼痛

服用止痛药物对症治疗，常可收到良好效果。抗癫痫药物，如普瑞巴林和加巴喷丁胶囊可以减轻烧灼痛，有一定的治疗效果，也可长期服用。非甾体抗炎药是目前常用的消炎止痛药物，可抑制PG合成是药理作用的主要机制。对情绪低落的患者，适当应用镇静药物或者三环类抗抑郁药可明显减轻患者疼痛。对关节突创伤性关节炎者，可进行局部皮质类固醇封闭。对疼痛难以忍耐者，可通过椎管内注入麻醉药行硬膜外阻滞麻醉。

（二）手术治疗

频繁发作且影响生活的顽固性剧烈疼痛，则应手术治疗。手术前应做进一步检查，如CT扫描，MRI成像或脊髓，以确定压迫部位和压迫方向。

（1）减压术：对用脊髓造影，发现神经根受到破裂的椎间盘或骨折碎片压迫。椎板切除减压或椎间盘摘除术合并融合多能解决问题，有时可同时选择性切除引起疼痛的少数神经后根。合并有明显颈椎不稳或小关节突关节创伤性关节炎者应予以手术融合。

（2）脊髓切断术：一种将脊髓全部切断、以中断疼觉传导纤维结构的手术，具有重大的破坏性。手术前必须认真研究，并取得患者的同意。

（3）脊髓前方切断术：旨在部分切断感觉传导纤维，以减轻疼痛。

（4）后根切断术：手术时必须准确确定引起疼痛的神经根，再加以切断，有时需切断数根神经根。马尾神经根损伤时，由于不少神经根尚具有部分功能，因此，在切除时应特别慎重。

（5）神经根粘连松解术：尤其马尾神经根损伤后，常有局部粘连。有时马尾损伤的神经根与未损伤的神经粘连成束状，团块状交结在一起，有时合并硬膜损伤者，马尾神经根散在瘢痕之中。采用分离松解术，可能使部分病例疼痛获得缓解。

此外，尚有学者报道，采用后柱刺激器埋入术也取得了一定效果。经颅电刺激（transcranial electrical stimulation，TES）和TMS已经证明改善脊髓损伤后疼痛。也有学者通过虚拟现实（virtual reality，VR）技术对脊髓损伤后病理性疼痛进行干预治疗，让患者恢复对身体的控制，起到一定的治疗效果。

（邵将）

第七节 | 异位骨化

脊髓损伤后，在损伤平面以下大关节周围（髋、膝、肩、肘等）骨化组织形成，这种骨化物多位于肌纤维及其他结缔组织中。在组织学上，它不同于一般软组织钙化，常表现为松质骨，也可具有骨髓和皮质骨。异位骨化发生率约占脊髓损伤患者的 5%。

一、病理过程及临床表现

(一) 早期

关节周围肿胀，关节活动受限，血液中的 ALP 升高。X 线片无特殊表现或少有骨化阴影。采用锝^{99}骨扫描有很大帮助。但当发展至骨成熟阶段，骨扫描呈阴性，ALP 亦趋于正常。

(二) 后期

关节周围有骨性突起并可触及，关节活动障碍，受限程度与骨化物发生部位有关。X 线片清楚显示骨化部位的大小和范围。

有学者将异位骨化分为四个阶段。

第一期：X 线片阴性，但有肿胀，ALP 升高。

第二期：X 线片可显示，亦有肿胀，ALP 仍升高。

第三期：X 线片阳性，ALP 偏高。

第四期：仅 X 线片阳性。

这种分类更有利于异位骨化的早期诊断，并在发展至骨性强直前能获得治疗。

二、治疗

异位骨化的发生常给关节功能恢复和重建带来严重影响。

(一) 非手术治疗

早期或异位骨化较轻者，被动活动肢体和关节、按摩及理疗往往可以取得满意的效果。

(二) 手术治疗

严重影响关节功能、功能重建的异位骨化，应采取手术治疗。但手术可并发感染及出血，丧失神经支配区域的伤口不易愈合。经术后长时间随访发现，已恢复的关节功能又会有部分丧失。因此，在决定采取手术治疗时需要对患者术前神经功能进行综合评估。

术后应注意事项：①给予吲哚美辛每天 100 mg，口服 1 个月；②术后 96 小时内髋部接受 1 000 cGy 剂量的射线照射；③术后尚应注意给予抗生素和抗凝治疗。

（邵将）

第八节 | 创伤后脊柱畸形

脊柱创伤或手术后，往往会出现脊柱畸形，有时会出现疼痛等症状，严重影响患者生活。

一、发生机制与临床表现

在正常生长发育成熟后，正常人的脊柱应呈 S 形弯曲，冠状面呈一直线。创伤后往往由于压缩性骨折、骨折脱位或脊柱手术后未能恢复脊柱生理弧度，有的甚至出现反曲，导致出现脊柱外观畸形，而长期卧床休息，往往会导致骨质疏松，更加重畸形的发生。创伤后使得背柱呈侧弯、旋转或鹅颈畸形等各种不同的表现。许多患者由于畸形导致局部软组织劳损、小关节创伤性关节炎等，同时伴有局部疼痛，以及严重畸形导致脊髓受压迫而出现神经功能障碍等。畸形本身除影响外观或工作性质外，往往无太多的临床表现。但由于脊柱脊髓损伤多因遭受暴力较严重，合并某种损伤，因此切不可因畸形而忽视了其他损伤。

二、畸形的处理

如果患者单纯表现为脊柱畸形，局部伴有疼痛，可向患者解释清楚，给予热敷、止痛药物、局部封闭等对症处理。伴有骨质疏松患者，应注意提高骨质量，可给予抗骨质疏松药物以免畸形加重，甚至影响到椎管内容物，出现神经功能障碍。对于非四肢瘫患者，应尽早鼓励患者在支架、轮椅等帮助下进行适当活动。

对畸形不宜作特殊处理。尤其对脊柱创伤后时间较长，脊髓已经适应新的行径时，更应慎重，随意采用暴力矫正或手术矫形，反而会造成或加重脊髓损伤。对于畸形不断加重的患者，出现脊髓或神经根压迫者，则应视情况给以支架维持，必要时行脊椎融合、内固定技术矫形等术式进行矫正。

对伴有其他损伤状况者，如单侧小关节交锁等，可视在做其他损伤的治疗时，不影响脊髓神经功能状况下，同时做矫形手术。

（钱列）

第九节 | 自主神经过反射

自主神经过反射指交感神经过度活动所引起的综合征。在 T_6 以上的高位脊髓损伤患者

中时有发生，其主要临床表现为血压升高、出汗、头痛及沉重感、面色潮红、皮疹等。严重

时患者血压急剧升高，可达 (187.5 ～ 225)/ (112.5 ～ 135) mmHg，可致蛛网膜下隙出血、脑卒中而死亡。自主神经过反射发生的诱因主要为损伤平面以下的异常刺激，如膀胱过度充盈、腹腔内压增高、便秘、胃肠道扩张、泌尿系统感染、刺激肛门或尿道及阴道检查等。

一、自主神经过反射的预防

自主神经过反射预防的关键是康复护理。主要应做到三点：①急性期开始管理排尿，尽早实现间歇性导尿，指导患者及家属进行膀胱功能训练，以减少自主神经过反射的诱因；②早期行胃肠道功能训练，使患者形成定期排便习惯，嘱咐患者多吃水果、粗纤维食品及易消化的食物，防止便秘发生；③耐心引导、鼓励、帮助和训练患者，使患者部分或全部自理，利于患者尽早适应新生活，利于患者出院返回社区后，能及时预防和处理自主神经过反射的发生。

二、自主神经过反射的处理

在自主神经过反射发生时，应立即采取必要的护理措施。首先，改变患者体位，抬高床头，条件允许时可采取坐位，减少颅内出血，促进静脉回流。其次，去除诱因，如果存在膀胱充盈过度可施行导尿术；如因插放导尿管所引起，应注意轻柔操作，必要时可使用含黏膜麻醉剂的润滑止痛胶；如因直肠内粪便刺激所致应注意清除粪便，必要时使用利多卡因软膏或利多卡因 2 mL 加入 20 mL 液状石蜡和 0.9% 生理盐水 30 mL 混合后灌肠；如因阴道、肛门检查刺激所致，应立即停止操作，可给予硝苯地平 10 mg 舌下含服，缓解外周血管痉挛，降低外周血管阻力。同时，应密切监测生命体征。若含服硝苯地平 10 分钟后仍不缓解者，可再次给药。使用硝苯地平时还应防止低血压的发生。值得注意的是，一旦患者出现一次自主神经过反射发作，即应考虑是否有反复发作的可能。因此，护理人员应在患者床头放置资料卡，以提醒有关医务人员注意。注意安慰患者不要紧张并应保持环境安静。

（钱列）

第十节 | 性功能障碍

脊髓损伤患者受伤后，由于心理作用、创伤、疼痛等都可引起性功能障碍，影响患者的生活质量。腰骶髓和马尾神经损伤对性功能有很大影响，就阴茎勃起功能而言，损伤平面越低，勃起能力越差。在脊髓圆锥和马尾神经损伤时，性功能障碍尤其严重。关于这方面研究，国外报道较多，国内近年来报告也逐年增多。

一、男性性生理的解剖学基础

男性性生理反射是由中枢和周围神经调节控制全身系统有节奏的、协调一致的生理反应过程。这种复杂生理反应活动，依赖于正常神经、泌尿生殖、内分泌和血管系统等实现，同时与精神状况有密切关系。阴茎的勃起既可以由大脑皮质的刺激而引起，也可由阴茎的局部有效刺激而产生。大脑皮质中枢兴奋，通过胸腰段脊髓（$T_{12} \sim L_1$）勃起中枢由交感神经传出，也可以通过骶段脊髓（$S_2 \sim S_4$）勃起中枢由副交感神经传出并支配勃起组织。局部刺激勃起（即反射性勃起）则来自生殖器的外感受器及连接直肠和膀胱外感受器的刺激，通过阴部神经传入，经骶部副交感神经传出，支配勃起组织。两者协同作用而发生勃起。

人体内外的各种刺激比如精神的作用，视、听、触、嗅、味觉的刺激，以及想象、回忆、内生殖器的炎症、充血的刺激，都可以引起性的兴奋，产生冲动至大脑皮质的边缘系统、海马回等，再由此下行经丘脑下部至脊髓的交感与副交感中枢。脊髓性功能中枢与排尿中枢一致，有两个：一个位于胸腰段脊髓（$T_{12} \sim L_1$），属于交感神经；另一个位于骶脊髓（$S_2 \sim S_4$），属于副交感神经。

副交感神经从骶脊髓（$S_2 \sim S_4$）离开脊髓前根经过盆腔神经支配阴茎；而交感神经纤维从胸腰段脊髓经腹下神经丛支配阴茎。阴部神经属于体神经，起自脊髓（$S_2 \sim S_4$）；阴茎背神经支配球海绵体肌、坐骨海绵体肌、阴茎海绵体、尿道海绵体及尿道并延伸支配龟头、包皮等，阴茎有丰富的感受器，通过阴部神经将冲动传至骶脊髓，与副交感传出神经联合引起勃起。

二、脊髓损伤后性功能障碍

完整的解剖生理是性功能的基础条件。骶髓损伤后，包括全部反射在内的脊髓功能消失，阴茎就不能勃起。但如果发生在骶髓节段以上的脊髓，早期处于休克阶段，脊髓休克过后还有可能出现阴茎勃起。这种只失去大脑皮质中枢控制，也可能通过未遭破坏骶脊髓中枢出现阴茎异常勃起。近年来，Kreyter 等多位作者研究认为，脊髓损伤患者存在一定性功能，大部分患者尽管不如伤前，但 70% 的患者感到性生活满意。有些患者性功能障碍是由骶髓损伤所致，但大多与精神状态有关。信心不足是导致阳痿、射精无能、异常勃起或性冷淡的主要原因。因此，脊髓损伤患者有足够的性生活信心，是治疗的关键之一。适当应用壮肾阳药物、针灸治疗等也可提高患者性生活质量。阴茎海绵体内注射 PGEI 治疗阴茎勃起困难，效果满意。日本 Momose 等采用 Seager 肛门电极进行电刺激治疗射精障碍成功率达到 91.5%。此外尚有阴茎振荡刺激诱发射精等。因为所有外生殖器的各解剖部位的感受器所传导的冲动一切线路均告消失，不具备接受任何刺激和对刺激的传导，故对于腰骶部的损伤引起的性功能障碍则难以达到满意效果。

女性脊髓损伤对性功能也有影响。完全或不完全的脊髓损伤，损伤水平高或低，对性功能的质量均有明显影响，但对其月经周期、妊娠和分娩影响较小，只是分娩无痛且无前兆。

（钱列）

第十一节 ┃ 其他并发症

一、急腹症

脊髓损伤患者可在受伤当时可合并腹腔内空腔脏器多发性穿孔、腹腔内及腹后壁实质脏器的破裂及腹后壁血肿等，常给诊断带来很大困难。由于遭受的暴力较大，以及脊髓损伤后常规应用激素以保护脊髓功能，体温调节障碍导致高热等，都可导致患者出现应急性溃疡，出现难治性的胃出血，严重者可直接危及患者生命。由于患者损伤平面以下发生截瘫，可出现自主神经功能失调，如出现高血压，面部和上肢出汗；颈脊髓损伤患者可出现心动过速；上段胸脊髓损伤患者可出现心动过缓，这些患者腹肌可比较松弛，使疼痛不典型。又因这些患者可能原来就已存在肠麻痹、泌尿系统感染或梗阻，以及继发于节段性脊髓损伤的神经根性疼痛，因此，其临床表现可非常不典型，并给人以错觉。

因此，出现下列情况者，应引起注意：①脉率增加；②四肢瘫痪者出现肩痛；③腹膜刺激症状；④自主神经功能失调；⑤体温上升，经对症处理不能好转者；⑥恶心及肠胃道症状；⑦肌肉痉挛出现变化；⑧相应皮节出现牵扯性疼痛；⑨上运动神经元膀胱痉挛；⑩不明原因的黑便。早期腹部 X 线检查、血象检查及尿、粪便检查等均有助于诊断。必要时应进行剖腹探察。

二、低钠血症

脊髓损伤早期较常见的并发症，发生率

在 13% ～ 19%。原因主要是脊髓损伤后，感觉传导通路被中断，调节肾功能的特殊通道被阻断，会持续地抑制抗利尿激素（antidiuretic hormone，ADH）的分泌而引起多尿。在损伤早期又使用大量的脱水利尿剂会增加水和电解质的排出（主要是 Na$^+$），为维持水、电解质的平衡，又往往因尿量的增加补充液量，使血液稀释，引起低钠。另外，由于体液量增大，使尿中 Na$^+$ 持续排出，患者早期不能进食，静脉补充 Na$^+$ 不足等综合因素均可引起低钠血症。

针对脊髓损伤后低钠血症，Kriz 等通过回顾性研究，为脊髓损伤后急性期低钠血症患者的稀释型和耗尽型提供一个新的模型，并确定导致这些患者低钠血症的可能病因。Na$^+$ 和 Cl$^-$ 的耗尽导致 Na$^+$ 与 Cl$^-$ 比值显著增加，Na$^+$-Cl$^-$ 值保持不变。用水稀释后，Na$^+$-Cl$^-$ 减少，Na$^+$/Cl$^-$ 保持不变。因此，脊髓损伤患者血清 Na$^+$-Cl$^-$ 和 Na$^+$/Cl$^-$ 检测有助于判断低钠血症是否符合 NaCl 稀释模型或 NaCl 耗竭模型。这为临床上如何补液提供了参考。

三、膀胱结石

脊髓损伤患者常伴有膀胱结石。卧床、尿路感染、尿潴留及持续性导尿管导尿均可能引起结石的原因。尿液成分的改变，尿钙增多，尿镁减少，尿钠、钾明显减少，都可能是引起膀胱结石的原因。改善患者的排尿功能是预防结石的关键，适时地酸化尿液，冲洗膀胱，间歇性导尿术都有作用。膀胱结石影响患者排尿过程者，应考虑取石。

四、深静脉血栓

脊髓损伤后截瘫患肢因血流缓慢及局部黏稠度增加可造成肢体或深静脉血栓形成（deep venous thrombosis，DVT），出现静脉回流阻塞。侧支循环丰富者症状较轻。患肢可出现相应肢体肿胀，皮肤溃疡，严重者出现肢体坏疽。早期被动活动瘫痪肢体、热敷、改善局部血循环可预防血栓的形成。侧支循环不佳已形成完全阻塞者，应考虑手术摘除。对发生肢体坏疽者，应进行截肢手术。

对于脊柱脊髓损伤患者，如果没有预防深静脉血栓形成，深静脉血栓形成的发生概率及复发率将很高，多次复发不仅增加医疗成本，而且严重影响患者生活质量。根据患者的危险因素和血栓形成的时机，血栓预防应贯穿于整个住院期间，直至患者能完全自主活动为止，而对于截瘫患者则需要延长预防抗凝时间。

Piemnceschi 等对 94 例脊髓损伤患者的回顾性研究指出，尽管规律采取预防措施，脊髓损伤患者仍然存在很高的静脉血栓栓塞症（venous thromboembolism，VTE）风险，大部分的血栓事件都发生在损伤后最初的 3 个月内。因此，对于没有特殊危险因素的脊髓损伤患者，推荐使用抗凝药物预防 DVT 的时间为 8 ～ 12 周。

五、脊膜脊髓炎

脊膜脊髓炎仅见于开放性脊髓损伤患者，经伤口进入椎管的感染能引起硬脊膜的化脓性炎症，继而使脊髓受累。早期彻底清创及大量抗生素控制感染，并给予破伤风抗毒血清预防注射，可以降低该并发症的严重程度。否则患者可出现早期死亡，或形成脊髓粘连，造成严重的脊髓压迫。

（钱列）

• 参考文献

BURKE D, FULLEN B M, STOKES D, et al., 2017. Neuropathic pain prevalence following spinal cord injury: A systematic review and meta-analysis[J]. Eur J Pain, 21(1): 29-44

DENG Y, DONG Y, LIU Y, et al., 2018. A systematic review of clinical studies on electrical stimulation therapy for patients with neurogenic bowel dysfunction after spinal cord injury[J]. Medicine(Baltimore), 97(41): e12778.

GIORGI PIERFRANCESCHI M, DONADINI M P, DENTALI F, et al., 2013. The short- and long-term risk of venous thromboembolism in patients with acute spinal cord injury: a prospective cohort study[J]. Thromb Haemost, 109(1): 34-38.

GUNGOR B, ADIGUZEL E, GURSEL I, et al., 2016. Intestinal microbiota in patients with spinal cord injury[J]. PLoS One, 11(1): e0145878.

HATCH M N, CUSHING T R, CARLSON G D, et al., 2018. Neuropathic pain and SCI: Identification and treatment strategies in the 21st century[J]. J Neurol Sci, 384: 75-83.

HU H Z, GRANGER N, JEFFERY N D, 2016. Pathophysiology, clinical importance, and management of neurogenic lower urinary tract dysfunction caused by suprasacral spinal cord injury[J]. J Vet Intern Med, 30(5): 1575-1588.

KIM W Y, SUH H J, HONG S-B, et al., 2011. Diaphragm dysfunction assessed by ultrasonography: influence on weaning from mechanical ventilation[J]. Crit Care Med, 39(12): 2627–2630.

KRIZ J, SCHUCK O, HORACKOVA M, 2015. Hyponatremia in spinal cord injury patients: new insight into differentiating between the dilution and depletion forms[J]. Spinal Cord, 53(4): 291-296.

POZEG P, PALLUEL E, RONCHI R, et al., 2017. Virtual reality improves embodiment and neuropathic pain caused by spinal cord injury[J]. Neurology, 89(18): 1894-1903.

VIVIER E, MEKONTSO DESSAP A, DIMASSI S, et al., 2012. Diaphragm ultrasonography to estimate the work of breathing during non-invasive ventilation[J].Intensive Care Med, 38(5): 796-803.

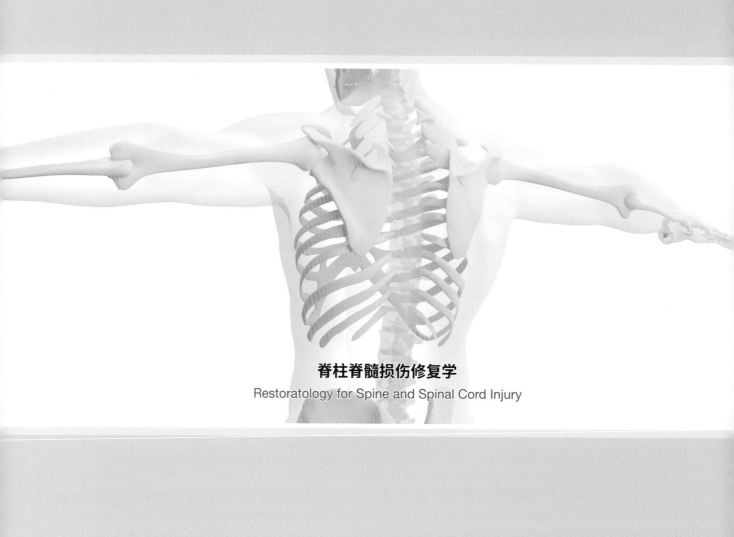

脊柱脊髓损伤修复学
Restoratology for Spine and Spinal Cord Injury

第十四章

脊柱脊髓损伤的护理

脊柱骨折比较常见，多为因间接暴力或直接暴力而引起，其中以胸腰段骨折最多见。脊柱骨折可以并发脊髓或马尾神经损伤，因损伤水平、程度不同而出现相应的受损平面以下运动、感觉功能障碍，能严重致残甚至危及生命。脊柱脊髓损伤病情变化快，并发症多，手术风险大，因此，护理是脊柱脊髓损伤综合治疗策略的重要组成部分，对有效控制并发症、促进康复、改善预后、提高生活质量、回归家庭和社会起到至关重要的作用。

第一节 ｜ 专科护理

一、病室环境

病室布局合理，有完善的设施和温馨提示，床单位清洁、干燥、平整、舒适；适宜的温湿度，保持病室干净、整洁、有序、安静、安全，构建温馨的病室环境，更好地促进患者康复。

二、入院宣教

患者入院后，责任护士及时向患者及家属做好入院宣教。充分评估患者需求，进行针对性和个体化入院宣教。语言通俗易懂，准确，完整，可以减轻患者焦虑，尽快帮助患者熟悉和适应环境，以稳定的情绪配合治疗。向患者及家属详细介绍以下内容。

（1）主管医师、责任护士。

（2）病房环境、设施。

（3）医护工作程序、工作内容。

（4）住院注意事项、标本留取方法、呼叫器的具体位置及使用方法等。

（5）病房相关规章制度，如作息时间、探视制度、安全教育等。

（6）宣教疾病知识，告知患者的权利及义务等。

三、护理评估

脊柱脊髓损伤患者入院后，应通过病史采集、细致、敏锐、全面地观察病情，进行生命体征评估、风险评估等，完善各项检查，对患者进行综合护理评估，优化可控因素，采取有效措施，以减少并发症的发生。

（1）呼吸道（airway）、呼吸（breathing）、循环（circulation）和脊柱脊髓（spine）（ABCS）评估，初步判断患者的危重等级。观察呼吸道是否通畅、呼吸状况、循环状况、脊柱脊髓损伤严重度等。

（2）了解致伤因素、受伤时间、暴力损伤部位，以及治疗的经过和效果等。在生命体征稳定的前提下，进行全面的体格检查及神经系统检查。

（3）生活及自理程度评估、营养状况评估、疼痛强度评估、焦虑抑郁评估、跌倒风险评估、压疮风险评估等。

（4）了解既往史，并发症危险因素评估，如有无合并高血压病、糖尿病、营养不良等。

（5）了解有无不良生活习性，如是否长期吸烟、饮酒等。

（6）了解用药史，是否有皮质激素类药物、抗凝药物、免疫抑制剂等药物使用史。

四、体位护理

脊柱为人体躯干的中轴，保护脊髓神经，躯体活动可引起脊柱的活动。脊柱骨折患者由于脊柱稳定性差，不正确的体位改变可导致继续损伤的危险。

（1）体位：应平卧于硬板床，保持患者脊柱正常生理曲线。颈椎损伤应保持头颈中立，头、枕、颈部垫棉垫以保证颈部的稳定，必要时颈围制动。胸腰脊柱损伤，平仰卧位，在病情允许的基础上，可在腰下垫 5 cm 以下的薄枕，使患者更为舒适。四肢应放于功能位，以利功能恢复。

（2）翻身：脊柱骨折患者由于活动受限加之疼痛，不便变换体位，长期卧床易发生压疮等并发症。护士需协助患者采用轴线翻身，防止脊柱前屈或扭曲，维持脊柱的正确生理曲度。翻身后，应使用辅助用具（体位垫）支撑体位保持稳定，确保肢体和关节处于功能位，使患者舒适。

五、心理护理

脊柱脊髓损伤患者大多数是因为意外事故负伤，如交通事故、高空跌落等原因，可伴有神经损伤，脊髓损伤，受损平面下的感觉、运动功能障碍及大小便失禁等症状，严重影响生活质量和生命安全。患者由于受到创伤、疼痛、功能障碍等影响，易出现焦虑、抑郁、紧张、恐惧、悲观、消极等不良情绪。不良的心理状态会影响患者的睡眠和食欲，降低机体免疫功能，影响治疗效果和恢复。为了能使患者处于最佳心理状态接受治疗，心理护理十分重要。

（1）建立良好的护患关系：热情关心患者，加强与患者的沟通交流，耐心、仔细倾听患者的诉求，从各方面给予关怀、支持、同情和帮助，以娴熟的技术获得患者的信赖，改变患者的心理状态。

（2）认知干预：应加强疾病知识宣教。帮助患者正确认识疾病，了解疾病及手术相关知识，积极配合治疗和护理。

（3）心理支持和疏导：简单依靠药物并不能完全解除患者的疑虑，要对患者进行安慰和鼓励，指导和帮助，充分发挥患者主观能动性，建立生活的信心和面对现实生活的勇气，积极配合各项治疗、护理工作。

六、饮食护理

脊柱脊髓损伤患者常会出现胃肠功能异常，早期可因椎体受伤引起后腹膜血肿，刺激交感神经所致。晚期可因交感神经麻痹，引起肠蠕动功能减退，导致腹胀、便秘。应指导患者食用富含营养、易消化、富含粗纤维的食物，适当增加新鲜蔬菜、水果及水的摄入，保持肠道通畅。

七、正确使用便盆

卧床休息是脊柱骨折治疗手段之一，可以减轻疼痛，稳定骨折。脊柱骨折患者在卧床期间，应避免抬臀使用便盆引起胸腰段的脊柱向前屈曲，最好采取不用翻身就可使用便盆的方法。在使用便盆过程中应注意安全，防止便盆刮伤患者皮肤，保证患者皮肤的完整性。

八、疼痛护理

脊柱脊髓损伤患者因骨骼肌肉系统、神经系统的损伤而引起急、慢性疼痛，疼痛程度因损伤程度和个体感受的差异而影响。疼痛按照其病理机制可分为伤害感受性疼痛和神经病理性疼痛，无论哪种疼痛，对患者生理和心理都会产生巨大的影响，不仅会引起患者的不良情绪，也会严重影响患者的康复和生活质量。

疼痛是脊柱脊髓损伤患者的重要主诉之一，护士应做好疼痛护理管理，降低患者的感觉、情感、认知和社会维度的痛苦体验。作好疼痛护理评估，准确评估患者疼痛程度、性质、强度、部位、持续时间、加重和缓解因素等，常用疼痛评估的量化工具包括数字评价量表（numerical rating scale，NRS）、视觉模拟评分量表（visual analogue scale，VAS），以及针对有沟通困难的老人和儿童使用的面部疼痛表情量表，也可以直接通过语言评价量表（verbal description scale，VDS）直接对疼痛程度进行分级。根据患者病情，动态评估疼痛程度，及早个体化，提倡多模式镇痛和预防性镇痛，即多种作用靶点的药物联合应用，多种镇痛途径联合应用，以达到单种药物最小剂量使用的目的。护士要密切观察药物疗效和不良反应，及时配合医生调整镇痛方案。

为患者创造轻松、舒适、安静的环境，护士应作好患者和家属的疼痛健康教育，讲解镇痛治疗的相关知识，加强与患者和家属沟通交流，关心、鼓励患者，给予患者情感上的支持，减轻或消除不良情绪的影响。指导患者进行深呼吸、听音乐等放松训练，分散其注意力，从而减轻疼痛。

（第荣静　许方蕾）

 # 第二节 | 手术前后的护理

脊柱脊髓损伤手术难度大，风险高，术中易发生各种意外，患者卧床时间长，因此，重视手术前后的护理是非常重要的。在手术前对患者进行细致的准备工作，并在手术后给予妥善的护理，可减少术后并发症，加速患者康复。

一、手术前护理

（一）心理护理

向患者介绍术前准备和简单介绍手术过程、术后体位、饮食、注意事项等。增加患者的安全感，帮助解除其顾虑，建立治疗信心。良好的术前宣教可以取得患者的积极配合和良好的手术效果，术后可以缓解疼痛，减少心理疾病的发生。

（二）术前训练

1. 呼吸功能训练

呼吸功能训练指导患者进行深呼吸及有效咳嗽训练，以增加肺活量，促进肺膨胀和痰液排出，减少术后肺部并发症，改善肺功能。注意患者口腔清洁，经常用含漱液含漱。

（1）深呼吸运动：让患者屈膝仰卧或坐在床边，双手放在腹两侧，用鼻深吸气后，收缩腹肌，而后微微张嘴将气体呼出。

（2）有效咳嗽：让患者取半坐卧位或坐位，上身略前倾，双手手指交叉于腹部，先作深吸气，而后微微张嘴呼气的同时连咳两声，继而如常呼吸1次，再深吸气咳嗽，如此反复数次。

2. 床上排便训练

床上排便训练的目的是减少术后尿潴留和便秘的发生率，减轻患者痛苦，指导患者卧位练习大小便排便。

3. 气管推移训练

气管推移训练主要用于颈前路手术，该训练可减少术后吞咽困难的发生。因颈前路手术的入路系经内脏鞘（包在甲状腺、气管与食道三者之外）与血管神经鞘间隙而抵达椎体前方，故术中需将内脏鞘牵向对侧，方可显露椎体前面（或侧前方）。故患者术前需要进行气管推移训练。该动作易刺激气管引起反射性干咳等症状，因此，必须向患者反复交代其重要性，并明确指出：如牵拉不合要求，不仅术中损伤大，出血多，且可因无法牵开气管而被迫中止手术，如勉强进行，则有可能引起气管或食道损伤，甚至破裂。

（1）推移途径：手术入路一般在右侧，但如果病变位于左侧，右侧已经做过手术或右侧有严重的皮肤病，局部有粘连再行手术困难时，亦可从左侧进入，此时则向相反方向进行气管推移训练。

（2）推移方法：颈椎外伤后常伴有双手麻木、乏力，故一般由他人完成。在手术侧用大拇指持续地向非手术侧推移；在非手术侧则用2～4指在皮外插入一侧的内脏鞘与血管神经鞘间隙处持续地向非手术侧牵拉。

（3）推移时间：开始时每次持续10～20分钟，此后逐渐增加至30～60分钟，而且必须将气管牵过中线，如此训练3～5天。体胖颈短者则延长时间。

4.俯卧位训练

俯卧位训练主要用于颈后路手术。由于此类患者在术中俯卧位时间较长，且易引起呼吸道受阻，术前必须加以训练以使其适应。开始时可每次10～30分钟，逐渐增加至3～4小时。对涉及高位脊髓手术者，为防止术中意外造成呼吸骤停，应给患者分别预制胸、腹侧石膏床各一个，其长度上自头顶部，下至双大腿中部，眼、耳、鼻、口处呈开放状，以便于观察及气管插管，术前亦应让其试卧适应之。

5.侧身起卧训练

指导患者学习床上翻身、坐起、起床的方法。取一侧卧位，上面的腿弯曲，用手握住床栏，帮助运动。

（1）若从右侧卧位转为左侧卧位，先转为仰卧位，然后左腿放平，右膝屈曲，用手握住床栏，翻身至左侧。

（2）脊柱术后患者应注意床头摇高的角度

及坐位时间，以免影响脊柱稳定性。

（3）下床活动时，先取坐位，将身体移至床边，然后再慢慢站起。脊柱手术的患者应采取侧起侧卧的方法。

（三）术前准备

1.休息指导

创造安静、舒适的环境，消除引起不良睡眠的诱因，促进患者睡眠，必要时遵医嘱予以镇静安眠药，使患者得到良好睡眠。

2.配血准备

抽取血标本，送交血库，做好血型鉴定和交叉配血试验。

3.皮肤准备

协助指导患者做好个人卫生，检查有无疖子、毛囊炎等皮肤炎症，备皮不能有效去除毛囊和皮脂腺内的细菌，反而可能造成皮肤的微创伤，因此不应常规刮除毛发，如术区皮肤毛发浓密者，建议患者进手术室后再进行毛发刮除。每日用肥皂水或沐浴液洗净手术部位皮肤，可有效清除皮肤表面脏污和定植菌。

4.支具准备

根据病情需要，术前指导患者选择合适尺寸的颈托、腰围等支具，并向患者详细告知佩戴目的、方法、注意事项等。

5.营养状况评估

手术带来的应激会导致患者的营养状况下降而引起并发症，延长伤口愈合时间，告知患者饮食与营养的重要作用，指导患者调整饮食结构，合理膳食，鼓励摄入营养丰富、易消化的食物。营养评估时，进行风险筛查，对营养状况较差的患者，在术前补充营养可改善患者术后的营养指标（血清白蛋白、血淋巴细胞总数等）。

6.血糖监测评估

外伤、应激、药物的使用会引起患者围手术期血糖异常，而血糖异常会增加患者术后并发症发生率，甚至病死率。患者入院后，通过血糖规范化监测和记录，以早期发现、识别异常血糖，根据患者病情做好干预措施，给出相应健康指导，减少并发症发生，促进患者术后康复。

7. 深静脉血栓风险评估

截瘫、高龄、肥胖、手术时间长等是深静脉血栓及肺栓塞高危因素。脊髓损伤患者由于双下肢自主运动及感觉障碍，肌力降低，肌泵作用降低使血流缓慢。创伤、脱水治疗等使静脉壁损伤和血液处于高凝状态，易形成下肢深静脉血栓。应重视深静脉血栓风险评估，根据评估结果采取相应护理措施。深静脉血栓预防主要包括基础预防、物理预防和药物预防三个方面。

8. 神经功能评估

脊柱脊髓损伤伴神经功能损伤，术前需密切观察患者神经功能受损情况，尤其应在患者转运、搬动、牵引等环节后加强观察和比较。

9. 告知术前禁食禁水时间

建议无胃肠道动力障碍患者术前 6 小时禁食固体饮食，术前 2 小时禁食清流质，避免在麻醉过程中出现呕吐、误吸而引起窒息或吸入性肺炎等意外。手术 2 小时前饮用 400 mL 含 12.5% 碳水化合物的饮料，可减缓饥饿、口渴、焦虑情绪，降低术后胰岛素抵抗和高血糖的发生率。通常术前 6 ～ 8 小时禁食，2 小时前禁水。

10. 胃肠道准备

胃肠道准备主要用于腰椎前路手术。

（1）饮食：术前 1 天改流质。

（2）灌肠：为了防止患者麻醉后肛门括约肌松弛，不能控制粪便的排出，增加污染的机会，或避免术后腹胀及避免术后近期排便的痛苦，全麻、腰麻及硬膜外麻醉者，在手术前晚 8 时清洁灌肠一次，术晨再清洁灌肠一次。有肛门疾患或阴道直肠瘘的患者，术前应行坐浴或阴道冲洗以减少术后感染的机会。

11. 床上肢体功能锻炼

床上肢体功能锻炼主要为上下肢体的伸屈、持重上举与手足活动。既有利于术后功能恢复，又可增加心搏量而提高患者术中对失血的适应能力。

12. 抗生素药物皮试

根据医嘱做好抗生素药物皮试和标记。

（四）术晨准备

1. 患者的准备

（1）手术日晨监测生命体征，观察患者的情绪、精神状态。若有异常或经期等，及时通知医生进行处理，必要时遵医嘱停止手术。

（2）患者如有特殊药物用药，如口服降压药等遵医嘱服用。

（3）检查手术部位皮肤状态及标识，遵医嘱备皮，更换清洁病衣裤。女患者注意不要化妆等。

（4）检查胃肠道准备情况，术晨禁食禁饮时间根据手术时间而定。

（5）嘱患者去手术室前去掉假牙、手表、眼镜、饰品等，并交其家属保管，防止丢失。

（6）去手术室前嘱患者排空大小便，瘫痪者应插导尿管，做好导尿管固定。

（7）遵医嘱执行术前用药。

（8）核对患者资料，如病历、X 线片、CT、MRI，颈托、术中用药等带入手术室。

2. 患者接送

与手术室人员进行核对后交接，如患者情况、物品、药品等，并做好交接记录。

3. 床旁的准备

患者离开病房进入手术室后，病房护士应按手术、麻醉种类及病情备好床单位、一次性尿垫、心电监护仪、氧气装置等专科用物或急救用物。

二、手术后护理

脊柱手术对人体是一种很大的创伤，手术后患者难免有痛感，创伤后反应和某种程度的功能障碍，而且可能发生某些并发症。手术后的护理就是要保障患者休养，防止术后并发症和尽早恢复生理功能，达到手术治疗的预期效果。

（一）术后搬运

（1）搬运患者时动作轻稳，注意保护头部、手术部位、各引流管和输液管道要防止牵拉脱出。

（2）注意保暖。

（3）搬运时必须保持脊柱处于水平位，颈椎手术的患者要注意佩戴好颈托，尤其是在搬运高颈位手术患者时，更应注意颈部不能过伸、过屈，佩戴颈托，避免搬动造成脊髓损伤。

（4）正确连接并固定各引流装置。

（5）检查输液是否通畅。

（6）遵医嘱给氧、心电监护。

（二）术后交接

患者返回病房，即刻安置好患者，监测患者生命体征，观察有无由于搬运及体位改变而出现体位性休克等不适。病房护士和手术室人员做好交接。

1.病情交接

（1）诊断和已实施的手术方式。

（2）相关用药史及过敏史。

（3）患者一般情况及生命体征。

（4）术中麻醉药及其他药物的使用情况。

（5）术中有无意外，如大出血、休克、心搏骤停等。

（6）液体给予情况，评估失血及输液量。

（7）各种导管及其他辅助管道。

（8）外科医生及麻醉医生的特殊交代（如血压、心率应控制在何种水平）等。

2.皮肤检查

检查皮肤有无压疮，尤其全麻手术及截瘫的患者，针对不同手术进行重点检查。发现问题应随时与手术室护士联系，及时给予正确处理。时间较长的手术，术后重点检查骶尾部及骨突部位皮肤有无压伤。取俯卧位手术的患者，应检查两侧髂前上棘、双侧胸大肌部位、双膝关节处及面颊处皮肤有无压伤。

3.物品交接

与手术室护送人员交接物品，防止有物品遗漏在手术室，并在转运交接单上签字。

（三）患者体位

根据麻醉类型及手术方式安置患者体位。

麻醉尚未清醒的患者，随时有发生窒息、意外损伤、出血和休克的可能。因此，要做好急救护理，警惕窒息、意外损伤的发生。取平卧位，头偏向一侧，使口腔分泌物或呕吐物易于流出，避免误吸，准备一次性口杯和餐巾纸。麻醉清醒者，可根据手术部位及患者状况调整体位。注意保暖。

（1）保持呼吸道通畅：术后取平卧位，头偏向一侧（颈椎手术除外），防止呕吐物吸入气管引起吸入性肺炎。如有呕吐，应及时吸出口腔内呕吐物及气管内分泌物。若患者烦躁不安、发绀、呼吸困难，应立即查明原因及时处理。遇到舌后坠，应将下颌部托起，或用拉舌钳将舌头拉出。发现气管内阻塞时，用吸痰管清除痰液并与医生联系。

（2）定时翻身：卧床期间护士根据病情，协助或指导患者轴线翻身，翻身时应使头颈部与身体保持一致，切勿使颈部扭曲，防止压疮发生。翻身时以手掌拍打两侧背部，如此可减少肺不张的机会。

（3）注意保暖和避免意外损伤：患者躁动不安时，应适当加以约束或加床挡保护，严防骨折移位或敷料被拉扯等情况发生。可通过观察患者的瞳孔、神经反射、脉搏、呼吸等来估计麻醉深度。如瞳孔较大或正常，瞳孔反射存在，眼球转动灵活，脉搏略速，呼吸浅速且不规则，表示患者即将苏醒。此时，护士应警惕患者躁动，要特别注意安全，防止坠床。刚返回病房时，很多患者发冷、发抖，则要注意保暖。

（四）病情观察

1.生命体征及意识

监测患者生命体征，观察患者神志情况，有无缺氧表现，血容量不足、翻身、内出血等均可能引起低血压。至病情稳定，并做好记录。

2.体温

术后由于机体对手术创伤的反应，患者体温可略升高，临床上称外科热，一般不超过38℃，若体温持续不退，或3天后出现发热，应检查伤口有无感染或其他并发症。对于脊髓损伤引起体温调节中枢传导障碍，因肌体对周围环境温度的变化丧失了调节和适应功能，患者可出现高热或体温不升。应调节室温至 20～22℃，高热时可物理降温，低温时注意保暖。

3. 呼吸情况

脊髓损伤节段越高，相关肺部并发症发生的可能性就越大。严密观察呼吸频率、呼吸方式。C_4 以上损伤多累及生命中枢，易发生死亡。对颈前路手术术后出现呼吸困难，伴有颈部增粗者，多因颈深部血肿压迫气管所致，需立即采取紧急措施。如患者呼吸极度困难，并出现口唇发绀及鼻翼扇动时，应立即在床旁剪开缝线，放出积血，待呼吸情况改善后，再送手术室寻找出血点。颈后路手术如术后出现呼吸困难者，则多系局部血肿压迫或局部水肿反应所致，应立即采取相应措施，并准备气管插管与呼吸机备用。不伴有颈部肿胀及呼吸困难者，多系喉头水肿所致。这主要由于术中牵拉与刺激气管所致，术前气管推移训练不佳者尤易发生。此时可在吸氧的同时，静脉滴注地塞米松 5～10 mg，紧急时静脉推注，做好气管内插管准备并同时准备气管切开。给予雾化吸入，以利于呼吸道湿润，痰液稀释，便于排出。要注意保暖，避免因受凉而诱发上呼吸道感染。

4. 神经功能

密切观察患者四肢感觉、肌力活动及反射功能，术前术后相比较，做好监测，如有异常，应立即汇报主管医生。

5. 术后不适

观察有无疼痛、发热、恶心呕吐、腹胀、尿潴留等，做好相应护理。对于术后恶心呕吐高危患者（女性、不吸烟、晕动症等），可预防性地使用止吐药物。

6. 吞咽与进食情况

颈前路手术 1～2 天后，咽喉部水肿反应逐渐消退，疼痛减轻，其吞咽与进食情况应该逐渐改善好转。如若加重，则有植骨块滑脱的

可能，此时应及时向主管医生报告，并采取相应措施。

（五）注意局部的制动

局部制动不仅可减少出血，且可防止植骨块或人工关节的滑出，因此，术后尤其是 24 小时内应尽可能减少局部的活动次数及幅度，特别是颈椎手术后的患者应尤为注意。

（六）输液管理

根据病情及药物的性质调节输液速度，向患者及家属交代术后输液时的注意事项，观察穿刺部位，有无输液反应等，准确记录。

（七）饮食护理

视手术大小、手术方式、麻醉方法及患者全身情况而定。患者术后肠蠕动减弱，大量进食易引起腹胀。食用清淡饮食，少吃甜食和产气食物，行腹部按摩。胃肠功能逐渐恢复后，可给予高营养、易消化、富含纤维素食物，以增强机体抵抗力。鼓励患者卧床期间多食粗纤维饮食、新鲜蔬菜和水果。

（八）休息与活动

早期活动有利于增加肺活量、减少肺部并发症、改善血液循环、促进伤口愈合、预防深静脉血栓形成、促进肠蠕动恢复及减少尿潴留的发生。术后麻醉作用消失，根据病情鼓励患者早期床上活动，如深呼吸、四肢自主活动、定时翻身等。病情不允许，有特殊固定和制动要求的患者，不宜早期活动。这种情况下，活动不仅有可能加重局部的水肿与渗血，且容易出现体位性低血压，甚至跌倒发生死亡。而且植骨块与人工关节也更易滑出而出现一系列问题。因此，应向患者详细告知，以防意外。活动应根据患者的耐受程度，逐渐增加活动量。

（1）下床活动前应根据病情及手术情况戴好支具保护，告知佩戴支具的注意事项。

（2）下床前先让患者在床上坐起，待其适应后才逐渐下床。

（3）刚下床时，应做好监护，固定好各导管，以防跌倒，注意安全。

（九）导管护理

告知患者各管路功能及注意事项，妥善固定，勿使导管滑脱，并做好导管滑脱风险评估。

（1）护士应严格无菌操作，引流球固定于患肢同侧床旁，注意保持通畅，防止脱出、打折，观察引流液的色、质、量，遵医嘱监测血红蛋白水平和红细胞压积的变化趋势以判断有无术后出血、感染或脑脊液漏。必要时遵医嘱将负压吸引改为正压或常压，以减少出血量。

（2）对于有静脉留置套管针或深静脉置管者，检查穿刺点有无红肿、渗漏，导管有无脱出，固定是否妥善。按要求注明日期、时间并签名。

（十）手术伤口护理

观察伤口有无渗血、渗液，伤口及周围皮肤有无发红及伤口愈合情况，及时发现伤口感染、伤口裂开等异常。保持伤口敷料清洁干燥。

（十一）尿管护理

（1）术后应尽早拔管。

（2）术后留置导尿管可以缓解脊柱术后尿潴留，促进膀胱功能恢复。妥善固定导尿管，并固定于床旁；尿袋应低于膀胱水平位，防止逆行感染；定时检查导尿管是否通畅，观察尿色、量和性质，并准确记录。

（3）脊髓损伤并导致排尿功能障碍的患者，遵医嘱尽早进行间歇性导尿。

（十二）血糖监测

规范做好血糖监测和记录，以降低相关并发症的风险。

（十三）心理护理

加强巡视与沟通，建立相互信任的护患关系，给予适当安慰和帮助，鼓励患者建立疾病康复的信心，积极配合治疗和护理。

（十四）疼痛护理

术后患者会因疼痛不敢翻身活动及不敢深呼吸和咳嗽，容易发生肺部并发症，疼痛也会影响休息和饮食，应及时做好疼痛评估，采取干预措施。

（十五）皮肤护理

脊柱脊髓损伤患者行动不便，压疮一旦发生，会给患者及其家庭带来沉重的负担，因此，皮肤护理尤为重要。降低压疮发生的关键是加强预防，做好压疮风险评估，加强营养，注意体位变换与早期活动，保持皮肤完整。

（十六）药物指导

药物指导是指导患者及家属掌握药物的剂量、服用方法、用药时间和观察用药可能出现的不良反应。

（十七）上颈椎后路手术置石膏床的护理

1. 用物

沙袋3个，软枕3个，绳子3根，石膏床分胸腹片、腰背片，胸腹片石膏床面部挖空，露出五官。

2. 卧位

（1）仰卧位：患者卧于石膏床上，石膏床左右两侧各放1个沙袋，防止石膏床左右晃动。上衣反穿，扣子不能压在背下。

（2）俯卧位：患者俯卧于胸腹片石膏床上，胸部垫1个软枕，用以抬高头颈部。髋部垫1个软枕，防止石膏床边缘压迫皮肤。足踝部垫1个软枕，使患者舒适。额部石膏床边缘用沙袋垫起，与胸部软枕一起将头颈部抬起，使患者口鼻与床保持一定距离，不影响患者呼吸。左右两侧各放1个沙袋，防止石膏床晃动。

3. 翻身

（1）从仰卧位翻成俯卧位：将另一片石膏床（有洞的1片）扣于患者身上，露出口鼻。3根绳子分别从颈部、胸部、腰部将两片石膏床扎紧，绳打在一侧。嘱患者两手平放紧贴于石膏床两侧。用滚动式翻身,将患者翻至仰卧位。打开一侧绳结,取下另一片石膏床,绳子不要抽出,便于下次翻身时使用。按俯卧位需求将患者摆放舒适。

(2)从俯卧位翻成仰卧位:将另一片石膏床扣于患者背上。扎紧石膏床,用上述方法将石膏床翻转成仰卧位,并按仰卧位的要求将患者摆放好。

4.注意事项

(1)使用石膏床进行上颈椎后路手术的患者病情危重,必须严密观察生命体征的变化,并进行床头交接班。

(2)翻身时注意观察伤口渗血情况,及时更换伤口敷料,保持石膏床清洁。

(3)石膏床翻身一般需要2～3人,翻身时防止各种导管脱落。

(4)俯卧位时经常询问患者有无不适,注意保持口鼻与床铺之间的距离,防止发生窒息。

(5)翻身时间一般为每2小时1次,俯卧位患者不能长时间承受,可适当缩短时间。

(6)翻身时注意观察皮肤,按摩骨突部位,防止发生压疮。

(7)患者卧石膏床,活动受到限制,生活自理能力下降,因此,必须做好生活护理,鼓励患者用能活动的肢体进行功能锻炼。

(十八)功能锻炼

术后早期进行功能锻炼有利于减轻术后疼痛,促进功能恢复,减少并发症,缩短住院时间,提高患者满意度。不仅脊髓功能恢复者需要加强锻炼,以提高疗效,就是无神经恢复,甚至恶化者,也应积极锻炼,以防肌肉失用性萎缩。

1.遵循原则

提高患者自信,尽早离床,安全而不加重疼痛,主动运动为主,被动为辅,适应性起步逐渐加量。

2.具体项目

①术后早期适应性训练(如足趾屈伸、踝泵运动、直抬腿等);②脊柱稳定性训练(腹横肌训练等);③心血管功能训练(吹气球);④关节牵拉训练;⑤步行训练等。

3.肌肉锻炼

肌肉锻炼指导患者训练股四头肌舒缩练习和踝泵运动,防止肌肉萎缩。每日3次,每次20～30个。股四头肌舒缩练习:即静力练习,收缩10秒,放松10秒,交替进行。踝泵运动:即踝关节背伸、趾屈练习。

4.腰背肌功能锻炼

腰背肌功能锻炼指导患者在手术后1周左右遵医嘱开始练习俯卧位或仰卧位,同时锻炼腰背肌。

原则:全身和局部兼顾;以主动活动为主;辅以必要的被动活动;锻炼活动应循序渐进,以患者不感到疲劳和疼痛为度,视病情和患者情况,可分解动作练习。方法如下。

挺胸:开始5分钟,逐渐增加挺胸时间到10～15分钟,每日2次。

俯卧:开始5～10分钟,逐渐增加俯卧时间到15～20分钟,每日不少于2次。

五点支撑法:仰卧,用头部,双肘及双足撑起全身,使背部尽力腾空后伸。

三点支撑法:双臂置于胸前,用头部及足背部撑在床上,而全身腾空后伸。

(十九)出院指导

(1)做好患者出院前评估:体温、活动能力、切口愈合情况、疼痛缓解、进食与排便情况等。

(2)了解患者满意度。

(3)遵医嘱作好用药、饮食指导,告知康复器具、支具的使用方法等。

(4)指导患者出院后坚持康复锻炼,但不要过急过猛,讲解康复锻炼的重要性。

(5)告知患者恢复期注意事项,卧床期间可能发生的并发症,并发症预防的重要性及有效方法。

(6)告知患者复查时间,复查的意义、方法。如有不适或异常,应及时就诊。

(第荣静 许方蕾)

第三节 | 并发症的护理

脊髓损伤对正常人来说是一种毁灭性事件。患者除了肢体功能和独立性的丧失，还会影响机体所有的重要器官和系统，易出现压疮、神经源性膀胱及肠道功能障碍、损伤平面以下的骨质疏松、神经病理性疼痛等并发症，且在患者有生之年的任何时期都存在继发并发症的风险。这些并发症是否发生，与护理质量直接有关。因此，对脊髓损伤患者的护理被认为是衡量护理水平的重要标准。

一、压疮

压疮是指位于骨隆突处、医疗或其他器械下的皮肤和（或）软组织的局部损伤。表现为完整皮肤或开放性溃疡，可能会伴疼痛感。损伤是由于强烈和（或）长期存在的压力或压力联合剪切力导致。软组织对压力和剪切力的耐受性可能会受到微环境、营养、灌注、合并症及软组织情况的影响。

压疮是脊髓损伤最常见及医疗花费最高的并发症之一。严重的压疮可危及生命，降低患者生活质量和独立性。脊髓损伤患者因截瘫部位无感觉，体位又不能随意翻动，皮肤及皮下组织极易受压缺血而发生溃疡坏死，形成压疮。骨突部如骶尾部、足跟、大粗隆等处更易发生。一旦皮肤发生压力性坏死病变，如不立即解除压迫，坏死区域范围就要扩大、加深。深度可由皮肤、皮下组织、肌肉，直达骨骼。截瘫患者压疮发生后要比一般患者更难愈合，程度重者常伴随营养不良、发热、血浆蛋白降低、酸碱失衡、恶病质等情况。对于压疮应以预防为主。发现早期症状如皮肤发红或表皮擦伤，要立即采取积极措施，防止发展。压疮的护理应抓住"预防为主，立足整体，重视局部"三个主要环节。

（一）压疮的护理

1.局部管理

1）局部减压

（1）频繁更换体位：为预防及治疗压疮最重要的方法，急性期的 6～8 周内每 2 小时变换体位 1 次，发现压疮初期症状时要消除压迫直至症状消失。变化体位时一定要保证质量，应由 2～3 人将患者轻轻抬起移动翻转，禁止在床上拖拉患者，同时应保护受伤局部稳定，避免造成进一步的损伤。一般在受伤早期，胸腰椎骨折患者翻身至少需有 2 人，颈椎骨折至少需有 3 人。受伤 4 周后进入截瘫晚期，骨折局部已趋稳定，只需 1 名护士帮助，患者即可翻身。

二人翻身法：①平卧改为侧卧位：患者仰卧，两臂放在胸前，2 名护士站在病床的同一侧，面向准备翻向的一边，1 人托住患者肩部及胸部，1 人托住腰部及双膝，2 人同时用力将患者抬起，移近护士。移动时，注意保护和控制受伤局部不得伸屈、扭转。然后，2 人分别托着患者的肩、胸、腰、髋等处，将患者翻转成侧卧位。下肢痉挛者侧卧位时，上身略向后偏依，以免垂直侧卧时使肩部、大粗隆部受压过重而发生压疮。双腿可平行放置，屈髋、屈膝。从肩到臀部要用枕头抵住，位于上面的腿下垫枕，以防髋内收。两足用皮垫或沙袋顶住，保持踝关节于功能位，防止足下垂。位于下面的腿、足踝部要垫棉圈或海绵垫以防压疮。这种卧位时间长了，尤其是上肢能活动者，易滑成仰卧位。②侧卧翻成平卧位：护士2名，同时站在患者背侧的床边，移去背后、腿下垫枕及足底沙袋，扶着患者的肩、胸、腰、髋部以固定受伤的局部不动，使患者睡平。然后，同样托住肩、下胸部、腰、双膝，将患者移到床中央。仰卧时，从膝下到踝部用软垫垫起，使两膝稍屈曲（10°左右），足跟悬空，两足底用沙袋抵住，保持踝关节于功能位。

三人翻身法：颈椎骨折患者多行颅骨牵引，故翻身时要有1人保护头颈部外，其他2人站的位置及托着的部位与2人翻身法相同。肢体的睡卧姿势也相同。不同点是在肩颈下垫小枕。3人动作要一致，始终保持头部与躯干成一直线，不可扭转、屈伸颈部，以免加重局部损伤。无论平卧或侧卧，都要使头略伸展，并使颈椎与躯干成一直线，不向左右偏斜或扭转。

（2）局部减压：易发生压疮部位放置减压垫，体位变换时为预防局部受压要使用数个枕头；仰卧位为防止足跟部受压，可于跟腱处使用圆筒状枕垫；为防止马蹄足，可于足底部置一枕头挡上；侧卧时两膝之间及膝外侧也要垫以枕头，也可以垫以橡胶海绵或床支架等。

（3）支撑/转动：一定要指导乘坐轮椅者定时做支撑动作；如不能做支撑动作，也一定要向左右转动以代替支撑；要用各种软垫以分散坐压。

2）局部保温、按摩

对易发生压疮部位间断进行轻按摩，以红外线浴、全身浴等改善血液运行。注意暖气、热水袋等烫伤。

3）保持皮肤清洁、干燥

床单位平整、松软、清洁、干燥，无皱褶，促进患者舒适。每日用温水清洁皮肤2次。使用石膏、夹板、牵引的患者，注意骨骼突起部位的衬垫。对瘫痪的肢体，忌用刺激性强的清洁剂，同时不可用力擦拭，防止损伤皮肤。防

止皮肤浸渍，使用水胶体敷料、透明膜敷料达到保护皮肤及局部减压，保持皮肤适度湿润、清洁。对皮肤易出汗部位可用爽身粉或滑石粉，也可在皮肤表面涂抹凡士林软膏，以润滑皮肤，但严禁在破溃的皮肤上涂抹。

4）关节运动

对长期卧床的患者，每日进行全范围关节运动，维持关节的活动性和肌肉张力。

5）健康教育

对患者及其家属进行防止压疮的教育，指导其学会进行自己管理皮肤的方法，学会使用镜子自行检查皮肤。

2. 全身管理

（1）做好营养评估，提供合理的营养支持：对易出现压疮的患者应给予高蛋白、高热量、高维生素饮食，保证正氮平衡，促进创面愈合。

（2）功能锻炼：鼓励患者离床并进行积极的功能训练，运动有助于压疮的预防。

（3）经常洗浴、淋浴，改善全身血液循环：注意防止热水、吹风机等对患者造成的皮肤烫伤。

（二）压疮的创面处理

最新指南采用的是美国国家压疮咨询委员会（National Pressure Ulcer Advisory Panel，NPUAP）和欧洲压疮咨询委员会（European Pressure Ulcer Advisory Panel，EPUAP）压疮分类系统根据压疮的严重程度分为：1期、2期、3期、4期、难以分期的压疮、可疑深部组织损伤及医疗器械相关性压力损伤。处理的原则主要是积极治疗原发病，保护创面，防止感染；排出脓液，控制感染；去腐生肌，促进愈合；营养指导，增加免疫；环境适宜，情绪良好。

1. 压疮的分期、临床表现及处理

1期：指压不变白红斑，皮肤完整。此期局部皮肤完好，出现压之不变白的红斑，深色皮肤表现可能不同；指压变白红斑或者感觉、皮温、硬度的改变可能比观察到皮肤改变更先

出现。此期的颜色改变不包括紫色或栗色变化。处理方式：加强护理措施，护士应尽力治疗压疮，使之不再继续发展，除去致病原因，增加翻身次数，避免摩擦、潮湿和排泄物的刺激，改善局部血液循环，加强营养的摄入以增强机体的抵抗力。

2期：部分皮层缺失伴真皮层暴露。此期部分皮层缺失伴随真皮层暴露。伤口床有活性，呈粉色或红色，湿润，也可表现为完整的或破损的浆液性水疱。脂肪及深部组织未暴露。无肉芽组织、腐肉、焦痂。处理方式：保护皮肤，避免感染。除继续加强上述措施外，有水疱时，未破的小水疱要减少摩擦，防止破裂感染，使其自行吸收；大水疱可在无菌操作下用注射器抽出泡内液体，不必剪去表皮，然后涂以消毒液，用无菌敷料包扎。目前较多采用湿性愈合敷料给予疮面治疗。无渗液可使用水胶体敷料（超薄）；少量或中量渗液，可使用水胶体敷料（标准）。

3期：全层皮肤缺失。此期全层皮肤缺失，常常可见脂肪、肉芽组织和边缘内卷。可见腐肉和（或）焦痂。不同解剖位置的组织损伤的深度存在差异；脂肪丰富的区域会发展成深部伤口。可能会出现潜行或窦道，无筋膜、肌肉、肌腱、韧带、软骨和（或）骨暴露。处理方式：清洁疮面，去除坏死组织，保持引流通畅，促进愈合。如疮面有感染时，可采用甲硝唑湿敷或生理盐水清洗疮面，也可用3%过氧化氢溶液冲洗，以抑制厌氧菌。目前多采用湿性敷料给予创面治疗。少量渗液使用水凝胶敷料，中到大量渗液使用藻酸钙钠盐或高吸收敷料。对于溃疡较深、引流不畅者，可给予负压伤口治疗。

4期：全层皮肤和组织缺失。此期全层皮肤和组织缺失，可见或可直接触及筋膜、肌肉、肌腱、韧带、软骨或骨头，可见腐肉和（或）焦痂。常常会出现边缘内卷、窦道和（或）潜行。处理方式：按3期压疮处理。

难以分期的压疮：由于被腐肉和（或）焦痂掩盖，不能确认组织缺失的程度，应记录为

难以分期的压疮。处理方式：当伤口因覆盖坏死组织无法界定时，可用机械清创或湿性敷料自溶性清创清除伤口内坏死组织再确定分期。当伤口因覆盖焦痂无法界定时，焦痂干燥、粘连、完好、无红斑或变化，可作为"人体天然覆盖"，不轻易去除焦痂。确定分期后伤口处理与3期、4期压疮方法相同。

可疑深部组织损伤：此期完整或破损的局部皮肤出现持续的指压不变白深红色、栗色或紫色，或表皮分离呈现黑色的伤口床或充血水疱。疼痛和温度变化通常先于颜色改变出现。深色皮肤的颜色表现可能不同。这种损伤是由于强烈和（或）长期的压力和剪切力作用于骨骼和肌肉交界面导致。处理方式：应解除局部压力与剪切力，减少局部的摩擦力。同时，密切观察局部皮肤的颜色变化，有无水疱、焦痂形成。皮肤完整时可给予液体敷料外涂，避免大力按摩。如出现水疱，按2期压疮处理；如局部形成薄的焦痂，可按焦痂伤口处理；如发生较多的坏死组织，则进行伤口清创，按3期、4期压疮处理。

医疗器械相关性压疮：是指由于使用用于诊断或治疗的医疗器械而导致的压疮，损伤部位形状通常与医疗器械形状一致。处理方式：应解除医疗器械造成的局部压力与剪切力。密切观察局部皮肤的颜色变化。皮肤完整时可给予液体敷料外涂。如出现水疱，按2期压疮处理；如局部形成薄的焦痂，可按焦痂伤口处理；如发生较多的坏死组织，则进行伤口清创，按3期、4期压疮处理。

二、神经源性膀胱

脊髓损伤后膀胱功能障碍可分为上运动神经元综合症和下运动神经元综合征。下运动神经元综合征发生于圆锥或马尾损伤的患者。骶部 $S_2 \sim S_4$ 运动神经元或其轴突的损伤影响了其向膀胱发出运动传出信号，导致膀胱逼尿肌收缩减弱或消失（弛缓）。临床表现为尿潴留、膀胱排空不全或两者兼有。上运动神经元

综合征发生于脊髓头端至脊髓圆锥，以下行脊髓通路的中断和缺乏皮质抑制的过度反射性排尿为特征。多数脊髓损伤患者表现为上运动神经元损伤型功能障碍。完全性脊髓损伤患者在膀胱充盈时会出现不自主的反射性排尿。不完全性脊髓损伤患者存在逼尿肌去抑制（反射亢进）和急迫性尿失禁。脑桥（脑干）排尿中枢和骶髓排尿中枢的联系也可能受到破坏，导致反射性逼尿肌收缩与脑干介导的活动（如膀胱颈、内括约肌和外括约肌松弛）之间的协调性变差。

（一）神经源性膀胱

神经源性膀胱是由于神经控制机制出现紊乱而导致的下尿路功能障碍。根据神经病变的程度及部位，神经源性膀胱有不同的临床表现。脊髓损伤平面越高，逼尿肌过度活动、逼尿肌－外括约肌协同失调和逼尿肌－膀胱颈协同失调的发生率越高。

1. 神经源性膀胱的护理评估

包括询问病史、症状评估、体格检查、实验室检查及专科评估。

（1）询问病史：①有无遗传及先天性病史，如先天性脊柱裂、脊膜膨出等发育不良疾病。②有无中枢或外周神经系统损伤及疾病史，如脑卒中、脊髓损伤、马尾神经损伤、帕金森病、腰椎间盘突出症等病史。③既往治疗史，如神经系统手术史，泌尿系统或盆腔手术史、外伤等；用药史，如抗胆碱能药物、α受体阻滞剂等；是否已接受膀胱相关治疗与干预；目前的膀胱管理方法如挤压排尿、留置导尿管等。④代谢性疾病史，如糖尿病（可导致外周神经损伤），询问病史时需要了解血糖治疗及控制情况。⑤社会及心理方面：了解患者的生活环境、日常生活饮食习惯等。

（2）症状评估：①下尿路症状，包括储尿期、排尿期及排尿后症状，如尿急、尿频、尿痛、尿失禁、排尿困难等。②膀胱感觉异常症状，如膀胱充盈期感觉及尿意感。③神经系统症状，如神经系统原发疾病症状及治疗后症状、肢体感觉运动功能、自主神经过反射等。④肠道症状，评估是否有大便失禁、便秘、里急后重感等。⑤其他症状，如尿液的颜色性状改变、腰痛、盆底疼痛等，性功能方面改变如性欲下降、男性勃起困难、女性性交感觉异常等。

（3）体格检查：评估患者的意识、精神状态、认知，膀胱充盈期及排尿后生命体征的变化，四肢感觉运动功能，躯体感觉运动平面；脊髓损伤患者损伤平面、日常活动能力、手功能、会阴部的感觉及运动功能、球海绵体反射、肛门括约肌及盆底肌自主收缩功能等。

（4）实验室检查：根据医嘱进行血常规、尿常规、细菌培养、细菌计数、药敏试验、血尿素氮、血肌酐等检查。

（5）专科评估：①排尿日记，反映每次排尿量、排尿间隔时间、患者的感觉、每日排尿总次数及总尿量，能客观反映患者的症状。②尿流动力学检查，尿流动力学检查能客观地反映逼尿肌、尿道内外括约肌各自的功能状态及其在储尿、排尿过程中的相互作用。它能对下尿路功能状态进行科学、客观及定量的评估。通常排尿后残余尿量在 100 mL 以下，被认为是可以接受的。

2. 神经源性膀胱的护理措施

对于神经源性膀胱的处理，应从整体上考虑患者的膀胱管理，采取个体化的处理方案。总的原则是：①降低上尿路损害的风险，减少膀胱输尿管反流，保护上尿路；②增加膀胱顺应性，恢复膀胱正常容量，恢复低压储尿功能；③减少尿失禁；④恢复控尿能力；⑤减少和避免尿路感染和结石形成等并发症。

（1）早期处理策略：早期处理以留置导尿为主。可以采用经尿道或经耻骨上瘘管留置导尿的方式，短期内不必定期夹闭导尿管。这个阶段最主要是预防膀胱过度储尿和感染，有条件者进行神经营养及康复治疗。

（2）恢复期的处理策略：进入恢复期后，应尽早进行尿流动力学检查评估膀胱尿道的功能状态。尽早拔除留置导尿管，采取膀胱再训练、间歇性导尿等方法，促进患者达到预期的康复目标。残余尿量＜ 100 mL 或为膀胱容量的 20%，无其他泌尿系统并发症可考虑停止间歇性导尿。

（3）行为训练：①扳机点排尿，通过叩击耻骨上膀胱区、挤压阴茎、牵拉阴毛、摩擦大腿内侧、刺激肛门等刺激，诱发逼尿肌收缩和尿道括约肌松弛，产生排尿。②代偿性排尿训练，例如，Crede 手法排尿，用拳头于脐下 3 cm 处深按压，并向耻骨方向滚动，动作缓慢柔和，同时嘱患者增加腹压帮助排尿；Valsalva 排尿，指排尿时通过 Valsalva 动作（屏气、收紧腹肌等）增加腹压将尿液挤出。

（4）盆底肌肉锻炼：① Kegels 训练，应用于产后尿失禁患者，以加强盆底肌肉收缩力。②阴道重力锥训练，阴道重力锥置入患者阴道内、肛提肌以上，当重物置于阴道内时，会提供感觉性反馈，通过收缩肛提肌维持其位置保证阴道重力锥不落下，依次增加阴道重力锥重量，从而提高盆底收缩力。对于不完全去神经化的神经源性尿失禁及神经源性逼尿肌过度活动患者，推荐使用该类方法以增强盆底与括约肌力量，从而改善尿失禁，抑制逼尿肌过度活动。结合生物反馈方法进行盆底肌肉锻炼，能够加强肌肉收缩后放松的效率和盆底肌张力，巩固盆底肌肉锻炼的效果。

（二）尿路感染

尿路感染是指各种病原微生物在尿路中生长繁殖而引起的炎症性疾病。脊髓损伤患者尿路感染原因多系导尿管相关尿路感染。导尿管相关尿路感染主要是指患者留置导尿管后，或者拔除导尿管 48 小时内发生的泌尿系统感染。患者可出现尿频、尿急、尿痛等尿路刺激症状，或者有下腹触痛、肾区叩痛，伴有或不伴有发热，并且尿检白细胞男性≥ 5 个 / 高倍视野，女性≥ 10 个 / 高倍视野，插导尿管者应当结合尿培养。

1. 导尿管相关尿路感染的护理措施

（1）置管前：①严格掌握留置导尿管的适应证，避免不必要的留置导尿。②仔细检查无菌导尿包，如导尿包过期、外包装破损、潮湿，不应当使用。③根据患者年龄、性别、尿道等情况选择合适大小、材质等的导尿管，最大限度降低尿道损伤和尿路感染。④留置导尿管的患者，应当采用密闭式引流装置。⑤告知患者留置导尿管的目的，配合要点和置管后的注意事项。

（2）置管时：①医务人员要严格按照《医务人员手卫生规范》，认真洗手后，戴无菌手套实施导尿术。②严格遵循无菌操作技术原则留置导尿管，动作要轻柔，避免损伤尿道黏膜。③正确铺无菌巾，避免污染尿道口，保持最大的无菌屏障。④充分消毒尿道口，防止污染。要使用合适的消毒剂棉球消毒尿道口及其周围皮肤黏膜，棉球不能重复使用。男性：先洗净包皮及冠状沟，然后自尿道口、龟头向外旋转擦拭消毒。女性：先按照由上至下，由内向外的原则清洗外阴，然后清洗并消毒尿道口、前庭、两侧大小阴唇，最后会阴、肛门。⑤导尿管插入深度适宜，插入后，向水囊注入 10 ～ 15 mL 无菌水，轻拉尿管以确认尿管固定稳妥，不会脱出。⑥置管过程中，指导患者放松，协调配合，避免污染，如尿管被污染应当重新更换尿管。

（3）置管后：①妥善固定尿管，避免打折、弯曲，保证集尿袋高度低于膀胱水平，避免接触地面，防止逆行感染。②保持尿液引流装置密闭、通畅和完整。活动或搬运患者时夹闭引流管，防止尿液逆流。③应当使用个人专用的收集容器及时清空集尿袋中尿液。清空集尿袋中尿液时，要遵循无菌操作原则，避免集尿袋的出口触碰到收集容器。④留取少量尿标本进行微生物病原学检测时，应当消毒导尿管后，使用无菌注射器抽取标本送检。留取大量尿标本时（此法不能用于普通细菌和真菌学检查），可以从集尿袋中采集，避免打开导尿管和集尿袋的接口。⑤不应当常规使用含消毒剂或抗菌药物的溶液进行膀胱冲洗或灌注以预防尿路感染。⑥应当保持尿道口清洁，大便失禁的患者清洁后还应当进行消毒。留置导尿管期间，应当每日清洁或冲洗尿道口。⑦患者沐浴或擦身时应当注意对导管的保护，不应当把导管浸入水中。⑧长期留置导尿管的患者，不宜频繁更换导尿管。若导尿管阻塞或不慎脱出时，以及留置导尿装置的无菌性和密闭性被破坏时，应当立即更换导尿管。⑨患者出现尿路感染时，应当及时更换导尿管，并留取尿液进行微生物病原学检测。⑩每天评估留置导尿管的必要性，不需要时尽早拔除导尿管，尽可能缩短留置导尿管时间。⑪对长期留置导尿管的患者，拔除导尿管时，应当训练膀胱功能。⑫护理人员在维护导尿管时，要严格执行手卫生。

三、神经源性肠道功能障碍

脊髓损伤神经源性肠道功能障碍，是脊髓损伤后肠道失去中枢神经支配造成感觉运动障碍，使结肠活动和肛门直肠功能发生紊乱，直肠平滑肌与盆底横纹肌协调性被打乱。加之大脑对肛门括约肌控制的丧失，以及躯体大范围肌力衰减等相互影响，导致排泄物结肠通过时间延长，肛门括约肌失去自主控制，出现肠道蠕动吸收功能障碍、肛门感觉障碍及丧失肛门括约肌的自主控制，患者主要表现为便秘、大便失禁、排便时间延长等一系列肠道症状。神经源性肠道功能障碍是脊髓损伤最常见而又容易被忽略的问题，严重限制了患者社交活动并降低了其生活质量，是脊髓损伤患者重新调整进入家庭与社会的主要困难。

（一）神经源性肠道功能障碍的护理评估

（1）对患者脊髓损伤的平面、病史等情况进行评估。

（2）对患者肠道功能障碍情况进行评估。

（3）对患者的腹围、肠鸣音、饮食及运动情况进行评估。

（二）神经源性肠道功能障碍的护理措施

（1）饮食和饮水指导：根据患者肠道功能障碍类型和肠道功能障碍严重程度，结合患者伤前的饮食习惯及伤后病情对患者提供相应的饮食指导，脊髓损伤早期给予清淡易消化饮食，康复期增加富含纤维素食物的摄入（每日纤维摄入量 25～35 g），无腹胀的患者可适当增加产气食物摄入等；根据患者膀胱功能情况制定饮水计划，确保每日饮水量达到 1 500～2 000 mL，并根据季节变化、患者运动量适当调节。

（2）行为干预：为促进肠蠕动，责任护士与主治医生、康复师共同讨论制定患者的活动训练计划，并根据患者功能恢复情况每周进行调整；根据患者的排便习惯（包括排便时间、排便方式），制定排便时间点，帮助患者建立排便规律，同时指导患者排便前和餐后 1 小时进行腹部热敷、腹部按摩、盆底肌功能训练等。

（3）排便干预：对于经饮食、液体和行为干预后无法自主规律排便的患者进行排便干预，T_{12} 及以上平面损伤的患者主要采用手指直肠刺激法，L_1 及以下平面损伤的患者主要采用手抠排便进行干预，必要时遵医嘱给予排便药物。

（4）健康教育：根据患者受伤后所处的不同阶段（脊髓休克期、脊髓休克期结束后至受伤 3 个月内、受伤 3 个月后）给予脊髓损伤肠道功能知识与技术指导。

（5）随访：出院后定期进行电话随访，直至患者出院后 1 年，其中出院后 3 个月内每个月随访 1 次，3 个月后每 3 个月随访 1 次，6 个月后每半年随访 1 次，共随访 5 次，以了解患者出院后肠道功能障碍情况，并根据患者情况给予针对性的指导。

（6）直肠功能锻炼：①模拟排便法，患者取坐位为佳，指导患者每日饭后（早餐或晚餐）1 小时内定时排便，以餐后 30～45 分钟最佳，持续 15 分钟左右，保持在每天的同一时间进行，建立规律的定时肠道排便习惯，便于建立反射。②腹部按摩法，腹部按摩前先让患者排空膀胱，然后让患者取仰卧位或半卧位，操作者将手掌放在患者脐上方，用除拇指外的四指从右向左，沿升结肠－横结肠－降结肠做环形按摩。当按摩到左下腹时，加强指的压力，向骶部强压，用力使患者不感到疼痛为度。同时患者尽量配合做提肛运动，以增强肠蠕动。每日早晚各1次，也可便前20分钟或餐后2小时进行，每次15～20分钟。③肛门括约肌训练法，患者侧卧、放松，操作者四指并拢或手握拳于肛门向内按压5～10次。两手或单手于肛周有节律地往外弹拨，使肛门外括约肌收缩－扩张－收缩，左右方向各10～20次，刺激肛门括约肌，诱发便意。④肛门牵张技术，示指或中指戴指套涂润滑剂，缓慢插入肛门，把直肠壁的肛门一侧缓慢持续地牵拉，以缓解肛门括约肌的痉挛，利于粪团排出。每日定时做1～2次，10～15个/次，可有效刺激肛门括约肌，引起肠蠕动，建立反射性排便。⑤盆底肌力训练法，操作者协助患者平卧，双下肢并拢，双膝屈曲稍分开，叮嘱患者尽可能轻抬臀部缩肛、提肛10～20次，以促进盆底肌肉功能恢复，每天练习4～6次。⑥低桥式运动法，患者仰卧，双腿屈曲，双臂平放于身体两侧，以脚掌及肩部支撑，靠腹肌及盆腔肌的力量，将臀部及腰腹部抬起离床，持续5秒左右还原，重复10～20次。

四、脊髓损伤后疼痛

脊髓损伤后疼痛主要分为伤害性疼痛和病理性神经疼痛。伤害性疼痛发生于躯体或内脏痛觉感受器的刺激，通常与创伤、疾病或炎症有关，与感觉或运动缺陷无关，包括骨骼肌肉痛和内脏痛。病理性神经疼痛是由神经系统功能障碍引起的疼痛，位于邻近感觉障碍区域，常伴有其他感觉症状，如麻木和感觉异常，呈灼烧、电击或枪击样疼痛。

病理性神经疼痛可分为自发性疼痛和诱发性疼痛。自发性疼痛常被描述为持续的灼热感，但也可为间断的刺痛、撕裂样、触电样疼痛或表现为感觉迟钝、感觉异常。诱发性疼痛由机械、温度或化学的刺激所引发。痛觉过敏是指对正常至痛刺激的痛觉反应增强。痛觉超敏是指由正常情况下不能引起疼痛的刺激所引起的疼痛感觉。

（一）疼痛的护理评估

1. 评估目的

评估的目的是帮助患者设定个体化的疼痛控制目标，指导临床医生制订合理的治疗方案及药物选择。当前疼痛评估使用较广的量化工具包括NRS、VAS，以及针对有沟通困难的老人和儿童使用的面部疼痛表情量表。也可以直接通过VDS直接对疼痛程度进行分级。疼痛是患者的主观感受，因此，患者的主诉是疼痛评估的核心标准。

2. 评估内容

（1）一般情况：包括疼痛部位、疼痛强度、疼痛性质、疼痛持续时间、使疼痛加重和缓解的因素、疼痛对患者生活质量的影响、有无药物滥用史、心理社会文化。

（2）评估患者当前的疾病治疗和疼痛治疗情况。

（3）评估疼痛对患者功能活动的影响：未缓解的疼痛直接影响患者日常活动能力，包括自理能力、休息、睡眠、社会交往等方面。

（4）评估疼痛对患者心理情绪的影响：慢性复杂的疼痛通常会使患者产生焦虑、沮丧、烦躁，甚至绝望，这些情绪改变又会加重患者对疼痛的感知和体验。

（5）评估患者对疼痛治疗的态度和依从性：在规范治疗的前提下，护士应评估患者的遵医行为，对于忍痛不说、未按时服药、自行减量、延迟用药、自行停药、拒绝服药的患者，能够及时发现，分析原因，提供有针对性的疼痛教育，提高其在疼痛治疗中的依从性，保证疼痛治疗的顺利进行。

（6）评估社会家庭支持系统在疼痛控制中的作用：家属在患者的疼痛治疗中起着重要作用。护士应评估家属对疼痛治疗的知识和态度，以充分调动其在疼痛控制中的积极作用，共同促进疼痛管理目标的实现。

（二）疼痛的护理措施

1. 使用药物护理措施

1）给药途径

首选口服给药，在患者存在吞咽困难或口服药物不良反应不能耐受的情况下可选择其他给药途径，如皮下、静脉、直肠给药等。经皮给药途径适用于疼痛控制稳定且阿片类药物耐受的患者。出现爆发疼痛或疼痛危象，可给予皮下注射或静脉给药，以快速缓解疼痛。

2）给药时间

对于慢性疼痛的患者，护士应指导患者按规定时间间隔规律服用镇痛药，按时给药可维持有效的血药浓度；中重度疼痛应以控（缓）释阿片类药物作为基础用药，当出现爆发疼痛时，可给予即释阿片类药物处理。

3）透皮贴剂的使用

透皮贴剂常用于疼痛相对稳定的慢性痛患者维持用药，药物经皮肤持续释放，一次用药维持作用时间达 72 小时。初次用药后 4～6 小时起效，12～24 小时达稳定血药浓度。护理中应注意：①部位选择，选择躯体平坦、干燥、体毛少、易于粘贴、不易松脱的部位，如前胸、后背、上臂和大腿内侧。②粘贴步骤，粘贴前用清水清洁皮肤，不使用肥皂或酒精擦拭，待皮肤干燥后打开密封袋，取出贴剂，先撕下保护膜，不要接触粘贴层，将贴剂平整地贴于皮肤上，用手掌按压 30 秒，保证边缘紧贴皮肤。③每 72 小时更换一次贴剂，更换时应重新选择部位。④贴剂局部不可直接接触热源，持续高热患者可考虑缩短贴剂更换间隔。⑤芬太尼透皮贴剂禁止剪切使用。⑥用后的贴剂需将粘贴面对折放回药袋处理。⑦注意观察药物不良反应并记录。

4）镇痛药物不良反应的预防、观察及护理

（1）对长期大剂量服用非甾体抗炎药的患者，告知如有胃肠道不适或症状加重时，及时通知医护人员；密切观察有无出血征象，有无黑便或柏油样便、进行性乏力、黑矇等；监测肝肾功能；指导患者应严格按照医嘱剂量使用，不可自行加量。

（2）便秘是阿片类药物最常见的不良反应之一。护理中应注意：①指导患者在服用阿片类药物期间按时服用缓泻剂预防便秘。②全面评估引起便秘的原因，判断其他可能引起或加重便秘的因素，包括饮食缺乏纤维素、发热、脱水、脊髓压迫、电解质紊乱、直肠或肛门神经肌肉功能障碍、抗酸药、铁剂等药物使用等。③连续评估患者的排便情况，一旦发生便秘，能够及早发现，正确处理。口服缓泻剂通常睡前服用，用量以保证患者每 1～2 天排出成形软便为准。需强调的是，直肠栓剂仅用于解除急性粪便嵌塞，不建议用于常规预防和处理癌痛患者的便秘。④严重便秘可能出现粪便嵌塞，甚至继发肠梗阻。护士应能够全面评估、准确判断和正确处理，出现粪便嵌塞或肠梗阻时禁止使用刺激性泻剂。⑤鼓励患者进食粗纤维食物，多饮水，养成规律排便的习惯及适量活动等。⑥为卧床患者提供隐秘的排便环境和合适的便器。

（3）恶心呕吐多见于初次使用阿片类药物的患者，通常用药 4～7 天可自行缓解。护理中应注意：①对初次用药的患者应做好解释，指导患者按时服用预防用药。②全面评估引起患者发生恶心呕吐的其他因素，包括有无脱水、电解质紊乱、肠梗阻等问题，如有明确病因应及早发现，配合医生积极预防、纠正或治疗。

（4）服用阿片类药物期间，如患者出现尿潴留、肌阵挛、皮肤瘙痒等药物不良反应时，应及时给予护理指导，遵医嘱正确处理。

（5）过度镇静与呼吸抑制是阿片类药物的不良反应之一。护理上应密切监测患者的镇静程度，连续评估并记录；如镇静程度严重，及时通知医生调整阿片类药物剂量；在初次用药或明显增加药物剂量 2～3 天后仍有明显镇静表现，协助医生查找其他原因，是否同时使用其他镇静药，有无中枢神经系统病变、高钙血症、脱水、感染、缺氧等。一旦出现阿片类药物过量引起的呼吸抑制，护士应能够及时发现、准确判断、遵医嘱给予正确处理。判断标准包括：有阿片类药物用药史；患者对躯体刺激没有反应；呼吸次数＜8次/分；针尖样瞳孔。解救方法包括增加疼痛刺激（如刺激角膜、用力拍打患者等）和纳洛酮对症处理。

2. 非药物护理措施

非药物治疗通常不能取代药物治疗，但恰当应用非药物治疗常常可以起到较好的辅助镇痛效果，包括按摩、冷热敷、TENS、放松训练、转移和分散注意力、冥想、催眠等。护士应掌握常用的非药物治疗，包括其使用范围及操作方法，同时可教会患者和家属，在患者居家期间，恰当使用有助于缓解疼痛。

3. 疼痛的健康教育

（1）健康教育原则：①疼痛教育应贯穿在疼痛治疗全程。②根据患者的语言习惯、文化程度及理解能力，选择合适的教育形式，确保所传递的信息能够被充分理解和接受。③根据患者在疼痛治疗中的态度、行为及掌握的知识，评估其具体问题和需求，制订个体化的疼痛教育计划。④根据患者在疼痛治疗的不同阶段提供相应的信息支持。⑤家属在疼痛控制中发挥重要作用，护士在提供疼痛教育时，对象应包括家属。⑥疼痛教育应遵循一定程序，即评估、计划、实施及评价，保证教育措施达到预期效果。

（2）健康教育内容：①让患者了解无须忍痛的观念，告知患者疼痛缓解对生活、治疗及康复的重要性，鼓励患者表达疼痛感受。②选择正确合适的疼痛评估工具并教会患者使用，以保证患者在全程疼痛控制中能够准确、及时地向医护人员汇报疼痛情况。③指导患者正确服药，包括药物的作用、服药时间、注意事项、药物不良反应、预防措施及自我护理要点，必要时提供文字说明。④主动与患者讨论其使用镇痛药物的顾虑和担忧，给予正确解释，以消除顾虑，提高治疗依从性，保证疼痛治疗顺利进行。⑤提供出院后疼痛就医信息，包括患者出院后的取药方式及流程，保证出院后疼痛治疗的连续性。⑥告知患者出院期间出现以下情况应及时与医护人员联系，包括疼痛性质和程度发生变化、现有药物不能缓解疼痛、出现严重的不良反应等。

五、骨质疏松

脊髓损伤在损伤后几个月到几年的时间里存在着显著的骨量丢失，骨量丢失一般主要发生在受伤部位及股骨远端和胫骨近端等肢体负重区，神经损伤、制动和肢体失用性萎缩可导致骨量的进一步丢失。因此，骨质疏松是脊髓损伤后的严重并发症之一。疼痛、脊柱变形和脆性骨折是骨质疏松最典型的临床表现。由此引起的生理功能和心理功能障碍、日常活动与社会参与能力受限使患者的生活质量受到严重影响。骨质疏松不仅有增加骨折的风险，还可加重患者的疼痛，甚至引发功能障碍，给患者及其家庭带来了更大的心身负担。

（一）骨质疏松的护理评估

1. 国际骨质疏松基金会（International Osteoporosis Foundation，IOF）骨质疏松风险一分钟测试题

该测试题是根据患者简单病史，从中选择与骨质疏松相关的问题，由患者判断是与否，从而初步筛选出可能具有骨质疏松风险的患者。测试题简单快速，易于操作，但仅能作为初步筛查骨质疏松风险，不能用于骨质疏松的诊断。

2. 亚洲人骨质疏松自我筛查工具（osteoporosis self-assessment tool for Asians，OSTA）

该工具作为疾病风险的初筛工具。计算方法：OSTA指数=［体重（kg）－年龄（岁）］×0.2，指数＞－1为低风险，－4～－1为中风险，指数＜－4为高风险。OSTA因所选用的指标过少，特异性不高，需结合其他危险因素进行判断，且仅适用于绝经后妇女。

（二）骨质疏松的护理措施

1. 康复教育

给予患者正确的健康教育，对预防、治疗骨质疏松都具有积极而重要的意义。

（1）让患者了解骨质疏松的成因、风险及骨折的危险因素，了解康复治疗目标与方法，以积极心态正确认识和面对骨质疏松。

（2）帮助患者建立健康的生活方式，常包括以下内容：①调整饮食结构，避免食用过多的膳食纤维，对含钠多的食物如酱油、咸鱼、咸肉等尽量少吃，多食用牛奶、鱼虾、牛羊肉、豆类（含豆制品）及干果等含钙较高的食物。②建立良好的日常习惯，坚持正确的起、坐、卧和转身的方法和姿势；多增加户外活动，增加与阳光的接触；戒烟限酒，减少咖啡、浓茶及碳酸饮料的摄入。③防止跌倒，在日常活动及运动中采取防止跌倒的各种措施，加强自身和环境的保护措施。④控制体重，不要盲目减肥，因为体重偏大者的骨密度要高于瘦小者的骨密度。

2. 运动治疗指导

运动治疗可以增加肌力和耐力，对于改善平衡、协调功能和日常活动能力及预防跌倒都有积极意义。运动治疗应在康复医学专业人员的指导下，基于康复评定结果，按照个体的生理状态和运动功能，制订合适的运动处方正确进行。运动治疗主要包含肌力训练、有氧运动训练、关节活动度训练及平衡协调功能训练等。运动应遵循个体化原则，循序渐进、持之以恒。

3. 物理因子治疗指导

物理因子是治疗骨质疏松症的重要方法之一，具有缓解疼痛、增加骨密度、维护骨骼结构、促进骨折愈合的作用。低频脉冲电磁场疗法、全身振动疗法、低强度脉冲超声、功能性电刺激（functional electrical stimulation, FES）、直流电钙离子导入、针灸等治疗方法对于骨质疏松患者的疼痛缓解有帮助。

4. 作业治疗指导

作业治疗的目的是使患者能够恢复日常生活能力、工作能力及娱乐能力，主要包括了日常生活能力的训练（穿衣、修饰、转移等）、职业能力恢复性训练等。此外，日常起居环境的改进也是作业治疗的重要内容。例如，沙发不能过软，要有坚固的扶手；床不宜过高、过窄，最好装有护栏等。而日常起居活动区域（如楼道、通道等）也不宜堆放过多的物品，地面要平整，具有良好的防滑功能，并且照明条件要好，光线充足。

5. 康复支具和辅具指导

支具能有效控制脊柱畸形的发生，并能起到缓解疼痛的作用。拐杖、助行器能用于平衡功能较差的骨质疏松患者及长期卧床、肌力差的患者，防止其摔倒。

6. 药物指导

骨质疏松的药物治疗主要包含钙补充剂、维生素 D 制剂、骨吸收抑制剂、骨形成剂及影响骨代谢药物。

（1）钙补充剂：成人每日推荐摄入钙元素为 800 mg，50 岁以上人群推荐每日摄入量为 1 000 ~ 1 200 mg。除每日膳食摄入约 400 mg 外，尚需每日补充钙元素 500 ~ 600 mg。

（2）维生素 D 制剂：成人每日推荐摄入维生素 D 用于骨质疏松防治时剂量为 800 ~ 1 200 IU/d，有条件者可监测血清 25- 羟基维生素 D（25.OH-VD）水平来指导维生素 D 的使用。

（3）骨吸收抑制剂：包括双磷酸盐、降钙素、选择性雌激素受体调节剂等。

（4）骨形成剂：具有促进骨形成、改善骨质量，降低椎体和非椎体骨折的风险。

7. 心理护理

骨质疏松患者常伴有恐惧、焦虑、抑郁情绪，或者自信心降低甚至丧失等，对这些患者要进行相应的心理疏导与心理支持治疗。

六、脊髓源性痉挛

痉挛是一种因牵张反射兴奋性增高所致的

以速度依赖性肌肉张力增高为特征的运动障碍，且伴随腱反射的亢进。脊髓损伤可波及上运动神经元和与之形成突触的中间神经元，以及下运动神经元。颈、胸和腰段的脊髓完全损伤可阻断全部上运动神经元下行的指令，而出现痉挛；骶段的脊髓完全损伤常伤及下运动神经元，临床表现为迟缓性瘫痪。脊髓源性痉挛的主要特点和临床表现：①节段性的多突触通路抑制消失。②通过对刺激和兴奋的积累，兴奋状态缓慢、渐进地提高。③从一个节段传入的冲动可诱发相连的多个节段的反应。④屈肌和伸肌可出现过度兴奋。脊髓源性痉挛一般在伤后4～6个月出现，且极易被皮肤刺激诱发。

（一）痉挛的护理评估

痉挛的评估不仅可以了解痉挛的有无及其程度，还可以对痉挛治疗的效果进行比较，为确定治疗目标、制订治疗计划提供依据，同时可用于评价痉挛干预手段的疗效，指导治疗计划的修改与完善。痉挛评估的内容包括痉挛的严重程度、痉挛的分布（受累的肌肉、肌群或肢体部位）及痉挛所致的功能性不良后果。痉挛的评估方法主要分为两大类：主观评定法和客观评定法。主观评定法是指通过观察或者手法检查来判定痉挛程度，而不用任何辅助仪器帮助测量的方法，如Ashworth量表法与改良的Ashworth量表法、综合痉挛量表（composite spasticity index，CSI）、Penn评分法、痉挛的阵挛评分（clonus score）、痉挛频率量表（spasm frequency scale）、Tardieu量表与改良的Tardieu量表法等。客观评定法包括神经生理、生物力学方法等。

（二）痉挛的护理措施

（1）及时判断与识别诱发和加重痉挛的原因：①压疮及其感染灶；②尿路感染、尿路结石等并发症；③骨折、脱位等外伤及异位骨化；④关节挛缩；⑤痔疮等肛门疾患；⑥膀胱、直肠充盈；⑦紧而挤的衣服和鞋；⑧气候、气温的急剧变化；⑨精神不安、过度紧张。以上情况均会诱发和加重痉挛。

（2）良肢位摆放，避免肌紧张：下肢伸肌群的痉挛一般比屈肌群的痉挛占优势。因此，急性期应有目的地采用不使屈肌群紧张的方法。例如，仰卧位时，尽量使膝关节保持接近伸展的状态，膝关节下方置一大枕头以避免屈曲位；养成俯卧位睡眠的习惯；早期用起立台进行站立训练；尽量在关节活动范围内活动等。

（3）药物治疗：对脊髓损伤者痉挛有减轻作用的药物有地西泮、丹曲林钠、巴氯酚及肉毒毒素等。

（4）碳酸神经封闭：对于髋关节内旋、屈曲或足下垂，可采用选择性地减轻肌肉紧张度，行碳酸神经封闭。阻滞效果可维持3个月以上，也有的可维持2～3年。

（5）物理治疗：对于高度痉挛的肌肉施行冰按摩、冷水浴，或在一定水温的游泳池内利用浮力行肌肉弛缓训练，或利用自行车脚蹬相互运动及腓总神经低频电刺激而使肌肉疲劳，减少继发痉挛，通过肌电生物反馈作用达到弛缓肌肉的目的。

（6）患肢按摩：指导陪护者对患者肢体进行按摩，由肢体的远端处逐渐向心性按摩，以促进痉挛肢体的血液循环。

（7）生活护理：保持病房内温湿度适宜，嘱患者穿宽松的衣物，协助患者完成清洁、进食、如厕等各种生活需求。

（8）心理干预：与患者进行深入的沟通与访谈，评估其心理、情绪、精神状态，利用正念疗法、合理情绪疗法、音乐疗法等改善患者的心理与情绪，树立康复信心，提高康复治疗的积极性。

七、关节挛缩

关节挛缩是指关节周围的皮肤、肌肉、肌腱、神经、血管等非关节构成体的软组织病变，表现为关节活动范围受限。脊髓损伤患者的关节挛缩，不仅出现于麻痹区域，也可出现于正常部位的关节。挛缩好发部位有肩、肘、足趾各关节。脊髓损伤患者的挛缩多为神经性挛缩。

神经性挛缩又可分类为回避疼痛的反射性挛缩、痉挛性瘫痪所致的肌肉紧张亢进的痉挛性挛缩、弛缓性瘫痪所致的弛缓性麻痹性挛缩。关节挛缩严重影响康复计划的实施，不利于患者的康复，同时，不良肢体体位挛缩引起意外骨折者亦不少见。

（一）关节挛缩的护理措施

（1）伤后当日即开始四肢关节的全部活动范围的被动活动训练：预测麻痹所致的肌肉失衡与重力作用的方向，保持卧床时良好肢体位置。关节活动度的被动运动由受伤日当日开始，慎重小心地每日数次，第 2 周开始至少每日 1 次以上。急性期关节活动度被动运动时，要注意保持损伤脊柱的稳定，尤其肩关节运动时一定要由助手保持肩胛的固定。髋关节在急性期应根据胸、腰椎损伤的平面高度，其屈曲运动应限制在 20° ～ 40°。侧卧时要轻度屈曲位，这是为了髋关节在仰卧位时要保持伸展位的缘故。侧卧位时髋关节要保持 20° 的屈曲位，因髋关节出现痉挛时易呈内收位，所以要保持约 10° 的外展位。上肢、肘关节保持伸展位，肩关节仰卧时保持外展、外旋位，侧卧位时保持屈曲 90° 位。四肢瘫患者因胸大肌麻痹易出现肩关节外展位挛缩，肩关节保持内收、外展均在 0° 位。

（2）在床上变换体位，预防压疮和关节挛缩：上肢可利用身体本身重量完成肩关节收、内旋，肘关节屈曲，前臂旋前等。当变换体之后，又可获得相反的位置。例如，仰卧位时的关节外展，肘关节屈曲，双手置于头下，或让患者关节外展，肘关节伸直，前臂旋后，而上肢和躯干相垂直等姿势。对于下肢来说，由于将大枕头置于膝下是膝髋关节屈曲挛缩的原因，应予以避免。但为了预防压疮，将柔软的海绵枕置于腘窝及小腿处是可行的。为防止髋膝关节伸展挛缩，侧卧位时将上面的下肢置于屈曲位，此时，为防止髋关节内收，可在床端置一个足板或硬垫，将足底放平，保持中立位。

（3）早期关节被动活动：对所有的关节都要进行关节活动度范围内的活动，每天需要把全部关节都活动一遍，而每一关节都要活动 5 次。运动时不要过快，避免诱发伸张反射，要耐心而轻柔地进行。对于残存肌力的部位要让患者自己运动，按功能运动训练的方法进行锻炼。在活动遇到阻力时，不急于求成以免引起软组织损伤，要循序渐进地增大关节的活动度。

（4）注意保存重要关节的活动范围：肩关节屈、伸、外旋与水平外展；肘关节屈、伸，腕关节掌屈、背伸；手指的屈曲及拇指的外展；髋关节的屈、伸；膝关节的屈、伸，以及踝与足趾关节的屈伸等。

（5）夹板的使用和肢体功能的保持：脊髓损伤后，早期就应注意将关节置于功能位。这是因为当关节处于活动范围的中间位置，可以使肌肉萎缩和关节囊的挛缩粘连克服到最低限度。康复常用的夹板是以保持肢体功能位为目标，采用聚乙烯树脂泡沫制品或足板，以防止足下垂。

（二）关节挛缩的物理疗法

挛缩部位功能锻炼，包括正常区域在内的四肢积极的关节活动范围的训练，即以伸张运动、温热疗法、水疗、夹板等理疗为主。

（1）伸张运动：这种方法是为改善已发生的关节活动度受限而施行的方法，包括手法矫正，利用器具的机械矫正，利用患者自身体重、肢体位置和强制运动的活动度矫正训练等在内，统称为伸张运动，该法与预防性方法具有同样效果。此外，它还具有以下两个特点：①可以剥离较新的粘连，增加活动性；②可伸长短缩和挛缩的肌肉、筋膜、肌腱和韧带，增加活动性。在施行伸张运动治疗时，结合使用沙袋、固定带或人力进行固定，效果会更好。对于足下垂者，可让其站立在斜台上使屈肌肌群伸展。

（2）温热疗法：不仅有镇痛作用，对结缔组织伸张性及关节的僵硬性亦有作用，所以对关节挛缩已普遍应用。但若对麻痹区域的四肢使用热裹法等局部温热疗法可能会发生烫伤，应以水疗最佳。

（三）护理上的注意事项

脊髓损伤患者定时变换体位，使四肢保持良好的肢体体位，避免训练动作粗暴。关节挛缩时肢体体位不当可发生压疮，要仔细观察。在病房内的日常生活活动中，瘫痪的肢体因骨萎缩（骨质疏松脱钙）而易出现骨折，护理人员在进行辅助动作时要特别小心。麻痹区域挛缩的徒手矫正应以关节的被动运动为主体，但如患者有自主运动能力，应尽量利用自主辅助运动为中心进行训练。被动运动实行时要避免操作粗暴，防止韧带、肌肉及肌腱等软组织损伤，严重时可致关节周围骨化。四肢瘫患者康复锻炼应在生理关节活动度范围内。痉挛瘫患者康复锻炼应避免对拮抗肌的刺激。训练时还要考虑疲劳度的问题。

八、呼吸道感染

颈髓损伤急性期，呼吸道感染是最重要的并发症。胸、腰髓损伤时，也可因血胸、气胸而引起肺功能低下。四肢截瘫或高位截瘫者的呼吸功能低下，原因系呼吸运动不佳及肺本身的功能低下所致。四肢瘫、高位截瘫者，其肋骨间的肌肉（即外肋间肌与内肋间肌）及腹肌均麻痹，其肺活量较健康人显著低下，其呼气功能较吸气功能有更大的障碍，当患者咳嗽困难时，痰则蓄积于肺内，细菌繁殖而易患严重的呼吸道感染（气管炎、肺炎）。因而，事前做好呼吸、肺功能的锻炼是最为重要的。

（一）呼吸道感染的护理措施

1. 做好基本预防措施

基本预防措施包括保持环境温湿度适宜、严格执行消毒隔离管理制度、遵循无菌操作原则、加强手卫生、按需吸痰、保持患者口腔清洁等。

2. 病情观察

每日监测患者的生命体征、意识状态。观察患者咳嗽、咳痰情况，评估痰液的颜色、性状、量、气味等。听诊肺部呼吸音情况，了解影像学检查结果。

3. 床头抬高

在病情允许及鼻饲过程中，床头抬高30°～45°，并在进食后保持30分钟为宜。

4. 呼吸功能锻炼和促进有效排痰

指导患者练习使用缩唇呼吸、腹式呼吸等呼吸功能锻炼方法及有效咳嗽方法。对于长期卧床、咳痰无力的患者，定期为卧床患者翻身，采用雾化吸入、胸部叩击、体位引流、振动排痰、吸痰等措施促进排痰。

5. 口腔护理

建议使用有消毒作用的口腔含漱液，每6～8小时进行口腔护理一次。

6. 症状护理

（1）发热：高热时可进行物理降温或遵医嘱给予药物降温。降温过程中注意观察体温和出汗情况。大量出汗的患者应及时更换衣服和被褥，保持皮肤清洁干燥，防止受凉；及时补充水、电解质，维持水、电解质平衡。

（2）咳嗽、咳痰：指导并协助患者有效咳嗽排痰，根据病情进行胸部物理治疗。正确留取痰标本和血培养标本，尽量在抗生素治疗前采集。痰标本尽量在晨起采集，采集前先漱口，并指导或辅助其深咳嗽，留取的脓性痰液标本2小时内尽快送检。

（3）呼吸困难：低氧血症的患者遵医嘱给予氧气治疗，以改善呼吸困难。

（4）胸痛：评估疼痛的部位、性质和程度等。可采取患侧卧位，或用多头带固定患侧胸廓减轻疼痛，必要时遵医嘱给予止痛药。

7. 人工气道的护理

（1）气管切开患者换药应用无菌纱布或泡沫敷料。纱布敷料至少每日更换1次，伤口处渗血、渗液或分泌物较多时，应及时更换。泡沫敷料每 3 ～ 4 天更换 1 次，完全膨胀时需及时更换。

（2）保持适当的气囊压力。机械通气患者应每 4 小时监测气囊压力，在保障呼吸机正常通气的同时，使压力维持在 20 ～ 30 cmH_2O（1 cmH_2O = 0.981 kPa）之间，鼻饲前应监测气囊压力。

（3）气管插管或气管切开套管要妥善固定，每班观察记录气管插管置入的深度。

8. 排痰护理

（1）气管内吸痰前不建议常规使用生理盐水滴注。一次吸痰时间不超过 15 秒，再次吸痰应间隔 3 ～ 5 分钟。吸痰过程中，密切观察生命体征变化及缺氧表现，一旦出现心律失常或氧饱和度降至 90% 时，应立即停止吸痰，给予吸氧，待生命体征恢复平稳后可再次吸痰。

（2）建议使用密闭式气管内吸痰装置，以避免交叉感染和低氧血症的发生，并降低细菌定植率。

（3）建议使用带声门下吸引功能的人工气道，及时清除声门下分泌物。此外，还应定期评估患者的自主呼吸、咳痰能力及是否可以脱机或拔管等。在患者病情允许的情况下，尽量缩短患者机械通气时间。

9. 用药护理

肺部感染首选的治疗方法是及时应用抗菌药物，尽早进行细菌敏感性培养，并遵医嘱给予针对性抗菌药物。常用抗菌药物包括青霉素类、头孢菌素类、喹诺酮类、氨基糖苷类等。青霉素类、头孢菌素类，药物应用前应询问有无过敏史并进行皮试。喹诺酮类药物大剂量或长期应用易致肝损害，应及时监测肝功能；氨基苷类药物具有肾、耳毒性和神经肌肉阻滞作用，老年人或肾功能减退者，应特别注意观察是否有耳鸣、头昏、唇舌发麻等不良反应。

10. 多重耐药菌感染患者管理

如果患者发生多重耐药菌感染，需增加醒目隔离标识，并采取严格的消毒隔离措施。尽量选择单间隔离，与患者直接接触的医疗器械、器具及物品，如听诊器、血压计、体温表、输液架等要专人专用，并及时消毒处理。同时，实施各种侵入性操作时，应当严格执行无菌技术操作原则和标准操作规程。

11. 营养支持

（1）评估营养状态：对于存在压疮风险或已发生压疮的患者，建议采用营养风险筛查简表（nutritional risk screening 2002，NRS-2002）等营养风险筛查工具评估营养不良风险。另外，应关注患者皮肤弹性、食欲、咀嚼功能、体质量变化、血清白蛋白等各项反映营养状态的评估指标。

（2）进行营养支持：对于存在营养不良风险或营养不良的患者，由医生、护士、营养师共同制订营养干预计划。对患者及其照顾者进行饮食指导，鼓励患者摄入充足的热量、蛋白质、水分、富含维生素与矿物质的平衡膳食。若通过调整饮食仍无法纠正营养不良情况，应遵医嘱为患者提供肠内、肠外营养支持。

九、中枢性高热

颈椎骨折合并颈髓损伤，由于体温调节中枢紊乱或自主神经功能障碍，发汗功能消失，体温调控能力降低，体温容易随外界气温升降，尤其夏季，体温不能散发，可出现持续高热，体能在短期内迅速消耗。对这类患者应进行药物及物理降温，当体温超过 39 ℃时，可给予头部冰袋、冰帽降温。此类患者往往预后不良。

（一）中枢性高热的护理评估

（1）评估患者发热的时间、程度、诱因及伴随症状等。

（2）评估患者意识状态、生命体征的变化。

（3）评估患者相关检查结果。

（二）中枢性高热的护理措施

（1）监测体温变化，观察热型。

（2）卧床休息，减少机体消耗。

（3）高热患者给予遵医嘱予以降温：①物理降温法，冰袋置于大血管走行浅表处，如颈部、腹股沟、腋下、肘部等，冰袋降温时注意避免冻伤；用 50% 酒精擦浴，轻柔擦抹头额面颊、胸背部、臀和臀股部；调节室内温度，有条件者设置空调房间，维持室内 20 ～ 23 ℃，但不宜过低；通风，电扇吹风；减少被盖，可将下肢或胸部裸露。②输液，补充足够的水、电解质、糖和氨基酸，以补偿高热的消耗。另外，输入经过降温处理的液体（4 ～ 20 ℃），也有一定的降温作用。③药物降温，必要时用冬眠合剂。在处理高热时，应防止降温过快、过低。由于患者的应激能力低下，若造成体温过低而复升同样可引起机体衰竭。对原因不明的发热慎用药物降温法，以免影响对热型及临床症状的观察。④降温过程中出汗时及时擦干皮肤，随时更换衣物，保持皮肤和床单清洁、干燥；注意降温后的反应，避免虚脱。告知患者穿透气、棉质衣服，寒战时应给予保暖。⑤降温处理 30 分钟后测量体温。

（4）补充水分防止脱水，鼓励患者多饮水，进食高热量、高维生素、营养丰富的半流质或软食。

（5）做好口腔护理。

（6）告知患者及家属限制探视的重要性。

（7）必要时留取血培养标本。

十、深部静脉血栓

深静脉血栓形成是血液在深静脉内不正常凝结引起的静脉回流障碍性疾病，常发生于下肢。血栓脱落可引起肺动脉栓塞症（pulmonary thromboembolism，PE），深静脉血栓形成与肺动脉血栓症统称为静脉血栓栓塞症，是同种疾病在不同阶段的表现形式。深部静脉血栓是脊髓损伤患者较常见的并发症，胸髓损伤时的发生率最高，40 岁以上者多发。临床表现为患肢的突然肿胀、疼痛等，体检患肢呈凹陷性水肿，软组织张力增高，皮肤温度增高，在小腿后侧或大腿内侧、股三角区及患侧腘窝有压痛，实验室检查提示白细胞增多。严重时，患者可出现静脉性坏死，甚至需要做下肢截肢处理，它

不仅影响患者的康复进程，且可能引起死亡率极高的肺栓塞。脊髓损伤患者发生深部静脉血栓主要原因为：①血管运动神经障碍所致的静脉扩张。②肌肉松弛，肌肉静脉的泵作用降低或消失。③患者长期卧床，小腿肌肉持续受压迫。伤后 3 个月，尤其是 1 个月内，占发病的 90%。

（一）深部静脉血栓的护理评估

1. 一般评估

对每位患者应进行深部静脉血栓风险评估。发生深部静脉血栓的危险因素包括以下几点：①患者因素，卧床 ≥ 3 天、既往有静脉血栓病史、年龄 > 40 岁、脱水、肥胖（BMI > 30 kg/m²）、遗传性或获得性易栓症、妊娠及分娩等。②外科因素，如手术、创伤等。③内科因素，恶性肿瘤、危重疾病、脑卒中、肾病综合征、骨髓异常增生综合征、阵发性睡眠性血红蛋白尿、静脉曲张、炎性肠病等。④治疗相关因素，肿瘤化疗或放疗、中心静脉置管、介入治疗、雌激素或孕激素替代治疗、促红细胞生成素（erythropoietin，EPO）、机械通气等。

2. 专科评估

①评估患者生命体征：如体温、脉搏、呼吸、血压、血氧饱和度等变化。②评估患肢症状 / 体征：如疼痛部位、评分、性质、持续时间、缓解方式，是否采取镇痛措施及镇痛效果；肿胀程度，有无浅静脉曲张；肢体体表皮肤温度、颜色、感觉的异常变化及足背动脉搏动情况；有无溃疡和（或）感染等。③评估用药情况：如是否曾经应用抗凝 / 溶栓药物；凝血功能及有无出血倾向，如皮肤黏膜是否出现淤斑、牙龈出血、血尿、血便、头痛等症状。④评估有无心慌、胸闷、气喘、胸痛、咳嗽、咯血、发绀等肺栓塞症状。根据评估情况给予相应健康指导。

（二）深部静脉血栓的护理措施

1. 一般措施

下肢主动或被动活动；尽早下床活动；避免脱水；手术者操作精细微创。

2. 药物预防

对出血风险低的静脉血栓栓塞症高危患者，可根据患者静脉血栓栓塞症风险分级、病因、体重、肾功能选择药物，如低分子肝素、磺达肝癸钠、普通肝素（尤其可用于肾功能不全患者）和华法林等，给予药物预防。确定剂量、药物预防开始和持续时间。对长期药物预防的患者，应评估预防的收益和潜在的出血风险，并征求患者和家属的意见。

3. 物理预防

对出血或有大出血高风险及一旦出血后果特别严重的静脉血栓栓塞症高危患者可给予物理预防，如间歇性加压装置、弹力袜、足底静脉泵、早期开始大腿和小腿及踝关节活动对预防深静脉血栓形成具有重要意义。

4. 体位护理

患者行介入治疗后，应首先观察穿刺点有无出血，监测生命体征。①留置溶栓导管/鞘管，患者宜取仰卧位或低半坡卧位，避免端坐位，防止管道打折或穿刺部位渗血。②卧床期间继续患肢抬高，高于心脏 20～30 cm。③协助患者定时轴线翻身，防止下肢屈曲引起管道移位、滑脱。

5. 活动护理

①经股静脉穿刺者术侧肢体伸直制动 6 小时，卧床休息 24 小时，病情允许即可下床活动。②患侧小腿深静脉置管溶栓时，需延长术侧肢体伸直制动时间至拔管后 6～12 小时；若经健侧股静脉"翻山"至患侧逆行溶栓，则双下肢需伸直制动。③颈静脉穿刺者头部不可大幅活动，活动范围双向不宜超过 30°，以防局部出血，血肿压迫气管。卧床休息 24 小时，病情允许即可下床活动。④指导患者床上进行踝泵、肌泵运动，以利于静脉回流，减轻患肢肿胀。⑤导管/鞘管拔出后，在药物抗凝、经评估患者耐受且无禁忌情况下，穿梯度加压弹力袜下床活动，是一种安全、有效的预防静脉血栓复发的方法。穿梯度加压弹力袜时应结合患者病情、生活习惯、依从性、穿着时长、下肢周径和腿型等因素综合判断。

6. 饮食护理

卧床可致肠动力减弱、排便习惯改变，患者易出现便秘。指导患者进食低盐、低脂、高维生素、富含纤维素食物；避免用力排便、剧烈咳嗽等引起静脉压升高的因素，防止影响下肢静脉血液回流和造成血栓脱落。

7. 溶栓期间护理

①尿激酶等溶栓药物应现配现用。②根据医嘱应用输液泵输注溶栓药物，正确设置输液速度和总量，输注溶栓药物过程中要注意观察输液泵输注速度及输注量变化，保证药物按时、按量、准确输入。③输液泵报警应立即检查故障发生原因，如阻塞、气泡、欠压等，及时排除故障。④溶栓治疗期间注意观察患者穿刺处、皮肤、黏膜、消化道、泌尿系统、神经系统等有无出血和全身出血现象（早期多为穿刺部位淤斑、血肿等，最严重为颅内出血，表现为头痛、呕吐、意识障碍、视物模糊等）。⑤正确留取血、尿、粪标本，定时监测凝血功能。⑥溶栓期间动态观察并记录患肢皮肤颜色、温度、感觉变化及肿胀程度等；规范测量肢体周径并记录溶栓治疗前、后肢体周径差，术后及时评估并记录数字减影血管造影（digital subtraction angiography，DSA）复查后血管通畅情况和血栓清除率，以判断治疗效果。

8. 疼痛护理

评估患肢疼痛情况，患肢适当予以保暖，禁止按摩、热敷。术后常见疼痛包括以下几种。

（1）穿刺处皮肤扩张性疼痛：一般程度较轻，因血管鞘扩张皮肤所致；疼痛持续时间短（＜1天），偶有剧烈疼痛者，可遵医嘱用止痛药。

（2）腰背部疼痛：多因下腔静脉置入滤器所致，疼痛程度常较轻，无须特殊处理；剧烈疼痛应警惕有无腰大肌血肿、下腔静脉滤器致腹膜后血肿、肾脏出血等可能，观察患者尿液有无异常，若有异常应及时通知医生。

（3）腹部疼痛：应警惕是否出现腹腔脏器出血，观察患者腹部体征，有无压痛、反跳痛及肌紧张，出现异常应及时通知医生行腹部 CT 检查。

9. 监测足背动脉及受压皮肤

经足背浅静脉溶栓、肢体气囊压力带阻断浅静脉血流治疗期间，注意观察气囊加压部位皮肤、患肢末梢血液循环情况，足背动脉搏动情况，同时观察足背浅静脉穿刺部位有无渗血、渗液。

10. 监测下肢周径

测量步骤：①标记髌骨上缘和髌骨下缘，量取髌骨中点并标记。②标记髌骨中点向上 15 cm 和髌骨中点向下 10 cm。③皮尺上缘置于髌骨中点向上 15 cm 处，测量肢体周径并标记皮尺下缘。④皮尺下缘置于髌骨中点向下 10 cm 处，测量肢体周径并标记皮尺上缘。⑤同样方法测量对侧并记录。⑥测量时操作者沿标记线平放皮尺，皮尺紧贴皮肤，松紧度以皮肤不产生夹挤皱褶为度。⑦测量结束后用垫抬高患肢，要求患肢高于心脏水平 20 ～ 30 cm。⑧协助患者取舒适卧位，治疗卡上记录测量值。

注意事项：①首次测量需同时测量患肢和健肢周径，以作对比观察，便于判断肢体肿胀程度，后续重点关注患肢周径，计算患肢周径差并记录；测量时需同时记录患肢皮肤颜色、温度、足背动脉搏动，并倾听患者主诉。②定皮尺、定部位、定时间监测，用油性笔画出皮尺宽度的双线标记，便于固定皮尺摆放位置，严格按照标记位置测量。③告知患者平卧位并垫高患肢，有利于肿胀消退。

（第荣静　许方蕾）

● 参考文献

白求恩·骨科加速康复联盟，白求恩公益基金会创伤骨科专业委员会，白求恩公益基金会关节外科专业委员会，等，2019. 骨科手术围手术期禁食禁饮管理指南 [J]. 中华创伤骨科杂志，21(10): 829-834.

北京护理学会肿瘤专业委员会，北京市疼痛治疗质量控制和改进中心，2018. 北京市癌症疼痛护理专家共识（2018版）[J]. 中国疼痛医学杂志，24(9): 641-648.

陈丽娟，孙林利，刘丽红，等，2020. 2019 版《压疮/压力性损伤的预防和治疗：临床实践指南》解读 [J]. 护理学杂志，35(13): 41-51.

冯世庆，2019. 急性脊柱脊髓损伤围术期管理临床指南 [J]. 中华创伤杂志，35(7): 577-587.

高小雁，陈雅芬，韩冰，2015. 积水潭脊柱外科护理 [M]. 北京：北京大学医学出版社.

黄强，杨惠林，康鹏德，等，2020. 骨科择期手术加速康复预防手术部位感染指南 [J]. 中华骨与关节外科杂志，1(13): 1-7.

刘楠，周某望，陈仲强，等，2019. 脊髓损伤精要从基础研究到临床实践 [M]. 北京：人民卫生出版社.

邱贵兴，裴福兴，唐佩福，等，2018. 骨科常见疼痛管理临床实践指南（2018版）[J]. 中华骨与关节外科杂志，12(3): 161-167.

中国残疾人康复协会脊髓损伤康复专业委员会，国际脊髓学会中国脊髓损伤学会，中华医学会泌尿外科学分会尿控学组，2013. 脊髓损伤者泌尿系管理与临床康复指南 [J]. 中国康复理论与实践，19(4): 1-85.

中国康复医学会康复护理专业委员会，2017. 神经源性膀胱护理实践指南（2017年版）[J]. 护理学杂志，32(24): 1-7.

中华人民共和国卫生部，2011. 临床护理实践指南（2011版）[M]. 北京：人民卫生出版社.

中华医学会骨科学分会骨质疏松学组，2017. 骨质疏松性骨折诊疗指南 [J]. 中华骨科杂志，37(1): 1-10.

中华医学会疼痛学分会，2019. 脊柱退变性神经根疼痛治疗专家共识 [J]. 中华医学杂志，99(15): 1133-1137.

中华医学会疼痛学分中华护理学会行政管理专业委员会，2018. 卧床患者常见并发症护理专家共识 [J]. 中国护理管理，18(6): 740-747.

中华医学会物理医学与康复学分会，中国老年学和老年医学学会骨质疏松康复分会，2019. 原发性骨质疏松症康复干预中国专家共识 [J]. 中华物理医学与康复杂志，41(1): 1-7.

周天健，李建军，2006. 脊柱脊髓损伤现代康复与治疗 [M]. 北京：人民卫生出版社.

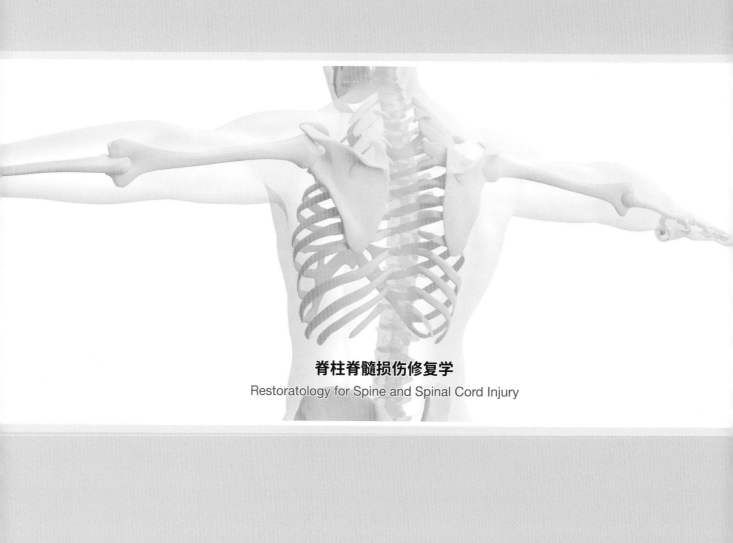

脊柱脊髓损伤修复学
Restoratology for Spine and Spinal Cord Injury

第十五章

胸腰段脊柱脊髓损伤加速康复外科管理

脊柱骨折中 75% ～ 90% 发生在胸腰椎，其中胸腰段（T_{10} ～ L_2）约占 60%，这一特点与胸腰段是胸椎和腰椎的移行处、是生物力学上的薄弱区有关。在青壮年患者中，高能量损伤是其主要致伤因素，如车祸、高处坠落伤等；而在老年患者中，由于本身存在骨质疏松，致伤因素多为低暴力损伤，如滑倒、跌倒等。由于脊柱骨折的损伤机制，其可合并脊髓损伤，发生率达 15% ～ 30%，其中胸腰段脊柱损伤合并脊髓损伤的占比为 20% ～ 30%。因此，胸腰段脊柱脊髓损伤是最常见的脊柱损伤，其中损伤程度较重者或合并脊髓损伤者，大多数需要通过手术恢复脊柱序列和解除神经压迫，

以期尽量减少并发症，促进患者神经功能的康复。

加速康复外科（enhanced recovery after surgery，ERAS）是基于循证医学证据通过多学科协作对围手术期各项措施进行优化，能有效减少围手术期的创伤应激和术后并发症，加速患者的康复。本章节阐述如何将 ERAS 的理念应用于胸腰段脊柱脊髓损伤的治疗中，围绕神经功能的康复，通过在围手术期采取一系列优化措施达到快速康复的目的，其中涉及术前评估和管理、术前宣教、麻醉和手术要点、围手术期疼痛管理、围手术期导尿管管理、围手术期并发症的处理及术后的康复指导等。

第一节 | 胸腰段脊柱脊髓损伤的诊断

结合患者的外伤史、临床体征和影像学检查（常规行 X 线、CT 和 MRI 检查），明确诊断，胸腰段骨折的诊断内容应该包括两部分：①骨折的部位和类型；②神经损伤的部位、程度和神经平面。

骨折的部位和类型推荐采用最新的 AO 分型对其进行分类，存在骨折脱位或旋转移位为 C 型，存在张力带损伤为 B 型（前方张力带损伤 - 过伸牵张 B3 型；后方张力带损伤 - 屈曲牵张 B2、B1 型），不存在张力带损伤的单纯骨折为 A 型（椎体骨折 - 压缩骨折：A1、A2 型；爆裂骨折：A3、A4 型；附件骨折：A0 型）。

神经损伤推荐使用 ISNCSCI 评估患者的神经功能状态。其中，神经损伤的部位，分为脊髓损伤、马尾神经损伤、神经根损伤。损伤程度分为不完全性损伤与完全性损伤，其区分

在于是否存在鞍区 S_4 ～ S_5 感觉或运动功能保留；同时 ASIA 残损分级分为 A ～ E 级，其中 A 级为完全性损伤，E 级为无损伤，其余 B、C、D 级为不完全性损伤。神经平面是指身体两侧有正常的感觉和运动功能的最低脊髓神经分布节段；感觉平面是指身体两侧具有正常感觉功能的最低脊髓神经分布节段；运动平面指身体两侧具有正常运动功能的最低脊髓神经分布节段，应根据肌力至少为 3 级的那块关键肌来确定，要求该平面以上节段支配的关键肌肌力必须是 5 级。

因此，以 T_{12} 爆裂骨折伴不完全脊髓损伤（ASIA D 级），神经平面 L_1 为例，完整的诊断应为"① T_{12} 骨折 A3 型；②不完全性损伤（ASIA D 级，神经平面 L_1）"。

（孙天胜）

第二节 ｜ 胸腰段脊柱脊髓损伤的手术治疗与 ERAS 管理

一、胸腰段脊柱脊髓损伤的术前评估与 ERAS 管理

(一) 术前专项评估

(1) 骨折分型评估：胸腰段脊柱脊髓损伤骨折类型的评估，推荐使用 AO 分型及 Denis 分型，而载荷分享分类系统可以作为评估胸腰段脊柱脊髓损伤椎体稳定性和损伤程度的辅助补充。胸腰段脊柱脊髓损伤的综合评估，推荐使用 TLICS，该系统包括三个方面：损伤形态、后方韧带复合体状态及神经功能。TLICS 评分 ≤ 3 分，建议非手术治疗；TLICS = 4 分，可选择手术或非手术治疗；TLICS ≥ 5 分，建议手术治疗。

对胸腰段脊柱脊髓损伤患者损伤程度的综合评估不仅要关注损伤形态，同时也要关注脊柱稳定性和神经功能的损伤程度。TLICS 评分系统最大优点在于其将神经损伤和后方韧带复合体的状态与单纯的骨折形态学相结合，总体评估胸腰椎损伤的程度。

(2) 神经功能评估：胸腰段脊柱脊髓损伤神经功能评估首先需要判断神经损伤的部位，分为脊髓损伤、马尾神经损伤、神经根损伤等；其次推荐使用 ISNCSCI 评估患者的神经功能状态。应用 ISNCSCI 标准对患者进行神经功能评估时推荐使用以下顺序：①确定左右两侧的感觉平面；②确定左右两侧的运动平面；③确定神经平面；④确定损伤程度；⑤确定 ASIA 残损分级；⑥确定部分保留带 (zone of partial preservation，ZPP)。在应用 ISNCSCI 的同时，对患者应进行全面详细的神经方面查

体，尤其对于肌力检查，不应局限于关键肌。由于 ISNCSCI 对于运动的评定局限于 10 对关键肌，有些肌肉虽不是关键肌，但能影响到患者功能的恢复，比如上肢的屈腕肌和下肢的缝匠肌，所以对于肌力的检查应尽可能详细。同时，需行反复多次神经学检查以了解神经功能演变的过程。

同时要关注部分保留带，脊髓损伤后部分保留带是脊髓功能恢复的重要预测因素，具有重要临床意义，因为大部分的功能恢复发生在部分保留带内。在 ISNCSCI 2011 年修订版及 2014 年修订版中，对部分保留带的定义仅用于完全性损伤 (ASIA A 级) 时感觉和运动平面以下保留部分神经支配的皮节和肌节，但这不能完全体现部分保留带对脊髓功能恢复的预测价值。因此，在 2019 修订版中重新定义了部分保留带，不再以 ASIA 残损分级为基础，而是以鞍区 $S_4 \sim S_5$ 无任何感觉 (肛门深部压觉、鞍区轻触觉、鞍区针刺觉) 或运动功能保留 (肛门自主收缩) 为基础。如运动部分保留带，即为无鞍区运动功能保留 (肛门自主收缩) 的完全性损伤 (ASIA A 级) 和不完全性损伤 (ASIA B 级、ASIA C 级) 运动平面以下保留部分神经支配的肌节；感觉部分保留带即为无鞍区感觉功能保留 (肛门深部压觉、鞍区轻触觉、鞍区针刺觉) 时感觉平面以下保留部分神经支配的皮节。

(二) 创伤严重程度评估和合并伤评估

1. 创伤严重程度评估

急性创伤的患者常伴有全身合并伤，因此

对患者进行损伤严重程度的评估是接诊的第一步。损伤严重程度评分 (injury severity score, ISS) 是 1974 年由 Baker 等首先提出, 其计算方法为身体三个最严重损伤区域的最高简明损伤定级标准值的平方和。而之后的新损伤严重程度评分 (new injury severity score, NISS) 是由 Osler 等建立的评分体系, 较 ISS 的改进是不考虑解剖部位的限制, 而只观察损伤严重程度的影响, 即三个最高简明损伤定级标准值的平方和。研究显示, NISS 在患者死亡风险的预测方面优于 ISS, 因此推荐使用 NISS。

2. 合并伤评估

对于合并伤评估, 严重的胸腰段脊柱脊髓损伤常合并胸腹伤, 青壮年居多, 休克的发生率较高。合并严重胸腹联合伤时可继发机体的生理紊乱, 若纠正不及时, 特别是合并感染时易导致多器官功能障碍综合征 (multiple organ dysfunction syndrome, MODS), 因为严重创伤是形成多器官功能障碍综合征的基本原因, 所以应当反复多次查体, 避免延误诊断。例如, 胸椎骨折合并血气胸或血胸时, 对于危及生命的血气胸患者应协同胸外科医生或直接让胸外科医生处理, 放置胸腔闭式引流管, 伴多根多处肋骨骨折的患者需行肋骨固定术。待胸部情况稳定, 可耐受手术时及早手术。对于单纯血胸的患者如果不危及生命, 可在脊柱手术的同时放置胸腔闭式引流管, 缩短治疗周期, 加速康复。当然, 需要密切关注患者的肺功能、血红蛋白、血白蛋白等, 同时避免长时间引流管的放置导致的感染、肺不张等情况的发生。

(三) 基本评估

胸腰段脊柱脊髓损伤的术前评估除了专项评估和创伤相关评估, 还包括脊柱外科手术的基本评估, 包括 ASA 分级评估、心肺功能评估、血糖评估、高血压评估、静脉血栓风险评估、营养状况评估和心理状况评估等。

其中, 根据 ASA 分级评估对患者全身健康情况与疾病严重程度进行评估, 初步判断患者对围手术期应激反应的耐受力; 使用美国

纽约心脏病学会 (New York Heart Association, NYHA) 心功能分级和代谢当量 (metabolic equivalent of task, MET) 评估患者的心功能, 超过 60 岁的患者常规行心脏超声检查评估, 常规行双肺 CT 检查判断是否合并呼吸系统疾病; 通过病史采集、体格检查及术前实验室凝血功能检查可发现患者是否存在可能增加围手术期出血的相关疾病; 术前应将原有降糖方案过渡至胰岛素控制血糖, 建议空腹血糖控制在 5.6 ~ 10.0 mmol/L, 随机血糖应控制在 12.0 mmol/L 以内; 术前了解患者高血压病因、病程、程度和靶器官受累情况, 择期手术前中青年患者血压控制 < 130/85 mmHg, 老年患者 < 140/90 mmHg 为宜, 合并糖尿病的高血压患者应降至 130/80 mmHg 以下; 对于肥胖、瘫痪、静脉曲张、高龄、脑梗死、血栓病史及家族史、D- 二聚体水平增高等具有深静脉血栓及肺栓塞高危因素的患者可采用 Wells 血栓风险评分进行评估; 根据 NRS2002 评分 (Nutrition Risk Screening 2002) 进行评估, 总分 3 分以上者请营养科介入, 化验指标白蛋白大于 35 g/L; 胸腰段脊柱脊髓损伤不仅导致患者疼痛和残疾, 由于生活质量下降和长期卧床亦会给患者带来心理问题, 建议采用患者健康状况问卷 -9 (patient health questionnaire-9, PHQ-9) 和广泛性焦虑自评量表 -7 (generalized anxiety disorder-7, GAD-7) 进行评估, 必要时请心理科或精神科医生进行干预。

(四) 术前宣教

急性成人胸腰段骨折患者围手术期 ERAS 倡导由外科医生、麻醉医生、病房与手术室护士、康复医生组成的多学科协作诊疗, 应从患者入院后的综合宣教开始。入院后即应评估患者营养状况、疼痛强度、焦虑抑郁、神经功能障碍等, 然后向患者讲解胸腰段骨折后疼痛产生机制和出现神经损伤的原因, 阐明神经损伤的预后, 告知患者手术目的, 阐述超前镇痛的原因、方案, 同时指导患者进行有效咳嗽排痰、床上排便训练及肺功能、肢体功能锻炼,

预防相关疾病的发生。

术前宣教的一个重点是要使患者更好地了解神经损伤的预后，更客观地明确神经功能可能的恢复状况和康复目标，胸腰段骨折中不同的神经损伤类型和神经损伤程度，其预后截然不同。$T_{11} \sim T_{12}$ 骨折合并的神经损伤为腰段脊髓损伤，$T_{12} \sim L_1$ 骨折合并的神经损伤为圆锥损伤，L_2 骨折合并的神经损伤多为马尾神经损伤，而脊髓损伤和马尾神经损伤的功能恢复及对患者生活质量的影响不同；同时，仅有 $10\% \sim 20\%$ ASIA A 级患者术后可重新获得运动功能，ASIA B 级的患者中 $20\% \sim 25\%$ 在术后 1 年后可恢复行走能力，而对运动不全损伤患者（ASIA C 级和 ASIA D 级）神经功能的恢复则更好。因此，术前应将与患者充分沟通宣教，告知神经损伤的预后，明确手术获得的收益是否与患者的预期一致。

术前宣教的另一个重点是要使患者了解神经损伤后潜在的近远期并发症，以及相应的应对措施，并获取患者及其家属的理解和配合，尽量减少并发症带来的不利影响。例如，胸腰段脊髓损伤后泌尿系的并发症为膀胱功能障碍，可出现尿失禁或尿潴留、尿路感染及上尿路损害，甚至引起肾功能衰竭导致死亡；而间歇性导尿是解决膀胱功能障碍和减少尿路感染的重要措施。因此，对于伴有神经损伤的胸腰段骨折患者，术前宣教中也要重点介绍脊髓损伤后易出现的尿路感染、压疮、下肢深静脉血栓等相关并发症及其应对措施。

二、胸腰段脊柱脊髓损伤的手术方式和 ERAS 管理

（一）手术入路及时机

1. 手术入路

使用 TLICS 来确定患者的治疗方案。根据神经功能状态和后方韧带复合体完整程度来选择手术入路，同时载荷分享评分也可作为手术入路选择的参考。无神经损伤，无论后方韧带复合体断裂与否，推荐进行后路手术；合并神经损伤患者，无后方韧带复合体断裂时可选择前路手术，伴后方韧带复合体断裂时可行后前路手术，为减少手术创伤，也可经后路手术行前方的减压。

2. 手术时机

根据《成人急性胸腰段脊柱脊髓损伤循证临床诊疗指南》，在不完全性脊髓损伤呈进行性加重时，应行急诊手术治疗。而在条件允许的情况下，推荐合并脊髓及马尾神经损伤患者应尽可能在 48 小时内行手术治疗。而对于不合并脊髓及马尾神经损伤的患者，应在条件允许的情况下，尽早手术治疗，可实现早期功能锻炼，减少并发症，缩短住院时间。

（二）麻醉要点

胸腰椎骨折因解剖位置特殊，手术创伤较大，围手术期并发症多，麻醉处理有其特殊性。麻醉医生除常规麻醉任务外还需协助骨科医生积极处理脊髓损伤患者的自主神经功能紊乱和抢救脊髓功能。优化围手术期麻醉管理策略有利于减少全身应激，提高围手术期安全性和舒适性，降低围手术期并发症。胸腰段骨折后路手术中患者均取俯卧位，通常选择全身麻醉，麻醉前可使用糖皮质激素，既有助于预防术后恶心呕吐，抑制气道高反应性，预防过敏反应，减轻全身炎症反应，又有助于改善脊髓损伤后的神经症状。

胸腰椎骨折患者术前可能合并血容量不足、自主反射亢进综合征和离子平衡紊乱等，术中应采取有针对性的管理措施。除建立常规无创监测外，中心静脉压力监测、有创动脉压力监测可以精准指导循环、呼吸、代谢的管理。麻醉深度监测以脑电双频指数（bispectral index，BIS 40-60）指导麻醉深度维持，避免术中知晓及血压骤然波动引起的脊髓血流紊乱。

术中循环管理方面，提倡以目标导向性液体疗法的理念及措施指导液体治疗。术中维持出入量平衡，避免输液过度引起的心功能不全和外周组织水肿，避免输液不足引起的隐匿性低血容量和组织低灌注不足。在麻醉诱导和体

位搬动过程中需严密观察血流动力学变化，必要时辅助应用血管活性药物，推荐适当使用肾上腺素能受体激动剂，如去氧肾上腺素或低剂量去甲肾上腺素等缩血管药物，避免血流动力学剧烈波动增加心脑血管并发症或影响脊髓血供，建议维持术中血压波动不超过术前平均水平的20%，或维持平均动脉压在 80 ~ 85 mmHg。

术中采取肺保护性通气策略可以避免加重术前存在的肺损伤，有效降低术后肺部并发症发生率，同时注意加强体温管理。推荐多模式预防术后恶心呕吐。

（三）手术要点

1. 手术体位

正确的体位摆放有利于胸腰段后路手术减少术中出血和减少术后并发症。后路手术时，建议使用俯卧位垫，悬空胸部和腹部或使用碳纤维床，避免腹部压力增加引起术中出血增多。俯卧位时应注意骨性突起使用琼脂垫保护以防压疮，保证男性生殖器避免受压。术中尽可能使颈椎保持中立位，若头是偏向一侧，俯卧时间超过1小时后，应当将头偏向另外一侧，每隔1小时更换1次，可以起到保护患者颈椎的作用。

2. 减压、固定、融合的原则

减压原则：若不合并神经损伤，则无须行减压术，因为减压术可增加术中出血和医源性神经损伤的风险，并且在后纵韧带完整的情况下，借助撑开等骨折复位手段可使突入椎管的爆裂骨折块复位。同时，局部的生物力学稳定可促进骨块吸收和椎管的重塑。若合并神经损伤，应根据压迫方向准确减压，但应尽可能保留稳定脊柱的结构。

固定原则：术中应使用内固定重建胸腰椎的稳定性。固定的目的是限制局部运动，维持载荷平衡稳定。随着后路固定技术的进步，越来越多的外科医生选择单纯后路内固定，如果前方缺乏支撑，也同样可以通过单纯后路进行前柱的植骨融合。对于大多数胸腰椎爆裂型骨折，推荐选择短节段固定，保留更多运动节段；

对于骨折伴脱位的类型，推荐进行长节段固定。对于椎弓根结构完整的骨折，选择附加伤椎固定，可以减少悬挂效应及四边效应，避免应力集中，同时有助于纠正后突及复位突入椎管骨块，并减少对正常椎间盘的牵张，有利于骨折形态的恢复。

融合原则：融合原则是重建胸腰椎稳定性，预防后凸畸形和内固定失效，融合与否及融合方法是缩短康复时间、减少并发症的关键。研究表明，胸腰椎骨折术后的不稳定，包括后凸畸形进行性加重、矫正度丢失及内固定失效等，主要原因来源于椎间盘损伤，源于椎体骨折本身的比例少于40%。单纯经椎弓根植骨并不能有效预防胸腰段骨折远期不稳定，因此，需要针对椎间盘损伤进行节段性融合。评估椎间盘的完整性，对指导胸腰椎骨折是否需要融合具有重要的指导意义：对于椎间盘复合体完整的胸腰椎骨折行后路复位椎弓根内固定，不需要融合；而对于椎间盘复合体明确损伤的胸腰椎骨折行后路复位椎弓根内固定，则建议进行后外侧植骨融合。

3. 出血控制

胸腰段后路手术术中出血的来源主要是骨折断端的出血和神经减压时椎管内硬脊膜外出血。正确的体位摆放是减少术中出血的基础，骨折断端的出血可以使用骨蜡封堵，而硬脊膜外的出血应使用双极电凝进行止血，临近神经根周围应将双极电凝的功率控制在 15 W 之内，同时使用明胶海绵等止血材料填塞。对于无法使用电凝止血的部位，可使用明胶海绵和棉片压迫止血。同时，术前使用抗纤溶药物氨甲环酸，切皮前给予氨甲环酸 10 ~ 20 mg/kg，可根据情况术中持续泵入给药 1 mg/(kg·h) 也有利于减少出血，而且不增加血栓风险。

4. 脑脊液漏处理

如果术中发生脑脊液漏，应当立即仔细修补硬脊膜，对硬脊膜进行严密的缝合，可联合使用纤维蛋白胶封闭或人工硬脊膜补片修补，也可使用纤维肌肉瓣或脂肪组织进行填塞覆盖，放置引流管，并严密缝合筋膜层。

5. 切口管理

胸腰段骨折后路手术切口的关闭技术和切口并发症与患者早期下地康复锻炼密切相关。一旦发生切口渗液、延迟愈合或感染，将明显影响康复进程，增加患者生理和心理上的痛苦。

对于需要固定融合的骨折来说，建议常规正中入路，充分处理植骨床，促进有效融合；但对于只需要固定的骨折来说，内固定一般在术后 1 年左右取出，建议使用椎旁肌间隙入路。皮肤上只做一个后正中切口，通过皮下直达腰背筋膜的表面，随后从腰背筋膜的表面向两侧分离至肌间隙部位，从多裂肌和最长肌的间隙进入，不需要广泛剥离肌肉，减少了肌肉组织的损伤，避免了多裂肌的失神经性和缺血性退变。

关闭切口前建议彻底清除坏死肌肉组织，避免细菌定植，清理后再次检查是否有活动性出血，再次止血，然后使用大量生理盐水冲洗，并进行因内固定推挤到外侧的椎旁肌复位。对于棘突韧带复合体保留的患者，可将椎旁肌筋膜和肌肉缝合至棘上韧带或棘间韧带；对于术中为减压切除棘突者，建议使用可吸收线 "8" 字间断缝合肌筋膜和肌肉，减少无效腔。

分层缝合是关闭切口的原则。筋膜层的严密缝合能有效减少切口渗液和切口感染的风险，要求头尾端不留死角。皮下组织活动度较大，要求缝合时尽量对合，减少脂肪液化和瘢痕的形成。皮肤层缝合建议采用可吸收缝线行皮内缝合，保证在皮缘对合的同时减少张力，这样有利于皮缘的血供，缩短愈合的时间。同时，文献证明，使用抗菌缝线能明显减少手术切口的感染，用于预防手术部位感染。

三、胸腰段脊柱脊髓损伤的术后评估与 ERAS 管理

（一）术后一般情况管理

术后监测心率、血压、血氧饱和度等生命体征指标，复查血红蛋白及白蛋白等。其中，无心肺并存基础疾病患者血红蛋白＜ 70 g/L、合并心肺并存基础疾病患者血红蛋白＜ 80 g/L 时，应及时输血以纠正贫血；未达输血标准的贫血患者，应补充铁剂及红细胞生成素纠正贫血；术后白蛋白水平应维持在 32 g/L 以上，70 岁以上老年人白蛋白应在 35 g/L 以上。术后待患者麻醉完全清醒后，如出现饥饿感或胃肠功能恢复，即可进食。对于使用镇痛泵的患者，需注意预防恶心呕吐等。

（二）术后引流管的管理

对于伤口引流管，建议术后 2 ～ 3 天拔除，拔管指征为 24 小时引流量＜ 50 mL。对于合并脑脊液漏患者，研究表明，早期（≤ 3 天）拔除引流管不会增加术后伤口不愈合及其他并发症发生率，因此，建议早期拔除引流管并行加压包扎。但如果术者对筋膜层缝合不确定，可适当延长引流管放置时间，拔管前行引流管夹闭试验，但禁用负压引流，防止低颅压、颅内血肿、蛛网膜下隙出血等。术后可采用头低脚高的体位，减轻脑脊液对破口压力，有利于硬脊膜裂口愈合。在维持水电解质平衡、适当补充蛋白的前提下，润肠通便、减少咳嗽可减少腹压引起的脑脊液压力增高，有利于硬脊膜愈合。

（三）术后康复锻炼

1. 不合并神经损伤患者的康复

对于稳定性骨折，根据患者切口情况及留置管道拔除情况，强调康复早期介入，早期离床。对于不稳定性骨折，根据术者建议佩戴支具离床。术后早期以深静脉血栓形成预防、呼吸功能训练、转移训练及四肢的主动活动练习为主；逐渐增加核心肌群的等长收缩练习及步行训练。

2. 合并神经损伤患者的康复

对于合并神经损伤的患者，应根据 ASIA 残损分级制订相应的康复方案。术后早期，注意体位摆放及床上转移训练，防止压疮；注意保持踝关节功能位，防止足下垂；呼吸及排痰训练；膀胱功能训练；下肢被动活动练习，避

免因挛缩造成关节活动受限；鼓励患者进行上肢的主动活动及力量训练，为下地时支撑辅助器械作准备。待患者一般情况稳定后，佩戴支具进行起床训练，注意循序渐进，避免体位性低血压；增加核心肌群等长收缩练习及下肢渐进性抗阻肌力练习，并根据 ASIA 残损分级选择相应矫形器，逐渐增加站立训练、站立位平衡训练及步行训练。必要时辅以 FES、减重步行训练等。

（孙天胜）

第三节 ｜ 胸腰段脊柱脊髓损伤围手术期管理

一、围手术期疼痛管理

控制围手术期疼痛是减少患者卧床及住院时间、加速康复的重要方法。胸腰段骨折患者围手术期疼痛包括骨折局部疼痛、切口周围疼痛及神经性疼痛。其中，神经性疼痛相比其他疼痛程度更严重，需制订更加完善的围手术期疼痛控制方案，提倡超前镇痛和多模式镇痛，重视神经性疼痛。

术前提倡超前镇痛的理念，使用 NSAID 为基础，选择性 COX-2 抑制剂可发挥止痛及保护胃黏膜的作用。严重疼痛影响睡眠患者可联合应用阿片类药物（盐酸曲马朵、氨酚羟考酮等），但应注意阿片类药物的用量。术后患者可根据情况选择患者自控镇痛（patient controlled analgesia，PCA）或不使用镇痛泵。对于使用镇痛泵的患者，需注意预防恶心、呕吐；对于不使用镇痛泵患者，根据疼痛评分，采用多模式镇痛，以 NSAID 为基础用药，加用中枢性镇痛、抗惊厥药，尽量减少阿片类药物的应用，以减少如恶心呕吐、肠麻痹等并发症的发生。

对合并严重神经性疼痛或神经病理性疼痛的患者在足量规律使用 NSAID 的基础上，联合使用抗焦虑药物（奥氮平、舍曲林），抗惊厥药（加巴喷丁、普瑞巴林等）、中枢性骨骼肌松弛药、神经修复剂及神经消肿药物（激素或脱水剂）来进行神经性疼痛的管理。

二、围手术期导尿管管理

为促进胸腰段骨折后路手术患者早期下地活动，提倡在安全的前提下尽早拔除导尿管。根据损伤程度分为以下两种情况：对于无神经损伤的患者，女性麻醉清醒后拔除导尿管，男性术后第二天清晨拔除导尿管，对于具有尿潴留高危因素的患者，可适当延长拔管时间。对于合并神经损伤的患者，泌尿系处理的目的主要是预防膀胱过度膨胀、预防尿路感染及预防上尿路损害，清洁间歇性导尿的近期和远期效果都是安全的，无菌间歇性导尿更有助于减少尿路感染和菌尿的发生。

急性胸腰段脊髓损伤造成排尿功能障碍时，应立即给予留置导尿，每 1～2 周更换 1 次；当合并尿道损伤等留置导尿的禁忌证时，可行耻骨上膀胱造瘘。当出入量平衡时，可停止留置导尿，开始间歇性导尿，每 4～6 小时导尿一次。当存在尿道狭窄、膀胱颈部梗阻、尿道或膀胱损伤（尿道出血、血尿）、膀胱容量 < 200 mL 时应推迟间歇性导尿，待上

述情况处理后可继续间歇性导尿。间歇性导尿后，若残留尿量＜100 mL，应进行系统的膀胱训练，锻炼反射性排尿：寻找刺激排尿反射的触发点，如叩击耻骨上区、摩擦大腿内侧等，若自发性排尿反射出现，可停止间歇性导尿。同时，应定期行尿常规、细菌培养检查，一旦发生感染，即可根据已知的敏感药物进行治疗。

三、围手术期并发症的预防和处理

（一）血栓的管理

深静脉血栓是脊髓损伤后的常见并发症，常在脊髓损伤后2周内发生，脱落后常引起致命肺栓塞，是这一时期患者死亡的主要原因之一。由于伤后瘫痪，活动减少，尤其是交感神经系统损害导致血管调节机能受损引起静脉血流淤滞，因而最常见于小腿，但大腿和腹股沟处的深静脉血栓更为危险。

对于不合并神经损伤、双下肢运动功能正常的患者，如患者条件允许，术后24小时即可下地活动。术后采用基础预防结合物理预防（弹力袜）的方式预防下肢深静脉血栓，同时术后第2日开始行下肢适应性训练预防血栓。对于不能下地活动的患者使用下肢静脉泵、主动或者被动活动等综合性方法预防血栓。对于合并神经损伤、无法下地活动的患者，建议在使用机械性预防外应用低分子肝素。

（二）压疮的管理

首先，要做好患者和家属的宣教，使其了解保护皮肤完整的重要性，定时查压疮的好发部位，应从以下几个方面管理：①加强皮肤护理，至少每2小时翻身1次，早期合理应用减压床垫等设备，保持受压皮肤清洁干燥，避免温度过高；②防止各种原因引起的皮肤损伤；③压疮一旦发生，应定期换药，改善全身营养状态，借助各种理疗方法促进压疮的愈合；④对长期不愈合，伴有骨关节感染、窦道形成的Ⅲ、Ⅳ度压疮建议手术治疗。

（三）直肠管理

应尽早评估患者直肠功能，观察粪便性状、排便次数和频率，判断直肠功能障碍的类型（反射性直肠和迟缓性直肠）。反射性直肠由 $S_2 \sim S_4$ 以上的脊髓损伤造成，因排便反射存在，可通过反射自主排便，但缺乏主动控制能力；迟缓性直肠由 $S_2 \sim S_4$ 以下的脊髓损伤（包括 $S_2 \sim S_4$）及马尾神经损伤造成，无排便反射。反射性直肠因排便反射存在，可通过反射自主排便，手指刺激可诱发出圆锥调节的反射性直肠蠕动波，轻叩中腹的方法可促进排便；迟缓性直肠无排便反射，脊髓损伤早期可使用栓剂，必要时行手工排便；口服通便药物应个体化，长期使用可产生剂量依赖性，如腹绞痛、腹泻、电解质紊乱等，故不推荐长期使用。

（孙天胜）

● 参考文献

赵玉沛, 杨尹默, 楼文晖, 等, 2015. 外科患者围手术期液体治疗专家共识(2015)[J]. 中国实用外科杂志, 35(9): 960-966.

郑博隆, 张志成, 高杰, 等, 2019. 急性成人胸腰段脊柱脊髓损伤后路手术加速康复外科实施流程专家共识[J]. 中华骨与关节外科杂志, 12(12): 939-949.

中国康复医学会脊柱脊髓损伤专业委员会, 2011.《新鲜胸腰段脊柱脊髓损伤评估与治疗》的专家共识[J]. 中国脊柱脊髓杂志, 21(11): 963-968.

中国医师协会骨科医师分会, 中国医师协会骨科医师分会《脊柱手术硬脊膜破裂及术后脑脊液渗漏的循证临床诊疗指南》编辑委员会, 2017. 中国医师协会骨科医师分会骨科循证临床诊疗指南: 脊柱手术硬脊膜破裂及术后脑脊液渗漏的循证临床诊疗指南 [J]. 中华外科杂志, 55(2): 86-89.

ASIA and ISCoS International Standards Committee, 2019. The 2019 revision of the International Standards for Neurological Classification of Spinal Cord Injury(ISNCSCI)—What's new? [J]. Spinal Cord, 57(10): 815-817.

BAKER S P, O'NEILL B, HADDON W J R, et al., 1974. The injury severity score, a method for describing patients with multiple injuries and evaluating emergency care[J]. J Trauma, 14(3): 187-196.

BALDINI G, BAGRY H, APRIKIAN A, et al., 2009. Postoperative urinary retention: anesthetic and perioperative considerations[J]. Anesthesiology, 110(5): 1139-1157.

CHARLES Y P, STEIB J P, 2015. Management of thoracolumbar spine fractures with neurologic disorder[J]. Orthop Traumatol surg Res, 101(1 Suppl): s31-40.

COLMAN M W, HORNICEK F J, SCHWAB J H, 2015. Spinal cord blood supply and its surgical implications[J]. J Am Acad Orthop Surg, 23(10): 581-591.

COLOMINA M J, KOO M, BASORA M, et al., 2017. Intraoperative tranexamic acid use in major spine surgery in adults: a multicenter, randomized, placebo-controlled trial[J]. Br J Anaesth, 118(3): 380-390.

ELLIOTT-LEWIS EW, JOLETTE J, RAMOS J, et al., 2010. Thermal damage assessment of novel bipolar forceps in a sheep model of spinal surgery[J]. Neurosurgery, 67(1): 166-171.

FAWCETT J W, CURT A, STEEVES J D, et al., 2007. Guidelines for the conduct of clinical trials for spinal cord injury as developed by the ICCP panel: spontaneous recovery after spinal cord injury and statistical power needed for therapeutic clinical trials[J]. Spinal Cord, 45(3): 190-205.

GUERIN P, EL FEGOUN A B, OBEID I, et al., 2012. Incidental durotomy during spine surgery: incidence, management and complications[J]. Injury, 43(4): 397-401.

HACKETT N J, DE OLIVEIRA G S, JAIN U K, et al., 2015. ASA class is a reliable independent predictor of medical complications and mortality following surgery[J]. Int J Surg, 18: 184-190.

HSU J M, JOSEPH T, ELLIS A M, 2003. Thoracolumbar fracture in blunt trauma patients: guidelines for diagnosis and imaging[J]. Injury, 34(6): 426-433.

KIRSHBLUM S C, WARING W 3RD, 2014. Updates for the international standards for neurological classification of spinal cord injury[J]. Phys Med Rehabil Clin N Am, 25(3): 505-517.

KIRSHBLUM S C, WARING W, BIERING-SORENSEN F, et al., 2011. International standards for neurological classification of spinal cord injury(Revised 2011) [J]. J Spinal Cord Med, 34(6): 535-546.

MCCORMACK T, KARAIKOVIC E, GAINES R W, 1994. The load sharing classification of spine fractures[J]. Spine, 19(15): 1741-1744

OSLER T, BAKER S P, LONG W, 1997. A modification of the injury severity score that both improves accuracy and simplifies scoring[J]. J Trauma, 43(6): 922-925.

PATEL D V, YOO J S, KHEHEN B, et al., 2019. PHQ-9 score predicts postoperative outcomes following minimally invasive transforaminal lumbar interbody fusion[J].Clin Spine Surg, 32(10): 444-448.

RAGNARSSON K T, 2013. American Spinal Injury Association(ASIA) 40th anniversary: beginnings, accomplishments and future challenges[J]. Top Spinal Cord Inj Rehabil, 19(3): 153-171.

VACCARO A R, LEHMAN R A JR, HURLBERT R J, et al., 2005. A new classification of thoracolumbar injuries: the importance of injury morphology, the integrity of the posterior ligamentous complex, and neurologic status[J]. Spine, 30(20): 2325-2333.

VACCARO A R, ONER C, KEPLER C K, et al., 2013. AOSpine thoracolumbar spine injury classification system: fracture description, neurological status, and key modifiers[J]. Spine, 38(23): 2028-2037.

ZERMANN D, WUNDERLICH H, DERRY F, et al., 2000. Audit of early bladder management complications after spinal cord injury in first-treating hospitals[J]. Eur Urol, 37(2): 156-160.

第十六章

脊柱损伤与修复

脊柱是人体的中轴，四肢和头颅均直接或间接地附着其上，因此当身体任何部位受到冲击力或压力，均有可能造成脊柱的损伤。在不同节段的损伤患者中，10% ~ 25% 会发生不同程度的脊髓神经损伤，其中发生于颈椎段的神经损伤可达 40%，发生于胸腰椎段的为 15% ~ 20%，损伤的患者中大部分为男性。据不完全统计，造成损伤最主要的原因为交通事故伤（45%），其次为高处坠落伤（20%）、运动损伤（15%）、暴力打击伤（15%）及其他原因（5%）。造成脊柱骨折的暴力机制主要包括屈曲暴力、过伸暴力、旋转暴力、侧屈暴力、垂直暴力和复合暴力。各种暴力造成的脊柱骨折、脱位形式主要取决于脊柱受累部位及"三柱"的稳定性。

对于各种创伤患者要进行早期评估，通过有序的救助和转运，尽量减少对神经组织的进一步损伤。当脊柱损伤患者复苏满意后，主要的治疗任务是防止已经受损的脊髓组织损伤加重，保护正常的脊髓组织。要做到这一点，恢复脊柱序列和稳定性是关键。在治疗手段的选择上，药物治疗可能是降低脊髓损伤程度最为快捷的方法，其中甲泼尼龙是唯一被美国 FDA 批准的治疗脊髓损伤的药物，早期可迅速发挥作用，其他的神经营养类药物也可以在一定程度上修复受损的神经组织。手术治疗也是对损伤严重者必要的治疗手段，需要医生严格把握手术指征，恢复脊柱稳定性，维持脊柱的正常功能。

第一节 | 寰椎损伤

一、枕骨髁骨折

枕骨髁骨折（occipital condyle fracture，OCF）是颅骨基底部一种因垂直暴力所致的特殊类型骨折，常合并寰椎骨折，1817 年由 Bell 等人首次报道。既往因诊断手段的限制，枕骨髁骨折很容易被漏诊或误诊，甚至被视为临床和影像学检查的"盲区"。随着近年来影像学技术的快速发展，尤其是 CT 扫描的日趋完善，该病的发现率呈逐年增长趋势。

【解剖特点】

枕颈部是头颅和脊柱相互连接的重要解剖部位，也是脊柱解剖结构及生物力学上功能最为复杂的区域。突起的枕骨髁位于枕骨大孔水平之下，与寰椎的上关节突构成寰枕关节。寰枕关节的屈伸活动范围为 25°，侧屈及一侧旋转的范围均为 5°。枕颈部的稳定性由关节囊及枕骨大孔与寰椎之间的寰枕后膜共同维持，而枕骨与枢椎之间的覆膜、翼状韧带、齿状韧带等也参与维持寰枕复合体的稳定性。由于枕骨髁紧邻脑干、脑神经及椎动脉，该部位的骨折可造成这些重要结构的损伤，继而导致严重后果，甚至死亡。

【损伤机制】

枕骨髁骨折多为垂直暴力所致，常合并寰椎骨折，由于两侧受力不均，以单侧枕骨髁部骨折多见，有时还可因周围韧带牵拉造成撕脱性骨折。Anderson 和 Montesano 将枕骨髁骨折分为三型，三型损伤机制如下。

Ⅰ型：受到寰椎对枕骨髁的轴向压力，类似于寰椎的前后弓骨折（Jefferson骨折）。由于覆膜和翼状韧带完好无损，故可视为稳定性骨折。

Ⅱ型：头顶部受到直接打击，而覆膜和翼状韧带保持完整，故可视为稳定性骨折。

Ⅲ型：侧屈和旋转暴力，骨折后患侧翼韧带受损松弛，健侧的翼状韧带和覆膜被拉紧而导致翼状韧带部分或全部撕裂，因此，Ⅲ型枕骨髁骨折是潜在的不稳定性骨折。

【骨折分类】

根据骨折的特点，不同学者对其进行了不同分类。1988年，Anderson和Montesano根据骨折形态学、影像学表现和损伤机制将枕骨髁骨折分为三型。

Ⅰ型：粉碎性骨折，枕骨髁粉碎性骨折伴微小碎骨片移位（图16-1A）。

Ⅱ型：线性骨折，骨折线可延伸至枕骨斜坡，是枕骨基底伴枕骨髁的大块状骨折，可累及单侧或双侧枕骨髁（图16-1B）。

Ⅲ型：撕脱性骨折，骨折部位位于翼状韧带附近，碎骨片自枕骨髁下内侧面向枕骨大孔方向移位（图16-1C）。

1997年，Tuli根据X线检查和CT检查判断有无移位，以及MRI检查评价是否存在韧带损伤来判断头颈交界区损伤的稳定程度，将枕骨髁骨折分为两型：Ⅰ型（无移位型）与Ⅱ型（移位型）。Ⅱ型又被分为两个亚型，只有骨折而无韧带损伤为ⅡA型，骨折伴韧带损伤为ⅡB型，Ⅰ型和ⅡA型是稳定性骨折，而ⅡB型为不稳定性骨折。

【临床表现】

枕骨髁骨折的临床表现缺乏特异性，主要表现为颈部疼痛及活动受限。因此，对于外伤后颈部疼痛和活动受限者，应注意排除枕骨髁骨折的可能。

大多数患者会同时出现颅神经损害的症状，这一现象与严重的颅内损伤如脑挫裂伤、颅内血肿、蛛网膜下隙出血、颅内压增高等有关。另外，低位颅神经麻痹是最常见的神经功能损伤，因其损伤范围不同，可出现单一颅神经麻痹，也可同时存在第Ⅸ～Ⅻ对颅神经麻痹。

脑干损伤和血管性损伤在临床上较为罕见，因为这种损伤均是致命性的。应当指出，出现脑震荡、椎动脉缺血和不完全或完全性脊髓损伤的症状和体征时，应引起临床医生和放射科医生的高度警惕，诊治时应注意鉴别。

【诊断】

由于枕骨髁骨折缺乏典型的临床症状和体征，其诊断主要依赖影像学检查。

（1）X线检查：颈椎X线片上枕骨髁影像在正位与颅面骨影像重叠，侧位又被乳突影像掩盖，同时由于外伤患者常处于意识模糊状态，很难配合拍摄的标准体位，因此，采用常规颈椎拍摄位置很难对枕骨髁骨折做出准确诊断，敏感率大约只有1.4%。

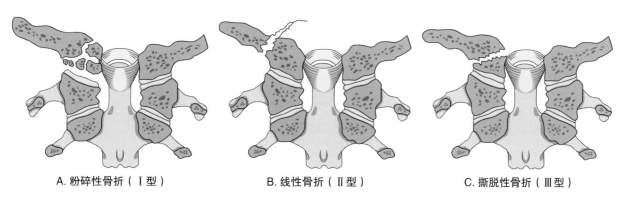

A. 粉碎性骨折（Ⅰ型）　　　B. 线性骨折（Ⅱ型）　　　C. 撕脱性骨折（Ⅲ型）

图16-1　枕骨髁骨折分类（Anderson-Montesano分型）

（2）CT检查：颅颈交界区（$C_0 \sim C_2$）CT检查是诊断枕骨髁骨折的金标准，敏感率可达100%，可以清晰显示枕骨髁骨折形态和骨折块的移位程度，另外，也可以对翼状韧带的损伤做出一定程度的评价，为枕骨髁骨折治疗提供可靠的影像学依据。

（3）MRI检查：MRI检查作为CT检查的重要补充，不仅能发现韧带部分是否完全撕裂，而且可观察骨折区域骨髓内水肿表现，脑组织、脊髓、神经和血管等结构的损伤情况。

【治疗】

枕骨髁骨折的治疗原则是促进骨折部位的愈合，恢复寰枕关节的对合关系及尽量保留其运动功能。治疗方法的选择取决于骨折对枕颈部稳定性的影响和合并伤的严重程度。具体方法包括非手术治疗和手术治疗，非手术治疗的效果一般满意。

对于稳定性枕骨髁骨折，通过牵引复位、颈围固定 $1 \sim 3$ 个月常可获愈。对于不稳定性枕骨髁骨折可首先考虑非手术治疗，无效者可施行颅颈内固定和融合的手术治疗，进行复位和重建稳定性。对于合并颅神经麻痹、脑干受压者，应在稳定生命体征情况下，宜早期采取枕颈融合术，进行复位减压和重建稳定性。

二、寰枕关节脱位

寰枕关节脱位（atlanto-occipital dislocation）是指暴力作用下导致寰椎和枕骨分离的一种病理状态。患者多于事故现场因脑干横贯性损伤死亡。Blackwood于1908年首先报道了寰枕关节脱位的病例，截至目前，国内外文献多以个案病例的形式来报道。以往观点认为，这是一种罕见的致命性损伤，但尸检提示创伤性寰枕关节脱位占到交通事故死亡率的 $6\% \sim 8\%$，同时有文献指出，该损伤占所有因颈椎损伤而死亡患者的 $20\% \sim 30\%$，这说明寰枕关节脱位并非罕见。随着越来越多的病例被报道以及各种检查治疗手段的提高，人们对该损伤的诊

治水平也得到了提高。

【解剖特点】

凹陷的寰椎关节突与上方突出的枕骨髁隆突构成寰枕关节。它属于椭圆关节，头部可借助此关节做一定范围的仰伸和侧屈活动。寰枕关节的特点是关节之间缺少椎间盘和黄韧带，但有齿突。寰枕关节的稳定性主要依赖两组复杂的韧带结构：一组是连接枕骨和寰椎的寰枕前、后膜和侧方关节囊；另一组是连接寰椎和枢椎的覆膜、翼状韧带和齿突尖韧带。

【损伤机制】

寰枕关节脱位的原因大多是由于高速暴力产生的极度过伸或过屈动作所致，如车祸伤和高处坠落伤等。当暴力作用于头面部时，由于头以下的颈部和躯干会因惯性继续向前，二者之间的连接处（寰枕关节）出现强大的剪切作用，导致覆膜和翼状韧带损伤甚至断裂，造成关节脱位。

【骨折分类】

Traynelis于1986年根据侧位X线片表现，以枕骨髁相对寰椎的移位方向提出了一种分型。

Ⅰ型：前脱位，枕骨髁相对寰椎侧块向前移位，最常见。

Ⅱ型：纵向脱位，枕骨髁相对寰椎侧块垂直向上移位（>2 mm）。

Ⅲ型：后脱位，枕骨髁相对寰椎侧块向后移位，最少见。

【临床表现】

寰枕关节脱位临床表现差异非常大，可以表现为单纯枕颈部疼痛和活动受限，也可以伴有不同程度神经损伤症状（如低位颅神经麻痹）。更严重的病例可表现为脊髓损伤，包括呼吸功能衰竭、单肢瘫、半身瘫、四肢瘫、感觉和运动功能障碍、反射亢进伴阵挛、巴宾斯基征阳性和括约肌张力异常等。另外，由于大多数患者遭受高能量暴力损伤，常合并胸腹

部、四肢等多部位损伤，应注意排查。

【诊断】

寰枕关节脱位涉及复杂的解剖和生物力学因素，单纯依靠 X 线检查诊断比较困难。目前，有几种利用 X 线检查测量颅底与颈椎之间关系的方法，可以帮助诊断寰枕关节脱位。

Powers 比值测量法：设枕骨大孔的前缘为 b 点，枕骨大孔后缘为 d 点，寰椎前弓为 a 点，后弓为 c 点，测量线段 bc 和 ad 长度，在正常条件条件下 $bc : ad$ 为 0.77，比值通常 < 1.0，如果两者比值 > 1.15 即表示寰枕后脱位（图 16-2A）。

Wackenheim 线法：斜坡后表面的一条由头向尾侧的连线，这条线应该与齿突尖的后部相切（图 16-2B）。如果寰椎向后脱位，这条线将与齿突交叉；如果寰椎向前脱位，这条线将与齿突分离。

basion-dens 距（basion-dens interval，BDI）：指枕骨大孔前缘中点到齿突尖的距离（图 16-2C）。正常成年人在颈椎伸屈时，该距离水平移位范围为 10 mm，任何超出这种范围即表示脱位或不稳定。

basion-axial 距（basion-axial interval，BAI）：指枕骨大孔前缘中点到枢椎体后侧皮质连线的距离（图 16-2D）。成年人向前移位 12 mm 或向后移位 4 mm 以上均视为异常。

枕骨髁 – 寰椎上关节面间距（occipital condyle-C$_1$ interval，CCI）：指枕骨髁和寰椎上关节面之间的距离（图 16-2E）。成年人超过 2 mm 即视为异常。

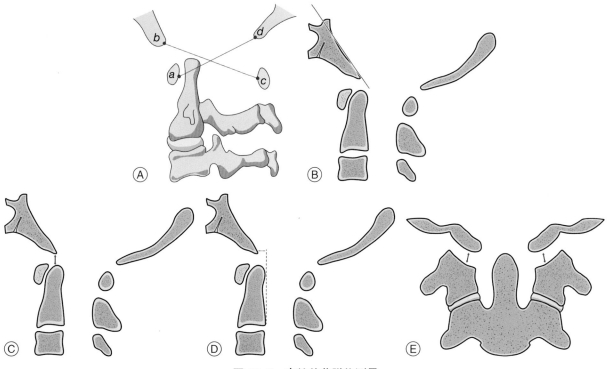

图 16-2　寰枕关节脱位测量

【治疗】

治疗应从院外的受伤现场展开，首先要对血流动力学不稳和呼吸功能衰竭进行就地抢救。同时对脱位的颈椎进行中立位制动和简单固定处理，防止脊髓二次损伤，尤其应当注意避免颈椎牵引，因为会有 10% 左右的风险使神经或血管损伤进一步加重。

寰枕关节脱位的治疗包括外固定和内固定植骨融合两种方法。关于颈部制动装置的选择，Halo-vest 支架目前应用较为广泛。对于儿童来讲，Halo-vest 支架的有效制动固定可以达到纤维愈合的目的，无须再行手术治疗。对于成年人来讲，单纯非手术治疗效果差，需要进一步行枕颈融合术（包括寰枢复合体融合）。对于合并有寰椎骨折或 $C_2 \sim C_3$ 不稳者，则需要向尾侧更广泛地融合或融合到中下颈椎，但这种大范围的融合术势必会造成颈椎活动度的下降，主要表现在头部的旋转受限，并加速颈椎的退变。最理想的手术治疗方案是仅对损伤的 $C_0 \sim C_1$ 节段进行融合固定，但这样会存在翼状韧带破裂进而增加颅颈交界区旋转不稳的风险，同时在枕骨和寰椎后弓取得一个稳定的骨性融合较为困难。针对这个问题，Jeszenszky 等提出一项新的技术融合手段，该技术是去除 $C_0 \sim C_1$ 关节面的软骨，在 $C_0 \sim C_1$ 关节和枕骨与 C_1 后弓之间植入自体松质骨，并通过枕骨板连接到寰椎侧块万向螺钉的钉棒系统。通过 9 年随访，该技术增加了 $C_0 \sim C_1$ 骨性融合率，术后 $C_1 \sim C_2$ 节段旋转活动保持在正常范围。该技术既稳定了寰枕关节，同时又保留了 $C_1 \sim C_2$ 复合体的主要功能。

三、寰椎横韧带损伤

寰椎横韧带损伤是一种严重的上颈椎损伤，创伤后极易出现寰齿关节、寰枢椎不稳，继而出现寰椎前脱位，严重者可以伤及延髓，导致患者高位截瘫甚至死亡。

【解剖特点】

寰椎与枢椎之间的韧带连接在整个脊柱中最为复杂，包括前、后寰枕膜和寰椎横韧带。其中，寰椎横韧带位于枢椎齿突后侧，两侧止于寰椎两侧侧块内侧面的骨性结节上，寰椎前弓、侧块、横韧带和枢椎齿突一起，构成了寰齿关节。横韧带外观长度约 20 mm，宽度不均，中央部较两侧附着部宽阔。横韧带中央部上下缘各发出的一束纵行纤维，称上下纵束。横韧带与上下纵束合称寰椎十字韧带。

从组织学角度上分析，构成横韧带的主要成分是胶原纤维，其次是弹力纤维。横韧带由侧块附着部向中央逐渐变宽，纤维束以 30° 左右夹角互相交叉形成网状结构，这一组织学特点也决定了横韧带刚性高而弹性较差的性质。

从生物力学角度分析，寰椎横韧带是维持寰枢椎稳定的最重要的韧带结构。一旦横韧带损伤、延伸或断裂，可使头部及寰椎向前移位，结果齿突后移，椎管狭窄，造成容纳脊髓的有效空间减少。Fielding 等学者曾通过实验验证发现，横韧带完整时寰椎最多前移 3 mm，当位移达到 3 ~ 5 mm 时，横韧带可被撕裂；当位移继续增大超过 5 mm 时，横韧带将断裂。因此，正常成人做屈颈动作时，寰椎前弓与齿突之间可以有大约 3 mm 的生理范围内的分离。

【损伤机制】

寰椎横韧带损伤多由严重外伤引起，有实验证实，当头颈部遭受屈曲暴力时，横韧带受到枢椎齿突的切割作用而受损，外力继续增大时，切割作用增强，横韧带较宽阔的中央部将会首先发生断裂。另外，横韧带损伤还可以见于寰椎爆裂型骨折（Jefferson 骨折），这一损伤主要源于自上而下的垂直暴力作用，前后弓和侧块的骨折块分离移位可以造成横韧带的撕裂。

【骨折分类】

Dickman 通过对 39 例寰椎横韧带损伤的病例进行统计分析，提出了如下分型。

Ⅰ型：横韧带实质部分的断裂。包括两个亚型：ⅠA 型为韧带中央部的断裂，ⅠB 型为韧带附着部的断裂。

Ⅱ型：韧带附着部骨性部分的断裂。亦有两个亚型：ⅡA 型伴有寰椎侧块的粉碎骨折，ⅡB 型伴有寰椎侧块内侧的结节撕脱骨折。两种类型预后不同，需要不同的处理（图 16-3）。

【临床表现】

寰椎横韧带损伤的临床表现主要取决于寰椎脱位程度及是否伴有颈脊髓受压的情况。急性期患者主要以局部头枕下疼痛和颈部活动受

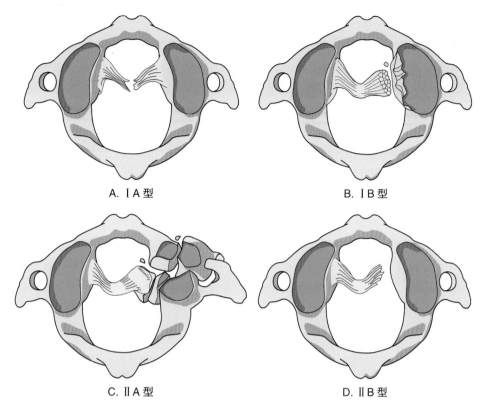

A. ⅠA型　　　　　　　　　B. ⅠB型

C. ⅡA型　　　　　　　　　D. ⅡB型

图 16-3　寰椎横韧带损伤分型

限为主诉。部分脊髓受压患者可表现为不同类型：①外伤后因呼吸肌麻痹而当场死亡；②外伤后出现一过性神经损伤，表现为短暂的肢体瘫痪或无力，但迅速好转或恢复；③伤后早期发生肢体瘫痪，缓解期过后肢体症状进行性加重。

【诊断】

根据外伤史、临床表现和影像学检查明确诊断。

（1）X 线检查：普通的 X 线片无法显示寰椎横韧带，只能通过寰枢椎之间的位置关系来判断横韧带完整性。常用的一种方法是测量颈椎侧位 X 线片上寰椎前弓后缘中点至枢椎齿突前缘的距离，即寰齿间距（atlanto-dental interval），当此间距增大（通常 > 3 mm）即表明寰椎横韧带损伤，若超过 10 mm，往往提示该韧带完全断裂。

（2）CT 检查：高分辨率 CT 扫描可以通过密度差别显示横韧带的不同部位，中央部的密度较附着部高，有时还可以发现横韧带在侧块内结节附着点的撕脱骨折。

（3）MRI 检查：MRI 检查作为 CT 检查的重要补充，可以直接清晰显示横韧带及其损伤部位，在韧带内有高信号、解剖形态的中断及韧带附着点的血肿都是韧带损伤的表现。

【治疗】

治疗原则主要取决于寰椎横韧带损伤程度。根据 Dickman 分型，寰椎横韧带 Ⅰ 型损伤由于是韧带本身断裂，通常不能自行修复，需要早期手术干预。对于 Ⅱ 型损伤患者，应先行非手术治疗，在 Halo-vest 支架的固定下，约74% 的患者可以获得长期的稳定。若外固定3 ～ 4 个月后横韧带附着点骨折仍未愈合，则考虑手术治疗。当横韧带损伤合并齿突骨折，非手术治疗通常不能使寰枢间获得稳定，也需要通过内固定手术稳定寰枢椎。

目前，临床上还没有直接修复寰椎横韧带的可靠方法，恢复寰枢椎稳定性的最有效的方式是施行寰枢椎融合术。手术的目的在于纠正脱位，解除脊髓压迫和恢复寰枢椎稳定。手术入路的选择包括颈前路、经口咽或颈后路。经典的术式主要有 Gallie 法（即于寰椎后弓与枢椎椎板后方中线植骨）和 Brooks 法（即于棘突两侧植入楔形骨块）及其改良技术，这两种方法均比较符合生物力学原理，对上颈椎活动影响较小。微创寰枢椎融合术是外科治疗的发展方向之一，可以减少组织损伤和出血量，辅以影像学监测可以增加置钉的准确性。

近年来，人们试图探索保留寰齿关节功能的外科治疗方法。对于 I 型横韧带损伤，有学者提出"人工寰齿关节"和"半关节"等概念，希望能够重建寰齿关节的旋转活动度，目前这些新型植入物仍在研发阶段。对于 IIA 型骨折，Koller 等通过生物力学研究证明，单纯复位固定寰椎能够恢复寰枢椎间的稳定性，同时可以保留其活动度。不过这一手术方式的适应证、禁忌证，以及其相对于非手术治疗的优势尚在探索之中。

四、寰枢关节脱位

寰枢关节脱位（atlanto-axial dislocations）是指由各种先天性因素（畸形等）或后天性因素（创伤、退变、炎症、肿瘤、结核等）造成寰椎与枢椎关节正常的对合关系发生改变，从而导致关节功能障碍和（或）神经脊髓受压的损伤。若没有接受及时有效的治疗，脱位程度可进行性加重，严重者可发展为瘫痪甚至死亡。

【解剖特点】

寰椎由前弓、侧块、横突、后弓、棘突组成。前后弓与侧块连结处骨质疏松，可视作生理薄弱部位。前弓前后略扁，横断面长轴呈垂直位，受水平作用力时易发生骨折；后弓上下略扁，横断面长轴呈水平位，受垂直作用力时易发生骨折。

寰枢关节包括：①寰枢外侧关节，由左、右寰椎下关节面与枢椎的上关节面构成，属于球窝关节，是寰枢关节的承重关节，可以进行矢状位和冠状位的轻微活动，依靠关节囊结构以维持稳定。②齿突前、后关节，分别位于齿突前面与寰椎前弓的齿凹和齿突后面与寰椎横韧带之间，形成两个滑膜腔。正常情况下，齿突与寰椎前弓间距成年人 < 2 mm，儿童 < 3 mm；齿突距离寰椎两侧块间距几乎相等（差距 < 2 mm）。

寰枢关节的周围韧带有齿突尖韧带、寰椎横韧带（寰椎横韧带与上下两纤维束共同构成寰椎十字韧带）、翼状韧带、覆膜。覆膜向下移行为后纵韧带和黄韧带。横韧带是寰枕交界区最坚固的束状组织，但弹性较差，可以限制寰椎的前移。翼状韧带辅助横韧带将齿突限制在寰齿关节内，限制寰椎的前移和头部过度旋转。

【损伤机制】

寰枢关节的稳定性几乎完全依赖于周围的韧带结构。当头颈遭到外部暴力突然屈曲时，头部的动能大多集中在横韧带上，齿突恰在其中央部，形成一种"切割"外力，可造成横韧带断裂，另外受到垂直暴力时，寰椎侧块和椎弓骨折段分离移位亦可造成横韧带撕裂。此时寰椎失去限制作用，发生寰枢关节前脱位。当齿突发生骨折，游离的骨折块可与寰椎一同向前或后脱位。

自发性寰枢关节脱位发生最常见于先天性寰枕关节融合和 $C_2 \sim C_3$ 关节融合，病理改变为先天性寰椎部分或整体与枕骨大孔底部发生骨性连结。寰枕关节和 $C_2 \sim C_3$ 关节正常承重功能缺失，头颈活动时寰枢关节活动代偿性增加，关节应力增大，横韧带和翼状韧带负荷增大，长期可以造成关节周围韧带损伤，导致脱位。

【骨折分类】

1. 根据病因分类

创伤性脱位：①单纯性寰椎前脱位，寰枢关节横韧带及周围辅助韧带广泛损伤而不伴有齿突骨折的寰枢关节脱位。颈脊髓常被夹在齿突和寰椎后弓之间，从而增加受压风险。②合并齿突骨折，即寰椎连带着齿突骨折一并移位。从枢椎椎体后上角或骨折线后缘测量到寰椎后弓的前缘，此距离为脊髓可占据的有效空间，可据此估计缓冲间隙的狭窄及脊髓受压的情况。

发育性畸形脱位：枕颈部有发育异常者，外伤后较正常人更易发生寰枢关节急性脱位。多数病例是在少年以后逐渐发生寰枢关节不稳定。常见的两种：①分节障碍，表现为寰椎枕骨化或 $C_2 \sim C_3$ 椎体融合；②齿突发育畸形，导致寰枢椎不稳或寰椎脱位。

自发性脱位：成人患者多继发于类风湿关节炎，儿童则多继发于咽部感染。寰枢椎旋转固定的实质是陈旧性脱位。Fielding 把自发出现或外伤后出现的寰枢椎旋转性半脱位状态称为寰枢椎旋转固定。

病理性脱位：与自发性脱位的区别在于有明确的寰椎和（或）枢椎的骨质破坏性病变，在我国以寰枢椎结核为多见，也偶见于寰枢椎肿瘤或强直性脊柱炎。

2. 根据影像学表现分类

对于寰枢关节旋转脱位，目前临床应用最广泛的分型是 Fielding-Hawkins 分型（图 16-4），共包括四型。

Ⅰ型：寰齿关节处于正常旋转状态，无明显脱位征象，即旋转固定，寰齿间距＜3 mm，寰枢椎旋转固定于正常范围内。

Ⅱ型：3 mm≤寰齿间距≤5 mm，伴有寰椎横韧带断裂。

Ⅲ型：寰齿间距＞5 mm，寰椎周围辅助韧带全部断裂，两侧侧块均向前移位。

Ⅳ型：寰椎以一侧侧块关节为轴，对侧侧块向后旋转移位，临床少见。

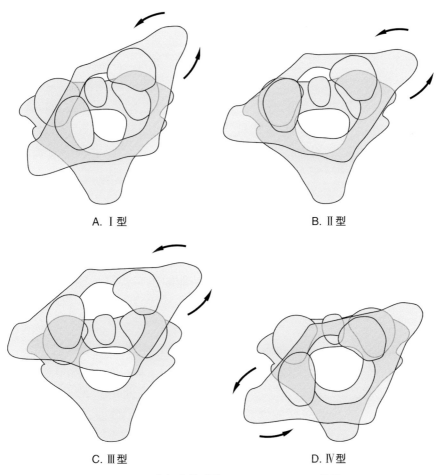

A. Ⅰ型　　B. Ⅱ型　　C. Ⅲ型　　D. Ⅳ型

图 16-4　寰枢关节脱位 Fielding-Hawkins 分型

3. 根据临床动态变化分类

根据经单纯颅骨牵引、单纯颌枕带牵引或头颈双向牵引和手术前路松解后的变化情况，即复位的可能性和难易程度将寰枢椎脱位分成以下三型。

可复型：经牵引等非手术治疗能复位者，又分易复型和缓复型。易复型指入院后行单纯颅骨牵引或单纯颌枕带牵引后能复位者。缓复型指经上述牵引方法处理后不能复位，而经头颈双向牵引1～2周能复位者。

难复型：经头颈双向牵引1～2周不能复位者。

不可复型：经口咽前路瘢痕松解后，毫无松动迹象，再行头颈双向牵引不能复位者；或经头颈双向牵引毫无松动迹象，且螺旋CT三维重建显示$C_1 \sim C_2$之间有骨性连结者均为不可复型寰枢椎脱位。

该临床分型反映了患者寰枢椎脱位的病理机制和病变程度，对治疗方法的选择更具有针对性。

【临床表现】

临床症状的轻重主要取决于寰椎脱位程度及是否伴有脊髓压迫。常见的临床症状包括枕颈部疼痛伴或不伴活动功能受限、肌无力伴或不伴麻木、锥体束征等。常见体征包括$C_1 \sim C_2$横突、椎弓等部位一侧隆起，压痛伴对侧凹陷，枢椎棘突偏斜，旋颈试验阳性，仰卧位颈椎两侧旋转角度不对称等。如果合并脊髓受损，还可以出现一过性神经损伤、肢体瘫痪、大小便失禁、呼吸障碍，甚至死亡。

【诊断】

寰枢关节脱位影像学检查首选X线检查，包括寰枢椎张口位正位片和寰枢椎侧位片，但张口拍片时不配合可造成投影位置偏斜，不能清晰显示该区解剖结构，易发生漏诊或误诊。CT检查是理想且较为准确的诊断手段。MRI检查对韧带和脊髓受压情况较X线检查和CT检查更具优势。

对于寰枢椎前脱位，张口正位X线片常无异常，偶可见寰椎侧块不等宽和寰齿前间隙呈"V"形改变。侧位X线片可见咽后壁肿胀，寰齿间距>3 mm（成人）或5 mm（儿童）。CT表现与X线片相似，偶可见齿突小骨，无相对旋转。MRI检查可发现横韧带高信号改变，提示韧带断裂，伴齿突骨折者还可见游离的骨折块。

对于寰枢椎旋转脱位，不同的分型影像学表现不同。

Ⅰ型：张口位X线片或CT显示寰枢椎均处于正常的旋转状态，即齿突与两侧侧块距离不等、两侧侧块关节间隙不等、两侧侧块形态大小不同。MRI检查显示未见横韧带损伤或断裂。

Ⅱ型：侧位X线片显示3 mm≤寰齿间距≤5 mm，正位X线片上两侧寰齿间距不等，两侧侧块形态大小不同，两侧侧块关节间隙不等。横断面CT检查及三维重建可显示寰枢椎冠状面不平行。

Ⅲ型：侧位X线片显示寰齿间距>5 mm，正位X线片上两侧寰齿间距不等，两侧侧块关节间隙不等，两侧侧块形态大小不同。

Ⅳ型：X线检查或CT检查可见一侧侧块关节向后脱开，见于齿突骨折或畸形患者。

【治疗】

治疗的目的是矫正上颈椎矢状位平衡，获得解剖结构的稳定。

目前仍没有广泛采用的决定治疗策略的办法。对于寰椎横韧带部分撕裂患者，通常采取颅骨牵引或枕颌带牵引，重量1～3 kg，牵引3周后给予头颈胸石膏固定。诊断明确的横韧带断裂，多数学者认为非手术治疗不能恢复其稳定性，主张早期手术治疗。

（1）无症状的寰枢椎脱位者手术指征：①成人寰齿间距>5 mm；②对于中青年患者，动力位片上中度脱位或不稳，伴或不伴有颈痛者；③对于儿童，有神经损害，持续性前脱位伴有寰齿间距>4 mm，畸形持续3个月以上，固定6周后再发畸形者。

（2）继发类风湿关节炎的无症状寰枢关节脱位者手术指征：①X线检查提示寰枢不稳的慢性颈痛，服用非麻醉性止痛药物无效者；②X线检查提示寰枢椎固定或椎管狭窄者；③寰椎后弓前缘与齿突后缘的间距≤14 mm；④椎管矢状径＜14 mm；⑤颈髓角＜135°。

手术的目的在于复位，恢复寰齿关节解剖学的稳定性。通常采用在颅骨牵引下施行寰枢椎固定术，包括经关节螺钉、椎板下钢丝固定术，经关节螺钉、C_1椎弓钩固定术，经关节螺钉植骨融合固定术，C_1侧块+C_2椎弓根螺钉固定术，C_1侧块+C_2椎板螺钉固定术。

五、寰椎骨折

寰椎骨折是上颈椎较常见的一种损伤，约占到脊柱骨折的1%～2%，占颈椎骨折的2%～13%。由Cooper在尸检中发现并首次报道，并由Jefferson首次对寰椎椎弓骨折进行了系统描述，同时将爆裂型骨折（前后弓各有两个断裂点）称为"Jefferson骨折"，但在长期临床实践过程中发现典型的Jefferson骨折还是少见的。

【解剖特点】

寰椎位于枕骨和枢椎之间，其稳定性主要依赖枕枢间的韧带结构和覆膜等共同维持。当外在垂直暴力作用于颅骨时，向下沿颈椎传导至寰椎，骨折可以发生在寰椎前弓、后弓、侧块，只有非常特殊方向的作用外力时才可以造成寰椎典型的Jefferson骨折。

【损伤机制】

寰椎骨折最常见的致伤原因是交通事故伤和高处坠落伤，共占80%～85%。其他的致伤原因包括重物打击和体育运动（跳水、滑冰等）相关损伤。

寰椎后弓骨折约占到寰椎骨折的67%，侧块的粉碎性骨折约占到30%。当发生寰椎前后弓骨折时，侧块将会出现移位，位于中间的寰椎横韧带会在巨大张力作用下损伤，出现实质部的断裂或附着部的撕脱骨折，Spence认为两侧块外移之和＞6.9 mm即可提示横韧带断裂，最终均会导致寰椎前移失稳。

【骨折分类】

根据骨折部位和移位情况，寰椎骨折分为以下三型。

Ⅰ型：寰椎后弓骨折，系由过伸和纵轴暴力作用于枕骨髁与枢椎棘突之间，并形成相互挤压外力所致，也可与C_2椎体或齿突骨折并发。

Ⅱ型：寰椎侧块骨折，多发生在一侧，骨折线通过寰椎关节面前后部，有时涉及椎动脉孔。

Ⅲ型：寰椎前后弓双骨折，即在侧块前后部都发生骨折，也称为Jefferson骨折，多系单纯垂直暴力作用结果。

【临床表现】

寰椎骨折患者常以局部症状改变为主，表现为颈部疼痛伴旋转活动受限，若累及枕大神经会出现颈肌痉挛，压迫第11对脑神经可引起科莱-西卡尔综合征（Collet-Sicard syndrome）。一般寰椎骨折后椎管直径变宽，极少情况下会出现脊髓损伤。两侧侧块的移位可能会造成椎动脉损伤，导致脑缺血性意识障碍等。

【诊断】

影像学诊断是寰椎骨折诊断的基本依据。

（1）X线检查：首选检查，对于判断寰椎稳定程度的判断非常重要，多数学者将横韧带是否断裂作为判断寰枢椎稳定与否的衡量标准。在张口正位X线片上测量寰椎侧块相对于枢椎外移超过6.9 mm（Spence准则），在侧位X线片上测量寰齿间距移位超过5 mm均可提示横韧带断裂。

（2）CT检查：可以更好地显示寰椎解剖结构，还可清楚显示寰椎侧块内缘撕脱性骨折（提示横韧带撕裂），故应作为寰椎骨折确定诊断和分类的主要依据。

（3）MRI 检查：可以直接显示横韧带的损伤程度和部位，较 Spence 准则更加灵敏，故可以视作评价寰椎骨折横韧带完整性的基础。

【治疗】

治疗方案的选择根据寰椎骨折的类型、损伤程度来确定。只有不合并横韧带断裂的后弓骨折及前弓单处骨折属于稳定性骨折，其余类型均属不稳定性骨折。

对于稳定性骨折，首选非手术治疗，持续颈椎牵引，使用费城颈托、Halo-vest 支架或头颈胸支具等对颈部进行 10～12 周的制动。对于不稳定性骨折，有学者采用非手术治疗也可获得良好效果，但有的却并未能获得理想的治疗效果，最终还需手术。因此，可采取如下治疗策略：①不伴横韧带断裂的不稳定性寰椎骨折可单独采用头颈胸支具或 Halo-vest 支架

等非手术治疗对颈部进行 10～12 周的制动。②伴有横韧带断裂的不稳定性寰椎骨折建议先采用 Halo-vest 支架对颈部进行短期制动，然后早期进行固定融合术，以求矫正骨折脱位导致的畸形，解除脊髓和神经根的压迫，重建寰枢椎的稳定性，避免迟发性颈脊髓、神经损伤。

寰椎骨折手术固定的选择原则如下：①对于寰椎前弓加后弓骨折、侧块劈裂骨折可采用寰椎单椎节复位固定术；②对于颈椎制动未愈合或不宜行寰椎单椎节复位固定术的患者可行寰枢椎固定融合术；③导致寰枕关节破坏或不宜行上述手术者可行枕颈固定融合术；④对于行寰枢椎固定融合术者，固定方式宜选用寰枢椎经关节螺钉技术或寰枢椎钉棒固定技术，入路可选择前路或后路。

（陈雄生）

第二节 | 枢椎损伤

一、齿突骨折

齿突骨折是一种常见的特殊类型的颈椎骨折，在成人枢椎损伤中最常见，约占 60%；在颈椎损伤中占 10%～15%。由于齿突在寰椎前屈、后伸及旋转功能中发挥重要的作用，一旦此部位骨折可出现齿突功能不全或丧失，造成潜在的寰枢椎不稳，甚至诱发高位颈脊髓的急性或慢性损伤，致死率达 4%～11%。

【解剖特点】

枢椎是头颈部运动的枢纽，自椎体向上有一圆柱形突出部位，称为齿突。成年人齿突高

约 14.0 mm，约占枢椎总高度 38%，其前面与寰椎前弓后正中的凹形关节面相关节；后方有一凹槽（寰椎横韧带沟），寰椎横韧带由此穿过；两侧和尖部分别有翼状韧带附着并止于枕骨大孔前缘和枕骨髁的内侧面。

【损伤机制】

Althoff 等对尸体的颈椎大体标本进行生物力学实验研究，对寰枢关节施加过屈、过伸及水平剪切等载荷，结果均未能造成齿突的骨折。因此，他认为前后水平方面的外力主要引起韧带结构的破坏或 Jefferson 骨折，而不引起齿突骨折。研究还表明，引起齿突骨折不同类型的载荷量由

小至大依次为：水平剪切＋轴向压缩、来自前侧方或后侧方与矢状面成45°的打击、与矢状面成90°的侧方打击。因此提出水平剪切与轴向压缩力的共同作用是造成齿突骨折的主要机制。

【骨折分类】

目前应用最广泛的齿突骨折的分类方法是Anderson-Dalonzo分型（图16-5）。

Ⅰ型：齿突尖部骨折，损伤机制是翼状韧带的牵拉导致齿突尖端的撕裂，易于愈合。

Ⅱ型：齿突基底部及枢椎椎体上方的骨折，是最常见的枢椎骨折，属于横形骨折，骨折部位位于齿突狭窄部位，愈合较难，为不稳定性骨折。ⅡA无移位，ⅡB有移位或骨折线前上后下，ⅡC粉碎或骨折线前下后上。

Ⅲ型：枢椎椎体上部骨折，骨折位置较低，骨折面一般较大，富含骨松质，血运丰富，易于愈合。

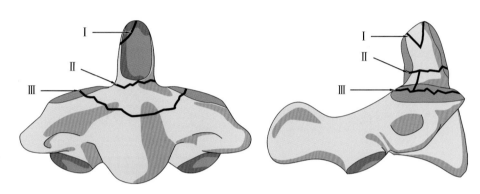

图16-5 齿突骨折 Anderson-Dalonzo 分型

【临床表现】

齿突骨折患者大多具有明确的外伤史，包括交通事故、高处坠落、运动伤等。伤后枕颈部疼痛和活动受限是最常见的临床表现。15%～33%患者可伴有不同程度神经损伤的症状和体征，其中以轻度截瘫和神经痛最为常见，严重者可因高位颈脊髓受压出现呼吸骤停，甚至死亡。

【诊断】

（1）CT检查：对于有明确外伤病史严重怀疑颈椎骨折患者，建议首选CT检查及三维重建，以明确骨折类型。因为枢椎解剖形态特殊，同时考虑因剧烈的颈痛患者很难配合完成颈椎屈伸侧位摄片，所以仅仅依靠X线检查容易漏诊或误诊。CT检查及三维重建对于枢椎齿突骨折的检出率可达100%。

（2）MRI检查：对于有神经症状、寰枢椎不稳征象或可疑骨折的患者，建议完善MRI检查，一方面可以清楚显示韧带和脊髓损伤情况，同时对明确鉴别是骨折线还是软骨结合残迹有一定帮助。

【治疗】

齿突骨折的治疗应根据骨折的类型、骨折块移位程度、寰椎横韧带损伤情况、全身一般情况、医院的条件等综合考虑制定。治疗方法包括非手术治疗和手术治疗。

1. 非手术治疗

对于Ⅰ型骨折，由于骨折部位位于寰椎横韧带之上，对寰枢关节稳定性影响小，采取颈围固定10～12周的办法可以获得较高的融合率，如果有移位则需要另行牵引复位。对于无明显移位的Ⅱ型骨折可以采用Halo-vest支架或头颈胸支具制动颈部10～12周，对于移位明显的Ⅱ型骨折因骨折愈合率较低，不建议非手术治疗。对于无明显移位的Ⅲ型骨折，由于位置较低，如果行单枚中空螺钉内固定是不可靠的，更适合非手术治疗。

2. 手术治疗

对于Ⅱ型和Ⅲ型齿突骨折合并齿突明显移位、颈脊髓损伤、外固定复位不良、无法耐受外固定、骨折不愈合、高龄（＞65岁）者，建议行手术治疗。

根据患者具体情况，选择前路或后路手术。

前路手术：对于寰椎横韧带完整的ⅡA型骨折，可行前路齿突拉力螺钉固定术。对于ⅡB型骨折，寰枢椎不稳，合并脊髓损伤或严重骨质疏松的患者，齿突置钉困难，不宜行螺钉固定术。

后路手术：采用寰枢椎固定融合术，包括椎弓根螺钉技术、侧块螺钉技术、椎板夹（钩）技术、椎板钉技术及其各种固定方式的组合。对于后路置钉困难患者，可行枕颈融合术。

二、Hangman 骨折

Hangman骨折是一种特殊类型的上颈椎骨折，也称枢椎椎弓骨折，1965年由Schneider正式提出并命名，其严格定义是指枢椎上下关节突间的峡部受暴力作用而发生的骨折，可以出现继发性枢椎滑脱，严重者可导致上颈髓受压而出现神经症状，甚至死亡。据统计，Hangman骨折的发生率占枢椎骨折的21.8%～38%，占所有颈椎骨折的4%～7%。近年来，随着交通事故的不断增加，Hangman骨折的发病率呈逐年上升趋势。

【解剖特点】

枢椎是上颈椎和下颈椎的过渡结构，不具有典型的椎体解剖形态，其特点是椎体前柱有一个向上的齿突。枢椎上关节突面积较大，关节面近似水平，略向外下方倾斜，主要由松质骨组成，枢椎的上下关节突不在同一个水平面，这一解剖学差异使枢椎关节突之间的结构（峡部）成为一力学杠杆，是两段颈椎的应力集中处。同时两侧各有一个横突孔，椎动脉由此穿过，使其成为薄弱的解剖结构。枢椎的解剖形态和生物力学特点决定了枢椎关节突间峡部在颈部遭受外力时容易发生骨折。

【损伤机制】

Hangman骨折一般有明确外伤史，常由交通事故、跳水伤或坠落伤造成，颈椎经过伸和轴向牵引力，可造成枢椎与其下颈椎的分离，往往合并垂直压缩力，并可能合并有前、后纵韧带和$C_{2/3}$椎间盘纤维环的撕裂，继发颈椎失稳。

【骨折分类】

1981年，Francis等根据骨折移位、成角和韧带的稳定性将Hangman骨折分成五个等级。

Ⅰ级：椎体移位＜3.5 mm，成角＜11°。

Ⅱ级：椎体移位＜3.5 mm，成角＞11°。

Ⅲ级：椎体移位＞3.5 mm，＜C_3椎体矢状径的1/2，成角＜11°。

Ⅳ级：椎体移位＞3.5 mm，＜C_3椎体矢状径的1/2，成角＞11°。

Ⅴ级：椎体移位＞C_3椎体矢状径的1/2，或$C_{2/3}$椎间盘破裂。Francis分级揭示了骨折愈合与移位、成角大小的密切关系，但是未涉及损伤机制。

同年，Effendi等根据骨折的稳定性提出了新的分型。

Ⅰ型：稳定性骨折，骨折线可以涉及椎弓的任何部位，C_2～C_3椎体间结构是正常的（图16-6）。

Ⅱ型：不稳定性骨折，枢椎椎体显示屈曲或伸展的成角或明显的向前滑脱，C_2～C_3椎体间结构已有损伤（图16-7）。

Ⅲ型：枢椎椎体屈曲成角并向前脱位，伴有C_2～C_3关节突关节脱位或交锁（图16-8）。Effendi同样是单纯依据X线片上骨折的移位和成角进行分型，缺乏考虑损伤机制因素。

1985年，Levine与Edwards等基于Effendi分型，同时参考了Francis分级，提出了一种新的分型方法，将Hangman骨折划分为以下四种类型（图16-9）。

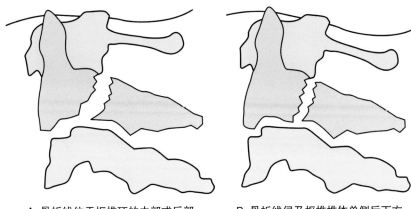

A. 骨折线位于枢椎环的中部或后部　　　　B. 骨折线侵及枢椎椎体单侧后下方

图 16-6　Hangman 骨折 Effendi 分型（Ⅰ型）

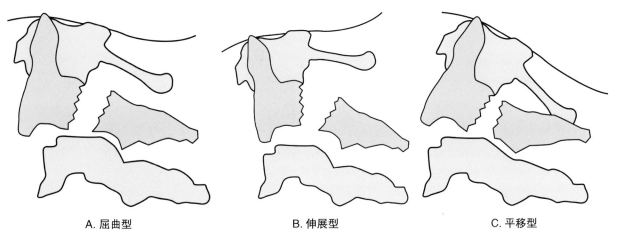

A. 屈曲型　　　　　　　B. 伸展型　　　　　　　C. 平移型

图 16-7　Hangman 骨折 Effendi 分型（Ⅱ型）

Ⅰ型：稳定性骨折，约占 28.8%，枢椎椎弓根骨折无明显移位（< 3 mm）和成角畸形，$C_{2/3}$ 椎间盘及前后纵韧带保持完整。损伤机制是由于头过伸的同时受到轴向的载荷所致。

Ⅱ型：不稳定性骨折，约占 55.8%，有明显的骨折移位（> 3 mm）伴显著的成角畸形。损伤机制是由于颈椎过度后伸合并回弹屈曲暴力所致，暴力较大时可伴有韧带和椎间盘的损伤。

ⅡA 型：不稳定性骨折，约占 5.8%，C_2 ~ C_3 间隙有明显成角畸形而无明显移位（< 3 mm），前纵韧带是完整的。损伤机制是由于枢椎前方受到屈曲暴力的同时伴有向头端拉伸的外力所致。

Ⅲ型：不稳定性骨折，约占 9.6%，除了枢椎有明显的成角和移位外，骨折还伴有一侧或双侧的小关节脱位。损伤机制主要为屈曲压缩，导致椎弓骨折并向前延及。Levine-Edwards 分

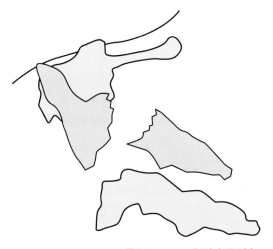

图 16-8　Hangman 骨折 Effendi 分型（Ⅲ型）

型兼顾了局部骨折及前方椎间盘和周围韧带损伤的情况，结合了影像学表现、稳定性、损伤机制和治疗选择，目前被广泛应用。

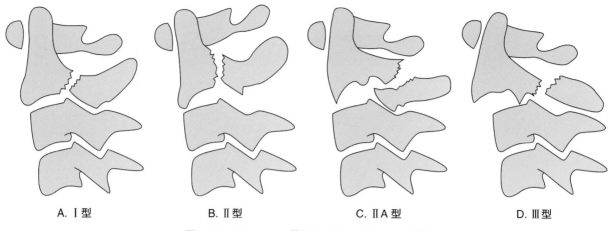

A. I 型   B. II 型   C. IIA 型   D. III 型

图 16-9　Hangman 骨折 Levine-Edwards 分型

【临床表现】

Hangman 骨折患者一般具有明确的外伤史，多数患者表现为颈部疼痛伴有活动受限，同时可合并有头面部挫伤和四肢骨折等。由于骨折后枢椎前后移位，椎管空间扩大，故很少引起脊髓受压受损。Hangman 骨折常合并上颈椎其他部位的骨折，最常见的是寰椎骨折和齿突骨折，尤其是寰椎后弓骨折。

【诊断】

Hangman 骨折的诊断主要依靠影像学检查。

（1）X 线检查：颈椎 X 线检查是常规检查，包括正侧位，可以清楚地发现骨折线及移位与成角的情况。

（2）CT 检查：CT 检查及三维重建可以准确反映骨折细节，进一步明确骨折的损伤类型，怀疑颈椎损伤的患者在行 CT 检查前，如不能排除骨折，需预防性进行颈椎制动。

（3）MRI 检查：对于有神经症状的 Hangman 骨折患者，MRI 检查也是必不可少的，它是判断椎间盘、前后纵韧带、脊髓有无损伤的主要依据，也是手术入路选择的依据之一。

【治疗】

Hangman 骨折的治疗目标是复位和固定骨折断端，重建生物力学稳定性，解除神经压迫，恢复颈椎序列结构，最大程度保持颈椎活动度。治疗方法包括非手术治疗和手术治疗。

1. 非手术治疗

Hangman 骨折区松质骨血供丰富，既往研究表明，对于 Levine-Edwards I 型骨折，即稳定性骨折患者，采用非手术治疗的方式，包括颈托、颅骨牵引、枕颌带牵引、头颈胸石膏固定及 Halo-vest 支架外固定等。颈部制动 10～12 周可以达到较高的骨折愈合率及满意的临床疗效。但非手术治疗存在一些弊端，例如，患者需要长期卧床、治疗周期长、骨折畸形愈合（鹅颈畸形）等。

2. 手术治疗

对于不稳定性 Hangman 骨折（Levine-Edwards II 型、IIA 型、III 型骨折）的理想治疗方法学术界仍存在争议。既往文献报道，非手术治疗并不完全适用，因为可能存在众多并发症，故需要进行手术治疗。

手术入路的选择包括前路、后路及前后路联合手术。①前路手术：通常采用经前路颈 $C_{2/3}$ 椎间盘摘除减压植骨融合术，尤其适用于合并椎间盘和前后纵韧带损伤患者，创伤较小，不足之处在于前路手术仅仅完成前中柱的固定，属于间接固定，术后容易出现鹅颈畸形等远期并发症。②后路手术：包括单纯枢椎椎弓根钉或拉力螺钉、后路钉棒系统固定术。优点在于可以在直视下完成解剖复位，进行"三柱"固定，提供良好的稳定性。缺点在于后路会对颈后部皮肤和肌肉造成较大损伤，同时容易出现损伤椎动脉等操作风险。③前后路联合手术：联合手术兼具以上两者的优点，可以获得即刻稳定性，但存在手术时间长、对术者技术要求高等缺点，故目前临床开展较少。

三、枢椎椎体骨折

枢椎椎体骨折发生在齿突的基底部和双侧峡部之间，包括椎体、部分椎弓根、上关节突（侧块）和横突孔。据统计，此类骨折约占枢椎损伤的 11%～19.7%，占上颈椎损伤的 10%～12%，故临床上并非罕见。多数致伤原因见于交通事故伤，其他原因可见于坠落伤、体育运动伤等。

【解剖特点】

枢椎是颈椎骨中最坚固者，其形状与一般的颈椎骨相似，但在其椎体上方有齿状突起，与寰椎前弓后面关节而相关节。枢椎椎弓根较短而粗，在椎弓根和椎板连结部的下方，有下关节突，其关节面向下偏前，与下位椎骨的上关节面构成椎间关节。椎弓的上缘，在关节突的后方有一宽而浅的沟，与寰椎后弓围成椎间孔，第 2 颈神经由此穿出。

【损伤机制】

枢椎椎体矢状面骨折相对少见，主要的损伤机制为轴向压缩，可结合有侧屈和旋转机制。轴向压缩力是通过寰椎侧块传递至枢椎侧块，因而枢椎椎体矢状骨折的机制与寰椎爆裂型骨折相似；枢椎侧块方向为内高外低，力线向下内聚，所以枢椎椎体矢状面骨折多为单侧且骨折分离移位小；而寰椎侧块为内低外高的楔形，轴向压缩力转化为分离力而引起寰椎双侧弓骨折并分离。

【骨折分类】

Benzel 等提出的分型目前应用最为广泛。

Ⅰ型：冠状位骨折。根据损伤机制的不同，伸展型损伤可在椎体前下方看到泪滴样骨折片，而屈曲型损伤可在椎体后下方看到泪滴样撕脱骨折片。

Ⅱ型：矢状位骨折。骨折线呈矢状方向的垂直骨折，损伤机制是轴向载荷和侧屈暴力作用于头部，传导至寰椎侧块和枢椎侧块，引起压缩性骨折。

Ⅲ型：水平位横向骨折。骨折线呈水平方向的骨折，即齿突Ⅲ型骨折。

【临床表现】

不同的骨折类型症状有所不同。Ⅰ型骨折患者神经损害的发生率较高，因枢椎椎体前方碎片连同寰椎前移，而后方骨折碎片相对后移，脊髓相对前移，脊髓存在受压的风险。Ⅱ型骨折患者一般仅出现颈部局部疼痛而不伴有神经损伤。

【诊断】

结合病史和影像学的检查可以对枢椎椎体骨折做出明确诊断。对于Ⅰ型骨折，颈椎侧位 X 线片可以发现椎体前方或后方的冠状方向的骨折线。对于Ⅱ型骨折，矢状位 CT 及三维重建可以清楚地发现Ⅱ型骨折枢椎椎体有矢状位的骨折线。对于Ⅲ型骨折，张口位 X 线片和矢状位 CT 三维重建可见齿突基底部的骨折线。而对于有神经损伤患者应行 MRI 检查，因为 MRI 检查对软组织、脊髓组织等分辨率明显优于 X 线检查和 CT 检查。

【治疗】

对于枢椎椎体骨折的治疗方式主要包括非手术治疗和手术治疗。

绝大多数骨折患者均可通过非手术治疗的办法获得痊愈，根据骨折移位和成角的程度，可以先行颅骨牵引复位，再行外固定（颈围、Halo-vest 支架、颈胸腰支具等），预后大多良好。

随着近年来手术技术的提高和内固定器械的广泛应用，学术界对复杂枢椎椎体骨折复位困难和脊髓受压者更倾向于手术治疗，随访的效果大多良好。

（陈雄生）

第三节 | 下颈椎损伤

一、下颈椎骨折脱位

成人的下颈椎损伤是指发生在 $C_3 \sim C_7$ 水平的暴力性损伤，常常伴有不同程度的脊髓损伤，导致四肢瘫痪和肢体永久性的功能障碍。流行病学研究结果显示，下颈椎损伤在急性脊柱脊髓损伤中约占 15.2%，在颈椎损伤中约占 63.5%。因脊髓损伤呈现高发病率、高致残率、高消费的"三高"特点，严重威胁人类生命健康，给家庭及社会带来沉重的经济压力及负担。但由于损伤机制复杂，目前临床上针对此类疾病的分型和治疗仍然存在很多难点和争议，给脊柱外科医生带来巨大挑战。随着影像学技术和治疗手段的提高和发展，下颈椎损伤后的死亡率和致残率都得到了显著改善。

【解剖特点】

$C_3 \sim C_7$ 椎体较小，左右径宽于前后径，椎弓根斜向后，上下缘间中途附于椎体，因此上一椎骨的椎切迹与下一椎体等深，但更为狭窄。椎弓根自上而下变薄，椎孔大，呈三角形。棘突短而分叉，分支通常长短不一。上下关节突在一侧或双侧融合成关节柱。关节面平坦，呈卵形，其中上面朝后上方，稍向内；下面朝前下方，稍向外。横突各自都有横突孔，供椎动脉、椎静脉和交感神经通过。C_7 又称为隆椎，特征为棘突极长，多不分叉。

【损伤机制】

$C_3 \sim C_7$ 属于颈椎损伤常见部位，直接打击是损伤的主要原因。纵向撞击是直接打击导致下颈椎损伤的基本作用形式，主要表现为轴向压缩载荷，或伴有前屈或后伸的作用。轴向压缩载荷引起的颈椎损伤类型随撞击能量的大小而改变，较高撞击能量会产生颈椎的整体结构破坏，较低的撞击能量仅损伤颈椎的前后中柱结构。

【骨折分类】

1982 年，Allen 和 Ferguson 根据下颈椎受伤时的方向（屈曲、垂直或伸展）及损伤后解剖结构的改变（压缩或分离），并结合 X 线片上的影像学表现将其分成六型。

（1）屈曲压缩型骨折：屈曲暴力伴垂直压缩外力的协同作用，导致受力节段的椎体（多见于 $C_4 \sim C_6$）楔形骨折，暴力进一步发展，脊柱后方结构承受张应力随之增加，最终可导致棘突间韧带的断裂，甚至影响椎间盘韧带复合体。根据暴力大小及损伤的严重程度，可分为五期（图 16-10）。

Ⅰ期：椎体前上缘受压变钝，不合并后方椎间盘韧带复合体的断裂。

Ⅱ期：椎体前方受压呈楔形改变，椎体前部高度降低，呈鸟嘴样，椎间盘可轻度向前方挤压。

Ⅲ期：在Ⅱ期的基础上，椎体出现冠状面的骨折，骨折线斜行穿过椎体延伸至下方的软骨下板。

Ⅳ期：在Ⅲ期的基础上，骨折椎体向后轻度移位（< 3 mm），突入椎管内，伴有后纵韧带损伤。

Ⅴ期：在Ⅳ期基础上，骨折椎体向后轻度移位（> 3 mm），突入椎管内，椎弓根完整，损伤平面棘突间隙增宽，脊柱前后方韧带均发生断裂。

（2）垂直压缩型骨折：颈椎在中立位受到纵向的压缩性暴力作用，往往造成受力椎体的爆裂型骨折。根据暴力的损伤程度，可分为三期（图16-11）。

Ⅰ期：单纯上或下终板骨折。

Ⅱ期：上下终板均发生压缩性骨折，不伴有明显移位。

Ⅲ期：椎体爆裂型骨折，碎骨折片向四周移位，可突入椎管内，造成脊髓损伤，同时还可出现椎间盘韧带复合体、椎板、棘突的损伤。

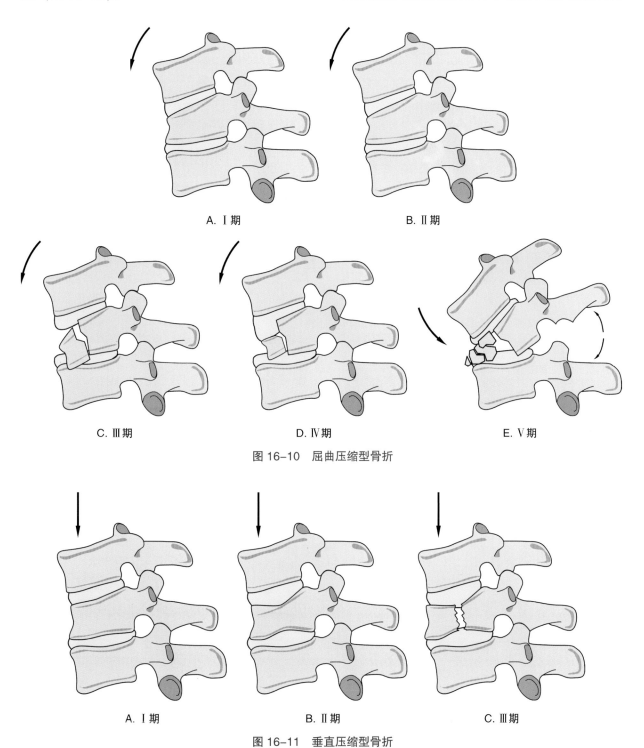

A. Ⅰ期　　　　　　　　B. Ⅱ期

C. Ⅲ期　　　　　D. Ⅳ期　　　　　E. Ⅴ期

图 16-10　屈曲压缩型骨折

A. Ⅰ期　　　　　　B. Ⅱ期　　　　　C. Ⅲ期

图 16-11　垂直压缩型骨折

（3）伸展压缩型骨折：主要表现为后方结构的损伤，可分为五期（图16-12）。

Ⅰ期：单侧椎弓骨折，伴或不伴有椎体向前旋转移位。

Ⅱ期：双侧椎板骨折，不伴其他结构损伤。

Ⅲ期：双侧椎弓骨折伴单侧或双侧椎板、关节突骨折，椎体无移位。

Ⅳ期：在Ⅲ期的基础上，伴椎体向前不完全脱位。

Ⅴ期：在Ⅲ期的基础上，伴椎体向前完全脱位。

（4）屈曲分离型骨折：颈椎遭受屈曲应力同时，存在头尾侧分离的牵张应力，常伴有后方韧带结构损伤，而不伴有明显的前方椎体骨折，暴力进一步增加会引发小关节突的脱位甚至椎间盘韧带复合体的损伤。根据暴力的损伤情况分成四期（图16-13）。

Ⅰ期：小关节半脱位，损伤节段棘突间隙增宽。

Ⅱ期：单侧小关节脱位，椎间盘韧带复合体通常无断裂。当存在旋转外力时，可以出现脱位侧钩椎关节间隙增宽，棘突尖向脱位侧偏移。

Ⅲ期：双侧小关节脱位，上位椎体前移约占下位椎体的50%。

Ⅳ期：双侧小关节脱位，上位椎体完全脱位于下位椎体。

（5）伸展分离型骨折：主要表现为上位椎体向后移位。主要分为两期（图16-14）。

Ⅰ期：前纵韧带撕裂，上位椎体前下方撕脱性骨折，椎间盘损伤，椎间隙增宽，小关节半脱位。

Ⅱ期：后方韧带复合体损伤，上位椎体向后脱位，可突入椎管内。

（6）侧方屈曲型骨折：主要分为两期（图16-15）。

Ⅰ期：单侧椎体压缩性骨折伴同侧椎弓骨折，无移位。

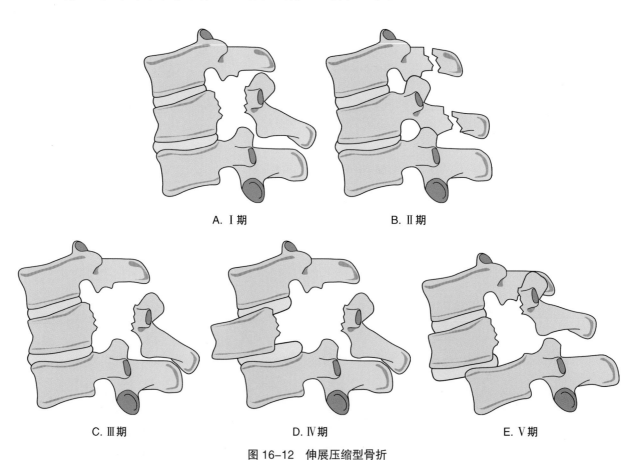

A. Ⅰ期   B. Ⅱ期

C. Ⅲ期   D. Ⅳ期   E. Ⅴ期

图 16-12 伸展压缩型骨折

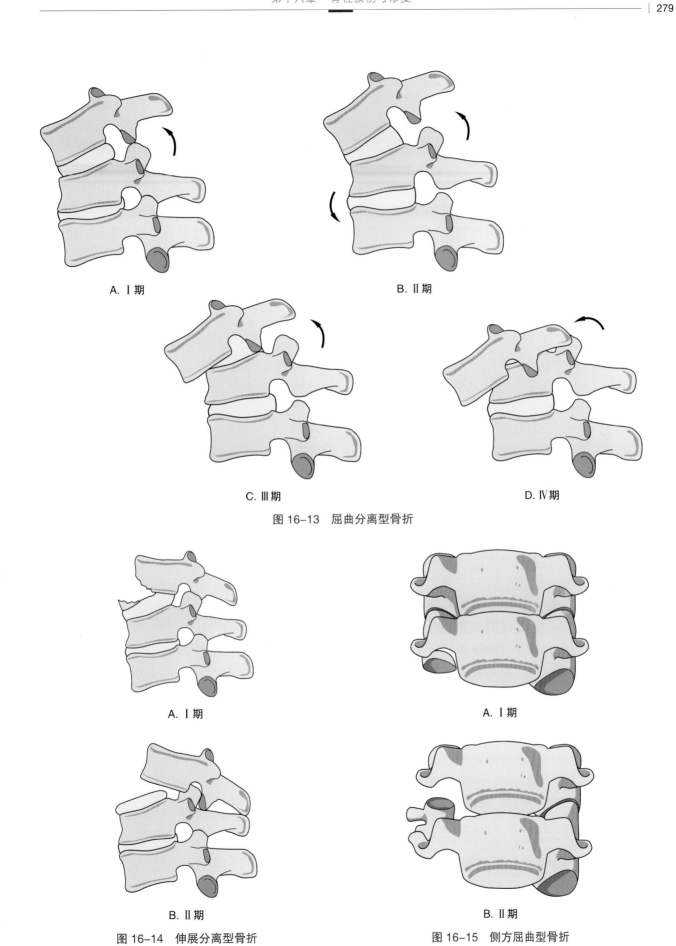

A. Ⅰ期

B. Ⅱ期

C. Ⅲ期

D. Ⅳ期

图 16-13　屈曲分离型骨折

A. Ⅰ期

A. Ⅰ期

B. Ⅱ期

B. Ⅱ期

图 16-14　伸展分离型骨折

图 16-15　侧方屈曲型骨折

Ⅱ期：单侧椎体压缩性骨折，可伴同侧椎弓骨折，有移位，也可伴对侧韧带断裂及关节突分离。

Allen-Ferguson 分型关于损伤机制的分型是按照 X 线片上下颈椎损伤情况进行的推测，可信度不高，限制了在临床中的进一步应用。

【临床表现】

充分了解下颈椎损伤患者的外伤史，包括汽车撞击的方向或重物砸击的方向及部位等，推断受伤机制。

对于屈曲压缩型患者，常主诉颈项部疼痛伴颈部周围明显压痛，骨折脱位者，可在颈部触诊时触及后突的棘突，有时还可触及棘间隙增宽。合并有脊髓损伤者，通过神经学检查确定损伤平面和程度。

对于垂直压缩型患者，如果出现单侧关节突脱位，可表现为颈部局限性疼痛感伴活动受限；如果出现双侧关节突脱位，颈部疼痛症状更加明显，且范围大，压痛广泛，以脱位节段的棘突和棘间隙及两侧肌肉最明显。合并脊髓损伤时则表现为四肢瘫或不完全性瘫痪，合并神经根受损时表现为相应皮肤过敏、疼痛或感觉减退。损伤位置若在 C_4 以上者常合并呼吸功能障碍，发病早期甚至可因呼吸衰竭而死亡。

对于过伸性损伤患者，颈部疼痛，额面部损伤，伴棘突骨折者可有压痛。考虑到损伤机制，颈椎后脱位关节突关节分离，不会发生关节的交锁。脊髓受损症状因病理改变大多位于中央管周围，表现为脊髓损伤中央综合征，且越靠近中央管，病变越严重，因此锥体束深部最先受累，表现为上肢瘫痪症状重于下肢，手部功能障碍重于肩肘部；感觉功能受累主要表现感觉分离现象，即痛、温觉消失而位置觉和深感觉存在。脊髓受损严重者还可伴有尿潴留及大便失禁等。

【诊断】

快速而准确的诊断是治疗的关键。通过病史、体检、影像学检查对脊柱和脊髓损伤进行

全面评估，做出诊断，建议采用 ISNCSCI 作为下颈椎脊髓损伤患者的首选神经功能评估方法，采用 Allen-Ferguson 分类进行影像学的评估，综合评估可采用 SLIC 分类系统或 AOSpine 分类系统。对于下颈椎损伤，影像学检查是确诊的依据，包括 X 线检查、CT 检查和 MRI 检查。

（1）X 线检查：对于颈部创伤患者，应常规行颈椎正侧位 X 线检查，其中侧位 X 线片可以发现 85% 的颈椎外伤，由于肩部影像的阻挡，尤其在合并头颅外伤时，存在一定的漏诊率。对于怀疑下颈椎脊柱脊髓损伤但意识不清或无法评估的患者，不建议行颈椎动力位 X 线检查。

（2）CT 检查：随着 CT 检查的普及，其在颈椎外伤早期的影像学检查中已经必不可少，CT 检查可以精确显示细微的骨折、各解剖部位的距离、骨块突入椎管程度等，特别是三维重建影像，可以清晰地显示颈椎序列、关节突的形态及小关节的对合关系，进一步明确关节突单侧脱位或双侧脱位。对于合并颅底骨折、枕颈脱位、横突孔内骨折移位 > 1 mm 及小关节脱位者，需要进一步通过 CT 血管造影进行椎动脉损伤筛查。

（3）MRI 检查：可以弥补以上检查对椎间盘韧带复合体损伤和脊髓受压情况的缺陷，T_1 像可以显示解剖结构，T_2 像可以显示病理及韧带结构。脊髓损伤后的 MRI 信号在 T_1 像显示低信号或等信号，在 T_2 像显示高信号。正常韧带的 MRI 图像显示低信号，韧带损伤时显示高信号，同理椎间盘损伤也是高信号。

【治疗】

总体的治疗原则包括院前急救和入院后的评估及治疗。

1. 急救处理

对于所有因外伤导致颈部明显疼痛，怀疑下颈椎损伤的患者，均应院前脊柱制动，可以联合颈托固定的同时，将躯干固定于硬板床上。对于清醒、无颈痛及压痛、无感觉和运动功能障碍的创伤患者，不建议采取脊柱制动。

2. 非手术治疗

对于清醒的下颈椎骨折脱位患者，建议早期采用颅骨牵引闭合复位的方法来恢复颈椎力线，合并脊髓前方受压的患者不建议闭合复位。大剂量甲泼尼龙冲击治疗和神经苷脂的应用可视为用药的一种选择，而不作为常规的治疗方案。

3. 手术治疗

手术治疗的目的在于解除脊髓或神经根的压迫，重建稳定性，恢复正常的颈椎序列，尽可能保留正常节段的活动度。

关于下颈椎脊髓损伤的手术时间窗，新鲜下颈椎骨折伴脊髓损伤的患者，应在 24～72 小时内进行手术治疗；对于下颈椎中央型脊髓损伤患者，应在伤后 2 周内行手术治疗。

目前，下颈椎脊髓损伤的手术入路主要有前路、后路和前后路联合。关于手术入路的选择，建议如下：①对于屈曲分离型损伤但无椎间盘突出者，首选后路手术；对于屈曲分离型损伤且有椎间盘突出者，选择前路手术；对于存在椎体骨折和双侧小关节脱位者，建议行前后路联合手术。②对于伸展分离型损伤伴或不伴撕脱骨折者，建议行前路手术。③对于旋转或剪力损伤、无椎体骨折但存在椎间盘突出者，建议行前路手术；对于旋转或剪力损伤、无椎体骨折且无椎间盘突出者，建议行后路手术；存在椎体骨折或前路复位失败时，建议行前后路联合手术。④对于爆裂型骨折合并脊髓损伤者，建议行前路手术。⑤对于中央型脊髓损伤，根据脊髓受压节段数及颈椎生理前凸情况选择前路或后路手术。

1）下颈椎前路手术

（1）颈椎前路椎间减压复位植骨融合术

适应证：①明确诊断的、伴椎间盘突出的新鲜颈椎骨折脱位；②陈旧性颈椎骨折脱位难以通过后路手术复位，出现迟发性神经损害者；③颈椎骨折脱位复位后出现颈痛、颈椎不稳，需要行颈椎融合术者。

术前准备：①颅骨牵引，对新鲜颈椎骨折脱位者行颅骨牵引维持颈椎位置，并试行复位。②器械准备，根据需要准备相应的普通器械和特殊器械。③训练推移气管和食道，术前必须训练推移气管和食道。颈前路手术入路需经颈内脏鞘与血管神经鞘间隙而抵达椎体前方，故术中需将内脏鞘牵向对侧，方可显露椎体前面或侧前方。如果术前牵拉不合要求，术中可因无法牵开气管而被迫中止手术，如果勉强进行，则可能损伤气管或食管，甚至引起术后喉头痉挛、水肿。④卧床排尿训练，术后将有数日卧床，为减少因术后排尿困难，插导尿管后引起的尿路感染，在术前必须进行床上排尿练习。

麻醉：常规采用气管插管全身麻醉。全身麻醉较易控制麻醉的深度和时程，麻醉效果好，患者术中较安静，可减少许多干扰因素，有利于手术操作。

体位：患者仰卧于手术床上，双肩垫以软枕，头颈自然向后仰伸，后枕部垫以软头圈，头两侧各放置小沙袋防止术中旋转。避免在麻醉过程中患者头颈过度后仰，以免加重脊髓的损伤。

手术步骤：

· 切口 拟施行术中复位者多采用颈前路右侧横或斜切口，视野开阔，有利于术中牵拉。单纯行前路减压者，可以采用颈前路右侧横切口，术后瘢痕少，外观较好。

· 椎体和椎间盘前部的暴露 切开皮肤和皮下组织，切断颈阔肌。止血后在颈阔肌深面做分离，上下各 2～3 cm，扩大纵向显露范围。对颈动脉鞘与颈内脏鞘进行分离，分离后用拉钩将气管、食管向中线牵拉，颈动脉鞘稍向右侧牵拉，即可抵达椎体和椎间盘前间隙。用长镊子提起筋膜后逐层剪开，然后纵行分离此层筋膜，向上下逐渐扩大暴露椎体和椎间隙，通常需暴露 1 个或 2 个椎间盘。

· 定位 若骨折椎体骨质膨出或椎体前缘高度显著降低，可据此定出伤椎。在识别伤椎有困难时，可插针进入某一选定的椎间盘，深入 1 cm，行手术台上的 X 线片作准确定位。

· 复位 在脱位节段上下椎体中央分别拧入撑开器螺钉，在螺钉上套上撑开器，向上下两端撑开。对于新鲜颈椎骨折脱位并已完成后路手术复位者,撑开椎体有利于恢复受损椎间盘高度,减轻脊髓的压迫;对于未复位者,撑开椎体可以从前路实现复位。

· 减压 切开前纵韧带,同时向两侧剥离,显露椎间盘。用长柄尖刀切开纤维环,利用髓核钳由浅入深摘除髓核组织。接近椎体后缘时改用刮匙,将残余的椎间盘组织和软骨板刮除,用神经剥离器探查,至椎体后缘与硬膜外间隙通畅,并切除后纵韧带,此时减压彻底。

· 植骨 将椎间隙上下方的终板彻底刮除,露出骨松质面,放置不同的颈椎椎间融合器于椎间隙,其内填充人工骨或自体碎骨片。松开椎体撑开器,使植骨块嵌插紧密。

· 安置、固定钛板 选用合适的不锈钢钛板或钛质钢板,钛板不可过长,不应超过相邻正常椎间隙 1 mm 范围,否则椎间的活动可能影响到钛板系统,引起构件的疲劳、松动。同时,钛板过于接近正常椎间隙,容易使螺钉穿透椎体终板,穿入正常椎间盘,还可能使相邻正常椎间隙发生融合。为了使钛板与椎体前缘接触良好,需要切除椎体前缘骨赘,但前纵韧带不需要剥离,要确保钛板位于正中线上。通过钻孔的深度选择合适的螺钉,其长度是刚好钻入后皮质而不进入椎管。钛板固定后摄颈椎正侧位 X 线片以确认钛板螺钉的位置是否正确。

· 关闭切口 冲洗术野,放置引流,逐层缝合关闭切口。

术后处理:术后 24～48 小时拔除引流,使用内固定者颈托保护 4～6 周。术后适当应用抗生素预防感染,酌情应用呋塞米、地塞米松 5～7 天。

(2)颈椎前路次全切除减压复位植骨内固定术

适应证:颈椎椎体爆裂型骨折伴或不伴脊髓压迫。

术前准备、麻醉、体位:同前。

手术步骤:

· 切口、显露及定位同前。

· 撑开椎体 在脱位节段上下椎体中央分别拧入撑开器螺钉,在螺钉上套上撑开器,向上下两端撑开。撑开椎体有利于使受损椎体、椎间盘高度恢复,减轻对脊髓的压迫,有利于切除椎体的操作。

· 减压 确定骨折椎体的上下方椎间盘,用尖刀切开纤维环,髓核钳取出破碎的椎间盘组织,咬除骨折椎体的前皮质骨和大部分松质骨,接近椎体后缘时改用刮匙将剩余的椎间盘和终板刮除,再用神经剥离器分离出椎体后缘与后纵韧带的间隙,深入椎板咬骨钳逐步将椎体后皮质骨咬除,此时可形成一个长方形的减压槽,可见后纵韧带膨起。小心地用椎板咬骨钳或刮匙将减压槽底边扩大,将致压物彻底切除,完成减压。

· 植骨 调整椎体撑开器撑开的高度,在髂嵴处凿取一长方形植骨块,修整后植入减压槽,或使用钛网填充椎体减压骨植入,松开椎体撑开器,使植骨块嵌紧,完成植骨。

· 安置、固定钛板 对于颈椎椎体爆裂型骨折,多主张应用颈椎前路钛板固定,有利于植骨块愈合,并在愈合过程中维持椎体高度,避免植骨块在愈合的爬行替代过程中塌陷,从而造成颈椎弧度消失。

术后处理:同前。

2)下颈椎后路手术

适应证:①单侧或双侧关节突关节脱位,非手术治疗期间脊髓损伤症状逐渐加重者;②单侧和双侧关节突脱位,经非手术复位失败者;③颈椎骨折及脱位合并后结构损伤如椎板、棘突与骨折碎片陷入椎管,压迫脊髓者;④陈旧性骨折脱位伴有不全瘫痪者。

麻醉:应用经口腔或经鼻气管插管全身麻醉。全身麻醉手术患者较安静,可减少许多干扰因素,以利于术者手术操作。

体位:通常采用俯卧位。翻身时,需三人以上配合,保持头及躯干同步翻转,动作缓慢、轻柔,并注意始终维持颈椎生理弧度,防止过伸、过屈或旋转,以免加重颈椎骨折脱位及脊髓损伤。翻身后,取躯干高脚低位。胸腹部两侧用软枕垫起,将头部置于马蹄形支架上,下颌回收,头颈部保持中立位略屈曲,使棘突和椎板间距增大,有利于手术操作。急诊外伤患者可在颅骨牵引下施术。

手术步骤：

·切口　以损伤节段为中心作颈后正中切口，长度应包括损伤节段上下两个椎节棘突。还可根据损伤位置的高低，使切口上下延伸，以达到良好的显露。

·显露　切开项韧带后，扪清棘突的位置，用电凝在棘突和椎板的骨膜下分离竖脊肌，直至棘突、椎板和关节突清晰可见。在一侧填塞纱条后再分离显露另一侧，注意彻底止血。必须注意损伤的病理特点，在剥离棘突和椎板时，使用骨膜剥离器不宜用力过猛，防止进入椎管。在脱位或关节交锁时，下位椎节的小关节脱向后侧，应仔细将撕裂的关节囊切除，以清楚显示手术野。

·复位　对关节突交锁者，最好不切除下位椎体的上关节突，以便复位后保持稳定，用两把骨膜剥离器，自脱位关节突间隙缓缓插入，以上关节突为支点，向上撬上位椎体的下关节突使之复位。

·减压　全椎板切除术：将棘突、椎板和关节突关节表面残存肌纤维等切除干净。根据确定减压范围，用棘突咬骨钳切除拟减压椎节棘突，再以鹰嘴咬骨钳将其残存棘突切除。自远侧椎节的椎板下方分离黄韧带与其附着处，应用薄型椎板咬骨钳自椎板两侧分别咬除，当达到椎板下缘时，该节椎板完全游离，并可切除之。同法继续下个椎板切除。椎板切除后，硬膜囊立即向后侧膨胀。将两侧关节突内侧残留的骨质切净，使减压的边缘光滑平整。

半椎板切除术：与全椎板切除术相比，颈椎半椎板切除术具有较明显的优点。手术设计的理论基础如下：①有效地保留颈椎后路大部分解剖结构。两侧关节突关节、棘突和棘间韧带均得以完整无损地保存下来。一侧椎板切除后，上述结构具有完善的稳定功能，相对地保证了术后颈椎的动力和静力学稳定。②有效并持久地保持了扩大的椎管容积。由于将关节突内侧缘和棘突基底部残留椎板和附着的黄韧带切除，椎板切除、减压范围相对较大，术后椎管矢状径增加，硬膜囊从椎体后缘向后方浮动，并脱离前方致压物或减轻受压程度。③半侧椎板切除仅为椎管的1/4周长，术后形成瘢痕也仅是新椎管周长的1/4，不会形成椎板全切除术所形成的半环状瘢痕。

椎板成形术：①单开门式，应用电钻将椎板外侧缘皮质骨磨除，仅留松质骨和内层皮质，完成铰链侧椎板的准备。然后用电钻或气钻，或薄形椎板咬骨钳，沿椎板的关节突内侧缘，自上而下，或自下而上将椎板全层完全切断，显示硬膜囊，完成开门侧椎板的准备。椎板一侧已完全游离，另一侧有部分皮质骨相连。将每节椎节间黄韧带切除并分离。将椎板椎向铰链侧，使铰链侧内层椎板皮质骨造成折断状，但仍有部分皮质连续，使椎板形成开门状态。椎板切开间隙扩张越大，椎管矢状径增加越大，如每增加1 mm，则直径增大0.5 mm。一般扩大6～8 mm已足够。②双开门式，选择两侧椎板外侧缘与关节突关节内侧的交界处切开椎板的外层皮质骨，保留内层皮质。使用扩张器将劈开的棘突基底和椎板分别向两侧分开，造成椎板两侧铰链侧内层皮质骨的不全骨折，椎板即向两侧分开，呈双侧开门状。

·内固定侧块螺钉钢板技术：临床中有许多颈后路内固定系统，如Axis、Cervifix、Summit颈椎后路内固定系统等，方法大同小异，具体介绍一下Axis系统。先在拟固定节段最下一个椎体的关节突钻入克氏针，入点位于关节突中点的内侧和头侧各2～3 mm，克氏针头向前外侧倾斜25°，并平行于关节突关节面（可用神经剥离器插入小关节内以确定倾斜的平面）；再在拟固定节段最上一个椎体的关节突钻入克氏针。选择合适长度的钢板，切忌过长。将钢板两端的螺孔套入克氏针，观察钢板的螺孔与克氏针入点是否合适，并注意中间椎体关节突的位置，进行调整和塑形，至合适为止。分别取出克氏针，用2.5 mm钻头沿克氏针方向钻孔，细心地钻透关节突前方骨皮质，深度探子测量钻孔的深度，用3.5 mm丝锥对近端2/3长度攻丝，拧入皮质骨螺钉，螺钉穿透前方皮质时操作需小心。固定范围超过一个运动节段时，两端的螺钉暂不拧紧，便于钢板的调整和其他螺钉的置入，并采用 X 线透视检查螺钉的方向和位置。最后拧紧所有的螺丝钉。

关节突螺钉固定技术：清除脱位节段破碎的关节囊和小关节表面后半部分的软骨板，用磨钻将上下关节突表面后半部分皮质骨磨粗糙。以上位节段侧块背面中心点偏内上方作为入钉点，向外下方钻孔，外倾 25°～30°，下倾 30°～40°。钻透上下关节突，可以有突破两个关节突的感觉。测深，攻丝，拧入 3.5 mm 钛合金皮质骨螺钉。螺钉长度一般为 16～20 mm。螺钉未拧紧前，于上下关节突之间植入少量碎骨，以利于关节融合。

钛质线缆技术：Atlas 线缆有钛和不锈钢两种材料。该线缆由 7 束线构成，每束线又由 7 股线构成，即每根线缆包含 49 根线，其柔韧度和强度均比单股钢丝更好。线缆一端有一个固定夹，经过退火处理软化，能被模锻成环绕线缆的形状，纵使受到能拉断线缆的拉力作用，固定夹也不会滑落，其头端有 20° 的角度可调。操作时把线缆穿过固定夹，压住松开把手，同时把松开钮滑向左侧，使拉紧器处于完全撑开的位置。插入并锁紧线缆，线缆的导引头要短而直，线缆穿过拉紧器后，关上锁紧开头，握住拉紧器的下手柄，往上拉上手柄，将松动的线缆拉紧。连续按拉紧器的拉紧手柄至达到拉力的期望值，拉力显示计按磅显示出线缆所受到的拉力。用夹紧钳的钳嘴夹住固定夹的头部，紧压夹紧钳的两手柄至其"停止点"相遇。松开拉紧器的锁紧开头并拿走拉紧器，剪掉露出固定夹之外部分的线缆，操作完成。

椎弓根螺钉固定技术：颈椎椎弓根螺钉的力学性能在所有颈椎内固定中是最强的。颈椎椎弓根螺钉的置入主要在于置入点的确定和方向的把握。Abumi 报道，入钉点为关节突背面中线外缘与上关节面下缘交点处，用磨钻钻至可直视椎弓根，使用神经剥离器探到椎弓根的内壁。术中透视证实，依照术前 CT 测量，内倾 30°～40° 平行椎体上终板将螺钉置入椎体 2/3 处，术中不用钻头，以防损伤周围结构。

二、颈椎过伸性损伤

颈椎过伸性损伤是一种较为常见的脊髓损伤类型，一般是由于颈椎过度伸展性暴力后引起的颈脊髓损伤相关的症候群，伴或不伴有脊柱及周围血管、软组织的损伤，多见于颈椎退变的中老年人。据报道，该类损伤约占颈椎各类损伤的 35%～60%，而 53% 的过伸伤患者又合并不同程度的颈椎退变，其中 51% 为椎间盘或骨赘所致的节段性椎管狭窄，2% 为后纵韧带骨化所致的连续性椎管狭窄。由于该疾病致伤暴力多为低能量暴力，所造成的颈椎骨关节与椎间盘及韧带损伤较轻或相对隐匿，容易被疏漏而影响诊治，因此，提高对颈椎过伸性损伤的认识，对早期诊断与治疗尤为重要。

【解剖特点】

多数中老年受伤患者伴有不同程度的颈椎退行性病变，包括椎管狭窄、后纵韧带骨化以及椎间盘退变引起相邻椎体自发性融合等。损伤部位主要集中在颈脊髓和椎间盘韧带复合体。

【损伤机制】

颈椎过伸性损伤大多见于交通事故及平地跌倒，而高处坠落及钝器砸伤次之。对于损伤机制，多数学者认为颈椎过度伸展时，后纵韧带和椎间盘后部纤维环松弛，脊髓会受到来自前方椎体后缘致压物和后方相邻皱褶退变增厚黄韧带的相互挤压，造成椎管内脊髓中央管及周围充血、水肿甚至出血。对于发育性或退变性椎管狭窄、椎间不稳患者，颈椎管储备间隙减少，更容易出现脊髓损伤。三维有限元模拟也发现过伸性损伤过程中，脊髓中央区域及前角载荷较其他部位大。另外，当存在颈椎节段不稳时，关节囊和韧带松弛节段的上位椎体会在颈椎极度过伸时向后移位，而下位椎体相对前移，脊髓受到剪切暴力出现损伤。

进一步对神经系统病理结果检查发现，典型损伤部位是以中央管为中心的中央灰质，前角和后角的灰质和白质连接处也容易发生损伤，而脊髓的前后角是中央动脉供血较为薄弱的组织。脊髓前角的神经细胞排列由内向外分别支配躯干、肩、肘、腕和手内在肌，供血不足时会出现不同部位的临床症状。同样，脊髓后角受到损伤时会表现为不同程度的感觉功能障碍。

【损伤分类】

目前，就颈椎过伸性损伤的分类尚无统一标准。国内程黎明团队率先发现退变状态下颈椎过伸性损伤中脊髓与椎间盘韧带复合体损伤节段不完全一致的现象，颈髓损伤节段位于椎管最狭窄的部位，而椎间盘韧带复合体损伤在应力集中的位置。本团队将颈椎过伸性损伤患者按有无退变性椎管狭窄分为 A 型（无退变性椎管狭窄）、B 型（单纯椎间盘突出）、C 型（椎间盘突出合并骨赘）和 D 型（后纵韧带骨化）。再按有无脊髓信号异常与椎间盘韧带复合体损伤，以及两者的关系，将 A 型、B 型、C 型、D 型分为若干亚型，见图 16-16。通过建立基于退变状态与脊髓、椎间盘韧带复合体损伤节

段关系的颈椎过伸性损伤分型，指导颈椎过伸性损伤的手术节段选择，以及术中对可疑椎间盘韧带复合体损伤节段的探查，避免影像学检查阴性的椎间盘韧带复合体损伤，以达到脊髓脊柱功能重建的手术目的。

【临床表现】

1. 颈部及合并损伤症状

颈后部疼痛伴明显的活动受限，尤其以仰伸（切勿行动力位影像学检查）为著，颈部周围伴明显压痛。该类损伤患者常合并颜面部软组织损伤，甚至脑震荡等颅脑损伤。

2. 脊髓损伤

（1）中央脊髓综合征：颈椎过伸性损伤表现为典型的中央脊髓综合征者仅占 25% ～ 35%，可表现为上肢瘫痪症状重于下肢，手部功能障碍重于肩肘部。感觉受累表现为温度觉和痛觉消失，而触觉和深感觉存在，即感觉分离现象。

（2）不完全性脊髓损伤：临床表现复杂多样，可表现为单纯的上肢活动功能丧失（单侧

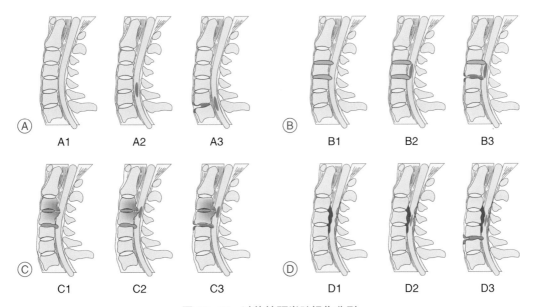

图 16-16　过伸性颈脊髓损伤分型

A. A 型为无退变性椎管狭窄，其中 A1 型无脊髓信号改变或椎间盘韧带复合体损伤，A2 型伴脊髓信号改变但无椎间盘韧带复合体损伤，A3 型伴脊髓信号改变及椎间盘韧带复合体损伤，A2、A3 节段一致；B ～ D. 分别为 B、C、D 型，其中 B1、C1、D1 型无脊髓信号改变或椎间盘韧带复合体损伤，B2、C2、D2 型伴脊髓信号改变但无椎间盘韧带复合体损伤，B3、C3、D3 型伴脊髓信号改变及椎间盘韧带复合体损伤，B3 型椎间盘韧带复合体损伤节段位于椎间盘突出节段，C3 型椎间盘韧带复合体损伤位于椎间盘突出及骨赘融合节段或邻近节段，D3 型椎间盘韧带复合体损伤节段位于后纵韧带骨化边缘节段

或双侧），感觉功能障碍的程度与运动功能障碍不一致；也可表现为以手部功能障碍为主，包括拇指对掌功能、小指环指和中指屈伸受限等；还可表现为非典型的布朗-塞卡综合征等。

（3）完全性脊髓损伤：少见，脊髓节段以下运动、感觉和括约肌功能完全丧失，表现为截瘫和大小便功能丧失。

3. 其他

随着时间推移，神经功能障碍可出现不同程度的恢复，临床观察发现，最早的恢复可在损伤后半小时，最迟在伤后 2～3 周，脊髓功能恢复顺序由远及近，首先是下肢运动功能、膀胱直肠功能、肩肘部功能部分恢复，手部精细功能恢复较慢，甚至无法完全恢复。

【诊断】

根据病史了解患者手术受伤姿势和暴力，通过临床表现判断患者的神经功能受损的严重程度，目前颈椎过伸性损伤的患者神经功能评估主要参照 ISNCSCI、ASIA 残损分级（AIS 分级），包括感觉、运动功能及直肠膀胱功能，同时采用日本骨科协会（Japanese Orthopaedic Association，JOA）评分评估患者生活能力，有助于及时掌握患者神经功能变化情况。结合影像学检查明确诊断，制订详细的治疗方案。颈椎过伸性损伤典型的影像学表现如下。

（1）X 线检查：损伤早期的颈椎正侧位 X 线片对临床诊断意义较大，主要表现为椎前阴影增宽。当损伤平面较高时（C$_4$ 以上），咽后软组织阴影明显增宽（> 5 mm）；当损伤平面在 C$_4$ 以下时，喉室后软组织阴影明显增宽（> 13 mm）。此外，部分椎间盘韧带复合体受损时，损伤节段椎间隙前缘的高度可较其他间隙明显增宽，甚至上一椎节椎体的前下缘可有小骨片撕脱，在过伸过屈位对比时尤为明显，提示存在节段不稳。

（2）CT 检查：CT 检查除了可以观察到颈椎过伸性损伤导致的微小撕脱性骨折外，还可对椎间盘韧带复合体损伤判断有帮助（关节突关节脱位 > 50% 或关节突关节分离 > 2 mm）。

此外，CT 检查对后纵韧带骨化、髓核脱出的判断也具有重要作用。

（3）MRI 检查：MRI 对于椎间盘突出、软组织损伤及脊髓受累程度有较大的诊断意义。急性颈脊髓损伤在 MRI 上的信号改变分为三型。Ⅰ 型：T$_1$WI 及 T$_2$WI 像均正常；Ⅱ 型：T$_1$WI 像低信号，T$_2$WI 高信号，提示存在脊髓水肿；Ⅲ 型：T$_1$WI 等或略低信号，T$_2$WI 像低信号，提示髓内出血。当颈脊髓损伤严重时信号改变可沿中央管上下呈梭形或条状信号增高。椎间盘损伤时，T$_2$WI 及 STIR 像上呈现信号紊乱或椎间盘前缘局灶性高信号。椎前筋膜亦可呈现出增厚肿胀伴信号改变，T$_1$WI 呈稍低信号、等信号或稍高信号，T$_2$WI 及 STIR 像上呈高信号。正常韧带组织在 T$_1$WI 像上呈现为连续的低信号，其连续性中断或模糊，出现线状或斑点状异常信号改变，T$_1$WI 序列上等信号，T$_2$WI 及 STIR 序列上高信号，高度提示该处韧带有损伤可能。

【治疗】

一旦确诊，应早期积极治疗，主要包括非手术治疗和手术治疗两种方式。

1. 非手术治疗

颈椎过伸性损伤导致的脊髓损伤包括原发性损伤和继发性损伤。目前，非手术治疗主要指药物治疗，其主要作用于脊髓损伤后免疫炎症反应这一重要病理过程。甲泼尼龙与单唾液酸四己糖神经节苷脂是临床上常用的治疗药物。对于致伤 8 小时的颈椎过伸性损伤伴脊髓损伤成年患者可予以 24 小时持续输注高剂量甲泼尼龙冲击疗法，但需注意其相关并发症的预防及治疗。单唾液酸四己糖神经节苷脂也可以作为药物治疗选择之一。另外，甘露醇等脱水剂可减轻脊髓水肿，而 NGF 等可以促进神经功能恢复。此外，针对患者电解质紊乱、血糖水平波动、继发呼吸道及泌尿系统感染等并发症，需要用药物对症治疗。

2. 手术治疗

（1）手术适应证：①经非手术治疗后神经

功能无明显改善，同时有明确的损伤节段者；②存在椎间盘韧带复合体损伤，症状加重并有明确致压物者；③影像学检查提示存在明显骨损伤并对脊髓有压迫者；④临床症状持续存在，非手术治疗过程中有加重趋势者。一旦符合手术指征，建议尽早手术治疗。

（2）手术方式选择：颈椎过伸性损伤的手术目的是解除脊髓或神经根的压迫，重建颈椎稳定性，恢复正常的颈椎序列。手术节段的选择亦很重要，需要兼顾脊髓受压节段、生理前凸情况及结构或功能不稳定节段。①对于不伴有连续性后纵韧带骨化的颈脊髓过伸性损伤可采用椎体次全切与椎间盘切除的混合术式。②对于连续性后纵韧带骨化及脊髓后方受压为主的，可考虑行后路椎板切除或椎管扩大成形术，同时结合是否存在节段不稳，决定是否附加侧块螺钉或椎弓根螺钉系统固定，或采用前入路颈椎椎体与后纵韧带骨化物前移直接减压技术。③当前后方均有明显压迫，单纯前路或后路手术均不能解除病变；或前方巨大压迫，单纯前路手术风险较高而后路手术效果不佳；或后方压迫为主且伴颈椎不稳或椎间盘损伤时，考虑采用联合入路手术。

（谢宁）

第四节 ┃ 颈胸段脊柱损伤

【解剖特点】

颈胸段脊柱通常是指 $C_7 \sim T_1$ 椎节，颈胸段椎节相对 $C_3 \sim C_6$ 椎节活动度较小，生理弧度向后突出，其损伤发生率相对胸腰段及 $C_3 \sim C_6$ 椎节损伤少见。近年来随着交通及工矿事故的不断增加，发生率有逐渐增加的趋势，颈胸段脊柱脊髓一旦损伤，由于其节段的特殊性，常常预后欠佳，70%～80% 合并有脊髓、脊神经根受压或受刺激症状。该阶段脊柱解剖特点有以下几点。

（1）生物力学：由于颈椎和胸椎之间的过渡，它具有独特的力学性能。

（2）解剖学：颈胸交界处代表了一个从可移动的颈椎到僵硬的胸椎的过渡区域。胸椎因为胸腔而不能移动，这大大限制了活动能力。此外，颈胸交界处代表了从颈椎前凸到胸椎后凸的转变，这在静态和动态下对颈胸交界处施加了很大的应力。因此，该区域结构的破坏可能导致脊柱不稳定。

（3）影像学：这是一个很难成像的区域，特别是在外伤后的判断上。

（4）手术：该区域前方有胸骨柄、胸骨和神经血管等复杂结构，暴露相对困难，手术操作难度较大。

【损伤机制】

颈胸段损伤其原因较多，通常有以下几种因素。

1. 直接暴力

直接撞击：多为颈椎纵轴呈垂直状或近于垂直状的暴力直接作用于颈胸段，可造成 $C_7 \sim T_1$ 骨折、脱位甚至脊髓损伤。在日常生活、工作、交通事故或地震灾害中可遭受此种损伤。

火器损伤：平战时均可遇到，凡涉及颈胸段椎管内的火器伤，常伴有脊髓损伤且伤情多较为严重。

2. 间接暴力

垂直压缩暴力：指椎节遭受与脊柱相平行的纵向暴力所致损伤。

屈曲压缩暴力：指颈部处于屈曲位时遭受来自头颈上方的暴力，则易引起椎体的楔形压缩性改变，可合并脱位。

仰伸牵拉暴力：指颈椎处于仰伸状态时遭受来自纵向外力所致前纵韧带、后方椎板及小关节损伤，并可出现脊髓过伸性损伤。

旋转压缩暴力：指头颈部处于旋转活动时可遭受纵向传导暴力，可导致上述数种损伤发生。

3. 肌肉拉力

除肌肉本身可出现不同程度的撕裂性损伤外，还可引起棘突撕脱性骨折，但在颈胸较为少见。

4. 病理性骨折

在椎体肿瘤、炎症及骨质疏松等病变基础上，轻微外力也可致椎体压缩性骨折。这种情况易与外伤性骨折混淆，应注意鉴别。

【骨折分类】

根据伤后颈胸段椎节是否稳定可分为稳定性骨折与不稳定性骨折；亦可按致伤机制不同分为屈曲型、伸展型、垂直压缩型和直接暴力型。上述分型虽各有特点，但与脊柱损伤时病理解剖特点结合不甚密切。因此，我们依据外伤后脊柱的病理改变不同而分为两大类型。

1. 稳定性骨折

稳定性骨折指脊柱的稳定性完整，可包括以下类型。

棘突骨折：主要由于附着于其上肌群突然收缩所致。

横突骨折：与前者相似，但极为少见。

椎体轻度单纯性骨折：指椎体前方不超过椎体前缘 1/3 的压缩性改变，而椎体后缘完整者。

2. 不稳定性骨折

压缩型骨折：主要因颈椎前屈时遭受传导暴力所致，除椎体压缩性变（多呈楔形）外，

椎间盘亦多有受累，表现为髓核的突出、脱出或整个纤维环破裂。部分病例可伴有脊髓受压所致瘫痪。由于椎体前方压缩，后方小关节势必出现不同程度的脱位改变，以致影响椎节的稳定性。该型较为多见，当椎体被压缩数量越多，程度越重，该节段出现成角畸形角度较大，并可出现椎管矢状径减小、椎管延长、椎节失稳及椎间盘后凸等。

爆裂型骨折：系垂直纵向暴力所致。当椎体爆裂时，由于前侧方均有坚强的前纵韧带阻挡，碎裂的椎体骨折片易向较为空虚的后方椎管发生位移，以致上下椎节出现松动及位移，久而加剧了椎节的不稳。椎体后缘骨折碎片进入椎管，导致压迫脊髓且复位困难，这是由于后纵韧带在损伤时多同时断裂，以致对椎体后方的骨块失去连系，即使牵引使椎体复位，骨片亦难以还纳。

过伸型损伤：大多见于高速行驶的车辆急刹车或撞车时，由于惯性力的作用，颜面部等部位遭受来自前方的撞击而使头颈部向后过度仰伸，瞬间头颈部又向前屈，易使前纵韧带断裂，脊髓嵌夹于突然前突内陷的黄韧带与前方骨性管壁或后突的椎间盘之中，此种对冲性压力，最后易集中到脊髓中央管处，以致脊髓出血、水肿。

小关节突骨折：大多在颈椎前屈状态伴有水平或斜向暴力所致。若暴力持续下去，则引起关节脱位（交锁），常合并有脊髓受压或刺激症状。

【临床表现】

颈胸段骨折伴脊髓损伤的发生率较高，可达 70% ~ 80%，从暴力的方式来看，直接暴力所致者最高，尤以火器伤为甚；其次为完全性椎节脱位及过伸性损伤。在 T_1 椎体骨折病例中，以椎体爆裂型骨折脱位多见，往往伴有肋骨骨折、血气胸，脊髓损伤的发生率更高。

颈胸段损伤是严重的外伤，损伤的部位、程度、范围及个体特性不同，临床症状和体征亦可表现不一。

（1）有严重的外伤病史：如从高空坠落或低头工作时，颈、胸、背部被重物打击，或有严重的交通、工伤事故等。

（2）颈胸背部疼痛：往往有剧烈疼痛，不能抬头，翻身困难，搬动颈部时患者常感疼痛加剧。

（3）局部均有明显压痛及叩击痛：若棘突骨折、棘间韧带断裂、局部有血肿形成者，其压痛尤为明显；若单纯椎体骨折者，其压痛往往较轻，但一般叩击痛较为明显。

（4）颈胸部活动受限：尤其是颈部屈曲旋转活动受限。

（5）神经症状：颈胸段损伤患者可能同时损伤颈、$T_1 \sim T_2$ 脊髓或相应神经根。

脊髓损伤的主要症状是损伤脊髓平面以下的感觉、运动、膀胱、肛门括约肌功能均出现障碍，其程度随脊髓损伤的程度和平面而异，可以是不完全性或完全性瘫痪，如 C_8 节段平面损伤时，患者可有单侧或双侧的霍纳综合征；由卧位改为直立位时，可出现体位性低血压，经过锻炼后，以上交感神经节刺激症状可消失。

单纯神经根损伤则表现为该神经根支配区域的运动、感觉及反射障碍。

（1）运动障碍：C_8 脊神经受累时，拇长屈肌、拇短屈肌、骨间肌、蚓状肌、对掌肌、对指肌肌力减弱或消失；拇外展肌完全瘫痪而呈爪形手。T_1 脊神经受累，运动功能障碍表现为手的内在肌群肌力减弱或消失。

（2）感觉障碍：C_8 脊神经受累时，感觉功能障碍范围包括环指、小指、小鱼际肌及前臂内侧。$T_1 \sim T_2$ 脊神经受累时，其感觉功能障碍分别为前臂和上臂内侧（臂内侧皮神经）。

（3）反射障碍：C_8 脊神经受累时，肱三头肌腱反射障碍，以减弱或消失为主。T_1 脊神经受累时，一般无上肢反射障碍。

【诊断】

正确的诊断是合理治疗的前提，对损伤严重程度的准确判断，有助于判断预后的恢复情况。除外伤史、临床症状、体征以外，用于诊断的辅助检查包括以下几点。

（1）X线检查：常规正侧位拍片，可显示是否骨折、脱位，了解其部位、范围、程度及是否受压等情况。由于颈胸段有肩关节遮挡，侧位X线片往往难以显示颈胸段脊柱，必须加摄斜位X线片。但突入椎管内的碎裂骨片若体积小，则不易在X线片上发现，易漏诊而失去早期手术治疗时机，需及时采取MRI或CT检查则可避免漏诊。

（2）CT检查：CT检查已成为最重要的诊断手段。优点是：①可显示骨折的部位及移位方向、范围；②观察骨折片进入椎管的情况，三维重建技术可观察椎管的形态，判定其受压状态、测量椎管狭窄的程度等。

（3）MRI检查：MRI检查不仅能清晰显示脊柱骨折、脱位和椎间盘突出，而且能显示脊髓损伤的程度，如脊髓组织出血、水肿、变性、坏死、横断、囊性变等病理状态。

（4）同位素扫描：主要用于诊断原发性或继发性骨肿瘤所致的病理性骨折。

（5）诱发电位：主要用于鉴别完全性或不完全性脊髓损伤。

【治疗】

1. 非手术治疗

对于稳定性骨折及不伴有脊髓损伤的不稳定性骨折患者，可以采用非手术治疗，具体方法如下。

（1）颈托保护，卧床休息：稳定性棘突、横突骨折，一般以卧床休息、颈托保护、药物镇痛为主。

（2）牵引（格氏带或颅骨牵引）：稳定性轻度压缩性骨折早期病例，应采用卧床牵引 2～3 周，牵引重量一般为 1.5～2 kg。牵引力线略向后方仰伸，有利于压缩性骨折的复位，而后行颌胸石膏固定 6～8 周。

（3）牵引（颅骨牵引）：单纯颈胸段不稳定性骨折而无脊髓、神经根刺激症状者，宜选用颅骨牵引持续 3～4 周，而后换颌胸石膏固定 6～8 周。

2. 手术治疗

（1）适应证：对于不稳定性骨折合并有以下问题时，需积极手术治疗。

伴不完全性脊髓损伤者：先行牵引疗法，配合脱水、激素、保持呼吸道通畅等综合治疗，如神经症状明显减轻或消失，按上述方法继续治疗；如病情加重、无改善或恢复到一定程度即停滞不前时，应采取前路减压、植骨内固定术。手术操作时切勿使骨片进一步向椎管内移位，以防不完全性瘫痪变成完全性瘫痪。

伴完全性脊髓损伤者：若无更多严重的并发症，应及早施行前路减压、植骨、内固定术，达到减压稳定的目的，有利于患者的早期活动。

外伤性椎间盘突出症病例：可选用前路椎间盘切除、植骨融合及内固定术。

晚期病例：对椎节失稳者，宜行椎体间植骨融合术；其中伴不完全性脊髓损伤者，需行前路减压、植骨术；对完全性脊髓损伤者，通过根性减压及上肢手术重建手腕部功能。

（2）手术入路：对于颈胸段脊柱损伤病例，由于骨折、脱位，多使脊髓前方受压，目前临床手术治疗强调前方减压；有少数压迫来自脊髓背侧，需做后路椎板切除减压。对于累及"三柱"的骨折脱位患者，常常同时存在小关节绞锁，有术者建议先行后路再前路的减压植骨融合手术。总的原则是在不加重脊髓损伤的前提下达到硬膜囊减压和维持脊柱稳定的目的。对于 C_7 前路椎体次全切除、植骨、钢板内固定术可按常规下颈椎前路入路；对于 T_1 前路手术入路，一般分为不劈胸骨的下颈椎前路入路和劈开胸骨入路，现重点介绍劈开胸骨入路。

该入路有利于暴露颈胸段椎体。手术体位同常规颈前路体位，双侧肩胛骨垫枕使胸骨向前突出，皮肤切口设计呈"T"形，胸骨上两横指，两侧胸锁乳突肌内缘作横切口，胸骨正中线作直切口。切开皮肤后适当游离皮瓣，横切口依次切开颈咽肌、胸骨舌骨肌、胸骨甲状肌；纵切口切断两锁骨间韧带达剑突，钝性分离胸骨后软组织，用胸骨切开器劈开胸骨，显露纵隔。将胸膜向两侧推开，分离胸腺和心包结缔组织，将胸腺两叶分开，可见左无名静脉及其分支。切断结扎左无名静脉分支，游离左无名静脉，用无创血管钳钳夹后切断，便于手术结束时重新吻合，寻找结扎左侧甲状腺下动脉，此时可见主动脉弓，其上缘相当于 T_4 椎体，将右侧无名动脉、食管、气管和甲状腺推向右侧，左侧颈总动脉推向左边，小心避开左侧的胸导管及喉返神经，此时即达 $C_5 \sim T_4$ 椎体前方。术中定位拍片，切开前纵韧带即可在直视下进行病变切除及植骨，行钢板内固定术。手术结束时吻合左无名静脉，胸骨钻孔，钛丝（或钢丝）缝合胸骨 $4 \sim 5$ 针，然后依次缝合切口各层，胸骨后放置负压引流管。

近年来，有学者对手术入路进行改进。Lee报道了一种改良的前路入路（J型手法切开术），在没有完全胸骨正中切口的情况下提供了相同的颈胸廓连接处暴露，并避免了锁骨或胸锁关节切除时对锁骨下血管的损伤。此方式可广泛暴露颈胸廓交界，减少并发症。

（3）手术并发症：颈胸段前路手术常见并发症为喉返神经损伤、胸导管损伤、术中大出血、休克、瘫痪加重。由于手术损伤较大，操作有一定难度及风险，需在有条件的医院开展此类手术。

（贺西京）

第五节 | **胸椎损伤**

【解剖特点】

1.骨结构特点

（1）胸椎脊柱呈弧形背弓，其椎管及胸脊髓均较颈段及腰段为细。由于背弓曲线，遭受屈曲或垂直压迫损伤时，均易发生屈曲型损伤、被压迫的椎体后上角常向后突入椎管、胸椎弧形曲线在骨折处成角及椎间盘后突等，均导致椎管狭窄，从前方损伤或压迫脊髓；只有椎板骨块下陷，才从后方损伤或压迫脊髓。

（2）胸椎管的另一解剖特点为脊髓与椎管壁的前间隙和后间隙并不相等，即脊髓前的硬膜外间隙、硬膜下腔均小于其后间隙，由于胸脊髓靠近前方椎体，故椎体骨折后突或椎间盘后突，易从前方损伤或压迫脊髓。

（3）中上部胸椎（$T_1 \sim T_{10}$）与肋骨、胸骨构成一个完整的胸廓，具有很强的稳定性，对胸椎有显著的保护作用。此外，在生理状态下，它所承受的负荷也较小，轻度的暴力由于胸廓的吸收作用而衰减，不至于引起明显的脊柱损伤。因此，胸椎遭受损伤的机会相对少于脊柱的其他节段，一旦出现临床所见的骨折多系严重的暴力所致。

（4）就胸椎而言，最容易出现损伤的是其与腰椎的临近处，即多数学者所称的胸腰段（$T_{10} \sim L_2$），此段有如下特点：①具有较大的活动度；②是胸椎后突和腰椎前突的转折点；③脊柱屈曲时以胸腰段为弯曲的顶点；④是胸椎的关节突关节面向腰椎的关节突关节面的转折之处。实验研究表明，关节突关节面由冠状面转为矢状面处容易遭受旋转负荷的破坏。因

此，该段脊柱损伤的发生率很高。

2.胸髓的血液供应

胸脊髓的血液供应除了受脊髓前、后动脉的支配外，还需不断接受肋间动脉发出的根动脉血液供应。大动脉多在 $T_9 \sim L_1$ 之间，而上胸段脊髓则接受上肋间动脉之根动脉的血液供应，与下胸段脊髓之间常无吻合支，因而中胸段脊髓易受压缺血，如果在外伤的基础上发生缺血性损害，神经功能更难以恢复。

【损伤机制】

（1）间接暴力：绝大多数由间接暴力所致，如高处坠落，足部、臀部着地，致躯干屈曲，产生屈曲型损伤；弯腰工作时，重物打击肩背部，同样致屈曲型损伤，故此类损伤多见。此外，高处坠下时背部被阻挡致脊柱过伸，可致伸直型损伤，较少见。

（2）直接暴力：工伤、交通事故时被直接撞伤、枪弹损伤。

（3）肌肉突然收缩引起的损伤：如横突骨折或棘突撕脱性骨折等。

（4）其他：脊柱有肿瘤或其他骨病，其牢固性差，轻微外力即可致损伤，即病理性骨折。

【临床表现】

为了能更清楚地掌握损伤情况，我们将其分为胸椎骨结构损伤和神经系统损伤分别叙述。

1.胸椎骨结构损伤

外伤后局部疼痛，检查时见皮下淤血，脊

柱畸形，严重的骨折脱位局部可有明显的空虚感，局部触痛，常可触及棘突漂浮感。

2. 神经系统损伤

脊髓损伤后即表现出相应的症状、体征，按其损伤的时间和发展顺序可分为脊髓休克期和休克后期。前者为伤后即发生的功能暂时性抑制，表现为运动、感觉、反射的一系列变化；休克期的长短不同，在脊髓震荡及不完全性脊髓损伤可无休克期或休克期甚短，有时在临床检查时已无休克期表现。

一般而言，脊髓损伤平面越高，损伤程度越重，则其休克期越长，有时可达8周。休克期表现如下：①损伤平面以下运动障碍，一般表现为瘫痪，其范围与损伤部位和程度有关。T_1损伤时表现为手内在肌（骨间肌）功能障碍伴双下肢瘫痪；T_2以下脊髓损伤表现为双下肢疼痛，且呈迟缓性，即肌张力低下或无张力；②损伤平面以下深浅感觉完全丧失；③损伤平面以下腱反射多不存在；④高位脊髓损伤时可致其他系统功能障碍，如$T_2 \sim T_5$损伤可致频发房性、室性早搏或房室传导阻滞；$T_5 \sim T_8$损伤时可致胃、十二指肠球部溃疡等；此外，在休克期还表现为损伤平面以下无立毛和出汗反应等。

休克后期反射渐渐恢复，在此期间，不完全性脊髓损伤和完全性脊髓损伤即表现出差异。完全性脊髓损伤者受损平面以下完全疼痛，肌力0级，肢体活动功能完全丧失，深浅感觉完全丧失，包括肛周及肛门内感觉丧失；出现总体反射，即损伤平面以下肢体受到刺激时表现为肢体肌肉痉挛，下肢内收，屈髋屈膝，踝跖屈，腹肌痉挛，可有反射性排尿及阴茎勃起，肢体反射性屈曲后并不立即伸直，表现为单相反射。下肢腱反射亢进，出现病理反射、阴茎海绵体反射与肛门反射，也表明脊髓休克期的结束。在不完全性脊髓损伤时其运动功能障碍依据损伤节段的范围可有很大的差异，患者可仅伴有某些运动，而这些运动不能使肢体出现有效功能，轻者可以步行或者完成某些日常活动。运动功能在损伤早期即可开始

恢复，恢复开始越早，预后越好；就感觉功能而言，可出现感觉减退、疼痛和感觉过敏等表现，对此种表现，有的学者指出是由于损伤后感觉纤维对痛觉的抑制减弱，使痛阈降低所致；当损伤以下肢体受到刺激时出现屈曲反射后又可伸直至原位，即双相反射。

在临床中，对于不完全性脊髓损伤或完全性脊髓损伤的判断往往会出现偏差，有可能导致治疗效果的差异，有学者指出以下几点可供做出较正确判断。他们指出，足趾有自主性微动者、马鞍区有感觉者、缩肛反射存在者、尿道球海绵体肌反射存在者、足趾残留位置觉者均为不完全性脊髓损伤；刺激足底后足趾有缓慢屈伸者则多系完全性脊髓损伤。此外，根据神经损伤后神经功能保留程度，ASIA修订了Frankel分级标准，即Frankel A：完全性损伤，$S_4 \sim S_5$无任何感觉或运动功能；Frankel B：损伤平面以下有感觉功能，并扩展至$S_4 \sim S_5$，但无运动功能；Frankel C：损伤平面以下保留运动功能，大部分关键肌的肌力小于3级；Frankel D：损伤平面以下保留了运动功能，大部分关键肌肉肌力至少3级；Frankel E：运动和感觉功能正常；其中，Frankel B $\sim$ E均为不完全性损伤。

3. 骨结构与脊髓损伤平面的关系及定位

一般来讲，胸椎损伤相应受损脊髓节段的定位方法为上胸椎加1，中段加2，下胸椎加3。但是，根据近年临床及基础研究的进展，越来越认识到此种损伤的复杂性，脊髓有特殊的供血关系，当一个节段受损后可逐渐波及其上部，即所谓的上升性脊髓缺血损伤，多见于下胸段$T_{10} \sim S_1$的损伤，伤后可出现截瘫平面逐渐上升，至$T_6 \sim T_7$平面，更有在$1 \sim 2$周间继续上升至$C_2 \sim C_3$者，因呼吸衰竭而死亡，病理解剖见与损伤同平面的脊髓损伤，脊髓背侧血管栓塞，向下至腰骶髓，向上至C_3脊髓前血管、中央血管系统及髓内小血管多处有栓塞，脊髓缺血坏死。截瘫平面停留于中上胸段者双下肢呈下运动神经性麻痹、软瘫，此乃截瘫平面以下的脊髓缺血坏死所致，与常见的胸

段脊髓损伤不同，常见者为脊髓神经细胞与神经纤维存在，呈上运动神经元性麻痹，痉挛性瘫痪。由于脊髓损伤的复杂性，有时在临床中定位往往有困难，此时也可结合竖毛反射来判断损伤区。竖毛反射分脑性及脊髓性，前者的做法是刺激颈后三角区，同侧竖毛是一种正常的反射，而后者则为病理性反射，以机械或围度刺激乳突下缘引起的反射不超过正常节段，可确定病变范围上界，刺激足跖部向上则只延及损伤节段以下，可确定损伤范围的下界，由此基本可以判断脊髓损伤的范围。

【诊断】

正确的诊断需结合外伤史、上述相应的临床症状和体征，以及影像学检查，以明确损伤的具体部位、程度，估计其预后。另外，胸椎损伤暴力往往较大，诊断胸椎骨折的同时，需对合并损伤进行诊断，如肋骨骨折、肺损伤及腹部实质脏器（肝脏、脾脏）损伤等。胸椎损伤的影像学特征如下。

（1）X 线检查：X 线检查是胸椎骨折的最基本影像学手段，通常拍摄正侧位 X 线片，根据需要可加拍斜位或其他位置。骨折时正位 X 线片可见椎体高度变扁，左右横径增宽；侧位 X 线片可见椎体楔形改变。或有脊柱后凸畸形，有的可见椎体后上缘骨折块向后上移位，位于椎间孔水平。爆裂型骨折椎体后上缘可见大块骨块后移，椎体后上部呈弧形突向椎管内，小关节的正常解剖关系破坏，骨折脱位两椎体的相对位置发生明显变化，以上位椎体向前或侧方移位多见。

（2）CT 检查：能提供更多的有关病变组织的情况，较 X 线检查有更多的优越性。它可显示骨折的类型和损伤的范围，显示椎体后缘有无骨块，对于爆裂型骨折可以显示椎管受损的程度，CT 检查对治疗方案的选择有着至关重要的作用。

（3）MRI 检查：能较清楚地显示骨骼、软组织的情况，尤其对脊髓有着其他检查难以替代的价值，它可以显示脊髓损伤的部位、病变程度，如出血、水肿、压迫、血肿、萎缩、变性等。

【治疗】

胸椎损伤治疗的关键是有效地恢复脊柱的稳定性，解除脊髓的压迫，减轻或避免脊髓的渐进性坏死。实验证明，脊髓损伤后 24 小时内处于急性期，而损伤后的 6～8 小时则为治疗的黄金时期，然而，损伤是一种突发事件，因此，在整个救治过程中就包括两个重要环节，即院前现场救护和院内治疗。

1. 院前现场救护

脊髓损伤常合并胸部损伤，病情严重，往往伴有肋骨骨折、血气胸、心肺功能障碍。因此，救护的首要问题是保持呼吸道通畅，可在现场行气管插管，最好是经鼻插管，因部分患者需行前路手术，上胸椎损伤者应尽量避免行气管切开。妥善制动，也是救治中重要的一环，可有效避免再次损伤；在搬运过程中不宜随意转动或搬动，应尽可能采用支具或固定器固定后搬动。至少需 3 个人，平抬平放，采用无弹性担架，运输途中注意生命体征的观察。

2. 院内治疗

1）急诊处理

①快速准确地进行全身检查；②保持呼吸道通畅，吸氧，维持有效血容量，必要时行血压监测；③神经系统的检查以判断其与脊髓损伤的关系；④确定脊髓损伤后，使用激素、呋塞米等以减轻脊髓水肿；⑤行 X 线、CT 或 MRI 等影像学检查以正确了解伤情。

2）不伴有神经症状的稳定性骨折的处理

根据症状、体征及影像学检查，明确损伤的部位、类型，对于稳定性骨折同时又不伴有神经症状者可行保守治疗，可行卧床、悬吊牵引、姿势复位等，在保持复位情况下，尽早行功能锻炼，卧床 8～10 周后戴支具下床活动，可用石膏背心固定 4～8 周。

3）不稳定性骨折或伴有神经损伤的稳定性骨折的处理

对不稳定性骨折或伴有神经损伤的稳定性骨折患者需行椎管减压术。通常有以下几种方式：①前路减压术，适用于脊髓损伤伴有椎间盘突出或碎骨块突入椎管致前方压迫的上胸椎损伤，应尽可能在伤后 3 天内手术，5～8 天时因脊髓水肿，手术效果欠佳，伤后 2 周时若发现仍持续压迫亦可手术，恢复率约为 20%。②侧前方减压术，适用于中、下段胸椎损伤。③后路椎板切除减压术，适用于椎板骨折下陷或脱位前移压迫脊髓者。

4）胸椎损伤的矫形内固定技术

恢复和保持脊柱的稳定性是治疗脊柱脊髓损伤最重要的一个环节，近年来，随着工业的发展，矫形内固定等器械也有了突飞猛进的变化，目前已经出现不影响术后检查、固定效果更确实的钛合金内固定器械，从固定的方式来讲，基本上可分为前路固定装置和后路固定装置。

（1）前路固定：是指通过适当的手术进路，在椎体的前方和侧方进行手术，因椎体解剖部位深，故与后路手术不同，手术创伤大，出血多，技巧亦较复杂。由于造成脊髓压迫的致压物多来自前方，前路手术可以直接去除致压物，以充分解除脊髓压迫。因此，前路手术可以较好地恢复神经功能，即使晚期的前路减压术亦常有效。

适应证：①不完全性胸段脊髓损伤，经影像学检查证实椎管前方有致压物，而后方无致压物者；②有明显的脊髓前方压迫症状者；③前柱损伤严重或爆裂型骨折，而后部结构未完全破坏的不全瘫者；④逐渐发生瘫痪的晚期病例或陈旧性爆裂型骨折者；⑤进行性后凸畸形者；⑥前中柱不连者；⑦已行后路减压，但前方仍有压迫者。

（2）后路固定：又可分为棘突钢板固定、椎板的钩棒系统固定和椎弓根钉系统固定三大类型。钩棒系统主要有 Harrington 棒、Luque 棒等；椎弓根钉系统主要包括 Dick 钉、R-F 钉、Socon 系统、CD 器械、Steffee 钢板等。

手术操作：①宜采用全身麻醉。②入路选择：原则上 T_1～T_4 经前路旁胸骨入路，中下段胸椎（T_5～T_{11}）经胸腔入路，T_{12} 经胸膜外、腹膜后入路，胸腰段可采用相应平面的背腹联合切口，按病情决定入路侧别，若不能确定，则取左侧进入，因该侧可清楚看到动脉及分支，减少并发症发生，部分学者主张右侧入路。③减压范围包括切除一侧椎弓根和后 $1/4$～$1/3$ 椎体及相应椎间盘，保留椎体前方，以利植骨愈合。④在椎体前侧方安装所需内固定器，通过撑开装置矫正畸形。⑤植骨融合。⑥陈旧性骨折，如无明显不稳者可仅做减压，不必植骨及固定。前路固定技术常用的有 Kaneda 装置、饶氏椎体钉、Yuan 氏 I 形钢板、Z-Plate 等。

（3）胸椎手术的特点：胸椎的解剖结构与腰椎相类似，这就决定了胸椎手术操作方式和手术器械与腰椎基本相同。但胸椎手术又有其自身的特点。

胸椎侧方及前方手术：①胸椎由于生物力学的特点及胸廓的保护作用，一般不易遭受创伤，其骨折脱位多为高能量致伤或病理性骨折，创伤多较严重，加之侧方或前方手术时间长、创伤大，故术前调整患者的一般情况尤为重要。②麻醉必须采用气管插管全麻。因关胸时要鼓肺，恢复胸腔的负压，所以最好有双支气管插管。③术中操作必须注意，不要损伤胸部大血管、肺及胸导管，以免造成不可收拾的大出血或乳糜胸。④对肋间神经应尽量保护，不要随意切断，因肋间神经对呼吸肌的支配作用在伴有脊髓损伤者显得比较重要。⑤开胸者必须放置负压引流。

胸椎后路手术：①胸椎管矢状径较小，其内为脊髓，术中应使用薄型冲击式咬骨钳或磨钻，切勿盲目进入椎管操作，以免加重脊髓损伤。超声骨刀对软组织保护性强，非常适用于胸椎手术。②胸椎有胸廓保护，其稳定性较好，不强求植骨和内固定术。③胸椎椎骨较腰椎小，选择内固定时注意其尺寸要合适。④胸椎骨折脱位多合并截瘫，应首选后路开放复位减压术，前路手术创伤大，如无明显指征，不宜选用。

5）合并有脊髓损伤的相关治疗

（1）非手术治疗：主要包括药物治疗和高压氧（hyperbaric oxygen，HBO）治疗。

药物治疗：作为手术减压的辅助治疗，常用药物有以下几种。①皮质类固醇激素：可保持细胞质与溶酶体质的稳定性和水、电解质的平衡，防止细胞受损，减轻脊髓水肿，对抗氧自由基以减轻神经组织损害。按照 ASIA 的标准，伤后 8 小时内开始应用甲泼尼龙，首次冲击量 30 mg/kg，于 15 分钟内静脉输入，45 分钟后以 5.4 mg/kg 静脉滴注，连续 23 小时；地塞米松 20 mg，3 天内每 6 小时 1 次，3 天后减量，7～10 天停药；②利尿剂：呋塞米 20 mg 静脉滴注，每 6 小时 1 次，每日 1～2 次，持续 3～6 天；20% 甘露醇 1～2 g/kg，快速静脉滴注，每 6 小时 1 次，持续 3～6 天；③东莨菪碱：可通过调整微循环，改善脊髓损伤后毛细血管破裂出血和堵塞造成的微循环障碍，减轻脊髓缺血坏死，有利于脊髓功能恢复，宜在损伤当日使用，0.3 mg 肌肉注射，3～4 小时 1 次，持续 3 天。

高压氧治疗：脊髓损伤后，氧自由基诱导的神经细胞水肿和脂质过氧化引起脊髓微循环障碍，主要表现为微循环障碍、代谢紊乱和缺血，导致脊髓神经组织二次变性和凋亡，已成为脊髓功能恢复困难的主要原因。有研究显示，脊髓损伤后 48 小时内脊髓病变仍在持续发展，缺血可导致缺氧、水肿和明显的神经传导障碍，因此，及早进行治疗可防止损伤继续加重，尽快恢复良好的内部环境。

在正常机体组织内氧分压为 4.0～4.5 kPa，在创伤、感染、水肿等缺血病理状态下氧分压水平明显下降，严重损害机体各组织细胞功能。而早期应用高压氧治疗可提高机体组织氧分压，改善局部缺氧，纠正微循环障碍，减轻或纠正脊髓缺氧和水肿，可促进受损可逆的神经组织的恢复。此外，高压氧治疗可改善血－脊髓屏障，特别是内皮细胞功能，促进胶原纤维和毛细血管的再生加速侧支循环的建立。有研究显示，高压氧治疗可提高血浆中氧的溶解系数和组织中的扩散速率，改善细胞内和细胞外离子含量的不平衡，减轻细胞内外水肿；高压氧治疗可降低丙二醛和钙离子含量，增加细胞膜脂质结构的抗氧化能力，减少创伤后囊肿的形成，促进神经纤维再生和传导功能的恢复。由于脊柱骨折合并脊髓损伤后病理变化迅速，因此，高压氧治疗越早越好，最晚不超过 24 小时。研究发现，高压氧治疗颈脊髓损伤的临床总有效率高达 90% 以上，高压氧治疗可增加脊髓中氧的水平，促进脊髓组织血运循环，缩小创伤后囊腔的形成。

也有研究表明，高压氧治疗也可通过降低血浆高迁移率蛋白 B1（high mobility group box protein 1，HMGB1）/ 核因子 –κB（nuclear factor-kappa B，NF-κB）水平和降低下肢 EMG F 波的离散度来调节继发性脊髓损伤的炎症反应，从而促进神经功能的恢复。

（2）手术治疗：主要使用以下几种手术技术。

脊髓切开术：可以减轻中央压力，减少中央坏死及囊腔形成而造成的内部对脊髓压迫和损害。适应证：①临床表现为完全性截瘫；②X 线片及体征估计非横断损伤；③术中探查见硬脊膜完整，切开硬膜后见脊髓肿胀，蛛网膜下隙消失，脊髓表面血管存在，其他实质较硬，张力较高；④伤后数天至数周脊髓内囊肿形成。一般来讲，应在出现感觉机能完全丧失 24 小时之内施行，后期中央已坏死液化，形成囊腔，切开为时已晚。手术时应在显微镜下进行，避免中央纵行血管损伤，沿后正中沟切开，略超过肿胀区，深达中央管。

硬脊膜及软脊膜切开术：可以解除对脊髓肿胀的约束，减低内压，改善血循环。适应证：①奎肯施泰特试验（Queckenstedt test）示蛛网膜下隙梗阻；②探查中发现脊髓肿胀，张力增高。切开时应略大于肿胀范围，两端均可见脑脊液流出，否则可能发生脊髓瘤，肿胀较轻时可保留蛛网膜，以防术后粘连。

脊神经后根切断术：可以切断引起脊髓出血坏死的反射弧，防止截瘫的继续发展，应尽早进行，术前需明确定位。

脊髓冷疗：适用于脊髓完全性非横断性损伤，严重的不完全性损伤及脊髓肿胀或术前奎肯施泰特试验示蛛网膜下隙梗阻者。常用的冷疗方法有三种：①硬膜外持续冷疗，一般是在椎管探查时置入冲洗管和引流管，直径应在 3 mm 以上，带侧孔，灌注液采用 0 ～ 4 ℃ 冷盐水，持续 6 小时以上，最好 24 小时；②硬膜下冷疗，用于脊髓损伤较轻者，一般持续 20 ～ 30 分钟；③混合性冷疗，即上述两种方法先后进行肿胀者，即先行硬膜外冷疗 30 分钟，待肿胀消退后切开膜，用脑棉堵塞上下端蛛网膜腔，行硬膜下冷疗 20 ～ 30 分钟后处理脊髓（如切开），缝合硬膜，继续硬膜外持续冷疗。在局部冷疗中应注意，冷疗液应保持恒定低温，一般不高于 10 ℃，装置应封闭，严格无菌，至少持续 6 小时，以避免反应性水肿。

此外，对于脊髓损伤，目前有学者在进行大网膜移植、脊髓吻合、神经移植等，但都处于实验研究阶段，能否用于临床尚需进一步证实。

（申才良）

第六节 | 胸腰段损伤

脊柱胸腰段一般指 T_{10} ～ L_2 脊柱，该节段损伤称为胸腰段脊柱脊髓损伤。

【解剖特点】

（1）脊柱胸腰段活动度相对较小。相反，腰椎有较好的活动性，活动范围大，且可做屈伸、侧屈、旋转运动。

（2）胸腰段脊柱是较固定的胸椎向较活动的腰椎的转换点，是胸椎后突向腰椎前突的转换点，同时也是胸椎的关节突关节面向腰椎的关节突关节面的转换之处。实验研究表明，关节突关节面由冠状面转为矢状面处容易遭受旋转负荷的破坏，因此，胸腰段在胸椎、腰椎损伤中发病率最高。

（3）胸腰段椎管与脊髓的有效间隙相对狭窄，胸腰段损伤后容易造成脊髓压迫。

（4）胸腰段是脊髓和马尾神经的混合部位，即使脊髓完全损伤无恢复，但神经根损伤仍可能有一定程度的恢复。

【损伤机制】

胸腰段脊柱损伤是常见的脊柱损伤，其原因很多，主要有以下几个原因。

（1）间接暴力：绝大多数损伤是由间接暴力所致，高处坠落、足臀部着地等使躯干猛烈前屈，产生屈曲型暴力，亦可因弯腰工作时重物打击背、肩部，同样造成胸腰椎突然屈曲，所以屈曲型损伤最为常见。亦有少数为伸直型损伤，患者自高空落下，中途背部因某阻挡物而使脊柱过伸，是为伸直型损伤，但极为少见。

（2）直接暴力：其所致的胸腰椎损伤很少，如工伤或交通事故中直接撞伤胸腰部，或因枪弹伤等。

（3）肌肉拉力：如横突骨折或棘突撕脱性骨折，系因肌肉突然收缩所致。

（4）病理性骨折：脊髓原有肿瘤或其他骨病，导致脊柱坚固性减弱，轻微外力即可造成骨折。

【损伤分类】

由于脊柱解剖结构及受伤机制的复杂性，使脊柱损伤的分类目前尚无统一的方法。1929年 Bohler 第一次提出胸腰椎骨折分型；1938年 Watson-Jones 首次提出胸腰椎不稳概念；1949年 Nicoll 首次提出不同类型骨折在解剖上的差异；1963年 Holdsworth 首次提出"爆裂型骨折"的概念；1968年 Kelly 和 Whitesides 首次建立了"双柱理论"；1983年 Denis 等"三柱理论"被广泛接受与应用；1994年 McCormack 首次提出载荷分享分类，建议超过 6 分使用胸腰椎前路手术；接着 AO 组织建议根据损伤机制分为三大类；2005年 Vaccaro 等首次提出 TLICS 分型，并根据评分建议手术治疗方法。

1. 按暴力对脊柱作用方向分类

（1）垂直暴力：又称压缩暴力，最为多发，即暴力使脊柱产生轴向压缩应力，椎体发生爆裂型骨折，骨折块可向前后左右散裂，纵向嵌压及呈分离状；若骨折块向后突出进入椎管，可造成不同程度的脊髓神经损伤。

（2）屈曲暴力：较多发，属人体高处落下时防御性反应，致使脊柱极度屈曲，脊柱前部承受压应力，而脊柱后部承受张应力。在暴力作用的瞬间，椎体前缘承受的压应力远大于后部韧带复合结构所承受的张应力，故主要产生椎体前缘压缩性骨折。

（3）旋转暴力：多与前两种暴力（压缩及分离）伴发，在身体左右平衡失调状态下，可使损伤脊柱发生旋转，并产生骨折脱位，大多同时伴有压缩、粉碎或分离性损伤，如此则构成脊椎骨折的多样性改变。

（4）侧屈暴力：对脊柱损伤的机制与屈曲暴力相似，只是当人体向侧方倾斜时所致；由于作用力的方向不同而引发，椎体侧方压缩或破碎。

（5）分离暴力：一般分为屈曲分离暴力和伸展分离暴力两种，前者使脊柱后部结构承受过大的张力而撕裂，后者则造成脊柱前部张力性损伤。

（6）平行暴力：又称水平暴力，即来自椎节水平位的外力。平行暴力过大可造成脊柱骨折脱位，并伴有严重脊髓神经受损及脊柱稳定结构破坏；而轻度外力则引起椎节韧带及椎间盘损伤。

2. 按损伤机制分类

依据 Denis "三柱理论"，按其致伤机制分为以下类型。

（1）屈曲压缩型骨折：该型骨折主要是屈曲压缩暴力所致，根据压缩的方向可分为屈曲压缩和侧向压缩，前者多见，表现为脊柱的前柱承受压应力，致椎体前部高度压缩，若压缩小于原椎体高度的 50%，前纵韧带大多完整，X 线片显示椎体后侧皮质完整，其高度不变，椎弓根间距正常，棘突无分离。后柱承受张应力，后柱的棘上、棘间韧带在张力较大时可断裂，棘突分离。中柱作为支点或枢纽，而未受累或少受累。该型骨折常见于胸椎，多属稳定型，很少有神经或脊髓损伤，除非屈曲暴力持续，亦有可能将碎裂的骨块压向椎管。如果该型骨折波及相邻的椎间盘而引发髓核后突，亦可伤及脊髓，尤其在胸段。因此处椎管较细，而腰椎椎管矢径较大，且为马尾神经所在，损伤概率较低。在极少数情况下，亦可伴发椎体后缘骨折，多在一过性前屈状态下，引发与 Chance 骨折相似的损伤。Denis 将该类骨折分为上下终板破坏、上终板破坏、下终板破坏及终板完整等四型。

（2）爆裂型骨折：既往常将该型骨折归属于压缩型骨折。该型骨折的特点是脊柱中柱受累，在轴向应力或垂直暴力伴屈曲力的作用下，使椎体呈爆裂样裂开，椎体后侧骨折片常连同其椎间盘组织突入椎管，引起椎管狭窄，致脊髓或马尾神经损伤。该型骨折在普通正侧位 X 线片中可见椎体前、后及侧方高度均有不同程度的减小，椎间盘高度可能减小或不变，两椎弓根间距增宽，CT 扫描出现后不仅准确地观察到上述病理解剖特点，而且对该型骨折诊断价值最大，一般多需手术治疗。Denis 依据暴力垂直程度及损伤部位不同，将其分为五个亚型（图 16-17）。

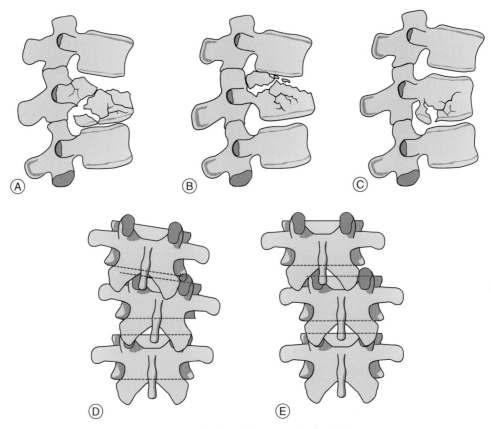

图 16-17　爆裂型骨折 Denis 分型示意图
A. A型：上下终板均破坏；B. B型：上终板破坏；C. C型：下终板破坏；D. D型：粉碎性骨折，椎弓根间距增宽；E. E型：粉碎性骨折，椎弓根间距增宽，同时压缩侧有骨块突入椎管

A型：指在严重的完全纵向垂直暴力下所致上下终板均呈破裂样的骨折。该型骨折一般不引起后突成角，以下腰椎多见。

B型：不完全性纵向垂直（或略带前屈）暴力所致的上终板损伤。该型骨折可导致脊柱急性或后期向后成角，其是胸腰椎爆裂型骨折中最常见的一型。

C型：作用机制与B型相似，但该型引起下终板损伤，较B型少见。所致上、下终板均呈破裂样的骨折。该型骨折一般不引起后凸成角，以下腰椎多见。

D型：轴向暴力伴有旋转暴力所致，常见于腰椎。该型可造成骨折脱位，但与屈曲旋转性骨折脱位不同，椎体多为粉碎性骨折，极不稳定；椎弓根间距大多增宽，椎体后壁可突入椎管，椎板常显示纵向骨折。

E型：轴向暴力伴有侧向屈曲暴力所致。

该型除椎弓根间距增宽外，压缩侧可有骨块挤入椎管。

（3）骨折脱位型损伤：骨折脱位型损伤亦非少见，大多为多种外力同时作用所致，且暴力往往较为严重，损伤机制比较复杂，可由屈曲、剪力、牵张或旋转等复合暴力造成；因此，过去依据暴力不同将骨折脱位分为屈曲旋转型、剪力及牵张型等。该型损伤均累及"三柱"，在引起椎节不稳的同时，大多伴有程度不同的脊髓或神经根损伤，尤以椎体间关节滑脱明显者。

（4）伸展型损伤：随着高空作业的增多，该型亦非罕见，多系高空坠落时中途遇障碍物阻挡所致，损伤部位好发于椎体后柱，即椎板损伤多见，因此局部体征比较明显。由于骨片可向椎管方向侵入，易引发以感觉功能障碍为主的脊髓神经症状。在过伸状态，如力点集中于下腰或腰骶部，则易引起峡部骨折，此种过伸剪力骨折尤多见于体操类运动伤。

（5）安全带型骨折：安全带型骨折又称为Chance骨折，随着高速公路的快速发展，此类损伤日益增多。发生机制主要由屈曲分离暴力所致，即后柱和中柱承受牵张性剪力，而前柱承受轴向前屈暴力。该型损伤常见于车祸，即在高速行驶的机动车发生撞车时，由于安全带的作用，下肢和躯干下部保持不动，而车辆高速行驶的惯性作用致使安全带以上的躯干上部仍高速前移，以致造成脊椎后部承受过大的张力，使棘上韧带、棘间韧带及黄韧带，甚至后纵韧带断裂，再向前经椎间盘或经椎体产生横向切片样裂开；由于脊柱前柱呈轴向前屈，可发生压缩，也可呈铰链作用而不受损伤，此种屈曲牵张型损伤轻度者属稳定型。严重者椎体可呈切片样裂开，椎弓根断裂，加之伴有平行暴力可同时产生水平移位，骨折属不稳定型，脊髓损伤也较严重，是临床上常见的屈曲牵张型损伤。

3. Wolter 三级四等份分类法

Wolter 将椎管经 CT 扫描的横断面三等分，并用 0、1、2、3 表示其狭窄及受堵的指数（图16-18）。该法对外科治疗的选择具有参考意义，指数在 2 以上者，多需手术减压。

椎管无狭窄或无受堵者，指数为 0。

椎管受压或狭窄占椎管横断面 1/3 者，指数为 1。

椎管受压或狭窄占椎管横断面 2/3 者，指数为 2。

椎管完全受压或完全受堵者，指数为 3。

4. 依据骨折稳定程度的分类

根据脊柱骨折后脊柱的稳定性可分为稳定性骨折和不稳定性骨折，这对治疗方法的选择具有重要意义。

（1）稳定性骨折：较为单纯，脊柱排列无明显改变，一般不合并附件骨折或韧带撕裂，如单纯压缩型骨折、轻度的安全带型骨折或无移位的爆裂型骨折等。该型骨折在搬运或稍许活动时一般无移位趋向，因此大多可采用保守

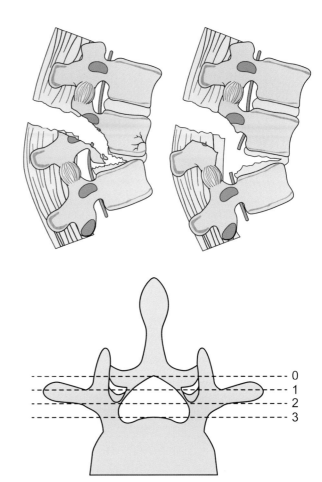

图16-18　Wolter 椎管横断面 CT 扫描分度指数示意图

治疗或单纯的内固定术，如椎弓根钉技术等，有利于患者早日下床活动。

（2）不稳定性骨折：指脊柱遭受严重暴力后，除椎体本身骨折外，常伴有附件骨折和韧带断裂等复合损伤。由于脊柱的稳定要素大部分被破坏，如骨折脱位、爆裂型骨折等均属该种类型。因此，在搬运中或脊柱活动时，该类骨折较易发生骨折再移位或加重脊髓神经损伤。对其治疗时常需予以复位及内固定，以求获得脊柱稳定性重建。

5. AO 的综合分类法

AO 的综合分类基于对以下参数的评估：骨折形态、神经系统状态、临床特点，分为三种类型。A 型：张力带完整的压缩伤；B 型：后张力带或前张力带牵张损伤，脊柱轴的排列没有任何移位或脱位的迹象；C 型：骨折错位、平移或位移。

1）针对骨折形态

（1）A 型：椎体压缩骨折，共有五个子分类。

A0：横突或棘突骨折。

A1：椎体压缩型骨折，不累及椎体后壁。

A2：椎体劈裂型骨折，累及两个终板，但不累及椎体后壁。

A3：椎体爆裂型骨折，不完全性爆裂型骨折影响单个终板并累及椎体后壁。

A4：完全性爆裂型骨折累及椎体后壁，影响两终板。累及椎体后壁的椎体爆裂型骨折也包括在这一组中。这些骨折可能与椎板的垂直骨折线有关，但不破坏后张力带。

（2）B 型：前后结构牵伸损伤，B 型描述了影响前后张力带的损伤。B2 和 B3 损伤可合并 A 型椎体骨折。

B1：后张力带伸入椎体的单节段性骨质破坏。在胸腰椎，它们被称为 Chance 骨折。

B2：后张力带断裂伴或不伴骨受累。后张力带的损伤可能是骨质、囊膜、韧带或这些结构的任何组合屈曲型牵伸损伤（以后部骨性结构损坏为主）。

B3：前张力带损伤，伴有前部结构（骨 / 椎间盘）断裂或分离。这些损伤可能通过椎间盘或椎体本身（如强直的脊柱）。完整的后方韧带可防止大位移。

（3）C 型：旋转分离暴力所致的前后结构损伤。C 型损伤是任何轴上的平移损伤。无须进一步细分，因为所有 C 型损伤由于一个椎体（或其组成部分）相对于另一个椎体在任何方向上的分离、移位或平移而高度不稳定。

2）针对神经系统状态

N0：神经系统完好无损。

N1：暂时性神经功能缺损，临床检查时已不存在。

N2：神经根病的症状或体征。

N3：脊髓不全或（在胸腰椎）马尾神经损伤。

N4：完全性脊髓损伤。

NX：神经学未确定（由于插管、镇静、中毒、脑外伤等）。

3）针对临床特点

M1：用于根据脊柱成像（如 X 线、CT 和 MRI 检查等临床检查）来指定张力带不确定损伤的骨折。

M2：用于指定患者特有的共病，对于那些有手术适应证的患者，M2 可能会支持或反对手术。例如，强直性脊柱炎、风湿性疾病、弥漫性特发性骨质增生、骨性阴茎、骨质疏松症或影响受伤脊柱上皮肤的烧伤。

6. 胸腰椎损伤分型及评分系统

美国 STSG 于 2005 年提出了一种新的胸腰椎损伤的分型方法——TLISS。

1）TLISS 评分系统

主要依据的三个方面：①基于影像学资料了解骨折的受伤机制；②椎体后方韧带复合体的完整性；③患者的神经功能状态。

各项分别评分，相加后得到 TLISS 总评分，用以制定治疗策略。后来 STSG 改进了 TLISS，把带有主观色彩的受伤机制改为更加客观的骨折形态描述，并称为 TLICS。

2）胸腰椎损伤分型及评分系统具体标准

（1）骨折的放射学形态：压缩型骨折 1 分；爆裂型骨折 2 分；旋转型骨折 3 分；牵张型骨折 4 分。若有重复，取最高分。

（2）后方韧带复合体的完整性：完整者 0 分；完全断裂者 3 分；不完全断裂者或不确定者 2 分。

（3）患者的神经功能状态：无神经损伤者 0 分；完全性脊髓损伤者 2 分；不完全性脊髓损伤者或马尾综合征者 3 分。

各项分值相加即为 TLICS 总评分，该系统建议 ≥ 5 分者应考虑手术治疗，≤ 3 分者考虑非手术治疗，4 分者可选择手术或非手术治疗。Park 认为，TLICS 对压缩型骨折、爆裂型骨折有时难以区分，且后方韧带复合体损伤的判断差别较大，于是对 TLICS 分型进一步改进量化。对于骨折形态：高度损失 < 50% 的压缩骨折（1 分），高度损失 50% 及以上（2 分）；爆裂型骨折椎体高度下降、椎管狭窄 < 50%（2 分），其他类型的爆裂型骨折（3 分）。对于后

方韧带复合体损伤，MRI 检查显示后方韧带复合体软组织局灶性水肿或增强（1 分）；小关节或棘突等骨结构的局灶性水肿或增强（2 分）；后方韧带复合体连续性中断（3 分）。作者认为改进后的 TLICS 评分系统对临床更有指导意义。

【临床表现】

胸腰段损伤是一种常见的脊柱脊髓损伤，常较为严重，其损伤的部位、程度、范围及个体特性各不相同。所以，其临床症状和体征也有相当大的差别，故首先要求临床医生需仔细检查，以便做出正确的诊断，方能采取恰当的治疗方法。

该类患者均有严重的外伤史，如从高处落下、重物砸于肩背郁、塌方砸伤或被掩埋于泥土砂石中等。胸腰段脊柱损伤后，患者有伤区疼痛、腰背部肌肉痉挛、不能起立、翻身困难等症状。伴有腹膜后血肿者，由于自主神经的刺激引起肠蠕动减慢常出现腹胀、腹痛、便秘等症状。故在检查患者时应有重点，要注意以下事项。

（1）脊柱损伤常为严重复合伤的一部分。检查前应详细询问外伤史、受伤原因、受伤当时的姿势、直接受到暴力的部位、伤后有无感觉和运动功能障碍、现场抢救情况等。

（2）根据病史提供的资料，分析直接暴力和间接暴力可能引起损伤的部位，有目的地进行检查。复合伤患者有合并颅脑损伤、胸腔内和腹腔内的脏器损伤及休克的可能，首先应抢救生命，同时也应查清脊柱和肢体伤情。

（3）在检查脊柱时，应沿脊柱中线用手指自上而下逐个按压棘突，可发现伤区的局部肿胀和压痛，胸腰椎损伤者常可触及后突成角的畸形。

（4）是否有脊髓损伤的体征，均应进行系统的神经检查，包括对运动功能、感觉功能、反射功能、肛门括约肌功能及自主神经功能的检查。脊髓损伤患者常因脊柱的损伤部位、损伤程度及损伤原因不同出现不同的体征。脊髓

和马尾神经损伤的主要症状是损伤平面以下的感觉、运动、膀胱、肛门括约肌功能均出现障碍，其程度随脊髓损伤的程度和损伤平面而异，可以是不完全性，可以是完全性，也可以是单纯马尾神经损伤。因胸腰段脊柱脊髓损伤是非常严重的创伤，其后果严重，可能导致患者终身残疾，损伤症状差异也较大，所以必须仔细地检查患者，及时做出正确、科学的诊断，以便采取有效的治疗。

【诊断】

依据外伤史、临床表现及影像学检查，诊断胸腰段脊柱骨折并不难。但判断骨折后，还需借助精确查体、影像学检查对骨折类型进行区分，同时对可能合并的神经损伤精准判断，进而指导治疗。目前主要的影像学检查方法有以下几种。

（1）X 线检查：X 线检查在确定脊柱损伤部位、类型和骨折脱位现状，以及在指导治疗方面有极为重要的价值。在侧位 X 线片上可见椎体前上部有楔形改变或整个椎体被压扁，椎体前方边缘骨的连续性中断，或有碎骨片；粉碎压缩骨折者，椎体后部可向后呈弧形突出；骨折合并脱位者，椎体与椎体间有前后移位，关节突的解剖关系有改变，或后上方有关节突骨折。在正位 X 线片上可见椎体变扁，或一侧呈楔形，其两侧的骨连续中断或有侧方移位。还可见到椎板、关节突或横突骨折等变化。

（2）CT 检查：CT 检查比普通 X 线检查具有优越性，它是检查脊椎损伤的首选方法。其优点为：CT 检查可测量椎管横截面和中矢状径。通过 CT 检查，很容易测定并能标明其椎管的狭窄程度。除此之外，CT 检查还能显示骨折的特征，常见的有：①椎体上半部压缩骨折；②椎体下半部压缩骨折；③椎间盘损伤；④骨折片进入椎管；⑤椎板骨折。尤其对破裂性骨折及骨折片进入椎管者的诊断，为临床施行紧急手术提供了依据。CT 检查包括椎体额径和矢状径的测量、椎弓根距的测量及椎管横径和中矢状径的测量。

（3）MRI 检查：MRI 检查与 CT 检查有相似之处，不但能清楚显示脊椎骨折，而且能显示脊髓损伤的程度，如脊髓软化、创伤后囊肿等，有助于脊髓损伤预后的评估；尽管如此，MRI 检查不能代替 CT 检查，对骨性结构的显示后者比前者更好。

（4）SEP 检查：对胸腰段脊柱损伤合并脊髓损伤的患者进行该项检查为决定是否需要进行紧急手术探查，以及预测能否恢复等方面提供比较客观的依据。SEP 检查已作为直接反映脊髓活性的一个电生理指标，并已用于脊柱创伤外科手术中以及脊柱畸形矫正术中的脊髓监护；还广泛用于早期判断脊髓损伤后的脊髓功能状态，预后、手术疗效的预测和各种脊髓病的辅助诊断方面。但 SEP 检查仅能反映脊髓后柱的功能状态，即仅能反映感觉方面的变化，而不能观察运动方面的变化。用电极刺激腔后神经或坐骨神经，兴奋通过脊髓感觉传导通路传至大脑皮层，诱发脑细胞活动产物电位，以脑电接收形式记录下来，应用计算机技术叠加 SEP，获得 SEP 波形。

凡为正常波形者，表示脊髓后部传导功能存在，为不完全性损伤，有望恢复；凡无诱发电位者，表示脊髓后部损伤，脊髓感觉传导通路中断，为脊髓完全损伤而不能恢复。脊髓不完全性损伤者则表现为 SEP 潜伏期延长，波幅降低及波形变异，波的持续期延长，随着病情的好转，SEP 也有相应的恢复。

（5）脊髓造影：该项检查适用于晚期合并脊髓压迫症状者，可以显示脊髓外在性的压迫。

（6）同位素骨扫描：用以鉴别病理性骨折或一般性骨折，如原发性或继发性脊柱肿瘤继发的骨折，以此明确诊断。

【治疗】

1. 稳定性骨折的治疗

（1）卧床休息：稳定性骨折包括胸腰椎椎体单纯性骨折、楔形压缩型骨折，以及横突骨折、棘突骨折等，其处理比较简单，以卧床休息、镇痛为主，辅以腰背肌锻炼，无须手术治疗。偶尔也可因棘突骨折移位明显，必须手术切开复位或切除。6～8 周后即可起床活动，以后不会加重压缩畸形，而且轻度畸形不影响以后的功能。

（2）一次性过伸位复位：适用于屈曲压缩型骨折，其中柱完整，属于稳定性损伤，但可有一定程度的脊椎畸形，以后有可能引起慢性腰背痛。方法是：取仰卧位，胸腰椎呈过伸位，使前纵韧带紧张，达到压缩骨折复位的目的，一般只适合椎体压缩较轻者。复位前 1 小时服用适量的镇静剂与镇痛剂（吗啡等），必要时可在骨折周围组织（棘突、椎板周围的肌肉组织）内注射适量 0.5% 普鲁卡因作浸润麻醉，以减轻患者疼痛及减轻肌肉疼痛。具体方法：①悬吊过伸牵引法，患者俯卧床上，以吊带向上牵引两下肢，至腹部离开床面为止，必要时术者可在背部骨折处轻轻加压，加重其过伸体位，使骨折复位。经 X 线摄片证实已复位以后，即可改为仰卧位，但需保持过伸，亦可在俯卧过伸位上石膏背心，保持过伸位置。石膏固定以后解除悬吊，使患者仰卧，石膏固定时间为 6～8 周。②垫枕复位法，患者仰于硬床上，胸腰段骨折处逐渐垫枕，逐步加高，数日内加高到 10～20 cm 左右，使之呈过伸位，并鼓励患者做背伸肌锻炼。但多数患者难以坚持，往往感到疼痛不能忍受，尤其是翻身侧卧位时，理论上亦应维持过伸位，事实上难以实现。因此，可让患者俯卧于硬床上，并鼓励患者做背伸肌锻炼。首先，抬起头及上胸部，然后，再将两足同时抬高，最后，头、上胸及两下肢同时抬起，如此可形成过伸位。一般来说，缓慢复位法多数患者可以接受，医务人员必须向患者说明其必要性，使患者充分配合，坚持锻炼。至于少数患者体质较差、年龄较大且压缩骨折程度较轻者，不一定必须坚持此过伸复位方法。

（3）治疗理念的转变：近年来，随着当代治疗技术的进步和人们对治疗要求的提高，外伤后患者希望及早下床活动，甚至要求继续参与社会工作；或者为了减少长期卧床而引发家庭和社会问题，以致积极要求手术者日益增多。这一观点也被越来越多的临床医生所认可，认为凡具有手术指征及手术条件者，不妨在确保安全的前提下采取开放或闭合复位及内固定术。

2. 无神经损伤的不稳定性骨折的治疗

不稳定性骨折是指该节段的稳定因素造成严重破坏，如不经过完善固定，即有移位倾向，有可能加重脊柱畸形或造成继发性脊髓和马尾神经损害。但是根据文献报道，不稳定性胸腰段脊柱脊髓损伤的治疗方法仍有不同。

1）非手术治疗

采用体位复位，用支架或石膏背心固定。优点是可以避免手术痛苦，但缺点是治疗时间长，石膏背心必须固定3～4个月，复位不一定满意，仍可能残留脊柱畸形，而且可能致骨髓、马尾神经损害。

2）手术治疗

1953年Holdsworth提出，对所有不稳定性骨折应采取早期切开复位，棘突钢板内固定，及早恢复其正常生理结构，预防脊髓与马尾神经损伤或脊柱畸形，也利于护理和预防各种并发症，一般卧位3个月即可开始康复治疗。1974年，Lewis治疗不稳定性胸腰椎骨折合并截瘫，发现保守治疗和切开复位内固定治疗，两组的神经恢复并无明显差别，仅见保守治疗组晚期背痛的发病率较高。1980年，Danis总结保守治疗胸腰段脊柱骨折合并神经损伤的疗效，发现闭合复位日后脊柱畸形虽有加重，但并不加重神经损伤，与切开复位相比具有无手术并发症及手术危险的优点，但住院期较长。近年来，多数学者主张采用坚强内固定，保证脊柱具有足够的稳定性，以满足早期下床活动的要求，便于神经功能的早日恢复，减少并发症。Denis主张对无神经损伤的爆裂型骨折做预防性内固定和融合手术，以防"晚期不稳定"所致继发性脊髓和马尾神经损伤及脊柱畸形，他认为手术有明显的优越性。随着科学的发展，内固定技术和内固定器械有了明显的改进，多数学者和医生认为切开复位内固定治疗不稳定性胸腰椎骨折是合理的有效方法。

3. 并发脊髓和马尾神经损伤的治疗

胸腰段脊柱骨折脱位合并脊髓和马尾神经损伤的患者其神经功能能否恢复除了与当时受伤程度有关，还与受累的脊髓和马尾神经被移位骨片和脱出的椎间盘所致的持续压迫有关，若其压迫不解除也同样影响神经功能的恢复。因此，应早期复位与固定，以免脊髓继发损伤。

1）非手术治疗

一般来说，脊柱外伤所致的脊髓和马尾神经损伤多因脊柱骨折脱位，但也有一少部分脊髓损伤摄X线片时见不到骨折和脱位的征象，称之为无骨折脱位型脊髓损伤，多发生于年龄较小的儿童患者。因为儿童脊柱弹性大，过度的牵引可导致脊髓断裂，而无脊柱骨折脱位。对该型损伤给予非手术治疗，无须减压，避免进一步损伤脊柱的稳定性和脊髓功能。治疗包括卧硬板床休息、大剂量激素（甲泼尼龙）冲击疗法、脱水、高压氧治疗等，防止或减轻脊髓的继发性损伤。对胸腰段椎体有明显骨折脱位者，曾经有学者用姿势性治疗或在全身麻醉下强行下肢牵引复位，此法有加重脊髓神经损伤的危险，复位费时、费力、无效，有较高的失败率和畸形率，现已淘汰。近年来，随着外科技术和材料科学的发展，目前多数学者主张早期手术治疗，用坚强内固定维持脊柱稳定，使患者尽早下床活动，同时还辅以其他的综合治疗，这样可以减少患者的住院时间，更重要的是有利于患者的全身和神经功能恢复。

2）手术治疗

随着脊柱外科治疗技术的进展，急性胸腰段脊柱脊髓损伤的外科手术治疗再次引起重视，早期实施外科手术治疗可以解剖复位，恢复椎管的正常容积，重建脊柱的生理解剖结构和稳定性，促进脊髓功能的恢复。

（1）手术治疗目的：①通过手术摘除压迫脊髓、圆锥与马尾神经的骨折片、脱出的椎间盘或血块，以减轻或阻止脊髓和马尾神经的继发性损害；②清除毒性代谢产物；③探查脊髓，松解粘连，促使神经功能的恢复；④重建脊柱的稳定性；⑤预防各种并发症。

（2）手术治疗指征：①急性胸腰段脊柱损伤伴有不完全性脊髓损伤者；②保守治疗截瘫症状未恢复，反而逐渐加重者；③CT或MRI检查显示椎体骨折片突入椎管内，椎间盘突出物致压，或凹陷性椎板骨折者；④小关节突交锁者；⑤影像学检查显示椎管内有骨折片或异物者；⑥开放性脊柱脊髓损伤者；⑦各型不稳定性、新鲜或陈旧性脊柱骨折者。

（3）手术入路的选择：胸腰段脊柱损伤合并脊髓损伤所致截瘫目前尚无有效措施。充分减压、维持脊柱的稳定仍是良好的治疗方法，但手术入路的选择各学者观点不一致。多数学者认为，手术入路的选择应根据胸腰段脊柱损伤的类型、节段、致压物的方向而定。前路减压、侧前方减压、椎板减压均各有其可取

与不足之处，难以用一种路径解决各项病变。从 CT、MRI 影像的横切面看，脊髓靠近硬脊膜前方，胸腰段脊柱损伤无论是压缩骨折或脱位，脊髓受压多数来自椎管的前方，临床治疗应强调前方或侧前方减压。若压迫来自脊髓背侧，需做椎板减压。近 20 年来对截瘫治疗最大的进展是开展前方或侧前方减压术。无论经前路或后路切除椎体后缘的移位骨折都要细心。应根据医生自身的经验与条件分别选用前路、前外侧入路、后路手术。总的原则是在不加重脊髓损伤的前提下实现硬膜囊的减压。

（4）手术技术的发展：一方面是手术器械的革新，包括各种微创通道、人工椎体等，使胸腰椎前路、侧路或后路手术更加微创，减少手术本身带来的创伤；另一方面，是手术相关设备的革新，随着人工智能的快速发展，机器智能手臂、导航系统辅助下的脊柱手术逐步开展，均提高了手术精准度。

（曾至立）

第七节 ｜ 下腰椎损伤

腰椎位于脊柱的下部，具有运动、负荷和保护功能。由于其上接胸椎，下连骶椎，其负荷和稳定功能尤为重要。腰椎前部由 5 节椎体，借助椎间盘和纵向韧带连结而成；后部由各椎节的椎弓、椎板、横突和棘突构成，其间借助关节、韧带和肌肉等连结。腰椎的前后结构之间围成椎孔，各椎节依序列联合成椎管，其间容纳脊髓下端、圆锥和马尾神经根。脊柱损伤时最常见的损伤节段为胸腰段（$T_{10} \sim L_2$），但随着人口老龄化和人群运动量的减少，发生在下腰椎（$L_3 \sim L_5$）的损伤也呈现递增趋势。

【解剖特点】

（1）$L_3 \sim L_4$：腰椎横径及矢状径自 L_1 逐渐增大，其形态几乎一致，每个椎体的上下横径及矢状径均大于椎体中间部分的横径及矢状径，各椎体的矢状径均小于横径。腰椎前缘高度从 L_1 到 L_4 逐渐增大，而后缘高度则逐渐减小。L_2 椎体的前缘低、后缘高，L_3 椎体的前后缘高低大致相当，多数情况下，L_4 呈前高后低状态。腰椎椎体的前后缘高度比，L_1 最小，为 0.88，L_5 最大，为 1.17。椎体的这种形态学

特点，对于判断有无腰椎压缩型骨折有重要参考意义，尤其是对于 L_1、L_2 压缩型骨折的诊断有意义。一般情况下，有急性外伤史，如果 L_1、L_2 椎体前后缘高度比 ≥ 0.88，则可排除骨折；而 < 0.88 时，则可能为腰椎骨折。对于 L_3、L_4 腰椎，如前后缘高度比 < 0.9，就可以高度怀疑或确诊为压缩型骨折。

（2）L_5：是将力传导至骶骨及骨盆的枢纽，又是生理前凸与骶曲相转折处，故与上位椎体相比，其横径更大，而矢状径更小。形态特征为又宽又扁，其前缘高度明显高于后缘，侧面观呈楔形或梯形，这种特点可能是 L_5 易产生滑脱的原因之一。

【损伤机制】

造成腰椎骨折的主要原因为坠落伤、车祸和重物打击。根据暴力的类型、作用的方式和体位，损伤各不相同。不同类型的损伤对应不同骨折类型的结局，腰椎形态也呈现对应特征性改变。

1. 成角畸形

腰椎骨折损伤 90% 为屈曲损伤，椎体的前部表现为压缩骨折，脊柱的中后柱高度不变，前柱缩短，形成脊柱后凸畸形，前柱压缩的程度越严重，形成脊柱后凸畸形的可能性越大。当椎体前部压缩超过 1/2，后柱的韧带复合结构开始受到牵张力。较轻者深筋膜、棘上韧带、棘间韧带纤维牵拉变长，韧带变薄，肉眼观察韧带的连续性尚存在，显微镜下观察弹性纤维已发生部分断裂。严重者，韧带撕裂，裂隙内充满积血，黄韧带和小关节囊撕裂，小关节可伴发骨折。骨折和软组织损伤的出血，渗透至肌组织内形成血肿，血肿机化后产生瘢痕，造成肌肉萎缩和粘连，影响肌纤维的功能，妨碍脊柱的正常机能并能引起腰背部疼痛。在椎体的前部，前纵韧带皱褶，在前纵韧带和椎体之间形成血肿甚至在后腹膜间隙形成较大血肿腔，血肿压迫和刺激自主神经，使胃肠蠕动减弱，导致患者腹胀和便秘。

2. 椎体后部骨折块对脊髓神经的压迫

垂直暴力造成椎体爆裂型骨折，骨折的椎体厚度变小而周长增加，骨折的碎块向四周裂开并发生移位。除非有比较严重的椎弓骨折，骨折块向椎体两侧的移位多不甚明显，加之该部为无重要解剖结构的"盲区"，因而亦无明显的临床意义。向前移位的骨块，由于前纵韧带的拉拢，除产生血肿刺激神经引起患者早期胃肠功能紊乱外，亦无更大的危害性，而此种自主神经的损伤多为一过性的，常能自行恢复。而在椎体的后上部，暴力作用的瞬间，后纵韧带处于牵张状态，破裂的椎体后上部骨块向椎体后部两侧平移的力量，受到两侧椎弓根的把持或钳夹作用而衰减，除非椎弓已严重破坏，否则移位幅度不大。椎体后部中间为椎管的前壁，椎管内脊髓的硬度无法与椎弓根部相比，垂直暴力继续作用，椎体中后部的骨折碎块在向前和两侧移位受到阻力后，寻找薄弱点，突破后纵韧带移入椎管内，碎骨块所携带的动能，足以将脊髓的圆锥部分摧毁并严重挫伤马尾神经，部分尖锐的骨折片可破坏硬膜囊的完整性，使脑脊液流出，故在手术时杜绝使用硬膜外麻醉，防止过量的麻醉药物进入蛛网膜下隙，造成生命危险。

3. 椎间盘对脊髓的压迫

屈曲压缩型和爆裂型骨折占腰椎骨折的绝大部分，而此种损伤都伴有椎体的屈曲压缩性改变。换言之，在这两种主要类型的骨折损伤中，前柱的高度丧失均大于中柱，由于髓核的生理特点所致，遭受暴力时，伤椎上面的纤维环和髓核向椎管内突出，当屈曲压缩的力量大于后纵韧带和纤维环的抗张强度，后纵韧带和纤维环相继破裂，椎间盘进入椎管内，使属于脊髓的有限空间被椎间盘所占据，加重脊髓的损伤。进入椎管的椎间盘若不能早期切除，很快便与硬膜相粘连，常见的，形成瘢痕粘连使硬膜或神经根袖等牢固锁定于骨结构上，造成虽减压彻底但不见硬膜搏动恢复的现象。

4. 来自脊髓后方压迫

Chance 骨折或爆裂型骨折，脊柱的破坏相当严重，黄韧带断端随同骨折的椎板，由后向前压迫脊髓的后部，未发生断裂的黄韧带，张于两椎板之间，有如绷紧的弓弦，挤压硬膜囊。在过伸性损伤当中，黄韧带发生皱缩，突向椎管，同样构成脊髓后部压迫。

5. 骨折、脱位椎管容积丧失

平移性损伤或旋转移位产生的骨折、脱位，对脊髓的损伤最为严重。在此种损伤中，暴力一般都比较大，脊柱的"三柱"均遭到严重破坏，脊柱稳定功能完全丧失。上位椎椎管向一个方向移位 1 mm，就脊髓所受挤压而言，等于下位椎椎管向相反的方向移动 1 mm。脊髓的上下部分分别受到来自两个相反方向的压迫，脊髓内部的压力急剧增加，供血迅速破坏，伤后脊髓功能恢复的可能性极小。

6. 椎间孔区域容积丧失

由于骨折片、脱位、椎体高度降低引起椎间孔区域的压迫，对神经根、椎间孔动静脉形成压迫，使腰椎管内结构的血液循环障碍，静脉丛出血增加，形成硬膜外压迫可加重损害。应早期手术恢复腰椎椎体的高度与前凸，摘除致压物解除椎间孔区域的状态。

7. 脊柱骨折、脱位或成角导致脊柱损伤慢性不稳定

脊柱骨折、脱位或成角，破坏了脊柱正常的负重力线，长期的非生理情况下的负荷，导致成角畸形缓慢加重，引起慢性不稳定，对于那些骨折早期无神经压迫症状的患者，可于伤后数年出现脊髓神经压迫症状。另外，脊柱成角本身可造成椎管狭窄。故对不稳定性损伤及稳定性尚可，而具有明显硬膜囊压迫者，尽管暂时无神经压迫仍应进行手术治疗，重建稳定性和切除潜在的压迫。

【骨折分类】

长期以来，脊柱损伤存在着多种不同的分类方法，各有不同侧重点。有的分类方法基于损伤机制，有的基于影像学表现，有的基于生物力学的不同概念，有的基于马尾、圆锥的损害情形，不一而足。所有的分类方法均是问题的客观反映，未必全面，问题并非分类方法，真正的问题在于腰椎损伤本身不是一个简单的问题，它基于不同时期与环境的基础知识，治疗现实与概念的不同而不同，但理想的分类方法应是基于综合概念的分类方法，起码是反映影像学表现、生物力学稳定性及反映预后的分类方法。

【临床表现】

有明确的外伤史，重者常合并脑外伤或其他内脏损伤，神志清醒者主诉伤区疼痛，肢体麻木，活动无力或损伤平面以下感觉消失。检查见伤区皮下淤血、脊柱后凸畸形。严重骨折脱位者，脱位局部有明显的空虚感，局部触痛，常可触及棘突有漂浮感。由于损伤的部位和损伤的程度不一，故神经功能可表现为双下肢活动正常，亦可表现为双下肢完全性瘫痪。

括约肌功能障碍：表现为排便无力、尿潴留、便秘或大小便完全失禁，男性患者阴茎不能有自主意识勃起，被动刺激会阴或阴茎时表现为不自主勃起。如为脊髓圆锥部的骨折脱位，脊髓低级性中枢遭到损毁，勃起功能完全丧失。

【诊断】

1. 体格检查

腰椎骨折的检查应包括腰椎局部的体检、神经系统的检查（内容包括感觉、肌力、括约肌功能、腱反射、自主神经功能），此外尚应包括全身检查和腹部、胸部、泌尿系统检查，对坠落伤除外轴负荷的各部分检查，不应忽视颅脑部位的检查。

脊柱脊髓损伤检查顺序如下。

（1）视诊：在尽量不移动或少移动的情况下，观察患者的上下肢活动情况和呼吸情况。

（2）触诊：检查肢体躯干的痛觉和触觉，必要时检查其他感觉以利检查麻痹平面。详细记录以便与以后对比。可通过体表平面的触觉和痛觉来判定脊髓损伤节段，具体对应见表16-1。

表 16-1　感觉节段定位体表标志

体表平面	脊髓节段
腹股沟	$T_{11} \sim T_{12}$
下肢前方	$L_1 \sim L_5$
下肢后方	$S_1 \sim S_3$
会阴、肛门、生殖器	$S_4 \sim S_5$

（3）动诊和量诊：详细检查肌肉运动、腱反射及其他反射。其中，浅反射的情况对临床诊断意义最大，具体见表 16-2。

（4）注意腰椎以外的其他肢体部位骨和关节检查：可了解有无合并损伤，甚至还应该注意脊柱多处损伤。强调全面检查的目的，在于摒弃局部片面的诊治观念，有利于脊柱伤患治疗方法的选择。

2. 辅助检查

（1）X线检查：这是腰椎骨折的最基本的影像学检查手段，应常规应用，通常拍正侧位 X 线片，根据病情需要可加照斜位或其他位置。对于腰椎骨折，正位 X 线片可见椎体高度变扁，左右横径增宽；侧位 X 线片可见椎体楔形变，脊柱后凸畸形，椎体后上缘骨折块向后上部移位，处于椎间孔水平。对于爆裂型骨折，椎体后上缘有大块骨折后移，致伤椎椎体后上部弧形突向椎管内，小关节正常解剖关系破坏。骨折脱位者，两椎体相对位置发生明显变化，以上位脊椎向前方或侧方偏一侧移位最常见。X 线片可反映脊柱稳定与否，椎关节位移的程度、方向及特点。

（2）CT 检查：能够测量椎体、椎管矢状径，反映脊椎轴位面骨折移位程度、移位方向、脊髓受压程度及血肿大小。CT 检查提供普通 X 线检查所不及的解剖或病理形态，包括横断层面图像、不同组织的 CT 值的测量和观察，必要时进行增强检查等。CT 检查的空间分辨力和密度分辨力，对椎管内结构、椎间盘、黄韧带及其病变都可显示；骨折引起的椎管狭窄及其狭窄程度可明确显示，脊髓或神经根受压的部位和水平，定位较为准确。CT 三维重建技术对椎管及脊髓压迫显示更为清晰，在无 MRI 条件下，非常实用。通过三维重建，可以将其原始资料进行表面法三维重建，这对认识解剖复杂部位及复杂伤情，特别是手术设计具有很大意义。

由于 CT 检查的使用，在爆裂型骨折的患者中尚发现一种骨折块，其前缘为高密度的皮质骨，而后部为低密度的松质骨，即骨折不但发生移动，而且在矢状面上反转 180°，被称为爆裂型骨折的反转骨折片，提示后纵韧带已经破坏，往往反转骨折片的一端与后纵韧带连结，是基于后纵韧带完整性间接复位的禁忌证，同时也是前入路减压、进行反转骨折片直接切除的绝对适应证。

（3）MRI 检查：对人体无反射性损伤是其优点，根据组织所含水分不同，能够较清楚地显示椎管内部软组织的病损情况，在观察脊髓损伤的程度（水肿、压迫、血肿、萎缩）和范围方面较 CT 检查优越。MRI 检查不足之处：①断层间隙大，不如 CT 扫描精细，因而容易

表 16-2　浅反射检查

反射	检查	反应	作用肌肉	神经节段
下腹壁反射	划下腹壁	下腹壁收缩	腹直肌	肋间神经 $T_{11} \sim T_{12}$
提睾反射	划大腿内侧	睾丸上举	提睾肌	生殖股神经 $L_1 \sim L_2$
正常跖反射	划足底外侧	踇及跖屈曲	跖屈肌	坐骨神经 $S_1 \sim S_2$
巴宾斯基征	划足底外侧	背伸及跖屈曲	跖屈肌	坐骨神经锥体束
肛门反射	刺激肛周	肛门收缩	缩肛肌	肛尾神经 $S_4 \sim S_5$

遗漏细微的病变；②骨组织显影差；③已行内固定的患者，体内伤区附近有金属异物者不宜做 MRI 检查。多年的临床实践证明，CT 检查是腰椎损伤的最佳辅助检查手段，MRI 检查在腰椎损伤中的价值受到怀疑。

（4）电生理检查：用于确定截瘫程度。包括 SEP、MEP。SEP 反映脊髓感觉通道，MEP 反映脊髓运动通道，诱发电位表现为一直线提示完全性脊髓损伤。

3. 诊断依据

根据外伤史、体格检查和影像学检查一般均能做出诊断。诊断应包括病因诊断（外伤性或病理性骨折）、骨折部位和骨折类型。

【治疗】

根据脊柱的稳定程度可以采用非手术治疗或手术治疗。非手术治疗主要用于稳定性脊柱骨折，目的在于通过缓慢的逐步复位，来恢复伤椎的解剖关系；通过脊柱肌肉的功能训练，为脊柱提供外源性稳定，从而避免患者晚期发生常见的损伤后腰背痛。手术治疗脊柱损伤的目的在于解除脊髓神经压迫，纠正畸形并恢复脊柱的稳定性。手术近期脊柱稳定性由内固定材料提供，坚强的内固定可以保证患者早期下地活动，恢复机体的生理功能。脊柱稳定性的永久性恢复，只能依赖正规的植骨融合。内固定是植骨融合率提高的重要保障，但不能替代植骨融合。

1. 非手术治疗

非手术治疗用于稳定性脊柱骨折，如椎体前部压缩 < 50% 且不伴神经症状的屈曲压缩骨折、脊柱附件单纯骨折等。

（1）卧床制动：伤后仰卧硬板床，腰背后伸，在伤椎的后侧背部垫软垫。根据椎体压缩和脊柱后凸成角的程度及患者耐受程度，逐步增加枕头的厚度，于 12 周内恢复椎体前部高度。X 线片证实后凸畸形已纠正，继续卧床 3 周，然后床上行腰背肌锻炼。过早下地负重的做法不宜提倡，因为有畸形复发的可能，尤其是骨质疏松的老年患者。临床上出现慢性不稳

定者，大多源于此。轻症者，亦多遗留慢性腰背痛。

目前，床上腰背肌锻炼为临床上常用的功能疗法，主要功能锻炼方法有：①麦背基疗法：动作包括俯卧位侧头平躺运动、仰卧位伸展运动、卧式伸展运动等；②直腿抬高锻炼：患者平卧于床上，尽量伸直同时上抬一侧下肢，维持 1 ~ 3 s 后再缓慢放下，同法进行另一侧下肢的锻炼；③飞燕式锻炼：患者取俯卧位，双手放于腰后，仰头抬胸离开床面，同时使下肢尽量后伸抬离床面；④五点支撑锻炼：患者仰卧的同时双上肢屈肘，双下肢屈膝，用头、双肘、双足五个点作为支撑点，用力把腰部以上抬离床面；⑤三点支撑锻炼：患者取仰卧位，双手置于胸前，同时屈膝，用头和双足作为支撑点，尽量将腰部以上抬离床面。

（2）支具固定：支具又称矫形器，是对人体脊柱、四肢等部位的骨关节、神经、肌肉等疾患进行稳定和保护，预防与矫正畸形的体外装置。腰椎支具固定是腰椎损伤后的常用治疗方法，即使高能量损伤性腰椎创伤，出现了脊柱不稳和神经损害现象，需手术治疗者，术后需要使用腰椎支具进行保护。根据材质的不同，可分为硬质支具与软质支具。硬质支具主要由硬质塑料制成，此类支具从前后甚至侧方包裹躯干，可支持脊柱，限制脊柱任何方向活动，保持脊柱的稳定性，限制患者起床后的重力压缩和活动时的不稳定。软质支具类似于紧身衣，中间多呈纵向填充金属或塑料等硬质材板作为支架，是脊柱术后最常用的保护支具类型，腰围就是最常见的软质支具。支具的佩戴对于相对稳定的脊柱骨折，可以只在起床时佩戴，卧位时去除。

2. 手术治疗

目前，没有明确的指南说明手术与保守治疗腰椎损伤的选择方法，AO 分型、TLICS 分型及载荷分享分类可以帮助术者分析骨折的损伤机制及选择适当的治疗策略。一旦确定后方张力带损伤，即新 AOSpine 分类分型中的 B 型和 C 型，则需要进行手术治疗，但是对于

后方结构完整的 A 型骨折是否需要手术仍有争议（表 16-3）。有医生建议对 A4 型骨折也进行保守治疗，这可能是由于样本量不足且存在选择偏倚的临床研究得出的结论。总之，对于腰椎爆裂型骨折（AO 分型中的 A3、A4 型）应认真评估伤情，慎重选择保守治疗或手术治疗。A 型手术指征为单或双节段矢状面成角 > 15° 或冠状面成角 > 5°。患者的神经损伤和椎管受压同样可以通过微创或开放手术得到解决。如果骨性椎管狭窄通过复位或间接整复减压无法改善，则需要通过椎板切除或椎板开窗直接减压进行治疗。

表 16-3 胸腰椎损伤的新 AO 分型

类型	亚型
A 压缩	A0 微小压缩 A1 周缘压缩性损伤 A2 劈裂或钳夹型损伤 A3 不完全爆裂 A4 完全爆裂
B 张力带	B1 单节段骨性张力带损伤 B2 后方张力带损伤合并 A 型损伤 B3 过伸损伤
C 移位 / 脱位	

患者一旦决定行手术治疗（如后路固定 / 融合），则手术必须遵循 1958 年 AO 提出的四个基本原则：①解剖复位；②坚强内固定；③保护血运；④早期主动功能锻炼。胸腰椎骨折的 AO 治疗原则是良好的复位恢复生理曲度，稳定的内固定维持复位效果，患者早期积极运动功能锻炼恢复功能。切开复位内固定遵守的 AO 原则中的三项，但是会对血运造成一定程度的破坏。切开治疗可以达到良好的复位，并对后外侧或椎体间融合进行良好的固定，但是会对周围的软组织结构造成损伤，表现为后结构损伤源性慢性腰背痛及脊柱力学不稳定。为了避免这些问题，微创手术成为治疗脊柱疾病的新趋势。这种基于植入物创新的技术，使得脊柱骨折的矢状面和冠状面均可通过后路微创

固定获得满意复位。

腰椎骨折的手术入路包括单纯后路、单纯前路及前后联合入路。到目前为止，仍没有循证医学证据指出手术入路的选择标准。因此，治疗方式的选择大多依赖术者的经验和术者所在医院的水平。最近一项多中心研究对目前腰椎骨折的治疗策略进行了系统评价，这项研究表明，手术治疗首选后路手术，其次选择前后联合入路。

腰椎损伤后路微创手术：后路微创内固定的最佳指征是 Chance 骨折（新 AO 分型中的 B1 型），由于过屈损伤导致椎体水平方向损伤合并后方张力带不完整。术中需要重建不完整的后方张力带结构直至椎体和后方骨折坚强愈合。此外，新 AO 分型中 A2、A3、A4、B2、B3 型也可以通过后路微创内固定进行治疗。对于前柱负荷缺失的患者，应进行良好评估以决定是否需要进行前路融合以预防后路微创固定的失效。后路微创手术的绝对禁忌证是透视引导下无法找到明确的标记点，这可能发生于严重的肥胖患者或脊柱解剖结构有异常的患者。

后路经皮 / 微创切开技术对软组织损伤较小，其皮肤切口较小且术中采用肌间隙或经肌肉入路，可以明显减少肌肉的损伤，术中出血较少，行术后输血的可能性较低。最近的研究还表明，相较标准开放入路，微创入路术后疼痛和功能评分更占优势。然而，使用经皮 / 微创切开技术也具有一定的挑战，因为术者经皮置入椎弓根螺钉必须依赖术中透视，而不是触觉反馈。必须熟记反射标志（如椎弓根内侧边界）避免螺钉置入位置不良。成功治疗腰椎骨折的关键是良好复位和冠状面、矢状面的对线良好。经皮微创入路因使用内植物的类型不同，对于术中良好的复位和术后维持对线具有挑战性，有时需要加做前路融合以维持后路复位的稳定。

腰椎损伤前路微创手术：微创技术为胸椎、胸腰段和腰椎（$L_2 \sim L_4$）骨折的治疗提供了新的方法。胸椎和胸腰段骨折可通过视频辅助

小切口开胸术或全内镜入路－视频辅助胸腔镜协助治疗。而左侧腹膜后的微创入路可以治疗 L_4 节段以上的腰椎骨折。$L_4 \sim L_5$ 和 $L_5 \sim S_1$ 节段很难通过前路手术完成，但是可以通过直肠旁入路进行治疗。

前路大血管损伤的发生率约为 1%。如果术中无明显出血而血流动力学不稳定，则可能是因为牵拉损伤了膈肌下的脾脏或拉钩牵开导致静脉闭塞使静脉回流降低。术后肋间神经痛的发生率约为 12.9%。肺部并发症（肺不张、胸腔积液、残余气胸等）的发生率为 2% ～ 3%。腰椎微创手术中，腰大肌受到挤压可能导致横纹肌溶解和急性肾衰竭，其发生率达 1.5%。

（陈伯华）

 # 第八节 | 骶尾椎骨折

【解剖特点】

骶骨是骨盆的一部分，由 5 块骶椎融合而成。骶骨上端呈三角形，指向前上，骶骨前边缘构成骶骨岬，其骨盆面呈凹面、光滑，而背侧面突出、不规则。近端由于与横突等附件融合延续而膨大。骨盆侧有 4 道横嵴显示椎体融合线，嵴两端点为骶骨骨盆孔，骶神经腹支由此穿出。背侧有 4 条合并的沟，有骶神经后支通过，大约在骶中央嵴（是未发育成熟的棘突）旁约 2.5 cm。骶骨孔外侧是骶骨外嵴，代表横突。椎体后部为大的椎孔构成骶管，骶管由 $S_1 \sim S_4$ 的椎板融合构成顶部。骶骨的上关节突下是短粗的椎弓根。关节突面向内后方。骶骨位于两块髂骨之间，宽大的上面侧方与髂骨构成关节。

由于骶尾椎与髂骨、坐骨、耻骨共同组成骨盆环，是环状结构的一部分，骶尾椎是骨盆后环的主要成员，是后部两个主弓的汇合点；股骶弓起于髋臼，经髂骨到达骶骨；坐骶弓由两侧坐骨结节向上，经过坐骨支和髂骨后部向上到达骶骨。环状结构对外部暴力具有更大的抵抗力。

尾骨是骨盆的构成部分，为人类进化过程中"尾巴"的残余部分。胚胎时期长 7 ～ 12 mm 时，"尾巴"约有身长的 1/6。

成人尾骨多为 4 节（亦可为 3 节或 5 节），其下方 3 节经常融合连接成一锥形结构，其上方与骶骨形成骶尾关节，其上有多数重要肌肉及韧带附着，后有臀大肌、肛门括约肌附着于尾骨尖端的前方，肛提肌附着于尾骨尖端的后方，骶尾韧带环绕骶尾关节，骶尾前韧带及直肠的一部分附着于尾骨前面。尾骨后方有一排结节，代表发育不全的关节突，最上一对结节称为尾骨角。尾骨的边缘较窄，其两侧有骶结节韧带及骶棘韧带附着，其尖部有肛门外括约肌腱附着。尾骨肌位于肛提肌的后方，为三角形肌肉纤维，其顶部起于坐骨棘及骶棘韧带，其底部附着于尾骨边缘及骶骨下部的边缘，由 $S_4 \sim S_5$ 骶神经分支支配。肛提肌及尾骨肌共同构成盆膈，以支持盆腔脏器。臀下动脉的尾支向内行，穿过骶结节韧带，供应臀大肌、尾骨后部皮肤及相邻结构所需血液。

【损伤机制】

骶尾椎只在遭受巨大暴力时才会发生骨折，骨折的机会远比胸腰椎少。

骶骨骨折可单独发生，但是大多与骨盆其他部位骨折同时出现，多由于直接暴力所致。间接暴力造成者极少，多见于女性，这可能与女性的骶骨较为后凸有关。侧方挤压伤、半侧骨盆环内旋、Tile 分型 B2 型、耻骨骨折伴骶骨纵向骨折等少见。骶骨不完全性骨折可见于下腹部接受放射治疗的女性患者，以及绝经后或激素诱发或原发性胆囊性肝硬化引起的骨质疏松的妇女。这种骨折可造成下腰痛，或者髋部疼痛，但是在 X 线片上不明显，放射性核素显影检查也不具有诊断意义，MRI 检查无特异性，容易混淆，原因在于骨髓信号的改变不足以区分骨折与感染或恶性病变。尾骨骨折或脱位多由滑倒坐地直接暴力造成。断端远侧常因肛提肌、髂尾肌的收缩而向前移位，有时合并侧方移位（图 16-19）。

【骨折分类】

1. 根据骨折形态分类

横形骨折：横形骨折多见。骶部背侧触地，可引起骶骨横形骨折。横形骨折好发于骶髂关节下面以下或 S₃，骨折线可横贯整个骶骨，也可能偏向一侧，多无移位。因暴力大小不同，骨折可完全横断或仅为裂隙骨折。如暴力较大，

再加上肛提肌的牵拉，下骨折片可向前移位。

纵形骨折：多见于骨盆环的多发性损伤，单独发生者极少，骶骨侧块与椎体交界处易发生骨折，因该部有骶前孔、骶后孔穿过，较为薄弱。根据暴力的大小，可为部分纵裂或为完全纵裂，严重者可与该侧半个骨盆轴向上移。

另一种少见的骶骨骨折系骶骨下部侧缘相当于骶结节韧带附着点的撕脱骨折。

2. 根据骨折部位分区

根据骨折的部分可以分为三区（图 16-20）。

Ⅰ区：骶骨翼骨折，L₅ 神经从其前方经过，骨折可损伤神经根，引起相应症状。

Ⅱ区：骶管孔区骨折，骶 1、2、3 孔区连续性中断，可损伤坐骨神经，但一般无膀胱功能障碍。

Ⅲ区：骶管区骨折，骶管骨折移位可损伤马尾神经，引起骶区及肛门会阴区麻木及括约肌功能障碍。

伴随损伤：如果骶骨骨折是嵌插伴或不伴纵向移位，可能为侧向压缩性骨折，应寻找骨盆前环的骨折。

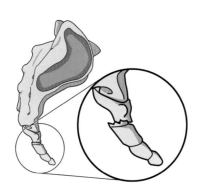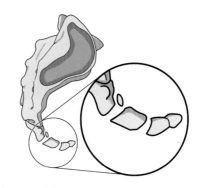

图 16-19　尾椎骨折和脱位

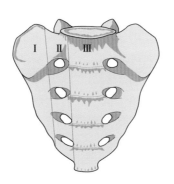

图 16-20　骶骨骨折分区

3. 根据骨折原因分类

暴力性骨折：即外伤性骶骨骨折。

骶骨应力性骨折：骶骨和骨盆的不完全性骨折可能与转移性病损混淆，尤其是当在骨折端有骨吸收时。这种骨折可能发生于已知患恶性疾病者，患者可在正常活动（如散步）时，突然出现下腰痛、髋部痛、腹股沟痛。

骨扫描对骶骨应力性不完全性骨折患者有用。发现放射性核素吸收直线增加，双侧骨折者，呈"H"形分布（Honda 征）。有以上这些表现者，应进行骶骨 CT 扫描随访，以确认诊断。骶骨应力性骨折完全愈合需要 9 个月。患者需免负重保护，以免发生晚期移位或者畸形愈合。卧床也需注意保护，以避免骶部压疮。

【临床表现】

1. 患者有明确的外伤史

常为跌倒、坐空倒下所致单纯尾椎骨折脱位；或者为前后方向的直接暴力损伤，如车祸棍棒等直接打击致单纯骶骨骨折；也有高能量暴力损伤，如车祸、高处坠落伤、挤压伤等导致的伴随骨盆骨折的骶尾椎骨折。

2. 症状

（1）疼痛：单纯骶骨骨折者的主要症状是骶部疼痛，一般有不敢取坐位的表现，坐下时小心翼翼，取坐位时精神紧张，主要因为身体重力直接作用于骶尾椎骨折部位，坐下时易致骨折部疼痛。行走时步伐迟缓，小心谨慎，往往以单手扶住骶尾区，这是因为臀部肌群附着于骶骨，行走时骶骨周围的肌肉进行收缩 - 舒张运动而牵拉骨折诱发疼痛。

（2）神经损伤症状：下骨折片向前突入骨盆，牵拉骶神经干或压迫骶神经支时，可出现神经症状。如果两侧神经同时受累，则可致鞍区感觉迟钝和大小便潴留或失禁。若仅为一侧骶神经受累（在纵形裂时），可发生一侧下肢疼痛或坐骨神经痛。临床表现的特点为：小腿后侧有异样感觉及不同程度触觉、痛觉减退或消失；股后肌及臀部肌力减弱及肌肉萎缩，其中以前组肌肉为重，有时股二头肌全部萎缩；跟腱反射减弱或消失。

（3）尿道损伤：尿道损伤的最大危险来自骑跨伤伴随骶髂关节分离（24 倍于其他的骨盆骨折），其次是单纯骑跨伤（3.85 倍）和 Malgaigne 氏骨折（3.4 倍）。

3. 体征

（1）活动受限：如伴有骨盆其他部位的骨折，则疼痛更为广泛、严重，活动更加受到限制。

（2）局部：可有不同程度的肿胀、淤血或擦伤，骨折局部或者尾椎可有明显压痛。

（3）直肠指检：示指伸入肛门，拇指按住骶骨下部向背侧轻轻摆动，可引起骨折处疼痛。

【诊断】

1. 辅助检查

（1）X 线检查：X 线检查是确定诊断的可靠方法。在正位 X 线片上，可显示骨折是横折形的还是纵折形的；在侧位 X 线片上，可发现远端骨片是否向前移位。如疑有纵裂，应对比两侧骶孔周围骨的排列，如某一骶孔边缘不整齐，多说明有骨折存在；如某侧骶孔变窄，可能有压缩骨折；如一侧变宽，则骨折多伴有裂隙。必要时可拍摄骨盆入口位和出口位 X 线片，该位置可显示骨盆入口和出口。如有纵裂，骨盆入口均显示不整齐及不平滑。

（2）CT 检查：可以比较清晰地显示骨折的部位和形态，如果结合三维重建技术，就可以更加直观、形象地显示骨折的形式、方向和程度。车祸致多发伤，包括骶骨纵向移位爆裂型骨折伴随神经损害和骨盆骨折，CT 检查有助于确定诊断。

要确定骨折的合适治疗，评估骨盆稳定性是很重要的。直到最近，骨盆正位摄片对大多数骨折的分类及确定稳定性仍有实用价值。CT 检查能弥补常规 X 线检查中的不足。如果怀疑有不稳定的分离，应考虑做 CT 检查。

2. 诊断依据

根据典型的外伤史、临床表现、体格检查及影像学检查一般均能做出诊断，但应包括病因诊断、骨折部位和骨折类型。

【治疗】

1. 伴随骨盆骨折的急救处理

由于骶尾椎骨折常伴随骨盆其他部位的骨折，有时为复杂而严重的骨盆损伤，直接威胁患者的生命，因此骨盆骨折的伤情判断和急救处理是治疗骶尾椎骨折的基本治疗和前提。

伴有骨盆骨折的多发伤是急诊室常见的损伤，同时也是对急诊科医生和创伤外科医生的一个巨大挑战。微小的或独立的骨盆骨折是较为简单的损伤，但是往往与中轻度的其他系统器官的损伤伴随发生。致命的出血、伴发伤和晚期并发症常导致骨盆骨折患者的死亡。骨盆损伤的首要处理是控制合并损伤引起的出血，血流动力学状况是所有治疗方案中最重要的因素。

2. 治疗原则

多数骶骨骨折（如骨盆骨折）一般不需要手术治疗，骶骨骨折伴有移位、不稳或伴有脊柱与骨盆不稳的患者需要手术处理。损伤伴随腰骶椎半脱位或脱位或涉及脊柱骨盆分离可采用腰骶椎或腰椎骨盆内固定重建治疗。由于这类损伤有很高的不融合率，通常不推荐非手术治疗，晚期可能并发严重的慢性痛和神经系统疾病，治疗将会非常困难。

3. 非手术治疗

（1）无移位的骶尾骨横形骨折：无须特殊处理，患者卧床2～3周即可，臀下用气圈保护。3周以后可在腰骶部支撑带的保护下下床活动，坐位时仍然垫以气圈1～2个月。注意预防便秘。

（2）纵形骨折：卧床时间应延长至4～5周，下地活动时以少负重为宜。

（3）轻度移位、脱位：有轻度移位者或轻度骶尾关节脱位者，无须复位。

4. 手术治疗

（1）尾骨切除术：适用于尾部痛患者，尾部痛即尾骨部、骶骨下部及其相邻肌肉或其他软组织疼痛，可因发生在该部的多种病变所致。少数尾骨骨折或脱位的患者可能遗留长时间的尾部痛，而且经过长期的非手术治疗效果不佳。以骶尾关节处为中心作纵形切口，显露尾骨。先找到骶尾关节处，将骶尾关节切开，然后用手术巾钳将尾骨上端夹住并向后上方牵拉，将附着在尾骨上的肌肉分离，直至尾骨尖（切勿损伤其前方的直肠后壁）。尾骨完全取出后，将骶骨下缘用咬骨钳咬圆。冲洗伤口后缝合肌肉、皮下组织及皮肤。

（2）骶髂空心螺钉固定术：适用于骨折严重移位或严重的骶尾关节脱位，在髂后上棘平面，向外前旁开3 cm左右。以X线透视指引，先植入细克氏针，再在X线透视指引下，经皮固定骨折的骶骨。X线或CT指引具有可以根据骨折的形状和部位来选择空心螺钉进入的正确方向和适当的长度。在每一步的操作过程中，可以直接检查骨折的复位情况，从而使外科手术方案能及时得到调整。

（3）Ganz骨盆重建夹：Simonian以完整的骨盆标本制作损伤模型，包括单侧耻骨上下支截骨术后、再行同侧前后骶髂关节损伤、再行同侧骶棘韧带和骶结节韧带损伤；损伤标本植入Ganz骨盆重建夹；损伤标本以前部双杆外固定架固定。结果表明，在耻骨上支和骶髂关节损伤者的运动比完整者、使用外固定架和Ganz骨盆重建夹者显著增加（$P < 0.05$）。耻骨上支和骶髂关节损伤者的运动在使用外固定架和Ganz骨盆重建夹者之间无明显差异。然而前方外固定架减少了耻骨支的活动，而Ganz骨盆重建夹大大地减少了损伤的骶髂关节的活动。

（4）三角固定技术：Schildhawer推出新型三角固定技术，允许纵形不稳定骶骨骨折患者早期负重。他们治疗34例患者，28例为多发伤，均为纵形不稳定骶骨骨折。8例女性，26例男性，平均年龄35岁，创伤至手术平均13天（0～28天）。所有患者均以三角固定：纵向脊柱骨盆分离固定（椎弓根螺钉系统）结合以骶髂螺钉或经骶骨钢板横向固定骶髂骨折。术后允许立即负重活动。19例患者术后立即允许逐渐负重，术后平均23天最终完全负重（8～70天）。34例患者中3例（9%）内植物松动，其中2例由于早期复位丢失而再次手术。远期并发症包括1例肺栓塞（3%），1例医源性神经损伤（3%），1例伤口坏死（3%），2例局部感染（6%）。三角固定技术是一种要求比较高的方法，它可用于纵形不稳定骶骨骨折，从而可以早期逐渐负重，而并发症的发生率较低，可以接受。

（卢旭华）

 # 第九节 | 骶髂关节损伤

【解剖特点】

骶髂关节按部位可分为上、下两部分：上部为韧带性关节，下部由骶骨和髂骨的耳状面构成。上部的韧带结构十分强大，是维持骶髂关节稳定性的重要结构，主要有：在骶骨和髂骨的耳状面后方，骶骨和髂骨的耳状面骨骼粗糙，为其韧带的附着点，骶髂关节周围的主要韧带有骶髂前韧带、骶髂后韧带、骶结节韧带、骶棘韧带、骶髂骨间韧带、髂腰韧带等。骶髂关节血液主要由臀上动脉、髂腰动脉和骶外侧动脉的关节支供给。骶髂关节主要由臀上神经的关节支支配，一部分人的骶丛和S_1、S_2神经后支也有分支支配。

1. 骶髂关节的特殊解剖结构

从解剖上看，骶髂关节具有关节所有的结构，是活动关节，以适应活动中减少某些应力的需求；从功能上看，它的活动有限，从而有助于保持骶骨必要的稳定。髂腰韧带连结骨盆和脊柱，骶髂骨间韧带和背侧韧带均紧密附着于关节，而骶结节韧带和骶棘韧带可能具有阻止骶骨向腹侧倾斜的作用。骶髂关节囊内上韧带位于髂骨后上方至骶骨前下方，可能是骶髂骨间韧带在骶髂关节前方的延伸。骶髂关节囊内上韧带可能具有防止骶骨相对髂骨下沉并向腹侧旋转运动的作用。

2. 骶髂关节的运动力学

骶髂关节的活动度及其内部的结构随年龄的增长而改变，故而年轻人骶髂关节的运动为滑动，老年人为向腹侧倾斜或旋转性滑动。骶髂关节的骶髂骨间韧带是限制关节活动和保证骶髂关节稳定的重要因素。骶髂关节的运动是人体对所受力的一种自我保护机制。重力负载的增加使骶髂关节后方韧带张力增加，使骶骨更深地埋入髂骨至极限，以减弱来自上部躯干的负载或下肢的反向冲击力，使之从两侧关节快速分散，为此关节要做一定程度的旋转运动。这只不过是关节的分离和韧带的牵拉，然而它在吸收能量上却有重要意义。骨盆韧带与肌肉训练结合能增强骨盆的稳定性，明显减少骶髂关节的活动。

【损伤机制】

1. 病因

骶髂关节损伤多由直接暴力所致。平时多见于交通事故、高处坠落伤、砸伤；自然灾害时多见于建筑物硬压伤；战时可见弹片或子弹伤，呈开放性。暴力方向可来自于侧方、前后方或与身体纵轴垂直方向，也可以几种方向暴力同时作用，常致骨盆严重的粉碎性骨折和腹腔、盆腔其他脏器伤，合并休克。

2. 骶髂关节半脱位的发生机制

骶髂关节半脱位不多见，以后半脱位较

多，其机制是因膝关节外展，髋关节屈曲，股后肌紧张，使髌骨后旋所致。向前半脱位，是在膝关节屈曲、同侧髋关节伸展时，股四头肌紧张使髌骨前旋所致。

【损伤分类】

骶髂关节作为骨盆环后环的重要组成部分，对其损伤的分类与骨盆骨折的分类密切相关。而目前对骨盆骨折的分类尚不统一。

1. 按受损结构不同分类

1）骶髂关节韧带损伤

（1）单纯的韧带损伤：即通常所指的扭伤，多由活动时姿势不良所致。大多由于长时间处于不恰当的体位或者当身体处于某种不当体位时，遭受外力直接打击或者由于暴力作用使身体产生过度运动，从而造成骶髂关节周围韧带损伤。

（2）伴骨盆前环骨折的韧带损伤：暴力作用于骨盆，使前环发生骨折，骶髂关节的前侧韧带或后侧韧带损伤，关节间隙张开，但由于一侧韧带尚存，未发生关节脱位，而骨盆的稳定性部分破坏，发生变形。例如，骨盆的开书式骨折（由于前后方向的挤压暴力，耻骨联合分离，双侧骨盆环相对分离、外旋，形如打开书本，此时大多伴有骶髂关节前方的韧带损伤）、关书式骨折（当骨盆环遭受来自侧方的挤压力的作用，在骨盆前环发生骨折的同时，由于双侧的骨盆环相对靠近、内旋，形如合上书本，此时大多伴有骶髂关节后方的韧带损伤）。

2）骶髂关节脱位或骨折脱位

骶髂关节上部韧带关节属假关节，下部耳状关节是真正的可动关节。骶髂关节脱位可分为三种：①经耳状关节及韧带关节脱位，不伴骨折；②经耳状关节与骶心侧块骨折脱位；③经耳状关节与髂骨翼后部斜形骨折脱位。

前两类骨折脱位方向与人体纵轴平行，脱位侧骨盆受腹肌和腰肌牵拉向上移位，稳定性极差，复位后不易维持。第三类骨折线为斜形，髂骨翼部分对脱位侧骨盆上移有一定阻力。

3）骶髂关节外骨折

骶髂关节外骨折指未累及骶髂关节的骶骨或髂骨骨折，包括髂骨翼后部直线骨折及骶孔直线骨折，因骨折线与人体纵轴平行，靠近中线，肌肉牵拉力强，损伤侧骨盆上移可较明显。强大的压力作用可同时致 L_5 横突骨折。

2. 稳定性骨折和不稳定性骨折

稳定性骨折：骨盆环连接性未被破坏，或虽有破坏，但不在负重部位，因而对骨盆稳定性无大影响者。包括髂骨翼骨折、骶骨横形骨折、尾骨骨折或脱位、髂前上下棘或坐骨结节撕脱骨折和前环骨折（如耻骨支骨折、坐骨支骨折及耻骨联合分离）。

不稳定性骨折：骨盆环连续性被破坏，骨折常移位和变形。不稳定性骨折对骨盆的稳定性影响较大。该型骨折可分为前后环同时骨折（图 16-21）及髋臼骨折或髋臼骨折合并股骨头中心型脱位。

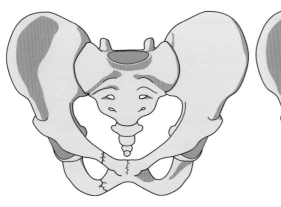
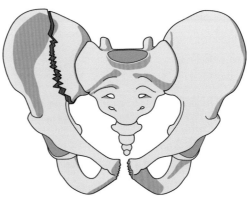

A. 一侧耻骨上下支骨折合并同侧骶髂关节脱位　　　　B. 耻骨联合分离合并一侧髂骨翼骨折

图 16-21　前后环同时骨折

3. 根据受伤机制分类法

骶髂关节损伤按外力作用方向分为以下三型。

前后致压型：指骶髂关节受到前后方向的撞击致伤。如患者处于俯卧位，两髂部着地，底部被重物砸压，因骨盆环前宽后窄，反冲力使着地重的一侧髂骨翼外翻，耻骨支、坐骨支骨折或耻骨联合分离，应力继续，则髂骨进一步外翻，使骶髂关节或相邻部位发生损伤。因骨盆环的变形表现为伤侧髂骨翼外翻或扭转，与对侧骨盆分开，故又称为分离型。由于髂骨外翻，髋关节相应处于外旋位。

侧方致压型：指骶髂关节受到侧方撞击力致伤，如患者侧位摔倒着地，或立位骨盆侧方被运动物撞伤，或侧卧位时骨盆被重物压伤。骨盆受到来自侧方的暴力先发生前环薄弱处耻骨上下支骨折，应力继续，使髂骨翼内翻，后环部骶髂关节或其邻近发生骨折脱位。伤侧骨盆内压内翻，耻骨联合向对侧移位，骨盆环向对侧扭转变形，也称为压缩型。

垂直牵拉型：骶髂关节受到纵向暴力，剪切力使关节发生骨折脱位。常同时累及双侧骶髂关节，也可仅为一侧，使整个骨盆明显上移。

【临床表现】

骶髂关节损伤常合并骨盆其他部位骨折，出现骨盆骨折并发症、腹腔脏器损伤，因此观察时应全面细致。患者常有明显的外伤史，局部可有疼痛、肿胀、软组织擦伤或皮下血肿。表浅部骨折，如髂骨、耻骨支或耻骨联合部等，有时可摸到骨折断端或裂缝。

1. 症状

(1) 局部肿胀、疼痛：骶髂关节和骨盆其他部位损伤均可表现为损伤局部肿胀、疼痛。

(2) 活动障碍：常因骨盆稳定性破坏，翻身困难或不能翻身。骨盆后环损伤侧下肢床上移动困难。根据受伤机制不同，伤侧骨盆可内翻或外翻畸形，髂骨翼外翻时髋臼外旋，因此下肢亦呈外旋畸形。若外侧骶髂关节同时发生骨折脱位，可表现为双侧髂骨翼同时内翻，呈骨盆内聚畸形，双侧骨盆同时向上移位。

(3) 患侧下肢不能负重：行走时可有疼痛、肿胀，骨盆可有倾斜，双下肢不等长，一侧髂后上棘或耻骨支特别突出等。

(4) 其他系统损伤：①休克，血压下降脉搏加快，休克早期患者烦躁，后期可出现昏迷；②直肠肛管损伤；③阴道损伤；④尿道、膀胱损伤，排尿困难，尿道口或会阴部流血；⑤神经损伤，可伤及马尾神经、坐骨神经等出现相应症状；⑥大血管损伤，可伤及髂外动脉或股动脉，表现为局部血肿，足背动脉搏动减弱或消失；⑦腹腔脏器损伤，可伴有实质或空腔脏器损伤，出现相应表现。

2. 体征

(1) 骶髂关节区：压痛。

(2) 骶髂关节分离试验（"4"字试验）：阳性。

(3) 骨盆挤压分离试验：可用于单纯骶髂关节韧带损伤检查，有损伤者上述体征阳性。但不宜用于骨折脱位患者，以免增加患者痛苦和加重损伤。

(4) 骨盆畸形：髂骨翼内翻或外翻，可通过脐棘距、髂后上棘突出程度、脐部至双下肢内踝长度等进行鉴别。

【诊断】

1. 辅助检查

(1) X线检查：有骨折脱位者，容易根据骨盆X线片进行诊断。单纯韧带损伤无骨折脱位者易漏诊，必要时拍双侧骶髂关节切线位片。对比两侧骶髂关节间隙，若有韧带损伤常可表现为关节间隙增宽。X线检查是诊断骨盆骨折、骶髂关节骨折脱位的重要手段。

(2) CT检查：通过CT检查就能提供骨折移位的依据。对有旋转的不良位置也能通过CT检查明确描述。如果怀疑有不稳定的骨折分离，应考虑做CT检查。

2. 诊断依据

根据典型的外伤史、临床表现、体格检查及影像学检查一般均能做出诊断。在诊断骨盆骨折时，不可只满足于骨折本身的诊断，应同时确定有无合并症或多发伤。因为这些合并症和多发伤较之骨折本身危险性更大。常见的合并症有腹膜外大出血，休克，尿道、膀胱和直肠损伤。应常规地检查患者全身情况、腹部和膀胱区、小便情况和肛门检查，以确定有无这些合并症。多发伤可有胸、腹腔脏器伤，脊柱和四肢骨折，可通过相应的检查以确定。

【治疗】

骶髂关节损伤若同时有其他严重合并伤或并发症，应先救治其他严重的致命合并伤或并发症。尽快将骨折或脱位的骶髂关节复位和稳定，有助于抢救生命，对减少合并伤和并发症具有重要意义。

在对骨盆骨折及可能并发的其他组织器官损伤的急救治疗的同期或者之后，进行骶髂关节损伤的治疗。骶髂关节损伤的治疗原则：有效复位和维持复位。

1. 非手术治疗

（1）侧方致压型（压缩型）：以手法矫正移位和畸形，辅以加大宽度的腹带或者钢片腰围固定，下肢牵引 6 周（需行双侧下肢平衡牵引），或卧床 6 ～ 8 周。

（2）前后致压型（分离型）：通过侧方挤压矫正移位和畸形，骨盆悬吊 6 周或下肢内旋位石膏固定 6 周。

（3）骶髂关节半脱位：采用手法复位方法治疗，手法治疗要在尽可能放松肌肉的情况下进行。向后半脱位者，使其取俯卧位，做腰后伸按法；向前半脱位者，使其取仰卧位，先牵引患肢，再做患侧屈髋屈膝方法复位。复位后，疼痛及体征多能迅速消失。

（4）骶髂关节脱位及骨折脱位：因稳定性差，治疗以牵引复位并维持为主。由于骶髂关节周围的肌肉和韧带多面力量强大，因此复位和维持复位的牵引重量应较大，占体重的 1/7 ～ 1/5 为宜，一般不会过牵。持续牵引达 6 周前不应减少牵引重量，以免在韧带完全愈合前骶髂关节再脱位。牵引时间不应少于 8 周，牵引重量太小和减少牵引重量过早是造成骶髂关节再脱位的主要原因。

2. 手术治疗

（1）骶髂关节切开复位内固定术（Marcas 法）：适用于双侧骶髂关节脱位。单侧骶髂关节脱位有严重移位者，若闭合复位失败，亦可采用此手术固定。显露髂嵴后段及骶骨翼，先做双侧股骨髁上牵引，再用钩状器绕过一侧髂骨翼的顶端，将髂骨向背侧牵拉。髂骨将被拉向下方和背侧面获得复位。双侧各用 1 ～ 2 枚松质骨螺钉，从髂骨外板向前内方斜行，经骶髂关节，拧入骶骨翼。再用 2 根斯氏针紧贴髂骨背面，水平地穿过双侧髂嵴，用钢丝呈 "8" 字缠绕斯氏针的头尾端，使之横向加压，犹如张力带固定（图 16-22）。

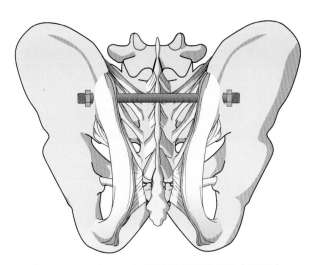

图 16-22 Marcas 法骶髂关节切开复位内固定术

（2）骶髂关节后路螺钉内固定术（Mata、Saucedo 法）：适用于骶髂关节脱位。证实有韧带的完全断裂，将臀肌从髂骨后翼上剥离，从骶骨上剥离臀大肌起点，暴露坐骨大切迹以确定复位情况。从骶骨至髂骨翼置放复位钳，触摸坐骨大切迹或直接观察复位情况。从髂骨翼垂直拧入 1 枚螺钉，跨过骶髂关节，进入骶骨翼，最后将螺钉头端拧入 S_1 椎体。

（3）骶髂关节后路开放复位内固定术（Ward、Thomasin、Vandergriend 法）：适用于骶髂关节脱位。显露破裂的后方骶韧带，从上到下显露整个骶髂关节和髂骨翼。检查骶髂关节并清除残留的已撕裂的前后骶韧带，直视下复位，防止损伤可能嵌入的神经根。触摸骶髂关节下缘，如为平滑连续的曲线，则证实向头侧移位的半侧骨盆已复位；触摸骶髂关节前部，如为平滑紧密，则证明旋转及向后移位已纠正。术中摄 X 线片证实已经复位。如果需要，在拧入螺钉的同时用克氏针维持复位。沿髂后上棘前方约 3 cm 处钻孔并拧入螺钉。显露出 S_2、S_3 骶后孔并插入牵开器，以标志出骶前孔的水平及存在的骶神经根。以牵开器为标志，于两牵开器间向拧入螺钉，避开骶骨孔及前方的骶神经根。使用 3～4 枚松质骨螺钉，或用短钢板代替垫圈。螺钉横跨骶髂关节，长度为 40～50 mm 即可达到足够的固定。

（4）骶髂关节髂骨间棒内固定术（Muller 法）：适用于骶髂关节脱位，呈露髂骨。复位并用 X 线影像增强器证实后，用克氏针穿过髂骨作临时固定。将一直径为 8～10 mm 的带螺纹斯氏针从一侧髂骨的外侧面穿到对侧髂骨外侧面，两端拧上螺帽并加压。此处不用螺丝钉，以防伤及骶神经根。向远侧 1.5 cm 处与第 1 根棒平行击入第 2 根棒，同样加压。

（5）骶髂关节闭合复位内固定术：适用于骶髂关节脱位伴或不伴骶骨或髂骨骨折，同时伴有骨盆前环损伤，应用骨盆骨外固定器治疗或用其他方法治疗失败者。孙锡孚设计的骶髂关节骨折脱位闭合复位、经皮加压螺钉内固定术具有开放复位内固定的效果，又可避免其弊端。

术中复位后钻入引导针，2 根针进针点均

通过骶髂耳状关节面（图 16-23）。在影像增强器屏幕上，骨盆后前位像所见第 1 根针的位置，恰在第 1 骶孔的上缘，第 2 根针在第 1、2 骶孔之间或在其外缘。在入口位像见 2 根针重叠或平行贯穿在冠状位的骶椎椎体或其外缘上。根据屏幕显示的情况，随时调整进针的角度和深度。进针至骶椎时，宜从缓钻入，如进针刺激 S_1、S_2 神经分支，可造成一过性下肢不适，继续进针无妨。若为持续性剧痛，则为刺激 S_1、S_2 神经，应立即退出导针，略加变换进针部位和角度，重新钻入，针尾留在体外约 10 cm。从反入口位像上观察到，自髂骨外板到骶椎椎体钻入的第 1、2 根针的深度即为测量的长度，选择等长的加压螺钉，固定在扳手上穿入引导针。于 2 个进针道分开臀肌肌纤维，使 2 枚钉顺各自的针道触及髂骨外板，钻透骨皮质经骶髂关节进入骶椎。一边拧钉，一边略退出引导针，钉尖卡住引导针后，随钉将引导针带入深处。待 2 枚钉拧好后，解脱扳手，仍需保留引导针在钉的中心孔内。如摄片显示由于钉帽未触及髂骨外板，固定力不够，而骶髂关节间隙仍宽时，应继续拧入螺钉加压固定，直至骶髂关节间隙变窄为止，方可除去引导针，缝合切口。待后环准确复位和充分固定后，前环骨折移位多可自行复位。

（6）骶髂关节前路复位内固定术（Olernd、Hamberg 法）：适用于骶髂关节脱位。将腰肌起点自髂嵴上切下，找出股外侧皮神经，然后骨膜下显露髂骨内板及骶髂关节前面，骶骨侧显露约 1.5 cm 宽，骶髂骨膜前为 L_4～L_5 神经根但未显示于视野中，以 2～3 mm 克氏针插

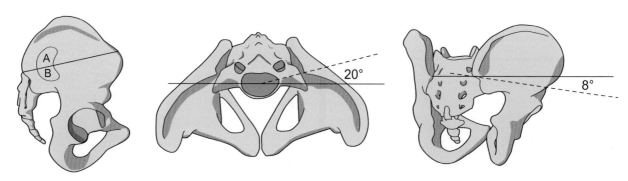

图 16-23　骶髂螺钉的植入点及植入方向

到骶骨中作牵开用。检查骶髂关节情况，游离软骨，将其取出，在直视下搬动活动的髂骨，使骶髂关节复位，可自臀部经皮插入克氏针将骶髂关节暂时固定。用钢板跨过骶髂关节，每侧各固定 2 枚螺钉，由于钢板为卵圆形孔，可使骶髂关节在压力下固定。除去暂时固定针，钢板固定 1 ～ 2 个月。

（7）骶髂关节前路稳定术（Simpson 法）：适用于骶髂关节脱位。于骨膜下剥离髂骨内板

肌并连同腹内容物一起向内侧牵开，显露骶髂关节。小心勿伤及骶髂关节内侧 2 ～ 3 cm 处的 L$_5$ 神经根。向骶骨翼插入两把牵开器将腹内容物向内侧牵开，以免引起髂腹股沟神经及腰骶神经根神经痛。显露骶髂关节，进行半骨盆复位，复位时患侧肢体应牵引，并内旋半骨盆。无须清除关节内的软骨面。复位后，将髂骨翼与骶骨用加压钢板和螺钉固定。

（麻彬）

• 参考文献

陈学明，张雪梅，李响，等，2006. 寰枢椎骨折的非手术治疗 [J]. 中国脊柱脊髓杂志，16(8): 600-603.

戴力扬，袁文，倪斌，等，2000. 创伤性寰椎横韧带断裂 [J]. 中国矫形外科杂志，7(8): 751-754.

党耕町，2017. 罗思曼 - 西蒙尼脊柱外科学 [M].6 版 . 北京：北京大学医学出版社：1334-1364.

胡定祥，王清，兰永树，等，2008. CT 平扫及三维重建对齿状突合并周围骨折的诊断价值 [J]. 中国脊柱脊髓杂志，18(2): 90-93.

贾连顺，2007. 对过伸性颈脊髓损伤的再认识 [J]. 中华外科杂志，45(6): 363-365.

贾连顺，李家顺，2000. 脊柱创伤外科学 [M]. 上海：上海远东出版社 .

宋海涛，贾连顺，2001. 胸腰椎脊柱损伤的分类 [J]. 创伤外科杂志，3(4): 313-315.

孙锡孚，周志淳，1991. 骶髂关节骨折脱位应用经皮加压螺纹钉治疗 [J]. 中华骨科杂志，11(4): 249-251.

王洪伟，周跃，李长青，等，2012. 创伤性脊柱骨折患者流行病学分析 [J]. 中华创伤杂志，28(11): 988-992.

胥少汀，葛宝丰，徐印坎，2012. 实用骨科学 [M].4 版 . 北京：人民军医出版社 .

燕树义，李书忠，2005. 齿状突骨折的 CT 三维重建分型及临床意义 [J]. 中华创伤骨科杂志，7(4): 306-309.

杨凯，赵海，1998. 正常成人骶 1 椎弓根解剖学测量与临床应用 [J]. 中国矫形外科杂志，5(4): 320-321.

张长青，2013. Wiesel 骨科手术学 [M]. 上海：上海科学技术出版社：4530-4543.

赵定麟，陈德玉，赵杰，2014. 现代骨科学·脊柱外科卷 [M]. 北京：科学出版社 .

S TERRY CANALE JAMES H BEATY, 2013. 坎贝尔骨科手术学 [M]. 王岩，译 .12 版 . 北京：人民军医出版社 .

KATSUURA Y, OSBORN J M, CASON G W, 2016. The epidemiology of thoracolumbar trauma: A meta-analysis[J]. J Orthop, 13(4): 383-388.

KELLY R P, WHITESIDES T E JR, 1968. Treatment of lumbodorsal fracture-dislocations[J]. Ann Surg, 167(5): 705-717.

KIM B G, DAN J M, SHIN D E, 2015. Treatment of thoracolumbar fracture[J]. Asian Spine J, 9(1): 133-146.

LEE J, PAENG S H, LEE W H, et al., 2019. Cervicothoracic junction approach using modified anterior approach: J-type manubriotomy and low cervical incision[J]. Korean J Neurotrauma, 15(1): 43-49.

LEVINE A M, EDWARDS C C, 1985. The management of traumatic spondylolisthesis of the axis[J]. Bone Joint Surg, 67(2): 217-226.

LI X F, DAI L Y, 2010. Acute central cord syndrome: injury mechanisms and stress features[J]. Spine, 35(19): e955-964.

MAGNUSSON E, SPINA N, FERNANDO N D, 2018. Classifications in brief: the thoracolumbar injury classification[J]. Clin Orthop Relat Res, 476(1): 160-166.

MCCORMACK T, KARAIKOVIC E, GAINES R W, 1994. The load sharing classification of spine fractures[J]. Spine, 19(15): 1741-1744.

PAPADOPOULOS S M, DICKMAN C A, SONNTAG V K, et al, 1991. Traumatic atlantooccipital dislocation with survival[J]. Neurosurgery, 28(4): 574-579.

PARK H J, LEE S Y, PARK N H, et al., 2016. Modified thoracolumbar injury classification and severity score(TLICS) and its clinical usefulness[J]. Acta Radiol, 57(1): 74-81.

PATEL A A, HURLBERT R J, BONO C M, et al., 2010. Classification and surgical decision making in acute subaxial cervical spine trauma[J]. Spine, 35(Suppl 21): 228-234.

SAHAI N, FALOON M J, DUNN C J, et al., 2018. Short-segment fixation with percutaneous pedicle screws in the treatment of unstable thoracolumbar vertebral body fractures[J]. Orthopedics, 41(6): e802-806.

SCHMIDT-ROHLFING B, NOSSEK M, KNOBE M, et al., 2008. Combined approach for a locked unilateral facet fracture-dislocation of the cervicothoracic junction[J]. Acta Orthop Belg, 74(6): 875-880.

SCHNAKE K J, SCHROEDER G D, VACCARO A R, et al., 2017. AOSpine classification systems(subaxial, thoracolumbar) [J].J Orthop Trauma, 31(Suppl 4): s14-23.

SMITH J S, KLINEBERG E, SCHWAB F, et al., 2013. Change in classification grade by the SRS-schwab adult spinal deformity classification predicts impact on health-related quality of life measures: prospective analysis of operative and nonoperative treatment[J]. Spine, 38(19): 1663-1671.

STAARTJES V E, MOLLIQAJ G, VAN KAMPEN P M, et al., 2019. The European Robotic Spinal Instrumentation(EUROSPIN) Study: protocol for a multicentre prospective observational study of pedicle screw revision surgery after robot-guided, navigated and freehand thoracolumbar spinal fusion[J]. BMJ Open, 9(9): e030389

SUN L, ZHAO L, LI P, et al., 2019. Effect of hyperbaric oxygen therapy on HMGB1/NF-κB expression and prognosis of acute spinal cord injury: A randomized clinical trial[J]. Neurosci Lett, 692: 47-52.

THOMPSON C, GONSALVES JF, WELSH D, 2015. Hyperextension injury of the cervical spine with central cord syndrome[J]. Eur Spine J, 24(1): 195-202.

TIAN W, FAN M, ZENG C, et al., 2020. Telerobotic spinal surgery based on 5G network: the first 12 cases[J].Neurospine, 17(1): 114-120.

VACCARO A R, HURLBERT R J, PATEL A A, et al., 2017. The subaxial cervical spine injury classification system: a novel approach to recognize the importance of morphology, neurology, and integrity of the discoligamentous complex[J]. Spine, 32(21): 2365-2374.

VACCARO A R, LEHMAN R A JR, HURLBERT R J, et al., 2005. A new classification of thoracolumbar injuries: the importance of injury morphology, the integrity of the posterior ligamentous complex, and neurologic status[J]. Spine, 30(20): 2325-2333.

WALTERS B C, 2013. Methodology of the guidelines for the management of acute cervical spine and spinal cord injuries[J]. Neurosurgery, 72(Suppl 2): 17-21.

WATSON-JONES R, 1938. Injuries in the region of the shoulder-joint: II. bone and joint injuries[J]. Br Med J, 2(4044): 80-83.

WELSON D W, 1991. CT-guided fixation of sacral fractures and sacroliac Joint disruptions[J]. Radiology, 180(2): 527-532.

WINKELSTEIN B A, NIGHTINGALE R W, RICHARDSON W J, et al., 2000. The cervical facet capsule and its role in whiplash injury: a biomechanical investigation[J]. Spine, 25(10): 1238-1246.

WOLTER D, 1985. Vorschlag für eine einteilung von wirbelsäulenverletzungen [Recommendation for the classification of spinal injuries][J]. Unfallchirurg, 88(11): 481-484.

YANG S Y, Boniello A J, Poorman C E, 2014. A review of the diagnosis and treatment of atlantoaxial dislocations[J]. Global Spine J, 4(3): 197-210.

第十七章

特殊类型的脊柱损伤

机械性外伤是脊柱损伤最常见的致病因素，除机械性外伤外，几种特殊的损伤因素也可导致脊柱损伤的发生，其中脊柱骨病和脊柱肿瘤是最常见的致伤因素。在本章节中，我们将总结骨质疏松椎体压缩性骨折、脊柱肿瘤导致的脊柱损伤、脊柱结核导致的脊柱损伤、强直性脊柱炎导致的脊柱损伤和脊柱火器伤的流行病学、临床表现、诊断和治疗等，从而全面阐释特殊类型的脊柱损伤的诊疗要点。

第一节 | 骨质疏松椎体压缩性骨折

随着人口老龄化及人们对生活质量的重视，骨质疏松日渐成为困扰老年人的一个社会问题。老年性骨质疏松及其引起的骨折给医学及社会带来的难题也越来越受到重视。骨质疏松性骨折（osteoporotic fracture）已成为中老年人，特别是绝经后女性，最常见的骨骼疾病。由于骨量减低、骨强度下降、骨脆性增加，轻微损伤即可造成脆性骨折，此类骨折多属于完全骨折。根据美国流行病学分析显示，每年约有 200 万 45 岁以上患者发生骨质疏松性骨折，其中 50% 骨质疏松性骨折患者将在随访期间发生再次骨折，在每次发生骨质疏松性骨折后，再发骨折风险将呈指数递增。目前，在全球范围内，每年骨质疏松性骨折发生数量仍持续增加。据预测，在接下来的几十年里，人口老龄化、不良生活方式和维生素 D 缺乏等因素将进一步增加亚太地区骨质疏松性骨折的发生率。骨质疏松椎体压缩性骨折（osteoporotic vertebral compression fracture，OVCF）是其最常见的骨折，并且骨折后骨愈合过程减缓，外科治疗的难度加大，临床疗效降低，而且再次发生骨折的风险明显增大。患者的生活质量明显受到影响，并有较高的致残率及致死率。

一、流行病学

骨质疏松的发病率已经跃居世界常见病的第七位。60 岁以上人群骨质疏松患病率明显增高，女性尤为突出。早期流行病学调查显示，我国 50 岁以上人群骨质疏松患病率女性为 20.7%，男性为 14.4%。据估算，我国骨质疏松患者近 7 000 万，骨量减少者已超过 2 亿人，居世界之首。尽管缺乏新近的流行病学数据，但估测我国骨质疏松和骨量减少人数已远超以上数字。

由骨质疏松引起的骨折好发于髋骨及脊柱的胸腰段，而对老年患者尤其绝经后妇女来说，又以脊柱椎体压缩性骨折多见。OVCF 发生最多的部位在 L_1，其次是 T_{12}，再依次是 T_{11}、L_2 和 L_3，可造成局部疼痛、神经压迫、脊柱不稳等，进而导致患者长期卧床，增加肺部感染、压疮、下肢深静脉血栓等并发症发生的风险，严重威胁患者生命。在脊柱或髋骨骨折的老年患者中，约有 12% ～ 20% 的患者因骨折而死亡，10% 的患者在 3 个月内死于手术或术后并发症，造成了巨大的经济和社会负担。

二、临床表现

OVCF 的临床表现复杂多变，既可包含骨折的一般表现，有时也可呈现出根性放射痛等特殊表现，需与脊柱退行性疾患鉴别。骨质疏松的严重程度、骨折的严重程度及骨折的时期不同，会有不同的临床表现。OVCF 临床表现主要包括以下几个方面。

1. 腰背痛

腰背部疼痛为 OVCF 最主要的临床表现，是患者就诊的主要原因。

（1）急性期：骨折后，大部分患者腰背部出现急性疼痛，疼痛部位为伤椎处，翻身时疼痛明显加重，以至不能翻身，不敢下床。大多数患者腰背部在翻身及起床时疼痛加重，可能为脊柱屈伸时骨折处不稳定、组织水肿造成的疼痛。

（2）慢性期：部分患者早期短暂卧床休息后疼痛减轻，即下床负重活动，易导致骨折不愈合，假关节形成。还有部分患者骨质疏松严重，虽长期卧床，但骨强度及密度难以迅速提高，骨质疏松存在，骨折不断发生，此类患者多长期存在慢性腰背痛。

（3）放射痛：一些 OVCF 的患者除了表现骨折部位的局限性疼痛外，常表现为沿骨折部位神经走行的放射痛。腰背部压痛可向胸前、腹前区及下肢放射。如胸椎压缩性骨折的患者，背部疼痛沿肋间神经放射，多表现为胸前区或肋弓处疼痛；腰椎压缩性骨折的患者，腰部疼痛可向腹前区放射，或沿股神经或坐骨神经放射，相应神经支配区有疼痛、木胀感。其中，胁腹部及前方放射痛常见（66%），下肢放射痛罕见（6%）。

2. 后凸畸形

部分患者发生骨折后无明显疼痛不适，或经早期卧床及自服止痛药物治疗后疼痛减轻，仍能从事日常工作而未诊治。由于患者早期未制动，常导致骨折椎体继续压缩变扁，骨折愈合差，发生进展性脊柱后凸畸形，导致脊柱矢状面失平衡。

3. 腰背部的慢性疼痛及身高下降，背部肌肉的痉挛和抽搐

部分患者由于骨折部位疼痛，患者长期保持疼痛最小的体位，背部肌肉长时间痉挛，翻身或屈伸导致疼痛加重时，可发生抽搐。大部分患者出现骨折部位棘旁疼痛和压痛，部分患者出现骨折部位棘旁疼痛、压痛不明显，表现为骨折部位以下棘旁疼痛及压痛。如胸腰段椎体压缩性骨折，表现为下腰痛，患者由于腰背部疼痛。下腰段肌肉长时间痉挛，肌肉疲劳，引起远离骨折部位的疼痛及压痛等。

4. 其他表现

其他表现如肺活量减少、呼吸功能障碍、腹部受压、食欲减退、腰椎前凸增大、椎管狭窄、腰椎滑脱等，以及健康状况恶化、失眠和抑郁症等。

三、诊断

1. 体格检查

观察患者，评估全身情况及舒适度、矢状面平衡、体形、有无呼吸困难及肥胖。注意触诊肋骨，肋骨骨折很常见。新鲜骨折的压痛点多在棘突部位。应重视神经系统检查，患者多伴有椎管狭窄或神经病。骶骨不全骨折可造成尾骨或骶髂关节区域的疼痛。骶髂关节分离试验（"4"字试验）或其他骶髂关节负荷试验均可加重疼痛。

2. 实验室检查

（1）骨形成的标记物包括 ALP 和 OCN。

（2）骨降解的标记物包括胶原脱水产物（交联端肽和吡啶诺林）。

（3）骨折类型罕见或有肿瘤、感染史，应检查细胞沉降率、全血细胞计数及分类计数、C 反应蛋白、血清及尿的蛋白电泳及前列腺特异性抗原等。

3. 影像学检查

（1）X 线检查：X 线检查作为一种传统的检查方法，可用于评估有症状的骨质疏松患者，骨折患者可表现为椎体变扁、楔形变，或

椎弓根受损。但 X 线检查在骨密度测量方面不准确。通过 X 线片可以初步判断骨折的新旧：清晰的皮质断裂和骨折线是新鲜骨折的征象，椎体楔形改变、终板硬化、骨质增生则提示为陈旧性骨折。同一个椎体在陈旧性骨折的基础上再次发生新鲜骨折并不罕见，这种情况则很难通过 X 线平片来判断骨折的新旧。

(2) CT 检查：优点是成像清晰，密度分辨率较高，可通过窗宽、窗位的变换能观察椎体内、椎旁软组织及椎管内的影像，发现 X 线检查不能发现的骨皮质、骨纹理的中断，弥补了 X 线检查的不足。

(3) MRI 检查：可更准确地评估骨折的新鲜程度及有无椎管压迫，也是目前比较主要的检查。既往主要以 X 线检查和 CT 检查作为诊断的主要手段，虽然其简便易行，敏感性较高，但是特异性较差，尤其是判断骨折新旧程度，以及与恶性肿瘤所致椎体压缩骨折难以鉴别。脂肪抑制像是十分必要的，以鉴别是否为新鲜骨折、肿瘤或椎体内脂肪岛。鉴别骨质疏松性骨折和恶性肿瘤的关键是看有无椎弓根及软组织受累。

(4) 双能 X 射线吸收法 (dual-energy X-ray absorptiometry, DEXA) 检查：骨密度测量对早期诊断骨质疏松，评估再发骨折风险及指导治疗有重要意义。目前采用 DEXA 测量腰椎和髋部的骨密度是诊断骨质疏松公认的金标准。DEXA 的优点是准确 (误差率腰椎为 1%～2%，股骨为 3%～4%)、射线剂量低、检查时间短、影像解析度高。DEXA 可用于测量基线骨密度及对治疗的反应。脊柱侧凸、椎体压缩骨折、骨赘形成、骨外钙化及血管疾病可导致 DEXA 测量值假性升高。

(5) 定量 CT 检查：定量 CT 生成的椎体横断面影像可同时测定小梁骨的骨密度。骨小梁的层数越高，易感区域内的定量 CT 密度信号越强。定量 CT 的准确性为 90%～95%，但放射剂量高于 DEXA。

(6) 超声检查：主要作为筛查手段。

四、治疗

目前，OVCF 的治疗方法包括非手术治疗和手术治疗，手术治疗包括微创手术和开放手术，非手术治疗包括卧床休息、药物镇痛、支具外固定等。非手术治疗无法纠正脊柱畸形，且患者常存在较长时间的腰背痛。无论哪一种治疗方法，都需要与抗骨质疏松治疗相结合，才能从根本上提高骨量及骨强度，降低再次骨折的发生率。

1. 非手术治疗

非手术治疗的目的包括：缓解疼痛；早期恢复活动；维持脊柱的矢状面和冠状面稳定；预防晚期的神经压迫。

(1) 应用镇痛剂及支具：用来控制患者的症状。可持续应用阿片类镇痛剂直至患者可以耐受负重。有限接触支具 (如三点 Jewett 伸展支具或 Cash 支具) 便于穿戴，但患者的顺应性较差。

(2) 限制活动及卧床休息：常可改善症状。

(3) 物理治疗：有助于患者早期恢复活动。

(4) 药物治疗：即抗骨质疏松治疗。抗骨质疏松药物主要分为骨吸收抑制剂、骨形成促进剂、骨矿化物促进剂及具有双重作用的制剂。

骨吸收抑制剂：包括双磷酸盐类、雌激素、降钙素等。双磷酸盐类药物至今已发展成为最有效的骨吸收抑制剂，能抑制破骨细胞介导的骨吸收，有效增加骨密度。雌激素替代疗法是治疗绝经后骨质疏松的有效治疗方案。但长期应用雌激素的不良反应有乳腺癌、子宫内膜癌、心血管意外及血栓栓塞等。因此，目前不主张将雌激素替代疗法作为绝经后妇女防治骨质疏松的首选药物。降钙素是强有力的骨吸收拮抗剂，应用降钙素治疗骨质疏松患者能够减少骨吸收，增加骨形成，特别是使骨有机质增加，增加骨量和骨质量，对骨质疏松性骨痛有很好的镇痛效果。

骨形成促进剂：包括 PTH、他汀类药物、氟化物。特立帕肽是目前美国 FDA 批准的唯一 PTH，在成骨和降低骨折风险方面疗效显著。他汀类药物对骨组织具有双向作用，既能促进骨形成，又能抑制骨吸收。

骨矿化物促进剂：包括钙剂、维生素 D、锶盐等。钙剂、维生素 D 是骨代谢调节剂，对骨吸收和骨形成有调节作用，还能改善神经肌肉的协调性、反应能力、平衡能力。锶盐是一种新型抗骨质疏松药物，可降低椎体及椎体外骨折的发生危险。雷奈酸锶既可促进骨形成，又可抑制骨吸收。维生素 K_2 是一种具有双重作用的药物，其优点是可以长期服用。

2. 手术治疗

（1）开放手术：目前多用于伴有神经、脊髓受压及结构性失平衡的患者，但骨质疏松常易导致内固定失败。开放手术创伤大，患者多为老年人，术前需评估患者心肺功能及手术的耐受力，行骨密度测量以评估患者骨质疏松严重程度，内固定植入时常需骨水泥强化。

（2）微创手术：目前开展较成熟的微创手术主要包括经皮椎体成形术（percutaneous vertebroplasty，PVP）和经皮后凸成形术（percutaneous kyphoplasty，PKP），微创手术可以达到稳定骨折、恢复椎体力学强度、防止椎体进一步压缩和缓解疼痛的目的，使患者早期恢复正常活动。对于 OVCF，虽然没有研究证明 PVP 比非手术治疗效果优越，但通过临床经验，我们认为早期行微创手术治疗是 OVCF 治疗的最佳方法。

PVP 适应证：椎体骨质疏松症，并伴有与之相关的疼痛，经支具及药物治疗无效者；OVCF（包括激素引起的骨质疏松）；椎体血管瘤；骨质疏松性椎体爆裂型骨折（为加强椎弓根螺钉的固定力，可先行 PVP）；转移性肿瘤引起的顽固性疼痛。PVP 禁忌证：感染；出血性疾病；不稳定骨折或伴有脊髓和神经根损伤；极重度椎体压缩性骨折不能建立工作通道及合并需要手术治疗的同部位病变，如椎弓根骨折；严重压缩性骨折（上胸椎压缩比超过 50%，腰椎压缩比超过 75%）。

PKP 适应证：OVCF 引起的疼痛；OVCF 引起的后凸畸形；溶解性骨肿瘤引起的骨损伤导致的疼痛。PKP 禁忌证：稳定的、治愈的、无疼痛的 OVCF；内在的或病理性的出血异常（尤其是在椎弓根皮质或椎体后方被穿透时）；骨质疏松性椎体爆裂型骨折。

OVCF 作为老龄化社会的多发病常见病，严重影响老年人的生活质量，及时有效的预防和治疗 OVCF 尤为重要。虽然其临床表现复杂多变，但在临床工作中，可以根据其特征性表现，结合影像学检查，做出诊断。早期进行系统的抗骨质疏松治疗及微创手术治疗是必要的。

（郝定均）

第二节 | 脊柱肿瘤导致的脊柱损伤

脊柱肿瘤按来源可分为原发性脊柱肿瘤和继发性脊柱肿瘤。前者是指起源于脊柱骨及其附属结构的肿瘤，其组织来源可以是纤维组织、软骨、骨形成、血源性、脂肪、血管、神经和脊索组织，也可能是未知来源；后者是指原发于脊柱以外的恶性肿瘤，通过血液或淋巴系统转移到脊柱，其发病率较高，占脊柱肿瘤的大多数。无论是原发性脊柱肿瘤还是继发性脊柱肿瘤，其都会导致脊柱内成骨、破骨的失衡，造成脊柱骨结构的破坏，从而引起脊柱损伤。根据脊柱肿瘤的不同病理类型，可选用手术、放疗、化疗、靶向治疗等治疗方式，以对脊柱肿瘤导致的脊柱损伤进行治疗。

一、流行病学

原发性脊柱肿瘤发病相对罕见，以原发性良性脊柱肿瘤为主，较为常见的病理类型包括骨样骨瘤、成骨细胞瘤、动脉瘤样骨囊肿、血管瘤、嗜酸性肉芽肿、骨软骨瘤和骨巨细胞瘤等。原发性恶性脊柱肿瘤主要包括脊索瘤、骨肉瘤、软骨肉瘤、尤文肉瘤及骨髓瘤、淋巴瘤等，其中脊索瘤最为常见，约占所有原发性恶性脊柱肿瘤的 20%。

随着恶性肿瘤发生率的增加，其骨转移的发生也越发常见。在恶性肿瘤的骨转移中，脊柱是最为常见的转移部位。继发性脊柱肿瘤主要来源于肺、肝、肾、乳腺、前列腺、甲状腺等脏器肿瘤的血液播散、直接蔓延，或淋巴、脑脊液播散。在脊柱转移瘤中，以胸椎为多见，其次为腰椎、颈椎和骶尾椎。

二、临床表现

脊柱肿瘤在早期往往缺乏特征性的临床表现，难以进行早期发现，从而容易出现误诊和漏诊。无论是原发性或继发性脊柱肿瘤，其典型的临床表现均为患区局部疼痛、局部包块，以及肿瘤所导致的神经损伤、脊柱畸形。继发性肿瘤患者晚期会出现原发性恶性肿瘤的恶病质表现，如贫血、消瘦、低热、乏力等。

1. 疼痛

在各类临床表现中，疼痛最为常见。80%以上的原发性脊柱肿瘤以疼痛为首发表现，疼痛可分为局部钝痛、神经放射痛、机械性疼痛。钝痛的原因包括骨浸润、骨破坏、骨病变

组织的压迫；神经放射痛的原因包括肿瘤对脊髓、神经根的压迫；机械性疼痛常由病理性骨折和脊柱不稳引起。夜间痛是骨肿瘤特征性的临床表现，对于脊柱肿瘤而言，夜间痛的原因在于：①夜间常采取卧位，静脉压力相对较高，对肿瘤周围的神经存在刺激；②夜晚患者精力较为集中，对疼痛更为敏感；③肿瘤释放炎性介质对神经形成刺激等。

2. 肿块

部分患者以肿块为首发表现，主要表现为颈椎或脊柱后部附件结构的肿瘤，当脊柱肿瘤位于椎体时，由于椎体的位置较深，难以在体表发现。恶性脊柱肿瘤的包块增长一般较快，可对周围组织形成压迫等，也可造成局部的疼痛和不适。

3. 畸形

脊柱肿瘤所导致的脊柱畸形并不少见，其主要机制是肿瘤对椎体或其附件结构的破坏导致患者在生长发育或日常生活中脊柱周围组织的痉挛性反应，另外体积较大的肿瘤也会对周围结构造成挤压。例如，骨样骨瘤、骨软骨瘤常可出现凹向病灶侧的侧凸畸形，其侧弯顶点常为病灶所在部位。

4. 神经损伤

脊柱肿瘤及其骨破坏均可压迫脊髓，造成神经损伤表现。一般情况下，脊柱肿瘤常发生于椎体结构，从前方压迫锥体束或前角细胞，因此这类脊髓压迫以运动功能损害为最先表现。另外，脊髓压迫症状常根据压迫程度的不同而出现不同表现，有脊髓前角综合征、脊髓后角综合征及布朗－塞卡综合征等。

三、诊断

1. 实验室检查

酸性磷酸酶、ALP、血尿本周蛋白（Bence-Jones protein）、血沉等指标都对脊柱肿瘤有间接诊断作用。当存在正常或异常的成骨时，如骨折愈合、骨肉瘤、成骨性转移性肿瘤、畸形性骨炎等 ALP 将会增高。酸性磷酸酶增高

往往提示前列腺癌骨转移，另外血尿本周蛋白增高、血沉增快常见于骨髓瘤。对于转移性肿瘤，根据原发肿瘤的不同可有一些不同的肿瘤相关标志物。例如，结直肠癌的 CEA、CA199、CA120 多为阳性，前列腺癌中 PSA 多为阳性。

2. 影像学检查

（1）X 线检查：虽然 X 线检查是首先推荐的诊断脊柱损伤的影像学检查方式，但是其诊断脊柱肿瘤的贡献有限。X 线检查对脊柱骨损伤的诊断需要至少丢失 50% 的骨小梁，X 线检查提示的常见脊柱损伤包括成骨性损伤、溶骨性损伤、混合性损伤和骨折。另外，X 线检查也可评估脊柱的稳定性、站立位的脊柱力线和病理性骨折。

（2）CT 检查：相比于 X 线平片，CT 检查对异常的骨矿化有高度的敏感性，其可用于检查早期的骨性病变。另外，其还可以通过三维重建评估肿瘤体积、检测微小的骨矿化表现和肿瘤的软组织侵袭程度，从而有助于手术方案的制定。

（3）MRI 检查：MRI 检查对脊柱损伤有极高的敏感性和特异性，同时无须使患者暴露在放射性射线中。由于 MRI 检查在区分肿瘤和正常软组织边界上的优势，其被认为是评估脊柱肿瘤的最佳影像学检查方式。另外，MRI 检查也可很好地评估肿瘤对神经压迫的程度。增强磁共振有助于区分硬膜内外的肿瘤、髓内髓外的肿瘤。钆造影剂也协助评估肿瘤坏死的程度。

（4）同位素骨扫描：同位素骨扫描可通过检测骨形成过程的放射性同位素以达到诊断脊柱肿瘤的目的，其对诊断成骨性改变有较高的敏感性，但是由于非肿瘤性病变（如骨关节炎）也可造成放射性同位素的高摄取，同位素骨扫描的特异性较低。另外，术中同位素骨扫描也可评估骨样骨瘤切除的完整性，以降低肿瘤复发。

3. 组织病理学检查

组织学诊断是脊柱肿瘤诊断的金标准，而活组织检查主要的方式包括细针活检、粗针活检、切开活检和切除活检。细针活检和粗针活检常依赖影像学检查（X 线、CT 和 MRI 检查）引导，以经皮穿刺的方式获取肿瘤组织。若活检完成后需要行根治性切除术，穿刺的针道需要一并切除。

四、临床分期

Enneking 分期是骨与软组织肿瘤最常见的外科分期，其根据肿瘤的组织学有无突破间室及转移进行分级，进而指导手术方案的选择。对脊柱肿瘤而言，椎体外围皮质、椎板和棘突、软骨终板和软骨纤维环、前纵韧带、后纵韧带、黄韧带、棘间韧带和棘上韧带可作为肿瘤生长的生理性屏障。因此，可以将一个椎体看成肿瘤生长的间室，其根据肿瘤的良、恶性对肿瘤进行分级（表 17-1，表 17-2），并指导手术方案的选择。

脊柱肿瘤不稳评分（spinal instability neoplastic score，SINS）是评估肿瘤破坏骨结构后导致脊柱稳定性的评分。该评分根据肿瘤部位、疼痛与运动关系、骨病损类型、脊柱力线、椎体塌陷情况和脊柱后结构受累情况进行打分。肿瘤部位：3 分，交界处（$C_0 \sim C_2$，$C_7 \sim T_2$，$T_{11} \sim L_1$，$L_5 \sim S_1$）；2 分，活动节段脊柱（$C_3 \sim C_6$，$L_2 \sim L_4$）；1 分，半固定（$T_3 \sim T_{10}$）；0 分，固定（$S_2 \sim S_5$）。疼痛与运动关系：3 分，机械痛；1 分，非机械性的间歇痛；0 分，无疼痛。骨病损类型：2 分，溶骨型；1 分，混合型（成骨型/溶骨型）；0 分，成骨型。脊柱力线：4 分，半脱位、明显移位；2 分，脊柱后凸、脊柱侧凸；0 分，正常力线。椎体塌陷：3 分，塌陷≥50%；2 分，塌陷＜50%；1 分，侵及＞50%椎体但无明显塌陷；0 分，以上均不是。脊柱后结构受累情况：3 分，两侧；1 分，单侧；0 分，以上均不是。0 ～ 6 分提示脊柱稳定性好，7 ～ 12 分提示潜在不稳定，13 ～ 18 分提示不稳定，7 ～ 18 分的患者应考虑外科手术干预治疗。

表 17-1　良性脊柱肿瘤的 Enneking 分期

分期	1 期：潜隐性	2 期：活动性	3 期：侵袭性
症状	无症状或轻微症状	轻中度症状	中重度症状
	完整包膜	假包膜	包膜不完整或无包膜
治疗	无须治疗	病灶内切除	病灶内切除伴或不伴放疗
	对症治疗		En-bloc 整块切除

表 17-2　恶性脊柱肿瘤的 Enneking 分期

分期	I A	I B	II A	II B	III
性质	间室内	间室外	间室内	间室外	远处转移
	低度恶性、无包膜		高度恶性、无包膜		
治疗	广泛切除伴或不伴放疗、质子治疗		广泛根治切除 + 放疗、化疗		放疗、化疗

五、治疗

脊柱肿瘤的治疗方案需考虑肿瘤的部位、个数，病理性质，患者的年龄、身体状况等多因素。对于良性脊柱肿瘤，其本身发展缓慢，对脊柱稳定性影响较小。若无明显神经压迫和脊柱不稳，可考虑非手术治疗，定期随访，密切观察。若疾病进展，可采用进一步的治疗。其中椎体血管瘤、动脉瘤样骨囊肿、嗜酸性肉芽肿等可首先采用非手术治疗（放疗、化疗、选择性动脉栓塞等）。若已出现脊柱不稳、病理性骨折、脊髓受压等症状，应积极手术治疗，手术方法可选择椎板减压、肿瘤切除、内固定重建等方式。

对放疗、化疗、内分泌治疗敏感的脊柱恶性肿瘤患者，应首先选择敏感的治疗手段。肿瘤的放疗敏感性在表 17-3 中展示。对于单发、无明显转移的原发性脊柱肿瘤和单一转移灶的继发性肿瘤，可采取根治性肿瘤整块切除手术。当肿瘤或肿瘤切除后脊柱失稳时，应重建脊柱稳定性。当肿瘤组织压迫脊髓等神经组织时，出现神经功能障碍，应行椎板减压术。若肿瘤不能完整切除，为降低术后复发，延长患者生存期，可采用放疗、化疗、靶向治疗等方式作为辅助治疗。

药物治疗方面，类固醇激素适用于有脊髓压迫症状的患者，可以减轻脊髓水肿，保护神经功能，对于继续神经功能损伤的防治具有一定的作用。对于神经母细胞瘤、尤文肉瘤、原始神经外胚层肿瘤、骨肉瘤、精原细胞肿瘤、骨髓瘤和淋巴瘤等肿瘤，它们对化疗高度敏感，因此可以手术前后选择化疗，以提高患者总体生存率。对于乳腺癌、前列腺癌和甲状腺癌等肿瘤，还可选择内分泌治疗。近年来，RANKL 单抗（地舒单抗）也逐步被应用于转移性脊柱肿瘤溶骨性骨破坏的治疗中，其疗效常与唑来膦酸、二磷酸盐等进行比较，通过随机对照试验，地舒单抗被认为可延缓前列腺癌骨肿瘤的发生；相比于唑来磷酸，地舒单抗可在乳腺癌、激素抵抗型前列腺癌患者中延缓或预防骨相关不良反应的产生，同时有较好耐受。

表 17-3　肿瘤的放疗敏感性

放疗敏感性	肿瘤类别
高敏感性	淋巴瘤
	骨髓瘤
中敏感性	乳腺癌
	前列腺癌
低敏感性	软组织肉瘤
	肾癌
	肺癌
	结肠癌

（宋滇文　孟通）

第三节 | 脊柱结核导致的脊柱损伤

骨结核是最常见的肺外结核，其中脊柱结核发病率较高，约占全身骨与关节结核的50% 左右。在脊柱结核中，腰椎结核发病率最高，胸椎次之，颈椎发病较少，而骶尾椎的结核更为罕见。由于椎体结构以松质骨为主，松质骨比皮质骨更容易受到结核分歧杆菌的侵犯，另外，椎体结构负重大，承受应力高，易发生慢性劳损，易受结核分歧杆菌侵袭，且椎体的滋养动脉多为终末动脉，结核分歧杆菌容易停留，因此，脊柱椎体是脊柱结核最常见的部位。结核分歧杆菌侵及椎体和椎间盘导致脊柱结核后，可导致椎体骨质破坏，引发脊柱畸形，造成脊柱损伤。

一、流行病学

在脊柱感染者中，脊柱椎体结核较为常见。患者多为 20～30 岁的年轻人或体质较差的老年人。脊柱结核多为单发病灶，少数可为多发，在每处病灶间可有正常的椎体或椎间盘组织分隔，称之为"跳跃性病灶"。由于结核分枝杆菌破坏脊柱松质骨，脊柱结核主要表现为组织坏死。在疾病早期，坏死骨质与周围正常的骨质不易区分，随着病变的进展，结核可穿破椎体，侵犯椎间盘或椎体周围组织，形成椎旁脓肿，也可因椎管内脓肿或脊柱后凸畸形导致脊髓压迫，引起患者瘫痪，对于存在脊柱后凸畸形的脊柱结核，可称为结核性脊柱炎。

二、临床表现

在疾病早期，脊柱结核的症状多不典型，常表现为结核病的全身症状，包括持续低热、盗汗、食欲不振及消瘦等。儿童患者可出现夜啼及烦躁症等。持续性钝痛是脊柱结核最常见的特征之一，多在劳累后加重，休息后减轻，可出现夜间痛。

1. 疼痛

寰枢椎部的结核，可出现顽固性颈部疼痛，导致出现颈前屈、头低垂的强迫体位，患者不能平卧，需行半坐位、坐位或行走时常双手托扶下颌，并伴有咽痛、吞口疼痛、张口受限等。胸椎和腰椎结核常表现为局部疼痛，也可累及肋间神经等引发神经反射痛。

2. 活动受限

脊柱结核也可导致脊柱活动度的下降。对于颈椎结核，其可表现为颈部僵硬、斜颈、选择受限，可导致颈部畸形，双眼不能平视。对于腰椎结核，渗出物的炎性刺激可导致腰大肌及髂腰肌痉挛，腰椎伸屈活动受限。另外，胸腰结核患者在站立或行走时，躯干常常向后倾斜，以减轻体重对病灶的压力。患者拾物时，需挺腰、屈膝、屈髋，此即拾物试验阳性。脊柱结核造成的骨结构破坏可导致椎体的楔形压缩，出现后凸成角畸形多见，也可出现侧凸畸形。

3. 神经损伤

在脊柱结核中，脊髓神经损伤症状也可出现，其主要发生于胸椎结核中。当破坏的骨块或脓肿压迫脊髓时，患者出现损伤平面以下的感觉、运动、括约肌功能障碍。而发生在颈椎、胸椎的压迫易导致完全性瘫痪，若早期手术解除神经压迫，可能导致永久性的神经损伤。

三、诊断

1. 实验室检查

在实验室检查中，血沉是最常用的指标。绝大多数脊柱结核患者均可出现血沉的增高，其高低与病变活动程度相一致。血沉快提示结核处于活动期。细胞学检查包括血液、穿刺脓液进行抗酸杆菌涂片、结核分枝杆菌培养和药敏试验。对于咳痰患者也可进行痰液检查抗酸杆菌。其他检测包括结核分枝杆菌的

GeneXpert 检测和结核感染 T 细胞检测（t-spot）。

2. 影像学检查

（1）X 线检查：X 线检查是最常用的检查方式，其可确定病变的位置、范围，有无死骨和脓肿形成。可通过正位 X 线片观察脊柱骨质有无破坏、缺损及椎间隙是否狭窄、消失，椎旁是否有阴影；侧位 X 线片可观察脊柱有无后凸畸形，椎体、椎间隙及附件的破坏情况，病理性骨折脱位或成角畸形情况。

（2）CT 检查：CT 检查能更早期地显示出椎体的破坏程度、范围、椎旁脓肿大小和脊髓神经受压的情况。可避免结构重叠，发现 X 线检查不易发现的病灶，通过密度变化区分结核性死骨与椎体破坏后的钙化灶，也可对死骨进行确切的定位。

（3）MRI 检查：MRI 检查能更为清晰地显示椎管内的脊髓、神经根及血管等组织受累的情况，对早期病变有较高的诊断率。

四、治疗

1. 非手术治疗

脊柱结核的非手术治疗应遵循结核病治疗的基本原则，应加强营养（高蛋白质、高糖和高维生素饮食）、卧床休息（减少体力的消耗）、制动（石膏床、支具、牵引固定），结合抗结核药类药物（异烟肼 300 mg/d；利福平 450 mg/d；乙胺丁醇 750 mg/d；吡嗪酰胺 500 mg/d）。初治者可选用 2 ～ 4 种药，量应足够大，连续用药。2 ～ 3 个月后，根据病情改善情况，酌情减药、减量。6 个月后，待病情稳定，可单独使用一种药，维持 1 ～ 2 年。

2. 手术治疗

针对有神经压迫、脊柱不稳、脊柱畸形、巨大脓肿形成、非手术治疗效果差伴死骨存在、窦道形成的脊柱结核，可考虑行外科手术治疗。手术禁忌证包括：全身身体状况差，难以耐受麻醉或手术的患者，严重房室传导阻滞、肝功能障碍、出血性疾病等；结核活动期，伴有肺部等部位活动性结核病灶，未能被控制者。

术前准备包括积极的全身支持治疗和有效的抗结核药物，从而使全身身体状况适合手术，病灶相对静止稳定。术前1～2天应给予广谱抗生素，训练床上大小便。对于有巨大脓肿的患者，可以使用超声引导下脓肿穿刺引流术。由于结核病灶多位于椎体，因此多数患者可选择前路清创病灶切除术。对于合并脊柱后凸畸形的患者，可以选择后路椎弓根螺钉固定，以矫正脊柱畸形。结核病灶清除后，应选用自体骨、异体骨或人工骨进行植骨融合，充分的植骨融合是脊柱结核痊愈的保证。

术后患者仍需卧床休息，待引流管拔出后在支具保护下逐步下地活动。根据营养状况，辅以高蛋白饮食。术后1周内使用继续抗生素控制感染。抗结核药物应继续使用12～18个月。每月检查肝肾功能等，评估结核药物毒副作用，在术后1、3、6、12、18、24个月复查，明确脊柱结核愈合情况。

（宋滇文　孟通）

第四节 | 强直性脊柱炎导致的脊柱损伤

强直性脊柱炎（ankylosing spondylitis，AS）是一种侵犯脊柱结构，同时累及骶髂关节和周围关节的慢性进行性炎性疾病。主要表现为脊柱中轴骨的疼痛、僵硬，早期表现为骶髂关节的炎症，晚期骨形成增加，导致僵直的发生。由于AS也可侵及外周关节，在临床表现、影像学和组织病理学方面与类风湿关节炎相似，因此，业界常将其看成是类风湿关节炎的一种变异，也称为类风湿性脊柱炎。作为一种自身免疫性疾病，AS常导致脊柱的慢性疼痛、畸形和骨折。

一、流行病学

AS通常起病于20～30岁的青年患者，好发于男性，男女比例为10∶1～4∶1。由于骨形成和吸收的失衡、椎体的应力遮挡、肌肉体积的减低和患者活动量的降低等因素，AS患者的骨密度较低，导致其常合并骨质疏松。AS患者在出现外部创伤时，脊柱损伤较为常见，其主要原因在于AS患者的脊柱出现僵直，犹如长骨，力臂较长；同时合并骨质疏松，缺乏韧带的限制，因此即使轻微创伤也可导致脊柱损伤。

二、临床表现

早期累及关节，表现为关节炎性改变和侵蚀，晚期可出现关节的融合和僵硬。其中，骶髂关节最早受累，之后出现椎间关节、肋椎关节的受累。肌腱端病也是AS常见的表现，其可导致纤维环、软骨终板的炎症和侵蚀，出现软骨下骨髓的水肿。

随着僵硬的进展，患者倾向于选择增加脊柱后凸的姿势来降低关节的负荷，缓解疼痛。这一代偿性的机制进而导致颈胸段、胸椎和腰椎的后凸畸形，这一畸形也可导致患者瘫痪，无法维持水平视线，严重影响患者的日常生活。关节融合后的脊柱将变得僵硬、易碎，即使在微小创伤下也会增加脊柱骨折的风险。

AS 也存在骨外的损伤，其中最常见的是前葡萄膜炎，约占 AS 患者的 25%，通过合理的治疗，该病极少导致失明。发生在胸椎和肋椎关节的强直可导致胸廓活动的明显降低，从而导致限制性肺疾患，降低肺的容积。另外，25%～30% 的 AS 患者会出现回肠炎或结肠炎等胃肠道疾患，AS 患者也会出现主动脉瓣狭窄、关闭不全等心脏疾病。

AS 导致的脊柱损伤常发生在颈椎或颈胸段，在微小松质骨创伤或骨折端血管受损时也可造成血肿的发生。由于血肿的发生，也增加了神经损伤的发生风险（58%～65%）。

三、诊断

1. 体格检查

临床表现方面，青年男性，有弥散的无固定位置的背痛、晨僵和活动受限，则需排除 AS 的诊断。体格检查一般提示矢状位的脊柱活动受限。选择 Schober 试验评估腰椎的活动度，患者取站立位，测量髂后上棘中点以上 10 cm 和以下 5 cm，做好标记。在完全屈曲的情况下，如果两点迁移小于 5 cm，则 Schober 试验阳性。在第 4 肋间测量，若胸廓扩张 < 2.5 cm，表明胸廓扩张受限。

2. 实验室检查

接近 90% 的 AS 患者表现为 HLA-B27 抗原的阳性，但是少于 10% 的 HLA-B27 抗原阳性患者表现出 AS 的症状。HLA-B27 是人体白细胞抗原，属于 HLA-B 位点之一。其基因属于 I 型 MHC 基因，在机体中所有有核细胞中均存在表达，尤其是淋巴细胞的表面有丰富的含量，但是 AS 发病与 HLA-B27 相关性的机制目前并不是十分清楚。AS 患者还表现出多种细胞因子的表达异常，如 IL 和 TNF 等。在 AS 发病的早期和活动期，80% 的患者血沉增快，在静止期或晚期血沉可降至正常。

3. 影像学检查

（1）X 线检查：骶髂关节的改变是诊断 AS 的主要依据。骶髂关节的 X 线检查改变比腰椎更具有特点。早期表现为关节边缘模糊，稍致密，关节间隙略增宽；中期表现为关节间隙狭窄，关节边缘骨质腐蚀，与致密增生交错，呈锯齿状；晚期表现为关节间隙消失，骨小梁通过，呈骨性融合。脊柱改变主要在 AS 的中晚期出现，表现为韧带骨赘，即椎间盘纤维环骨化的形成，甚至出现竹节样脊柱，方形椎体外观；伴有骨质疏松；椎旁韧带骨化，以黄韧带、棘间韧带和椎间纤维环的骨化最为常见；脊柱畸形，腰椎、颈椎前凸消失或后凸，胸椎生理性后凸加大；极易发生椎弓和椎体的疲劳性骨折及寰枢椎半脱位。

（2）CT 检查：骶髂关节 CT 检查可提高敏感性，早期发现骶髂关节病变。CT 检查能较满意显示骶髂关节间隙及关节面骨质，发现 X 线片不能显示的轻微关节面骨侵蚀及软骨下囊性病变等。

（3）MRI 检查：MRI 检查能显示骶髂关节软骨，对早期发现骶髂关节软骨改变及骶髂关节炎病情估计和疗效判定较 CT 检查更优。同时，MRI 检查对于硬膜外血肿、脊髓损伤和椎间盘损伤都有较好的诊断效能。鉴于骨折的高度危害，对于 CT 检查无法明确的脊柱骨折，建议选择 MRI 检查以明确脊柱骨折诊断。

4. 临床诊断标准（1984 年修正的纽约诊断标准）

①影像学提示的骶髂关节炎；②持续的下腰痛超过 3 个月；③胸廓活动度降低；④在矢状位和冠状位腰椎的活动度降低。满足①和②～④中的一条即可提示 AS。

四、治疗

1. 非手术治疗

（1）运动疗法：以保持脊柱的生理弯曲，防止畸形；保持胸廓活动度，维持正常的呼吸功能；保持骨密度和强度，防止骨质疏松和肢体失用性肌肉萎缩等。每天早晨及睡前常规做深呼吸运动，以维持胸廓最大的活动度，保持良好呼吸功能。做颈椎运动，以保持颈椎的正常活动度。做腰椎运动，以保持腰椎正常的活动度。肢体运动如游泳，既有利于四肢运动，又有助于增加肺功能和保持脊柱生理活动度。

（2）物理治疗：热疗和磁疗以增加局部血液循环，放松肌肉，减轻疼痛，保持正常活动。

（3）药物治疗：柳氮磺吡啶可控制疾病进展；非甾体抗炎药控制严重疼痛及僵硬症状；镇痛药与肌松药常用于非甾体抗炎药治疗无效的患者；肿瘤坏死因子抑制剂英夫利昔（infliximab）也可缓解临床症状，降低炎性指标和影像学上的炎性表现。

2. 手术治疗

手术治疗适用于病情稳定的晚期畸形及关节强直患者，以及出现脊柱骨折的患者，手术方式包括脊柱减压固定术、脊柱截骨术、髋关节成形术、髋关节截骨术、全髋或半髋关节置换术、膝关节截骨术及膝关节人工关节置换术等。

对于脊柱外科医生而言，AS 的脊柱骨折较为棘手。早期需采用临时固定，固定在患者损伤前的位置，而非正常体位。术前患者需要戒烟，非甾体抗炎药至少停用 2 周，术前应评估肺功能、超声心动图、肾功能（长期服用非甾体抗炎药的患者可出现肾功能异常）；需评估颈椎活动度，以决定麻醉插管方式，多数情况下需采用纤维支气管镜插管。术中需提供神经监护，观察 SEP 和 MEP，以评估减压和矫形对神经功能的影响。术前营养（白蛋白、前白蛋白和总蛋白）的补充也可提升患者的营养状况。

对于骨折后的血肿，应采用椎板减压和坚强固定的方式。对于伴有严重骨质疏松的患者，螺钉 – 骨面的接触可能无法满足脊柱的稳定性，需要术中延长固定阶段，术后使用外固定支具，并延缓负重时间。另外对于颈椎损伤，侧块螺钉的把持力较差，也需要术后使用 Halo-vest 支架等外固定；使用椎板钩可以提供较好的稳定性，但仍需外固定支具固定；选择椎弓根螺钉固定可以提供更好的稳定性。

针对 AS 脊柱损伤的手术治疗可采用脊柱后部结构楔形截骨术、经椎弓根椎体截骨术（pedicle subtraction osteotomy，PSO）、后凸节段切除截骨术（vertebral column resection，VCR）等方式。脊柱后部结构楔形截骨术最早由 Smith-Petersen 设计，也称 SPO 截骨术（Smith-Petersen osteotomy，SPO），通过在脊柱后部结构截除楔形骨块，在闭合两截骨面时，该节段前方的椎间盘裂开，两椎体间形成向前开口的空隙，增大腰椎前凸，以代偿脊柱上部的后凸畸形。因为脊髓圆锥在成人止于 L_1 下缘或 L_2 上缘水平，所以 L_1 以下的截骨矫形较为安全合理。多节段椎弓楔形截骨术是近年来临床常用的术式，该术式以后凸顶点为中心做脊柱后部多个平面楔形截骨术，当闭合多处截骨面时，脊柱恢复生理弯曲或接近生理弯曲，其优点在于以后凸顶点为中心截骨可直接矫正畸形，符合力学原则。另外，多段分散矫正畸形过程中，每个节段截骨面积相对较小，较单椎体大幅度截骨更易完成，也可分散应力，减少对脊柱稳定性的影响，避免对椎体前方血管和内脏的过度牵拉。全脊柱截骨术由 Mcmaster 于 1988 年提出，其截骨范围包括整个椎弓和椎体，自前纵韧带切除楔形范围内的全部骨质，使脊柱完全截断，上下波及 1～3 个椎体，使脊髓神经根游离于截骨面。闭合截骨间隙矫正畸形及术后脊柱的稳定性均需依赖内固定维持。该术式的优点在于单段截骨范围广，矫正角度大，但是其手术创伤大，存在潜在的脊髓损伤风险。

（沈洪兴）

第五节 | 脊柱火器伤

在非战争时期，脊柱火器伤较少发生，仅呈散在分布，但是由于军事医学的需要及外科医生的机动性，仍应对此进行全面的了解。脊柱火器伤是指子弹的贯通伤或弹片所致的脊柱骨折，虽然多数情况下其为稳定性损伤，但是其伤情较重，为投射物直接损伤或冲击压力波、高温所致的损伤，极少发生骨折片直接损伤脊髓。由于其与常规脊柱骨折或脱位所致的闭合性脊柱损伤致伤机制不同，因此两者处理重点也不尽相同。

一、病因

（一）伤口及伤道

脊柱火器伤的损伤机制与子弹或弹片的贯通、震荡及钝挫作用密切相关。贯通伤通常有明确的进口和出口，其中，子弹所导致的贯通伤入口通常较小，而出口则可大数倍或数十倍，近距离伤者的入口处皮肤可有颜色改变，呈黑色烟熏状；弹片的贯通伤入口较大，可见明显的组织撕裂伤，因其贯通能力差，出口可较小。若为非贯通伤，则无出口，子弹或弹片留置于体内，需通过 X 线检查或 CT 检查明确其具体位置，推断损伤水平。

（二）损伤部位

脊柱火器伤在脊柱各节段的发病率与各节段的总长度相关，由于胸椎长度最长，其发病率最高。颈椎与腰椎比较，颈椎有 7 节，担起椎体高度较低，总长度小于腰椎。骶椎的发病率最低。在椎体、椎板、椎弓、关节突、棘突及横突各部位脊柱火器伤的发生概率则比较随机。另外由于脊柱火器伤多为直接或间接暴力，一般不会导致矢状位、冠状位和水平位的脱位，导致椎体粉碎性骨折的概率也较低，因此脊柱稳定性维持较好。

二、临床表现

由于脊柱火器伤多发生在胸椎与腰椎，而胸椎与腰椎分别位于胸腔及腹腔内，因此脊柱火器伤常伴发胸腔或腹腔脏器损伤，如血气胸、肠穿孔、腹膜后血肿或实质脏器损伤等，进而出现疼痛、神经损伤等严重的临床表现。另外，脊柱火器伤也可伴发颅骨、锁骨、骨盆和肩胛骨骨折等并发症，进而导致相应临床表现。

三、诊断

1. 病史诊断

脊柱火器伤患者有明确的受伤史，结合查体和影像学检查，诊断脊柱火器伤并不困难，但由于其常合并血气胸或大血管、空腔脏器的损伤，情况较为紧急，常需尽快处理，以挽救生命。

2. 体格检查

体格检查包括快速全体查体，明确患者神志、意识、呼吸、脉搏、血压等一般情况后，重点观察有无颈内动脉、静脉、锁骨下动脉损伤，伤口有无渗血，有无张力性气胸，是否有腹痛、腹胀、板状腹等腹膜刺激征等。在意识清楚、头颅等重要脏器无损伤的情况下，继续评估患者的感觉、运动和反射情况。

3.影像学检查

影像学评估方面，X线检查有助于判断伤口位置、弹道走行、异物存留、胸腹部症状及损伤平面等。CT检查有助于评估胸腔脏器情况、目前脊柱损伤情况；MRI检查可评估脊髓损伤情况。

四、治疗

1.非手术治疗

常用的非手术治疗为药物治疗。脊柱火器伤药物治疗的作用主要为减轻神经水肿，保护或促进脊髓功能恢复，使用的药物包括甲泼尼龙等，具体使用方法参见第十九章。

2.手术治疗

手术治疗以探查术结合清创术为主，脊柱火器伤伤口均为污染伤口，常携带细菌，同时伤道内的损伤坏死组织也可加重感染，因此，对于脊柱火器伤应早期清创。但由于脊柱位置深在，伤道方向也不尽相同，因此，清创术的要求也存在差异。若入口或出口位于背部时，可选择背部切口，在探查脊柱损伤的同时切除创缘；如伤口离脊柱中线较远，则伤口行常规清创，再通过后路正中切口探查脊柱损伤情况。若椎管内仍存留异物，伤口不在背部，首先行X线检查，明确椎管内有骨折块或异物，背部后正中切口探查椎管，伤口处行清创。合并截瘫的脊柱火器伤患者应首先通过伤口位置、弹道方向、影像学检查评估脊柱骨折脱位和脊髓压迫情况，在完成减压固定术后，彻底清创。无神经压迫症状的患者或椎管内弹片和骨折块的患者，无须行椎管探查术，以防造成椎管内感染。脊柱骨折合并脏器损伤的患者应在行胸腔或腹腔清创及脏器修复的同时，清除脊柱骨折块及异物，火器伤口则另行清创术。

术后处理：根据伤口污染细菌情况，使用有效、足量的广谱抗生素预防感染，以防止脑脊膜或脊髓发生感染。视脊柱损伤情况选择卧床时间。对于未行手术固定的患者需卧床4～8周，直至骨折愈合。行固定术的患者术后待软组织愈合即可在外固定支具保护下下地活动。对于火器伤伤口，应使伤口开放引流1～2周，根据伤口清洁程度，行延期缝合或二期缝合。

（宋滇文　孟通）

• 参考文献

范天奇，尹华斌，宋滇文，2018.儿童脊柱结核治疗现状及进展 [J]. 脊柱外科杂志，16(4): 248-252.

郭瑛，贾连顺，2010.脊柱脊髓火器伤早期救治的研究进展 [J]. 中国脊柱脊髓杂志，9: 786-788.

黄稳定，严望军，肖建如，2015.全脊椎整块切除术治疗胸腰椎脊柱肿瘤 [J]. 脊柱外科杂志，13(5): 315-318.

李其训，李主一，1991.脊柱脊髓火器伤合并多发伤92例的救治 [J]. 人民军医，(10): 5-8.

梁朝革，陈长青，贾连顺，2004.脊柱脊髓火器伤特点及现代救治概念 [J]. 国外医学（骨科学分册），25(6): 332-334.

梁朝革，陈长青，贾连顺，2005.脊柱脊髓火器伤 [J]. 中国脊柱脊髓杂志，15(5): 313-315.

刘晋才，1996.脊柱脊髓现代火器伤救治处理 [J]. 战创伤参考资料 (2): 26-29.

邱贵兴，裴福兴，胡侦明，等，2015.中国骨质疏松性骨折诊疗指南（骨质疏松性骨折诊断及治疗原则）[J]. 中华骨与关节外科杂志，8(5): 371-374.

宋滇文，2018.脊柱结核规范化外科治疗：争议与共识 [J]. 脊柱外科杂志，16(4): 7-8.

魏子恒，宋滇文，2020.椎体强化术治疗骨质疏松性椎体压缩性骨折的争议与分析 [J]. 中华骨科杂志，40(20): 1420-1428.

吴建锋，赵庆华，蔡郑东，等，2019.一期前路病灶旷置术治疗上颈椎结核 [J]. 脊柱外科杂志，17(5): 324-328.

夏维波，章振林，林华，等，2019.原发性骨质疏松症诊疗指南 (2017)[J]. 中国骨质疏松杂志，25(3): 281-309.

印平，马远征，马迅，等，2015.骨质疏松性椎体压缩性骨折的治疗指南 [J]. 中国骨质疏松杂志，21(6): 643-648.

BARALIAKOS X, HERMANN K A, XU S, et al., 2020. Spinal mobility in the cervical and lumbar spine correlates with magnetic resonance imaging findings for inflammatory and structural changes in patients with active ankylosing spondylitis[J]. Clin Exp Rheumatol. 38(3): 467-471.

BARALIAKOS X, LISTING J, RUDWALEIT M, et al., 2008. The relationship between inflammation and new bone formation in patients with ankylosing spondylitis[J]. Arthritis Res Ther, 10(5): R104.

BOLLEN L, DIJKSTRA S P D, BARTELS R, et al., 2018. Clinical management of spinal metastases-the dutch national guideline[J]. Eur J Cancer, 104: 81-90.

BORIANI S, CECCHINATO R, RIGHI A, et al., 2019. Primary vascular bone tumors in the spine: a challenge for pathologists and spine oncology surgeons[J]. Eur Spine J, 28(6): 1502-1511.

CALABRO J J, MALTZ B A, 1970. Ankylosing spondylitis[J]. N Engl J Med, 282: 606-610.

CHAN P, BORIANI S, FOURNEY D R, et al., 2009. An assessment of the reliability of the Enneking and Weinstein-Boriani-Biagini classifications for staging of primary spinal tumors by the Spine Oncology Study Group[J]. Spine, 34(4): 384-391.

COLE J S, PATCHELL R A, 2008. Metastatic epidural spinal cord compression[J]. Lancet Neurol, 7(5): 459-466.

DHARMALINGAM M, 2004. Tuberculosis of the spine-the Sabah experience. Epidemiology, treatment and results[J]. Tuberculosis(Edinb), 84(1-2): 24-28.

DONTHINENI R, 2009. Diagnosis and staging of spine tumors[J]. Orthop Clin North Am, 40(1): 1-7.

DUNN R N, BEN HUSIEN M, 2018. Spinal tuberculosis: review of current management[J]. Bone Joint J, 100-b(4): 425-431.

EISMAN J A, BOGOCH E R, DELL R, et al., 2012. Making the first fracture the last fracture: ASBMR task force report on secondary fracture prevention[J]. J Bone Miner Res, 27(10):2039-2046.

FISHER C G, DIPAOLA C P, RYKEN T C, et al., 2010. A novel classification system for spinal instability in neoplastic disease: an evidence-based approach and expert consensus from the Spine Oncology Study Group[J]. Spine, 35(22): e1221-1229.

FIZAZI K, CARDUCCI M, SMITH M, et al., 2011. Denosumab versus zoledronic acid for treatment of bone metastases in men with castration-resistant prostate cancer: a randomised, double-blind study[J]. Lancet, 377(9768): 813-822.

FUTAKUCHI M, FUKAMACHI K, SUZUI M, 2016. Heterogeneity of tumor cells in the bone microenvironment: Mechanisms and therapeutic targets for bone metastasis of prostate or breast cancer[J]. Adv Drug Deliv Rev, 99(Pt B): 206-211.

HAROON N, DANDA D, 2014. 'Bamboo spine', a thing of the past?[J]. Int J Rheum Dis, 17(2): 127-130.

HAYES F A, THOMPSON E I, HVIZDALA E, et al., 1984. Chemotherapy as an alternative to laminectomy and radiation in the management of epidural tumor[J]. J Pediatr, 104(2): 221-224.

JAIN A K, 2002. Treatment of tuberculosis of the spine with neurologic complications[J]. Clin Orthop Relat Res(398): 75-84.

JAIN A K, 2010. Tuberculosis of the spine: a fresh look at an old disease[J]. J Bone Joint Surg Br, 92(7): 905-913.

JAIN A K, DHAMMI I K, 2007. Tuberculosis of the spine: a review[J]. Clin Orthop Relat Res, 460: 39-49.

JELLEMA K, OVERBEEKE J J, TEEPEN H L, et al., 2005. Time to diagnosis of intraspinal tumors[J]. Eur J Neurol, 12(8): 621-624.

JOSÉ ALCARAZ MEXÍA M, IZQUIERDO NÚÑEZ E, SANTONJA GARRIGA C, et al., 2001. Osteochondroma of the thoracic spine and scoliosis[J]. Spine, 26(9): 1082-1085.

KHANNA K, SABHARWAL S, 2019. Spinal tuberculosis: a comprehensive review for the modern spine surgeon[J]. Spine J, 19(11): 1858-1870.

KOLLER H, KOLLER J, MAYER M, et al., 2018. Osteotomies in ankylosing spondylitis: where, how many, and how much?[J] . Eur Spine J, 27(Suppl 1): 70-100.

KOSTUIK J P, 1990. Anterior Kostuik-Harrington distraction systems for the treatment of kyphotic deformities[J]. Spine, 15(3): 169-180.

LAUFER I, RUBIN D G, LIS E, et al., 2013. The NOMS framework: approach to the treatment of spinal metastatic tumors[J]. Oncologist, 18(6): 744-751.

LEE S F, WONG F C S, TUNG S Y, 2018. No ordinary back pain: malignant spinal cord compression[J]. Am J Med, 131(7): 772-774.

LU J, REN Z, LIU X, et al., 2019. Osteoporotic fracture guidelines and medical education related to the clinical practices: a Nationwide survey in China[J]. Orthop Surg, 11(4): 569-577.

MITHAL A, BANSAL B, KYER C S, et al., 2014. The Asia-Pacific regional audit-epidemiology, costs, and burden of osteoporosis in India 2013: a report of international osteoporosis foundation. [J] Indian J Endocrinol Metab, 18(4): 449-454.

MOON M S, 1997. Tuberculosis of the spine. Controversies and a new challenge[J]. Spine, 22(15): 1791-1797.

NIKOLAJEK K, KUFELD M, MUACEVIC A, et al., 2011. Spinal radiosurgery−efficacy and safety after prior conventional radiotherapy[J]. Radiat Oncol, 6: 173.

PARK Y S, KIM H S, BAEK S W, 2014. Spinal osteotomy in ankylosing spondylitis: radiological, clinical, and psychological results[J]. Spine J, 14(9): 1921-1927.

PATEL D A, CAMPIAN J L, 2017. Diagnostic and therapeutic strategies for patients with malignant epidural spinal cord compression[J]. Curr Treat Options Oncol, 18(9): 53.

PATRICK D L, CLEELAND C S, VON MOOS R, et al., 2015. Pain outcomes in patients with bone metastases from advanced cancer: assessment and management with bone-targeting agents[J]. Support Care Cancer, 23(4): 1157-1168.

REN L, PENG C, HU X, et al., 2020. Microbial production of vitamin K_2: current status and future prospects[J]. Biotechnol Adv, 39: 107453.

SALAFFI F, CAROTTI M, GAROFALO G, et al., 2007. Radiological scoring methods for ankylosing spondylitis: a comparison between the bath ankylosing spondylitis radiology index and the modified stoke ankylosing spondylitis spine score[J]. Clin Exp Rheumatol, 25(1): 67-74.

SHARMA A, CHHABRA H S, CHABRA T, et al., 2017. Demographics of tuberculosis of spine and factors affecting neurological improvement in patients suffering from tuberculosis of spine: a retrospective analysis of 312 cases[J]. Spinal Cord, 55(1): 59-63.

SHWEIKEH F, QUINSEY C, MURAYI R, et al., 2017. Treatment patterns of children with spine and spinal cord tumors: national outcomes and review of the literature[J]. Childs Nerv Syst, 33(8): 1357-1365.

SINGER A, EXUZIDES A, SPANGLER L, et al., 2015. Burden of illness for osteoporotic fractures compared with other serious diseases among postmenopausal women in the United States[J]. Mayo Clin Proc, 90(1): 53-62.

SMITH J A, 2015. Update on ankylosing spondylitis: current concepts in pathogenesis[J]. Curr Allergy Asthma Rep, 15(1): 489.

SMITH M R, SAAD F, COLEMAN R, et al., 2012. Denosumab and bone-metastasis-free survival in men with castration-resistant prostate cancer: results of a phase 3, randomised, placebo-controlled trial[J]. Lancet, 379(9810): 39-46.

SONG D, MENG T, LIN Z, et al., 2016. Clinical features and prognostic factors of pediatric spine tumors: a single-center experience with 190 cases[J]. Spine, 41(12): 1006-1012.

STOPECK A T, LIPTON A, BODY J J, et al., 2010. Denosumab compared with zoledronic acid for the treatment of bone metastases in patients with advanced breast cancer: a randomized, double-blind study[J]. J Clin Oncol, 28(35): 5132-5139.

TAUROG J D, CHHABRA A, COLBERT R A, 2016. Ankylosing spondylitis and axial spondyloarthritis[J]. N Engl J Med, 375(13): 1303.

TULI S M, 2007. Tuberculosis of the spine: a historical review[J]. Clin Orthop Relat Res, 460: 29-38.

UKUNDA U N F, LUKHELE M M, 2018. The posterior-only surgical approach in the treatment of tuberculosis of the spine: outcomes using cortical bone allografts[J]. Bone Joint J, 100-b(9): 1208-1213.

VAN DER HEIJDE D, BRAUN J, DEODHAR A, et al., 2019. Modified stoke ankylosing spondylitis spinal score as an outcome measure to assess the impact of treatment on structural progression in ankylosing spondylitis[J]. Rheumatology(Oxford), 58(3): 388-400.

VAN DER LINDEN S, VALKENBURG H A, CATS A, 1984. Evaluation of diagnostic criteria for ankylosing spondylitis. A proposal for modification of the New York criteria[J]. Arthritis Rheum, 27(4): 361-368.

WERNER B C, SAMARTZIS D, SHEN F H, 2016. Spinal fractures in patients with ankylosing spondylitis: etiology, diagnosis, and management[J]. J Am Acad Orthop Surg, 24(4): 241-249.

WEYCKER D, LI X, BARRON R, et al., 2016. Hospitalizations for osteoporosis-related fractures: economic costs and clinical outcomes[J]. Bone Rep, 5: 186-191.

YANG H, SONG F, ZHANG L, et al., 2016. Management of spine tuberculosis with chemotherapy and percutaneous pedicle screws in adjacent vertebrae: a retrospective study of 34 cases[J]. Spine, 41(23): e1415-1420.

Yang M, Gu H Y, Zhong H C, et al., 2019. The surgical treatment strategies for thoracolumbar spine fractures with ankylosing spondylitis: a case report[J]. BMC Surg, 19(1): 99.

YANG Y S, TSOU Y S, LO W C, et al., 2020. Teriparatide associated with fewer refractures and higher body heights of cemented vertebrae after vertebroplasty: a matched cohort study[J]. Sci Rep, 10(1): 6005.

第十八章
脊柱损伤翻修术

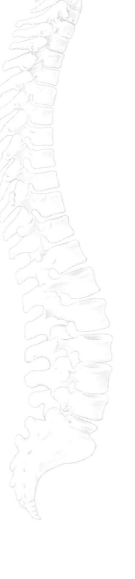

近年来，随着脊柱外科各种新技术的开展与普及，内固定的使用越发增加，而脊柱脊髓损伤的患者大多是高能量损伤，内固定失败需要翻修的手术病例亦逐渐增加。翻修手术的主要目的是矫正或解除原内固定失败而引起的畸形、不稳及脊髓或神经根功能障碍。然而，翻修手术的难度普遍较大，治疗效果、治疗目的和初次手术不尽相同，并且个体差异较大，影响因素较多，包括局部瘢痕增生、正常结构被破坏、创伤患者多器官功能障碍、患者心理因素等。因此，再次手术需要慎之又慎，仔细综合的评价和制订严密的手术计划，应涵盖术前、术中及术后的整个过程，从而提高脊柱内固定失败翻修的治疗效果。

第一节 | 颈椎翻修术概述

在临床的实践过程中，颈椎的创伤患者常常合并脊髓损伤，引起原颈椎手术内固定失败的原因很多，无论是脱位的复杂程度或是手术方式的选择，以及手术操作技巧的因素，都会影响手术的效果。患者及家属也会对内固定失败再次翻修存在疑虑，有些甚至涉及医疗纠纷，从而对再次手术的要求较高，这种期望值会给医生带来额外的压力。施行翻修手术前要与患者进行充分交流，并收集详细的病史资料，从体格检查到影像学分析，全面进行考量，并向患者及其家属交代病情进展，使患者和家属充分了解再次手术的目的、预后和可能出现的状况。

一、颈椎翻修术的术前准备

1. 详细掌握病史

颈椎外伤比较复杂，内固定失败加剧了复杂程度，外科医生应该清楚患者在上次手术后到现在这一段时间内发生的反应，短期和长期的效果，着重了解上次手术后患者症状缓解的情况，以及脊髓的功能变化情况。如果患者术后症状未得到明显改善，那就要考虑诊断和手术操作是否恰当；如果术后数周、数月患者症状出现好转，但在最近出现反复或出现新的临床症状，需要注意是否有新的病变、内固定是否出现可移位或其他并发症；如果术后症状缓解持续数年再次出现新的病变，需要考虑出现假关节形成、邻近节段退变等。分析患者颈部疼痛和上肢疼痛麻木的关系，区分患者的主要症状是颈性疼痛、根性疼痛、脊髓压迫或是这些症状的综合表现。如果患者的症状是由于神经损伤引起的，需要综合评估此次手术是否能解决、能解决多少，以及是否有加重的可能等。翻修术前最好能分析前一次手术前的影像学资料及手术记录，对患者解释病情时，要观察患者的心理状态、治疗期望，抱着客观、科学的态度，切忌不要不负责任地评价原手术情况，以免造成不必要的医疗纠纷。

2. 体格检查

体格检查应包括颈椎及全身情况的详细体检，排查目前的症状是否由其他病因引起。整个上肢的运动、感觉及反射情况需要仔细检查，注意有无病理反射，有无肌肉的萎缩，特别是手内在肌肉的萎缩，可以预测治疗效果。另外，需要排除脊髓本身病变引起的症状，比如运动功能障碍但感觉功能正常，此时需要警惕是否合并运动神经元病。常规检查如颈椎活动度、后伸减少提示椎管或椎间孔的狭窄；寰枢关节病变导致旋转功能下降。

3.影像学检查

（1）X 线检查：除常规的颈椎正侧位 X 线片外，还需要拍摄颈椎过伸过屈位片，尤其是怀疑有颈椎不稳或植骨不融合的患者，颈椎过伸过屈位片对判断颈椎不稳和假关节形成具有诊断性意义。测量融合节段过伸过屈位片上棘突间距有助于判断是否完全融合，未完全融合节段在过伸过屈位片上棘突间距的变化可以 ＞ 2 mm。当怀疑植骨块移位、钢板移位造成食管损伤及术中操作不当引起食管损伤时，可行吞钡食管 X 线检查。同时，需结合患者目前的症状比对现在的 X 线片和以前的 X 线片，并通过比较了解上次手术的范围和类型，比如椎板切除范围、融合程度、内固定的型号、邻近节段退变的情况等。

（2）CT 检查：CT 检查可对颈椎骨性结构特别是对是否存在内固定位置的变化有一个直观的了解，尤其是 CT 平扫后的三维重建，能准确地反应骨性结构的变化。

（3）MRI 检查：根据患者的临床症状、内固定情况、神经功能等酌情选择是否行颈椎 MRI 检查。MRI 检查对于脊髓信号的变化具有较大的优越性，还能显示骨和软组织的病变。脊髓信号的变化提示脊髓内在变性，提示医生再次手术后神经并发症的概率较大，术后症状完全恢复的可能性较小。此外，对于上次手术残留的压迫、内固定位置改变形成的新的压迫等亦可清楚显示，对明确病因和手术翻修的方案十分重要。

详细的病史、系统的体格检查、完善的影像学资料可对患者内固定失败的原因做出初步的概括。常见的原因包括：手术方式选择不当、诊断错误、手术适应证选择不佳及一些手术技术上的问题，也有一些内固定失败是由于患者合并的一些潜在疾病发展引起的，要予以鉴别。如果病因是手术方法或操作技术方面的缺陷，那么再次手术的效果可能较好；但如果是因为诊断或手术适应证选择失误的话，即使再次手术效果也难以令人满意。

二、颈椎翻修术的方案选择

1.颈椎翻修术的指征

颈椎翻修手术比较复杂，影响因素多，再次手术需要谨慎，为了取得良好的疗效，需要严格掌握手术的适应证，主要包括以下几种。

（1）患者在前次手术后存在或进行性加重的神经损害的症状，且影像学证据发现有残留的致压因素的存在，需要手术彻底减压。

（2）患者由于内固定因素、手术方案选择或其他原因出现的后凸畸形，畸形进行性加重并有神经损害的症状，需要再次手术恢复颈椎的生理曲度。

（3）颈椎明显有节段性的不稳，伴有明显的颈部症状，或由于颈椎载荷能力发生异常变化引起神经功能损害，应再次手术恢复颈椎稳定性。

（4）植骨不融合或假关节形成导致畸形或神经损害症状出现。

（5）内固定移位或引起相应的并发症。

2.颈椎翻修术入路的选择

颈前路翻修手术可从原切口或对侧切口进入，也可酌情选择颈后路入路，以减少颈部软组织的损伤的可能性。颈后路翻修手术可采用颈前路，也可从后路进行翻修。然而，翻修手术从新切口入路不能作为唯一的标准，也可采用原切口入路，必要时也可将原切口延长。前路翻修会增加血管、神经损伤的危险性，但只要熟悉解剖，术中精细操作，有足够的手术经验，也能将前路翻修成功完成。

前次手术如果残留未完全清除的骨赘，减压不彻底，最好选择前路翻修以彻底减压。融合失败引起的颈椎畸形，不论前次手术选择的是前路还是后路，翻修术都需要延长前次手术的节段。对于植骨不融合合并假关节形成需要翻修的病例，可以采用椎体次全切除同时去除假关节中含有的纤维组织，再采用自体髂骨植骨并用颈椎钢板固定。

若同时合并内固定失败，可以在纠正后凸畸形的同时处理内固定。对于无症状单纯的内固定断裂，并非一定需要手术取出。早期出现螺钉松动，特别是采用非锁定型钢板，必须严格进行随访，定期复查颈椎 X 线片，如果随访 6 周后仍有进一步松动或者有移位，建议行翻修术。如若 6 个月后发现螺钉松动，高度提示局部植骨不融合。此时进行翻修手术入路需采用原手术入路。若颈椎术后出现后凸畸形，可能的原因包括：后方椎板切除引起不稳、前路融合后未采用有效的固定造成植骨块塌陷、假关节形成等，此时我们主张翻修采用前方入路或前后联合入路。前路可进行椎间盘切除、骨赘切除，并同时酌情采用内固定。恢复颈椎正常生理曲度后，采用前路钢板锁定跨过手术节段，以防植骨块移位或塌陷。如需要进一步行后路手术，前路手术植骨后需采用合适的内固定，以防翻动患者时内固定松动或脱出。

3. 颈椎翻修术的原则

因个体差异大，病情变化多，病情复杂，颈椎可选择的翻修术式多。但是，有些基本的手术原则应当遵循。

（1）需要制订周密的手术方案，对手术难度需要有充分的思想准备。

（2）有些颈椎畸形不能光靠手术纠正，必要时可行术前牵引，以最大限度地矫正畸形。

（3）手术入路的选择需要根据实际情况，结合术者的经验和习惯，必要时选择前后联合入路。

（4）充分的脊髓和神经根的减压是神经功能恢复的前提。

（5）术中注意恢复和重建颈椎前柱的高度以及颈椎的生理前凸。

（6）植骨材料首选自体骨。

（7）充分的内固定可以提高植骨融合率，减少不必要的术后外固定，便于护理和康复。

此外，为提高翻修手术的安全性，术中需采用 C 臂机进行 X 线透视定位，以防定位错误；

对于需要进行畸形矫形的患者，可考虑术中采用脊髓诱发电位的监测；如手术涉及 C_2 以上时，术中需要注意头颈部位置的摆放，必要时可在术前根据患者的情况定制石膏床以增加手术的安全性；如有严重的脊髓压迫，可预防性应用皮质激素；如怀疑感染，可有针对性地应用抗生素。

三、颈椎翻修术的并发症及其处理方法

1. 神经功能恶化

和前次手术相比，翻修手术有着更高的神经功能恶化的可能。在我们的临床实践过程中，翻修术出现神经功能障碍恶化的概率并不高，可能是因为思想上给予了更高的重视，翻修计划更加翔实，操作更加小心谨慎。

2. 脑脊液漏

由于前次手术瘢痕粘连，再次手术减压易损伤硬脊膜而发生脑脊液漏，尤其是后路翻修椎板已切除的病例。因此，在行颈椎翻修手术时，必须从正常的硬膜囊处向有瘢痕增生处进行精细分离，减少损伤的发生。术中一旦发生脑脊液漏，必须修补硬膜囊，修补的方法同一般手术的方法。如术后出现脑脊液漏，可进行适当加压处理，但需要及时更换浸湿的敷料，适当使用抗生素防止逆行性感染。对切口愈合差，脑脊液渗出多，或有低蛋白血症的患者可适当补充白蛋白，促进伤口愈合。

3. 植骨不融合或内固定失败

翻修术因植骨处瘢痕增生，植骨床环境较差，加之应力较大，易发生植骨不融合。预防的措施是认真准备植骨床，尽量选取自体骨，必要时辅以牢固的内固定。此外，需要熟悉各种内固定器械的特点，根据不同的手术进行选择，加上准确的操作和术前精确的评估，尽可能避免内固定失败。

4. 重要结构的误伤

颈前路翻修手术，尤其是合并有内固定松脱，若操作不当，易损伤食管，术中需务必小心，必要时可在麻醉后留置胃管，术中可清楚

触及食管位置，减少误伤可能。术中一旦误伤食管，应及时修补，以免术后发生食管瘘。瘢痕严重者进行颈前路分离时容易损伤喉返神经，若同侧瘢痕严重，可选择从对侧进入，术中牵拉内脏鞘需要轻柔。

（周许辉）

 # 第二节 ┃ 颈椎创伤翻修术

尽早进行外科手术的干预是治疗颈椎创伤最有效和最重要的方法之一，减压植骨融合内固定已经成为手术治疗颈椎创伤最常用的方法，在追求良好疗效时，一些并发症需要避免，诸如骨不连、假关节形成、内固定松动滑脱甚至断裂、减压不彻底、复位不佳、后凸畸形等又会影响神经功能的康复，有些病例甚至需要再次行翻修手术。

一、颈椎创伤翻修术的适应证

现在颈椎外伤治疗的基本目的是恢复颈椎正常序列；充分减压，彻底去除致压物；尽量恢复颈椎的生理曲度和椎间高度；坚强的内固定稳定颈椎从而促进植骨融合。在采用外科手术之后未达到上述目的同时合并下列情况的可考虑行翻修手术：①减压不彻底，神经根和脊髓持续压迫并症状持续加重者；②颈椎序列恢复不满意或颈椎不稳进行性加重者；③植骨不融合、假关节形成或颈椎后凸畸形者；④内固定并发症如松动或断裂等。

二、颈椎创伤翻修术前评价

1.病史及体格检查
颈椎创伤需翻修患者的病史情况十分重要，术者应全面了解患者前次术前情况、术后症状恢复情况，重点关注术后神经功能恢复情况。进行全面仔细的神经系统查体，排除有无合并外周神经损伤的可能。对于脊髓损伤严重，仅有上肢部分功能者，需要注意手功能的评估，明确再次手术是否对于功能的恢复有效。在某些情况下，再次手术对脊髓的恢复没有帮助，但是进行根性减压后，可以改善患者手部功能，对提高患者的生活质量具有重要的意义。因此，全面了解病史和详细的体格检查，可以明确损伤程度、评估神经功能恢复情况、残留功能情况等。

2.影像学检查
在行颈椎创伤翻修术前，影像学检查对于手术方案的选择至关重要。术者不但需要认真研究目前影像学检查结果，还要结合患者的症状仔细分析前次手术的影像学资料，分析前次手术不足以增加手术的成功率，同时还需要了解前次手术的范围、节段、椎体或椎板切除范围、融合情况、内固定型号等。

（1）X线检查：颈椎过伸过屈位片对于判断术后颈椎不稳、假关节形成、未融合等具有诊断性意义。测量融合节段过伸过屈位片上棘突间距有助于判断是否完全融合，未完全融合节段在过伸过屈位片上棘突间距的变化可以 > 2 mm。当怀疑植骨块移位、钢板移位造成食管损伤及术中操作不当引起食管损伤时，可行吞钡食管 X 线检查。

（2）CT检查：CT检查可对颈椎骨性结构特别是对是否存在内固定位置的变化有一个直观的了解，尤其是CT平扫后的三维重建，能准确地反应骨性结构的变化。

（3）MRI检查：MRI检查对于脊髓信号的变化具有较大的优越性，还能显示骨和软组织的病变。脊髓信号的变化提示脊髓内在变性，提示医生再次手术后神经并发症的概率较大，术后症状完全恢复的可能性较小。MRI检查的不足在于原手术部位植入物会有明显的金属伪影，会影响图像的质量。并且，植入物如为非钛合金不能行MRI检查。

三、颈椎创伤翻修术的原则

颈椎术后需翻修的病例往往非常复杂，手术难度较大，再次手术的效果受多因素影响。根据我们的经验，遵循以下原则。

1. 彻底去除颈脊髓压迫，恢复椎管容积

充分减压可以促进神经功能的恢复，导致减压不充分的一个常见原因是没有判断准确椎体中心的位置，导致减压偏一侧，另一侧残留致压物。这种情况在创伤脱位、解剖结构不清楚时常见。为了避免减压不彻底，术者应在术前通过MRI和CT检查结果判断减压范围。对于严重的颈椎外伤后脊髓压迫未完全解除，或者神经压迫的症状因为颈椎骨折术后继发出现不稳、假关节形成、颈椎畸形等而加重，遇到这种情况的时候，术者应根据具体情况，采取相应的措施。对于颈椎外伤伴脊髓完全损伤的病例，单纯前路减压不能恢复脊髓损伤远端的神经功能，但有效的减压可能恢复受损节段脊髓的运动神经功能或颈神经功能，也可以促进患者的康复。

颈椎创伤术后可能会出现颈椎畸形，致使有效椎管容积减少，脊髓受压迫，其原因可能是术前治疗选择不当引起的。椎板切除、椎体骨折伴后部韧带结构损伤、前路单纯植骨未行内固定等均可能引起颈椎畸形。出现这种情况需要前路椎体次全切除，再行钢板内固定，或

行前后路联合纠正颈椎畸形，恢复颈椎生理前凸，恢复椎管有效容积，从而为神经功能的康复创造有利的条件。

2. 充分植骨促进骨性融合

前路内固定失败最常见的原因是植骨块的塌陷和脱出，虽然强大的内固定系统已经降低了这一并发症发生的概率，但正确的植骨融合技术才是避免出现内固定失败最关键的方法。植骨块的形状、质量对整个节段的稳定性具有重要的影响，通常选用三面皮质的髂骨块，除了其支撑作用良好外，其内还含有较多松质骨，融合能力强而塌陷少。Tribus报道了颈椎单间隙融合失败的患者采用前路翻修、自体髂骨、钢板内固定后，术后有93%的患者融合效果良好。

植骨块移位、骨折，植骨块大小不匹配，植骨床准备不充分，术后外固定时间不充分等都可能造成早期植骨区域的塌陷。如果仅仅是植骨块轻度移位，通过有效的外固定可以补救。如果植骨块移位、骨折，需尽早取出植骨块，重新植骨并使用钢板内固定。翻修时植骨块的高度避免过高，否则椎间隙会过度撑开，容易使植骨块脱出或骨折。植骨融合失败的病例若合并后凸畸形者可采取前路临近椎体的次全切除、纠正畸形、髂骨植骨、钢板固定。如若前路切除1～2个椎体可应用髂骨块植骨，而当切除椎体数＞2个时，可选用腓骨植骨。如果翻修术减压节段超过2个，建议最好前后路联合手术，后路侧块螺钉加植骨融合比较可靠。

寰枢椎后路融合术后假关节形成率在40%～60%，创伤性寰枢椎融合术的融合率相比较类风湿关节炎、唐氏综合征的寰枢椎融合率高。假关节形成大多发生在C_1后弓的植骨面上，很少发生在C_2椎板的植骨面上。内固定失败包括钢丝、钛缆断裂，骨质疏松，钢丝对植骨块的侵蚀等。

3. 合理选用内固定系统

骨科在严格遵守手术适应证的前提下应用颈前路内固定系统治疗颈椎病多年，认为其近

期及远期疗效确实。术后随访的颈椎 X 线片提示颈椎生理曲度和椎间隙高度丢失的比较少见。颈前路采用内固定系统的目的是提供术后即刻的稳定性，恢复颈椎生理曲度，防止植骨块移位。对于后路椎板切除导致颈椎畸形翻修的病例，前路植骨后必须采用钢板内固定，避免植骨块脱位，维持畸形的矫正，提高植骨融合率。

4. 维持颈椎生理前凸和椎间隙高度

Breig 的研究提示，随着颈椎生理前凸的消失，特别是当颈椎反曲变成后凸时，脊髓内张力也相应增加。颈椎后凸节段的脊髓受到前方的压迫易引起损伤。当出现颈椎后凸畸形时，单纯后路减压对缓解脊髓压迫是无效的。纠正颈椎后凸，恢复颈椎生理前凸，恢复颈椎前柱的高度对于扩大椎管容积具有重要的作用。

四、颈椎创伤翻修术技术要点

1. 入路选择

对于选择前路翻修的病例，可根据个人习惯选择左侧或者右侧入路。从美观的角度来说，应尽量选择原切口。但彻底减压、植骨融合、良好的内固定等应作为优先考虑的方向。笔者的经验是，对于前路翻修的病例大多选择前路原切口，对于减压范围大的情况，亦可选择沿胸锁乳突肌斜形切口。切开皮肤、皮下组织及颈阔肌，分离内脏鞘和颈动脉鞘间隙。当颈深筋膜被充分松解后，将胸锁乳突肌和肩胛舌骨肌推向外侧，沿颈动脉鞘内侧钝性分离抵达椎体前方。但是，前路翻修的病例因瘢痕增生或周围组织粘连，解剖层次不清，不易寻找间隙。此时应细致地寻找突破口，切忌动作粗暴，以免误伤重要的血管、食管及气管等结构。

选择后路翻修的病例，尽量采用原切口，从正常的解剖结构向原手术区域显露，充分利用残留的骨性结构。若手术只为稳定无须减压，可尽量减少瘢痕组织的操作。需要融合的区域需将骨组织显露清晰，充分准备植骨床。

2. 去除前次手术内植物

前路手术暴露至椎体前缘后可见上次手术的内固定物，此时需要注意钢板的位置是否居中，钢板和植骨块是否有移位，螺钉是否有松动、脱出。钢板前方可能会覆盖有一层坚韧的假膜，显露钢板的时候，应尽量在假膜下操作。分离颈长肌时不应过宽，以免减压范围过大导致损伤。术前需确认前次手术内固定的厂家，备好特殊的内固定取出工具，逐个拧出螺钉，卸下钢板。

观察植骨块是否已经融合，如若为钛网植骨融合，应注意观察钛网是否外露，钛网内是否有骨长入。根据术前和术中的综合评估决定是否要取出植骨块和钛网。在某些情况下，植骨块已完全融合而临床症状是由临近节段病变引起的，此时植骨块无须取出。未融合的植骨块较易取出，但操作需要轻柔，避免植骨块向脊髓方向推挤造成副损伤。钛网的取出比较困难，即使未完全融合，增生的瘢痕组织仍然使其坚韧。内固定的取出需要术者丰富的经验、术区的充分显露、精巧耐用的器械。

3. 减压过程

根据术前影像学检查结果确定减压范围，透视定位无误后，分别于待减压区域上下椎体中央放置椎间撑开螺钉，安置撑开器适当撑开。翻修过程中除了需要注意骨性的致压因素外，还需注意是否有残留的髓核组织，务必完整切除骨性和非骨性致压物，此为手术减压的关键。术中根据情况决定是否需要切除后纵韧带，切除后纵韧带往往会引起出血，必要时可用明胶海绵止血。

4. 植骨融合再次内固定

翻修手术往往由于前次手术不融合，再次手术需尽可能确保融合，因此往往取髂骨植骨。通常沿右侧髂嵴做斜切口，切开皮肤、皮下组织，沿髂嵴切开骨膜，剥离出髂骨内外板后，凿取大小合适的三面皮植骨块，修剪后植入相应区域，再行钢板内固定。

5. 恢复颈椎生理曲度

在颈椎植骨融合的过程中，需要注意重建

颈椎的生理曲度，为了达到这一目的，需要做到以下几个关键步骤。

（1）应用 Caspar 撑开器：通过使用 Caspar 撑开器，可以通过调节撑开器的张力，使骨折脱位节段的椎间高度恢复，从而重建生理曲度。对于部分单侧关节突关节交锁的患者还可以直接复位。

（2）使用椎体后缘撑开器：为了防止使用 Caspar 撑开器撑开椎体前缘后椎体后缘间隙反而变窄的情况，可同时使用椎体后缘撑开器，扩大椎体后缘间隙扩大，便于减压和复位。

（3）修整植骨块：最好选用自体三面皮质髂骨作为植骨融合的选择，其具有较强的支撑能力。植骨块最好根据颈椎生理曲度修整为前方稍高的长方形。

（4）适度预弯钢板：钢板根据需要弯成合适的角度，以适应并维持颈椎生理曲度，减少应力。

五、颈椎创伤翻修术的术后处理

1. 一般处理

除了颈椎术后常规处理外，翻修手术因瘢痕增生、解剖结构不清、渗血较多，术后最好采用负压球引流。术后 24 小时卧床休息，时刻观察切口渗血、引流量情况，特别注意患者是否呼吸困难，发现异常及时处理。根据术后的引流量，术后 24～48 小时拔除伤口引流管。

2. 外固定保护

牢固的内固定可以促进植骨块的融合、恢复颈椎的生理曲度。术后 24 小时可佩戴颈托下地活动，6～8 周后可逐渐去除颈托。颈椎支具使用的目的是维持颈椎翻修术后的稳定和制动。

3. 康复治疗

颈椎外伤的患者往往合并四肢瘫或不全瘫，术后进行系统的康复治疗也会在一定程度上影响患者的功能恢复和健康状况。

六、颈椎创伤翻修术的并发症

1. 脑脊液漏

翻修手术由于瘢痕粘连，术中易引起脑脊液漏，特别是椎板切除的颈后路翻修手术，显露应从正常硬膜向瘢痕粘连的区域进行。术中发生脑脊液漏应及时修补。

2. 神经功能恶化

颈椎翻修手术难度大，尤其需要扩大减压的患者，即使手术指征明确，术后仍可能出现神经功能的恶化。

3. 植骨不融合内固定再次失败

首次内固定失败后由于患者自身因素，或继发感染等，植骨块易再次不融合，引起内固定失败。

七、典型病例

【病例 1】男性，45 岁，外伤致 $C_{6/7}$ 的骨折脱位，首次手术行颈后路减压固定（图 18-1），术后患者的神经症状进行性加重，首次术后的 CT 提示 $C_{6/7}$ 脱位（图 18-2），MRI 提示相应节段脊髓受压（图 18-3）。由于患者症状进行性加重且影像学证据充分，因此给予行颈前路翻修手术，术中做了 C_7 的次全切除，并取髂骨植骨融合，术后 3 个月随访提示内固定位置良好，颈椎复位良好，患者术后症状有所改善（图 18-4）。

【病例 2】男性，71 岁，反复发作的颈部疼痛伴走路不稳，踩棉花感，不慎摔倒后出现四肢不全瘫，首次手术行颈后路椎板成形术，从首次术后的 CT 上看颈椎反曲，C_3 向前滑脱，颈椎后纵韧带固化，患者症状有所改善，但改善不明显（图 18-5）。因此，考虑给予患者行前路翻修手术，将致压物切除后选取腓骨条植入融合，术后患者症状有明显好转，术后 15 个月随访提示内固定位置良好，融合较好（图 18-6）。

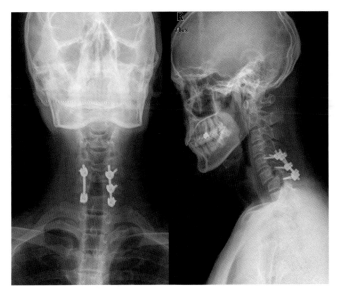

图 18-1　首次术后 X 线检查

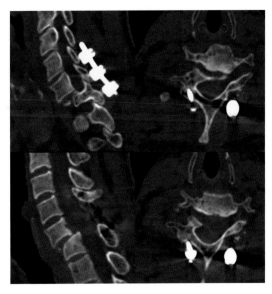

图 18-2　首次术后 CT 检查

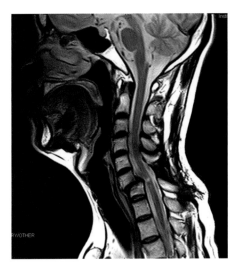

图 18-3　首次术后 MRI 检查

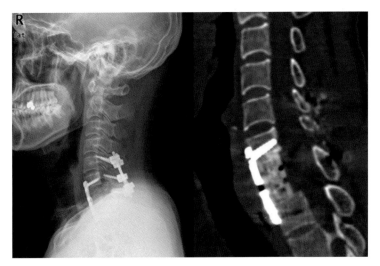

图 18-4　术后 3 个月随访影像学检查

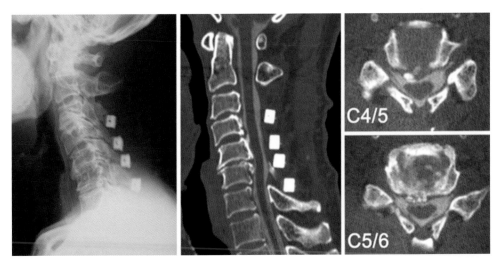

图 18-5　首次术后影像学检查

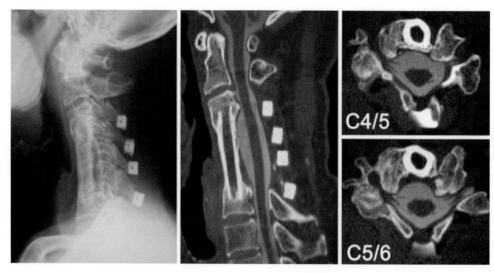

图 18-6　术后 15 个月随访影像学检查

（周许辉）

 # 第三节 | 胸腰椎翻修术概述

引起胸腰椎手术疗效不佳或失败的原因较多，包括疾病的发展、手术方式的选择、手术的操作、融合方式的选择、内固定失败等。患者及其家属对再次手术会存在较多顾虑，常常还涉及医疗纠纷，而患者对翻修手术效果的担忧及期望较高，甚至有些患者不切实际地认为胸腰椎的伤病都可以通过手术治愈，这些要求会给医生带来无形的压力。翻修手术前，手术医生需要与患者及其家属充分沟通，详细地采集病史，从影像学资料到体格检查进行全面的分析和考虑，使患者和家属详细了解再手术的目的、疗效、可能出现的问题等。手术医生应牢记对胸腰椎翻修术的患者应从术前、术中及术后多方面、多维度考虑，做好围手术期的处理。

一、胸腰椎翻修术的术前准备

1. 详细询问患者病史

需翻修手术的患者病史往往比较复杂，应详细了解，并重点了解以下相关问题。

1）症状进展情况

手术医生应清楚了解患者在前次手术后症状是否有进展，并重点了解术后症状改善或消失的时间，再次出现症状或进展的时间，以及脊髓及神经功能状况的情况。

（1）前次手术术后早期症状未得到明显改善，此时需要考虑之前的诊断、手术的方式、减压是否彻底。

（2）前次术后患者的症状是否得到了缓解，或术后是否有新的症状出现，症状是否会有反复。

（3）前次术后症状得到长期缓解后，是否又出现了新的症状或和之前类似的症状，需要考虑假关节形成或邻近节段退变。

（4）前次术后是否受过外伤，是否突然出现术区疼痛或突发神经功能障碍，需要考虑是否有内固定的断裂。

2）目前的症状与病变之间的关系

要分析患者胸腰痛、下肢疼痛麻木与影像学检查上的病变之间的关系，区分患者目前的症状主要是干性疼痛、根性疼痛、脊髓压迫症或是这些症状的综合表现。如果患者存在脊髓损伤症状，那么再次手术能否解决或能解决多少主诉。

3）患者的心理状况

在和患者进行交流时，要注意患者的心理状态及对治疗的期望值，要抱着科学、客观的态度，切忌不负责任地评论前次手术，以避免引起不必要的医疗纠纷及加重患者的心理压力。

2. 体格检查

体格检查应包括腰椎、下肢和全身的详细体检，并强调细致、全面的神经系统检查，以排除患者的神经症状是否由其他神经及脊髓本身的病变引起，注意有无病理反射。出现某些肌群的萎缩，往往提示治疗效果可能不佳，应详细记录。另外，要注意排除脊髓本身病变，如仅有运动障碍而感觉正常，应警惕是否同时合并运动神经元疾病。常规检查腰椎的活动度，后伸范围的减少往往提示椎管或椎间孔的狭窄。

3. 影像学检查

（1）X线检查：常规拍摄胸腰椎正侧位X线片，当怀疑有腰椎不稳或植骨不融合时，加拍腰椎动力侧位X线片，未完全融合的节段在腰椎动力侧位X线片上棘突间距的变化常 > 2 mm。此外，需结合患者的临床症状比较前次手术前后的X线片，有助于了解前次手术的部位、范围及融合情况，诸如椎板切除范围、内固定类型及厂家、是否存在畸形及邻近节段退变等。

（2）CT检查：CT检查对判断胸腰椎骨性结构和内植物的情况优于MRI检查，尤其是三维重建，能准确反映出骨性结构及内固定的情况。对于减压不彻底、内固定松动等，通过

胸腰椎CT检查可明确。对于植入椎间融合器或钛网融合者，其还有助于提示融合器内植骨融合情况。

（3）MRI检查：MRI检查对于胸腰椎翻修术患者的意义要大于CT检查，根据患者的临床表现、内固定位置及神经功能变化等进行酌情选择。

MRI检查能清楚显示胸髓、圆锥及马尾神经部位是否有神经功能异常，脊髓的信号异常往往是脊髓内变性的表现，提示翻修手术后残留神经功能障碍的可能性较大。

MRI检查可显示前次手术残留致压物，对前次手术残留致压物的部位、程度及性质可清楚显示，对明确病因和制订翻修手术的方案十分重要。

MRI增强扫描可判断病变性质，翻修手术患者中往往难以判别致压物是复发的髓核组织还是瘢痕组织增生，MRI增强扫描有助于区分二者，复发的髓核组织一般无强化，而瘢痕组织在增强MRI上可显示强化。

MRI水成像可清楚地显示脊髓及马尾神经受压情况，同时对神经根的压迫和损伤也有较好的提示。然而需要注意的是，即使前次手术使用钛合金材料的植入物，MRI图像上也存在有伪影，会影响对影像的判断。所有影像变化必须与患者的症状、体征相结合考虑，才具有诊断意义。

二、胸腰椎翻修术的方案选择

根据病史、体格检查，影像学资料可对患者前次手术失败的原因具有初步了解。常见的原因有：手术指征选择不当、诊断失误、定位错误、内固定失败及一些手术技巧缺陷等问题。也有个别病例是由于潜在疾病发展的结果，应根据这些不同的病因制订不同的翻修手术方案。

1. 胸腰椎翻修术的指征

胸腰椎翻修手术操作相对困难且复杂，影响因素众多，为取得疗效满意必须严格掌握手

术适应证，需要施行胸腰椎翻修手术的指征包括以下几种。

（1）神经压迫未去除或残留致压因素，前次术后患者仍然存在神经压迫的症状，需彻底减压。

（2）同一节段同侧或对侧，椎间盘再次突出压迫神经，诊断明确且症状明显者。

（3）前次手术术后存在不可接受的脊柱畸形，需要恢复脊柱生理曲度；畸形进行性进展并伴有神经损害进行性加重。

（4）前次手术术后出现手术部位或邻近节段的不稳，伴有明显腰痛等症状。

（5）植骨不融合并假关节形成并引起临床症状。

（6）内固定失败或引起并发症。

2. 胸腰椎翻修术入路的选择

胸腰椎翻修术入路的选择需要考虑两个因素，一是病变部位，二是手术操作的难度。胸腰椎后路翻修手术一般可以从原切口进入。如前次手术采用后路入路，翻修手术拟行前路时，可选择经腹膜外斜切口或腹直肌旁切口。手术入路的选择应根据实际情况，既可采用前次手术的切口，必要时可将原切口适当进行延长，也可从正常组织进入。从前次手术切口进入时手术操作务必仔细小心，先从正常部位予以显露，在骨膜下剥离，以避免损伤相邻的重要组织结构。选择前路翻修手术理论上来说损伤血管、神经的危险性会明显增加，但实际手术中并非如此。

3. 胸腰椎翻修术的原则

胸腰椎翻修术式多样，由于前次手术的影响，个体差异较大，病情变化多且复杂，因此，有些基本原则应当遵循。

（1）充分评估手术难度：翻修手术变化较多，有时可能为取出1枚螺钉耗费数十分钟甚至数小时，因而术前应对手术困难进行充分评估，制订周密方案，同时应制订相应的备用方案。

（2）采用综合方法：有些病变不能仅凭一次手术即能切除者，可行前后路联合手术。而对于无法再行内固定患者，可进行限制性固定，术后再配以外固定辅助。

（3）手术入路选择要因人而异：主要以病变的范围和翻修手术的主要目的为基础，同时要结合术者的能力和经验，选择合适的术式。

（4）进行充分减压：充分的神经根减压是消除症状和后期神经功能恢复的基础。尤其是对于瘢痕形成者，应具有足够的耐心，尽可能予以彻底的减压。

（5）注意尽量恢复和重建椎间隙高度及脊柱生理曲度：翻修手术患者椎间隙高度及生理曲度往往都有下降，应予尽量恢复。

（6）可靠的植骨：翻修手术的患者因周围瘢痕组织增生会影响植骨融合率，因而应仔细处理植骨床，并尽量选用足量的自体骨植骨。

（7）可靠内固定：胸腰椎翻修术的手术范围比较广泛，且多合并有不稳，故可酌情选择可靠的内固定，以提高融合概率，减少术后外固定，方便护理与康复。

此外，为提高翻修手术的安全性，术中需正确定位。对合并严重脊柱畸形且术中需要矫形时，可术中予以脊髓诱发电位监测。如有严重的马尾神经压迫症时，可考虑术中预防性使用激素。怀疑合并感染时，应选择针对性抗生素。

三、胸腰椎翻修术的并发症及其处理方法

胸腰椎翻修术并不是末次手术，需要和患者详细交流，胸腰椎再次手术术后并发症的概率要较前次手术更大。

1. 脑脊液漏

由于前次手术瘢痕粘连，再次手术时易损伤硬脊膜而并发脑脊液漏。因此手术时，应尽量从正常硬膜处向瘢痕硬膜处逐渐分离。术中如若发生脑脊液漏，需修补硬膜囊。如术后发现，一般经适当加压处理后可自行控制，但要及时更换敷料，使用抗生素，防止逆行性感染。并酌情补充白蛋白，纠正低蛋白血症，促进伤口愈合。

2. 植骨不融合或内固定失败

翻修手术中，因受瘢痕增生的影响，植骨

床准备不充分，加之应力较大等，易发生植骨延迟融合或不融合。预防的关键在于术中认真准备植骨床，尽量取自体骨作为植骨材料，必要时辅以内固定支持。此外，应熟悉各种类型内固定系统的特点，根据不同情况进行选择。

3. 神经功能恶化

翻修手术时神经功能障碍加重的可能性要比前次手术更大，应在思想上高度重视，制订周密手术方案，术中仔细操作，尽量避免神经功能的恶化。

4. 重要结构损伤

前路翻修手术，尤其是合并有内固定松动者，如操作不注意，易损伤周围的大血管。后路翻修手术时易损伤硬膜囊和神经根，如同侧瘢痕严重，可从对侧进入。

四、内固定失败

随着新型设计、新型材料的内固定装置不断地用于胸腰椎手术，在取得临床疗效的同时，也出现了一些新的问题，包括植入物相关的并发症：如内固定位置不良，内固定折断、移位或松动，以及由此而出现的感染风险增加等。特别是合并有骨质疏松者，内固定器械植入后失败率更高，故需要进行全面考虑。

1. 发生原因

(1) 内固定材料问题：这类问题因内固定技术的提高已经逐渐减少，但其引起的后果较为严重。

(2) 内固定失时：由于我国目前的医疗水平差异较大，在某些医疗设备相对比较缺乏的医院，可供选择的内固定有限，部分地区仍然使用早期已经被淘汰的脊柱外科内固定器械，在腰椎承受较大的生理负荷时容易发生内固定的断裂。

(3) 与术者相关的原因：包括术前对患者病情的判断不够全面、对内固定种类选择不恰当、对固定的节段选择不当导致内固定效果差甚至无效。术中内固定螺钉粗细选择不恰当，从而发生螺钉断裂。术中对连接棒行过多的塑形或弯曲导致内固定弹性模量分布变化甚至出现细微的裂缝。如对胸腰椎骨折复位内固定，利用螺钉进行复位时，复位力量过于迅猛使力量集中导致螺钉断裂，这类情况在临床上也有发生。腰椎术后由于过早下地活动，螺钉负载过大，导致螺钉拔出、后移甚至断钉。

(4) 植骨不融合：植骨量不足、植骨面处理不佳、植骨质量较差及植骨融合前负荷的增加、腰椎后外侧植骨被吸收使内固定始终承载一定的负荷，使内固定拔出或断钉，尤其是对于腰椎有不稳或滑脱患者，在椎间盘承受腰椎负荷失效的情况下，绝大部分负荷作用于内固定而导致内固定失败，此类情况在临床上较为多见。

(5) 生物力学改变：胸腰椎骨折脱位或滑脱，在脊柱矢状位序列改变后其生物力学也发生较大的改变，手术内固定若考虑不足则较易发生内固定失败。胸腰椎"三柱"骨折、腰椎骨折伴脱位，骨折复位不足使力学负荷过于集中在内固定上。腰椎不稳或滑脱后在椎体间骨桥形成后稳定，手术过程中复位导致骨桥断裂使脊柱失平衡，同时植骨不确切，使内固定承载较大的负荷。

(6) 合并相关疾病：骨质疏松患者行内固定手术时，内固定螺钉出现切割或剪切而出现拔钉。强直性脊柱炎合并骨折脱位，手术固定节段不足，又无确切外固定，而且缺乏植骨融合常常会导致内固定失败。胸腰椎椎体肿瘤导致椎体广泛破坏，手术后肿瘤复发侵犯内固定导致内固定松动或因肿瘤破坏范围过大而手术重建困难。

(7) 矫枉过正：退变性脊柱侧弯患者过分强调纠正侧弯导致应力集中于部分内固定螺钉而出现拔钉甚至断钉的现象。

2. 防治措施

(1) 选择合适的内固定器械，如发现内固定不确切，应辅以石膏、支具等方式外固定以弥补其不足。

(2) 术前应对患者的病情有全面、确实的综合分析，选择合适的内固定方法，尤其是对于腰椎不稳、腰椎滑脱等患者。胸腰椎骨折脱位手术复位不但要选择恰当的内固定器械，同时术中复位力量要轻柔，缓慢用力，防止螺钉切割椎体。术后应交代患者卧床休息，尤其是对于严重不稳或固定不确实的患者。

（3）胸腰椎手术行内固定是为了稳定已经不稳的脊柱序列或手术可能导致的脊柱潜在不稳。内固定的主要作用在于维持脊柱序列短时间的稳定，植骨融合是维持脊柱稳定的永久方式。术中创造粗糙的植骨面，提供充足的植骨量，如果骨量不足可辅以人工骨。植骨材料选择松质骨效果最佳。腰椎不稳或滑脱患者如条件允许可辅以椎体间植骨或360°植骨，这样更符合生物力学负荷分布特点，同时融合效果更加确切。

（4）脊柱滑脱会产生矢状位序列变化，其生物力学负荷分布改变，手术需要尽可能恢复其矢状位序列使负荷正常化。但对于部分脊柱滑脱病程较长的患者因脊柱长期不稳刺激导致局部骨赘形成使脊柱处于代偿性稳定，此时手术应以改善患者症状为主，不应过分追求影像学复位或强行做椎间融合，在骨桥破坏后应予以确切的植骨融合以重新稳定脊柱。

（5）严重的骨质疏松症是内固定手术的禁忌证，如果必须使用椎弓根螺钉固定，应辅以骨水泥增强椎弓根螺钉牢固程度和抗拔出能力。强直性脊柱炎合并骨折患者由于合并骨质疏松和脊柱韧带的骨化使脊柱失去正常的韧性而不能吸收创伤时的能量，对螺钉的把持力明显较弱，手术内固定应选择在病椎上下各至少2个节段，同时辅以充分的植骨，可降低手术内固定的失败率。

（6）退变性脊柱侧弯患者临床往往以腰椎管狭窄为主要症状，并且年龄一般较大，骨质疏松明显，手术治疗主要以改善神经症状，内固定可应用于继发性侧弯畸形，在条件允许的情况下可适当纠正，但不应无故扩大指征。

（周许辉）

第四节 ｜ 胸腰椎创伤翻修术

随着对胸腰椎创伤认识的提高、手术操作技术的普及及内固定材料的应用等，胸腰椎创伤手术量逐渐增加并基层化。人们逐渐认识到以往手术中存在的不足，部分是由于前次手术不彻底或出现新的问题需要再次手术来解决，通过再次手术改善患者的生活质量。

一、胸腰椎创伤翻修术的原因

1.翻修手术的原因

对于胸腰椎手术的治疗观念近年来有巨大进展，人们会发现过往对胸腰椎创伤的诊断和治疗是不足的。另外，由于当地的医疗水平有限，对创伤的严重性和复杂性认识不足、治疗方案设计不足、内固定材料选择不当、手术范围比较局限等，导致患者需要再次行手术治疗。

（1）减压不彻底：胸腰椎创伤翻修术较为常见的原因是减压不够彻底。如胸腰椎爆裂型骨折行后路复位内固定后，椎体后缘骨折块突入椎管未能达到良好复位，仍残留有神经压迫。

（2）出现创伤后后凸畸形：主要见于前次手术行前路或后路手术而采取有效内固定的患者，植骨未融合；也可产生于用长节段固定但未行植骨融合的患者。

（3）继发脊柱不稳：腰椎不稳可导致腰部持续性疼痛，胸椎不稳可引起脊髓损害程度进行性加重，术后许多原因可导致上述症状的发生，如仅行内固定而未进行植骨融合，植骨不融合导致局部假关节形成，或者邻近节段退变而引起不稳等。

（4）内固定不良：包括内固定松动、断裂、移位，以及断棒穿入椎管内损伤脊髓、马尾神经或神经根者。

2.胸腰椎创伤翻修术的原因判定

1）详细了解患者术后症状与前次手术的关系

（1）如果患者前次手术后症状一直未能改善，应考虑是否存在诊断错误或手术操作失误，未去除原有致压物或手术定位错误；尤其是患者存在多个部位损伤者，应仔细鉴别患者症状来源的病变部位。

（2）手术后症状开始加重且未能改善者，应考虑手术操作是否有误或是否发生缺血再灌注损伤等。术中减压不确实，损伤胸腰椎的大动脉，也可引起神经症状加重。

（3）如果患者症状缓解较长时间后再次出现症状，应该考虑假关节形成、内固定松动，包括内固定的断裂、松动，或临近部位退变产生的症状。

2）慎重判定是否是手术失败

胸腰椎再次手术并不意味着前次手术失败，脊柱手术是一种极其复杂和危险的手术，不同时期受各种条件限制，可能会采取不同的治疗方法。因此，对胸腰椎手术的评估应根据当时手术情况下对疾病的认识程度、内固定器械的发展、手术操作的水平为基础，当时成功的手术，现在看来可能是不完美的。一般认为，患者前次手术后出现脊柱畸形、局部疼痛、神经症状加重及内固定位置选择或安放错误等情况，应考虑行翻修手术以改善症状。

二、胸腰椎创伤翻修术前评估

决定是否进行翻修手术前必须对导致前次手术未达到最佳治疗结果的原因进行全面的评估，如手术疗效欠佳是由于手术方案错误或手术技术缺陷所致，则再次手术获得症状改善的可能性较大；而如果手术失败的原因是由于之前诊断错误，则不能再次手术。全面的病史分析、系统的体格检查和完整的影像学资料是重新认识原有胸腰椎创伤，并发现前次手术所存在问题的关键。

1.详细了解病史及目前状况

对手术后患者对自身疗效不满意者，应对其病史进行全面分析。

（1）了解患者术前受伤情况，症状持续时间，脊柱损伤后神经功能的恢复与手术时机关系密切。术前症状持续的时间越长，术后神经功能的改善概率越小。

（2）了解患者对术后近期和远期疗效的评价，尤其是手术后症状是否减轻或消失。

（3）了解患者的术前症状是根性症状还是脊髓症状，还是两者皆有。了解术后神经症状是改善、恶化，还是维持不变。

（4）详细收集既往诊疗资料，包括患者对前次手术的反应、前次手术前后影像学资料及其他相关资料等，都要收集完整并进行全面的评价。

（5）应考虑患者的精神情况、患者和家属对治疗的期望值、患者的工作状态，同样要考虑可能的医疗诉讼赔偿等法律问题。

（6）了解患者是否有不良的生活习惯，不良生活习惯也是影响手术效果的因素之一，尤其是吸烟可导致植骨融合失败，因此在术前、术后都必须戒烟。

（7）了解患者术后进行活动的情况，长期卧床、肥胖和合并骨质疏松会给翻修手术带来更大的困难。

2.体格检查

除脊柱局部外观、活动范围外，更重要的是全身神经系统的检查，以排除可能伴随的神经系统疾病。此外应注意排除某些周围神经卡压症的可能，如有些患者腰椎骨折术后又出现骶尾部及大腿后侧疼痛，亦可能为坐骨结节滑囊炎等疾病所引起。

3. 影像学检查

仔细分析患者所有术前术后的影像学资料，并与患者临床症状进行对比，了解二者是否相吻合，以及与病情的发展过程相一致。

（1）X线检查：X线片上需注意观察患者胸腰椎骨性结构的全貌、损伤的程度、上次手术减压的范围、植骨块的位置、内固定材料的放置情况、是否存在脊柱畸形等情况。过伸过屈位片了解腰椎术后脊柱的稳定程度及是否有假关节形成。

（2）CT检查：腰椎CT检查是观察术后局部情况良好的影像学手段，CT检查可以显示手术部位骨与软组织的状态、内固定与骨和神经组织的关系等，对再次减压、植骨和固定的选择具有重要参考意义，CT三维重建可以从不同的角度观察脊柱椎管形态的变化，对是否需要再手术及手术入路的判断十分重要。

（3）MRI检查：MRI检查是目前显示脊髓和神经根损伤最为直接的影像学手段，可以根据神经根形态大小、脊髓信号变化和附近相邻骨结构和软组织变化了解现有的病变。脊髓信号增高提示脊髓内组织存在某种程度的损坏，这种病变往往是脊髓损伤后期病理的改变，也是患者症状长期存在而不能缓解的原因，通过翻修手术也很难恢复，在选择翻修手术前必须有清楚的判断。

（4）椎管内造影：对于前次手术内固定材料原因而无法行MRI检查者，椎管造影诊断意义重大，其有助于显示病变部位及邻近节段的椎管形态。

（5）同位素骨扫描：同位素骨扫描对术后诊疗意义不大，但是对脊柱感染诊断、假关节形成有一定意义，但特异性较差。

4. 电生理检查

电生理检查包括EMG、诱发电位等，用于鉴别患者运动障碍是肌源性或是神经源性，在鉴别诊断困难时可酌情采用。

三、胸腰椎创伤翻修术的适应证

胸腰椎创伤再手术的原因众多，要根据患者实际情况而定，一般情况下在采用了外科手术之后未达到手术目的并同时出现下列情况可考虑再手术。

（1）前次手术减压不彻底，神经症状持续存在或加重者。

（2）脊柱序列未获满意纠正或脊柱不稳存在进展趋势者。

（3）植骨未融合、假关节形成或后凸畸形者。

（4）内固定并发症如螺钉松脱或断裂等。

四、胸腰椎创伤翻修术的术后处理

1. 一般处理

除了按一般脊柱手术的术后处理要求外，再手术患者因瘢痕增生、解剖不清，渗血较一般手术多，应注意观察术后引流量及生命体征。嘱患者卧床休息，特别要注意患者有无下肢神经症状加重，如发现异常需及时处理。根据引流量，术后24～48小时拔除负压引流管。

2. 外固定保护

牢固的内固定可限制病变节段活动，促进融合，恢复及维持脊柱生理曲度。但是在术后早期，应酌情给予外固定。术后一般7天左右佩戴腰围下床活动，是否需要石膏或支具固定，应根据术中患者脊柱及内固定的稳定性给予指导。

3. 系统的康复治疗

术后康复治疗在很大程度上决定着患者的功能恢复，包括评估、计划、实施和评价等过程。尤为重要的是要指导患者行腰背肌肉功能锻炼。

五、典型病例

【病例】女性，75岁，不慎摔倒致腰部疼

痛，X线片提示 L_1 骨折，患者有严重的骨质疏松症，首次手术选择跨节段的固定（图18-7），并用骨水泥增强避免钉道松动，但术后随访内固定还是出现了松动，且患者腰痛症状反复未见好转。因此给予患者行后路翻修手术，将 L_1 椎体切除，上下各延伸增加内固定的稳定，并且用人工椎体支撑（图18-8），术后患者症状恢复较好。

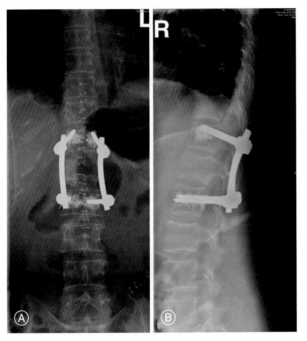

图 18-7　患者首次术后 X 线检查

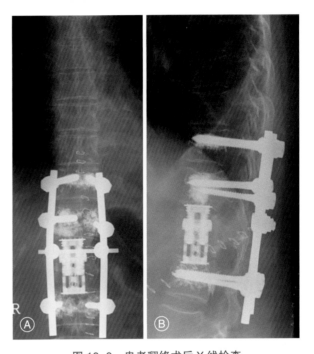

图 18-8　患者翻修术后 X 线检查

（周许辉）

● 参考文献

BRATSCHITSCH G, PUCHWEIN P, ZOLLNER-SCHWETZ I, et al., 2020. Spinal surgery site infection leading to implant loosening is influenced by the number of prior operations[J]. Global Spine J: 2192568220957268.

BURKHARD M D, LORETZ R, UCKAY I, et al., 2021. Occult infection in pseudarthrosis revision after spinal fusion[J]. Spine J, 21(3): 370-376.

CECCHINATO R, BOURGHLI A, OBEID, 2020. Revision surgery of spinal dynamic implants: a literature review and algorithm proposal[J]. Eur Spine J, 29(Suppl 1): 57-65.

EICHHOLZ K M, RYKEN T C, 2003. Complications of revision spinal surgery[J]. Neurosurg Focus, 15(3): e1.

GUZMAN J Z, FELDMAN Z M, MCANANY S, et al., 2016. Osteoporosis in cervical spine surgery[J]. Spine, 41(8): 662-668.

KIM E J, CHOTAI S, WICK J B, et al., 2018. Patient-reported outcomes and costs associated with revision surgery for degenerative cervical spine diseases[J]. Spine, 43(7): e423-429.

KOERNER J D, KEPLER C K, ALBERT T J, 2015. Revision surgery for failed cervical spine reconstruction: review article[J]. HSS J, 11(1): 2-8.

LE HUEC J C, SERESTI S, BOURRET S, et al., 2020. Revision after spinal stenosis surgery[J]. Eur Spine J, 29(Suppl 1): 22-38.

LECKIE S, YOON S T, ISAACS R, et al., 2016. Perioperative complications of cervical spine surgery: analysis of a prospectively gathered database through the association for collaborative spinal research[J]. Global Spine, 6(7): 640-649.

LIU G, BUCHOWSKI J M, BUNMAPRASERT T, et al., 2009. Revision surgery following cervical laminoplasty: etiology and treatment strategies[J]. Spine, 34(25): 2760-2768.

PAPAVERO L, LEPORI P, SCHMEISER G, 2020. Revision surgery in cervical spine[J]. Eur Spine J, 29(Suppl 1): 47-56.

PRINZ V, VAJKOCZY, 2020. Surgical revision strategies for postoperative spinal implant infections(PSII)[J]. J Spine Surg, 6(4): 777-784.

RIHN J A, HARROD C, ALBERT T J, 2012. Revision cervical spine surgery[J] . Orthop Clin North Am, 43(1): 123-136.

SHIGEMATSU H, KOIZUMI M, MATSUMORI H, et al., 2015. Revision surgery after cervical laminoplasty: report of five cases and literature review[J]. Spine J, 15(6): e7-13.

WONG C B, CHEN W J, CHEN L H, et al., 2002. Clinical outcomes of revision lumbar spinal surgery: 124 patients with a minimum of two years of follow-up[J]. Chang Gung Med J, 25(3): 175-182.

第十九章

脊髓损伤的治疗

脊髓损伤后的治疗目标为缓解患者的症状，恢复脊髓的功能。针对脊髓不同程度的损伤，脊柱外科医生进行了积极的探索，现阶段有药物治疗、手术治疗和神经修复因子等方法，本章详细论述了各种治疗方式及其作用，另外还探讨了脊髓损伤的最常见并发症——膀胱功能障碍的发病及其治疗。

 # 第一节 | 脊髓损伤药物治疗

脊髓损伤病理生理过程复杂，药物治疗针对脊髓损伤不同病理生理环节，具有减轻或阻止继发损害，保留和促进脊髓功能恢复，减轻脊髓损伤神经病理性疼痛等作用。

一、脊髓保护与促神经再生类药物

1. 甲泼尼龙

甲泼尼龙是唯一被美国 FDA 批准的治疗脊髓损伤的药物。甲泼尼龙对脊髓损伤的作用机制主要包括减轻继发炎症反应、恢复血－脊髓屏障、改善脊髓血供、清除自由基、强化 NTF 分泌。美国 NASCIS 开展了甲泼尼龙对治疗脊髓损伤作用的前瞻性随机双盲临床研究，认为在脊髓损伤后 3 小时内使用甲泼尼龙者，宜使用 24 小时内给药法［30 mg/kg 静脉滴注，之后 5.4 mg/(kg·h) 静脉滴注持续 24 小时］；对于损伤后 3～8 小时内给甲泼尼龙宜使用 48 小时内给药法［30 mg/kg 静脉滴注，之后 5.4 mg/(kg·h) 静脉滴注持续 48 小时］，但超过 8 小时给药甚至会使病情恶化，建议伤后 8 小时内给药。

2. 神经节苷脂

神经节苷脂是含唾液酸糖的神经鞘脂，在中枢神经系统细胞外膜含量较高，尤其在突触区。神经节苷脂可能的作用机制包括对抗兴奋性氨基酸毒性，减少自由基形成，保护胞膜 Na^+-K^+-ATP 酶活性，防止胞内钙蓄积，防止乳酸性酸中毒，促进多种 NGF 分泌，阻断神经细胞凋亡。外源性神经节苷脂可通过血－脊髓屏障嵌入细胞膜，发挥脊髓损伤的保护作用。

3. 细胞因子

NGF 是 NTF 大家族中的一员，广泛存在于神经系统中，对周围感觉神经和交感神经的发育生长发挥重要作用。在中枢神经系统中，已发现许多部位存在着 NGFR，其中胆碱能神经含量较高。NGF 与 NGFR 结合形成 NGF·NGFR，被逆行转运到神经细胞内，促进蛋白质合成、能量合成，发挥神经趋化作用。脊髓损伤后，运动神经元能诱导 NGFR 表达，外源性 NGF 与 NGFR 相结合，可以保护神经元和促进轴突再生。此外，NGF 可通过刺激 bcl-2 的表达，以及抑制 Bax 蛋白，抑制神经细胞的凋亡来保护受损的神经组织。

4. 抗氧化剂和自由基清道夫

脊髓损伤后，自由基生成增多，而内源性抗氧化剂减少，清除各种自由基，保护神经细胞以免进一步受损。生物膜内自然出现的抗氧化剂如维生素 E、维生素 C、维生素 A、辅酶 Q、谷胱甘肽及酶防御系统等可阻断自由基反应，当加速自由基反应的催化剂超过抗氧化剂和酶防御系统，脂质自由基反应才有可能发生不可逆性细胞改变。维生素C兼有抗炎及抗氧化作用，其分子量较小，能直接进入细胞内，直接或间接清除氧自由基，阻断脂质过氧化反应。脊髓损伤后局部伤髓维生素C、维生素E含量下降，从而认为维生素C、维生素E分别通过清除脊髓损伤后产生的水溶性、脂溶性自由基保护伤脊髓。

5. 阿片受体拮抗剂

脊髓损伤引起的内源性阿片肽释放是造成脊髓继发性损伤发生发展的重要机制之一。TRH可通过抑制内源性阿片肽发挥保护脊髓的作用，其可以拮抗脊髓损伤后的内生性阿片类物质、白三烯及血小板活化因子、神经兴奋性毒素，从而成为促使脊髓继发性损伤的生化基础。

6. 其他尚在临床前研究阶段的潜在治疗药物

（1）EPO：EPO是由肾脏分泌的一种活性糖蛋白。研究者发现，其是由于肾脏对缺氧反应而产生的。因而，人们逐步研究发现，EPO在脊髓损伤、脑缺氧中具有潜在的治疗作用；外源性EPO还具有抗炎、抗氧化、抗凋亡，以及促进神经干细胞、少突胶质细胞祖细胞增殖，增加髓鞘形成等作用。目前，尽管大量的动物实验证实了EPO对治疗脊髓损伤的积极作用，但是目前面临的最大问题是EPO尚缺乏临床试验以明确其对人类的疗效，值得进一步探索。

（2）离子通道阻滞剂：脊髓损伤后受损脊髓组织中钙离子浓度升高，激活磷脂酶，氧自由基增多，神经细胞继发坏死，钙通道阻滞剂可以阻滞钙离子超载，从而保护脊髓功能。另外，早期钠离子进入细胞也可造成对脊髓损害，因此，有了关于钠通道阻滞剂的研究，代表药物是利鲁唑。研究表明，钠通道阻滞剂可以改善动物的运动功能，保护脊髓，缩小病变区域。

（3）外源性C3转移酶：急性脊髓损伤往往伴随轴突断裂和神经元凋亡，影响神经信号传导。有观点认为，Rho蛋白可能是修复过程

中的一个中药靶点，脊髓损伤后Rho蛋白高度活化是神经修复的抑制性信号，并可以导致神经元凋亡和结构破坏。C3转移酶抑制剂BA-210是最近发现的Rho蛋白特异性阻断剂，可阻断Rho蛋白激活，抑制Rho蛋白信号表达，解除轴突生长抑制。

二、改善神经病理性疼痛药物

1. 抗惊厥药

抗惊厥药是在脊髓损伤后中枢性疼痛等神经疼痛中常用的药物，如加巴喷丁类药物。加巴喷丁类药物是一种神经特质的类似物，在药物发挥作用时，可以有效增加抑制性的神经元活性，从而抑制伤害性的信息在神经元间传导，可以有效缓解疼痛，但是会出现镇静、遗忘等药物的副作用。拉莫三嗪是一种电压门控钠离子通道的阻滞剂，可以缓解不完全性脊髓损伤患者的疼痛，但是对于完全性脊髓损伤疼痛无法缓解。

2. 抗抑郁药

抗抑郁药可以作用在肾上腺素的受体上，从而增加肾上腺素的浓度，进而达到抑制疼痛信号的作用，可以减轻疼痛的作用。抗抑郁药中主要为阿米替林，是一种三环类的抗抑郁的药物，与加巴喷丁相比，镇痛的效果更好，能够有效地缓解患者的疼痛，并能够提高的独立生活的能力。曲唑酮是一种选择性的抑制5-HT的药物，在临床的理论上具有更好的镇痛效果并且用药后产生的副作用较少。但是根据临床研究发现，曲唑酮对脊髓损伤后的中枢性的疼痛无效，对于抗抑郁的药物治疗脊髓损伤后的中枢性疼痛需要进一步的研究。

3. 镇痛药

镇痛药主要有吗啡、曲马朵、氯胺酮等，有许多学者研究这几种镇痛药是否哪能够成为脊髓损伤后中枢性疼痛的镇痛药物。吗啡是一种能够在中枢神经系统中直接发挥作用的药物。可乐定发挥作用的机制是可以抑制中枢系统的背角初级传入神经纤维，通过减少背角P

物质的释放达到镇痛作用。临床研究发现，吗啡和可乐定的联合使用具有明显的镇痛效果。曲多朵是一种弱阿片类受体激动剂及单胺摄取抑制剂，可以有效缓解患者的疼痛，并且能够缓解患者的焦虑情绪，改善患者的睡眠质量，但是无法改善患者由于疼痛发生的抑郁和不愉快的情绪。氯胺酮是一种 NMDA 受体拮抗剂，能够通过抑制 TLR-3，从而抑制小胶质细胞的激活途径，从而达到镇痛作用。对于难治性疼痛，可以使用联合用药，吗啡和可乐定联合使用的效果较好。

4. 非甾体抗炎药

在临床中常用的非甾体类药物有双氯芬酸钠、布洛芬、阿司匹林、吲哚美辛等。非甾体类药物又叫作非阿片类药物，它具有抑制环氧化酶的作用，可以有效地减少伤害性刺激，药物作用在 PG 的合成中，可以缓解患者的疼痛。

5. GABA 受体激动剂

普瑞巴林属于 GABA 受体激动剂。根据动物的实验报告发现，普瑞巴林具有镇痛的作用，可以明显地减少神经性疼痛，可抑制谷氨酸的释放，降低脊髓兴奋性，另外，减轻中枢的神经敏感性从而减轻痛苦。

6. 肌松药及其他药物

巴氯芬能够将 GABA 受体激活，减少脊髓的单突触反射或多突触反射，从而松弛骨骼肌，适当缓解患者的神经性疼痛，但是效果不明显。肉毒毒素可以特异性地与胆碱能神经末梢突触前膜的表面受体相结合，一方面使囊泡无法与突触前膜融合，从而抑制神经末梢释放乙酰胆碱；另一方面可以阻塞神经细胞膜的钙离子通道，干扰细胞外钙离子进入神经细胞，从而达到骨骼肌的松弛作用。

三、中医中药治疗

中药治疗需辨证论治，在《外伤性脊髓不完全损伤症中医临床诊疗专家共识》中指出，瘀血阻络证推荐活血化瘀、理气通络，采用桃红四物汤（《医门八法》）或血府逐瘀汤（《医林改错》）加减；气虚血瘀证推荐健脾益气、活血通络，采用补阳还五汤（《医林改错》）加减；脾胃虚弱证推荐健脾益气、升阳举陷，采用补中益气汤（《丹溪心法》）加减；肝肾阴虚证推荐滋养肝肾、养阴填精，采用补肾健髓汤或益髓丹；气血两虚证推荐健脾益胃、益气养血，采用八珍汤（《正体类要》）加减。中成药推荐选用有补肝肾、健脾胃、活血化瘀、益气养血作用的中成药。

随着人们对脊髓损伤发病机制的认识越来越深刻，药物对脊髓损伤治疗作用的研究也正在不断深入，出现了很多可以治疗脊髓损伤的药物。尽管如此，仍存在不足之处，首先，现大规模投入临床使用的药物只有甲泼尼龙，其他药物处于试验阶段；其次，甲泼尼龙的使用尚存在争议，有学者对它的作用仍提出质疑；再次，脊髓损伤的机制繁多，而药物对于脊髓损伤治疗针对的通常只有一个机制，因此对于脊髓损伤的治疗欠佳；最后，脊髓损伤后必须在特定时间使用药物治疗，超过时间期限，药物治疗脊髓损伤的效果会降低。所以，药物治疗脊髓损伤的道路还很漫长。随着药理学和分子生物学的发展及中西医结合相关临床试验的研究，一定会在药物治疗脊髓损伤方面取得极大进展。

（程黎明　徐委）

第二节 ┃ 脊髓损伤手术修复

脊髓损伤多数伴发于脊柱骨折、脱位或严重的椎间盘损伤突出，少数脊髓损伤患者就诊时常规的影像学检查（如 X 线、CT 检查）见不到骨折或脱位征象，在完善 MRI 检查后才发现。脊髓损伤给患者及社会带来沉重的负担，脊髓损伤后的神经功能修复是临床上具有挑战性的问题。脊髓损伤的处理应遵循及时确诊、尽早治疗的原则。在脊髓发生变性坏死之前进行有效治疗才有希望使脊髓功能得到恢复。实验病理表明脊髓伤后 24 小时内处于急性期，在此期内的治疗属于早期治疗。但由于脊髓损伤程度差别大，急性期的时间难以严格限定。脊柱脊髓损伤后，早期手术稳定脊柱和减压脊髓是脊柱脊髓损伤的基本治疗原则，以改善脊髓神经损伤的功能，防止残存的脊髓神经继续损伤或者加重。

一、手术治疗的判断

既往认为脊柱损伤经复位后仍有不稳定者可采取脊柱融合或内固定术，目前主要通过使用 TLICS 系统确定是否需要手术。主要依据骨折形态、神经损伤情况和椎间盘韧带复合体来进行综合评分。当评分 ≤ 3 分时，建议非手术治疗；评分为 4 分时，可选择手术或非手术治疗；评分 ≥ 5 分，建议手术治疗。手术是治疗脊髓损伤的重要手段。骨性减压手术由于其显著的疗效目前在临床上得到广泛应用。目前，临床上常用的手术方式有经前路（颈前路椎间盘切除减压融合术、颈前路椎体次全切除减压融合术），经后路（椎板切除术、椎管扩大成形术）、前后联合手术等。手术入路选择总体原则是直接或间接去除椎间盘、韧带、骨性椎管的压迫。手术入路根据术前影像学检查（如 CT、MRI 检查）结果，综合考虑骨折特点、损伤椎间盘压迫脊髓的部位、脊柱功能节段稳定性及韧带复合体的受损状态。

二、早期手术治疗

早期稳定脊柱和减压脊髓是脊髓损伤的基本治疗原则。早期稳定的目的是稳定脊柱，防止损伤的脊髓神经遭受二次损伤、加重，同时也为脊髓损伤后早期的功能锻炼提供一个良好的力学稳定环境。早期减压的目的是解除脊髓神经的压迫，改善脊髓的血液灌注，为脊髓神经功能的恢复创造条件，同时防止残存的脊髓神经继续损伤或者加重。大量临床研究表明，急性脊髓损伤时进行急诊脊柱复位、稳定和充分减压脊髓是安全的，可改善神经结局，缩短住院时间，减少并发症。急性脊髓损伤后行急诊脊髓减压可减轻继发性损伤，保留存活轴突的神经功能，并防止进一步破坏脊髓组织。2012 年 Fehlings 等人研究发现，完全性颈部脊髓损伤后早期（伤后 < 24 h 手术）行单纯前路或者后路、前后路联合手术治疗，术后随访半年发现，43%（19/44）的患者 AIS 等级提高；而晚期（伤后 > 24 h 手术）手术治疗，只有 37% 的患者 AIS 等级提高；随后有大量的临床研究支持早期减压的手术效果；2019 年 Vandertop 等人综述了 15 篇早期手术与晚期手术治疗颈部脊髓损伤的临床研究，发现 22.6%

的完全性颈髓损伤的患者经早期手术（伤后≤ 24 小时手术）AIS 能够提高 2 个等级，显著高于晚期手术（伤后 > 24 小时手术）组的10.4%；而对于不完全性颈髓损伤的患者，早期手术与晚期手术 AIS 等级提高 2 个等级的比例类似（早期手术 30.4%，晚期手术 32.5%）。2020 年的临床研究发现，超早期的手术（手术时间 < 12 小时）治疗完全性颈髓损伤（AIS A 级）的患者，甚至有 61.5% 的患者 AIS 等级提高。

目前证据表明，对于存在明显神经功能障碍者，无论损伤是完全损伤（AIS A 级）还是不完全损伤（AIS B ~ D 级），均应在没有危及生命的情况下尽早（< 24 小时）进行减压和内固定。Fehlings 提出 "time is spine" 的理念目前已经得到广泛认可。2017 年，AOSpine 指南推荐，在急性脊髓损伤患者基本情况平稳的情况下，无论是完全性损伤还是不完全性损伤均建议在损伤后 24 小时内行手术治疗。但由于患者转运、术前检查和准备等问题，很多患者无法在伤后 24 小时内接受手术。而有临床研究对脊髓损伤进行早期手术干预（< 3 天）显示，手术治疗越早则获益越大。因此对于24 小时内无法手术者，尽早在 3 天内手术也是被推荐。需要特别指出的是，颈脊髓损伤患者需要严格评估患者全身情况，尤其是肺部损伤情况，有无长期吸烟史，如果患者在术前出现生命体征不稳定，急诊手术可能导致患者术后感染、呼吸衰竭风险增加，难以平稳度过围手术期。

三、手术方式

（一）椎管减压术

在脊柱复位后通过 MRI 检查确定仍有脊髓受压，如碎骨块、椎间盘突入椎管内或异物残留，需行减压取除，以恢复椎管的正常容积。常用的减压方法有以下几种。

1. 前路减压术

适用于脊髓损伤伴有椎间盘突出或碎骨块突入椎管压迫脊髓前方导致运动功能丧失、感觉功能尚存者，多用于颈髓损伤。前路减压越早越好，应尽可能在发现压迫的 3 天内手术，在 5 ~ 8 天手术者因脊髓水肿，手术效果不佳，在伤后 2 周若脊髓压迫持续存在，亦可行前路减压，其恢复率为 20%。总之，前路减压术有其适应证，主要根据脊髓前方是否受压，而选择稳定措施则根据椎骨和韧带的损伤情况而定。

2. 侧前方减压术

适用于胸椎或胸腰椎损伤，从椎管前方压迫脊髓者。术中应避免器械直接进入椎管内操作，以免加重脊髓损伤。

3. 后路椎板切除减压术

适用于椎板骨折下陷或脱位前移压迫脊髓后方者；原有颈椎病、椎管狭窄或强直性脊柱炎，脊髓受压症状迅速恶化者；腰椎骨折脱位或疑有马尾损伤者；有硬膜外出血，需行血肿清除者；不完全性损伤在观察过程中进行性加重；闭合牵引复位后症状无好转，经检查椎管内仍有来自后方的骨折片和软组织压迫；在开放复位时发现椎板、棘突损伤严重，碎骨片进入椎管或有进入椎管的危险性时，应同时作椎板切除减压；锐器或火器伤，疑有椎管内致压物者。椎板切除范围应以损伤节段为中心，上下不超过一个节段，减少不必要的结构丧失，以免加重脊柱不稳甚至导致畸形。椎板切除操作应注意：①椎板骨折者应先咬下位椎板，然后用神经剥离子托起骨折椎板，再用椎板咬骨钳咬除；②椎板脱位前移者应先整复脱位，在未完全复位前咬除椎板，再完全复位；③有条件时可在持续牵引下用气钻或电钻切除椎板，可避免椎板下放置任何器械。

（二）硬脊膜切开减压术

除了骨性减压手术，硬脊膜和软脊膜对脊髓损伤的作用也不容忽视。多项研究表明，脊髓除了受到囊外的压迫外，还可能受到硬脊膜、软脊膜及囊内血肿等的压迫；硬脊膜切开减压相较于单纯椎板更能够显著降低椎管内压力。对于此类患者，单纯前路减压手术是不充分的，需要后路广泛椎板切除联合硬脊膜切开或脊髓切开减压术。因此，对于存在脊髓局部压迫水肿可行前路或后路局部减压。对于存在脊髓广泛水肿可行广泛椎板+硬脊膜切开减压。对于存在脊髓内血肿或软化坏死灶，可以考虑行脊髓切开减压。

对于硬脊膜切开的适应证主要包括对于AIS C级及以下者，MRI检查发现脊髓广泛水肿（超过两个节段）且发现脊髓脑脊液循环中断者。术中需要再次确认在切除椎板后脑脊液搏动未恢复者可以考虑进一步行硬脊膜切开减压。对于AIS D级和E级者，MRI检查显示局限性水肿时，不建议做硬脊膜切开手术。Guo等提出，在严重急性脊髓损伤后（AIS A～C级的患者，并有广泛脊髓水肿），存在类似于骨筋膜室综合征的"脊髓脊膜腔综合征"（spinal cord compartment syndrome，SCCS），即脊髓损伤后，脊髓缺血水肿或挫裂伤，加上骨性椎管的压迫和硬脊膜软脊膜的限制，使脊髓内压增高，加重继发性损伤，缺血水肿和变性坏死进一步加重，形成恶性循环，发生类似骨筋膜室综合征的"脊髓脊膜腔综合征"，也可称之为脊髓内高压症（spinal cord intramedullary hypertension，SCImH）。对于存在脊髓脊膜腔综合征的患者，除了广泛的骨性减压外，可能还需要做硬脊膜切开减压或者脊髓切开减压，以对脊髓进行彻底减压。彻底减压后需要行硬脊膜的扩大成形术，以减少术后脑脊液漏的风险。

同时应用一些新的手术技术如保留蛛网膜的硬脊膜切开扩大成形术。这种手术方式主要适用于在术中切开硬脊膜后未见蛛网膜下隙明显出血的脊髓水肿患者。这在理论上能够减轻绝大部分脊髓内压力，从而减少脑脊液漏和炎症因子进入脑脊液、脊髓的概率。需要注意的是，此类手术存在脑脊液漏，甚至是颅内感染的风险，手术医生应该权衡手术减压给患者带来潜在的益处、手术时间过长及其他并发

症等带来的风险来选择合适的治疗方式。目前其临床疗效在回顾性临床研究中有多次报道，但其临床疗效仍缺乏前瞻性随机对照试验来证实。

（三）脊髓切开术

对于脊髓挫伤严重或者脊髓内广泛血肿者，脊髓切开术可以作为另外的一个选择。脊髓切开术理论上可阻止继发性损伤的进一步扩大，降低其余组织和脑脊液的压力，缓解脊髓内高压状态。2018年，封亚平教授团队报道87例完全性颈髓损伤的患者，并行硬脊膜切开减压，部分患者采用了脊髓切开减压（没有报道具体病例数据），随访发现有40%的患者AIS等级提高。尽管目前少量回顾性的临床研究报道了脊髓切开术对急性脊髓损伤患者的神经功能的改善作用。但目前其临床疗效仍缺乏前瞻性随机对照试验来证实。

对于髓内减压手术的手术方式，应根据患者损伤严重程度、影像学上的检查结果和术中所见综合考虑。对于仅有局限压迫的，行单纯前路椎间盘摘除或椎管扩大成形手术。对于脊髓广泛水肿伴脑脊液信号中断的病例，可考虑进一步切开硬脊膜。对于存在脊髓严重挫伤出血的病例，在切开硬脊膜后如果发现血肿则可考虑进一步软脊膜切开清除脊髓血肿。

由于脊髓完全横断在临床上相当少见，为了避免医源性损伤发生，应在显微镜下结合CT和MRI检查进行髓内减压，以保留神经功能受损患者的存活轴突。以下是四种类型的脊髓损伤及其相应的手术干预和效果。

第一类：蛛网膜粘连，脊髓搏动消失，脑脊液阻塞，脊髓苍白肿胀。干预措施是松解蛛网膜的粘连，恢复脑脊液流动和脊髓搏动。

第二类：髓内血肿，骨碎片或异物。干预措施是清除血肿、骨碎片或异物并探查脊髓。

第三类：脊髓部分受损。一旦打开硬脊膜，液化组织可能会涌出。干预措施是探查损伤部位，清除坏死组织并用生理盐水轻轻冲洗该部位。

第四类：表现为髓内软化。干预措施是在软化区域进行 0.3～0.5 cm 的纵向切口，去除软化组织，并用生理盐水轻轻冲洗腔体。

需要指出的是由于挫伤脊髓与正常脊髓之间的边界在早期尚不清楚，应注意不要过度扩大髓内减压范围，避免损伤正常的脊髓和破坏血管脊髓屏障。

（郭晓东 王玉龙）

第三节｜脊髓损伤的细胞治疗研究进展

目前，临床治疗脊髓损伤已经有了很大提高，细胞移植治疗为促进神经再生和改善神经功能提供了可能。移植于脊髓损伤区域的细胞具有分化潜能、分泌多种细胞因子和生长因子的能力，可以调节炎症反应，提供营养支持，促进轴突再生和神经修复，因此，作为治疗脊髓损伤的新型神经再生和神经保护剂受到广泛关注。本节就近年来细胞移植治疗在脊髓损伤动物模型研究及临床研究中的有效性和安全性进行讨论。

一、细胞移植应用于脊髓损伤治疗的病理生理学基础

细胞移植相对于传统疗法具有独特的优点：①来源广泛，容易获得，提取安全；②可自体移植，无免疫抑制；③伦理上容易接受，如脐带干细胞、骨髓干细胞、脂肪干细胞；④多种移植方式选择，如静脉注射、局部注射及蛛网膜下隙注射等。压迫、挫伤和撕裂等物理力量导致的脊髓解剖结构移位会损害神经细胞及轴突，导致神经元通路中断。病变部位的离子平衡紊乱，如细胞外 K^+ 浓度升高，细胞内 Na^+ 和 Ca^{2+} 浓度升高，谷氨酸脂质过氧化紊乱和神经功能障碍，通过激活破坏性病理生理学机制的级联反应，导致脊髓损伤患者出现神经细胞

毒性水肿与神经元死亡进而使神经功能障碍进一步发展。如何选择种子细胞，在合适的治疗时间窗内予以移植治疗是提高干细胞移植治疗效果的重要一环。

二、目前临床上常见的移植治疗脊髓损伤的细胞类型

（一）干细胞

干细胞作为新兴的科学技术已经广泛地应用于各种疾病模型的建立、再生医学的应用和生物医药产品的制作。干细胞移植后在宿主体内的主要功能：①代替损伤或者失去作用的细胞；②在宿主受损部位之间提供基于细胞桥接的"中转站"；③在病灶区提供组织再生必需的营养因子。脊髓损伤是最早被提出使用干细胞移植进行治疗的临床疾病之一，近几年来干细胞治疗脊髓损伤的实验研究已经取得了重要进展，其中胚胎干细胞、神经干细胞和 MSC 等已开展了大量的实验研究，诱导性多潜能干细胞（induced pluripotent stem cell，iPSC）也逐渐成为研究热点。然而，由于某些关键问题无法突破和解决，特别是伦理学和安全性问题成为科研向临床转化的最大障碍。目前，干细胞移植治疗脊髓损伤已逐渐运用于临床，为患者带来了福音。能够被美国国立卫生

研究院和美国 FDA 批准进入临床试验的干细胞只有同种异体原代神经干细胞和自体 / 异体来源的 MSC，包括骨髓间充质干细胞（bone marrow derived MSC，BMSC）、脂肪间充质干细胞（adipose derived mesenchymal stem cell，ADSC）、脐带间充质干细胞（umbilical cord mesenchymal stem cell，UC-MSC）等。尽管如此，国际上仍然有许多研究单位和团体对这一问题进行长期深入的探索，以美国 Geron 公司和瑞士苏黎世大学为代表的团队已经开展了相关临床前期试验。国内中山大学戎利民团队也正在开展蛛网膜下腔注射 UC-MSC 治疗脊髓损伤的多中心临床试验。未来干细胞治疗脊髓损伤患者应基于脊髓损伤的病理特点、干细胞自身的细胞分子基础和满足易于临床转化的要求，即具有促进神经环路重建的能力或者具有微环境修复能力。前者目前主要采用的是患者自体 iPSC 来源的神经干细胞，而后者目前较被认同的是自体骨髓来源或脐带来源的 MSC。

1. 胚胎干细胞

胚胎干细胞（embryonic stem cell，ESC）是一类来源于囊胚内细胞团或原始生殖细胞，具有无限增殖、自我更新和分化潜能的多能性细胞。早在 19 世纪 50 年代，科学家们对畸胎瘤的研究，揭开了胚胎干细胞研究的序幕。1981 年，Evans、Kaufman 和 Martin 分别运用不同的方法分离小鼠囊胚内细胞团，成功对小鼠 ESC（mouse embryonic stem cell，mESC）建系，开创了 ESC 研究的新纪元。1998 年，Thomoson 从正常人囊胚中分离获得内细胞团，能够在体外进行长期培养，保持正常核型，并具有在体外向三个胚层分化的能力及注射免疫缺陷小鼠后形成畸胎瘤的能力，标志着人 ESC（human embryonic stem cell，hESC）建系的成功。mESC 和大鼠 ESC 分化成的神经元细胞或者神经前体细胞都成功移植到脊髓损伤大鼠中，促进了大鼠肢体运动的恢复。hESC 诱导分化的神经元或者神经前体细胞移植到灵长类动物体内，也能够有效恢复脊髓损伤模型的运动功能。另有研究表明，在干细胞移植治疗大

鼠脊髓损伤时，经诱导 18 天的猪 ESC 来源的神经祖细胞较同源的 ESC 相比，同一时间点具备更高的 BBB（Basso，Beattie，Bresnahan）评分，下肢和神经功能恢复最快，并能于损伤的局部分化成更多的神经系细胞。而且 hESC 可分泌 NEGF2、HGF、activin A、TGF-β2、BDNF 等诸多因子以促进神经元存活及轴突延伸。然而 hESC 存在的伦理学争议及潜在的致瘤性严重限制了其广泛应用。

2. 神经干细胞

神经干细胞（neural stem cell，NSC）由于较高的分化潜能，且来源于中枢神经系统，因此移植的 NSC 理论上可更快地分化为中枢神经系统细胞，进而缩短治疗时间。诸多动物研究表明，NSC 细胞可有效恢复脊髓损伤模型下肢运动功能，促进损伤区域细胞再生。另有研究表明，NSC 移植的疗效随着脊髓损伤模型、干预时期、移植细胞、免疫抑制剂及干细胞来源的变化而不同。处于脊髓损伤急性期、移植细胞数量 $> 3 \times 10^6$ 时移植疗效更为显著，而免疫抑制剂的使用会显著降低其疗效。该结果从侧面说明了脊髓损伤局部免疫调节的复杂性。Maria 等将人来源的 NSC 移植到 SD 大鼠体内，发现 NSC 可分化为 RBFOX3+ 神经元细胞，促进轴突的延长，可重构新的神经调控网络。然而 NSC 分离的复杂性、较高的技术要求、不便于自身移植等在一定程度上限制了其广泛应用，目前仅有一例临床应用报道。

3. 诱导多潜能干细胞

可用于移植治疗的外源性 NSC 来源丰富，目前较为常用的有 ESC 分化来源、iPSC 分化来源、异体流产胚胎来源等。由于伦理问题和免疫排斥反应，iPSC 分化来源的 NSC 应用前景最好。2006 ～ 2007 年，Yamanaka 和 Thomson 的团队先后证实了 iPSC 细胞技术的可行性，iPSC 细胞技术是利用病毒载体将 4 个转录因子（Oct4、Sox2、Klf4 和 c-Myc）复合体转导进入大鼠成纤维细胞中，使其诱导为类似胚胎干细胞的一种具有自我更新修复能力的细胞类

型，然后进行体外诱导分化，得到理想的干细胞模型。与 ESC 一样，iPSC 具备分化为三胚层的潜能；免疫组化和电生理显示，在视黄素或者 Shh 诱导培养下，iPSC 能够获得一些运动神经元的特性。Sofia 等人的实验表明，除了神经元外，iPSC 也能分化为星形胶质细胞和少突胶质细胞。Nori 等人首次证明了 iPSC 在脊髓损伤治疗中促进运动功能恢复的效果。由于 iPSC 来源于患者自体细胞，因此避免了伦理额外难题和免疫排斥反应问题。随着近期小分子化合物体外转分化技术的成熟，iPSC 最大的难题——外源性基因异常插入导致成瘤性风险也逐渐降低。由此可见，iPSC 及其分化的神经干细胞移植治疗脊髓损伤具有较好的临床应用前景。

4. 间充质干细胞

MSC 几乎可存在于任一组织当中，其来源的广泛性及多项分化潜能使得其在干细胞与再生医学界备受青睐，是一类能自我更新并定向分化为其他种类细胞的多能干细胞，可以分泌 CSF、干细胞因子和 NGF 等多种细胞因子。iPSC 和 MSC 在作用机制上有不同的侧重点，在促进神经元再生，恢复神经元通路方面，iPSC 来源的神经干细胞要明显强于 MSC；而在调节损伤微环境、提供 NTF 方面，MSC 优势明显。MSC 不仅具有较强的自我更新和多向分化能力，而且还有以下优点：获取方法简单，体外培养容易，免疫原性低且具有免疫抑制作用。因此，MSC 被认为是理想的组织损伤修复的种子细胞。移植后 MSC 主要通过以下两条途径保护神经元：第一，MSC 通过抑制炎症，发挥对微环境的免疫调节作用。MSC 移植能够抑制各种炎性因子（IL-1α、IL-1β、TNF-α）和炎性细胞（T 细胞、B 细胞、巨噬细胞）活性，减轻脊髓损伤病灶区炎症反应。第二，MSC 分泌多种 NTF，如 BDNF、NT3、NGF 和胶质细胞源性神经营养因子（glial cell line derived neurotrophic factor，GDNF）等，发挥神经保护功能。另外，MSC 还可通过各种方式，作用于 T 淋巴细胞、B 淋巴细胞和 NK 细胞、抗原提呈细胞等免疫细胞，通过抑制其增殖、分化和活化，从而影响机体免疫状态，降低机体免疫反应，促进脊髓损伤修复。大量实验表明，MSC 对受损脊髓的神经再生与功能恢复具有明显促进作用，其治疗脊髓损伤的潜在机制包括向神经元、胶质细胞的分化及细胞的旁分泌作用，其分化、替代作用目前尚存争议。通过旁分泌作用，MSC 可以调节各种细胞的增殖与分化，并在宿主微环境发挥免疫调节、神经保护、神经营养、促血管形成等功能，因此，MSC 能减少继发性损伤造成的神经元丢失，并进一步促进神经再生。

1）自体骨髓间充质干细胞

MSC 最初在骨髓中发现，随后在包括脂肪、滑膜、骨骼、肌肉、肺、肝、胰腺等组织，以及羊水、脐带中分离。自体 BMSC 是调节脊髓损伤微环境的重要且有效的干细胞来源。BMSC 在体外环境中可以被诱导分化为神经元样细胞及不同亚型的神经胶质细胞和神经元，提高轴突生长因子水平和形成轴突合适定位。Satake 等在脊髓损伤大鼠脊髓中注射了荧光标记的 BMSC，发现大鼠神经和运动功能均得到一定程度的改善。Ye 等向脊髓损伤大鼠侧脑室注射经脑脊液诱导 BMSC 产生的神经元样细胞（BMSC-N），观察 8 周后发现，注射 BMSC 和 BMSC-N 均能使鼠后肢功能有显著改善。基于长期动物研究的有效性的可靠数据，目前已有 BMSC 应用于脊髓损伤治疗的临床 Ⅰ、Ⅱ、Ⅲ 期试验，证明其临床应用级别的安全性。

2）脂肪间充质干细胞

人脂肪来源的间充质干细胞——ADSC 具有旁分泌功能，如免疫调节、细胞因子分泌、细胞保护和新血管生成，是再生医学和组织工程学修复受损器官功能中重要的细胞来源。早期研究报道，通过 ADSC 局部注射和静脉注射均可以促进脊髓损伤大鼠的轴突再生和运动功能的恢复。近年来，ADSC 依托组织工程支架移植治疗成为新型手段，Yin 等将 ADSC 与一种获得修饰的脱细胞脊髓支架联合移植入胸部脊髓损伤的大鼠（$T_9 \sim T_{10}$）模型中，术后14天检测发现移植组的轴突再生、瘢痕增生弱化和运动功能恢复明显优于对照组。除此之外，ADSC 依托胶原支架等的移植治疗也表现出促进脊髓损伤动物脊髓修复和运动功能改善的效果。

3）脐带间充质干细胞

UC-MSC 是以人脐带血血清为主体进行培养扩增。近年研究表明，脐带的脐动、静脉血管周围的沃顿胶中 MSC 含量较丰富，UC-MSC 与 BMSC 一样在体外增殖能力强，多代扩增后仍具有干细胞特性，并具有稳定的多向细胞分化能力。Chen 等将来源于足月健康新生儿的 UC-MSC 培养至第5代，然后诱导分化成少突胶质细胞前体样细胞，在制备脊髓损伤大鼠模型后1周将 5 μL 含有 1×10^6 个少突胶质细胞前体样细胞的盐水注射移植至局部病损处，结果表明移植8周后，生物素多聚葡聚糖胺追踪发现脊髓损伤处皮质脊髓束密度增加，免疫荧光染色证实再生髓鞘来自中枢神经系统；11周后，结果显示实验组 BBB 评分恢复最佳，整个过程未观察到免疫排斥反应，证明 UC-MSC 分化的少突胶质细胞前体样细胞促进脊髓轴突和髓鞘再生，改善神经功能且免疫耐受性良好。虽然 UC-MSC 移植治疗脊髓损伤进步较快，但依然面临许多问题，包括干细胞临床治疗的有效性及安全性的长期监测，以及调整治疗方案以实现个体化精准化治疗等方面。

4）牙髓间充质干细胞

牙髓间充质干细胞（dental pulp mesenchymal stem cell，DPSC）是存在于牙髓组织中的成体干细胞，具有自我更新、多重分化和免疫调节的能力，同时具有 MSC 和神经嵴干细胞的特性，也可以促进脊髓损伤的修复和功能的改善。Kabatas 等在脊髓损伤大鼠中植入 DPSC 分化的神经嵴干细胞，术后4周观察发现室管膜周围灰白质出现星形细胞样细胞，后肢运动功能也有明显的恢复。Tajra 等在脊髓损伤狗损伤区域中移植入未成熟的人源 DPSC，结果表明狗的肢体运动功能有明显改善。Nicola 等将 DPSC 移植治疗与跑步机训练结合运用到脊髓损伤大鼠的研究中，但是结果发现单独的跑步机训练和联合 DPSC 移植治疗均无益于脊髓损伤大鼠的功能改善，而单独 DPSC 移植治疗却出现较好的运动功能表现。

5. 外周血干细胞

外周血中存在包括 $CD34^+$（造血干细胞）及 $CD34^-$（MSC）在内的干细胞种类。Jarocha 等人将外周血单个核细胞（peripheral blood mononuclear cell，PBMNC）应用于脊髓损伤的治疗，发现其能有效提高脊髓损伤患者的下肢功能。Takahashi 等人将 PBMNC 及 $CD34^+$ 造血干细胞分别应用于小鼠脊髓损伤的治疗后，发现其不仅可促进脊髓血管新生，还可保护髓鞘，从而有效促进脊髓损伤小鼠下肢功能的恢复。同样，有关 PBMNC 临床应用的安全性及有效性都需进一步探讨。

（二）神经细胞

目前，外周神经细胞中主要应用于脊髓损伤模型治疗的有神经前体细胞（neural progenitor cell，NPC）、嗅鞘细胞（olfactory ensheathing cell，OEC）、施万细胞（Schwann cell，SC）和少突胶质细胞（oligodendrocyte，OL）等。

1. 神经前体细胞

NPC 是一种多能中枢神经系统细胞，主要位于脑的腹下区、颗粒下区、齿状回和脊髓中央管室管膜区，其可分化为神经元、星形胶质细胞和少突胶质细胞，具有减轻炎症，分泌神经保护性细胞因子，提供局部营养支持及作为轴突再生的支架等功能。Kadoya 等人研究发现，将 NPC 移植到小鼠脊髓损伤区域时，能明显检测出皮质脊髓的轴突再生、功能性突触的形成及前肢功能的改善。此外，皮质脊髓的再生也与胶质瘢痕的衰减有关。Koffler 等利用快速 3D 打印技术重建脊髓，成功地将装有 NPC 的支架植入脊髓损伤大鼠的损伤部位，从而促进了损伤区域神经细胞的生长，恢复连接和传导功能。

2. 施万细胞

SC 在外周神经系统中具有产生髓磷脂和支持轴突的作用，而在中枢神经系统中可以通过分泌多种生长因子，在细胞外间质中沉积促生长蛋白使得脱髓鞘轴突再生。Barbour 等在急性（损伤后 14 天）中度脊髓挫伤（T_{10}）小鼠模型中进行 SC 局部注射移植，4 个月后观察发现，SC 细胞注射组可以增加纤维数量，减少空洞出现，增强组织完整性，从而改善脊髓挫伤后的解剖结局。自体激活施万细胞（autologus activated Schwann cell，AASC）是指人为损伤活体内的外周神经，一定时间后取出损伤神经并且进行分离培养所得到的 SC。这种处理方法可使 SC 转变为活化状态。已有研究表明，与 SC 相比，AASC 可表达更多量的生长相关蛋白 –43，该蛋白与轴突再生之间具有重要关系，AASC 较 SC 更多地合成 NTF。

3. 嗅鞘细胞

OEC 是同时存在于外周神经系统和中枢神经系统的特化神经胶质细胞，具有星形胶质细胞和 SC 的特性。Barbour 等研究发现，OEC 移植可以使脊髓损伤（T_{10}）亚急性期（损伤后 14 天）大鼠（挫伤模型）的神经元存活率显著提高 6 倍左右。在 OEC 及 NSC 的联合移植治疗脊髓损伤大鼠时发现，OEC 可穿越胶质瘢痕引导轴索的延长并促进髓鞘形成。据此推测，临床上嗅黏膜细胞移植中发挥治疗作用的主要细胞应是干细胞样祖细胞，OEC 仅起到辅助作用。从神经再生的角度看，OEC 的关键能力是从外周神经向中枢神经系统的迁移，使脊髓损伤后轴突延伸的强化是可能的，并有助于神经再生。但 OEC 联合 NSC 移植的临床推广仍有很长一段距离。

4. 少突胶质细胞

研究表明，脊髓损伤不仅会造成神经元死亡及轴突断裂，同时还会导致大量 OL 的死亡。Profyris 等指出 OL 死亡而引起的轴突脱髓鞘改变是影响脊髓损伤后神经功能恢复的重要因素。OL 是中枢神经系统内的一种大胶质细胞，是中枢神经系统的髓鞘形成细胞，其主要功能是形成髓鞘并包绕神经轴突，以便维持神经冲动沿轴突跳跃性传导。少突胶质前体细胞（oligodendrocyte progenitor cell，OPC）是一种广泛分布于中枢神经系统的成体干细胞，其作为 OL 的前体细胞，能在多种趋化因子的作用下迁移到患部并分化成为 OL，促进髓鞘的形成和再生，有利于脱髓鞘病灶的修复。Jeffer 等的实验表明，OPC 在移植后能够在脊髓损伤大鼠脊髓部位存活，并分化为 OL、星形胶质细胞等神经细胞，促进受损部位的髓鞘化，修复其受损的脊髓组织，并且提高大鼠的运动能力及诱发电位的产生。当 OPC 移植后需要在多种因素的作用下完成其迁移和分化的过程，并发挥其脊髓损伤的神经修复作用，但是它们具体的作用方式因为实验模型、培养体系及研究时间点的不同而未形成统一的定论。

（三）免疫细胞

免疫反应在脊髓损伤的发病机制中也起着重要作用且具有双向性。机械性损伤破坏了血 – 脊髓屏障的完整性，增加了血 – 脊髓屏障的通透性，从而促进了炎症细胞的侵袭和损伤部位水肿的产生。脊髓损伤发生后微环境的改变导致诸多免疫细胞迁移至损伤局部，并被激活形成所谓的毒性免疫细胞，对脊髓损伤病程及二次损害起到了关键的作用。因损伤局部免疫反应的复杂性，单纯激素抗炎疗效甚微。因此，移植具备免疫调节能力的免疫细胞治疗脊髓损伤存在理论上的可行性。

1. 巨噬细胞

脊髓损伤后随即出现大量的炎症细胞浸润，其中巨噬细胞为炎症反应中关键细胞之一。巨噬细胞往往在脊髓损伤后的 1 天开始浸润，7 天时达到顶峰并持续存在。不同的巨噬细胞在脊髓损伤过程中的作用不尽相同。当表现为 M2 型巨噬细胞时，可以分泌多种生物活性物质，发挥抗炎、促进神经轴突生长和脊髓修复作用。周围神经激活（脊髓横断模型）和皮肤激活的巨噬细胞（挫伤模型）的动物模型初步研究显示，一些运动功能、电生理活动和神经纤维在损伤部位的连续性得到恢复。一项临床Ⅰ期非随机对照试验研究中，利用自体巨噬细胞治疗急性（14 天）完全性脊髓损伤（$C_5 \sim T_{11}$）的结果表明，8 名患者中 3 人神经、运动和感觉功能都有改善，AIS 等级从 A 级提高到 C 级，虽然出现 2 例肺栓塞及 1 例骨髓炎，不过经治疗痊愈后无进一步并发症出现。另外，在 6 个治疗地区开展了一项临床Ⅱ期随机对照试验，采用自体巨噬细胞对急性（14 天）创伤性完全性脊髓损伤患者，治疗组有向运动不完全状态转化的趋势，且治疗组和对照组在不良反应发生事件上无统计学差异。

2. T 细胞

Hirschberg 等证实了内源性 T 细胞能够在路易斯鼠视神经损伤部位聚集。Moalem 等应用成年路易斯鼠的视神经损伤模型，在损伤后立即注射负载髓磷脂碱性蛋白（myelin basic protein，MBP）的特异性 T 细胞（MBP-T 细胞），结果显示注射 MBP-T 细胞的路易斯鼠视网膜神经节细胞和轴突的缺失大大减少，说明 MBP 经 T 细胞介导所产生的自身免疫反应是有效的，而且这种保护性自身免疫反应具有抗原特异性，即只有负载中枢神经系统自身特异性抗原的 T 细胞才在中枢神经系统损伤中具有神经保护作用。进一步研究发现，注射 MBP-T 细胞的路易斯鼠能显著抑制因光刺激而诱发产生的视觉响应缺失，起到对视神经的保护作用，并且证明了这种神经保护作用是持久、显著的。Lu 等人研究表明，具有神经保护作用的 T 细胞是由 $CD4^+$ T 细胞分化成的辅助性 T 细胞 1（T helper 1 cell，Th1 细胞）所介导的。但是，Wolf 等人研究表明，辅助性 T 细胞 2（T helper 2 cell，Th2 细胞）比 Th1 细胞具有更强的支持神经细胞存活的作用，并且证明了 Th2 细胞能抑制免疫中枢神经系统自身特异性抗原后实验性变态反应性脑脊髓炎（experimentally allergic encephalomyelitis，EAE）的发生。Schwartz 等研究表明，$CD4^+CD25^+$ 调节性 T 细胞能够抑制自身免疫性 T 细胞介导的这种神经保护作用，所以需要降低 $CD4^+CD25^+$ 调节性 T 细胞水平

来治疗脊髓损伤。

3. 树突状细胞

DC 具有激活初始 T 细胞，启动免疫应答；分泌细胞因子，调节免疫细胞分化发育；分泌趋化性细胞因子，趋化 T 细胞等作用。Liu 等的研究表明，脊髓匀浆（spinal cord homogenate，SCH）经非成熟 DC 所介导的被动免疫可以显著降低小鼠脊髓损伤后胶质瘢痕对神经再生的屏障作用，发挥改善小鼠神经功能的作用，而 SCH 主动免疫具有相对较弱的作用。另外，他们的研究也表明了 SCH 经非成熟 DC 所介导的被动免疫是通过全身性系统免疫起作用的。由于 DC 的功能与其成熟度有关，非成熟 DC 是弱的抗原提呈细胞（antigen presenting cell，APC），参与对外周 T 细胞免疫耐受的诱导，一旦非成熟 DC 导入宿主，可能导致免疫耐受，而不是抗原提呈，而成熟 DC 具有启动抗原特异性 T 细胞应答的能力。Wang 等的研究表明，SCH 经成熟 DC 所介导的被动免疫同样有效。Hauben 等的研究表明，MBP 衍生肽 A91 经成熟 DC 所介导的被动免疫在脊髓损伤小鼠中产生了明显的治疗效果，同时他们也证明了只有经 DC 介导被动免疫反应的中枢神经系统自身特异性抗原才在脊髓损伤中具有治疗作用。Yaquchi 等的研究证明，DC 在非人类灵长类动物的脊髓损伤治疗中具有潜在的作用。

（四）其他类型的生物活性物质

随着对外泌体（exosomes，Exos）研究的深入，外泌体逐渐被发现在多种生理及病理状态中都起到重要的信号介导作用，同时在治疗脊髓损伤方面有着广阔的前景。外泌体是细胞不断向细胞外环境中释放的一种直径为 40 ~ 120 nm 的囊泡，是由细胞膜内吞后形成早期内吞体，该内吞体向腔内出芽形成多个囊泡，随后多囊泡体与细胞膜融合并将腔内的囊泡释放至 ECM。因此外泌体内部含有大量不同种类的蛋白质、脂质、核酸核糖等生物活性因子。Li 等发现，在脊髓损伤后使用 BMSC 源性外泌体治疗，可通过 Wnt/β-catenin 经典

途径抑制神经元细胞凋亡，并促进功能恢复。Sun 等通过体内及体外实验证明，huMSC-Exos 可通过促进 M1 型巨噬细胞向 M2 型转化以减轻局部炎症促进脊髓损伤后功能恢复。Xu 等将 hMSC 中转染 miRNA-21 及 miRNA-19 后提取外泌体中，发现这两种 miRNA 被转运至神经元内，并通过下调 PTEN 的表达来抑制脊髓损伤后的神经元凋亡并促进其轴突再生。

三、问题和展望

由于伦理等诸多问题，大部分关于脊髓损伤的细胞移植研究都集中于动物实验。尽管以上移植细胞的有效性已得到大量动物实验数据的验证，但人类脊髓损伤模式、病程及中枢神经系统与动物均存在较大差异，而且其临床应用的安全性及有效性随损伤部位、干预时段不同及缺乏临床研究的大数据而无法客观准确地评价，对此需谨慎对待。正如 iPSC 被诱导制备成功之初，人们预测在未来十年内 iPSC 将会对于人类疾病治疗模式产生重大影响，而现在人们却还处于对 iPSC 的生物学特性的研究阶段一样，虽然细胞移植治疗脊髓损伤有着光明的未来，但距离其在临床安全、有效、广泛的应用尚需时日。目前，外源性干细胞移植已经成为脊髓损伤治疗的研究热点，干细胞移植被誉为最有可能治愈脊髓损伤的方法，而可供移植的干细胞种类较多，但疗效差异较大，评价标准不一，阻碍了干细胞移植在临床的开展。

随着干细胞制备过程逐渐成熟，体外培养分化方法不断改进，神经修复机制的逐渐清晰，并在移植途径、移植时间、联合治疗、临床应用有效性和安全性等方面进行深入探索，使干细胞治疗脊髓损伤的效果提高。尤其是联合治疗策略克服各种单一治疗的劣势，充分发掘各组分之间的协同作用，在脊髓损伤修复中呈现出巨大的潜力。将来需要发展出可靠的分离手段以纯化细胞分泌组；优化并统一细胞培养、细胞系选择、细胞收集及应用的策略；找到简单、可靠的方法对产品特征进行标准化；使用经济、安全的纯化学培养基或血清替代物来取代胎牛血清。此外，采用各种方法如缺氧、血清剥夺和炎症激动预处理 MSC 来刺激其功能，或是采用 3D 培养方式模拟 ECM 环境，在未来的临床研究中也大有前景。

（戎利民）

第四节 | 脊髓损伤生物因子治疗

脊髓损伤后脊髓组织内的病理学环境非常复杂。神经轴突定向生长是脊髓损伤后组织再生的必经之路。但是，轴突无法再生及功能无法恢复的原因来自于力学、生物因子等共同作用的结果。除了脊髓结构缺失之外，反应型星形胶质细胞增生也会造成抑制性神经胶质瘢痕。这些因素都对轴突定向生长及自由细胞迁移造成了极大的影响。另外，伴随着 OPC 在脊髓损伤后的大量增殖，星形胶质细胞程序性死亡会造成轴突脱髓鞘的发生。轴突脱髓鞘可带来脊髓组织功能恢复受阻等不良后果，同时还会使神经元细胞极易受损。因此，髓鞘的再生也是维持和恢复脊髓组织功能的重要组成部分。加上脊髓损伤发生后一系列的炎症反应被激活，血－脊髓屏障被打破，导致多种炎症细胞因子堆积。作为复杂功能性反应的中介物质和调节器，炎症细胞因子与脊髓损伤修复之间的机制一直是现今脊髓损伤修复研究的重点研究项目。过去的几十年间，围绕着神经轴突定向生长、髓鞘再生及抑制炎症因子释放等科研难题，领域内的专家和研究团队针对防止二次损伤的蔓延和促进再生进行了深入的探究，并提出了多种多样的治疗策略（图 19-1），其中包括分子治疗、细胞移植及支架移植等方案。关于临床前期的脊髓损伤研究也得到了长足的发展，并获得了大量有希望应用于临床治疗的成果。

在通过前期脊柱降压及稳定等外科手术介入治疗后，为防止二次脊髓损伤而进行的生物因子干预可根据性质分为神经保护型干预及神经再生型干预。神经保护型干预着重于预防或阻止可能发生的二次损伤，而神经再生型干预则致力于通过修复脊髓组织中受损的神经环路来恢复那些丢失或受损的功能。对于生物因子疗法来说，其最终目的在于避免神经元受到二次损伤的伤害，调控炎症反应，给予生长因子及降低神经元再生收到的阻碍。本节我们将列举一些已被应用到临床的生物因子干预及那些有希望被转化到临床应用的治疗方法（图19-1）。

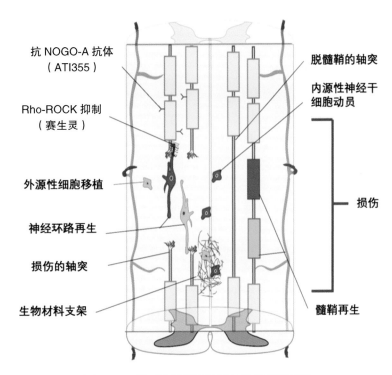

图 19-1　针对脊髓损伤展开的神经保护策略

一、神经再生型生物因子

1. 神经营养因子

NTF 可分为内源性 NTF 和外源性 NTF。其中，内源性 NTF 及其受体在脊髓组织中广泛存在。有研究表示，脊髓损伤后各类 NTF 及其受体在背根节中表达量均有显著性升高。

内源性 NTF 在脊髓损伤后可以在不同程度上促进脊髓组织修复。

2. 神经生长因子

有观点认为，NGF 是第一个被发现的 NTF。NGF 可促进突触生长并具有供给神经元营养等多种功能，由效应神经元支配的靶组织细胞合成并分泌。研究表明，NGF 可以维持交感神经及感觉神经细胞存活，促进周围神经再生，修复受损中枢神经和外周神经，神经细胞分化和决定轴突定向生长等积极作用。

3. 脑源性神经营养因子

BDNF 是一种存在于疼痛通路中的内源性神经调节物，可能来源于脊髓内的初级传入中枢并控制脊髓背根的痛觉传输。BDNF 最先由德国科学家在猪脑提取液中获得。随后的研究发现，它可有效增加神经元存活率，促进神经元分化，提高神经元生物活性，帮助髓鞘生长及抑制脊髓损伤后少突胶质细胞凋亡等重要功能。

4. 胶质细胞源性神经营养因子

顾名思义，GDNF 来源于神经胶质细胞，最先由小鼠胶质细胞培养液中分离得到。研究证明，GDNF 能够通过提高损伤部位神经丝蛋白、生长相关蛋白及胶质纤维酸性蛋白的表达水平，从而增加脊髓损伤位点的修复能力。GDNF 被认为是现今最强的胆碱能运动 NTF，脊髓损伤后可被转运至受损神经元，从而起到保护神经元及促进神经元轴突生长的作用。在脊髓损伤发生后的 30 分钟内，有研究发现在受损位点进行 GDNF 干预，可以有效减缓血－脊髓屏障的崩解，降低水肿及细胞损伤程度，减少脊髓组织内神经细胞的程序性死亡。另外，GDNF 干预还可显著减少脊髓损伤面积，提高白质容积并降低脊髓损伤发生后轴突破坏。

5. 睫状神经营养因子

睫状神经营养因子（ciliary neurotrophic factor，CNTF）因其对神经元的营养作用而得名，是目前已发现的唯一一个具有神经营养和肌肉营养双重作用的因子，1976 年于鸡胚眼组织睫状神经节中发现。CNTF 被报道的生理作用多种多样，其中最为突出的功能是可以维持中枢和周围运动神经元的存活，可阻止受损神经元的退变。

6. 神经营养因子 3

围绕着 NT3 进行的基础及临床研究十分广泛。体内及体外试验都已证明，NT3 可以维持胚胎发育过程中神经元的存活及促进神经元分化，并诱导神经元的轴突生长。在对成熟神经元调节方面，NT3 可以调控中枢及周围神经系统神经元形态、生理功能并促进受损神经元修复。将 NT3 基因修饰的神经干细胞移植到脊髓受损部位能促进该位点更多细胞向少突胶质细胞方向分化，并促进 NT3 表达。在氧化应激方面，NT3 可有效抑制脊髓损伤后一氧化碳合成酶表达，这也从机制方面暗示了 NT3 的作用机制。

7. 抗 NOGO-A 抗体

抗 NOGO-A 抗体是一种少突胶质细胞中，完整的膜蛋白神经突副产物抑制物 A（neurite outgrowth inhibitor A，NOGO-A）的单克隆抗体，可以结合 NgR。NgR 可磷酸化 GTP 酶 RhoA，RhoA 可激活 ROCK 来抑制神经突生长并摧毁生长锥（图 19-2）。在动物实验中，如果利用 NOGO 受体抑制物来抑制 NOGO-A 的功能，或是抑制下游 RhoA-ROCK，可以增强神经突生长并增强轴突再生。NOGO-A 单克隆抗体对肌萎缩侧索硬化症干预效果的 Ⅱ 期临床试验正在进行，结果可能会将下一步研究推向对脊髓损伤治疗的临床测试之中。

8. 塞生灵（Cethrin/VX-210）

塞生灵，一种直接 Rho GTP 酶拮抗物，是一种外科手术中常被应用到硬脑膜外的纤维蛋白黏合密封剂。Rho 相对分子质量为 20～25 kDa，可与鸟苷三磷酸结合，能有效抑制细胞骨架生长和细胞运动。研究表明，Rho 在脊髓损伤后出现的细胞程序性死亡中起到了关键作用，通过 Rho 相关的蛋白激酶（ROCK）可以诱导神经元收缩及生长锥的生长。2011 年一个关于混合型非盲 Ⅰ/Ⅱ 期临床试验（NCT00500812）塞生灵临床治疗脊髓损伤的研究结果表明，给药剂量 0.3～9 mg/kg 时，耐受性及安全性最好。在给药剂量在 3 mg/kg 时，颈部或胸部脊髓损伤患者中可以有效改善运动情况并无任何安全性问题。基于以上的研究成果，2016 年开展了一项利用塞生灵治疗脊髓损伤的多中心、双盲、随机的大型临床研究，研究募集 ASIA

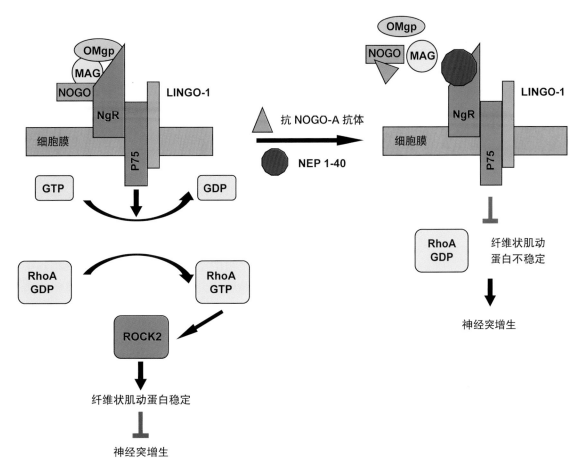

图 19-2　利用抗 NOGO 抗体促进神经突触生长

A ～ B 级的患者，筛选的 C_4 ～ C_6 水平损伤，将患者分为低剂量组、高剂量组及安慰剂组，通过干预后 ASIA 评分、肌力、脊髓独立测量量表Ⅲ、感觉及情感评分系统进行疗效评估。

二、神经保护型生长因子

很多临床前期研究已经阐明，脊髓损伤发生后，经过较长的一段时间才会发生二次脊髓损伤，这就为神经保护外部干预提供了宝贵的时间。因此，针对脊髓损伤神经保护型生物分子的研究一直是学科内部经久不衰的研究重点。

1. 甲泼尼龙

甲泼尼龙（methylprednisolone）是一种人工合成的强效糖皮质激素，可作用于细胞质内的受体来上调抗炎症因子释放，并干扰

促炎症细胞因子、花生四烯酸代谢及粘附蛋白作用。甲泼尼龙还可有效缓解氧化应激压力，增加少突胶质细胞及运动神经元存活（图 19-3）。在过去的 30 年间，由于甲泼尼龙在治疗自身免疫性疾病及其他炎症疾病中的优良表现，促使甲泼尼龙在脊髓损伤临床干预的相关研究不断展开。1984 年美国开展了评估甲泼尼龙治疗脊髓损伤的多中心、双盲、随机的大型临床研究。但是，利用低剂量（首剂量 100 mg + 25 mg/6 h）和高剂量（首剂量 1 000 mg + 250 mg/6 h）两种治疗方案在干预 10 天后（研究终点）进行神经功能评分，结果显示并未有显著性差异，即便是高剂量的治疗方案也很难达到有效保护神经细胞这一先期目的。在 1990 年及 1997 年的 NASCIS 系列研究测试中发现，在高剂量 48 小时干预方案中，感染相关并发症有所上升。但是，在患者脊髓

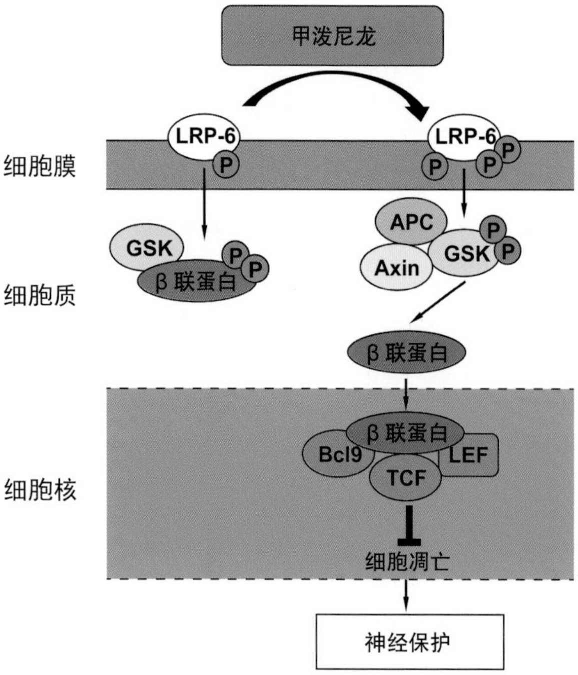

图 19-3 甲泼尼龙通过调控β联蛋白信号通路发挥神经保护功能

损伤8小时内给予干预的一个研究小组中，较短时长的24小时甲泼尼龙干预［30 mg/kg + 5.4 mg/(kg · h) ×23 h］可得到积极的神经学分析结果。这些不同的研究分组及不同的研究方法学在过去的30年中一直争论不休。直到2012年，合并了6种关键随机测试和观察研究的科克伦系统评价（Cochrane review meta-analysis）问世。利用这个评价系统发现，在脊髓损伤8小时之内进行甲泼尼龙干预可提高4点的ASIA运动评分。如果这种适度的提高是发生在病患的关键肌节，如握力和三角肌等的功能，就可以给予患者的病情以巨大的改善。因此，AOSpine 2016指导方案中，来自不同国籍的专家建议，在脊髓损伤发生8小时之内，给予无重大药物禁忌证的患者24小时甲泼尼龙干预。

2. 利鲁唑

利鲁唑（riluzole）是一种苯并噻唑类镇痫剂，多应用于肌萎缩侧索硬化症（amyotrophic lateral sclerosis，ALS）治疗，已经被美国FDA、欧盟药品管理局批准使用。利鲁唑可阻止神经元电压门控持续性作用，选择性封闭受损神经元相关的河豚毒素 – 钠通道，防止阻止肿胀及细胞死亡，并可以抑制突触前谷氨酸盐释放，增加再摄取，从而潜在缓和兴奋性中毒。由于利鲁唑在ALS中的良好疗效及较高的安全性，众多科研团队将其作为转化药物，探索它在脊髓损伤治疗中可发挥的作用。2014年，北美临床试验注册中心开展了关于利鲁唑治疗脊髓损伤的Ⅰ期安全性研究。在临床前期研究中，利鲁唑90天干预后，颈水平损伤患者ASIA残损分级由完全性损伤变为不完全性损伤（由ASIA A级转变为ASIA B级或者更好），而且是对照组的2倍（50%∶24%）。虽然其中3位患者的肝酶升到临界值，但并未对药物造成严重影响。利鲁唑干预可在功能和电生理学层面有效地提高感觉运动。由北美临床试验网络系统（North American Clinical Trials Network）、AOSpine、安大略神经外科基金会（Ontario Neurotrauma Foundation）、瑞克汉森研究所（Rick Hansen Institute）联合进行的利鲁唑对于脊髓损伤的干预研究正在进行之中。该临床Ⅱ/Ⅲ期随机对照试验名为“利鲁唑应用于脊髓损伤的研究”（RISCIS，NCT01597518），正在募集C_4～C_8级脊髓损伤患者。

3. 米诺环素

米诺环素（minocycline）又称二甲胺四环素，于1966年首次被报道。它是一种二代四环霉素类抗生素，对革兰氏阴性菌及革兰氏阳性菌有显著作用，在亨廷顿舞蹈症（Huntington disease）和多发性硬化等中枢神经失调等临床前动物实验中展示出神经保护的特性。与其他半合成的四环素类似，米诺环素在其D环的C_7～C_9位加入修饰，可使其更加高效的发挥作用，并于1971年6月30日通过了美国FDA许可。在实验动物模型中，米诺环素可以减少少突胶质细胞和神经元的凋亡，减轻炎症及病变的范围，最终改善运动功能。研究发现，米诺环素可抑制小胶质细胞活动，显著下调促炎症因子环氧酶2（cyclooxygenase-2）、TNF-α及IL-1ß的表达水平。米诺环素治疗的临床前期研究结果显示，该化合物可减少炎症细胞渗透，降低囊肿性空腔形成。2012年的一个单中心、双盲、随机临床试验中，不完全颈部脊柱损伤患者在早期米诺环素干预后，患者的ASIA残损分级相对安慰剂组出现14点的改善。但具体作用机制仍不明了，推测可能通过减少少突胶质细胞凋亡及降低局部炎症反应发挥作用。这个令人兴奋的结果引出了进一步的III期临床试验（NCT01828203），将会通过静脉注射给药的方式进行米诺环素干预，评估7天给药组及安慰剂组的相关参数。

4. 纤维原细胞生长因子

纤维原细胞生长因子（basic fibroblast growth factor，bFGF），又被称作纤维原细胞生长因子2，是重要的血管生长中介物，其作为成形素在胚胎发育中起着重要作用，在体外试验中被用作维持包括神经干细胞在内的多种细胞的多能性。bFGF是一种肝素结合蛋白，参与创伤修复、血管生成及胚胎发育等多种重要生物学过程。有报道称，bFGF可以降低活性氧分子产生并减少兴奋毒性导致的细胞死亡。I/II期临床试验（NCT01502631）已经于2015年完成，但结果还未公布。

5. 镁

在兴奋性中毒-凋亡级联反应中，NMDA与NMDAR发挥关键作用，与兴奋性氨基酸结合。中心粒细胞的浸润也会造成残存神经细胞及结构的二次损伤。镁可以作为NMDA受体拮抗物来降低兴奋性中毒，并且可作为抗炎药。可利用赋形剂（如聚乙烯乙二醇）辅助持续给药获得在脑脊液中的稳定水平。在动物模型中，镁制剂可以降低中性粒细胞的浸润，增加少突胶质细胞存活。在大鼠脊髓损伤动物模型研究中，氯化镁和聚乙二醇（PEG3350）赋形剂化合物在动物模型中已经展现出增加组织保留并可帮助行为学恢复等功能。这些良性后果在损伤后4小时内进行镁制剂干预尤为显著。由阿索尔达治疗公司领导的有关Mg-PEG的I期临床试验已经于2015年2月结束，结果还未公布。

6. 粒细胞克隆刺激因子

粒细胞克隆刺激因子（granulocyte colony-stimulating factor，G-CSF），是一种信号糖蛋白，在很多组织内均有发现，可以刺激骨髓产生粒细胞；能刺激成熟的中性粒细胞及其前体细胞的增殖、存活及动员。有实验证实，在中枢神经系统中，它可以增加局部缺血的中枢神经系统细胞存活。有研究在脑和脊髓组织中发现了G-CSF受体，作为一种NTF，G-CSF可以抑制谷氨酸盐引发的凋亡，降低TNF-α及IL-1β的表达。基于这些研究结果及G-CSF的理化性质，其在中枢神经系统疾病的干预研究已经取得了成功，现在进一步扩展到了啮齿类动物脊髓损伤模型的临床前期试验之中。在2012年完成的I/IIA期临床试验中，试验中比较了低剂量G-CSF［5 μg/（kg·d），5天］与高剂量G-CSF［10 μg/（kg·d），5天］干预治疗脊髓损伤。在G-CSF干预后，高低剂量均可增加ASIA评分且高剂量干预具有更明显的改善效果，并不显示任何不良反应。2015年进行了另一项I/IIA期临床试验中，将高剂量组与另一个采用高剂量的甲泼尼龙干预组进行了比较。G-CSF组AIS评级为B或C的患者数量比甲泼尼龙组高出了17.9%。现在，名为G-CSF介导的脊髓损伤修复III期临床试验正处在募集急性颈部脊髓损伤患者阶段。

7. 肝细胞生长因子

肝细胞生长因子（hepatocyte growth factor，HGF）可促进细胞活力，是一种促成熟肝细胞有丝分裂和肝血管分生的c-Met受体配体。在治疗心肌梗死和持续冠状动脉疾病缺血的临床试验中，人源HGF质粒DNA治疗可以改善血管生成并保护心肌细胞。在最近的有关中枢神经系统疾病的研究中，结果显示HGF可以在脑卒中动物模型中展现出保护作用，利用HGF干预后显示其可以增加局部血管生成并改善微循环，可以防止血-脊髓屏障的内皮细胞进一步降解，从而减轻继发损伤。在脊髓损伤动物模型中，HGF通过增加神经元存活及降低少突胶质细胞凋亡来改善行为学水平。在髓鞘内注射 HGF 后，损伤部位的空洞面积减少，腹角运动神经元数量增加且 caspase-3 的激活被抑制。最近，在颈脊髓损伤灵长类动物模型中，HGF 被证实可以促进血管生成及上肢恢复。KP-100IT（HGF；Kringle 制药公司，大阪）的Ⅰ/Ⅱ期随机临床试验（NCT02193334）正在进行之中（表 19-1）。

表 19-1 目前针对脊髓损伤在研的神经保护及神经再生策略

治疗	临床阶段	美国临床试验数据库编号
甲泼尼龙	Ⅲ	NCT00004759
米诺环素	Ⅲ	NCT01828203
利鲁唑	Ⅱb/Ⅲ	NCT01597518
粒细胞集落刺激因子/氯氰菊酯	Ⅲ	ref.38
塞生灵	Ⅱ/Ⅲ	NCT02669849
Mg-PEG 3350	Ⅰ/Ⅱ	ref.35
bFGF/FGF2	Ⅱ	NCT01502631
抗 NOGO-A 抗体	Ⅰ	NCT00406016

三、生物因子修复脊髓损伤的应用策略

内源性 NTF 在体内半衰期短，并不能满足脊髓损伤修复再生需求。另外，如生长因子等蛋白基础疗法因较低的生物利用度及药物动力学特性，并不适合制成药物使用。因此，在临床干预中，一般通过静脉、腹腔、肌肉和皮下注射等方式使外源性 NTF 到达脊髓组织。但是，NTF 在给药血清中浓度下降速度快，且其自身的分子特性而导致无法突破血-脑屏障，诸多原因导致能成功到达损伤部位并发挥作用的因子微乎其微，难以发挥其保护神经等作用。因此，如何将生物因子传递到患处并使其在一定时间内保持有效药物浓度是限制其临床应用的关键技术壁垒。

对于药物递送来说，大致分为原位硬脊膜注射、弹丸注射或滞留导管（渗透泵）等方法。以 NTF 为例，利用弹丸注射将 NTF 注射到损伤位点或损伤临近位点以保持局部高浓度 NTF 剂量。但是，由于在损伤部位上调的蛋白水解作用，导致 NTF 快速降解，因此治疗效果并不能维持较长的时间，这就使得重复注射成为维持疗效的必然选择。但重复注射会增加患者痛苦且带来其他组织创伤，往往会影响到脊髓组织功能的恢复。另外，滞留导管无疑增加了感染的风险并可能造成严重后果。综上所述，一个理想的干预方法既需要使感染风险最小化，还要防止以 NTF 为代表的蛋白基础因子因各种环境因素快速水解，以达到在局部持续给药的目的。

为了克服这些不利因素，众多研究团队开始采用各种持续给药方式进行研究，目的主要是为了控制给药速率，以达到在一定时间内保持有效的药物浓度等目的。研究较多的持续型给药系统包括：明胶海绵、透明质酸甲基纤维素（hyaluronan methylcellulose，HAMC）及生物材料微粒等。在持续给药方面，水凝胶是一种被广泛研究的生物材料，具有可保护组织并持续释放生物因子等方面的优势。但是，水凝胶释放生物因子主要依靠被动扩散及非共价连接等方式，具有高爆发释放的危险。近年来，

利用可降解的生物材料搭载蛋白类生物因子治疗脊髓损伤优势突显。除了可以避免最初的爆发性释放的问题，还具有以下几个特点：①包装和储存过程中可以保护蛋白的活性；②局部可控性释放可以增强治疗效果并使副作用最小化；③治疗结束后无须手术取出从而极大地降低了感染风险。

为了满足更高效的脊髓损伤修复需要，研究人员也逐渐将视线放在了多种生物因子的联合干预上。关于多分子连用的研究一直在开展，有研究证明，甲泼尼龙与 BDNF 联合治疗脊髓损伤可观察到髓鞘再生。类似的联合干预还包括 NT3 与麦角酸二乙基酰胺联合治疗，联合用药组相比单独用药组具有更短的行为学恢复时间及更好的恢复程度。另外，利用高浓度的 BDNF 和神经 GDNF 联合用药，可有效恢复模型动物的运动功能及抑制血－脊髓屏障破坏，改善水肿症状，从而发挥增加神经元存活并催进再生的作用。

除了利用多个生物分子联用，另一种提高生物因子干预的方式是利用干细胞辅助。因多种生物因子可以促进干细胞再生，有团队利用少突胶质细胞前体细胞辅助 CNTF 对大鼠胸髓损伤进行联合治疗，损伤区域的少突胶质细胞前体细胞相比对照组增加了 3 倍，为前体细胞的进一步分化提供了更加良好的环境基础。但是，如 NTF 一类的蛋白因子在体内半衰期短，无法持续作用病灶。有研究团队将该类因子的编码基因编辑到干细胞内，促进其持续分泌，以此增加其作用时长，达到促进干细胞存活诱导其分化等目的。例如，有研究将 NT3 的编码基因转入神经干细胞来治疗急性脊髓损伤，损伤后 1 个月可检测到大量的 NT3 的表达载体，且大鼠运动功能有所恢复。除了干细胞的基因编辑，有团队将 NT3 的基因转入到成纤维细胞中，用来治疗成年恒河猴脊髓半切损伤模型。细胞移植 8 个月后，神经元凋亡数量是对照组的 1/447。

四、小结

原发性损伤之后，继发性损伤的病理生理机制是建立神经保护与神经再生干预措施的基础。原发损伤会立即导致出血、水肿和全身低血压等症状。缺血后细胞进行低效的无氧代谢，很快会消耗掉储存的能量，而缺血及坏死细胞可以产生大量的自由基，释放细胞免疫因子和兴奋性神经递质。这时的脊髓组织内环境会加速神经细胞程序性死亡。小胶质细胞也会在损伤位点大量增殖，同时释放促炎性细胞因子，这种级联扩散的炎症反应会更进一步加速神经胶质细胞和神经元细胞的死亡。

针对二次损伤，目前很多具有良好前景的临床和临床前研究制定了相应的干预方案。除了手术减压和脑脊液引流等通过手术减轻神经细胞和脉管系统等压力，相关的生物因子在不断地被深入探索和研发之中。例如，抗炎细胞因子甲泼尼龙、米诺环素等，可以有效控制免疫细胞的浸润及炎症因子释放。在促进神经细胞存活及再生方面，各类 NTF、C-CSF 等也可以有效增加神经细胞存活及再生效率。但是，现今在基础医学研究与临床应用方面还需要进一步的研究来跨越存在的科研壁垒，仍有很长的一段路要走。

（朱融融）

第五节 | 脊髓损伤生物材料与组织工程修复

脊髓损伤后，局部发生轴突缺失和微环境改变，阻碍了损伤部位的再生和神经元功能。生物材料可以填补损伤空洞，传递治疗药物，并为移植或宿主细胞提供吸附位点。一些生物材料还可以抑制细胞凋亡、炎症和胶质瘢痕的形成，或进一步促进神经发生、轴突生长和血管生成。目前，制备用于脊髓损伤修复的生物材料支架已得到广泛关注，生物材料支架作为损伤部位的 ECM 替代品，需要满足一定的要求：首先，要保持柔软度和机械强度的平衡，避免挤压周围组织，保持局部结构稳定性；其次，应具有适当的对应孔隙度、渗透性、表面形貌和良好的细胞生物相容性；此外，降解率应与轴突和组织的再生率相协调。本节旨在介绍生物材料在脊髓损伤修复中的研究进展和面临的挑战，希望为开发新型复合功能修复支架提供新的基础。

一、天然生物材料

天然生物材料具有良好的生物相容性、生物降解性、低毒性、生物功能性等优点，被开发为各种形式的再生支架，在脊髓修复中得到了广泛的应用。用于脊髓损伤再生修复的天然生物材料主要有胶原蛋白、壳聚糖、透明质酸、海藻酸、明胶、琼脂糖、纤维蛋白等。

1.胶原蛋白

胶原蛋白是 ECM 蛋白，丰富存在于机体组织中，在物种间高度保守。胶原蛋白具有易获得、免疫排斥反应低等优点，更重要的是，可以提供相应的结合位点，支持细胞的黏附、迁移、增殖甚至分化。在早期脊髓损伤修复研究中，胶原蛋白支架就被设计为 NTF 的载体。戴建武研究团队根据脊髓的结构构建了适合脊髓再生的胶原支架，并功能性结合神经再生因子，改善了犬脊髓全横断模型运动功能的恢复，在猴脊髓全横断模型中诱导了猴的神经再生和神经传导的恢复。戴建武团队还构建了胶原结合 EGFR 的胶原蛋白 CBD-EGFR，移植到急性大鼠脊髓损伤模型中，激活内源性神经干分化为神经元，还能进一步成熟为功能神经元，重新连接损伤间隙。Baharvand 团队将胚胎干细胞来源的神经干细胞结合胶原支架，移植到半切脊髓损伤大鼠模型中，移植干细胞分化为神经元和胶质细胞，改善大鼠后肢的感觉和运动功能。在完全横断脊髓的犬模型中，装载来自人胎盘的 MSC 的线性有序胶原支架对神经元再生和运动功能改善有积极作用。为了提高传递效率，可以对 NTF 进行修饰以特异性地结合到支架上。BDNF 已与胶原结合区域连接，该区域含有来源于胶原酶的肽 TKKTLRT，与线性有序胶原结合用于治疗犬脊髓横断的支架。结果表明，该方法能促进神经生长，显著改善行为和电生理恢复。Liu 等人将胶原支架移植到大鼠半横断模型中，脊髓喙端轴突可通过胶原管再生到尾段被切断的腹根神经，支配末端神经周围神经靶点。Brook 团队研究了植入 I 型微结构胶原支架，10 周后支架内及周围血管形成和成熟。支架内的血管密度与植入物所取代的外侧白质束相似但并不成熟，在胶原支架周围形成的双层纤维化和星型胶质瘢痕可能是植入体 – 宿主整合较差的原因。胶原蛋白应用于脊髓损伤方面的应用仍然具有很大的提升空间。

2. 透明质酸

透明质酸是一种由 $N-$ 乙酰葡萄糖酰胺和 $D-$ 葡萄糖醛酸两种双糖单元组成的大型天然多糖，在神经系统中浓度较高，尤其是在中枢神经系统，具有适合作为脊髓损伤修复材料的特性。此外，透明质酸通过抑制淋巴细胞的迁移、趋化和增殖来减少胶质瘢痕的形成。

透明质酸水凝胶已被发现具有缓解脊髓损伤继发性损伤的神经保护作用。此外，多肽、生长因子和干细胞的结合可以提高透明质酸支架的修复性能。Sun 团队使用透明质酸水凝胶作为 IKVAV（Ile-Lys-Val-Ala-Val）肽及 BDNF 的三维仿生支架，与 MSC 混合，移植到大鼠脊髓损伤模型中，创造促进 MSC 沿神经细胞谱系分化的微环境，行为学评分有所改善。Li 等人也发现将透明质酸支架中植入 MSC，植入大鼠横断的脊髓中后能产生协同作用，通过抑制炎症和胶质瘢痕形成促进脊髓组织修复。高建青团队以透明质酸和黏附肽为基础，开发了一种肽改性支架，植入横断脊髓后，抑制了损伤区的炎症反应和星形胶质细胞过度活跃，对后肢运动功能评分有显著改善。透明质酸材料的应用存在着一些问题，材料具有水溶性差、细胞黏附能力差等缺点。Zaviskova 等人用整合素结合肽精氨酸－甘氨酸－天冬氨酸修饰透明质酸，增强了细胞的吸附能力，促进了细胞在支架上的生长。此外，将其与其他生物材料混合也能改善材料的缺陷，Wang 等人制作了胶原－透明质酸混合支架，有利于神经干细胞的体外分化，有助于脊髓损伤后的神经再生，同时研究指出，其他聚合物也可以与透明质酸结合，提高其力学性能，协调移植细胞和局部组织的降解率和再生率。

3. 壳聚糖

壳聚糖是由 $N-$ 氨基葡萄糖和 $N-$ 乙酰氨基葡萄糖组成的共聚物，广泛存在于甲壳类、杆菌和真菌的细胞壁中。壳聚糖具有神经保护的作用，研究证明，其对创伤性脊髓损伤的神经组织再生有效。李晓光团队将壳聚糖与 NT3 结合制备成微球，移植到大鼠脊髓半横断损伤模型中，控制 NT3 在损伤移植区域的缓释，激活内源性细胞的轴突再生和神经恢复。在猴半切模型中也能实现神经再生和运动感觉功能的恢复。Borgens 研究团队证明，壳聚糖在体外能封闭受损的神经元膜，并在豚鼠脊髓完全横断或压迫后局部使用壳聚糖，一定程度上恢复神经冲动的传导。此外，壳聚糖优先靶向损伤组织，可以抑制活性氧（自由基）的生成，以及由此产生的膜脂质过氧化反应。Shoichet 团队将绿色荧光蛋白标记的神经干细胞球接种到多孔壳聚糖支架的空隙中，移植到脊髓全横断大鼠模型中，神经干存活良好，并分化为星形胶质细胞和少突胶质细胞，宿主神经元在壳聚糖管内形成良好的脊髓组织桥接。Nomura 等人将周围神经填充到多孔壳聚糖材料中移植到钳夹模型中，生物相容性较好且产生大量髓鞘包被的神经纤维桥接，但运动功能未有显著改善。崔志明团队将牙髓干细胞结合壳聚糖支架移植到大鼠脊髓损伤模型中，大鼠后肢的运动功能有明显恢复。壳聚糖基支架在改善脊髓损伤患者的功能恢复方面取得了进展，但要成功地治疗脊髓损伤患者仍有很长的路要走。

4. 明胶

明胶是一种高分子亲水胶体。它是结缔组织中胶原蛋白的水解物，很容易与生长因子和细胞结合。将甲基丙烯酸明胶水凝胶与诱导多能干细胞来源的神经干细胞结合，然后移植到小鼠脊髓横断模型中，观察到空洞面积、胶原沉积和炎症减少。曾园山团队将过表达 NT3 的干细胞与过表达 TrkC 的 MSC 结合蚕丝蛋白包被的明胶海绵材料，体外构建了类脊髓器官，用于犬全横断模型的修复，损伤移植物区域出现神经束的再生，瘫痪后肢出现运动功能恢复，电生理也有所改善。Ai Jafar 研究团队将共同培养分化的子宫内膜干细胞与干细胞接种到聚己内酯明胶支架上，移植到大鼠半切模型中，接受治疗的动物运动和感觉功能均有一定恢复，且免疫组化研究证明，损伤部位出现神经丝的生长。Pang 等人将由 iPSC 分化而来的 NPC 植入到明胶海绵 – 电纺丝聚（乳 – 乙醇酸）– 聚乙二醇（PLGA/PEG）支架材料上，在体外培养状态下促进 NPC 的黏附和增殖，且能分化为神经元，将含有细胞的明胶支架材料移植到脊髓横断模型中，BBB 评分显示其能有效改善运动功能。全大萍课题组构建了利用明胶改性的、具有导向孔的纳米纤维支架，其对 NT3 具有较高的亲和力，在体外能良好控释 NT3，且促进神经干细胞的分化和突触形成，在移植到大鼠脊髓全切除模型中限制了炎症反应和星型胶质瘢痕的形成，促进了术后功能神经元和再髓鞘的形成，从而大大促进了功能的恢复。曾园山团队研究对比了明胶海绵支架及 PLGA 支架对脊髓横断模型的影响，结果表明，明胶海绵材料及 PLGA 材料均能抑制星形胶质细胞的增生，而明胶海绵材料组神经元数量及神经纤维数量显著多于 PLGA 材料组，且空腔更小，证明了明胶海绵支架更有利于脊髓损伤的恢复。

5. 其他天然材料

除了上述研究者们广泛关注的生物材料外，其他一些天然材料也被应用于脊髓损伤的研究中，并取得了一定的成果，包括纤维蛋白、琼脂糖、非细胞支架等。纤维蛋白主要来源于血浆蛋白，具有显著的血液或组织相容性，对受体无毒副作用或其他不良反应，Yao 等将 3D 排列的纤维蛋白水凝胶植入大鼠脊髓损伤模型中，4 周后观察到损伤部位神经纤维和血管的重建。8 周后，新的轴突再生已经渗透到整个损伤部位。另一项研究中，Mukhamedshina 等人将脂肪来源的 MSC 与纤维蛋白基质结合，减少空腔面积，增强组织保留，促进神经组织再生和运动功能恢复。琼脂糖是从海藻中提取的一种线性聚合物，体外研究证明，其可引导细胞吸附和神经突生长。Han 等人将琼脂糖和基质凝胶制成的支架移植到切断的大鼠脊髓损伤部位，成功地重建了来自运动皮层的下行运动投射。该支架中的基质能促进细胞增殖和轴突再生。非细胞支架是通过从基质中去除细胞，留下其三维结构和剩余的 ECM 而制备的，可以为种子细胞的黏附、增殖、迁移和分化提供骨架结构。非细胞支架与脂肪来源的干细胞共同培养，通过促进轴突再生和减少反应性胶质增生，有助于大鼠脊髓半切损伤模型的功能恢复。另一项研究表明，将骨髓 MSC 接种到非细胞支架中，可以显著改善大鼠脊髓半切损伤模型的运动功能，减少损伤周围巨噬细胞和 T 细胞的招募。

二、合成材料

天然材料作为生物材料支架用于脊髓损伤修复具有各种优点，但由于其固有的特性，也存在着不可避免的缺点。例如，纯天然材料支架的力学性能就不容易控制。与合成材料相比，在自然再生生物材料上进行某些化学修饰更为困难。因此，单纯利用这些天然材料获得理想的脊髓修复支架是一个很大的挑战。合成材料作为再生医学的支架有很多优势，包括低炎症反应、可控的生物降解性、低毒性或无毒性、多孔性、可控及定制的理化和机械性。合成材料支架可用于中枢神经系统损伤的辅助治疗，也可以和天然生物材料结合以取得良好的治疗效果。

1. Poly（lactic-co-glycolic acid）（PLGA）

PLGA 是一种可降解的功能性有机聚合物，由乳酸和乙醇酸聚合而成，其理化性质可以通过调节单体比例来调节，已被美国 FDA 批准用作可再吸收缝合线和细胞递送载体。研究已证实，PLGA 结合细胞有助于神经干细胞形成髓鞘神经突起。Kim 等人将人类神经干细胞接种在 PLGA 支架上，移植到犬半切脊髓损伤模型损伤区，支架将受损的脊髓连接起来，移植的神经干细胞表现出向原脊髓的迁移行为。Langer 团队将 PLGA 制备成神经支架，包被以多聚赖氨酸，结合神经干细胞，猴半横断模型运动功能出现显著恢复，且损伤移植取神经元生长相关蛋白及髓鞘碱性蛋白，阳性细胞增多，提示神经环路的重建。Teng 等人将

PLGA 包被多聚赖氨酸，制备成神经支架后将支架 – 神经干细胞单元移植进大鼠半横断脊髓损伤部位，治疗组大鼠损伤区胶质瘢痕减少，神经组织丢失减少，行为学上出现协调的后肢运动。

2. Poly（2-hydroxyethyl methacrylate）（PHEMA）

PHEMA 水凝胶由一个互联的亲水共聚物网络构成，在水中溶胀，并提供了一个三维基质，供细胞黏附和生长。PHEMA 水凝胶具有类似脊髓的力学性能。在脊髓损伤横断模型中，发现 PHEMA 水凝胶有利于脑干运动神经元的轴突再生。此外，其与 NTF 结合后，具有更合适的机械强度来指导神经元组织的定向生长。Sykova 研究团队发现，带正电的 PHEMA 水凝胶与带负电或不带电的 PHEMA 水凝胶相比，更有利于 MSC 的黏附，能够有效预防大鼠的半切脊髓模型慢性脊髓损伤的组织丢失，更有利于体内组织的浸润和轴突长入，且运动与感觉功能均有显著性恢复。Sykova 研究团队利用草酸铵盐浸法制备了具有平行取向、相互连接的导孔的 SILVAV（Ser-Ile-Lys-Val-Ala-Val）修饰 PHEMA 水凝胶支架，这种水凝胶植入到脊髓半切模型中，水凝胶孔隙中出现大量轴突、血管、干细胞长入，促进了受损脊髓组织之间的桥接。Lowman 团队利用热引发的自由基溶液聚合设计了 PHEMA，搭载以 BDNF，移植到大鼠半切脊髓模型中，4 周后移植排斥反应消失，出现大量的新血管并促进轴突向凝胶内的延伸。2014 年，Decherchi 团队设计了一种多孔可降解的 PLA-b-PHEMA 嵌段共聚物水凝胶支架，植入到大鼠半切脊髓损伤模型中，为轴突再生提供支持，限制瘢痕组织的形成，提高了模型动物的运动能力。Tator 团队开发了聚（2– 羟乙基甲基丙烯酸酯 – 甲基丙烯酸甲酯）（PHEMA-MMA）凝胶支架，搭载以不同的基质或生长因子植入到大鼠全横断脊髓损伤模型中，研究结果证明，凝胶支架空隙中基质的存在和类型会影响脊髓完全横断后再生轴突的数量和类型，促进运动功能恢复。

3. Poly（lactic acid）（PLA）

PLA 是由乳酸聚合而成的聚合物，具有良好的生物降解性。PLA 支架可以制备成多种形式用于脊髓损伤修复，包括微米或纳米纤维、水凝胶、含有内部通道的微孔海绵和多壁导管等。定向 PLA 微纤维通过定向引导增强轴突伸展和脊髓损伤模型中囊腔体积减小。聚乳酸支架还可以作为药物载体，装载紫杉醇的 PLA 微纤维在脊髓损伤环境中促进了神经突的伸展。

4. Poly-ε-caprolactone（PCL）

PCL 由生物相容性和生物可吸收脂肪族聚酯制成，具有良好的机械性能。Shahriari 等人开发了一种多孔的 PCL 微管，植入大鼠横断脊髓损伤模型后，发现在微管和管间间隙中轴突呈直线生长。研究发现，通过调节多孔性可提高 PCL 材料的细胞黏附能力。Terraf 等人将人子宫内膜干细胞载入电纺成的 PCL 支架植入大鼠半切脊髓损伤模型。观察显示，支架干细胞恢复了损伤脊髓的连续性，减少了空洞的形成。

5. 纳米材料

纳米材料可用于脊髓损伤的诊断和治疗，其具有独特的性质和结构，能设计为药物传递载体，穿过血 – 脑屏障并将特异性分子传递到靶细胞，具有良好的疗效和安全性。Yang 等人利用 MnO_2 纳米薄片的分层自组装开发了一种可生物降解的纳米材料，在与层粘连蛋白、药物或细胞结合后，将其移植到半切脊髓损伤模型中，该支架可促进移植神经干细胞的增殖和神经分化，减少胶质瘢痕的形成。通过改变组装的 MnO_2 纳米薄片的层数来调节支架的降解速率。Jonghyuck 等人设计了一种新颖的纳米粒子疗法，让纳米粒子来代替受伤细胞的碎片，与循环系统中引起炎症的免疫细胞相结合，并将它们转移到脾脏，从而间接减轻脊髓受伤区域的负担，损伤小鼠治疗后创伤部位聚集的先天免疫细胞明显减少，微环境得到改善，免疫系统中一些炎症程度较低的细胞（如巨噬细胞），到达损伤部位，帮助损伤恢复和神经再生。Sun 等人设计了一种簇状介孔二氧化硅复合物给药系统，通过使药物靶向传递到脊髓，该硅基药物释放系统通过缓释所负载的牛蒡子苷元药物成分，能够降低 IL-17 相关炎症因子的表达并保护神经元，促进小鼠脊髓损伤后功能的恢复，避免大剂量治疗的全身副作用。另外，有一种黏性界面自组装方法，生成一种仿生混合型 3D 多孔纳米支架平台，用来递送抗炎分子，并为建立良好的 3D-ECM，改善微环境，通过一种独特的抗炎性纤维化瘢痕减少机制，促进了体内显著的轴突生长和功能恢复。

6. 其他合成材料和复合材料

除了上述生物材料以外，研究者们还开发了多种材料用于脊髓损伤，包括 PEG (polyethylene glycol)、PHB (poly-β-hydroxybutyrate) 和一些复合生物材料等。Sykova 研究团队制备了可注射的 ECM，注射到半切脊髓损伤模型中，连接受损组织，调节受损部位免疫反应，并为体内神经组织再生提供生长基质刺激了新血管的生成。Palermo 团队构建了聚 pro-17β-E_2 生物材料支架，通过缓慢释放 E_2，在体外促进和引导神经突的伸展，保护神经元免受氧化应激，在脊髓损伤方面具有较大的应用。

尽管在脊髓损伤修复领域合成材料研究取得了很大进展，但其自身的一些物理化学特性，如生物相容性较低、降解性慢或不可降解性，阻碍了其在脊髓损伤修复中的应用。因此，人们的注意力开始转向由天然和合成材料制成的复合支架。例如，在透明质酸水凝胶支架上修饰抗体，并进一步与含有 BDNF 和血管内皮生长因子微球结合，制备出复合材料。当这种复合支架移植到大鼠脊髓后半部分时，观察到了显著的血管生成、神经再生和运动功能恢复。Xu 等人将脱细胞脊髓和聚乳酸－乙醇酸纳米颗粒结合，制备了复合支架，然后将其包裹在血管内皮生长因子中。这种聚乳酸－乙醇酸纳米颗粒支架在大鼠脊髓半切损伤模型中促进血管生成和血管重塑。天然和合成材料复合支架是脊髓损伤修复的一个很有前途的研究方向。

三、生物材料支架的临床应用

尽管脊髓损伤研究中应用的生物材料很多，但从实验室转化到临床应用的再生生物材料却少之又少。过去的研究，包括胶原蛋白支架，如 Neuragen、NeuraWrapTM、NeuroMatrixTM 和 NeuroFlexTM，已被批准作为神经导管临床应用。此外，一些以合成材料为基础的产品已经被美国 FDA 批准用于商业用途，包括 NeuroTube®，由 PGA 组成，已被批准作为神经导管。SalutunnelTM、SaluBridgeTM、和 NeurolacTM 分别由聚乙烯醇等不同的成分合成，并被批准使用。

最新的包括俄罗斯在 2014 年开展的 Ⅰ/Ⅱ期临床试验 (NCT02326662)，进行了自体神经干细胞移植，具体根据需要，椎内、鞘内注射 3D 基质进行干细胞移植，以治疗急性、亚急性、慢性的脊髓损伤。由 InVivo Therapeutics 开展的治疗急性胸段脊髓损伤进行临床实践研究，该试验已完成招募，目前正处于随访阶段 (NCT02138110)，但 1 名接受手术的患者的病例已被公布，其神经功能有所改善，且无手术并发症。戴建武团队近 10 年来致力于脊髓损伤修复用胶原支架的研制，他们研制了一种胶原支架，将其移植到患者损伤的脊髓中，研究其安全性和有效性。在为期 1 年的随访中，没有观察到早期不良事件，如头痛、发热、感染、过敏反应、休克或围手术期并发症，也没有出现晚期不良事件，如接受者的癌症病情或神经系统症状恶化。在一些患者中，观察了治疗效果，包括增强手指活动、扩大感觉水平、增强躯干稳定性、恢复肠和膀胱的感觉功能。此外，由聚乳酸－乙醇酸和聚赖氨酸制备的神经脊髓支架已应用于临床研究，术后 6 个月没有发现支架植入引起的安全问题或手术并发症。这些研究证明了这些材料在临床应用的可能性。尽管在组织工程方面还面临着巨大的挑战，但更多的生物材料支架作为修复脊髓损伤的治疗手段将在未来被转化为临床应用（表 19-2）。

表 19-2 生物材料在脊髓损伤中的临床研究

生物材料	临床阶段	美国临床试验数据库编号
RMx 生物基质	I / II	NCT02326662
神经再生	I / II	NCT02688062
神经再生	I	NCT02352077
神经再生	I / II	NCT02688049
神经脊髓支架	–	NCT03105882
神经脊髓支架	–	NCT03762655
神经脊髓支架	–	NCT02138110
胶原支架	I / II	NCT03933072
功能性神经再生胶原支架	I	NCT02510365
功能性神经再生胶原支架	I / II	NCT03966794

四、脊髓损伤修复新技术的开发

1. 类器官

基于干细胞的神经系统功能微器官的构建和应用已经成为中枢神经系统损伤修复研究的前沿和热点。在过去 10 年，神经系统微器官体系的研究已经取得了一些标志性的成果，为神经修复提供了一个全新的策略。21 世纪初，Lancaster 等人尝试从胚胎干细胞中创建 2D 模型的脑细胞时意外发现，这些细胞形成球形，自发组成微型大脑。2013 年，Lancaster 等人以 Matrigel 为基质材料，构建了人诱导性多潜能干细胞衍生的三维有机培养系统。2018 年，Mansour 等人构建了一种具有血管化、功能化的神经系统微器官，移植到小鼠体内形成了移植体中的功能性血管及神经元网络，且与宿主形成突触连接。同年，Shi-Yan Ng 团队以 Matrigel 结合生长因子为培养基质，采用患者 iPSC 构建脊髓微器官，用以研究脊髓性肌萎缩中运动神经元损伤的病理机制。曾园山团队于 2018 年基于组织工程学模拟脊髓的白质和灰质，构建了基于明胶海绵和神经干细胞的可移植脊髓微器官，在该微器官发现髓鞘形成、囊泡释放和神经元电生理活动，且移植后可与

大鼠原有背根神经节和肌肉细胞形成信号传递。2020 年，Gouti 团队使用 hPSC 同时生成脊髓神经元和骨骼肌细胞，这些细胞自组织生成人类神经肌肉类器官，其中包含由末端干细胞支持的功能性神经肌肉连接，在未来建模神经肌肉疾病方面具有重要潜力。

2. 物理调控协调生物材料

物理调控包括磁场、温度、电场等因素，极大提高了生物材料开发在脊髓损伤应用和研究中的可能性。磁性材料在磁场的刺激下对神经元生长及移植细胞的迁移有主动调控作用。Yoonhee 等人介绍了一种磁制导方法来控制通过磁性纳米颗粒传递神经突生长信号，集群化激活神经元表面 DCC 受体调控神经元轴突生长方向，同时也与原本的神经元形成功能连接。Cho 等人将含有超顺磁性氧化铁纳米颗粒的 PEG-PE 胶束与 MSC 孵育 6 小时注射到脊髓损伤大鼠中，后持续将动物暴露在脉冲磁场中。研究结果表明，用磁标记的 MSC 处理的大鼠 BBB 评分显著提高。温度敏感的材料其形态及孔隙可塑性在体内实验中有较大应用前景。Wong 团队构建了新型肝素 - 泊洛沙姆热敏水凝胶，增强 NGF 在脊髓损伤部位的缓释，对脊髓损伤大鼠神经功能有显著改善，并

显著抑制胶质瘢痕形成。电场在一定程度上对神经再生有正向刺激作用。2011 年，Huang 等人以导电聚吡咯和可降解壳聚糖为材料，制备了一种可降解的导电复合材料，用于电刺激干细胞，增加了干细胞 NTF 的分泌，在脊髓损伤再生修复有一定应用前景。2017 年，邱小忠团队开发了一种可导电的碳纳米管共聚的热敏感水凝胶，纳米碳管聚（$N-$ 异丙基丙烯酰胺）水凝胶注射，提高了水凝胶电导率，在体外实验中有促进 SH-SY5Y 细胞生长的潜力，当给予电刺激时，有明显的神经突生长，移植到小鼠吸除脊髓损伤模型中，促进了脊髓组织的再生，减少了瘢痕组织的形成。

五、问题和展望

本节讨论了多种生物材料支架在脊髓损伤治疗中的应用，这些生物材料的物理、化学、生物特性及支架的结构在治疗中起着重要的作用。这些生物材料常和细胞及细胞因子结合，以增强对脊髓损伤的治疗效果，如搭载 MSC 或神经干细胞，将细胞黏附分子如整合素或钙黏蛋白加入支架，改变细胞生长微环境，增强细胞黏附性能，促进细胞生长。生长因子（如纤维细胞生长因子、BDNF、NGF 和 GDNF）也会被整合到支架中以进一步提高材料的生物性能。采用细胞、生长因子和再生生物材料的组合方法来获得理想的脊髓再生支架，已经成为当前研究的重点方向。

尽管组织工程技术在脊髓损伤的治疗方面取得了一些进展，但仍有许多问题有待解决。第一，由于脊髓损伤动态病理特点，在损伤部位重建良好的再生微环境仍是一个挑战。第

二，对于支架材料的安全性和治疗效果，目前还没有统一的国际评价标准，亟待研究人员进一步归纳与制定。此外，组织工程技术治疗脊髓损伤的具体机制尚未得到充分研究，有待研究人员进一步阐释。最重要的是，尽管生物材料移植物能在一定程度上建立与宿主神经网络的连接，但仍然有很多结构和功能无法完全重现，如复杂神经环路构建困难，很难实现实际损伤区的神经修复和再生。

未来的研究应该集中在开发和应用新型再生生物材料上，例如，类器官和可进行物理调控生物材料的开发。类器官可结合生物材料、干细胞及细胞因子协同促进脊髓损伤部位神经环路的重建。尽管类器官的研究仍处于起步阶段，异质性和尺寸局限性限制了其在神经损伤机制和神经修复中的应用，但研究人员正致力于类器官生物材料的优化构建和细胞成分的优化配比，最大限度地发挥材料和细胞的潜力，为临床研究和应用提供强大的支持。多学科交叉为新材料的研发或生物材料在脊髓损伤方面的新应用提供了更大的可能性。pH 或温度敏感的材料有利于促再生分子在损伤位置的缓释，结构形态可塑性高；电场或磁场的作用有利于神经纤维的定向再生。虽然，可进行物理化学调控的生物材料安全性限制了其发展速度且外界调控强度摸索困难，但这些新材料、新方法的开发开阔了脊髓损伤再生修复的思路。每一种生物材料都有其优点和缺点，目前仍然在摸索哪一种材料、细胞、因子的结合和微观结构组分是最有利于脊髓损伤修复，治疗的手段，移植生物材料的时间、方式等都还有待进一步研究。

（朱融融）

第六节 | 脊髓损伤后膀胱尿道功能障碍

一、脊髓损伤后膀胱尿道功能障碍概述

脊髓损伤后膀胱功能的康复非常重要，脊髓损伤并发的大小便失禁，尿液排出不畅、不彻底，会导致反复的尿路感染、膀胱结石、输尿管反流和扩张、肾盂肾炎、尿毒症等。我国长期存活的脊髓损伤人群中，泌尿系统并发症已经成了威胁他们生命的首要原因。同时，由于尿失禁带来的全身异味，使脊髓损伤患者不愿外出活动和融入社会，心理上的闭塞也严重影响到他们的身心健康和生活质量。因此，脊髓损伤后排尿功能的治疗和泌尿系统的稳定是脊髓损伤康复中重要的一环，是保障脊髓损伤人群身心健康和长期生存的基础。本节阐述了膀胱尿道相关的神经系统，神经损伤后膀胱尿道功能障碍的表现，相关的检查、临床分类和治疗方面的新知识。

（一）泌尿系统的神经支配

泌尿系统在解剖上可以分为上尿路和下尿路两部分。上尿路包括输尿管和肾脏，下尿路包括前尿道、后尿道、前列腺和膀胱。上尿路的输尿管与下尿路的膀胱通过输尿管口相连接，输尿管末端在膀胱内形成一个单向活瓣，生理情况下尿液只能自肾脏向下流入膀胱，而不能从膀胱逆行反流进入输尿管和肾脏。

下尿路膀胱和尿道的功能主要是储尿和排尿，即接纳和储存由肾脏产生、经输尿管输送来的尿液，同时可以定期自主意识性排尿。储尿和排尿功能的实现有赖于相关神经系统控制调节下膀胱逼尿肌和尿道括约肌的有效协同。支配下尿路的交感神经、副交感神经和躯体神经协同来完成正常的排尿过程。排尿中枢位于脑桥的网状结构，由储尿功能区（M区）和排尿功能区（L区）组成，两者间无神经通路相联系，通过储尿－排尿的开关机制实现两相转换，即M区兴奋则L区抑制，M区抑制则M区兴奋，M区起主导作用。M区接受黑质、丘脑、小脑扁桃体和边缘系统传来的神经冲动，向下发出神经纤维至骶髓的逼尿肌核。排尿是逼尿肌核括约肌的协调，在$S_2 \sim S_4$水平实现。L区向下发出神经纤维至胸腰段的交感神经核及骶髓阴部神经核，分别支配尿道内括约肌和外括约肌。排尿反射时膀胱牵张刺激的电冲动由传入神经到骶髓，上行至黑质再下行至脑桥的M区和L区，M区兴奋后的神经冲动下行传到骶髓逼尿肌核，再由盆神经至逼尿肌，引起逼尿肌收缩和排尿。整个过程经过了脊髓、延髓、脊髓的神经，因此这种高级中枢主导的排尿反射称为"脊髓－延髓－脊髓反射"。排尿时M区兴奋可以强化逼尿肌的收缩，使得排尿过程持续、有力，很快可以排空膀胱。胸腰段的交感、副交感和躯体神经运动神经元是M区神经的下级单位，在骶上脊髓损伤时，骶段脊髓通路功能发生重组，骶传入神经与副交感节前运动神经元的突触强化，形成脊髓排尿反射，这种情况下骶髓成了排尿的低级中枢，由于没有高级中枢M区的强化，仅仅依靠脊髓排尿反射时，逼尿肌往往收缩乏力，不能够完全排空膀胱。

支配膀胱尿道的副交感神经元位于骶髓$S_2 \sim S_4$中间外侧柱的逼尿肌核，传出神经纤

维形成盆神经，在盆丛或膀胱表面通过神经突触换元后支配膀胱和尿道。在骶髓损伤时，神经功能异化重组，形成器官内"反射弧"。骶髓中还包括阴部神经核（即 Onuf 核），传出神经纤维构成阴部神经，支配尿道外括约肌中的横纹肌。

支配膀胱尿道的交感神经，其运动神经元位于 $T_{10} \sim L_1$ 脊髓灰质的中间外侧柱，神经纤维经过交感链、内脏大神经等进入下腹下丛，在盆丛或膀胱壁通过神经突触换元后支配膀胱的平滑肌、尿道的平滑肌和外括约肌。

综上所述，与膀胱尿道功能有关的神经通路包括大脑皮层的特定区域，脑桥到脊髓，盆腔中的交感、副交感和躯体运动神经，涉及该神经通路任何部位的损伤，都会导致神经－泌尿系统的疾病和膀胱尿道功能障碍，而神经损伤的程度和部位决定了膀胱尿道功能障碍的类型。

（二）脊髓损伤后泌尿系统并发症

脊髓损伤除了会引起四肢运动、感觉功能障碍，也会导致内脏功能的紊乱，如控制泌尿系统的自主神经完整性受到破坏后会产生不同类型的泌尿系统功能障碍。脊髓损伤直接影响的是泌尿系统的下尿路部分，即膀胱和尿道的储尿和排尿功能，不同节段和不同程度的脊髓损伤会导致不同类型的膀胱尿道功能障碍。同时，脊髓损伤也会对上尿路功能产生间接影响，如膀胱内压力增高会导致尿液逆行反流进入输尿管并损伤肾脏。由此可见，脊髓损伤在直接影响了膀胱尿道的储尿和排尿功能后，如果对膀胱尿道功能障碍处理不当，则会间接导致上尿路的功能损伤，其中对肾功能的危害最大，是威胁脊髓损伤患者长期生存的一个主要因素。除了肾功能损害，影响脊髓损伤患者预期寿命的其他因素还有早期的泌尿系统梗阻诱发的自主神经过反射、反复的尿路感染、泌尿系统结石及泌尿系统肿瘤（如膀胱癌、前列腺癌等）。预防肾积水、膀胱输尿管反流、尿路感染等肾功能损害的危险因素是提高脊髓损伤

患者预期寿命的有效手段。

为了提高中国脊髓损伤后泌尿系统康复的医疗质量，我国的泌尿外科和康复医学工作者在中国残疾人康复协会脊髓损伤康复专业委员会、国际脊髓学会中国脊髓损伤学会及中华医学会泌尿外科学分会尿控学组的组织下，于2013 年制定了《脊髓损伤患者泌尿系管理与临床康复指南》，在为不同医疗条件下的临床医生在选择合理的诊断方法、治疗与康复手段和并发症的预防方面起到积极的作用。

二、脊髓损伤后膀胱尿道功能障碍的分类方法

膀胱尿道功能障碍分类的方法很多，鉴于相同部位的脊髓损伤也会表现出不同的膀胱尿道功能障碍，现在多数泌尿科专家倾向于不以脊髓损伤病变的部位来分类，而是基于尿流动力学改变进行分类。但骨科医生在治疗脊髓损伤的同时就行膀胱尿道功能障碍分类时，兼顾病变部位是有益的。按照时间顺序出现的膀胱尿道功能障碍分类方法有以下几种。

（一）Bors-Comarr 分类

1971 年发表的 Bors-Comarr 分类方法，适用于创伤性脊髓损伤后膀胱尿道功能障碍的分类（表 19-3）。

平衡性以残余尿量占最大膀胱容量百分比为准（UMNL 20%，LMNL 10%）。该分类方法临床使用后发现其局限性，仅适合创伤性的完全性脊髓损伤患者，在度过脊髓休克期后用于膀胱尿道功能的分类，不适合多发性硬化等神经源性膀胱的分类，也不适应于非神经源性的膀胱功能障碍。另外，该分类法也不能预测膀胱尿道功能的变化。

为了克服 Bors-Comarr 分类法繁复杂乱的缺点，1982 年推出了简化的 Hard-Bradley 分类法，按照神经肌肉病变的部位进行分类，简化为骶上脊髓病变、骶下脊髓病变、外周自主神经神经元病变和肌源性病变五类。

表 19-3　Bors-Comarr 分类

分类		主要特点
感觉神经元病变		①不完全性脊髓损伤后的平衡性膀胱；②完全性脊髓损伤后的不平衡性膀胱
运动神经元病变		平衡性膀胱或不平衡性膀胱
神经元病变的部位	上运动神经元病变	①完全性脊髓损伤后的平衡性膀胱；②完全性脊髓损伤后的不平衡性膀胱；③不完全性脊髓损伤后的平衡性膀胱；④不完全性脊髓损伤后的不平衡性膀胱
	下运动神经元病变	①完全性脊髓损伤后的平衡性膀胱；②完全性脊髓损伤后的不平衡性膀胱；③不完全性脊髓损伤后的平衡性膀胱；④不完全性脊髓损伤后的不平衡性膀胱
	混合型病变	①上躯体运动神经元病变＋下内脏运动神经元病变；②下躯体运动神经元病变＋上内脏运动神经元病变；③下内脏运动神经元病变

（二）Bradley 分类

1982 年，Bradley 在研究神经解剖生理的基础上提出中枢神经系统对膀胱尿道的神经支配的四个环路理论，并基于此对膀胱尿道功能障碍进行分类。

第一环路是大脑皮质与脑桥网状结构排尿中枢之间的神经联系，该环路司职协调逼尿肌反射的意识控制，即完成意识控制下的排尿。

第二环路是脑桥排尿中枢到骶脊髓之间的神经联系，该环路司职与尿道括约肌协调的、适度的、间隙而有力的逼尿肌反射，以较为彻底地排空膀胱，降低残余尿。颈椎胸椎节段的脊髓损伤时，该环路往往受损，导致逼尿肌反射减弱，膀胱排空不彻底。脊髓休克是该环路的完全无功能，则会出现逼尿肌无反射及尿潴留。度过脊髓休克后则因该环路受损、神经功能紊乱而导致逼尿肌反射亢进。

第三环路的功能主要是协调膀胱逼尿肌和尿道括约肌，包括逼尿肌传入神经元的外周和低位脊髓部分联系的通路，该神经元还与骶脊髓中阴部神经核的运动神经元形成突触联系，阴部神经核中的传出神经纤维至尿道外括约肌和尿道周围的横纹肌。第三环路受损伤发生功能紊乱的表现是膀胱逼尿肌和尿道外括约肌的系统失调或无抑制性的外括约肌松弛，即膀胱

高压或尿失禁。

第四环路包括 4A、4B 两部分。4A 是指支配尿道外括约肌和尿道周围横纹肌的阴部神经核骶上传入、传出纤维；4B 是指连接阴部神经核和尿道周围横纹肌的传入、传出神经纤维。功能上刺激阴部神经的传入冲动是通过 4B 至 4A 上传到骶上中枢神经系统，再通过阴部神经传出纤维将兴奋性节后神经冲动下传到尿道的外括约肌，在膀胱充盈期使得外括约肌能够保持一定的张力，避免尿漏。第四环路可以意识控制尿道外括约肌和尿道周围横纹肌的舒张和收缩。4A 受损功能异常时，表现为膀胱逼尿肌-尿道括约肌的功能协调失调，丧失意识控制的尿道外括约肌收缩功能。

这种基于四个神经环路的膀胱尿道功能障碍分类方法的缺点是理论性过强而过于深奥复杂，用尿流动力学方法来检测哪个环路是完整的、哪个环路受到了破坏较为困难，因此难以在脊柱外科和泌尿外科医生中推广使用。

（三）Lapides 分类

1970 年起，Lapides 致力于神经源性膀胱的分类及治疗，研究了多种类型神经源性膀胱的临床特点和简单的尿流动力学特征，并基于这些提出了 Lapides 分类方法，将神经源性膀胱分为感觉麻痹性膀胱、运动麻痹性膀胱、无

抑制性膀胱、反射性膀胱和自主神经性膀胱等类型。该分类方法简单实用，便于理解记忆，在神经源性膀胱诊疗历史中发挥了重要的作用。

（四）尿流动力学分类

20 世纪 80 年代，尿流动力学的理论和仪器设备均获得较快的发展，随着尿流动力学和神经泌尿学的发展，Krane 和 Siroky 等科学家根据逼尿肌、括约肌肌张力和协调方面的基本特征，将膀胱功能障碍分为：①逼尿肌反射亢进或正常，膀胱功能障碍主要是因为外括约肌或内括约肌的不协调；②逼尿肌无反射，同时外括约肌不协调、痉挛、去神经或内括约肌痉挛。该分类方法在逼尿肌改变典型时容易归类，如果逼尿肌改变不典型或轻微时，则分类困难。

（五）国际尿控协会分类

1990 年，国际尿控协会（International Continence Society，ICS）对包括神经源性膀胱功能障碍在内的所有膀胱尿道功能障碍进行了系统的分类，特点是基于尿流动力学特征，将膀胱储尿期的功能和排尿期的功能分开判断，将膀胱和尿道的功能也分开进行判断和分类（表 19-4）。

ICS 分类是基于尿流动力学检查，即对尿流动力学检查报告单进行进一步的分型和归类，但病因分析需结合病史、神经系统的临床表现和影像学检查进行综合判断。该分类方法中的横纹肌括约肌梗阻可以进一步分为：逼尿肌 - 外括约肌协同失调、失调性排尿（dysfunction voiding）或假性逼尿肌 - 外括约肌协同失调、外括约肌痉挛等。平滑肌括约肌梗阻则可进一步分为：原发性膀胱颈梗阻、内括约肌痉挛、逼尿肌 - 内括约肌（膀胱颈部）协同失调。储尿期的尿道功能不全则进一步分为：膀胱颈过度活动、内源性括约肌功能不全和无抑制性括约肌松弛。

ICS 分类的描述方法需要按照储尿期、排尿期分别进行描述。如一个 T_{10} 平面完全性脊髓损伤的截瘫患者，膀胱尿道功能障碍的 ICS 分类可以表现为：储尿期 - 逼尿肌反射亢进，感觉缺失，正常顺应性，低膀胱容量，正常尿道关闭功能；排尿期 - 逼尿肌反射存在，膀胱出口梗阻。

（六）功能性分类

Wein 和 Madersbacher 功能性分类和 ICS 分类原理上是一致的，均强调根据膀胱逼尿肌和尿道括约肌的肌张力（过动、弱动、正常）相互之间的不同组合就行分类。欧洲泌尿外科学会推出的《神经源性下尿路功能障碍诊治指南》，删除了 Madersbacher 功能性分类方法中的病灶部位一栏（表 19-5）。因为同一个神经部位的病变或损伤可以产生不同的膀胱尿道功能障碍症状，同样，不同神经部位的病变或损伤可以产生相同的膀胱尿道功能障碍症状，而

表 19-4 ICS 分类

		储尿期	排尿期
膀胱功能	逼尿肌活动	正常，稳定	逼尿肌活动正常，减退，收缩无力
		过度活动，不稳定膀胱，逼尿肌反射亢进	
	膀胱感觉	正常，增加或超敏，降低或低敏，缺失	
	膀胱容量	正常，增高，降低	
	膀胱顺应性	正常，高，低	
尿道功能	正常，功能不全		正常，机械性梗阻，功能性梗阻（横纹肌括约肌梗阻或平滑肌括约肌梗阻）

且病变部位还可能是多发的。神经病变或损伤部位的直接治疗，对膀胱尿道功能障碍而言，多数情况下效果不明显。

　　欧洲泌尿外科学会指出，脊髓损伤后出现神经源性膀胱尿道功能障碍的类型和损伤部位和损伤类型都有关，发生神经源性逼尿肌过度活动（neurogenic detrusor overactivity，NDO）和逼尿肌括约肌协调障碍（detrusor sphincter dyssynergia，DSD）的比例高达95%，而发生逼尿肌活动低下（detrusor underactivity）的比例也达83%。同时将神经损伤部位简化为三大类：①对应的是脑桥以上部位的神经损伤；②对应的是脑桥下至骶髓部位的损伤；③对应的是骶髓和骶髓以下部位的损伤。表19-6是这三个部位损伤所对应的膀胱尿道功能障碍类型。示意图中用膀胱壁线条的粗细表示膀胱逼尿肌的活动，用圆点的大小表示尿道括约肌测压的活动，形象而实用。这种结合脊髓损伤部位对膀胱尿道功能进行简单分类的方法，容易为骨科医生所掌握。

表 19-5　欧洲泌尿外科学会推荐的神经源性下尿路功能障碍 Madersbacher 功能性分类

分类编号	膀胱尿道状态		神经/肌肉病损部位
	膀胱逼尿肌	尿道括约肌	
1	过动	过动	脊髓
2	过动	正常	腰骶髓
3	过动	弱动	脑桥上
4	弱动	过动	腰骶髓
5	弱动	正常	骶髓以下
6	弱动	弱动	腰骶髓
7	正常	过动	单纯括约肌
8	正常	弱动	单纯括约肌

三、脊髓损伤后膀胱尿道功能障碍的检查方法

　　为了进行脊髓损伤后膀胱尿道功能障碍的分类，常用的检查方法归纳在表19-7中。其中，膀胱压力容积测定（cystometrogram，CMG）和影像尿流动力学（video-urodyna-mics

表 19-6　2020 年欧洲泌尿外科学会脊髓损伤后膀胱尿道功能障碍分类

损伤部位示意图	膀胱尿道功能障碍	示意图
	脑桥上损伤 症状：储尿期症状 超声：残余尿增加 尿流动力学：逼尿肌过度活动	过度活动 正常活动
	脊髓损伤（脑桥下-骶上） 症状：储尿和排尿均功能障碍 超声：残余尿常增加 尿流动力学检查：逼尿肌过度活动，逼尿肌括约肌协调障碍	过度活动 过度活动
	骶髓/骶下损伤 症状：排尿障碍为主 超声：残余尿增加 尿流动力学检查：逼尿肌收缩无力或不收缩	活动低下　活动低下 正常活动　活动低下

表 19-7　脊髓损伤后膀胱尿道功能障碍尿流动力学检查方法的选择

	膀胱	膀胱出口和尿道
储尿期	膀胱压力容积测定 逼尿肌漏尿点压力测量 动态尿流动力学测定	压力性漏尿点压力测定 影像尿流动力学测定 尿道压力分布测定
排尿期	压力流率测定 尿流率 残余尿量	排尿性尿道压力分布测定 影像尿流动力学测定 外括约肌肌电图检查 尿流率 残余尿量

study，VUDS）两种测定方法，不仅可以用于脊髓损伤后膀胱尿道功能障碍的分类，还可以作为客观指标判断各种治疗方法的疗效。这两个方法操作简单，结果易于分析和判断，可以作为脊髓损伤后膀胱尿道功能障碍的基本检查方法，在骨科医生中推广。

（一）膀胱压力容积测定

CMG 是指在膀胱匀速充盈过程中记录膀胱内的压力和容积的关系，评估膀胱壁的顺应性、逼尿肌的功能、神经系统对逼尿肌的控制和膀胱的感觉。综合起来可以判断脊髓损伤后膀胱是否保留低压储尿功能和排尿时收缩加压能力。

适应证：神经系统损伤或疾病导致的膀胱尿道功能障碍和脊柱、盆腔手术后出现排尿功能障碍，需要进一步对膀胱尿道功能障碍进行分类时，或治疗前后判断膀胱功能的改善情况。

方法：导尿后采用输液泵将 37 ℃ 的生理盐水以 < 20 mL/min 的速度均匀注入膀胱，注入 20 mL 测量一次膀胱压。如果准备同时行 VUDS 检查，则在生理盐水中加入造影剂。膀胱测压可以采用简易的水柱法，有条件则采用含多通道压力传感器的专用设备，可以同时测量膀胱压、腹腔压力（直肠）和肛门括约肌 EMG。

通过 CMG 试验可以计算膀胱顺应性，膀胱顺应性反映了膀胱容量变化（ΔV）和逼尿肌压变化（ΔPdet）之间的关系，其计算方法为 ΔV/ΔPdet，单位为 "mL/cmH$_2$O"，即 CMG 曲线图上的斜率。膀胱顺应性正常在 20 ～ 40 mL/cmH$_2$O。膀胱顺应性 < 20 mL/cmH$_2$O 时定义为低顺应性，可能的原因有神经源性膀胱、留置导尿过久、膀胱结核等；若膀胱容量 > 750 mL 时膀胱内压始终处于较低的水平，则定义为高顺应性膀胱，原因可能有脊髓损伤的脊髓休克期、膀胱感觉受损、反复延迟排尿等。

另一个经常用到的概念是无抑制性收缩，是指膀胱充盈过程中出现膀胱压增加幅度 > 15 cmH$_2$O 的逼尿肌收缩波并不能够被抑制，这种情况往往会导致膀胱压继续升高并出现排尿，灌注液从导尿管周边漏出。脊髓损伤后膀胱功能障碍的患者出现无抑制性收缩，也称为不稳定膀胱或膀胱过动症。

行 CMG 时，可以结合冰水试验来判断膀胱逼尿肌的收缩反应，膀胱排空后将 100 mL 冰盐水快速注入膀胱，在 1 分钟内将膀胱内的盐水连同导尿管一起排出者为阳性，提示骶髓以上的脊髓损伤，膀胱和骶髓之间的感觉神经纤维保留。但结果存在假阳性和假阴性的可能，因此应结合其他检查项目对结果进行解释。

CMG 的评估：可以参照 CMG 的正常标准来评估脊髓损伤后的膀胱尿道功能障碍。正常标准有：最大膀胱容量 200 ～ 400 mL，达到最大膀胱容量前膀胱内压 < 20 cmH$_2$O；膀胱顺应性良好；膀胱充盈过程逼尿肌不出现无抑制性收缩；无逼尿肌外括约肌协同失调，即在膀胱充盈的储尿阶段不发生尿漏；排尿起始不等待，可以随意启动逼尿肌收缩排尿。

（二）影像尿流动力学检查

VUDS 是一种图像和功能相结合的观察方法。将充盈期膀胱测压、压力流率测定等尿流动力学检查与 X 线或超声等影像学检查同步或非同步地结合起来进行测量，可以在观察膀胱逼尿肌功能的同时，观察膀胱尿道形态方面的变化。即使没有膀胱尿道测压的条件，从一张简单的膀胱尿道造影 X 线片上也可以得到很多有用的信息，如储尿期 VUDS 图像上膀胱壁的皱缩情况可以反映逼尿肌是否有过度活动（图 19-4），排空膀胱过程中的 VUDS 摄片能够观察到逼尿肌和括约肌的协同情况（图 19-5）。

　　方法：患者取仰卧位、站立位或端坐位，骨盆入口位摄片可以较好地避开骨盆骨性结构的遮挡，清楚显示膀胱充盈情况，而右斜 45° 摄片可以更好地显示尿道（图 19-6）。灌注液为含 15% 泛影葡胺及庆大霉素的生理盐水，灌注速度为 50 ～ 100 mL/min。

　　VUDS 图像分析和判断：在充盈期的 VUDS 图像上注意有无膀胱 - 输尿管反流（图 19-7）和膀胱憩室（图 19-8），结合膀胱测压判断是高压反流还是低压反流。同时可以清楚地显示膀胱底部是否抬高，尿道关闭是否良好，有无

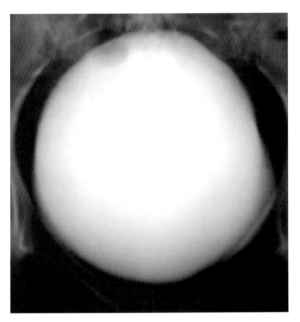

图 19-4　储尿期 VUDS 图像（正常膀胱）
形态规则，边缘光滑，逼尿肌无过度活动

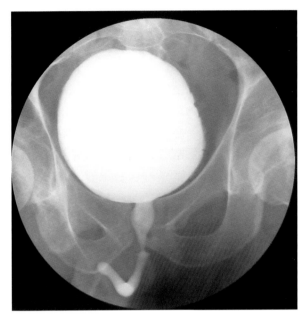

图 19-5　排尿期 VUDS 图像（正常膀胱）
膀胱壁皱缩，尿道显影，提示逼尿肌收缩，括约肌松弛，两者协同正常

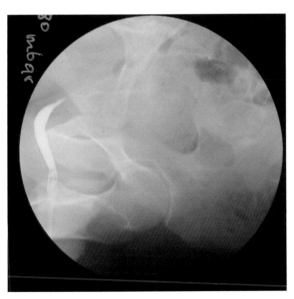

图 19-6　右斜 45° VUDS 摄片

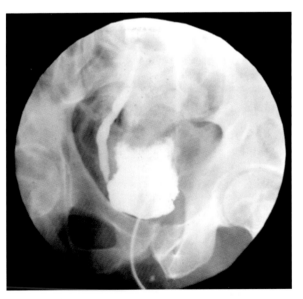

图 19-7　VUDS 图像显示输尿管反流

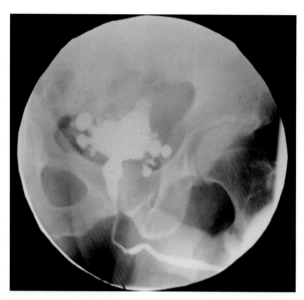

图 19-8　VUDS 图像显示多个膀胱憩室

尿漏；排尿期注意起步压的大小，尿流率接近最大时后尿道开放的情况，如果有尿道开放不良，注意开放不良的部位是在膀胱颈部、近侧还是远侧的后尿道。

VUDS 检查是将膀胱尿道功能与其形态学结合在一起机械判断，在脊髓损伤后膀胱尿道功能障碍时，可以对膀胱逼尿肌和尿道括约肌协同失调进行精确的定位，可以确定是近端还是远端的尿道括约肌协同失调，有无膀胱高压和膀胱 – 输尿管反流。可以准确判断逼尿肌 – 尿道外括约肌协同失调（detrusor external sphincter dyssynergia，DESD）、逼尿肌 – 膀胱颈协同失调（detrusor bladder neck dyssynergia，DBND），判断膀胱输尿管反流和漏尿点压，明确有无膀胱憩室（图 19-8）、瘘管等膀胱形态异常，后尿道状态变化和膀胱尿道结石等重要病理生理改变。VUDS 检查是目前尿流动力学检查中评估神经源性膀胱最为准确的方法。

四、脊髓损伤后膀胱尿道功能障碍的治疗

《脊髓损伤患者泌尿系管理与临床康复指南》在脊髓损伤后膀胱尿道功能障碍的康复治疗方面给出了详细的建议和方案，这里不再重复这些具体的建议，而是将重点放在指导骨科医生如何从临床实用的角度选择有效、合理的治疗与康复方法，从而降低和预防脊髓损伤后泌尿系统的并发症。

（一）脊髓损伤急性期膀胱尿道功能障碍的治疗

脊髓损伤发生后，大部分患者会发生神经源性的下尿路功能障碍，临床表现多种多样：膀胱感觉紊乱或丧失、膀胱排空功能丧失或不能完全排空、尿失禁等。

1. 定义

对于泌尿系统功能来说，急性期可以定义为自受伤到下尿路功能障碍的分类可以给出明确诊断并且开始中期的治疗之间的这段时间。

2. 诊断注意事项

记录泌尿系统既往史，膀胱容量测量（超声或导尿测量），尿液化验检测，肾脏超声检查，排除同时存在的泌尿系统损伤。

3. 主要治疗措施

主要治疗措施包括：留置导尿、间歇性导尿、耻骨上造瘘。

（1）留置导尿：合并尿失禁的脊髓损伤患者在急诊入院后，多采用留置尿管，膀胱引流的同时可以观察尿量，判断整体的病情。留置导尿的适应证限于耻骨上造瘘和间歇性导尿有禁忌证或不适合（如操作原因或个人因素）时。注意事项：①选择较柔软的硅胶导尿管；②女性 14 ～ 16F 号，男性 12 ～ 14F 号；③松松地将导尿管和阴茎固定于下腹壁，防止尿道压迫疮。后续注意：①留置导尿仅仅是脊髓损伤开始 48 小时内的一项急诊措施，应尽早拔除导尿管；②注意预防尿路感染和尿路结石；③导尿管日常护理注意尿道口消毒和隐私保护；④每周更换导尿管。

（2）间歇性导尿：在完成脊髓减压、脊柱重建的手术治疗，或者保守治疗患者病情稳定后，应尽快停用留置导尿，改为间歇性导尿。对于脊髓损伤后上肢功能保留或者逐渐恢复的患者，可以教会患者自我完成间歇性导尿，膀

胱尿道功能的自我管控有利于患者尽早重新融入社会。间歇性导尿的适应证为24小时尿量≤2 000 mL；病情稳定不需要重症监护；没有急诊手术指征。禁忌证包括尿道或膀胱损伤、尿道流血或血尿、尿道狭窄、有急诊手术的指征。方法：每4～6小时导尿一次，完全按照钟点；采用无菌导尿术，尿道口要消毒；使用消毒的润滑剂；部分商品化的间歇性导尿管外层有亲水润滑作用，撕开无菌包装后可以直接插入尿道，可以减少涂抹润滑剂带来的污染。女性选用14～16F号导尿管，男性选用12～14F号导尿管。注意事项：①无菌导尿遇到阻碍时勿强行插入尿管，而应联系泌尿科医生；②膀胱充盈容量勿超过400～500 mL；③如果超过500 mL，则需要缩短导尿时间；④因为反复发生膀胱过度充盈（容量＞500 mL）会引起膀胱逼尿肌的损伤和纤维化，同时膀胱壁的神经纤维和神经环路也会被牵拉损伤，最终造成膀胱功能不可逆的损伤。健康宣教时需要让患者意识到膀胱过度扩张的危害而重视预防。

（3）耻骨上造瘘：适应证为膀胱容量＞350 mL；尿液肉眼观清洁；没有血栓性疾病。禁忌证包括骨盆损伤、下腹部手术史（局部留有瘢痕）、服用抗血小板药；急腹症和怀孕为绝对禁忌证。方法：要求无菌操作，先进行试穿刺后插入适当的套管（如猪尾巴形导尿管）；如使用硅胶管可向气囊内注入10%葡萄糖液防止脱落；敷料包扎时确保导管垂直皮肤。后续注意：避免穿刺引起的并发症，如出血、假性腹膜炎等，预防尿路感染、尿路结石、尿管堵塞等并发症。

脊髓损伤后膀胱尿道功能障碍患者如果出现急迫性尿失禁时，可以采用药物治疗。常用的药物是抗胆碱能M受体阻断剂的解痉药盐酸奥昔布宁，用法：5 mg，tid，口服。盐酸奥昔布宁可以通过松弛膀胱逼尿肌而改善急迫性尿失禁症状，副作用有口干、头痛、嗜睡、恶心、面部潮红等。其他的抗胆碱能M受体阻断剂还有托特罗定、索利那新、曲司氯铵、盐酸丙哌维林，对于治疗神经源性逼尿肌过度活动具有肯定的长期疗效，为《脊髓损伤患者泌尿系管理与临床康复指南》所推荐。

总之，在脊髓损伤的急性期即通常所指的脊休克期，膀胱可以储尿但不能排尿，在受伤当天就需要采取适当的泌尿系统管理措施来预防早期并发症，如膀胱过度扩张、尿路感染、结石形成和尿道损伤，这也是将来下尿路功能能够成功康复和避免肾功能损害的基础。推荐尽早开始间歇性导尿。

（二）脊髓损伤康复期膀胱尿道障碍的治疗

脊髓损伤的康复期是指患者经过脊柱外科的专科治疗，度过脊髓损伤急性期，进行脊髓损伤的康复治疗的时间段。这个阶段患者下尿路功能康复的长期目标是：对患者的膀胱尿道功能障碍进行准确的评估和分类，发现并去除泌尿系损害的高危因素，确定一个长期的、个体化的膀胱尿道功能治疗方案。首要目标为保护肾脏功能，避免尿液的输尿反流。次要目标为重建膀胱尿道功能，减轻尿漏，提高控尿能力，消除身体上尿液的异味；减少残余尿量，预防尿路感染；促进患者重新融入社会，全面提高患者的身心健康和生活质量。

1. 膀胱尿道功能障碍的评估、分类和诊断

评估、分类和诊断是脊髓损伤后膀胱尿道功能障碍治疗的基础。脊髓损伤患者进入康复期后，除了对四肢的运动感觉功能进行评估，也应尽早对膀胱尿道功能障碍进行全面评估，根据评估结果做出包括以下三个方面全面诊断：①脊髓损伤病变的诊断；②膀胱尿道功能障碍和泌尿系并发症的诊断；③其他相关器官、系统功能障碍的诊断。

专科病史：需要采集脊髓损伤急性期泌尿系管理方式，泌尿系并发症的情况，脊髓损伤后排尿情况和处理方式，是否有尿失禁、排尿困难、自主神经过反射症状等。症状方面重点询问并评估储尿期和排尿期膀胱尿道的症状，如尿频、尿急、尿失禁、排尿困难、尿潴留、尿痛等；膀胱感觉的异常症状，如膀胱有无充盈感和尿意等。目前，处理膀胱尿道功能障碍的方法：腹压排尿、叩击排尿、挤压排尿、自行漏尿、间歇性导尿、长期留置尿管、留置膀胱造瘘管等。此外还要了解性功能障碍症状：男性注意是否存在勃起功能障碍、性高潮异常、射精异常等，女性注意是否存在性欲减退、性交困难等。其他泌尿生殖系统症状如腰痛、盆底疼痛、血尿等，相关的肠道症状如肛门直肠症状如直肠感觉异常、里急后重感等，排便症状如大便失禁、便秘等，也需要采集和记录。

专科的体格检查：注意腰腹、会阴部情况，男性应常规进行直肠指诊，女性要注意是否并发盆腔器官脱垂等。专科的神经学检查可以参照 ISNCSCI（2013 修订版）上的项目，重点检查会阴和鞍区感觉、直肠深压觉。四个神经反射检查包括提睾肌反射、跟腱反射、球海绵体肌反射、肛门反射。运动功能检查是通过直肠指检发现肛门外括约肌有无自主收缩，注意检查肛门括约肌张力和肛门外括约肌、盆底肌自主收缩能力。

辅助检查：常用的检查有尿液分析、肾功能检查、泌尿系超声检查、泌尿系 CT 检查和磁共振泌尿系水成像（magnetic resonance urography，MRU）造影技术。超声检查能够观察肾脏、输尿管、膀胱形态和残余尿量。CT 检查能够明确肾脏皮质厚度、肾盂积水状态、输尿管扩张程度、泌尿系结石和肿瘤新生物等异常等情况；CT 重建影像还可以更清楚地显示上尿路扩张和迂曲情况及膀胱形态，但肾功能异常时应慎重选择增强扫描。MRU 可以清楚地显示肾盂输尿管扩张情况、输尿管走行和迂曲状态、膀胱形态，无须使用造影剂，不受肾功能影响。

泌尿专科的辅助检查主要有 CMG 和 VUDS。

膀胱压力容积测定即充盈期膀胱所测压力，可以评估充盈期膀胱感觉、膀胱顺应性、逼尿肌稳定性、膀胱容量，同时要记录膀胱充盈过程中是否伴随尿急、疼痛、漏尿、自主神经反射亢进等异常现象。正常膀胱在充盈过程中只有很小的压力改变，在诱发条件下亦不发生非自主性收缩。逼尿肌过度活动是指在充盈期自发或诱发产生的逼尿肌无抑制性收缩。逼尿肌过度活动可以分为期相性逼尿肌过度活动和终末性逼尿肌过度活动两种模式。膀胱顺应性可反映膀胱容量变化（ΔV）和逼尿肌压变化（$\Delta Pdet$）之间的关系，其计算方法为 $\Delta V/\Delta Pdet$，单位为"mL/cmH_2O"，膀胱顺应性通常应在 20 ~ 40 mL/cmH_2O。

VUDS 检查是将充盈期膀胱测压、压力流率测定等尿流动力学检查与 X 线或超声等影像学检查结合起来，结合方式包括完全同步和非同步两种形式，可以准确诊断 DESD、DBND，判断膀胱输尿管反流和漏尿点压，明确膀胱形态异常、后尿道状态变化和膀胱尿道结石等重要病理生理改变，是目前尿流动力学检查中评估神经源性膀胱最为准确的方法，《脊髓损伤患者泌尿系管理与临床康复指南》中建议脊髓损伤康复中心应常规开展此项目。

2. 治疗

脊髓损伤康复期膀胱尿道功能障碍的分类方面，可以按照 2020 年欧洲泌尿外科学会推荐的分类方法，简单分为弛缓性膀胱、痉挛性膀胱和混合型膀胱，针对不同的类型采用药物治疗、间歇性导尿、膀胱壁注射肉毒素和骶神经前根电刺激（sacral deafferentation and sacral anterior roots stimulation，SDAF-SARS）技术等，具体选择见表 19-8。

1）痉挛性膀胱功能障碍（逼尿肌和括约肌过度活动）的治疗

该型表现为肛门和球海绵体反射阳性，$S_2 \sim S_5$ 区域感觉丧失。VUDS 表现为储尿期膀胱感觉减退或丧失，逼尿肌过度活动，逼尿肌顺应性正常或降低，膀胱输尿管反流，膀胱形态异常或膀胱憩室形成，膀胱颈或前列腺尿道通常开放或扩张；排尿期可存在 DSD 等。VUDS 本身可诱发逼尿肌过度活动。MRU、CT 影像重建、静脉肾盂造影等检查可以观察上尿路形态学改变信息，明确上尿路扩张程度和梗阻部位具有重要价值。

表 19-8　脊髓损伤康复期不同膀胱尿道功能障碍治疗方法的选择

损伤部位示意图	膀胱尿道功能障碍	治疗方法推荐
桥脑上损伤 桥脑下骶上脊髓损伤 T_2 骶下脊髓损伤	过度活动 / 正常活动	药物治疗 + 间歇性导尿 膀胱壁注射肉毒素 + 间歇性导尿 SDAF-SARS 脊髓电刺激
	过度活动 / 过度活动	药物治疗 + 间歇性导尿 膀胱壁注射肉毒素 + 间歇性导尿 SDAF-SARS 脊髓电刺激 尿道括约肌部分切断术
	活动低下 / 正常活动	间歇性导尿
	活动低下 / 活动低下	人工括约肌 间歇性导尿

治疗方法包括药物治疗（抗胆碱能 M 受体阻断剂和肉毒素）、骶神经后根切断 - 骶神经前根刺激术和尿道括约肌部分切断术。

药物治疗方面，没有青光眼、食道反流等禁忌证的患者可以选择抗胆碱能 M 受体阻断剂治疗脊髓损伤后神经源性逼尿肌过度活动，松弛逼尿肌后扩大膀胱容量；抗胆碱能药物治疗无效、但膀胱壁尚未纤维化的脊髓损伤后神经源性逼尿肌过度活动，可选择 A 型肉毒素（botulinum toxin A，BTX-A）的膀胱壁注射术，术后膀胱容量扩大能够保持 6 ～ 12 月，再配合间歇性导尿。

骶髓以上完全性脊髓损伤患者可选择骶神经后根切断 - 骶神经前根刺激术，手术操作分为两部分：S_2 ～ S_4 后根切断和骶神经前根 Brindley 膀胱控制系统的植入。电刺激后利用逼尿肌和括约肌收缩特点的不同，即逼尿肌收缩持续时间长于括约肌，在电刺激停止后逼尿肌仍处于收缩状态而括约肌已经松弛而产生一种"刺激后排尿"。该术式适用于骶髓以上完全性脊髓损伤导致逼尿肌过度活动并发反射性尿失禁、残余尿增多患者的排尿功能重建。由于手术需要完全切断 S_2 ～ S_4 神经后根，部分患者不能接受，是该手术推广的最大障碍，临床应用受到一定限制。其他并发症有：导线断裂等电极装置故障，电极植入部位感染和疼痛。

若存在 DSD 并发反射性尿失禁、大量残余尿及伴发难以控制的自主神经过反射和高血压危象等情况的男性患者，可选择镜下尿道括约肌部分切断术来降低尿道阻力。

2）弛缓性膀胱功能障碍（逼尿肌和括约肌无反射）的治疗

逼尿肌无反射状态是指逼尿肌无收缩，括

约肌无收缩、无感觉。临床特点有肛门括约肌无收缩，肛门反射和球海绵体反射均消失，$S_2 \sim S_5$ 区域感觉完全丧失。VUDS 表现为充盈期膀胱测压时膀胱感觉减退或缺失，膀胱顺应性经常增大（少部分降低）。逼尿肌无反射即在叩击耻骨联合上方或牵拉导尿管球囊等机械刺激下不能诱发出逼尿肌反射性收缩；尿道括约肌舒张障碍，盆底 EMG 无活动，膀胱颈可以表现为处于开放或闭合状态不变。

适合的治疗方法有间歇性导尿、药物（α-肾上腺素能受体阻断剂）治疗和人工尿道括约肌置入术（implantation of artificial urethral sphincter）等。

间歇性导尿是逼尿肌无反射患者膀胱排空的首选和"金标准"，操作方法包括无菌间歇性导尿和清洁间歇性导尿。清洁间歇性导尿对于脊髓损伤后神经源性膀胱患者是可行的、安全的，无菌间歇性导尿更有助于减少尿路感染和菌尿的发生。长期使用间歇性导尿的脊髓损伤患者要求每年至少到医院随访 1 次，随访内容包括体检、实验室检查、影像学和 VUDS 检查。

药物治疗主要是采用 α-肾上腺素能受体阻断剂来降低膀胱出口阻力、减少残余尿，在部分患者中可配合腹压排尿或手法辅助排尿，但必须在确保上尿路安全的前提下施行。

人工尿道括约肌置入术：在逼尿肌无反射并发压力性尿失禁时，为治疗尿漏，可以采用人工尿道括约肌置入术，目前临床应用装置为 AMS800 型人工尿道括约肌。该装置主要由套袖、储液球囊和控制泵三部分组成。逼尿肌无反射并发压力性尿失禁时，将套袖植入并包绕球部尿道（男性）或膀胱颈（女性）周围，控制泵置于阴囊内（男性）或阴唇皮下（女性），储液球囊置入膀胱附近的耻骨后间隙。由控制泵调节套袖内液体的充盈与排空，液体充盈套袖时压迫尿道或膀胱颈控制尿失禁，套袖内的液体排空时解除对尿道或膀胱颈的压迫从而尿液排出。主要远期并发症包括尿道受压侵蚀、萎缩、装置感染、机械故障等。应用该方法时应严密监测残余尿量和上尿路功能状态，保护上尿路功能。

五、新技术介绍：骶神经前根电刺激控制排尿技术

（一）骶神经前根电刺激控制排尿技术的历史

20 世纪 50 年代开始，科学家们试图通过电刺激来治疗脊髓损伤后的尿失禁，开始采用的方法有：电刺激膀胱壁、脊髓电刺激和内脏神经电刺激，均以失败告终。之后又尝试了毁损骶神经前根的方法来治疗尿失禁，手术后仅获得了短暂的疗效。直到 20 世纪 60 年代，英国科学家 Brindley 提出了骶神经前根电刺激（sacral anterior roots stimulation，SARS）控制排尿的理论，经过多年的实验研究和技术改进后在 1976 年首次用于临床，为一位脊髓损伤后膀胱尿道功能障碍的患者植入了骶神经电刺激器，虽然电刺激后尿液能够成功排出，但患者难以忍受电刺激产生的疼痛而放弃使用。进一步改进技术后，Brindley 在 1978 ~ 1979 年为 5 位脊髓损伤膀胱尿道功能障碍的患者做了骶神经电刺激器植入手术，术后患者的排尿功能得到了改善，但膀胱容量仍旧较小，储尿功能不佳，甚至导致了反射性尿失禁。针对这些新问题，Dieter Sauerwein 提出通过切断 $S_2 \sim S_5$ 后根来达到骶神经的完全性去传入（sacral deafferentation，SDAF）达到逼尿肌松弛、膀胱容量扩大的理论，临床应用后得以证实。

至此，加上 SDAF 后，SARS 技术得以完整和成熟。1986 年后 Brindley 决定在 $S_2 \sim S_4$ 或 S_5 前根植入这套膀胱电刺激控制系统的同时要行 $S_2 \sim S_4$ 或 S_5 后根的切断，即骶神经电刺激排尿技术的标准程序 "SDAF-SARS"。临床应用后证实，这种方法大大提高了骶神经电刺激排尿技术的稳定性和疗效。迄今，SDAF-SARS 手术已经积累了 30 多年的经验和 3 000 多例成功的病例。作为唯一在世界范围得到推广应用的控制性排尿技术，其临床意义有：①

主动控制排尿，SDAF-SARS 技术在手术植入骶神经电刺激器（又称 Brindley 膀胱控制系统）后，就可以通过电刺激 $S_2 \sim S_4$ 神经根来主动控制排尿。②降低尿路感染率，SDAF-SARS 技术能够彻底排空膀胱，将残余尿控制在正常范围，从而大大降低尿路感染的发生率。③降低脊髓损伤人群康复护理的费用，应用 SDAF-SARS 技术控制排尿的脊髓损伤患者，泌尿系统的护理不再需要导尿管、尿垫等，同时彻底解决了尿路感染的问题，该技术正常使用 7 年所节约的泌尿系统护理费用和尿路感染的治疗费用，已经超过手术时一次性投入的费用，而大部分患者使用的年限是远远超过 7 年的。

（二）骶神经前根电刺激控制排尿系统的组成

目前，临床应用的骶神经前根电刺激控制排尿系统所涉及的电子设备材料是由 Brindley 发明、Finetech 公司生产的一套电刺激器，称为 Finetech-Brindley 膀胱控制系统。该系统包括植入体内部分和体外控制部分。体外部分的功能是发射电磁波，体内部分包括环抱在 $S_2 \sim S_4$ 或 S_5 前根上的电极、连接导线和放置在腹部皮下脂肪层的电磁波接收线圈，这些需要通过腰椎部位的手术植入（图 19-9）。

Finetech-Brindley 膀胱控制系统分为硬膜内型和硬膜外型两种类型，区别主要体现在电极的设计上。硬膜内型的电极呈凹槽状，手术时打开硬膜后分别将各个 $S_2 \sim S_4$ 或 S_5 前根放置到相应的凹槽中再盖上盖板即可。硬膜外型的电极是带有 1 对翼片的棒状电极，手术时将棒状电极放置到硬膜外的 $S_2 \sim S_4$ 或 S_5 神经根的侧方，利用翼片将电极和神经根捆绑固定在一起。由于硬膜外型电极丝和神经纤维之间有一层较厚的神经外膜阻隔，而硬膜内型电极丝是直接接触硬膜内的马尾神经，稳定性要高于前者，在欧美国家，硬膜内型电极丝的使用也较硬膜外型广泛。

（三）SDAF-SARS 技术的工作机制

骶神经电刺激会引起膀胱逼尿肌和尿道括约肌同时收缩，这时尿液是无法顺利排出尿道的。解决的办法是利用尿道括约肌和膀胱逼尿肌不同的电生理学特性产生"刺激后排尿（post-stimulus voiding）"模式来排空膀胱。由于膀胱逼尿肌是一种平滑肌，电生理特点是刺激后收缩缓慢但持续时间较长，而尿道括约肌主要成分是横纹肌，电生理特点是电刺激后收缩快但持续时间短，电刺激停止后会立即松弛。骶神经前根电刺激控制排尿系统通过

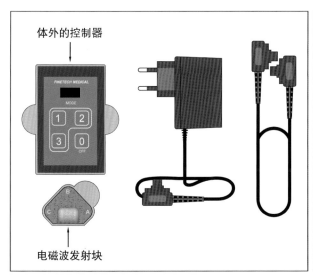

体外控制部分

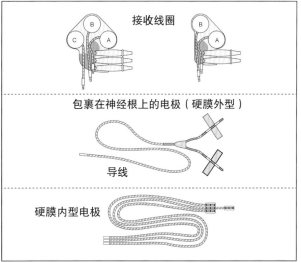

植入体内部分

图 19-9　骶神经电刺激膀胱控制系统的组成

电刺激参数的设置，在发出一串脉冲波的电刺激期诱发尿道括约肌和盆底肌的收缩而关闭尿道，膀胱逼尿肌收缩导致膀胱内压升高，为此后的排尿聚集能量；在没有脉冲波发出的电刺激后期，尿道括约肌很快舒张、尿道开放，而膀胱逼尿肌仍旧保持收缩状态，膀胱内压显著高于尿道压，尿液在这个电刺激后期顺利排出尿道。

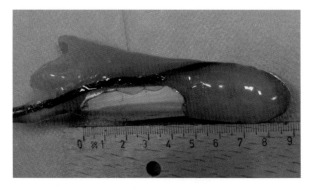

图 19-10　指套电极

（四）SDAF-SARS 的适应证

SDAF-SARS 治疗的脊髓损伤、颅脑外伤或神经系统疾病导致的排尿功能障碍，需同时满足以下条件。

1. 脊髓损伤的节段

骶髓（脊髓排尿中枢）以上的脊髓损伤，要求脊髓圆锥未受损伤、$S_2 \sim S_4$ 或 S_5 神经根的功能保留，一般来说，胸腰段以上的脊柱脊髓损伤能够满足条件。

2. 判断"脊髓圆锥－骶神经－膀胱（逼尿肌、括约肌）"功能良好的方法

（1）直接检测：电刺激骶神经，测量膀胱内压上升的幅度。要求：女性达到 35 cmH$_2$O 以上，男性达到 50 cmH$_2$O 以上。具体方法如下。

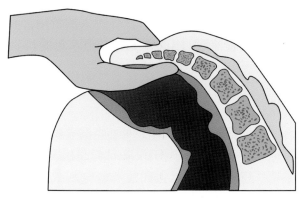

图 19-11　指套电极电刺激骶神经示意图

经直肠电刺激骶神经：检查者的示指带好指套电极（图 19-10），插入肛门直肠，向后方按压在骶骨上，电刺激骶骨前方的骶神经（$S_2 \sim S_4$ 或 S_5），测量膀胱压的变化（图 19-11）。

经骶骨后孔穿刺，刺激骶神经：俯卧位，将针状电极穿入 $S_2 \sim S_4$ 骶后孔，可以分别电刺激左右侧 $S_2 \sim S_4$ 神经根，观测膀胱压的变化，确定哪几根神经根是膀胱压升高的主要贡献者，供 SDAF-SARS 手术选择神经根时参考（图 19-12）。

（2）间接判断：以下四项检查反映了脊髓圆锥的功能，如果有三项存在，可以推断脊髓圆锥未受损伤。这四项检查为：①球海绵体反射；②肛门皮肤反射；③踝阵挛；④反射性勃起（仅男性）。

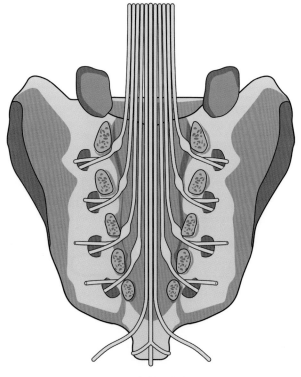

图 19-12　经骶骨后孔穿刺、电刺激膀胱测压示意图

3. SDAF-SARS 手术对脊髓损伤时间的要求

脊髓损伤、神经功能恢复稳定后，如果仍旧残留排尿排便功能障碍，即可以行 SDAF-SARS 手术治疗大小便失禁。一般来说，对完全性脊髓损伤，男性在脊髓损伤后 9 个月、女性 3 个月，就可以做 SDAF-SARS 手术；对不完全性脊髓损伤，一般在伤后 2 年做 SDAF-SARS 手术。

脊髓损伤、膀胱失去神经支配和逼尿肌失能时间过长，特别是反复长期的尿路感染，可能会导致膀胱纤维化，而失去 SDAF-SARS 手术的指征。但临床上有脊髓损伤后 20 年行 SDAF-SARS 手术仍然效果优良的经验，因此，就神经功能来说，SDAF-SARS 手术对受伤后时间的要求，尚无明确的上限。

（五）SDAF-SARS 的禁忌证

手术部位皮肤：因手术切口位于腰骶部，骶尾部压疮等皮肤损伤是手术的禁忌证。

神经损伤方面：排尿反射的脊髓中枢（脊髓圆锥）受损伤，或者 $S_2 \sim S_4$ 马尾神经根、骶丛神经受损伤，导致"脊髓－膀胱尿道"神经通路受损，神经动作电位无法传导到膀胱和尿道，则是 SDAF-SARS 手术的禁忌证。

膀胱逼尿肌收缩能力：长期的尿路感染、膀胱壁炎症等导致膀胱壁纤维化，膀胱逼尿肌失去收缩功能，电刺激后膀胱压力升高值达不到排尿所需的膀胱压，也是 SDAF-SARS 手术的禁忌证。

另外，手术中的 SDAF 这一步，需要切断 $S_2 \sim S_4$ 或 S_5 后根达到解除膀胱痉挛、低压储尿的功能，如果男性患者希望保留反射性勃起功能，则不能切断骶神经后根，有这种意愿的脊髓损伤患者也不适合做 SDAF-SARS 手术。

（六）SDAF-SARS 手术方法

SDAF-SARS 手术需要通过腰骶部后路手术将一套骶神经前根电刺激系统植入体内，这套系统包括体外部分的控制器、充电器等和体内部分的电极、导线和接收线圈（图 19-9）。

手术需全身麻醉。使用解痉药扩大膀胱容量者在术前 1 周应停用抗胆碱类药物。麻醉前用药注意不可使用阿托品。麻醉诱导气管插管时可以用肌松药，此后不再使用，以免干扰电刺激判断前后根这一步骤，即电刺激各支骶神经根时膀胱等靶器官能够有肌收缩反应，从而准确判断前后骶神经根及其序列。具体手术方法如下。

·手术体位　①俯卧位，注意腹部悬空，降低腹部压力，减少进入椎管操作时椎管内的出血以保持术野清晰，便于分离马尾神经根等精细操作。②如果接收器计划放置在胸前外侧壁，整个手术过程患者需要俯卧位；如果接收器计划放置在腹部或大腿前方，则在安放接收器时需要变更为仰卧位。注意：因手术时间较长，推荐使用血液回收装置，手术超过 4 小时加用一次抗生素（图 19-13）。

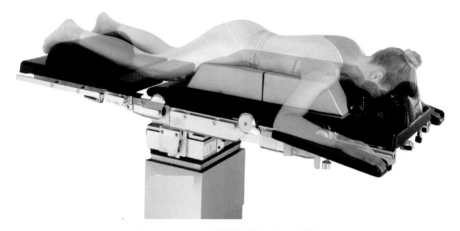

图 19-13　手术体位的摆放和注意点

· 手术切口 采用腰骶部后正中切口，长度约 15 cm；消毒铺单时注意术野皮肤用贴膜严格封闭；常规暴露 L₃～S₃ 的棘突、椎板（图 19-14）。

· 手术显露 显露 L₃～S₂ 的棘突，双侧椎板，清理附着在椎板上的软组织后双极电凝仔细止血，保持术野清晰。剪除 L₃ 部分和 L₄～S₂ 全部的棘突，再咬去 L₄～S₁ 椎板，注意保留小关节，显露硬脊膜（图 19-15）。硬脊膜显露长度为 10～12 cm，宽约 2 cm。显露范围应该充分，以方便后面分离神经根的操作（图 19-16）。

· 安装自动引流装置 为保持术野清晰需安装血液的自动引流装置：切口两侧壁放置连接吸引器的"Y"形引流管，两根引流管分别缝合固定于切口两侧的肌肉或筋膜，注意将引流管开口置于切口的最低位。没有专门的"Y"形引流管时，可以临时用"Y"形三通接口将普通引流管连接制成。引流管另一端连接至负压吸引器（图 19-17）。

· 连接负压吸引器后的自动引流装置 在手术切口两侧的引流管上覆盖大棉片，检查自动引流装置的效果，调整引流管位置、贴合棉片、消除漏气点等，将渗出的血液、脑脊液能够通过棉片、引流管自动引出术野，达到自动引流的效果，保持术野的清晰（图 19-18）。

· 打开硬脊膜 显微剪刀剪开硬脊膜 4～5 cm，注意保持蛛网膜的完整性，以免脑脊液渗漏（图 19-19）。

· 悬吊硬脊膜 常规 0 号丝线悬吊牵引硬脊膜，透过蛛网膜观察神经根的走行、黏附情况；完成这一步后再用显微镊子撕开蛛网膜，让脑脊液自然流出并通过自动引流装置吸走（图 19-20）。

· 观察马尾神经根 观察马尾神经根粘连

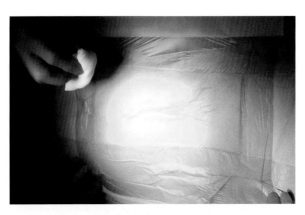

图 19-14 手术切口

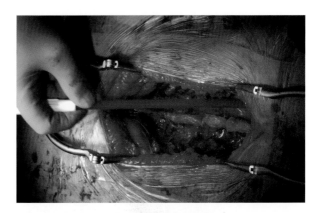

图 19-15 手术显露

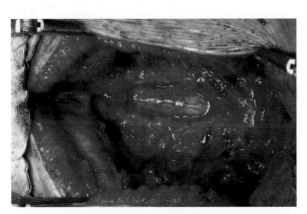

图 19-16 硬脊膜显露范围

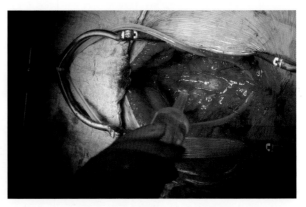

图 19-17 安装自动引流装置

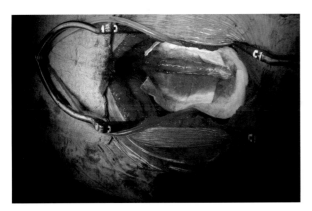

图 19-18　连接负压吸引器后的自动引流装置

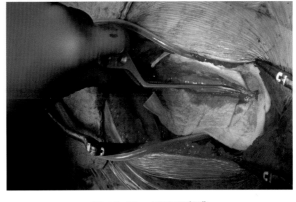

图 19-19　打开硬脊膜

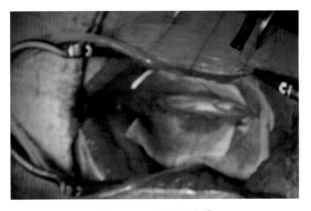

图 19-20　悬吊硬脊膜

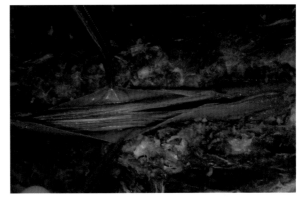

图 19-21　观察马尾神经根

情况、神经根伴行的血管，然后再根据"前根靠前，后根靠后，近头端的神经根靠外，近尾端的神经根靠内"的规律，初步判断前后根和序列（图 19-21）。

• 分离马尾神经根　第一步是确认和分离 S_2、S_3、S_4，按照神经根粗细变化的一般规律——"S_2 神经根较上位神经根突然变细"，首先确定 S_2 神经根，再向尾端逐个分离出 S_2、S_3、S_4 神经根。也可以在确定 L_5、S_1 神经根管后定位 S_1 神经根，再向尾端确认 $S_2 \sim S_4$ 神经根。分离 $S_2 \sim S_4$ 神经时需要两把专用的神经钩配合使用，钝钩负责牵拉，锐钩负责分离神经根（图 19-22）。

• 分离前后根　S_2 神经根较粗大，一般由 $3 \sim 4$ 束支组成，肉眼下可以分开各束支，依据神经根出硬膜处前后排列的位置关系和颜色（后根偏白，前根偏灰），初步判断前后根后，分别电刺激各个束支，测量膀胱压以确认前后

根。前根电刺激后可以引起膀胱压升高，而后根不会，中胸椎以上脊髓损伤患者电刺激后根通常会引起血压的升高。S_3、S_4 神经根较 S_2 神经根纤细，更难通过颜色来区分前后根。分离各束时需在放大头镜或显微镜下仔细操作，包括电刺激神经根测量膀胱压时，均要注意保护神经根，防止神经根的损伤。部分患者存在

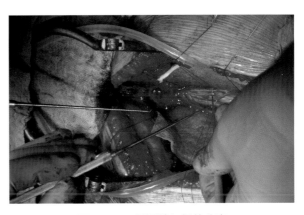

图 19-22　马尾神经根的分离

S₅ 神经根，电刺激 S₅ 神经根，如果膀胱压升高 > 10 cmH₂O，则需要保留（图 19-23，图 19-24）。

· 选择电刺激神经根所用电极　有两齿和三齿两种电极，其中三齿的电刺激电极（齿间距 2 mm，中间为负极）较两齿电极电场弥散范围小，不容易刺激临近的神经根，因此硬膜内电刺激神经根时宜选用三齿的电极，以减少邻近神经根的干扰，使得测量更为准确（图 19-25）。

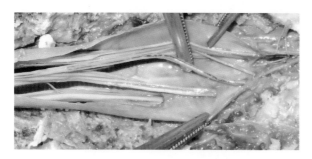

图 19-23　前后根的分离和确认

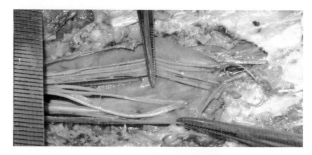

图 19-24　神经根的分离操作

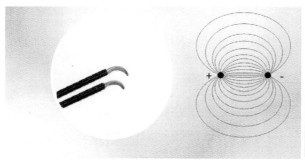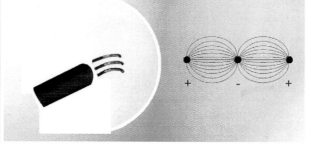

图 19-25　电刺激神经根所用电极的选择

· 术中观察　电刺激骶神经根时由专人负责观察膀胱压、足趾运动及血压变化（图 19-26），记录在术中电刺激膀胱测压记录表中（附表 1）。

刺激骶神经前根引起膀胱压、腹压升高、下肢运动。刺激骶神经后根通常无反应，中胸椎（T₅）以上脊髓损伤电刺激后根可能会出现血压升高。

电刺激参数：观察骨骼肌反应 3 Hz/（0.3～1.0）V；观察膀胱平滑肌反应 30 Hz/（1.5～4.0）V，特殊情况下为观察膀胱收缩能力的极限，可以将电刺激调高到 10 V。

S₂：小腿三头肌、臀大肌、股二头肌、盆底肌。

S₃：盆底肌、肛门括约肌、屈趾肌，很少小腿三头肌或臀大肌、股二头肌无反应。

S₄：肛门括约肌、盆底肌，四肢无反应。

· SDAF 操作　切断骶神经后根：保护好 S₂～S₄ 或 S₅ 前根，对分离出的 S₂～S₄ 或 S₅ 后根，逐一电凝两端，然后切除 2 cm（图 19-27）。

· 前根置入电极槽中　三导联电刺激器的近端电极槽有三格，远端是一格；二导联的电刺激器近端的电极槽有两格，远端也是一格。三导联的电刺激器：左右 S₂ 前根分别置入近端外侧的两个格，和黑色导线相连；双侧的 S₃ 前根置入近端中间格，连接白色导线；双侧的 S₄（S₅）前根置入远端格，连接无色透明导线。二导联的电刺激器：左右 S₂ 前根置入近端的左右格，连接白色导线；双侧的 S₃、S₄ 或 S₅ 前根置入远端格，连接无色透明导线（图 19-28）。

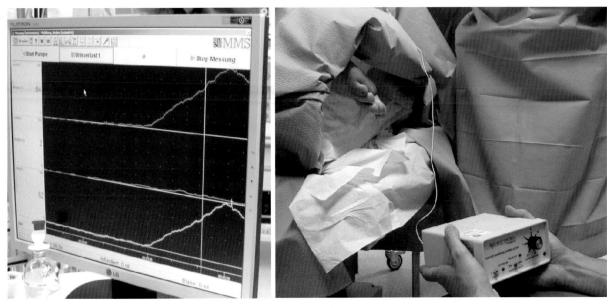

图 19-26　观察者的工作

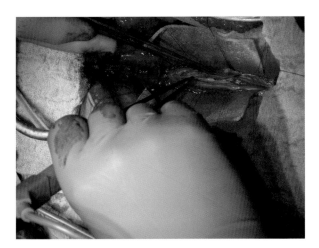

图 19-27　SDAF 操作

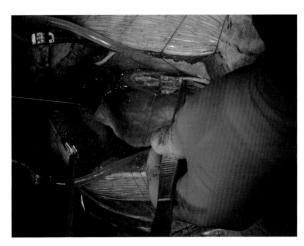

图 19-28　前根置入电极槽中

　　• 封闭骶神经根在电极槽中　专门设计了电极槽的顶盖，用于封闭电极槽的顶端开口，近端和远端的槽分别加盖（图 19-29）。

　　• 测试"导线 – 电极 – 神经根"通路的功能　三导联的三根导线中，与无色透明导线相连的是 S_4（S_5），与白色导线相连的是 S_3，与黑色导线相连的是 S_2。将电极的三个齿分别插入导线的接口，给予电刺激，观察膀胱压变化，确认导线无断裂和不同颜色的导线对应的神经根正确无误，并记录在经导线进行术中电刺激 – 膀胱测压记录表中（附表 2）（图 19-30）。

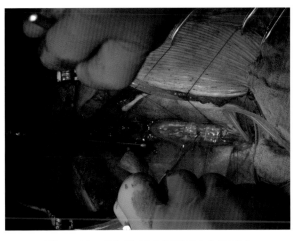

图 19-29　将骶神经前根封闭在电极槽中

· 安放硬膜护翼 安放硬膜护翼便于硬膜的严密缝合防止脑脊液渗漏。用盐水润滑导线和护翼后，无色透明的导线最先穿过中间的孔，然后是白色和黑色的导线，注意各个导线不要扭曲和相互打结（图 19-31）。

· 迁移和寄存导线 在侧腹部切开 3 cm 左右，用套管针在皮下穿刺建立皮下隧道，沟通两个切口，将导线从套管针中引导至侧腹部暂时寄存，缝合两个切口，准备改仰卧位在下腹部皮下安装接收器（图 19-32）。

· 连接和安放接收器 "接收器 – 导线 – 神经根"连接规范：对三导联型的接收器，最靠近导线（腋窝处）的线圈 A 连接透明导线，控制 S_4 神经根；中间的线圈 B 连接白色导线，控制 S_3 神经根；肩膀处的线圈 C 连接黑色导线，控制 S_2 神经根。对于两导联的接收器，最靠近导线（腋窝处）的线圈 A 连接透明导线，控制 S_3 和 S_4 神经根；中间的线圈 B 连接白色导线，控制 S_2 神经根（图 19-33）。

翻身改仰卧位，腹部消毒铺单。左侧髂窝处做一长约 5 cm 的横切口，潜行分离皮下脂肪，形成一 4 cm×4 cm 的腔隙。然后打开侧腹部切口，用套管针在皮下浅筋膜层沟通两切口，将导线引导至髂窝切口，连接接收器，接口处用硅胶封闭。理顺导线将接收器置于皮下脂肪层，并缝合固定在腹部深筋膜上。最后缝合皮下、皮肤，关闭伤口（图 19-34）。

（七）术后处理

鉴于硬膜切开缝合较长一段，为防止脑脊液渗漏，术后前 4 天严格卧床，并保持头低位 4 日，术后 1 周，检查各个手术切口无异常，确认没有脑脊液渗漏，同时患者全身情况良好，则可以进行电刺激排尿的检测。

· 根据接收器透视时的位置，在皮肤上用记号笔标记出接收器的位置（图 19-35）。

· 拔除留置的导尿管，由尿道口注入 20% 泛影葡胺进行尿道加压显影，检查尿道括约肌功能（图 19-36）。

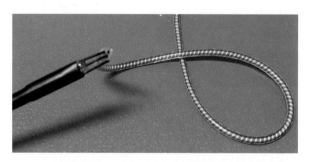

图 19-30 测试"导线 – 电极 – 神经根"通路的功能

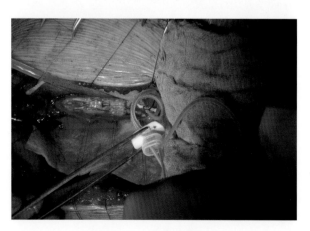

图 19-31 安放硬膜护翼

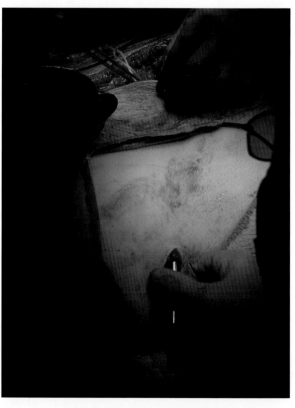

图 19-32 导线的迁移和寄存

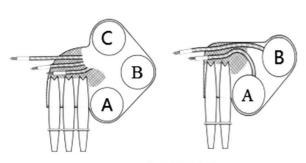

图 19-33 接收器的连接

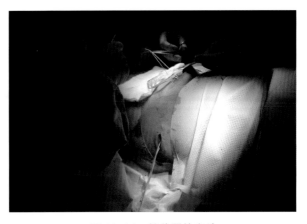

图 19-34 接收器的安放

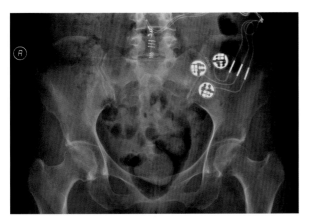

图 19-35 摄 X 线片，了解体内电刺激器的位置

- 再次插入导尿管，注入含 20% 泛影葡胺的 37 ℃生理盐水进行膀胱压力容积测定，了解手术后膀胱的低压储尿能力，计算膀胱的顺应性。然后逐一电刺激 S_2、S_3、S_4 神经根，观察记录膀胱压（图 19-37）。

- 注入含 20% 泛影葡胺的 37 ℃生理盐水后拔除导尿管。电刺激排尿的同时通过影像观察膀胱逼尿肌收缩情况、膀胱颈开放情况和尿道打开、排尿情况，以判断电刺激后逼尿肌反应和逼尿肌 – 括约肌协同情况（图 19-38）。

- 在完成第一次测试后，可以将控制盒交给患者，让患者自己使用电刺激器进行排尿。

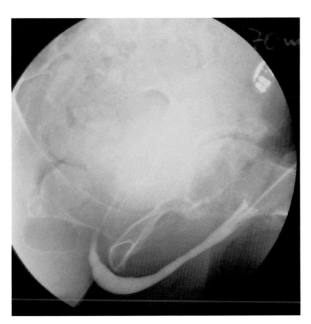

图 19-36 尿道括约肌功能检测

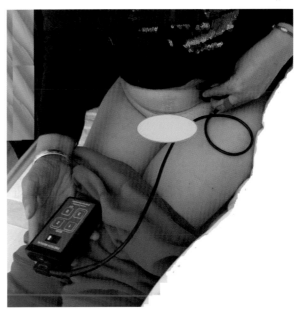

图 19-37 膀胱压力 – 容积测定

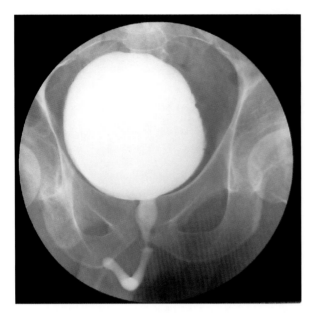

图 19-38 观察排尿过程

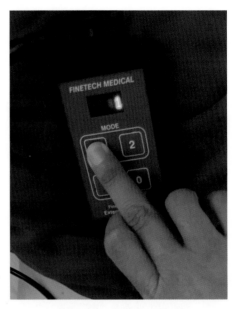

图 19-39 控制盒的使用

在使用过程中，根据电刺激排尿的效果调整各项参数，以达到最佳的排尿效果。同时可以根据患者的需要设定排尿模式和阴茎勃起模式（图 19-39）。

使用电刺激排尿开始阶段注意事项：①患者斜坡位坐起进行电刺激排尿，有利于尿液的收集，防治尿液弄湿床单；②开始时用记号笔标记出腹部接收器的部位，方便患者准确放置发射器。③记录每次排尿情况，包括排尿量、残余尿量、下肢抽搐和自主感受等。④如果出现电刺激排尿失败，需要用间歇性导尿方法替代。

术后随访及注意事项：①每年复诊，进行 VUDS、腹部和泌尿系统超声、肾功能、尿常规等检查。②需要做拔牙等可能导致菌血症的手术时，需要提前和做 SARS 植入手术的医生商榷术前准备事项。③需要做 MRI 检查时，也需要和做 SARS 植入手术医生商量。

典型病例

【病例】女性，52 岁，2 年前因坠落伤致 T$_{10}$ ～ T$_{12}$ 骨折脱位伴完全性脊髓损伤，急诊行后路减压植骨内固定术，术后神经功能没有恢复，小便依靠留置导尿管，1 个月后改为耻骨上膀胱造瘘，曾尝试夹闭尿管、间歇开放，但因经常性尿失禁、尿液由尿道漏出而放弃，改为造瘘管持续开放。期间尿液经常出现浑浊，需要生理盐水冲洗膀胱。为预防尿路感染长期服用喹诺酮类抗生素，没有全身发热、尿液恶臭情况。

入院查体：T$_{10}$ 以下痛、温觉消失，双下肢肌力 0 级，踝阵挛明显。肌张力：Ashworth 分级的 4 ～ 5 级。耻骨上膀胱造瘘管的皮肤出口处有少量炎性渗出，尿液无异味。CMG：37 ℃生理盐水以 20 mL/min 速度灌注膀胱，至 150 mL 时出现逼尿肌反射和尿液渗漏，逼尿肌压力达 95 cmH$_2$O，膀胱顺应性为 10 mL/cmH$_2$O。尿常规检查示白细胞、脓细胞满视野。入院诊断：T$_{10}$ ～ T$_{12}$ 骨折脱位伴完全性骶上脊髓损伤。

气管插管全麻，诱导期后不再使用肌松药，俯卧位，后正中切口显露 L$_4$ ～ S$_2$ 椎板，去椎板显露 10 cm 长度的硬膜，切开后显露马尾神经根，按照形态、颜色辨认 S$_2$ ～ S$_4$ 或 S$_5$ 前后根，分别电刺激（30 Hz，3 V）测压确认其节段和前后根，判断标准：① S$_2$ 神经根较 S$_1$ 神经根明显变细，确定 S$_2$ 后依次确定 S$_3$、S$_4$ 神经根；②前后根辨别：后根颜色偏白，前根颜色偏灰，前根电刺激后表现为膀胱压升高伴下肢运动，后根电刺激后表现为血压升高，但更多情况是没有任何反应。$S_2 \sim S_4$ 后根在确认后予以切断。$S_2 \sim S_4$ 前根则置入硬膜内型骶神经前根电刺激器的槽内，头端的槽放置双侧的 S_2 前根，尾端的槽放入双侧的 S_3、S_4 前根。分别扣上盖板将相应的神经根封闭在两个室内。导线出硬膜处设计有袖状的侧翼，可与硬膜重叠、无张力缝合，其余硬膜连续缝合。两根导线由皮下隧道引导至腹部，连接置于左侧腹部的接收器，A 导联连接双侧 S_3、S_4，B 导联连接双侧 S_2 前根。术后保持头低位 3 日，1 周后设置电刺激参数，测试排尿效果。充盈液为含泛影葡氨（15%）的 37 ℃ 生理盐水，以 20 mL/min 的速度充盈膀胱，测量膀胱压力 – 容积曲线，然后保持膀胱容量 400 mL，分别单独刺激 A 导联（S_3、S_4）、B 导联（S_2）和 A 导联 +B 导联，记录膀胱压和腹压。最后拔除导尿管，进行电刺激排尿观察，同步摄膀胱排尿时的 X 线片。

手术耗时 3 小时，失血 500 mL，采用自体血回输，血压平稳，未输异体血。围手术期顺利，未发生脑脊液渗漏、伤口感染、深静脉血栓等并发症。术后 X 线片示电刺激器位于椎管正中，接收器位于腹部皮下，透视下在皮肤上标记各个导联的位置。

术后 1 周进行电刺激参数的设置并测试电刺激排尿的效果。参数的具体值：刺激总的时限：600 s，刺激时间 4 s，空白时间 10 s，波幅 30 V，A、B 导联脉冲波宽均为 360 μm，频率为 30 Hz，其余参数设为 0。各导联刺激时的膀胱压改变见表 19–9，膀胱排尿时的 X 线片显示逼尿肌收缩时膀胱颈打开，括约肌松弛，尿道开放，尿液流出顺利。此后患者在医生指导下使用电刺激器控制排尿，开始 1 周每 2 ~ 4 小时电刺激排尿一次，膀胱容量控制在 400 mL 以下，每次排尿后测量残余尿。1 周后由患者自己操作，以腹部胀满感控制电刺激排尿的时机，约每 3 ~ 4 小时排尿一次。

（八）手术要点与注意事项

1. 适应证的选择

一般来说，骶上脊髓损伤、排尿功能障碍的患者都具有 SDAF-SARS 手术的适应证。对于完全性脊髓损伤，如果神经功能没有任何恢复，在伤后 3 个月就可以施行该手术。而对于不完全性脊髓损伤，最好在伤后 2 年、神经功能稳定后再施行该手术。

术前检测：颈椎和上、中胸椎的脊髓损伤，均属于骶上脊髓损伤，而对于胸腰段的脊髓损伤，需要鉴别是骶上脊髓损伤还是骶脊髓（脊髓圆锥）损伤。骶上脊髓损伤的临床表现和体征有：踝阵挛、阴茎不自主的勃起（男性）、球海绵体反射和肛门皮肤反射存在。在鉴别困难时，可以通过指套电极伸入肛门直接刺激骶神经测试膀胱收缩反应和膀胱压的改变，来判断骶神经的功能。电刺激时如果压力升高明显（女性 > 35 cmH_2O，男性 > 50 cmH_2O），说明是骶脊髓功能保留、"骶髓 – 骶神经 – 膀胱逼尿肌"神经解剖通路功能良好的骶上脊髓损伤，符合 SDAF-SARS 手术要求的条件。

术中再次检测：手术操作时，在确认 $S_2 \sim S_4$ 神经根后，分别电刺激各个骶神经前根，观测膀胱压变化，膀胱压升高值相加大于 60 cmH_2O，可以证实术前判断，具备电刺激排尿的条件，可以继续手术操作。反之，若膀胱压升高不足 60 cmH_2O，说明电刺激时膀胱逼尿肌收缩的动力不足，应该终止手术。

2. 操作不当，损伤 $S_2 \sim S_4$ 前根

骶神经前根功能的完好是电刺激排尿的基础，因此术中涉及骶神经的每一步操作，都需要仔细保护骶神经前根，容易伤及骶神经前根的操作有以下几点。

表 19–9　术中和术后分别电刺激各个导联时膀胱压变化

（单位：cmH_2O）

	A 导联（S_3、S_4）	B 导联（S_2）	A 导联 +B 导联
术中	52	30	80
术后	50	25	77

（1）去椎板显露硬膜时：特别是在去除骶椎椎板时，脊柱由腰椎的前曲转位骶椎的后曲，硬脊膜容易和椎板粘连，咬除椎板时就容易撕裂硬脊膜而连带损伤骶神经根。

（2）打开硬脊膜时：部分患者的骶神经根和硬脊膜粘连，当脑脊液溢出、术野不清时，在切开硬脊膜时就有可能损伤骶神经根。

（3）分离骶神经前后根时：特别是分离纤细的 S_4 神经根时，牵拉、分离等操作稍有不当，都有可能造成神经根的损伤。

（4）电刺激骶神经根测压判断前后根时：电刺激电极勾住骶神经时，牵拉力量过大就可能伤及骶神经根。

（5）将骶神经前根置入电极槽时：主刀和助手需要默契配合，一人固定电极槽，一人将骶神经前根轻轻勾住，移到电极槽中，相互间配合不好，就容易在这一步骤损伤骶神经前根。骶神经前根放置妥当后加盖电极槽时，也容易因为牵拉导线导致骶神经前根的损伤。

（6）缝合硬膜时：神经根会因为漂浮在脑脊液中，缝合硬膜时也可能造成损伤。

3. SDAF 操作不当导致骶神经去传入不彻底

SDAF 的发展经历了三个阶段：第一个阶段是不知道 SDAF，手术仅行骶神经前根刺激器植入，没有考虑去传入，结果手术效果较差，患者膀胱高压和尿失禁问题无法解决。第二个阶段是因为意外带来惊喜的阶段，因为在植入电极时意外损伤了数个骶神经后根，结果膀胱高压问题得到部分解决，电刺激排尿的效果显著提高。于是开始有目的地行 S_2、S_3 后根切断，部分打断膀胱脊髓反射，膀胱低压储尿和电刺激排尿的疗效，个体差异较大，SARS 疗效不稳。第三个阶段是充分认识到 SDAF 的重要性和倡导完全性去传入的阶段，1988 年，Sauerwein 发现彻底切断 S_2～S_4 后根可以有效解除膀胱痉挛，显著改善储尿功能和根除尿失禁，进一步提出膀胱传入神经 S_2～S_4 或 S_5 后根的全部切断达到完全性去传入，是 SARS 手术获得成功的基础，这一新概念将 SARS 手术推进到疗效稳定的 SDAF-SARS 阶段，是一里程碑式的进步。

达到完全性传入的骶神经后根分离和切断（SDAF）手术方法有三种：①在 L_5～S_4 平面分离马尾神经、切断后根的 Brindley 法，即马尾神经途径。②在骶管处显露硬膜外神经根、切除脊神经后根神经节的 Tanagho 法，即骶管途径。③在脊髓圆锥部分离马尾神经的前后根，确认 S_2～S_4 或 S_5 后根并切断的 Barcelona 法，即脊髓圆锥部途径。

4. 脊柱稳定性

手术操作时需要去除 L_4、L_5 椎板，脊柱的后柱结构遭到破坏，对于那些术前就存在腰椎不稳的患者，手术去除棘突、椎板等结构，可能会带来脊柱稳定性的破坏。显露时应用超声骨刀整块切除椎板和棘突，完成操作后再回植这些脊椎结构，对增加脊柱的稳定性是有益的。

5. 植入物相关的感染

由于手术时间较长、植入物体较大和植入物所在的软组织多为血循环较差的皮下脂肪组织，容易发生植入物相关的感染，事实上，早期这一手术的感染率曾达到 10%。因此，术中注意无菌操作，合理使用抗生素，特别是在植入物表面的硅胶上交联抗生素，形成抗生素缓释系统，能够有效预防植入物相关的感染。

（九）并发症防范要点

1. 预防操作不当引起 S_2～S_4 前根的损伤

首先是术前计划，根据清晰的 MRI 图像，特别是显示马尾神经根的水平截面 MRI 图像，准确判断蛛网膜下隙内马尾神经粘连的情况。如果粘连较轻，则 SDAF 采用在 L_5～S_4 平面分离马尾神经并切断后根的 Brindley 法。如果马尾神经根之间粘连较重，则在脊髓圆锥部位分离出 S_2～S_4 或 S_5 后根并切断的 Barcelona 法。术中操作时需要注意以下几点。

（1）去椎板显露硬膜，特别是在去除骶椎椎板时：注意硬脊膜和椎板之间的粘连，不断用神经剥离子松解粘连，并在神经剥离子保护下逐步咬除椎板，以保护硬膜和马尾神经。

（2）打开硬脊膜时：注意保持术野的清晰。

具体方法有：①在切口两侧安置负压引流管并覆盖棉片组成的自动引流系统，充分吸走渗血和脑脊液；②打开硬膜可以分两步，第一步用显微剪刀剪开硬膜，保持蛛网膜的完整，在完成硬脊膜的丝线悬吊后再用显微镊子撕开蛛网膜，能够避免在切开硬脊膜时损伤骶神经根。

（3）分离骶神经前后根时：根据骶神经根的粗细选择肉眼下、放大头镜下或手术显微镜下分离神经根。对于纤细的 S_4 神经根，一般需要在放大头镜下操作，特别纤细时，需要在手术显微镜下仔细操作。分离马尾神经根注意操作温柔，切忌盲目强行分离。因为粘连严重，确实难以分离时，应该放弃 Brindley 法，改用 Barcelona 法。

（4）防止骶神经前根牵拉损伤，电刺激神经根时：需要用电极勾住骶神经，注意目光不要离开术野，牵拉力量不要过大。同样在将骶神经前根置入电极槽时，用分离神经的钝钩挑起神经根，移到电极槽中，不要使用显微镊子夹持神经根。

（5）缝合硬膜时：可以剪一狭长的面片来保护骶神经根，在面片的表面操作、缝合硬膜，边缝合边抽出面片，以保护骶神经根。

2. 预防骶神经去传入不彻底

采用 Brindley 法行 SDAF 操作时，注意 $S_2 \sim S_4$ 的后根往往不止一根，在电刺激确认后都需要切断。部分患者还存在 S_5 神经根，也需分离后电刺激确认，仅仅保留电刺激后膀胱压升高 > 10 cmH_2O 的 S_5 前根，其余的均需要切除，达到完全性 SDAF。

对蛛网膜下隙粘连严重、马尾神经根难以分离的患者，宜在脊髓圆锥部位分离出 $S_2 \sim S_4$ 后根并切断。对脊髓圆锥部位最新的解剖学研究显示，脊髓圆锥末端与脊髓终丝之间没有截然的界限，即难以准确定位脊髓圆锥末端（图 19-40）。Barcelona 法的基准点就是脊髓圆锥末端，即由脊髓圆锥末端向近端测量 3 cm 内所有出脊髓表面的后根全部切断。因此临床应用 Barcelona 法行 SDAF 时，如果基准点难以准确定位，会有一定的盲目性，带来去传入的不彻底。

脊髓圆锥和终丝在颜色方面难以区分，在形状方面是逐渐过渡，导致圆锥的末端难以定位。进一步观察脊髓圆锥和马尾神经的解剖显示，脊髓圆锥终末端存在一段没有神经根丝发出的裸区，裸区近端才有马尾神经依次从脊髓表面发出。测量 $S_2 \sim S_4$ 或 S_5 后根出脊髓圆锥处的距离为 (22.1±0.39) mm，呈正态分布。基于这些解剖学数据，在脊髓圆锥部位分离和切断 $S_2 \sim S_4$ 后根的方法可以采用：确认脊髓圆锥后外侧沟发出的最后一个后根根丝，以此为基准点，向近端测量 2.6 cm，切断这个区域内所有的脊神经后根，即可达到 $S_2 \sim S_4$ 或 S_5 后根全部切断，即完全性 SDAF（图 19-41）。笔者称这一新方法为"后根根丝法"，它可以克服 Barcelona 法因脊髓圆锥末端定位不准确带来的盲目性和去传入不彻底。

3. 预防植入物相关的感染

除了常规的预防性使用抗生素、术中注意无菌操作外，让内植入物携带抗生素并形成抗生素缓释系统是一有效的方法。方法有以下两种。

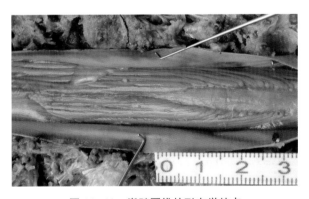

图 19-40 脊髓圆锥的形态学特点

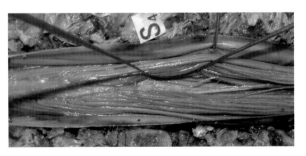

图 19-41 脊髓圆锥末端的裸区和 $S_2 \sim S_4$ 后根直接测量法 SDAF

（1）在电极、导线表面涂布一层混有抗生素的硅胶，一般选用妥布霉素（图 19-42）。临床应用后，降低了植入物相关的感染。存在的问题有：第一，医用硅胶不能和抗生素均匀混合，抗生素在电极上分布不均匀；第二，手术操作时导线要两次穿过皮下隧道，可能会导致包裹的抗生素涂层从导线上脱落；第三，操作复杂，需要拆开无菌包装，调制抗生素硅胶并立即涂布在接收器和导线的表面，晾干后再次打包消毒，程序复杂，容易损坏器械；第四，局部浓度过高可能会导致严重过敏反应、细胞毒性反应。

（2）借鉴 Van Noort R 等最先提出的浸渍法导入药物，即通过浸渍，将药物导入硅胶中。笔者以氯仿作为硅胶的膨胀剂，让抗生素通过弥散进入硅胶内部微孔，制成携带抗生素的硅胶，植入体内后形成抗生素缓释系统，在局部维持抗生素较高的浓度，降低植入物相关的感染。该方法可以在手术中由器械护士完成抗生素导入操作，即做即用，简化了操作流程。

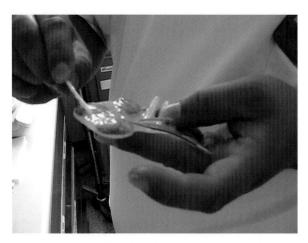

图 19-42　接收器表面涂布抗生素硅胶预防感染

附表 1　术中电刺激膀胱测压记录表（膀胱充盈 50 ~ 100 mL）

骶神经根	频率（Hz）/ 电压（V）	膀胱压（cmH$_2$O）	肛门括约肌（cmH$_2$O）	躯干肌反应	血压（mmHg）

附表 2　术中电刺激 – 膀胱测压记录表（安装好电极后由导线进行刺激）

导联 / 前根	参数	膀胱压 (cmH₂O)	直肠压 (cmH₂O)	躯干肌反应		血压变化
				左侧	右侧	

注：通过各导线电刺激测量膀胱压。

（徐瑞生）

• 参考文献

廖利民，吴娟，鞠彦合，等，2013. 脊髓损伤患者泌尿系管理与临床康复指南 [J]. 中国康复理论与实践，19(4): 301-317.

佘亚峰，徐瑞生，2014. 脊髓损伤后膀胱功能重建研究及治疗进展 [J]. 交通医学，28(1): 45-48, 52.

唐发兵，徐瑞生，2018. 经抗菌素修饰的 Brindley 电极体外抗菌活性的可行性研究 [J]. 吉林医学，39(3): 403-405.

田慧中，刘少喻，曾昭池. 腰骶椎手术要点与图解 [M]. 北京：人民卫生出版社：435-445.

吴洁石，徐瑞生，2020. 腹腔镜入路骶神经电刺激器植入的解剖学特点及其临床意义 [J]. 中国临床解剖学杂志，38(4): 369-372.

徐瑞生，张怀兵，吴洁石，等，2011. 硬膜内型骶神经前根电刺激器治疗脊髓损伤后排尿功能障碍一例 [J]. 中华创伤杂志，27(2): 179-180.

ACKERY A, TATOR C, KRASSIOUKOV A, et al., 2004. A global perspective on spinal cord injury epidemiology[J]. J Neurotrauma, 21(10): 1355-1370.

AHUJA C S, 2017. Traumatic spinal cord injury-repair and regeneration[J]. Neurosurgery, 80(30): s9-22.

AHUJA C S, NORI S, TETREAULT L, et al., 2017. Traumatic spinal cord injury-repair and regeneration[J]. Neurosurgery, 80(3s): s9-22.

ALMEIDA R D, 2005. Neuroprotection by BDNF against glutamate-induced apoptotic cell death is mediated by ERK and PI3-kinase pathways[J]. Cell Death Differ, 12(10): 1329-1343.

APFEL S C, 1998. Recombinant human nerve growth factor in the treatment of diabetic polyneuropathy. NGF Study Group[J]. Neurology, 51(3): 695-702.

ARVANIAN V L, MANUZON H, DAVENPORT M, et al., 2006. Combined treatment with neurotrophin-3 and LSD facilitates behavioral recovery from double-hemisection spinal injury in neonatal rats[J]. J Neurotrauma, 23(1): 66-74.

AZBILL R D, MU X, SPRINGER J E, 2000. Riluzole increases high-affinity glutamate uptake in rat spinal cord synaptosomes[J]. Brain Res, 871(2): 175-180.

BABALOO H, EBRAHIMI-BAROUGH S, DERAKHSHAN M A, et al., 2019. PCL/gelatin nanofibrous scaffolds with human endometrial stem cells/Schwann cells facilitate axon regeneration in spinal cord injury[J]. J Cell Physiol, 234(7): 11060-11069.

BAKSHI A, FISHER O, DAGCI T, et al., 2004. Mechanically engineered hydrogel scaffolds for axonal growth and angiogenesis after transplantation in spinal cord injury[J]. J Neurosurg Spine, 1(3): 322-329.

BANCHEREAU J, STEINMAN R M, 1998. Dendritic cells and the control of immunity[J]. Nature, 392(6673): 245-252.

BARBOUR H R, PLANT C D, HARVEY A R, et al., 2013. Tissue sparing, behavioral recovery, supraspinal axonal sparing/regeneration following sub-acute glial transplantation in a model of spinal cord contusion[J]. BMC Neurosci, 14: 106.

BEATTIE M S, LI Q, BRESNAHAN J C, 2000. Cell death and plasticity after experimental spinal cord injury[J]. Prog Brain Res, 128: 9-21.

BONNIAUD V, BRYANT D, PARRATTE B, et al., 2008. Development and validation of the short form of a urinary quality of life questionnaire: SF-Qualiveen[J]. J Urol, 180(6): 2592-2598.

BRACKEN M B, COLLINS W F, FREEMAN D F, et al., 1984. Efficacy of methylprednisolone in acute spinal-cord injury[J]. JAMA, 251(1): 45-52.

BRACKEN M B, SHEPARD M J, HOLFORD T R, et al., 1997. Administration of methylprednisolone for 24 or 48 hours or tirilazad mesylate for 48 hours in the treatment of acute spinal cord injury-results of the third national acute spinal cord injury randomized controlled trial[J]. JAMA, 277(20): 1597-1604.

BROCK J H, ROSENZWEIG E S, BLESCH A, et al., 2010. Local and remote growth factor effects after primate spinal cord injury[J]. J Neurosci, 30(29): 9728-9737.

CAI J, ZIEMBA K S, SMITH G M, et al., 2007. Evaluation of cellular organization and axonal regeneration through linear PLA foam implants in acute and chronic spinal cord injury[J]. J Biomed Mater Res A, 83(2): 512-520.

CAO Q, HE Q, WANG Y, et al., 2010. Transplantation of ciliary neurotrophic factor-expressing adult oligodendrocyte precursor cells promotes remyelination and functional recovery after spinal cord injury[J]. J Neurosci, 30(8): 2989-3001.

CHEN G, ZHANG Z, WANG S, et al., 2013. Combined treatment with FK506 and nerve growth factor for spinal cord injury in rats[J]. Exp Ther Med, 6(4): 868-872.

CHEN H, ZHANG Y, YANG Z, et al., 2013. Human umbilical cord Wharton's jelly-derived oligodendrocyte precursor-like cells for axon and myelin sheath regeneration[J]. Neural Regen Res, 8(10): 890-899.

CHO H, CHOI Y K, LEE D H, et al., 2013. Effects of magnetic nanoparticle-incorporated human bone marrow-derived mesenchymal stem cells exposed to pulsed electromagnetic fields on injured rat spinal cord[J]. Biotechnol Appl Biochem, 60(6): 596-602.

CHO Y, SHI R, BORGENS R B, 2010. Chitosan produces potent neuroprotection and physiological recovery following traumatic spinal cord injury[J]. J Exp Biol, 213(9): 1513-1520.

COLELLO R J, CHOW W N, BIGBEE J W, et al., 2016. The incorporation of growth factor and chondroitinase ABC into an electrospun scaffold to promote axon regrowth following spinal cord injury[J]. J Tissue Eng Regen Med, 10(8): 656-668.

COREY J M, LIN D Y, MYCEK K B, et al., 2007. Aligned electrospun nanofibers specify the direction of dorsal root ganglia neurite growth[J]. J Biomed Mater Res A, 83(3): 636-645.

DE RUITER G C, ONYENEHO I A, LIANG E T, et al., 2008. Methods for in vitro characterization of multichannel nerve tubes [J]. J Biomed Mater Res A, 84(3): 643-651.

DELL'ANNO M T, WANG X, ONORATI M, et al., 2018. Human neuroepithelial stem cell regional specificity enables spinal cord repair through a relay circuit[J]. Nat Commun, 9(1): 3419.

DENG L, 2011. GDNF modifies reactive astrogliosis allowing robust axonal regeneration through Schwann cell-seeded guidance channels after spinal cord injury[J]. Experimental Neurology, 229(2): 238-250.

DENYS P, CORCOS J, EVERAERT K, et al., 2006. Improving the global management of the neurogenic bladder patient: part II. Future treatment strategies[J]. Curr Med Res Opin, 22(5): 851-860.

DONOGHUE P S, LAMOND R, BOOMKAMP S D, et al., 2013. The development of a ε-polycaprolactone scaffold for central nervous system repair[J]. Tissue Engineering Part A, 19(3-4): 497-507.

DRABEK T, JANATA A, WILSON C D, et al., 2014. Minocycline attenuates brain tissue levels of TNF-alpha produced by neurons after prolonged hypothermic cardiac arrest in rats[J]. Resuscitation, 85(2): 284-291.

DU B L, ZENG C G, ZHANG W, et al., 2014. A comparative study of gelatin sponge scaffolds and PLGA scaffolds transplanted to completely transected spinal cord of rat[J]. J Biomed Mater Res A, 102(6): 1715-1725.

ESSAYAN-PEREZ S, ZHOU B, NABET A M, et al., 2019. Modeling Alzheimer's disease with human iPS cells: advancements, lessons, and applications[J]. Neurobiol Dis, 130: 104503.

FAN C, LI X, XIAO Z, et al., 2017. A modified collagen scaffold facilitates endogenous neurogenesis for acute spinal cord injury repair[J]. Acta Biomater, 51: 304-316.

FAN L, LIU C, CHEN X, et al., 2018. Directing induced pluripotent stem cell derived neural stem cell fate with a three-dimensional biomimetic hydrogel for spinal cord injury repair[J]. ACS Appl Mater Interfaces, 10(21): 17742-17755.

FEHLINGS M G, NAKASHIMA H, NAGOSHI N, et al., 2016. Rationale, design and critical end points for the Riluzole in Acute Spinal Cord Injury Study(RISCIS): a randomized, double-blinded, placebo-controlled parallel multi-center trial[J]. Spinal Cord, 54(1): 8-15.

FEHLINGS M G, THEODORE N, HARROP J, et al., 2011. Phase I/IIA clinical trial of a recombinant rho protein antagonist in acute spinal cord injury[J]. J Neurotrauma, 28(5): 787-796.

FEHLINGS M G, WILSON J R, CHO N, 2014. Methylprednisolone for the treatment of acute spinal cord injury: counterpoint[J]. Neurosurgery, 61(Suppl 1) : 36-42.

FEITOSA M L T, SARMENTO C A P, BOCABELLO R Z, et al., 2017. Transplantation of human immature dental pulp stem cell in dogs with chronic spinal cord injury[J]. Acta Cir Bras, 32(7): 540-549.

FRANCESCHINI M, DI CLEMENTE B, CITTERIO A, et al., 2006. Follow-up in persons with traumatic spinal cord injury: questionnaire reliability[J]. Eura Medicophys, 42(3): 211-218.

GERAL C, ANGELOVA A, LESIEUR S, 2013. From molecular to nanotechnology strategies for delivery of neurotrophins: emphasis on brain-derived neurotrophic factor(BDNF) [J]. Pharmaceutics, 5(1): 127-167.

GUO J S, 2007. Cotransplant of neural stem cells and NT-3 gene modified Schwann cells promote the recovery of transected spinal cord injury[J]. Spinal Cord, 45(1): 15-24.

HAN S, LEE J Y, HEO E Y, et al., 2018. Implantation of a Matrigel-loaded agarose scaffold promotes functional regeneration of axons after spinal cord injury in rat[J]. Biochem Biophys Res Commun, 496(3): 785-791.

HAN S, WANG B, JIN W, et al., 2014. The collagen scaffold with collagen binding BDNF enhances functional recovery by facilitating peripheral nerve infiltrating and ingrowth in canine complete spinal cord transection[J]. Spinal Cord, 52(12): 867-873.

HAN S, WANG B, JIN W, et al., 2015. The linear-ordered collagen scaffold-BDNF complex significantly promotes functional recovery after completely transected spinal cord injury in canine[J]. Biomaterials, 41: 89-96.

HAN S, XIAO Z, LI X, et al., 2018. Human placenta-derived mesenchymal stem cells loaded on linear ordered collagen scaffold improves functional recovery after completely transected spinal cord injury in canine[J] . Sci China Life Sci, 61(1): 2-13.

HAN S, YIN W, LI X, et al., 2019. Pre-clinical evaluation of CBD-NT3 modified collagen scaffolds in completely spinal cord transected non-human primates[J]. J Neurotrauma, 36(15) : 2316-2324.

HATAMI M, MEHRJARDI N Z, KIANI S, et al., 2009. Human embryonic stem cell-derived neural precursor transplants in collagen scaffolds promote recovery in injured rat spinal cord[J]. Cytotherapy, 11(5): 618-630.

HAUBEN E, GOTHILF A, COHEN A, et al., 2003. Vaccination with dendritic cells pulsed with peptides of myelin basic protein promotes functional recovery from spinal cord injury[J]. J Neurosci, 23(25): 8808-8819.

HEJCL A, LESNÝ P, PRÁDNÝ M, et al., 2009. Macroporous hydrogels based on 2-hydroxyethyl methacrylate. Part 6: 3D hydrogels with positive and negative surface charges and polyelectrolyte complexes in spinal cord injury repair[J]. J Mater Sci Mater Med, 20(7): 1571.

HEJCL A, SEDÝ J, KAPCALOVÁ M, et al., 2010. HPMA-RGD hydrogels seeded with mesenchymal stem cells improve functional outcome in chronic spinal cord injury[J]. Stem Cells Dev, 19(10): 1535-1546.

HIGUCHI A, KUMAR S S, BENELLI G, et al., 2019. Biomaterials used in stem cell therapy for spinal cord injury[J]. Prog Mater Sci, 103: 374-424.

HIRSCHBERG D L, MOALEM G, H E J, et al., 1998. Accumulation of passively transferred primed T cells independently of their antigen specificity following central nervous system trauma[J]. J Neuroimmunol, 89(1-2): 88-96.

HOUWELING D A, LANKHORST A J, GISPEN W H, et al., 1998. Collagen containing neurotrophin-3(NT-3) attracts regrowing injured corticospinal axons in the adult rat spinal cord and promotes partial functional recovery[J]. Exp Neurol, 153(1): 49-59.

HUANG J, HU X, LU L, et al., 2010. Electrical regulation of Schwann cells using conductive polypyrrole/chitosan polymers[J]. J Biomed Mater Res A, 93(1): 164-174.

HURTADO A, CREGG J M, WANG H B, et al., 2011. Robust CNS regeneration after complete spinal cord transection using aligned poly-L-lactic acid microfibers[J]. Biomaterials, 32(26): 6068-6079.

IWAI H, SHIMADA H, NISHIMURA S, et al., 2015. Allogeneic neural stem/progenitor cells derived from embryonic stem cells promote functional recovery after transplantation into injured spinal cord of nonhuman primates[J]. Stem Cells Transl Med, 4(7): 708-719.

IWANAMI A, KANEKO S, NAKAMURA M, et al., 2005. Transplantation of human neural stem cells for spinal cord injury in primates[J]. J Neurosci Res, 80(2): 182-190.

JAROCHA D, MILCZAREK O, WEDRYCHOWICZ A, et al., 2015. Continuous improvement after multiple mesenchymal stem cell transplants in a patient with complete spinal cord injury[J]. Cell Transplant, 24(4): 661-672.

JEFFERY N D, CRANG A J, O'LEARY M T, et al., 1999. Behavioural consequences of oligodendrocyte progenitor cell transplant into experimental demyelinating lesions in the rat spinal cord[J]. Eur J Neurosci, 11(5): 1508-1514.

JEUNG D G, KIM H J, OH J M, 2019. Incorporation of glycine max merrill extract into layered double hydroxide through ion-exchange and reconstruction[J]. Nanomaterials(Basel), 9(9): 1262.

JIN Y, LEE J U, CHUNG E, et al., 2019. Magnetic control of axon navigation in reprogrammed neurons[J]. Nano Lett, 19(9): 6517-6523.

KABATAS S, DEMIR C S, CIVELEK E, et al., 2018. Neuronal regeneration in injured rat spinal cord after human dental pulp derived neural crest stem cell transplant[J]. Bratisl Lek Listy, 119(3): 143-151.

KADOYA K, LU P, NGUYEN K, et al., 2016. Spinal cord reconstitution with homologous neural grafts enables robust corticospinal regeneration[J]. Nat Med, 22(5): 479-487.

KAMIYA K, KODA M, FURUYA T, et al., 2015. Neuroprotective therapy with granulocyte colony-stimulating factor in acute spinal cord injury: a comparison with high-dose methylprednisolone as a historical control[J]. Eur Spine J, 24(5): 963-967.

KAPTANOGLU E, BESKONAKLI E, SOLAROGLU I, et al., 2003. Magnesium sulfate treatment in experimental spinal cord injury: emphasis on vascular changes and early clinical results[J]. Neurosurg Rev, 26(4): 283-287.

KARIMI-ABDOLREZAEE S, EFTEKHARPOUR E, WANG J, et al., 2006. Delayed transplantation of adult neural precursor cells promotes remyelination and functional neurological recovery after spinal cord injury[J]. J Neurosci, 26(13): 3377-3389.

KIM B G, KANG Y M, PHI J H, et al., 2010. Implantation of polymer scaffolds seeded with neural stem cells in a canine spinal cord injury model[J]. Cytotherapy, 12(6): 841-845.

KIM D H, JAHNG T A, 2004. Continuous brain-derived neurotrophic factor(BDNF) infusion after methylprednisolone treatment in severe spinal cord injury[J]. J Korean Med Sci, 19(1): 113-122.

KITAMURA K, NAKAMURA M, IWANAMI A, et al., 2008. Hepatocyte growth factor(HGF) promotes endogenous repair and functional recovery after spinal cord injury: Preclinical trial from rodent to primate[J]. Neurosci Res, 61: s16.

KITAMURA K, IWANAMI A, NAKAMURA M, et al., 2007. Hepatocyte growth factor promotes endogenous repair and functional recovery after spinal cord injury[J]. J Neurosci Res, 85(11): 2332-2342.

KNOLLER N, AUERBACH G, FULGA V, et al., 2005. Clinical experience using incubated autologous macrophages as a treatment for complete spinal cord injury: phase I study results[J]. J Neurosurg. Spine, 3(3): 173-181.

KOFFLER J, ZHU W, QU X, et al., 2019. Biomimetic 3D-printed scaffolds for spinal cord injury repair[J]. Nat Med, 25(2): 263-269.

KUBINOVÁ Š, HORÁK D, HEJČL A, et al., 2015. SIKVAV-modified highly superporous PHEMA scaffolds with oriented pores for spinal cord injury repair[J]. J Tissue Eng Regen Med, 9(11): 1298-1309.

KUSHCHAYEV S V, GIERS M B, HOM ENG D, et al., 2016. Hyaluronic acid scaffold has a neuroprotective effect in hemisection spinal cord injury[J], J Neurosurg Spine, 25(1): 114-124.

KWON B K, ROY J, LEE J H, et al., 2009. Magnesium chloride in a polyethylene glycol formulation as a neuroprotective therapy for acute spinal cord injury: preclinical refinement and optimization[J]. J Neurotrauma, 26(8): 1379-1393.

LAMMERTSE D P, JONES L A, CHARLIFUE S B, et al., 2012. Autologous incubated macrophage therapy in acute, complete spinal cord injury: results of the phase 2 randomized controlled multicenter trial[J]. Spinal cord, 50(9): 661-671.

LANCASTER M A, RENNER M, MARTIN C A, et al., 2013. Cerebral organoids model human brain development and microcephaly[J]. Nature, 501(7467): 373.

LEE S M, YUNE T Y, KIM S J, et al., 2003. Minocycline reduces cell death and improves functional recovery after traumatic spinal cord injury in the rat[J]. J Neurotrauma, 20(10) : 1017-1027.

LESNÝ P, PRÁDNÝ M, JENDELOVÁ P, et al., 2006. Macroporous hydrogels based on 2-hydroxyethyl methacrylate. Part 4: Growth of rat bone marrow stromal cells in three-dimensional hydrogels with positive and negative surface charges and in polyelectrolyte complexes[J]. J Mater Sci Mater Med, 17(9): 829-833.

LEVI-MONTALCINI R, 1987. The nerve growth-factor - 35 years later[J]. Bioscience Reports, 237(4819): 1154-1162.

LI C, JIAO G, WU W, et al., 2019. Exosomes from bone marrow mesenchymal stem cells inhibit neuronal apoptosis and promote motor function recovery via the wnt/β-catenin signaling pathway[J]. Cell Transplant, 28(11): 1373-1383.

LI H, HAM T R, NEILL N, et al., 2016. A Hydrogel bridge incorporating immobilized growth factors and neural stem/progenitor cells to treat spinal cord injury[J]. Adv Healthc Mater, 5(7): 802-812.

LI J, DENG J, YUAN J, et al., 2017. Zonisamide-loaded triblock copolymer nanomicelles as a novel drug delivery system for the treatment of acute spinal cord injury[J]. Int J Nanomedicine, 12: 2443.

LI L M, HAN M, JIANG X C, et al., 2017. Peptide-tethered hydrogel scaffold promotes recovery from spinal cord transection via synergism with mesenchymal stem cells[J]. ACS Appl Mater Interfaces, 9(4): 3330-3342.

LI X, YANG Z, ZHANG A, et al., 2009. Repair of thoracic spinal cord injury by chitosan tube implantation in adult rats[J]. Biomaterials, 30(6): 1121-1132.

LIBRO R, BRAMANTI P, MAZZON E, 2017. The combined strategy of mesenchymal stem cells and tissue-engineered scaffolds for spinal cord injury regeneration[J]. Exp Ther Med, 14(4): 3355-3368.

LIEBSCHER T, SCHNELL L, SCHNELL D, et al., 2005. Nogo-A antibody improves regeneration and locomotion of spinal cord-injured rats[J]. Ann Neurol, 58(5): 706-719.

LIU M, ZHAO J, LIANG H, et al., 2009. Vaccination with dendritic cells pulsed with homogenate protein of spinal cord promotes functional recovery from spinal cord injury in mice[J]. Spinal Cord, 47(5): 360-366.

LIU S, SAID G, TADIE M, 2001. Regrowth of the rostral spinal axons into the caudal ventral roots through a collagen tube implanted into hemisected adult rat spinal cord[J]. Neurosurgery, 49(1): 143-150.

LIU T, XU J, CHAN B P, et al., 2012. Sustained release of neurotrophin - 3 and chondroitinase ABC from electrospun collagen nanofiber scaffold for spinal cord injury repair[J]. J Biomed Mater Res A, 100(1): 236-242.

LIU Y W, ZHANG W L, CHI C T, et al., 2016. Effects of hyaluronic acid on scar formation in the acellular nerve allograft[J]. Chinese Journal of Tissue Engineering Research, 20(42): 6317-6323.

LIU Y, BAN DX, MA C, et al., 2016. Photodynamic therapy mediated by upconversion nanoparticles to reduce glial scar formation and promote hindlimb functional recovery after spinal cord injury in rats[J]. J Biomed Nanotechnol, 12(11): 2063-2075.

LÜ H Z, XU L, ZOU J, et al., 2008. Effects of autoimmunity on recovery of function in adult rats following spinal cord injury[J]. Brain Behav Immun, 22(8): 1217-1230.

LUO Y, SHOICHET M S, 2004. A photolabile hydrogel for guided three-dimensional cell growth and migration[J]. Nat Mater, 3(4): 249-253.

LYONS M K, PARTINGTON M D, MEYER F B, 1990. A randomized, controlled trial of methylprednisolone or naloxone in the treatment of acute spinal-cord injury[J]. N Engl J Med, 323(17): 1207-1209.

MANSOUR A A, GONÇALVES J T, BLOYD C W, et al., 2018. An in vivo model of functional and vascularized human brain organoids[J]. Nat Biotechnol, 36(5): 432-441.

MARTIN G R, 1981. Isolation of a pluripotent cell line from early mouse embryos cultured in medium conditioned by teratocarcinoma stem cells[J]. Proc Natl Acad Sci, 78(12): 7634-7638.

MOALEM G, YOLES E, LEIBOWITZ-AMIT R, et al., 2000. Autoimmune T cells retard the loss of function in injured rat optic nerves[J]. J Neuroimmunol, 106(1-2): 189-197.

NEJATI-KOSHKI K, MORTAZAVI Y, PILEHVAR-SOLTANAHMADI Y, et al., 2017. An update on application of nanotechnology and stem cells in spinal cord injury regeneration[J]. Biomed Pharmacother, 90: 85-92.

NICOLA F C, RODRIGUES L P, CRESTANI T, et al., 2016. Human dental pulp stem cells transplantation combined with treadmill training in rats after traumatic spinal cord injury[J]. Braz J Med Biol Res, 49(9): e5319.

NIEDEROST B, OERTLE T, FRITSCHE J, et al., 2002. Nogo-A and myelin-associated glycoprotein mediate neurite growth inhibition by antagonistic regulation of RhoA and Rac1[J]. J Neurosci, 22(23): 10368-10376.

NISHIO Y, KODA M, KAMADA T, et al., 2007. Granulocyte colony-stimulating factor attenuates neuronal death and promotes functional recovery after spinal cord injury in mice[J]. J Neuropathol Exp Neurol, 66(8): 724-731.

NOMURA H, BALADIE B, KATAYAMA Y, et al., 2008. Delayed implantation of intramedullary chitosan channels containing nerve grafts promotes extensive axonal regeneration after spinal cord injury[J]. Neurosurgery, 63(1): 127-141.

NOREAU L, COBB J, BÉLANGER LM, et al., 2013. Development and assessment of a community follow-up questionnaire for the Rick Hansen spinal cord injury registry[J]. Arch Phys Med Rehabil, 94(9): 1753-1765.

NORI S, OKADA Y, YASUDA A, et al., 2011. Grafted human-induced pluripotent stem-cell-derived neurospheres promote motor functional recovery after spinal cord injury in mice[J]. Proc Natl Acad Sci USA, 108(40): 16825-16830.

NOVIKOVA L N, PETTERSSON J, BROHLIN M, et al., 2008. Biodegradable poly-β-hydroxybutyrate scaffold seeded with Schwann cells to promote spinal cord repair[J], Biomaterials, 29(9): 1198-1206.

ORDIKHANI F, SHETH S, ZUSTIAK S P, 2017. Polymeric particle-mediated molecular therapies to treat spinal cord injury[J]. Int J Pharm, 516(1-2): 71-81.

PANG M, SHU T, CHEN R Q, et al., 2016. Neural precursor cells generated from Induced pluripotent stem cells with gelatin sponge-electrospun PLGA/PEG nanofibers for spinal cord injury repair[J]. Clin Exp Reprod Med, 9(9): 17985-17994.

PARK J, LIM E, BACK S, et al., 2010. Nerve regeneration following spinal cord injury using matrix metalloproteinase-sensitive, hyaluronic acid-based biomimetic hydrogel scaffold containing brain-derived neurotrophic factor[J] . J Biomed Mater Res A，93(3): 1091-1099.

PARK J, ZHANG Y, SAITO E, et al., 2019. Intravascular innate immune cells reprogrammed via intravenous nanoparticles to promote functional recovery after spinal cord injury[J]. Proc Natl Acad Sci USA, 116(30): 14947-14954.

PERTICI V, TRIMAILLE T, LAURIN J, et al., 2014. Repair of the injured spinal cord by implantation of a synthetic degradable block copolymer in rat[J]. Biomaterials, 35(24): 6248-6258.

PROFYRIS C, CHEEMA S S, ZANG D, et al., 2004. Degenerative and regenerative mechanisms governing spinal cord injury[J]. Neurobiol Dis, 15(3): 415-436.

QUINTANA F J, YESTE A, MASCANFRONI I D, 2015. Role and therapeutic value of dendritic cells in central nervous system autoimmunity[J]. Cell Death Differ, 22(2): 215-224.

RAO J S, ZHAO C, ZHANG A, et al., 2018. NT3-chitosan enables de novo regeneration and functional recovery in monkeys after spinal cord injury[J]. Proc Natl Acad Sci USA, 115(24): 5595-5604.

ROMAN J A, REUCROFT I, MARTIN R A, et al., 2016. Local release of paclitaxel from aligned, electrospun microfibers promotes axonal extension[J]. Adv Healthc Mater, 5(20): 2628-2635.

ROONEY G E, VAISHYA S, AMEENUDDIN S, et al., 2008. Rigid fixation of the spinal column improves scaffold alignment and prevents scoliosis in the transected rat spinal cord[J], Spine, 33(24): e914.

Š KUBINOVÁ E, SYKOVÁ, 2010. Nanotechnologies in regenerative medicine[J]. Minim Invasive Ther Allied Technol, 19(3): 144-156.

SAHA B, BRUNEAU J C, KODYS K, et al., 2015. Alcohol-induced miR-27a regulates differentiation and M2 macrophage polarization of normal human monocytes[J]. J Immunol, 194(7): 3079-3087.

SANG L, LIU Y, HUA W, et al., 2016. Thermally sensitive conductive hydrogel using amphiphilic crosslinker self-assembled carbon nanotube to enhance neurite outgrowth and promote spinal cord regeneration[J]. RSC Adv, 6(31): 26341-26351.

SANTA-OLALLA J, COVARRUBIAS L, 1999. Basic fibroblast growth factor promotes epidermal growth factor responsiveness and survival of mesencephalic neural precursor cells[J]. J Neurobiol, 40(1): 14-27.

SATAKE K, LOU J, LENKE L G, 2004. Migration of mesenchymal stem cells through cerebrospinal fluid into injured spinal cord tissue[J]. Spine, 29(18): 1971-1979.

SCHURCH B, DENYS P, KOZMA CM, et al., 2007. Reliability and validity of the Incontinence Quality of Life questionnaire in patients with neurogenic urinary incontinence[J]. Arch Phys Med Rehabil, 88(5): 646-652.

SCHURCH B, IACOVELLI V, AVERBECK MA, et al., 2018. Urodynamics in patients with spinal cord injury: A clinical review and best practice paper by a working group of The International Continence Society Urodynamics Committee[J]. Neurourol Urodyn, 37(2): 581-591.

SCHURCH B, TAWADROS C, CARDA S, 2015. Dysfunction of lower urinary tract in patients with spinal cord injury[J]. Handb Clin Neurol, 130: 247-267.

SCHWAB M E, STRITTMATTER S M, 2014. Nogo limits neural plasticity and recovery from injury[J]. Curr Opin Neurobiol, 27: 53-60.

SCHWARTZ M, KIPNIS J, 2002. Autoimmunity on alert: naturally occurring regulatory CD4(+)CD25(+) T cells as part of the evolutionary compromise between a 'need' and a 'risk'[J]. Trends Immunol, 23(11): 530-534.

SHAHRIARI D, KOFFLER J Y, TUSZYNSKI M H, et al., 2017. Hierarchically ordered porous and high-volume polycaprolactone microchannel scaffolds enhanced axon growth in transected spinal cords[J]. Tissue Engineering Part A, 23(9-10): 415-425.

SLOTKIN J R, PRITCHARD C D, LUQUE B, et al., 2017. Biodegradable scaffolds promote tissue remodeling and functional improvement in non-human primates with acute spinal cord injury[J]. Biomaterials, 123: 63-76.

STRALEY K S, FOO C W, HEILSHORN S C, 2010. Biomaterial design strategies for the treatment of spinal cord injuries[J]. J Neurotrauma, 27(1): 1-19.

SUN G, LI G, LI D, et al., 2018. HucMSC derived exosomes promote functional recovery in spinal cord injury mice via attenuating inflammation[J]. Mater Sci Eng C Mater Biol Appl, 89: 194-204.

SUN G, ZENG S, LIU X, et al., 2019. Synthesis and characterization of a silica-based drug delivery system for spinal cord injury therapy[J]. Nanomicro Lett, 11(1): 23.

SUN X, ZHANG C, XU J, et al., 2020. Neurotrophin-3-loaded multichannel nanofibrous scaffolds promoted anti-inflammation, neuronal differentiation, and functional recovery after spinal cord injury[J]. ACS Biomater Sci Eng, 6(2): 1228-1238.

TAKAHASHI H, KODA M, HASHIMOTO M, et al., 2016. Transplanted peripheral blood stem cells mobilized by granulocyte colony-stimulating factor promoted hindlimb functional recovery after spinal cord injury in mice[J]. Cell Transplant, 25(2): 283-292.

TAKAHASHI H, YAMAZAKI M, OKAWA A, et al., 2012. Neuroprotective therapy using granulocyte colony-stimulating factor for acute spinal cord injury: a phase I/IIa clinical trial[J]. Eur Spine J, 21(12): 2580-2587.

TAKAHASHI K, YAMANAKA S, 2006. Induction of pluripotent stem cells from mouse embryonic and adult fibroblast cultures by defined factors[J]. Cell, 126(4): 663-676.

TENG Y D, LAVIK E B, QU X, et al., 2002. Functional recovery following traumatic spinal cord injury mediated by a unique polymer scaffold seeded with neural stem cells[J]. Proc Natl Acad Sci USA, 99(5): 3024-3029.

TENG Y D, MOCCHETTI I, TAVEIRA-DASILVA A M, et al., 1999. Basic fibroblast growth factor increases long-term survival of spinal motor neurons and improves respiratory function after experimental spinal cord injury[J]. J Neurosci, 19(16): 7037-7047.

TERRAF P, KOUHSARI S M, AI J, et al., 2017. Tissue-engineered regeneration of hemisected spinal cord using human endometrial stem cells, poly ε -caprolactone scaffolds, and crocin as a neuroprotective agent[J]. Mol Neurobiol, 54(7): 5657-5667.

THEODORE N, HLUBEK R, DANIELSON J, et al., 2016. First human implantation of a bioresorbable polymer scaffold for acute traumatic spinal cord injury: a clinical pilot study for safety and feasibility[J]. Neurosurgery, 79(2): 305-312.

THOMSON J A, ITSKOVITZ-ELDOR J, SHAPIRO S S, et al., 1998. Embryonic stem cell lines derived from human blastocysts[J]. Science, 282(5391): 1145-1147.

TSAI E C, DALTON P D, SHOICHET M S, et al., 2006. Matrix inclusion within synthetic hydrogel guidance channels improves specific supraspinal and local axonal regeneration after complete spinal cord transection[J]. Biomaterials, 27(3): 519-533.

TUKMACHEV D, FOROSTYAK S, KOCI Z, et al., 2016. Injectable extracellular matrix hydrogels as scaffolds for spinal cord injury repair[J]. Tissue Eng Part A, 22(3-4): 306-317.

ULTSCH M H, 1999. Crystal structures of the neurotrophin-binding domain of TrkA, TrkB and TrkC[J]. J Mol Biol, 290(1): 149-159.

WALLNER S, PETERS S, PITZER C, et al., 2015. The Granulocyte-colony stimulating factor has a dual role in neuronal and vascular plasticity[J]. Front Cell Dev Biol, 3: 48.

WANG B, HAN J, GAO Y, et al., 2007. The differentiation of rat adipose-derived stem cells into OEC-like cells on collagen scaffolds by co-culturing with OECs[J]. Neurosci Lett, 421(3): 191-196.

WANG J, ZHENG J, ZHENG Q, et al., 2015. FGL-functionalized self-assembling nanofiber hydrogel as a scaffold for spinal cord-derived neural stem cells[J]. Mater Sci Eng C Mater Biol Appl, 46: 140-147.

WANG X, HE J, WANG Y, et al., 2012. Hyaluronic acid-based scaffold for central neural tissue engineering[J]. Interface Focus, 2(3): 278-291.

WANG Y H, CHEN J, ZHOU J, et al., 2017. Reduced inflammatory cell recruitment and tissue damage in spinal cord injury by acellular spinal cord scaffold seeded with mesenchymal stem cells[J]. Exp Ther Med, 13(1): 203-207.

WANG Y, WANG K, CHAO R, et al., 2012. Neuroprotective effect of vaccination with autoantigen-pulsed dendritic cells after spinal cord injury[J]. J Surg Res, 176(1): 281-292.

WELK B, LENHERR S, ELLIOTT S, et al., 2020. The creation and validation of a short form of the Neurogenic Bladder Symptom Score[J]. Neurourol Urodyn, 39(4): 1162-1169.

WELLS J E A, HURLBERT R J, FEHLINGS M G, et al., 2003. Neuroprotection by minocycline facilitates significant recovery from spinal cord injury in mice[J]. Brain, 126(Pt 7): 1628-1637.

WEN Y, YU S, WU Y, et al., 2016. Spinal cord injury repair by implantation of structured hyaluronic acid scaffold with PLGA microspheres in the rat[J]. Cell Tissue Res, 364(1): 17-28.

WHETSTONE W D, HSU J Y C, EISENBERG M, et al., 2003. Blood-spinal cord barrier after spinal cord injury: Relation to revascularization and wound healing[J]. J Neurosci Res, 74(2): 227-239.

WILSON J R, FEHLINGS M G, 2014. Riluzole for acute traumatic spinal cord injury: a promising neuroprotective treatment strategy[J]. World Neurosurg, 81(5-6): 825-829.

WOLF S A, FISHER J, BECHMANN I, et al., 2002. Neuroprotection by T-cells depends on their subtype and activation state[J]. J Neuroimmunol, 133(1-2): 72-80.

WU G H, SHI H J, CHE M T, et al., 2018. Recovery of paralyzed limb motor function in canine with complete spinal cord injury following implantation of MSC-derived neural network tissue[J]. Biomaterials, 181: 15-34.

XIAO Z, TANG F, TANG J, et al., 2016. One-year clinical study of NeuroRegen scaffold implantation following scar resection in complete chronic spinal cord injury patients[J]. Sci China Life Sci, 59(7): 647-655.

XIAO Z, TANG F, ZHAO Y, et al., 2018. Significant improvement of acute complete spinal cord injury patients diagnosed by a combined criteria implanted with neuroregen scaffolds and mesenchymal stem cells[J]. Cell Transplant, 27(6): 907-915.

XIONG Y, ZHU J X, FANG Z Y, et al., 2012. Coseeded Schwann cells myelinate neurites from differentiated neural stem cells in neurotrophin-3-loaded PLGA carriers[J]. Int J Nanomedicine, 7: 1977-1989.

XU G, AO R, ZHI Z, et al., 2019. MiR-21 and miR-19b delivered by hMSC-derived EVs regulate the apoptosis and differentiation of neurons in patients with spinal cord injury[J]. J Cell Physiol, 234(7): 10205-10217.

XU Z X, ZHANG L Q, WANG C S, et al., 2017. Acellular spinal cord scaffold implantation promotes vascular remodeling with sustained delivery of VEGF in a rat spinal cord hemisection model[J]. Curr Neurovasc Res, 14(3): 274-289.

YAGUCHI M, TABUSE M, OHTA S, et al., 2009. Transplantation of dendritic cells promotes functional recovery from spinal cord injury in common marmoset[J]. Neurosci Res, 2009, 65(4): 384-392.

YANG L, CHUENG S D, LI Y, et al., 2018. A biodegradable hybrid inorganic nanoscaffold for advanced stem cell therapy[J]. Nat Commun, 9(1): 1-14.

YAO S, YU S, CAO Z, et al., 2018. Hierarchically aligned fibrin nanofiber hydrogel accelerated axonal regrowth and locomotor function recovery in rat spinal cord injury[J]. Int J Nanomedicine, 13: 2883-2895.

YE Y, FENG T T, PENG Y R, et al., 2018. The treatment of spinal cord injury in rats using bone marrow-derived neural-like cells induced by cerebrospinal fluid[J]. Neurosci Lett, 666: 85-91.

YIN H, JIANG T, DENG X, et al., 2018. A cellular spinal cord scaffold seeded with rat adipose-derived stem cells facilitates functional recovery via enhancing axon regeneration in spinal cord injured rats[J]. Mol Med Rep, 17(2): 2998-3004.

YOUSEFIFARD M, RAHIMI-MOVAGHAR V, NASIRINEZHAD F, et al., 2016. Neural stem/progenitor Cell Transplant for spinal cord injury treatment; A systematic review and meta-analysis[J]. Neuroscience, 322: 377-397.

ZAHIR T, NOMURA H, GUO X D, et al., 2008. Bioengineering neural stem/progenitor cell-coated tubes for spinal cord injury repair[J]. Cell Transplant, 17(3): 245-254.

ZHANG J, LU X, FENG G, et al., 2016. Chitosan scaffolds induce human dental pulp stem cells to neural differentiation: potential roles for spinal cord injury therapy[J]. Cell Tissue Res, 366(1): 129-142.

ZHANG L, GU S, ZHAO C, et al., 2007. Combined treatment of neurotrophin-3 gene and neural stem cells is propitious to functional recovery after spinal cord injury[J]. Cell Transplant, 16(5): 475-481.

ZHANG Y W, DENHAM J, THIES R S, 2006. Oligodendrocyte progenitor cells derived from human embryonic stem cells express neurotrophic factors[J]. Stem Cells Dev, 15(6): 943-952.

ZHAO Y Z, JIANG X, XIAO J, et al., 2016. Using NGF heparin-poloxamer thermosensitive hydrogels to enhance the nerve regeneration for spinal cord injury[J]. Acta Biomater, 29: 71-80.

ZHENG H B, LIN L, LU C, et al., 2017. Tissue-engineered spinal cord construction by chitosan alginate scaffold and adipose-derived mesenchymal stem cells in the treatment of acute spinal cord injury[J]. Chinese Journal of Tissue Engineering Research, 21(26): 4199-4204.

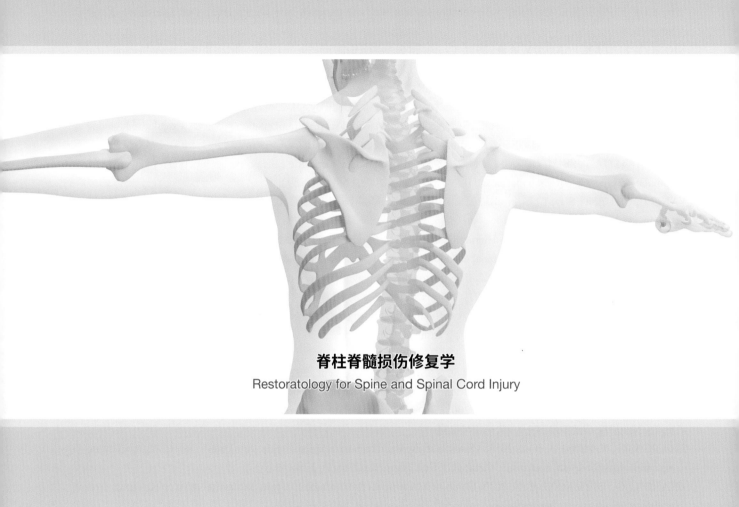

脊柱脊髓损伤修复学
Restoratology for Spine and Spinal Cord Injury

第二十章

脊髓损伤康复

脊髓损伤是可造成患者终身残疾的严重损伤，根据世界卫生组织《国际功能、残疾和健康的国际分类》：脊髓损伤可造成患者器官水平的神经功能障碍，患者整体水平的各种功能障碍及社会水平的参与障碍，给患者、家庭及社会造成巨大负担。近年来，随着医学水平不断提高和康复医学的快速发展，更多的脊髓损伤患者不仅从初次损伤中存活下来，并且能在康复后回归家庭，回归社会。随着加速康复

外科（enhanced recovery after surgery，ERAS）理念在脊髓损伤中的应用，即在脊髓损伤早期进行康复干预，有效减少了围手术期的各种并发症。因此，"全过程康复"理念的提出，即在脊髓损伤后修复的整个黄金时期内积极地康复治疗干预，使康复干预体系能够早期介入，系统完成，可有效降低早期并发症的发生，最大限度地促进患者脊髓功能的恢复，提高患者生存质量。

第一节 | 脊髓损伤的全过程康复目标

脊髓损伤的全过程康复，是指在脊髓损伤后修复的黄金时期进行积极的、全过程的康复治疗。一般分为围手术期、恢复期及后遗症期，根据不同时期的病程特点，采用相应的康复策略，最大限度地恢复脊髓功能和提高患者的生活能力。

一、康复评定

康复评定是康复治疗的基础，通过康复评定可以确定功能障碍的性质和程度，是制订康复目标和康复计划的依据。

（一）脊髓损伤神经学分类国际标准

各种不同致病因素造成脊髓损伤、脊髓神经病理性改变及功能障碍。如何对脊髓神经功能障碍进行评价，即对脊髓损伤本身进行分类评价有重要的临床意义。ASIA 制定的 ISNCSCI，是目前国际广泛应用的脊髓损伤分类标准。

ISNCSCI 测试采用患者仰卧位的床边进

行。感觉功能的测定应用双侧 28 节段的方法，其中浅感觉辨别应用棉棒法，深感觉辨别应用圆形不锋利的大头针。运动功能的测试通过双侧 5 级肌肉功能测定，上肢 $C_5 \sim T_1$，下肢 $L_2 \sim S_1$，鞍区 $S_4 \sim S_5$ 节段通过浅感觉、深感觉及肛周深压觉和肛周自主收缩检查。

1. 脊髓损伤平面

脊髓神经解剖结构的节段性特点决定了脊髓损伤的节段性表现。脊髓损伤后，在损伤平面以下脊髓的运动、感觉、反射、括约肌和自主神经功能受到不同程度的损害。颈椎损伤（$C_1 \sim T_1$）造成四肢瘫，胸腰椎损伤（T_1 以下）造成截瘫。损伤平面是确定患者康复目标的主要依据。对于完全性脊髓损伤患者，损伤平面一旦确定，其康复目标基本确定；对于不完全性脊髓损伤患者，应结合其损伤平面及损伤程度，确定其康复目标。

运动平面（motor lever）：脊髓损伤后，保持运动功能（肌力 3 级或以上）的最低脊髓神经节段，即运动平面以上的肌力应为 5 级。如脊髓 C_7 节段发出的神经纤维（根）主要支配

肱三头肌，在检查脊髓损伤患者时，若肱三头肌肌力≥3级，C_6节段支配的伸腕肌肌力5级，则可判断运动平面为C_7。运动平面左、右可以不同。运动评分：ISNCSCI确定人体左右各有10组关键肌，根据徒手肌力评定（manual muscle strength assesment，MMT）法肌力分0～5级，分别代表0～5分，正常运动功能总评分为100分（图7-1）。

感觉平面（sensory lever）：脊髓损伤后，保持正常感觉功能的最低脊髓节段。感觉平面的确定是依据ISNCSCI中的28个感觉位点的轻触觉和针刺觉检查来确定的。感觉平面也可以左、右侧不同。感觉评分：包括轻触觉得分和针刺觉得分，感觉正常（与面颊部感觉一致）计2分，异常（减退或过敏）计1分，消失计0分。每一脊髓节段一侧正常共4分，ISNCSCI确定人体左右各有28个感觉关键点，正常感觉功能总评分224分（图7-1）。

损伤平面（injury lever）：指身体双侧有正常的运动和感觉功能的最低脊髓节段，该平面以上感觉功能和运动功能完全正常。在确定双侧感觉平面和运动平面之后，可确定唯一的神经损伤平面。

2. 脊髓损伤程度

损伤一般根据鞍区功能的保留程度分为完全性脊髓损伤和不完全性脊髓损伤。"鞍区保留"指最低段鞍区存在感觉功能（即肛门皮肤黏膜交界处感觉及肛门深感觉）或运动功能（肛门括约肌能自主收缩）。

（1）完全性脊髓损伤：在脊髓损伤平面以下的最低位骶段，感觉、运动功能的完全丧失。

（2）不完全性脊髓损伤：脊髓损伤后，损伤平面以下的最低位骶段仍有运动或（和）感觉功能存留。不完全性脊髓损伤提示脊髓损伤平面未发生完全性的横贯性损害，临床上不完全性脊髓损伤有不同程度的恢复可能。

3. ASIA 残损指数

根据神经功能检查结果，参照 Frankel 指数，ASIA 残损指数反应脊髓损伤障碍的程度。

评估流程：首先在床边完成双侧28个感觉关键点轻触觉和针刺觉的检查；完成双侧关键肌的运动学检查；完成肛门的感觉和运动检查；确定双侧的感觉平面；确定双侧运动平面；确定神经损伤平面；确定 ASIA 的损伤程度分级。

（二）脊髓损伤后残存自主神经功能国际标准

脊髓损伤除了造成运动功能、感觉功能障碍外，还会导致自主神经系统功能障碍。2009年，ASIA 和国际脊髓协会（International Spinal Cord Society，ISCoS）等国际组织共同制定了《脊髓损伤后残存自主神经功能国际标准》。

自主神经标准评定表包括三部分：①一般自主神经功能评定，包括心脏、血压、排汗、体温调节和呼吸系统的自主神经功能评定；②下尿路、肠道和性功能评定；③尿流动力学评估，包括膀胱充盈时的感觉、逼尿肌功能、膀胱充盈时的顺应性、排尿时的尿道功能、逼尿肌漏尿点压力、最大逼尿肌压力、膀胱容量和排尿后残余尿量。没有条件进行尿流动力学检查的机构，"尿流动力学评估"可以不填写。

自主神经功能损伤分类是一种基于解剖学的分类标准，包括圆锥上损伤、圆锥损伤和马尾神经损伤三类。

二、康复目标

（一）围手术期的康复目标及措施

围手术期的"外科康复一体化"策略：在生命体征稳定的条件下，首先进行术前预康复，包括支具穿脱方法、体位摆放和呼吸训练等。在条件允许的情况下，有明确手术指征者，建议尽早进行减压手术。术后尽早开始进行合适强度的康复训练。围手术期治疗目标：早期损伤控制，减小继发性损伤，预防或减少下肢深静脉血栓和呼吸道感染等并发症的发生，加速康复。

1. 术前

(1) 康复目标：康复医师进行康复评估后，明确损伤程度及预后。

(2) 康复措施：术前"预康复"及康复宣教。预康复包括：治疗师指导患者及家属肢体主被动功能锻炼、呼吸功能训练及膀胱功能训练；康复宣教：体位摆放、支具穿脱方法、转移方法等。

2. 术后当日

(1) 康复目标：深静脉血栓形成的预防及积极排痰。

(2) 康复措施：深静脉血栓形成的物理预防、下肢被动功能锻炼、呼吸及排痰训练、膀胱功能训练、轴向翻身。

3. 术后次日至出院

(1) 康复目标：围手术期并发症的预防及早期功能锻炼。

(2) 康复措施：深静脉血栓形成的物理预防，呼吸及排痰训练，膀胱功能训练，残留肌群的主动训练及完全瘫痪肌群的被动训练，早期利用物理因子进行神经调控、预防肌肉萎缩及改善疼痛。

（二）恢复期的康复目标及措施

恢复期的康复治疗是指脊髓损伤患者在生命体征平稳、骨折部位稳定、神经损害或压迫症状稳定、呼吸平稳后，进入康复单元依据病情进行的训练。恢复期的康复策略是采用各种有效的康复治疗结合高压氧、神经调控等策略，促进脊髓功能修复。

(1) 康复目标：通过康复训练改善运动、感觉、平衡和协调功能，改善患者心肺功能和二便功能，缓解疼痛，最大限度地提高患者生活能力。这些功能独立需要的技能包括床上活动、转移、轮椅、步行等。在功能训练开始之前，康复团队必须清楚了解患者的功能预后，了解哪些技能患者是可以通过训练获得的。表20-1列出了不同损伤平面的完全性脊髓损伤患者的功能预后，可供参考。

(2) 康复措施：进入恢复期后，很多围手术期的康复治疗仍有继续进行的必要，如深呼吸训练、体位摆放、关节活动度的维持等。患者也需要对保留神经支配的肌肉继续力量训练，逐渐增加核心肌群等长收缩练习、四肢渐

表 20-1　损伤平面与功能恢复的关系

	不能步行，在轮椅上仍需依赖程度				在轮椅上独立程度		有步行的可能性（用矫形器加拐杖或独立步行）
	完全依赖	大部分依赖	中度依赖	小部分依赖	基本独立	完全独立	
$C_1 \sim C_3$	√						
C_4		√					
C_5			√				
C_6				√			
$C_7 \sim T_1$					√		
$T_2 \sim T_5$						√	
$T_6 \sim T_{12}$							√[①]
$L_1 \sim L_3$							√[②]
$L_4 \sim S_1$							√[③]

①可进行治疗性步行；②可进行家庭功能性步行；③可进行社区功能性步行。

进抗阻训练、翻身、转移、坐位及站位平衡训练、步行训练等，在躯干肌力训练的过程中，要强调躯干姿势控制和平衡能力的重获。

（三）后遗症期的康复目标

在患者经过一定时间的康复训练，获得了功能独立需要的基本技能并且神经恢复开始进入平台期，这时我们需要更多地关注患者的家庭生活、社区生活及工作中可能遇到的困难，并将康复治疗目标转移到应对这些困难的技能重获上。后遗症期的康复策略是利用代偿策略和辅具支持，结合心理干预进行环境适应的康复训练和职业训练，使患者树立信心，回归家庭和社会。

（1）康复目标：采用代偿策略和辅具支持，提高患者日常生活能力、活动能力和社会参与能力，改善生存质量，回归家庭，回归社会。

（2）康复措施：包括基础性日常生活能力训练、社会康复、职业康复及心理康复等。

（李建军　赵丽娟）

第二节 ｜ 功能训练

一、运动疗法

1.肌力训练

应根据不同损伤平面及损伤时间确定分阶段的训练方案。肌力训练的重点是肌力要达到3级，可以逐步采用渐进抗阻训练；肌力2级时可以采用滑板运动或助力运动；肌力1级时只有采用FES的方式进行训练。肌力训练的目标是使肌力达到3级以上，以恢复实用肌肉的功能。肌力训练的强度和着重点取决于损伤的程度（完全或不完全）、时间和平面。从总体上看，脊髓损伤者为了应用轮椅、拐杖或助行器，在卧位、坐位时均要重视锻炼肩带肌力，包括上肢支撑力训练、肱三头肌及肱二头肌训练和握力训练。对于采用低靠背轮椅者，还需要进行腰背肌的训练。为了步态训练，应该进行腹肌、髂腰肌、腰背肌、股四头肌、内收肌等训练。卧位时的训练方法包括举重、支撑，坐位时可利用倒立架的支撑架训练。

2.肌肉牵张训练

肌肉牵张训练包括腘绳肌、内收肌和跟腱的牵张。腘绳肌牵张是为了使患者直腿抬高大于90°，以实现独立坐位。内收肌牵张是为了避免患者内收肌挛缩而造成会阴部清洁困难。跟腱牵张是为了保证跟腱不发生挛缩，以进行步行训练。肌肉牵张训练是康复治疗中必须进行的项目。肌肉牵张训练还可以减低肌张力，从而对痉挛有一定的治疗作用。

二、坐位训练

正确的坐姿是进行转移、轮椅和步行训练的基础。床上坐姿分为长坐（膝关节伸直）和短坐（膝关节屈曲）。只有长坐才能进行床上转移训练和穿裤、袜和鞋的训练，其前提是腘绳肌牵张度必须良好，髋关节活动度超过90°。

坐位训练还应包括平衡训练及躯干向前、后、左、右侧平衡训练，以及旋转活动时的平衡。

三、转移训练

转移训练包括帮助转移和独立转移。前者是指患者在他人的帮助下转移体位，可以有两人帮助或一人帮助；后者是指患者独立完成转移动作，应尽量依靠具有部分功能的肢体和必要的工具，包括从卧位到坐位转移、床上或垫上横向和纵向转移、床至轮椅和轮椅至床的转移、轮椅到凳或凳到轮椅的转移，以及轮椅到地、地到轮椅的转移等。

四、站立和行走训练

完全性脊髓损伤患者步行的基本条件是上肢有足够的支撑力和控制力，并且脊髓损伤平面必须在胸或胸以下。如果要具有实用的步行能力，则平面一般在腰或腰以下水平。不完全性脊髓损伤患者，则要视肌力的情况确定站立和行走计划。

步行训练的基础是坐位和站立平衡训练、重心转移训练和髋、膝、踝关节控制能力训练。对于以上关节控制肌的肌力仍然不能达到 3 级以上水平者，必须使用适当的支具以代偿肌肉的功能。在具备以上条件之后，患者可以开始在平衡杠内练习站立和行走，包括三点步、四点步和二点步，并逐步过渡到助走器或双拐行走。步行训练时要求上体正直、步伐稳定、步态均匀。耐力增强之后可以练习跨越障碍、上下台阶、摔倒及摔倒后站立等。从功能角度，步行训练可以达到以下功能性的结果。

（1）社区功能性步行：①终日穿戴支具并能耐受；②能自己上下楼；③能独立进行日常生活活动；④能连续步行 900 米左右。

（2）家庭功能性步行：只能完成上述前三项活动，但行走距离不能达到 900 米。

（3）治疗性步行：上述四项活动均不能达到，但可借助支具进行短暂步行。这种步行有助于改善患者的心理状态，减少压疮的发生，减少发生骨质疏松的概率或程度，改善肌肉的血液循环，减轻肌肉萎缩，促进排便排尿，减少对他人的依赖性等，因此，具有治疗价值。

五、轮椅训练

选择了合适的轮椅之后，患者可以选择的姿势是：腰椎后突，骨盆下旋，身体的中心落在坐骨结节上方或后方（后倾坐姿）或相反的前倾坐姿。前倾坐姿的稳定性和平衡性更好，而后倾坐姿较省力和灵活。要注意防止骨盆倾斜和脊柱侧弯。

减重运动平板训练能够引出急性及慢性脊髓损伤患者的肌肉可塑性，增加肌肉横截面积，改变肌肉表型。这可能是因为此种训练方法不但增加了患者的下肢肌肉活动时间，同时也减少了非瘫痪上肢或下肢的代偿作用，促进了瘫痪肢体的力量再利用。而且，训练时交替地、有节律地双下肢负重步行能够不断地为脊髓提供有利的本体感觉信息输入，这不但能够增加脊髓中枢的运动输出及下肢肌肉的激活数量，也能促进主动肌与拮抗肌的协调。此外，如果患者的上肢运动能力无明显障碍，可鼓励患者交替协调地摆臂步行，从而有利于提高下肢肌肉的激活数量与协调性。

（李建军　赵丽娟）

第三节 ｜ 物理治疗

一、经皮神经电刺激疗法

TENS可以增强慢性脊髓损伤患者的自发运动、肌肉力量和功能，可促进神经功能恢复。无创表面功能电刺激辅助下的下肢步态训练，能观察到患者心血管疾病的改善，对步行辅助器具的依赖性降低，甚至有部分的神经功能恢复。FES辅助下的运动疗法，还能实现肌肉重塑，改善骨骼肌失用性萎缩，从而促进脊髓损伤患者的功能康复。用点状电极或滚动电极刺激运动点，每次10分钟左右，每日1次，10～20次为一个疗程。

二、水疗

水疗是利用温水浮力、阻力、静水压力、热能传递及改变溶质等多个方面设计训练方案进行康复训练的治疗技术，可在一定程度上提高肌力、关节灵活性和心血管功能。另外，让患者在水中进行有氧训练（如跑步），并借助训练器具设计动作以提高安全活动范围，可以有效缓解下腰疼痛，提高肌力和身体状态。水温36～39℃，每次10～15分钟，每日1次。在水中通入压缩空气，使水产生漩涡和波浪，可以改善肢体功能。

三、超短波疗法

根据瘫痪的肢体将电极分别放在脊髓损伤部位及双足或双上臂，无热量或微热量，每次10～15分钟，每日1次，10～15次为一个疗程。

四、局部光浴疗法

将瘫痪肢体放入局部光浴器中，每次20～30分钟，每日1次，15～20次为一个疗程。

五、功能性电刺激

FES恢复肢体功能，是使四肢瘫痪的患者能够用手抓放物体，使截瘫患者在步行器的帮助下能够行走。有利于肢体控制的FES系统是由一个多道的电刺激器组成，包括电脑控制装置（开路或闭路控制）、电极（表面或植入）和导线。有时可采用传感器，以较低的电流定量地激活运动传出和感觉传入神经纤维，直接或通过反射途径引起收缩。用于上肢控制的FES研究和应用非常复杂，需要仔细选择有适应证的患者，同时还需要进行手部肌肉重建术。通过对每个下肢的2块或4块肌肉进行FES刺激，能够使得截瘫患者站立和短距离行走，但要使这一技术成功地为临床所应用，还得满足安全、功能要求可靠、能量消耗低、使用简便、美观大方等要求。

FES具体方法：多采用脉冲方波，脉宽0.3～0.6 ms，频率3～100 Hz。

（1）体表刺激法：治疗时，将电极置于股四头肌或小腿腓肠肌皮肤表面的合适部位（运动点）。损伤平面C_7以上的患者腹肌麻痹，躯干控制能力微弱，手的残存功能很少或基本丧失，常在前臂尺侧腕屈肌或肱二头肌放置电极，以锻炼手臂的功能。

（2）埋入式刺激法：将电极植入需要运动的主要肌群。一般采用低频恒流电脉冲，可刺激多达 32 块瘫痪的肌肉。

共识：FES 和水疗可以帮助恢复期患者有效提高其运动功能、肌力和身体状态。

（李建军　赵丽娟）

 # 第四节 ┃ 心理康复治疗

脊髓损伤患者存在不同程度的感觉、运动功能障碍。感觉功能障碍使患者对外界的真实感知受损，从而使得个体在空间的地位被打乱。运动功能障碍可使患者日常生活发生混乱，体象被歪曲，而体象与人格是整合的，故这种变化会威胁人格平衡。同时，伤残使得个体脱离正常的社交经验和工作场所，而它们又是个体取得满足和自尊的两种主要来源，以至造成家庭生活和友谊的崩溃、经济困难、抱负和理想的熄灭等，所有这些都对人们的社会功能造成严重威胁和损坏。因此，脊髓损伤所造成的伤残标志着患者在躯体、人格和社交三个主要功能领域受到巨大的冲击，在伤后形成严重的心理障碍，包括极度压抑或忧郁，烦躁，甚至发生精神分裂症，有些还会因绝望而出现自杀意念。患者的失望和意志消沉往往成为康复治疗中的一个障碍，也是必须克服的一个难题。

心理康复是运用系统的心理学理论与方法，从生物－心理－社会角度出发，对患者的损伤、残疾和残障问题进行心理干预，以提高残疾患者的心理健康水平。心理康复对于帮助残疾人恢复身体功能，克服障碍，以健康的心理状态充分平等地参与社会生活具有十分重要的意义。情绪与精神状态对康复过程的转归起着决定性的影响，它能决定康复的成败。因此，康复治疗时必须了解并掌握患者心理变化的规律及不同时期的心理变化特点。

脊髓损伤患者的情绪变化往往会经历以下几个阶段：①否认期，"不是我"，不愿意也不能接受外伤所致的严重损害。这一时期的患者往往表现为紧张、恐惧、不接受治疗等，该阶段的心理康复目标是使患者尽快摆脱不良心理因素的困扰，正视现实，树立战胜疾病的勇气和信心。②愤怒期，"为什么是我"，一直思考为什么是我瘫痪，表现为怨天尤人，反复无常，敌视甚至仇视所有的人和事物。该阶段怀以包容和理解的态度，正面开导，帮助患者度过愤怒期，恢复健康的心态。③悲观期，患者已经认识并接受"患者角色"，承认瘫痪的事实。这个阶段患者容易出现自卑、忧郁、悲观等不良情绪，对人生失望，常表现为情绪低落、沉默不语，神情淡漠、食欲不振、自我封闭等。该阶段的心理康复的目标是恢复患者的自信。

在心理康复过程中要注意运用各种心理咨询的技术：倾听技术、提问技术、表达技术、观察技术等，主动倾听，热情关注，鼓励患者发泄内心情感等技术，起到了很好的效果。对于脊髓损伤患者的心理康复尤其要加强支持性心理治疗、认知行为治疗及回归家庭和社会的康复训练，使脊髓损伤患者在完全依赖、被他人照顾的"患者角色"之外发挥自己最大的潜能，掌握独立生活的能力及一定的专业知识、技能，重新回归社会，承担力所能及的家庭责任和社会义务。

（李建军　赵丽娟）

第五节 | 生物反馈与神经调控

一、概述

脊髓损伤可导致患者完全或部分丧失自主运动和躯体感觉的能力。这种损伤破坏了大脑和周围神经系统之间的自然联系，使得传入和传出的信号很难或几乎不可能作用到原定的目标上。运动和（或）感觉功能的丧失通常出现损伤平面以下，高位的脊髓损伤可能导致下肢、躯干和上肢受到影响；而在胸段的病变则可能仅导致躯干和下肢功能受损。脊髓损伤可能影响的一些功能包括行走、坐姿、抓握、膀胱排尿和血压调节。除了损伤平面外，损伤的严重程度也会受到脊髓是否完全断裂或不完全断裂的影响，前者导致功能完全丧失，而后者导致功能部分丧失。

随着脊髓损伤治疗水平的进步，越来越多的患者能够获得不同程度的功能恢复。但是运动和感觉功能下降还是会影响日常生活能力，导致患者社交活动减少。随着生物医学和工程学的不断进步，神经调控在医学领域取得了突飞猛进的发展。电、磁刺激技术的机制涉及神经可塑性或神经环路重建、神经元的激活和神经传导、神经系统微环境的调节和基因调控。

二、生物反馈

1. 概念

生物反馈是将生物信息转换为声、光、图像等信号，再加上人的大脑意识参与，构成完整的反馈环。

生物反馈疗法是应用电子仪器将人体内正常或异常的生理活动信息，转换为可识别的声、光、图像、曲线等信号，以此训练患者学会通过控制这些信号来调控生理活动，以达到调节身心功能及治疗疾病的目的。

2. 作用机制

受大脑皮质与脊髓控制的随意活动领域，称为意识上水平；受皮质下和自主神经系统控制的不随意活动，称为意识下水平。人对外界刺激的感知引起应激生理反应，通过仪器收集信号、处理，转换为新的信息，患者根据这些信息通过大脑意识来改变机体的反应，从而达到训练的目的。

3. 基本条件

（1）靶反应：由患者体内引出来的一种自主而持续的信息。如肌电、脑电、心率、皮温等。

（2）强化刺激：由生物反馈仪发出的信号如光线、声音等，作为一种刺激不断反馈给患者。

（3）工具：即生物反馈治疗仪器。常用的有肌电生物反馈、脑电生物反馈、心率生物反馈、血压生物反馈、温度生物反馈。

4. 治疗处方

（1）正反馈训练：主要用于运动动能训练。

（2）负反馈训练：主要用于肌张力异常、协调控制能力的训练及痉挛改善。

（3）TENS 模式：主要用于感觉异常障碍治疗及早期神经促通治疗。可用于脊髓损伤的治疗、周围神经损伤的恢复治疗、膀胱功能障碍治疗等。

三、功能性电刺激

1. 概念

FES 是一种应用安全水平的电流激活受损或残疾的神经系统的技术。这种技术被作为辅助的装置应用于临床，通常称为神经假体，可在日常生活中佩戴或者将其植入人体，物理治疗师经常在实践中使用治疗性电刺激。使用这种方式的目的包括加强肌肉，改善活动范围，促进和再教育自主运动功能，以及暂时抑制痉挛。

2. 作用机制

神经和肌肉细胞都有内部负静息电位的可兴奋膜。当一个外部电场通过两个电极（必须至少有两个电极才能完成一个电路）作用于神经时，就会发生在阴极或负极下方轴突的去极化。如果这种去极化以足够大的强度和足够快的速度发生，就会发生膜达到它的阈值和动作电位发生。因此，电压门控钠通道负责代动静极限的动作电位。由轴突及其支配的神经纤维组成的运动单位，通过运动轴突或神经肌肉交界处的神经末梢的去极化而被电激活。电流可以直接使肌肉纤维去极化，但是使之去极化所需的电流要比神经轴突去极化所需的电流大得多。因此，从实际应用的角度来看，FES 系统刺激的是神经，而不是肌肉。脊髓损伤损伤了长束神经和脊柱神经元，或者从运动系统的角度来说，损伤了上下运动神经元。当前角细胞或运动神经根受损时，不可避免地出现相应的肌肉去神经支配。如果神经切断涉及大量的肌肉组织，那么 FES 将不再有效。

四、经颅磁刺激

1. 概念

TMS 由 Barker 等于 1985 年创立。在线圈下的大脑皮质局部内产生与线圈内电流方向相反的微小电流，产生感应电流能够改变神经细胞的膜电位，引起神经细胞去极化，产生兴奋性动作电位及一系列生理、生化反应。作为非侵入性刺激技术，TMS 作用于人脑引起神经活动的改变，可检测到 MEP、脑电活动变化、脑血流、代谢和大脑功能状态改变。微观作用包括细胞膜电位、动作电位、神经递质、受体、突触、神经可塑性发生变化。通过与 PET、MRI、EEG 的联合使用，发现 TMS 不仅有局部皮质的刺激作用，而且通过刺激区域的神经网络连接有远程作用。

重复经颅磁刺激（repetitive transcranial magnetic stimulation，rTMS）与单个刺激相比，能产生重复、有规律的刺激，不但能兴奋局部和刺激部位功能相关的区域，有在线的调控功能，而且有明显的离线调控功能，刺激停止后，由刺激引起的变化有后作用，能维持更长的生物效应。

2. 作用机制

（1）突触的可塑性：TMS 在大脑皮层中产生感应电流并作用于上运动神经元，通过反复刺激的累积效应促进新陈代谢和生长，诱导神经递质的分泌，刺激神经可塑性。突触连接的增强或减弱、可塑性的诱导和维持的分子机制主要与神经递质、受体有关，NMDA 受体（N-methyl-D-aspartic acid receptor）与 Ca^{2+} 进入细胞内发挥了关键作用，是最常见的长时程增强（long-term potentiation，LTP）/长时程抑制（long-term depression，LTD）分子机制。近年来，大量研究发现，受损脊髓在受到 TMS 和局部磁刺激可能通过刺激中央模式发生器（central pattern generators，CPG）诱导神经环路的功能重组并促进神经系统的重塑。

（2）皮质脊髓束可塑性：对于脊柱脊髓损伤，大多数都是不完全损伤，下行运动通路对功能恢复有着关键作用，如皮质脊髓束。TMS 的主要治疗目标之一就是增强皮质脊髓束运动功能的主动输出，可能通过在失神经区域刺激轴突，萌发新芽至相应的靶细胞，恢复部分靶细胞的神经支配。

3. rTMS 对脊髓损伤治疗方案的参数设定

（1）频率：rTMS 的刺激频率是决定皮质兴奋性调节的主要因素。低频率（刺激频率 ≤ 1 Hz）可以使大脑皮质运动区兴奋性降低；

高频率（刺激频率 ≥ 5 Hz）则有加强兴奋性的作用。在高频 rTMS 刺激下，可诱导突触传递功能的长时程增强，低频刺激引起长时程抑制，是突触功能可塑性的重要表现形式，也是 TMS 采用不同频率影响和调控神经功能可塑性、治疗各种不同疾病的主要方式。针对脊髓损伤功能恢复，大部分研究选择 5 ～ 20 Hz 的高频率刺激。

（2）强度：强度是指工作时刺激线圈产生的磁感应强度，以对神经的刺激作用作为个体化的刺激强度，以运动阈值（motor threshold，MT）为 100% 作为基本单位。用得最多的刺激强度约为 80% ～ 120% MT。刺激量用个体化的 MT 表示，用表面电极记录手部靶肌，放松肌肉，用 TMS 刺激对侧皮质相应 M1 区，刺激 10 次最少引出 5 次 MEP，波幅超过 50 μV 的最小输出量称为静息运动阈值（resting motor threshold，RMT）。如果受试者靶肌轻度收缩，较小的输出量就能引出 MEP，刺激 10 次至少引出 5 次 MEP，波幅超过 200 μV 时最小输出量称为活动运动阈值（active motor threshold，AMT）。

（3）刺激时间：一般低频可以连续刺激，高频常用成串刺激，成串刺激会影响到刺激的叠加和时间总和作用。当刺激频率变高、强度变大，应相应采用短的序列时程及增加序列间歇的时间，以便确保安全性。

五、神经调控的应用

1. 呼吸功能

脊髓损伤患者中大约有 55% 的患者是完全或不完全颈脊髓损伤，其中 20% 的患者急性期需要机械辅助通气。膈神经起搏器是由 Glenn 等在 20 世纪 60 年代早期发明的。这项技术已经在超过 1 000 名呼吸衰竭患者中成功应用。膈神经起搏器有改善行动能力、语言能力和整体健康的潜力，也可减轻焦虑，减少呼吸分泌物量，提高舒适度，并减少呼吸机依赖型四肢瘫痪患者所需的护理。Lin 等用磁刺激恢复废用呼吸肌，他推荐脊神经损伤后如促进吸气容量增加可刺激 $C_3 \sim C_5$、$C_4 \sim C_7$、$T_1 \sim T_6$；如促进呼吸容量增加可刺激 $T_6 \sim L_2$。

2. 站立和步行功能

站立的潜在生理益处包括对消化、肠道和膀胱功能的有益影响。站立着去拿高的物体及与他人面对面的交流等功能性目标也很重要。通常受刺激以提供站立功能的肌肉是股四头肌，它以类似于膝 - 踝 - 足矫形器的生物力学方式提供膝关节锁定。

多年来，全球有超过 24 个中心参与了对截瘫患者使用 FES 进行下肢站立和行走的调查，至少有 21 个中心已经临床实施了行走系统。Kralj 等利用了 FES 系统来协助步行。在这种方法中，表面电极放置在患者双下肢的股四头肌和腓肠肌上。使用者可以用辅助装置的左右把手上的外部按钮来操控，操控时对股四头肌的同时刺激可以实现站立。通过对不同肌肉的神经刺激可完成步行或者动作。在一项持续 12 ～ 18 周的干预中，评估步态模式改善慢性、不完全性脊髓损伤患者行走能力的效果，参与者显示出步行速度、步幅和步频等方面的改善。

脊髓损伤运动功能恢复中，运动皮层的抑制作用下调，刺激皮层增加对残存皮质脊髓束的驱动能力，有助于恢复功能。在对颈胸段不完全脊髓损伤（AIS D 级）患者经过为期 3 周、1 800 次脉冲 / 日、强度为 90%、频率为 20 Hz 的 rTMS 治疗后，患者下肢步行指数及 10 m 步行速度均有显著改善，下肢肌肉痉挛改良 Ashworth 量表评分也较治疗前明显降低。

3. 手功能

在过去，解决四肢瘫痪患者上肢运动瘫痪的主要方法是使用适应性设备和辅助设备。在欧洲、美国和日本，四肢瘫痪患者手部功能的检测技术已经发展了 30 多年。各种手部功能的神经假体已经进入临床。在四肢瘫痪患者手上使用 FES 的目的是恢复抓握、抓握和释放，从而增加在执行功能性运动时的独立性，并尽量减少其他适应设备的使用。从生理学上讲，考虑使用手部抓握系统的患者必须有足够的前臂和手部肌肉运动神经支配，以便进行 FES 抓握合成。肌肉的电激活动必须提供足够的力量和抗疲劳能力，以便在功能性运动中使用。TMS 对于脊髓损伤患者用高频重复刺激有易化局部神经元的作用，使大脑皮层兴奋性增加，低频率重复刺激有抑制局部活动的作用，使兴奋性下降。Belci 等利用这一原理观察了不完全性脊髓损伤患者的影响，研究发现治疗过程中皮质抑制程度下降，手掌鱼际 EMG 刺激阈值下降，ASIA 运动和感觉评分增加，完成 9 孔时间缩短。

4. 膀胱功能

电刺激控制骶上脊髓损伤后膀胱功能的研究也已进行了几十年。神经轴的不同水平刺激已被尝试，包括腰脊髓、骶前神经根、阴部神经和膀胱或逼尿肌本身。在英国，Brindley 等人对骶前神经根刺激联合后根切开术的经验最为丰富。该系统通过手术植入、腰椎椎板切除术，采用硬膜外或硬膜内电极。这些电极通过电缆连接到一个植入的无线电接收器上，接收器与外部刺激器或发射器相连接。脉冲刺激利用逼尿肌（膀胱）的慢反应、平滑肌组织的激活和快速抽搐的横纹肌括约肌组织的激活之间的差异。膀胱压力以强直性方式逐渐增加，而括约肌压力在每次刺激脉冲结束后迅速下降。这可以产生短暂的排尿，但可以使膀胱几乎完全排空。

磁刺激对膀胱功能障碍的恢复，不仅产生疼痛，且无须在肛门或阴道放置电极，比传统电刺激方法更有效和安全。

从早期电在医学上的应用到当前生物反馈与神经调控的概述，以及它在脊髓损伤中的应用，该领域已经走过了漫长的道路。在过去的半个世纪里，密集的科学研究和相关工作终于结出了临床硕果。在过去的 20 年里，一些神经假体设备已经通过监管审查，并最终在患者身上使用。这项技术的进一步发展和完善将可能提高更多因脊髓功能损伤而致残的患者的生活，以及其他神经功能障碍患者的生活。随着这些设备变得越来越普遍，诸如成本、责任和管理负担等障碍将被解决，它们在脊髓损伤治疗方面的未来充满希望。

（李建军　赵丽娟）

第六节 | 矫形器的应用

一、矫形器的概述

矫形器（即支具）是由专业的矫形器师制作，用于固定躯干或肢体，代偿神经、肌肉和骨骼系统功能障碍的体外装置。随着现代材料学、生物力学、3D 扫描等工程技术的发展和进步，矫形器的设计、制造、科研等都取得了很大进展，矫形器的佩戴舒适性也更佳。矫形器的基本功能包括减轻轴向称重、提供稳定和支持保护、预防和矫正畸形、改善肢体功能等方面。矫形器应能在确保治疗效果的同时，做到结构简单、材料轻便透气易清洁、安全无不良反应、价格低廉等。

矫形器按照人体使用的部位分类，可以分为脊柱矫形器、上肢矫形器和下肢矫形器。常见脊柱矫形器包括颈矫形器、颈胸矫形器、腰骶矫形器和胸腰骶矫形器。常见上肢矫形器包括腕手矫形器、肘腕矫形器。常见下肢矫形器包括踝足矫形器、膝踝足矫形器和髋膝踝足矫形器。

矫形器的选择和使用按照不同的损伤节段（颈髓损伤的四肢瘫和胸腰脊髓损伤的截瘫）和治疗阶段（急救阶段、早期康复阶段和后期康复阶段）来考虑。急救阶段、早期康复阶段矫形器介入标准包括：①在急救阶段，凡是怀疑脊髓损伤的患者在急救阶段应重视矫形器的使用，例如应用围领、脊柱和四肢固定装置等急救用具保持平卧体位，避免转运过程中的二次脊髓损伤。②在早期康复阶段，颈髓损伤患者多用颈胸矫形器牵引固定颈椎，以利于早期颈椎内固定手术。③在脊髓损伤手术后需要根据术后脊椎损伤部位的稳定情况选用矫形器，例如，颈髓损伤手术后早期骨折不稳定时佩戴颈部矫形器，待骨折部位稳定后可根据情况决定是否继续使用。④需要腰部固定的患者术后早期应佩戴模塑的硬性脊柱矫形器，待稳定后可根据情况换用软性脊柱矫形器。⑤在卧床和使用轮椅时应用短下肢矫形器使患者足保持中立位，防止关节挛缩。

在脊髓损伤治疗的后期康复阶段应用矫形器的主要目的是运用现代康复工程技术帮助患者实现移动，辅助患者进行站立、步行，进行家务或社交活动，提高患者日常生活自理能力，改善患者心理状态，减少由于长期卧床而可能出现的并发症（如压疮、尿路感染、直立位低血压、心肺功能障碍等），有助于改善患者生活质量，帮助患者回归家庭和社会，减轻患者家庭和社会负担，是脊髓损伤患者综合性康复治疗中至关重要的环节之一。

二、脊髓损伤患者常用脊柱矫形器

脊柱矫形器主要用于固定和保护脊柱，矫正脊柱的异常力学关系，减轻躯干的局部疼痛，保护病变部位免受进一步的损伤，支持麻痹的肌肉，预防、矫正畸形，通过对躯干的支持、运动限制和对脊柱对线的再调整达到矫治脊柱疾病的目的。值得注意的是，脊柱矫形器除具有肯定的治疗作用外，如果使用不当，特别是在长期穿戴的情况下，也可能会出现某些不良反应。常见的有肌肉萎缩、肌肉韧带紧张甚至挛缩等，预防的方法是在医生的指导和观察下穿戴矫形器。此外还应注意及早配合体育锻炼。

（一）颈矫形器

颈矫形器多为成品，前后两片式佩戴，安装在颈部，围住颈椎，以限制颈部运动、同时减轻头部重量对颈椎的负担，可根据患者体征选择不同的种类和型号。目前，费城颈托（图20-1）是临床上常用的颈托，它对颈椎正常的屈伸运动可以限制到30%左右，而对回旋、侧屈的限制力较小，穿着感较好。

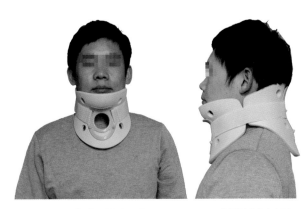

A. 费城颈托（正）　　　B. 费城颈托（侧）

图20-1　费城颈托

（二）颈胸矫形器

脊髓损伤手术后常常需要根据术后脊髓损伤部位稳定情况选用矫形器。在恢复期，高位脊髓损伤的患者可使用颈胸矫形器以支撑和固定颈胸，常见的颈胸矫形器（图20-2）前面包裹的范围根据需要可达到前额，后面的高度可包含整个头部，下部件可延伸至下胸椎。该类矫形器是由高温热塑材料模塑制成，分前后两片，患者穿脱这类矫形器会比较方便，而且更加固定、牢靠。

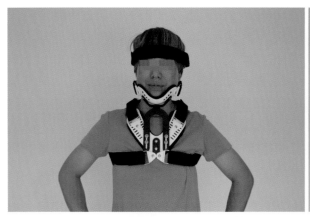
A. 颈胸矫形器（正）

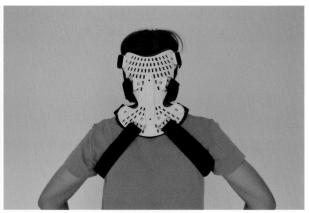
B. 颈胸矫形器（背）

图 20-2　颈胸矫形器

（三）腰骶矫形器

腰骶矫形器分为硬性、半硬性、软性三种，临床以硬性、软性腰骶矫形器应用为主，可帮助患者实现轮椅中坐稳、移动、从事某些日常活动和职业康复项目（图 20-3，图 20-4）。在

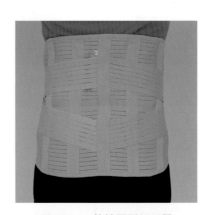
图 20-3　软性腰骶矫形器

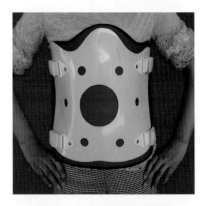
图 20-4　硬性腰骶矫形器

脊髓损伤患者腰背肌力不足，并需要配备下肢矫形器进行站立行走训练时，腰围可用来支撑患者脊柱，代偿部分腰背肌力，减少患者身体负荷，增加患者稳定性。严禁用于合并呼吸窘迫症的患者。

（四）胸腰骶矫形器

胸腰骶矫形器是在腰骶矫形器的基础上改进的脊柱矫形器，可以包住整个躯干和骨盆，可以从其前方、侧方、后方调节围腰的围长。主要生物力学原理是通过对胸椎、腰椎提供矢状面、冠状面运动的控制，增加腹压，减轻胸腰椎承重，严禁用于合并呼吸窘迫症的患者。胸腰骶矫形器可分为软性和硬性。硬性胸腰骶矫形器为高温热塑板材定制而成，一体式或分前后两片式构造，与躯干服帖，穿着感和固定性好（图 20-5）。

三、脊髓损伤患者常用的上肢矫形器

上肢矫形器主要应用于颈髓损伤及四肢瘫痪的患者，基本上可分为两类，即固定性（静止性）矫形器和功能性（能动性）矫形器。固定性矫形器没有可以活动的组成部分，主要用作固定肢体与功能位，限制异常活动，适用于上肢关节和腱鞘的炎症，促进骨折愈合。功能

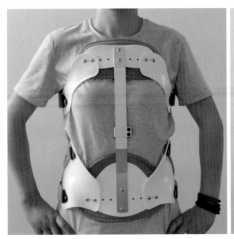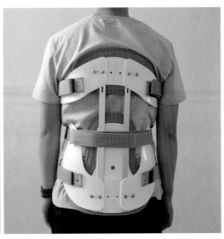

图 20-5　胸腰骶矫形器

性矫形器的特点是允许肢体有一定程度的活动，或通过支具的活动来达到治疗目的。功能性矫形器的力源可来自自身，也可来自外部。自身力由患者肢体的肌肉运动提供，可通过自主运动，也可通过电刺激。外源力可来自各种弹性物，如弹簧、橡皮筋、弹性塑料等，也可通过气动、电动或索控，后者系指用一根牵引索来使矫形器活动，例如，通过肩胛骨运动使肩带移动并拉紧牵引索而使手部矫形器活动。上肢与下肢不同，其功能不是支撑体重，而是发挥手的灵巧持物功能。上肢矫形器除了用于稳定关节、矫正畸形外，更常用于辅助或替代手的功能。例如，在应用掌侧腕固定手矫形器可防止屈腕、屈指畸形；应用对掌、带腕控制的对掌型矫形器，可以保持手的功能位，有利于改善手的对掌功能；应用带插持物器的辅助器，可改善患者的独立能力。有时一具上肢矫形器也可兼有固定性和功能性两种作用。临床上应根据脊髓损伤患者不同的损伤平面和关节功能丧失情况，选用合适的上肢矫形器（图 20-6）。

四、脊髓损伤患者常用的下肢矫形器

下肢矫形器（不包括塑料矫形器）的基本结构包括金属支条、关节与关节锁、足底蹬板和固定装置。足底蹬板可与矫形鞋或足套相连接，使用足套时可更换不同的鞋。金属支条采用预制作，这样可缩短制作时间并使成本降低。近年来，下肢矫形器除关节和足底蹬板外，只要对强度无特殊要求，已广泛采用轻金属（铝合金）支条，其重量较过去的钢制支条明显减轻（图 20-7～图 20-10）。

脊髓损伤患者使用下肢矫形器的目的主要是支撑患者体重，辅助或替代患者肢体功能，限制患者下肢关节不必要的活动，保持下肢稳定，帮助患者移动，实现站立、步行，改善患者的心理状态，减少由于长期卧床而可能出现的并发症（如压疮、尿路感染、直立位低血压、心肺功能障碍等），并有助于锻炼患者体力，进行一定的家务或社交活动。

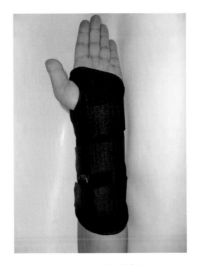

图 20-6　动态掌托

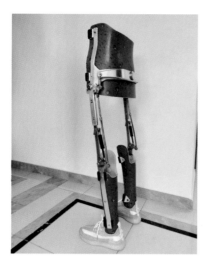

图 20-7　ARGO 截瘫行走器

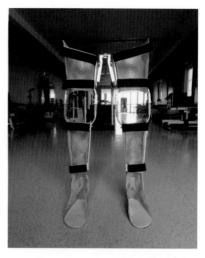

图 20-8　低位截瘫行走器

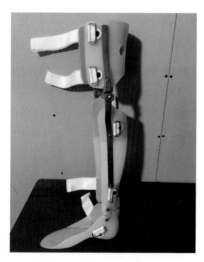

图 20-9　弹簧锁膝踝足矫形器

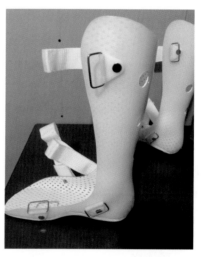

图 20-10　静态踝足矫形器

患者应用下肢矫形器时需要考虑的因素包括运动受损的平面（完全性还是不完全性损伤）、激发运动的能力、肌肉痉挛的程度、体重、上肢肌力及患者的体形、年龄和一般健康状况。

（李建军　赵丽娟）

第七节 | 人工智能辅助

一、基于读写器的机器人设备

脊髓损伤患者的康复策略以不完全性脊髓损伤患者为重点，通过特定任务的重复训练，增强对下肢的神经驱动，强化腿部肌肉，并有可能在一定程度上恢复有用的肢体功能。专家普遍认为，密集的特定任务练习促进了神经可塑性的出现，这种可塑性的出现由神经回路的结构和功能变化介导而来。在过去的30年里，一些机器人训练器被开发出来，它们可以增强或取代治疗师的肢体动作，帮助恢复上肢或下肢的功能，改善患者的步态、平衡和姿势。

1. lokomat

lokomat 是研究最多、应用最广泛的机器人步法训练系统之一。它是一种外骨骼，安装在跑步机上，包括广泛的体重支持技术。该设备使用线性驱动器控制膝关节和髋关节的角度。患有不完全性脊髓损伤的患者，在接受了12周步态速度和耐力训练后，尽管这并未转化为功能性步行能力的改善，但地上步态速度和耐力均有显著改善。一项涉及60名不完全性脊髓损伤患者的研究发现，机器人辅助训练可能比传统的地面训练更有效。

2. Aretech ZeroG

Aretech ZeroG 是一种机器人步态和平衡训练系统，由悬挂在天花板上的轨道上的吊带，为各种神经功能缺损患者在练习走路、保持平衡和执行其他功能活动时提供支撑。Aretech ZeroG 有两种提供体重支持的模式：静态体重支持模式，患者可以进行有限的活动，但位置是固定的，不能向下移动；动态体重支持模式，患者可以上下移动，如从跪到站。

二、可穿戴技术

近年来，可穿戴机器人或外骨骼设备被用于恢复脊髓损伤患者下肢功能受损。这些设备中有许多是为治疗目的而设计的，但它们都通过下肢支撑、检测用户所需动作的传感器和操作设备的电机或驱动器为行走提供稳定性。

ReWalk 是一个下肢外骨骼与双边髋关节和膝关节制动器马达，由可充电电池供电，协助脊髓损伤患者直立、行走和攀爬、下坡道及楼梯。ReWalk 根据用户的需要进行调整，在躯干、腰部、大腿、膝盖和小腿上绑上尼龙搭扣，将患者固定在设备内；患者的脚放在踏板上。要启动第一步，患者必须将躯干向前倾斜，直到位于外侧躯干支架上的倾斜传感器检测到矢状面上8°的变化。此事件启动预设的髋关节和膝关节移位，导致腿部摆动。然后，患者返回躯干到一个直立的位置，以完成摆动阶段，并确保交织间隙。在一项研究中，在重新行走训练后，12名胸段脊髓运动完全损伤的非行走患者能够在不需要额外帮助的情况下连续行走50～100米，并以0.03～0.45米/秒的速度行走5～10分钟。该装置使用安全，无严重不良反应。在其他方面的有益影响包括改善肠道和膀胱功能，减少痉挛，改善疼痛水平。

三、脑机接口

脑机接口（brain-computer interface，BCI）是在人脑及辅助设备间体统直接联系的技术系统。这些系统能探测到在脑电生理学活动中的思维调整的变化并把这些变化转变成调控信号。BCI 系统主要由信号采集装置、计算机及输出设备这三大部分组成。工作流程主要分为四个步骤：信号采集、特征提取、特征翻译及设备输出。首先通过信号采集装置收集大脑信号，再使用计算机将这些信号放大、滤波，进行特征提取及分类处理，通过特殊的计算方法将提取出的特征转化为指令传递给输出设备，最后由输出设备完成指令。

大脑的神经活动与运动意图相关，因为只需患者产生运动意图，BCI 系统便可记录相关大脑信号，再对患者的大脑信号进行分析处理，使其转化为输出指令控制外周成分，如肌肉、骨骼等，形成的反馈成为中枢神经系统与外周神经系统之间的"闭环通路"，从而发挥促进患者大脑神经重塑、促进肢体功能恢复的作用。

近年来，随着对 BCI 研究的不断深入，已有各种各样的系统被研究者们用于脊髓损伤后上肢运动功能障碍、下肢运动功能障碍、感觉障碍及神经性疼痛等问题的康复治疗之中。

1. 下肢运动功能康复

如果患者没有足够的剩余运动存在，眼凝视或吮吸牵引控制元件也可以作为轮椅用户交界面。在成功应用这些低级指令速率控制接口前，包含 BCI、移动设备在内的智能控制方案必须得到实施。令严重瘫痪的患者能够独立控制他们的周围环境是重要的目标，而 BCI 为实现这一目标起着显著的作用。

电动下肢外骨骼是另一种新兴技术。它们的共同目标是弥补失去的站立和行走功能。2018 年，Rajasekaran 等将 BCI 与可穿戴机器人结合起来帮助不完全性脊髓损伤患者完成地面行走。在该研究中，患者可利用大脑信号灵活支配可穿戴机器人，在机器人辅助下的行走模式与他们自己的行走模式相似。随着技术的进步，外骨骼和基于感觉运动节律的 BCI 技术结合起来，能够监测到患者的行走意图，并有望在技术上实现。

2. 上肢运动功能康复

基于 FES 的神经康复是在错失外科手术的患者永久性限制或丧失功能后，希望得到至少部分恢复唯一可能的途径。FES 系统发射短直流脉冲诱发生理传出神经动作电位，从而导致手臂瘫痪内在肌的收缩。2003 年，一项具有开拓性的研究第一次证实基于表面电极的 MI-BCI 控制的神经康复的可操作性。该个案研究中，在一个患有慢性脊髓损伤并完全丧失手和手指功能的四肢瘫痪患者身上恢复了外侧抓握功能。当初，BCI 是被用作传统神经康复控制接口的替代品而不是作为一个扩展。随着混合 FES 矫形器的引入，增加独立控制信号的数量变得更加必要。

上肢功能的恢复对脊髓损伤患者提高日常生活活动能力的意义重大，较肩关节、肘关节而言，手功能由于涉及众多精细运动导致恢复更加困难，运动 BCI 系统成功帮助瘫痪手完成一些日常活动及其他功能障碍的康复。

BCI 的优点：①强调患者的主动参与性，在 BCI 系统中，只有当患者自己产生运动意图时才可以触发输出设备完成治疗。②治疗效果突出，脊髓损伤患者运用 BCI 系统可完成抓握、站立及行走。③促进神经重塑的能力更强，BCI 系统中的输出设备可为脊髓损伤患者完成治疗提供规范信息。

四、虚拟现实

虚拟现实（VR）作为一种很有前途的工具，用于各种神经系统障碍的临床康复。提供一种交互式、多维的模拟环境，患者可以当作现实生活的体验来感知。

VR 是技术的使用，如头戴式显示器（head mounted display，HMD）、跟踪系统和声音设备，以创建一个交互式的三维体验。HMD 通常是由两个屏幕组成的可穿戴显示，以设计三维计算机建模环境的立体图像。除了使用HMD之外，创建一个沉浸式环境的方法包括在房间的墙壁上，覆盖巨大的电脑屏幕，覆盖患者外围每一个方面，包括一个虚拟的背景。跟踪系统使用车身安装的加速计，将患者在现实生活中的移动与虚拟环境中的显示动作联系起来，额外的设备来增强真人的体验，比如声音和触觉的反应，通常让声音通过耳机连接到患者，而触觉反应则与可穿戴套管相结合，最终，创造出令人沉浸的体验。

研究表明，VR诱导的神经可塑性促进了运动的重新学习，而这项技术在神经康复中得到了广泛的应用。在VR训练中，由于身体重心在支撑板上移动，促进对关节本体感受性，与传统的训练不同，VR中困难水平可以通过操纵刺激的音调和速度来分级和微调，因此，参与者学习姿势控制、四肢伸展、重心转移，这些都是在现实生活中有用的。据报道，VR治疗的副作用是在虚拟体验中视觉运动的不定向引起的恶心。

以VR技术的优势结合传统康复疗法上的长处，可以调动参与的动机、参与度和提升任务被实现的可能性。事实上，在脊髓损伤的患者中，VR为基础的干预措施改善了运动功能、神经性痛、平衡和有氧功能。在其他的文献中还证明了VR可以更好改善心理或动机方面。总之，VR在脊髓损伤中的使用是积极的。随着成本的减少和技术可用性的增加，VR作为一种前瞻性技术，未来将会成为更多脊髓损伤患者康复治疗的选择。

（李建军　赵丽娟）

第八节 ｜ 社会问题处理

脊髓损伤患者在结束康复治疗后，面临着社会工作的再就业问题、社会关系的支持和维系问题等。作业疗法、文体疗法、职业康复、社工随访均能给予脊髓损伤患者相关支持。

一、社会工作的再就业问题

要提高残疾人的就业率，增强残疾人自身竞争能力，唯有通过职业康复、职业培训和职业指导，最终实现残疾人充分就业，保障残疾人平等参与社会生活，享受社会劳动成果。

（一）再就业的不利因素和有利因素

1.限制

（1）个人因素：脊髓损伤患者的身体和心理功能存在不同程度障碍，包括活动能力、自信心、自我概念、伤残适应程度、个人工作上的性格特征、职业技能掌握程度、就业意愿等。

（2）社会因素：社会大环境下对于伤残人士就业仍存在很多限制，包括社会偏见和歧视、政府政策落实和用人单位的接纳程度等。

（3）环境因素：上下班交通和工作场所中的环境因素是制约脊髓患者再就业的重要因素，包括国内无障碍设施明显不足，脊髓损伤患者面临在工作场所适应差等问题。

2.优势

（1）政策支持：为了促进残疾人就业，保障残疾人的劳动权利，中华人民共和国国务院发布了《残疾人就业条例》，并于2007年5

月1日起实施；中华人民共和国国务院发布了《工伤保险条例》，并于2004年1月1日起实施，《工伤保险条例》强调"促进工伤预防和职业康复"，最大限度地恢复工伤工人的身体功能和生活自理能力，并尽可能恢复他们的职业劳动能力，使他们尽快回归社会和工作岗位。

（2）就业方面：脊髓损伤残疾人可以以个体就业、集中就业等多种就业形式再就业。

（3）就业协助方面：国内已经陆续出现以促进残疾人就业为目的的机构，包括各地残联康复机构、工伤康复中心等，并逐渐形成以残疾人职业康复为目标的工作技术团队。

（4）个人方面：残疾人获得工作后普遍忠诚度高，做事认真，脊髓损伤残疾人在从事手工精细工作时要比正常人更加突出。

（二）职业康复的工作内容

职业康复可以妥善解决脊髓损伤患者再就业问题，职业康复的工作内容包括以下方面：①工作能力评估，针对疾病本身损伤、功能性能力、工作分析、工作场所环境及人体工效学的评估；②工作强化，包括身体能力训练及工作协调、社会心理适应、工作模拟训练、职务再设计、工作环境改造；③技能再培训，如电脑技能培训、手工技能培训、专业技能培训、独立生活技巧训练等；④渐进式复工计划及工作尝试；⑤再就业服务。

（三）工作环境的改造

下肢伤残人士可能会受到各种情况的限制，针对他们的工作环境改良方案有以下几种：①进出工作地点应当采用电梯、楼梯、轮椅升降梯和上下楼梯的方便装置。另外，还可采用自动门开关装置开关门扇。②进出工作区应当适当升高伤残人士的座位高度，减轻他们的劳动强度，以使其在工作中更加舒适。可以采用升降气囊调节座椅，配备手持棒帮助伤残人士抓取较高和较低位置上的物品。③上下楼层辅助上下活动的措施较多，取决于不同的使用场所，包括上下运动的辅助装置、升降装置，以及可以在各个工作岗位之间移动的辅助器械，可以减少上下运动困难。④采用坐姿工作台不需要经常伸手超越工作台；处理对象或所用的力度不超过45 N（约4.6 kg）；工作台下需要预留足够的腿膝活动或轮椅空间，座椅面和台底应预留距离25～30 cm的空间。⑤对于站立和行走不便者，轮椅有助于这些人士在各工作岗位之间的活动。调整工作岗位和办公室的相距位置，让伤残人士在这些地点之间的往来更加方便。⑥日常生活中，洗手间的扶手和各类把手对伤残人士的日常生活行为大有帮助。⑦上班时间可以采取的措施包括延长值勤时间（以便增加工作间歇的休息时间），让伤残人士在家工作，或者把办公室设在离家较近的地点。

二、社会关系的支持和维系问题

脊髓损伤患者的社会关系主要包括两类：①家属和亲戚朋友，主要包括配偶、子女、父母、兄弟姐妹。②伤后医疗活动而新建立的社会关系，主要包括医务人员、陪护、义工和病友等。第二类人员往往是社会支持的提供者，而第一类人员则往往既是社会支持的提供者，又是需求者。

在成年脊髓损伤患者的社会关系研究中，配偶关系是最受关注的。在大多数情况下，患者的配偶要承担长期而繁重的看护任务。这往往会带来各种矛盾，从而影响到夫妻关系。配偶往往伴有疲劳、易激惹、生理或情绪的应激，甚至出现严重的焦虑或抑郁，也成为脊髓损伤事件的受害者，并成为社会支持的需求者。康复工作者应当与患者及其配偶认真讨论这个问题，建议雇请临时护工或参加互助组织，从而减轻配偶的护理负担。离婚通常被认为是脊髓损伤事件的严重后果之一，但是目前对脊髓损伤患者离婚问题的研究并没有统一的结论。从子女与父母的关系来看，多数研究表明，脊髓损伤父母并不会对子女的健康成长带来负面影响。但是对脊髓损伤患者的父母来说，因为父母承担了照顾脊髓损伤子女的责任，而当父母步入老年，无力照看患者时，整个家庭会陷入严重的经济危机和面临巨大心理压力。

找到可信赖的个人看护人员，这也是脊髓损伤患者的几大难题之一。志愿者组织或雇请人员是常见的两大来源。但是，无论是哪一种人员，都存在以下几个主要的困难。首先是资金问题，低廉的薪水和繁重的照护任务往往使长期服务难以为继，从而为康复工作者提出了为患者谋求社会福利的要求。其次是技术问题，社会支持的一个重要任务就是向看护人员提供必要的康复知识培训。再次是风险问题，如果明显依赖他人，患者将要面临一种特殊的风险：遭到人身或心理虐待。这种风险也同样会发生在患者与其亲属之间。因此，需要在康复服务中强调患者的权利，并且为患者提供处理这种风险的必要知识和渠道。

社会支持的内容主要可以分为三个方面，包括工作、娱乐和社会地位，这三个方面相互联系，不可分割，但又有明显的区别。

从恢复工作能力来看，影响因素主要有年龄受教育水平、伤前工作种类、能否独立使用交通工具（包括驾车）、是否需要个人看护等。文化水平低和年龄大于 30 岁是影响患者重返工作岗位的主要因素。值得注意的是，经济收入作为影响患者就业需求的因素时，受到现代医疗保障体系的影响，表现在如果患者参加工作的收入少于目前可能得到的残疾补助金，他们就有可能不愿意冒着失去补助金的风险去工作，从而引起人际退缩和其他一系列社会适应不良的后果。因此，在患者就业方面的社会支持应当考虑患者要多久才能适应返回工作岗位，职业康复是要在伤后一开始就进行，还是在脊髓损伤发生一两年以后才进行。关键之处在于要让患者作好重返工作岗位的准备，而由于脊髓损伤患者难以维持稳定的工作，因此必须进行长期的就业指导。事实上，更有操作性的指导应当关注的不是传统意义上的工作，而是要关注患者的生产能力（productivity），即有意义地支配自己的时间，使之成为可以创造价值的社会劳动时间。这种生产能力既可以表现为雇佣式的就业，也可以包括参加职业康复活动、上学、做义工，甚至积极参加家务劳动和休闲娱乐活动都可以是患者生产能力的某种表现。积极利用自身生产能力的患者将有可能获得较高的生活满意度，提高生活质量。

从休闲娱乐来看，脊髓损伤事件很大程度上改变了患者原有的娱乐方式。从表面上看，是脊髓损伤导致的躯体功能障碍限制了患者参与健康人群的娱乐活动。但是，真正使患者无法与他人分享快乐的原因主要是抑郁样行为（depressive behaviors）。康复工作者应当与患者一起探寻娱乐方式，而其中非常重要的一点就是使患者融入新的群体娱乐项目，如轮椅篮球和歌曲合唱等。

从社会地位来看，社会支持的伦理观认为患者应当是平等的参与者，而非接受馈赠的弱势群体。但是，国外研究表明，种族和经济地位在很大程度上影响患者的社会地位。由于小众文化在现代社会的崛起，使得脊髓损伤患者有更多的机会在社会中发出自己的声音，从而争取更大的权利。因此，社会支持在这个方面的意义在于，为患者建立并维持稳定的小众群体而提供交流和参与的平台，如论坛、微信群或微博平台等。

（李建军　赵丽娟）

第九节 | 脊髓损伤并发症防治的康复策略

脊髓损伤后可导致机体多系统、多器官功能紊乱，出现各种并发症。脊髓损伤并发症的存在影响康复进程和效果。积极的早期康复介入和精细的护理可有效地预防部分并发症的发生，是脊髓损伤康复的重要组成部分。

一、呼吸功能障碍

呼吸系统并发症是高位脊髓损伤患者较严重的常见并发症之一，也是致残和死亡的主要原因。高位脊髓损伤后，由于损伤平面以下神经传导阻滞，参与呼吸的肌肉瘫痪，常存在不同程度的呼吸功能障碍，并可引起多种呼吸系统并发症。

高位颈髓（$C_1 \sim C_2$）损伤时，不仅膈肌处于完全瘫痪状态，而且诸如胸锁乳突肌、斜方肌之类的呼吸辅助肌的功能也会丧失，更严重者延髓呼吸中枢亦可能受累，因此，该类患者一般需要通气支持。中位颈髓（$C_3 \sim C_5$）损伤时，患者因膈神经受损，导致主要的呼吸肌功能障碍，这时机体不能维持足够的肺活量和呼吸强度，并且咳嗽无力，不能有效地清除肺部分泌物。低位颈髓（C_5 以下）损伤时，会影响到肋间肌和腹部肌肉的运动，吸气和呼气肌力减弱是引起呼吸困难的主要原因。胸髓损伤可导致肋间肌、腹肌功能障碍。腰髓损伤的患者较少导致呼吸肌功能障碍。呼吸功能障碍的康复治疗有以下几点。

1. 排痰训练

排痰训练包括使用祛痰药（如口服、雾化吸入）和体位引流（包括体位、叩背）。体位引流是排出痰液最主要的方法，常同时进行叩背和机械振动器的振动拍打。

2. 咳嗽训练

一次有效的咳嗽是在开始时吸入一大口气，然后用力呼出以对抗关闭的声门，产生一个很高的胸腹压，它包括了三个步骤：吸气、加压、排出痰液。

3. 呼吸训练

呼吸训练包括：胸式呼吸、腹式呼吸、缩唇呼吸、吹哨呼吸、舌咽式呼吸和气体转移技术等。呼吸功能康复的治疗师根据患者的具体情况，选择合适的呼吸训练方法。在协助患者翻身、拍背、咳嗽、排痰，保持呼吸道通畅后，可进行呼吸训练。在胸式呼吸和腹式呼吸训练时，治疗师手法要与患者呼吸配合好，并将患者呼吸频率控制在每分钟 12 ~ 16 次，每次训练 10 ~ 20 分钟，每日 2 次。

4. 呼吸肌肌力训练

（1）膈肌抗阻训练：即在剑突下上腹部区域加压以进行膈肌的渐进抗阻训练。

（2）腹肌训练：仰卧位，腹部放置沙袋做挺腹练习，开始为 1.5 ~ 2.5 kg，以后可逐步增加。

（3）辅助呼吸肌训练：包括胸部辅助呼吸肌训练和上肢辅助呼吸肌群训练。

5. 物理治疗

（1）膈肌起搏：膈神经起搏是将电极贴附体表或植入体内，应用电脉冲刺激膈神经使膈肌收缩，从而达到改善通气的目的。

（2）肋间神经电刺激：肋间肌虽然是比较次要的呼吸肌，但可贡献潮气量的 35% ~ 40%，恢复肋间肌的运动亦将较好地恢复呼吸功能。

二、心血管功能障碍

颈髓及高段胸髓（T_6 以上）损伤的患者，由于交感神经通路受损，可以导致异常的心血管反应。交感神经通路失去高级控制后，主要表现为损伤平面以下交感活性下降，导致低血压和心动过缓。而外周 α 肾上腺素的高敏感性可致自主神经反射异常。脊髓损伤患者除了以上自主神经功能障碍引起心血管功能障碍外，还有制动等其他因素也会导致心血管功能退化及运动能力减退。

（1）直立性低血压：脊髓损伤后诱发直立性低血压的因素包括姿势的迅速改变、过饱、运动过量、感染、脱水等。预防措施包括腹带和压力袜的使用，以减少下肢及腹腔血管床血液的淤积；FES 可使肌肉产生收缩模拟肌肉泵的作用促进下肢血液回流；运动训练可改善脊髓损伤患者的心血管系统的自主神经调节等。

（2）低心率：高位脊髓损伤后，交感神经功能障碍，副交感神经中支配心脏的迷走神经功能占优势导致心动过缓。若心率不低于 50 次 / 分，不引起明显的血流动力学障碍，可先观察而不急于处理。若心率降至 50 次 / 分以下，可少量应用阿托品以提高心率。经上述处理心率仍低于 50 次 / 分，可考虑安装临时起搏器。

三、脊髓损伤后神经源性膀胱

脊髓损伤对泌尿系统功能的影响主要为排尿障碍，处理不当可造成膀胱输尿管反流、肾积水、泌尿系统感染和肾功能减退或衰竭等。

临床研究发现，脊髓损伤后的膀胱排尿功能和脊髓损伤水平不完全相关，单纯依据脊髓损伤水平不能确定神经源性膀胱的类型。随着脊髓损伤的康复，膀胱功能也会随之发生改变，因此，随访尿流动力学，并以此修正治疗方案是防止上尿路功能损伤的关键。

（一）脊髓损伤后神经源性膀胱的分类诊断

ICS 将下尿路功能分为储尿期和排尿期两个阶段。每个阶段都包括膀胱功能和尿道功能。

（二）脊髓损伤后神经源性膀胱的康复治疗

1. 康复目标

建立一个低压储尿的膀胱及合理的排尿方式，从而防止肾积水及上尿路功能障碍的发生。低压储尿是指储尿期膀胱压力 < 40 cmH_2O 且保持一定膀胱容量（低压者 600 mL，高压者 350 ～ 400 mL），选择一个合理排尿方式，保持无尿路感染。

2. 康复治疗

治疗的优先顺序是保护上尿路、改善控尿功能、修复或部分修复下尿路功能。

1）辅助膀胱排空

膀胱不能完全排空是导致泌尿系统感染和储尿期膀胱内高压的重要危险因素。在伤后急救阶段及脊髓休克早期，需进行留置导尿。在脊髓休克期过后，可逐步过渡到间歇性导尿，间歇性导尿的适应证：对无张力膀胱或逼尿肌反射低下同时又有足够的膀胱容量；对于低顺应性膀胱是否适合间歇性导尿取决于膀胱储尿期压力的高低、有无膀胱输尿管反流和膀胱安全容量的大小。间歇性导尿最好有专人负责，注意控制患者每日液体入量，每 4 ～ 6 小时导尿一次，要求每次导尿量不超过 500 mL；在患者出现自发排尿后，可延长至每 6 ～ 8 小时导尿一次，残余尿少于 100 mL 时，可停止导尿。

2）下尿路康复训练

（1）行为调节：提醒患者定时排尿（膀胱训练），调节生活模式可以改善尿失禁。

（2）盆底肌电刺激和生物反馈：采用生物反馈技术结合生物信息学原理及生物工程技术，对不同患者采用不同频率及特定最安全的脉宽来给予电刺激，帮助受损盆底神经肌肉恢复，改善血供，提高肌力，促进整个盆底肌肉功能恢复。

（3）盆底肌训练：患者在治疗师指导下通

过自主的、反复的盆底肌肉群收缩和舒张，增强盆底肌张力，恢复松弛的盆底肌，达到可自行控制盆底肌肉的收缩和放松，逐步增强盆底肌肌力、耐力和协调性。

（4）药物治疗：膀胱残余尿量较多者，可应用 α 受体阻滞剂以减少残余尿；尿流动力学显示有逼尿肌无收缩或（和）逼尿肌、括约肌协同失调者，可考虑同时应用抗胆碱药（托特罗定）。对于过度活动的高压逼尿肌，如果药物治疗效果不佳，可试用膀胱壁注射 A 型肉毒毒素治疗，或外科手术治疗（膀胱扩大术或骶神经去传入术）。

四、压疮

压疮曾称为褥疮。2007 年，NPUAP 将压疮的定义更新为：压疮是皮肤和肌肉下层组织由于压力、剪切力或摩擦力而导致的皮肤、肌肉和皮下组织的局限性损伤，常发生在骨隆突。压疮是脊髓损伤的常见并发症，其危险因素包括：局部压迫及持续压迫时间过长、潮湿、营养不良、感觉障碍等。临床上通常采用危险因素量表对患者发生压疮的危险因素作定性和定量的综合分析，筛选出压疮的高危人群。常用量表包括 Braden 危险因素评估表、Noton 量表和 Waterlow 量表。

1. 压疮的分期

国内一般采用 NPUAP 的分期法，2016 年 NPUAP 更新的分期如下。

可疑深部组织损伤：局部皮肤完整但出现颜色改变（如紫色或褐红色），或导致充血的水疱，受损的软组织可能有疼痛、硬块、有黏糊状的渗出、潮湿、发热或冰冷。

1 期：具有红斑，但皮肤完整。

2 期：损害涉及皮肤表层或真皮层，表现为皮损、水疱或浅层皮肤创伤。

3 期：损害涉及皮肤全层及其与皮下脂肪交界的组织，表现为较深皮肤创伤。

4 期：损害广泛涉及肌肉、骨骼或支持结缔组织（肌腱、关节、关节囊等）。

难以分期的压疮：全层伤口，失去全层皮肤组织，溃疡的底部被腐痂（黄色、黄褐色、灰色、绿色和褐色）及痂皮（黄褐色、褐色或黑色）覆盖。

2. 压疮的预防

采用危险因素量表筛选出压疮的高危人群，对高危患者实行重点预防。定时翻身、更换体位、解除压迫是压疮预防的主要方法，即尽最大可能减少压迫强度，缩短受压时间。同时注意保持床铺平整、干燥；注意皮肤的清洁卫生，及时清理大小便，避免皮肤潮湿；注意营养物质尤其是蛋白质的摄取；注意假肢、支具、鞋、拐杖、轮椅等的合理使用，避免局部皮肤压力过度而造成压疮。

3. 压疮的治疗

1 期：主要处理措施是局部减压，加强翻身。

2 期：局部处理原则是保持伤口清洁、防止感染，解除局部压迫促进组织愈合。

3 期和 4 期：处理原则是清洁创面，去除坏死组织，促进肉芽生长。清创要彻底，去除压疮边缘、底部的腐肉及坏死组织。合并感染的压疮可增加换药次数，局部冲洗及全身或局部应用敏感抗生素，必要时切开引流以控制感染。

五、疼痛

绝大部分脊髓损伤患者有不同程度的感觉异常，部分感觉异常可以是疼痛，发生率为 14% ～ 45%。ISCIP 分类系统是由国际脊髓损伤和疼痛专家专门为脊髓损伤制定的（表 20-2）。

疼痛的治疗主要包括以下几点。

（1）预防性措施：疼痛可以由于感染、压疮、痉挛、膀胱和肠道问题、温度变化、吸烟、情绪波动等因素诱发，因而避免这些因素或进行积极的处理、治疗，可以有效地防治疼痛。保持良好的营养及卫生状态，正确地处理骨折和软组织损伤，适当的关节被动和主动活动，以及正确的体位，均有助于避免疼痛发生或治疗疼痛。适当的运动是预防肩部损伤和肩关节

表 20-2　国际脊髓损伤疼痛（ISCIP）分类

疼痛类型	疼痛压型	举例
创伤性	肌肉骨骼	盂肱关节炎、肱骨外上髁炎、粉碎性股骨骨折、腰方肌痉挛
	内脏	心肌梗死、肠绞痛、胆囊炎、腹痛
	其他	自主神经反射异常头痛、偏头痛、手术切口
神经源性	在脊髓损伤平面	脊髓压迫、神经根压迫、马尾压迫
	低于脊髓损伤平面	脊髓缺血、脊髓压迫
	其他	腕管综合征、三叉神经痛、糖尿病性多发性神经病
其他		纤维肌痛、复杂区域疼痛综合征 I 型、间质性膀胱炎、肠易激综合征
未知		

周围炎最有效的方法。在卧位时，患者应该使肩外展 90°，肘关节稍伸展，用枕头支托。

（2）TENS：TENS 在脊髓损伤的应用开始于 1967 年，常用的方法为脉冲方波，脉宽 50～500 μm，频率 20～200 Hz，电流强度以患者能耐受为度。亦有用脉宽 0.3 mm，脉冲峰值空载时 160 V，负载降到 100 V 以下，频率 80～100 Hz，可供选用的治疗部位有穴位、局部、脊髓相应节段，每次 20～30 分钟，每日 1 次。

（3）药物治疗：脊髓损伤患者的疼痛性质一般分为创伤性和神经源性，治疗原则为阶梯治疗。创伤性疼痛一般首选非甾体抗炎药；神经源性疼痛一线治疗首选钙离子通道调节剂（如普瑞巴林、加巴喷丁），也可联合三环类抗抑郁药（如阿米替林）或 5- 羟色胺和去甲肾上腺素再摄取抑制剂（如度洛西汀、文拉法辛）；麻醉镇痛药只有在极度严重的疼痛时才可考虑使用。

（4）神经调控治疗：大量的临床试验表明，无创的 TMS 治疗和微创的脊髓电刺激可明显改善神经病理性疼痛的症状。

（5）神经阻滞治疗：对严重的周围性疼痛可以在疼痛相关的神经干或相应的背根节处行局部神经阻滞治疗。

（6）心理治疗：所有慢性疼痛均有一定的精神因素参与，故放松术、催眠术、暗示术、生物反馈等均有助于治疗。

六、自主神经过反射

自主神经过反射是一个脊髓损伤特有、威胁患者生命的严重并发症。多见于 T_6 水平以上损伤，脊髓休克期过后即可发生。主要病理生理为损伤平面以下交感神经兴奋失控，主要诱因为膀胱充盈、直肠刺激、便秘、感染、痉挛、结石、器械操作等，引起脊髓交感神节过度兴奋，而导致高血压（可达 160/100 mmHg）、头痛、出汗、面红、恶心、皮肤充血和心动过缓等。

1. 自主神经过反射的预防

最重要的是防止自主神经过反射的诱因。对于 T_6 水平以上的脊髓损伤患者，不要长期留置导尿形成挛缩膀胱，否则容易诱发自主神经反射。因此，从急性期开始，就要充分管理排尿、排便。

2. 自主神经过反射的治疗

立刻抬高床头或取坐位以减少颅内压力，并立刻监测血压、脉搏。使用利多卡因胶冻导尿或排空直肠，并立刻检查和排除其他可能的诱因。轻症者可以给予硝苯地平 10 mg 舌下含服，必要时 10～20 分钟后可重复应用，较严重时可静脉注射交感神经阻滞剂或硝酸甘油类药物，以直接扩张血管，但要注意血压反跳现象。

七、异位骨化

异位骨化（heterotopic ossification，HO）是发生在软组织内的异常位置的骨形成。脊髓损伤后异位骨化属于创伤后神经源性异位骨化，多见于外伤性脊髓损伤，是临床上的常见并发症。其发生率报道不一，多为 20% ~ 30%，多发生于脊髓损伤平面以下，以髋关节附近为最多见（占 70% ~ 97%），膝、肩和肘关节少见。

异位骨化多在脊髓损伤后 1 ~ 6 个月出现，其临床表现类似于其他一些疾病，如急性炎症（压疮）、感染、肿瘤等，具体表现为局部肿胀、红斑、疼痛及皮温升高，并可伴有全身低热。发生于髋关节周围的异位骨化可影响行走和坐立，严重者生活不能自理。

1. 异位骨化的预防

脊髓损伤后异位骨化的危险因素主要包括：脊髓损伤程度高、活动减少、深静脉血栓形成、痉挛状态、压疮、持续的压迫、尿路感染、软组织损害等。脊髓损伤后预防上述危险因素，或及时处理危险因素，尽可能减轻其程度，可有效减少异位骨化的形成。

2. 异位骨化的治疗

在异位骨化形成的早期，局部充血水肿，可以给予局部冰袋冷敷，减轻局部的炎症反应，必要时也可给予非甾体抗炎药治疗。在肿胀减退后，可使用微波或超声波治疗，辅助消炎镇痛。对于严重影响患者日常生活能力的异位骨化，在骨化成熟和 ALP 正常后可予以手术切除。

八、骨质疏松症

骨质疏松症是一种以骨量低下，骨微结构破坏，导致骨脆性增加，易发生骨折为特征的全身性骨病。正常骨密度的维持与骨骼的负重及肌肉收缩产生的应力有关，大部分脊髓损伤患者瘫痪肢体不负重，也无肌肉收缩的应力作用，骨钙丢失，骨密度下降，会出现骨质疏松。

骨质疏松症的防治：强调早期康复训练站立或行走，如每天站立或行走 2 小时以上，将有利于骨质疏松的预防，同时可进行 FES 和服用二磷酸盐类药物治疗。

（李建军　赵丽娟）

• 参考文献

董利薇，康云霞，曹建业，等，2017. 心理康复对脊髓损伤患者康复影响的研究 [J]. 心理医生，23(26): 345-346.

窦祖林，廖家华，宋为群，2012. 经颅磁刺激技术基础与临床应用 [M]. 北京：人民卫生出版社.

龚瑜，蔺俊斌，郝赤子，等，2020. 脑机接口在脊髓损伤康复中的应用进展 [J]. 中国康复医学杂志，35(6): 744-748.

关骅，张光铂，2011. 中国骨科康复学 [M]. 北京：人民军医出版社.

励建安，许光旭，2013. 实用脊髓损伤康复学 [M]. 北京：人民军医出版社.

刘浩，刘四文，贾延兵，等，2017. 重复经颅磁刺激在不完全性脊髓损伤运动功能康复中的应用进展 [J]. 中国康复医学杂志，32(1): 121-124.

潘钰，宋为群，王茂斌，2007. 磁刺激在脊髓损伤康复中的研究进展 [J]. 中国康复医学杂志，22(1): 88-90.

石芝喜，刘四文，唐丹，等，2007. 四种截瘫步行矫形器在脊髓损伤患者中的应用 [J]. 中国康复医学杂志，22(4): 382-384.

岳文浩，1997. 心理康复在现代疾病康复中的地位及各学派的心理康复方法 [J]. 中国组织工程研究 (5): 324-324.

赵辉三，2005. 假肢与矫形器学 [M]. 北京：华夏出版社.

郑娅，毛也然，许东升，2019. 神经磁调控技术在脊髓损伤康复中的应用于机制讨论 [J]. 中国康复医学杂志，34(12): 1482-1488.

MICHAEL G F, NORBERT W, 2019. 脊髓损伤与再生 [M]. 罗卓荆 , 译 . 济南 : 山东科学技术出版社 .

AGABEGI S S, ASGHAR F A, HERKOWITZ H N, et al., 2010. Spinal orthoses[J]. J Am Acad Orthop Surg, 18 (11): 657-667.

ALEXANDER R, 2014. Transcranial magnetic stimulation[M]. New York: Humana Press.

BELCI M, CATLEY M, HUSAIN M, et al., 2004. Magnetic brain stimulation can improve clinical outcome jn incomplete spinal cord iniured patients[J]. Spinal Cord, 42(7): 417-419.

BENITO J, KURU H, MURILLO N, et al., 2012. Motor and gait improvement in patients with incomplete spinal cord induced by high-frequency repetitive transcranial magnetic stimulation[J]. Top Spinal Cord Inj Rehabil, 18(2): 106-112.

BRYCE T N, BIERING-SØRENSEN F, FINNERUP N B, et al., 2012. International Spinal Cord Injury Pain (ISCIP) Classification: Part 1. Background and description[J]. Spinal Cord, 50(6): 413-417.

DE ARAÚJO A V L, NEIVA J F O, MONTEIRO C B M, et al., 2019. Efficacy of virtual reality rehabilitation after spinal cord injury: a systematic review[J]. Biomed Res Int, 2019: 7106951.

DIAZ-RÍOS M, GUERTIN P A, RIVERA-OLIVER M, et al., 2017. Neuromodulation of Spinal Locomotor Networks in Rodents[J]. Curr Pharm Des, 23(12): 1741-1752.

ELIZABETH Y, BRIAN C, BRADLEY C, et al., 2019. Virtual reality neurorehabilitation for mobility in spinal cord injury: a structured review[J]. Innov Clin Neurosci, 16(1-2): 13-20.

KUMRU H, MURILLO N, SAMSO J V, et al., 2010. Reduction of spasticity with repetitive transcranial magnetic stimulation in patients with spinal cord injury[J]. Neurorehabil Neural Repair, 24(5): 435-441.

LIN V W, HSIAO I, DENG X et al., 2004. Functional magnetic ventilation in dogs[J]. Arch Phys Med Rehabil, 85(9): 1493-1498.

SENGUPTA M, GUPTA A, KHANNA M, et al., 2020. Role of virtual reality in balance training in patients with spinal cord injury: a prospective comparative pre-post study[J]. Asian Spine J, 14(1): 50-58.

MCDONALD J W, SADOWSKY C, 2002. Spinal cord injury [J]. Lancet, 359(9304): 417-425.

SCHMIDT K, HÜBSCHER M, VOGT L, et al., 2012. Influence of spinal orthosis on gait and physical functioning in women with postmenopausal osteoporosis[J]. Orthopade, 41(3): 200-205.

VALERO-CABRÉ A, PAYNE B R, PASCUAL-LEONE A, et al., 2007. Opposite impact on 14 C-2-deoxyglucose brain metabolism following pauems of high and low frequency repetitive transcranial magnetic stimulation in the posterior parietal cortex[J]. Exp Brain Res, 176(4): 603-615.

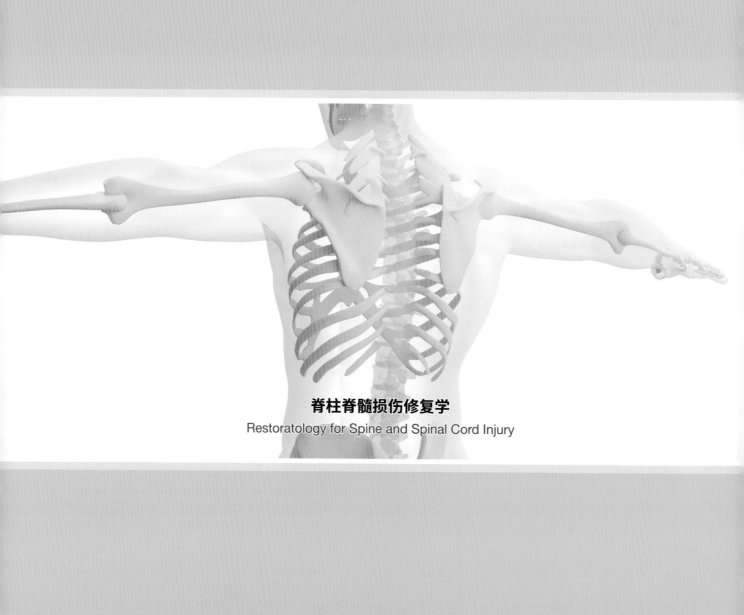

脊柱脊髓损伤修复学
Restoratology for Spine and Spinal Cord Injury

第二十一章
特殊类型的脊髓损伤

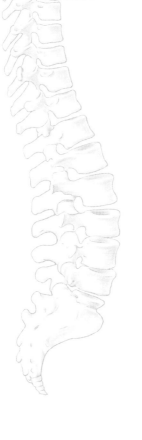

脊髓损伤常由交通事故、摔伤等直、间接暴力所致，脊柱位移或碎骨片突入椎管内，使脊髓直接受到冲击进而产生损伤。存在少数脊髓损伤的病例，由于其病因、发病机制或影像学检查等异于大多数情况，我们将这部分脊髓损伤归纳为特殊类型的脊髓损伤。这些类型的脊髓损伤不仅是因为发病率较低而单独罗列，更为重要的是由于其存在特殊性，因此有必要对其发病机制、治疗方案等进行更为深入地阐述。

第一节 | 放射影像学检查无异常的脊髓损伤

放射影像学检查无异常的脊髓损伤是指 X 线片或 CT 扫描未见骨折、脱位，但合并颈椎脊髓损伤症状的一种特殊类型的脊髓损伤，其概念不同于"无骨折脱位型颈椎脊髓损伤"。这种脊髓损伤有完全横断性损伤、中央管综合征、脊髓半切综合征、不完全性脊髓损伤四种类型，临床表现常为损伤平面以下感觉减退或异常、肌力下降及膀胱功能障碍，部分可合并颈神经根损伤，成人以中央管综合征最为常见，损伤可表现为非连续性、延迟性。考虑到这种特殊类型的脊髓损伤在成人和儿童这两个群体中，主要的发病机制、MRI 表现及治疗上存在明显差异，因此以下我们将儿童和成人分别进行阐述。

儿童放射影像学检查无异常的颈椎脊髓损伤的发病机制多为头颈部在体育运动或交通、跌落等事故中遭受纵向或横向等多维外力时，颈椎相邻节段间可连带椎管内脊髓在急速过屈、过伸活动中发生一过性滑移，但儿童的韧带、椎间盘和小关节囊延展性和弹性较成人强，且在受力形变过程中存在一过性滑移迅速复位，因此，最终可表现为影像学上颈椎序列和形态无异常的结果。同时，脊柱包裹的脊髓神经组织由于遭受骨性椎管和相邻椎体前后壁的撞击、卡压而被挫伤、水肿，甚至出血，产生神经损伤症状。有儿童尸检研究表明，儿童脊髓平均拉长到 0.6 cm 时即会断裂，而脊柱平均拉长至 5 cm 时才会出现断裂。

在目前的临床实践中，儿童放射影像学检查无异常的颈椎脊髓损伤仍以非手术治疗为主。国内目前未见手术治疗与非手术治疗效果对比的相关报道。Mahajan 等总结了 540 例儿童颈椎脊髓损伤，297 例行颈椎 MRI 检查，其中 69 例无骨和韧带损伤，54 例颈脊髓为正常信号，大部分采用非手术治疗，15 例颈脊髓信号出现异常，主要采用手术治疗，并发现脊髓信号异常者常在入院时就伴随更为严重的脊髓受损症状，且远期随访预后也更差。Carroll 等系统回顾了 433 例儿童患者，其中 183 例记录了治疗方式，其中仅 6 例行手术治疗。对于极少数明确合并创伤性颈椎椎间盘巨大突出、椎管内血肿压迫脊髓、前后方韧带断裂致颈椎明显不稳者可行手术治疗，行前 / 后路的减压与内固定重建颈椎稳定性。非手术治疗应从患儿外伤后尽早开始，主要为颈部制动，包括牵引制动、硬质颈围和支具外固定，外固定至少持续 12 周，脱水、营养神经、高压氧与康复锻炼是重要的辅助治疗手段，曾广泛使用的激素冲击疗法现已不再推荐使用。

与儿童脊髓损伤不同，成人放射影像学检

查无异常的颈椎脊髓损伤主要是颈椎退行性疾病基础上遭受轻微外力导致，且脊柱结构本身多存在椎管狭窄、椎体间不稳及脊髓压迫，常见形式如颈椎过伸伤，临床多表现为中央管综合征。外力下颈椎过屈、过伸时曲度发生迅速改变，肥厚的黄韧带向椎管内进一步产生皱褶，颈椎椎管的储备间隙不足以代偿甚至消失，椎间盘平面产生一过性不稳，尤其在上位椎体后下缘与下位椎体后上缘之间"钳夹"式卡压最为明显，造成脊髓损伤。

放射影像学检查中针对无异常的颈椎脊髓损伤的 MRI 研究及分型主要针对成人，X 线检查或 CT 检查主要被用于评估颈椎曲度、椎管狭窄、椎间不稳及韧带骨化等退行性异常改变。MRI 检查可直接显示脊髓的压迫程度和颈周韧带损伤的情况，揭示了其损伤本质并成为诊断的重要手段，同时也是进行临床分型的基础。早期 MRI T_2 加权像主要表现为：出血（中央大片状低信号区伴周围薄层环状高信号改变）、挫伤（中央点片状低信号区伴周围大片环状高信号改变）、水肿（较均一的高信号改变）。根据 MRI 上脊髓信号的改变与愈后的关系，脊髓损伤可分为脊髓信号无异常型、单节段水肿型、多节段水肿型、水肿-出血混合型，其中脊髓信号无异常型和部分单节段水肿型可完全恢复，多节段水肿型愈后差异较大，有研究发现，脊髓水肿的范围与愈后呈负相关，水肿-出血混合型愈后最差。但部分患者可不合并脊髓信号改变，有学者将 MRI 上无脊髓信号异常者称为真性影像学检查无异常的颈椎脊髓损伤。有研究依据颈椎损伤的运动形式和病理基础，将其分为三类：屈曲运动损伤（短节段致伤伴椎间盘退行性突出）、过伸运动损伤（多节段致伤伴多节段颈椎椎管狭窄）、过曲、过伸挥鞭样复合伤（多节段颈椎椎管狭窄伴节段性椎间不稳或椎间盘突出）。该分型包括了受伤机制、损伤因素，并对手术策略提供指导，在国内应用较广。虽然，颈椎椎管狭窄是成人放射影像学检查无异常的颈椎脊髓损伤发生的基础，但研究并未发现衡量椎

管狭窄程度的 Polve 值与临床预后有直接相关性。有研究者定义颈椎椎体下缘与下关节突两条切线间的夹角为关节突矢状面角，通过测量发现，下颈椎中 $C_{3/4}$ 节段关节突矢状面角最小，是 $C_{3/4}$ 节段易发成人放射影像学检查无异常的颈椎脊髓损伤的原因。成年患者 MRI 检查示脊髓和椎前出现高信号改变，脊髓高信号范围与症状、愈后明显相关，且伤后 24～72 小时的 MRI 较伤后 0～24 小时更具有预测价值。Ouchida 等发现损伤 2 周时较 2 天内的 MRI 上椎前高信号范围明显减小，脊髓信号异常范围则无明显差异。近年来发展的弥散张量和功能性 MRI 技术是研究脊髓损伤的热点，其可直接捕捉到脊髓受损或激活区域信号的改变，对放射影像学检查无异常的颈椎脊髓损伤的早期诊断和预后判断具有积极作用。

成人放射影像学检查无异常的颈椎脊髓损伤的治疗以手术为主。有研究报道，虽然非手术治疗近期可获得与手术治疗相似的临床效果，然而非手术治疗后脊髓功能过早出现恢复停滞甚至倒退现象，非手术治疗的远期效果明显差于手术治疗。Vaccaro 等提出在下颈椎损伤的治疗中，从椎体骨折形态、椎间盘韧带复合体和脊髓损伤特点三方面提出 SLIC 评分，评分≥5分手术治疗，评分≤3分非手术治疗，评分为4分可视具体情况选择手术或非手术治疗。成人放射影像学检查无异常的颈椎脊髓损伤主要发生于 C_3～C_7，无骨折（0分），以不完全性脊髓损伤为主（3分），脊髓损伤节段受伤前即多处于持续压迫状态（1分），总体应以手术治疗为主。后有临床研究显示，依据其判断手术指征用于指导临床，获得较好效果。手术时机的选择目前尚存在争论，有学者提出，脊髓损伤平面和信号异常范围多在 3～7 天稳定，明确目标节段和损伤范围后进行手术安全有效。但脊髓功能出现变化可能是持续压迫未得到及时解除的结果。Boese 等研究认为，72 小时甚至 24 小时内手术可获得更优效果。临床工作中，对于 SLIC 评分≥4分者常在保证安全的前提下应尽早进行手术。选择合适的手

术入路并彻底减压是避免再次手术的关键，有学者提出的成人放射影像学检查无异常的颈椎脊髓损伤分型指导手术方式的选择：Ⅰ型损伤以颈椎椎间盘突出致腹侧压迫为主，采取前路减压内固定手术；Ⅱ型损伤为颈椎椎管储备间隙锐减或消失致脊髓腹背受压，采取后路单开门减压手术；Ⅲ型损伤为椎管狭窄伴节段性不稳，采用后路单开门减压并后/前路不稳节段的固定。有学者综合 MRI 检查显示的上颈椎曲度、椎间稳定性、椎管狭窄及脊髓受压程度、脊髓信号异常特点与范围等多因素对成人放射影像学检查无异常的颈椎脊髓损伤进行分型，得到相似的治疗策略并获得良好的手术效果。

（史建刚　赵经纬）

第二节｜一氧化二氮滥用相关的化学性脊髓损伤

一氧化二氮（N_2O），通常被称为"笑气"，由于其具有麻醉和镇痛作用，因此常被应用于临床特别是牙科领域。目前，娱乐性笑气的滥用逐渐成为中国新出现的一个公共卫生问题。笑气的滥用同样也是全球性问题，2014 年全球毒品调查的结果显示，笑气作为一种休闲毒品，在英国和美国的终身使用率为 38.6% 和 29.4%。尽管目前很少报道亚洲青少年的滥用情况，但是自从 2016 年 8 月发布了中国首例由娱乐性使用笑气引起的神经系统疾病的病例报道起，相关病例数量开始迅速增加。

笑气的滥用常导致脊髓亚急性联合变性，脊髓亚急性联合变性是由德国医生 Ludwig Lichtheim 于 1889 年首次描述的，它与没有维生素补充的素食饮食、胃切除术后的营养缺乏及 N_2O 麻醉有关。最初的神经系统症状包括感觉异常、本体感受减弱和振动感觉减退，随后可出现运动无力。感觉缺陷通常从脚开始，并以不同程度的共济失调扩散到手，自主神经功能障碍，智力和行为也可能出现障碍。

N_2O 破坏甲基钴胺素，从而使蛋氨酸合成酶失活。维生素 B_{12} 的慢性失活会导致髓鞘蛋白甲基化，导致脊髓损伤，其主要病理学表现是轴突的丢失。相比于其他因素，N_2O 可以在使用后较短时期内引起体内维生素 B_{12} 缺乏症。维生素 B_{12} 又称钴胺素（Co），是机体酶反应所必需的辅助因子，在机体内分为具有生理活性的甲基钴胺素和 5′- 脱氧腺苷钴胺素。其中，甲基钴胺素作为蛋氨酸合成酶的辅组因子，使甲基四氢叶酸转变为四氢叶酸，再将同型半胱氨酸转变为蛋氨酸，维持神经髓鞘的产生和代谢。N_2O 通过不可逆氧化维生素 B_{12} 的钴，使其成为其他钴胺素类似物，引起维生素 B_{12} 失活和缺乏，从而使蛋氨酸合成酶失活，甲基丙二酰辅酶 A 变位酶活性减少。慢性维生素 B_{12} 失活导致髓鞘蛋白甲基化受损，进而导致轴突丢失。有研究表明，72.2% 的患者血清维生素 B_{12} 水平低。但是大多数情况下患者会出现同型半胱氨酸水平升高。组织病理学研究显示，N_2O 中毒可以导致脑萎缩，大脑皮层神经元空泡化，脊髓和大脑皮层下白质脱髓鞘。影像学研究显示，典型的脊柱 MRI 变化是纵向广泛性脊髓病。

N_2O 较为稳定，绝大部分会以原形的形式排出体外，少量经皮肤蒸发，微量进入肠道，在肠道菌群的作用下转化为亚硝酸盐和氮等。N_2O 大量吸入后会对人体产生窒息缺氧、致幻、神经错乱、谵妄、智力和视听功能障碍、肌肉收缩能力降低等一系列副作用。滥用 N_2O 引起的最常见神经系统疾病有亚急性联合变性和主要累及下肢的周围神经病变，并伴有轴突和髓鞘的损伤。此外，还有吸入 N_2O 引起死亡的案例报道。

目前，国内外尚没有治疗 N_2O 致脊髓损害的特效药，关于该病的治疗方案包括停止接触 N_2O 和补充高剂量的维生素 B_{12}，也可以补充蛋氨酸等药物加速修复变性髓鞘。大多数患者会在治疗后的 14 天到 21 个月出现显著改善，约 1/4 患者完全恢复，其余大部分患者会有不同程度的肢体无力和平衡障碍等后遗症。

（史建刚　赵经纬）

第三节 | 上升性脊髓缺血损伤

脊髓有特殊的血供关系，当一个节段受损后可渐波及其上部，即所谓的上升性脊髓缺血损伤。发病机制为脊髓内血管（脊髓前后动脉、中央动脉或大动脉）栓塞致脊髓缺血坏死，多见于下胸段 $T_{10} \sim L_1$ 的损伤，伤后可出现截瘫平面逐渐上升，至 $T_6 \sim T_7$ 平面，由于脊髓传导障碍，下肢呈软瘫。更有在 $1 \sim 2$ 周间继续上升至 $C_2 \sim C_3$ 者，因呼吸衰竭而死亡。近年来也有医源性上升性脊髓缺血损伤病例报道。

脊椎损伤后上升性脊髓缺血损伤有以下特点：①截瘫平面持续上升，停止上升的最晚时间是伤后第 4 周；②双下肢持续软瘫，一般脊髓损伤在上中胸椎平面者，双下肢呈痉挛性截瘫，而上升性脊髓缺血损伤则持续为迟缓性截瘫；③该类型脊髓损伤均为完全截瘫，功能恢复困难。

上升性脊髓缺血损伤的机制可能为：脊髓前后动静脉损伤，有尸检研究报道，在 T_{10} 骨折脱位处脊髓前后动静脉均有血栓形成及脊髓缺血。该血栓向上扩大到 C_3，向下到骶髓，致脊髓因供养动脉血栓形成而缺血坏死，血栓在血管中积累扩大是截瘫持续上升的原因；Adamkiewicz 动脉损伤，该动脉起始于下胸段或胸腰段的肋间动脉或腰动脉，分出后上行 $1 \sim 2$ 个脊椎节段进入脊髓，该动脉是下胸脊髓的主要供养动脉，又缺少侧支循环，当该动脉损伤后发生血栓时，就可能导致脊髓由下而上逐渐缺血坏死，呈上升性截瘫，至中上胸髓另外血供系统处终止。

此外，医源性上升性脊髓缺血损伤的原因常为手术中因局部电灼过度牵拉或者术中止血压迫过紧引起脊髓供养血管的损伤，继而血栓形成或血管内膜炎，造成脊髓缺血。

（史建刚　赵经纬）

第四节 | 迟发性脊髓损伤

迟发性脊髓损伤常见于颈段脊髓，以其早期常不表现出明显症状和体征为特点。损伤后由于血肿形成或局部不稳定导致脊髓的压迫，进而在伤后数周至数月缓慢出现脊髓损伤的临床表现。该类型的脊髓损伤可继发于脊髓减压术后、电击伤、陈旧性齿突骨折等。

椎管狭窄引起的慢性脊髓压迫在手术减压后出现不明原因的脊髓神经功能恶化，表现为迟发性脊髓损伤，常常产生严重的脊髓功能损害。在脊柱手术后，部分患者仍会出现难以解释的脊髓损伤症状改善后再次加重的现象，人们对这种迟发性脊髓损伤早有认识，其发生机制普遍被认为是脊髓缺血再灌注损伤。目前的研究认为，由于脊髓对损伤微环境的敏感性及反应性高于其他器官组织，尤其是脊髓神经元对缺血、缺氧极其敏感，这是脊髓缺血再灌注损伤发生的前提条件。脊髓减压术后发生迟发性脊髓损伤的概率低，MRI 检查提示脊髓肿胀明显，且新增脊髓损伤发生在原发病的远端，提示脊髓的反应性水肿是否可以导致脊髓细胞的坏死或凋亡从而激发脊髓的炎症反应综合征。在诊断方面，通常认为术前排除合并脊髓脱髓鞘病变等神经内科疾病。麻醉苏醒时未出现神经功能损害，在排除血肿压迫、不适运动的异常刺激等的基础上发生不明原因的脊髓功能恶化即为迟发性脊髓损伤。临床观察提示，手术后短期内的神经功能减退大多为一过性，可能与手术中的刺激、脊髓减压后的反应性水肿及体位等因素有关，予以脱水、神经营养药物、激素等对症治疗后短期内迅速恢复，很少有神经损害症状残留，不应归为迟发性脊髓损伤的范畴。在治疗方面，术后一旦患者有肌力下降、感觉功能减退等神经功能恶化表现，应积极对症治疗。甲泼尼龙是治疗脊髓损伤的常用药物，可减轻脊髓损伤后继发性水肿，抑制脂质过氧化反应，改善微循环，阻止钙离子向细胞内转移，维持神经元兴奋性。针对迟发性脊髓损伤的治疗目前有许多药物可清除或减少氧自由基，如银杏叶提取物、丹参、β2 七叶皂苷钠、维生素 E、维生素 C、半胱氨酸、谷胱甘肽等。

颅脑和脊髓的解剖特点构成了高压电击伤后的特殊表现，如电流入口在颅脑，而出口在四肢时，其电流必经头皮、颅骨、大脑和脊髓，因此中枢损害很突出。大脑、脊髓和血管电阻小，易导电，且对热作用异常敏感，这种损害常导致严重的脑水肿及昏迷，甚至呼吸、心搏骤停，以及不同平面的脊髓损害，周围神经损伤以正中神经、尺神经、桡神经多见。关于电击伤对神经系统损害的机制，有报道指出，当巨大电流通过人体时，可引起大脑半球、小脑、第四脑室底部或脊髓的散在点状出血、淤血、软化灶及血栓形成，周围神经轴索有断裂、皱缩现象。也有研究表明，电击伤后脱髓鞘改变可能是本病的根本发病机制。

陈旧性齿突骨折与继发性脊髓损伤之间存在必然的因果联系，主要依据包括：齿突骨折不愈合或畸形愈合均会导致寰枢椎脱位，使脊髓有效缓冲空间减小，当 Dmin 量（颈椎过屈状态下，枢椎椎体后缘到寰椎后弓前缘间距离，即该平面在颈椎过屈状态下最小矢状径）< 13 mm 时有脊髓发生损害的危险；不可复性

脱位者，寰椎不能向后复位，但仍有向前滑移的趋势，这是不可复性脱位者症状呈进行性加重的主要原因之一；可复性脱位者，寰枢椎间存在不稳定，在颅颈伸屈活动中，伸位时寰椎前移或齿突以骨折断端为支点发生前倾使脊髓受压或牵拉；屈位时齿突和寰椎复位（横韧带完整）脊髓受压或牵拉缓解，这是可复性脱位者早期症状较轻且呈反复现象的直接原因；随着病程延长，脊髓在长期受压和反复刺激下发生髓质变性，部分病例还会出现齿后反应性病变，最终导致不可逆且进行性加重的脊髓损伤表现。

（史建刚　赵经纬）

第五节 | 强直性脊柱炎导致的脊髓损伤

　　强直性脊柱炎并发的脊柱脊髓损以其病情危重、死亡率高、治疗困难的特点，受到人们越来越多的关注，目前已有较多关于其治疗方案的报道。

　　该病的诊断并不困难，在治疗上需依据颈椎及脊柱其他部位畸形的程度而酌情选择牵引疗法或手术治疗。牵引时务必按照畸形前的角度进行，切不可按正常人进行，否则可能将加剧脊髓损伤程度，甚至引起死亡。

　　影像学表现方面，发生在强直脊柱节段的骨折常表现为骨折伴位移：骨折线从前向后经过椎体和已强直的小关节突，同时骨折椎体的上终板连同相邻的椎间盘及椎体发生向前或向后的移位，这种骨折的影像学表现与 Chance 骨折十分相似。骨折发生 1 个月后，X 线片上可观察到大量骨痂通过骨折线。

　　在治疗策略的选择方面，根据以往临床研究报道，在该种类型脊髓损伤的治疗中，积极控制肺部感染最重要。首先，应在抗感染的基础上，强化体位，引流排痰和呼吸康复，定期做血气分析，适当放宽气管切开指征。其次，对颈椎骨折患者主张采用 Halo-vest 固定。患者翻身时应力集中于骨折区，即使在行 Halo-vest

固定的情况下，仍有脊柱再次错位进而导致二次脊髓损伤的可能。所以，及时复查 X 光片，随时调整 Halo-vest 固定尤为重要。另外，由于韧带骨化，牵张力易于向下传导，行 Halo-vest 牵引时应适当减小纵向牵引力，以防止过牵。部分患者由于脊柱畸形严重，Halo-vest 固定困难，可采用特制 Halo-vest。无此设备者可行颅骨牵引，即使仅用费城颈托固定颈部，由于该类患者骨痂形成速度快，骨折亦可愈合良好。

　　手术指征方面，有下列指征，可考虑手术：全身情况尚可，且无严重的肺部感染；脊柱骨折脱位 2 度以上且复位困难或再次脱位；存在硬膜外血肿压迫脊髓，需手术清除血肿；存在椎间盘突出压迫脊髓；对某些胸椎后凸畸形严重的患者，于后路内固定时做适当的截骨矫形，可明显改善后凸畸形。对手术治疗持慎重态度，因为手术治疗不仅难度较大，术中出血多，且由于颈椎处于强直状态而使手术操作复杂化。因此，每位术者均应细心、冷静地进行每一步操作。

（史建刚　赵经纬）

第六节 | 脊髓火器伤

脊髓火器伤的发生率并不很高，但差异较大，而且目前从基础研究到临床治疗，尚缺乏完善的理论体系。同时，在未来战争中，常规火器仍会大量使用，且新的致伤武器会更多地应用于实战。因此，脊髓火器伤的研究应继续深入开展，以不断提高其救治水平。本节我们将从脊髓火器伤的治疗方面进行重点阐述。脊髓火器伤的治疗主要包括急救、清创、术后处理、脊髓损伤处理、并发症处理等几个主要方面。

火器伤多为复合伤，该类患者生命体征常不稳定，相较于脊髓的损伤，应更多关注患者的基本生命体征。颈椎损伤，往往会并存呼吸功能障碍、头面部外伤；胸椎损伤，存在气胸或血气胸可能；腰椎损伤，腹部脏器损伤可能性更大。紧急条件下，需要首先维持基本生命体征，包扎止血，保证转运安全。高位颈椎脊髓火器伤引起的呼吸麻痹，需要进行辅助呼吸，有脏器损伤者，根据脏器损伤的需要，进行急救处理。脊髓火器伤发生截瘫的患者，搬运的方法同闭合性脊柱脊髓损伤的搬运，需用担架进行搬运。由于多数脊髓火器伤并未发生脱位，脊柱较稳定，故搬运增加脊髓损伤的可能性较小。对脊髓火器伤患者的输送，要求迅速输送到医疗单位，因为脊髓损伤的病理进展迅速，治疗的黄金时期较短；开放性损伤需要在短时间内进行清创；并发的脏器伤也需要紧急处理；途中应密切观察生命体征，如呼吸、心跳、意识的改变等，有约1/3的病例发生休克；在患者呼吸、心跳、意识、血压均较稳定的情况下，每2～3小时，适当翻身。

在清创方面，由于武器弹药的热效应，伤口同时伴有不规则烧伤，损伤的肌肉、皮肤会引起严重的后续感染，清创时需彻底清除。在创伤的早期，烧伤的软组织并不能看到明显的界限，在紧急条件下，需要扩大清创范围。凡硬膜破裂者，常规清创的同时需探查脊髓，然后缝合硬膜，有硬膜缺损者，取椎旁筋膜覆盖；凡硬膜未破裂者，不切开硬膜探查，以免将椎管内污染，带入蛛网膜下隙，发生脑脊膜炎，甚至脊髓炎。对于硬膜内有血块及出血应予除去，破碎的脊髓组织及液化的脊髓组织，应细心移除，可用镊子、小刮匙去除，不整齐的断端，可用小剪刀剪除已坏死的部分。总之，对脊髓损伤的处理，应限于除去已液化、坏死、游离、脱落的脊髓组织，无须清创到正常的脊髓组织。因脊髓的断端予以新的切面时，切断脊髓组织的创伤，可能引起脊髓组织的进一步坏死。对于马尾存在损伤的情况，首先应当清除血块及碎裂的马尾，缝合硬膜，如存在断裂则较难处理，在闭合性马尾断裂，应争取伤后早期予以缝合或马尾移植。但火器性损伤的伤口是污染的，缝合或修复马尾有感染的可能，如留待预后处理，又恐其粘连成一团块，难于处理。较安全而积极的办法是，清创缝合硬膜，使用大量有效抗生素，延期缝合伤口，7～10日后再次手术修复马尾，此时马尾粘连尚不严重，有修复的可能。椎板外及椎管内异物于清创的同时予以取出。在椎体中的异物，手术进入需通过椎管者，可留置于椎体骨内，不予取出。对于脊髓锐器伤的清创，可切除软组织伤道及切除椎板探查脊髓。对于脊髓完全断裂或部分断裂，可去除血块及游离的脊髓组织，缝合硬膜。对于马尾断裂，可清洁断端，初期进行缝合，如同闭合性马尾损伤的手术处理。因锐器损伤的污染程度，多较火器伤者为轻，又无弹丸损伤的弹道挫伤区组织损伤，坏死组织很少，早期（6～12小时内）彻底清创后，感染的机会较少，故可修复马尾，缝合硬膜。脊柱无骨折及脱位，无须内固定。各层软组织依次缝合，硬膜外置负压引流。

对于脊髓火器伤术后的处理：①抗生素的应用，根据伤口污染细菌，应用有效抗生素，特别是硬脊膜破裂者，需应用有效、足量的抗生素，以预防及控制脑脊膜感染。②卧床时间，因脊椎损伤情况不同而异，对于棘突骨折、关节突骨折、椎体骨折无脱位者，卧床4～8周至骨折愈合。对于椎体洞穿伤、椎板骨折已行椎板切除、无关节突骨折者，卧床3周至软组织愈合即可。③伤口处理，除硬膜缝合外，伤口开放引流，1～2周期间视伤口干净程度，行延期缝合或二期缝合，消灭伤口。

脊髓火器伤治疗的重点在于脊髓的处理。经清创手术探查证明，脊髓已完全断裂者，主要进行康复治疗；脊髓尚完整者，或椎管未损伤，临床检查为完全性截瘫者，应针对脊髓损伤进行治疗。选择的方法有：对无创面渗血及内出血者，可用东莨菪碱类药物注射，有条件及全身情况允许者，给予高压氧治疗及脱水治疗。局部冷疗与脊髓切开，虽是有效的治疗方法，但清创手术时，未探查椎管者，不便应用，探查椎管者，又为开放伤口，也不适于应用。伤口愈合后二次应用，时间可能已晚。故这些方法的应用，常受到条件的限制。激素的应用，需视伤口及全身情况，无感染可能者，则予以应用。对于不完全性脊髓损伤，由于其病理改变一般均不进行性加重，而是在脊柱稳定，无继续压迫的情况下开始恢复。该类脊髓损伤多系冲击波震伤，一般不进行探查。对较重的不全截瘫，仍可考虑用上述完全截瘫使用的药物治疗。

脊髓火器伤常出现伤口、脊髓、椎管内、硬膜内感染及脑脊液漏。治疗感染的关键在于充分引流及抗生素的使用，形成死骨者，予以摘除。是否发热并不是表明炎症是否消退的可靠指标，自觉疼痛症状的消失及血沉下降，表明炎症静止，常无脓肿发生，如发生椎旁脓肿，则应引流。椎管内感染可成为硬膜周围炎或脓肿，其特征表现为神经疼痛，在截瘫平面以上出现根痛，则应考虑椎管内硬膜外感染的可能，对其治疗的方法为椎板切除、充分引流及全身用有效抗生素。对脊髓火器伤，有体温升高、麻痹平面上升、脑脊液化验有炎症改变者，应积极行椎板切除探查、引流、有效抗生素治疗。脊髓火器伤致硬脊膜、蛛网膜破损者，可发生脑脊液漏，常于伤后数小时或数日出现。早期流出液体常为血性，晚期则为透明清亮液体。临床上见从伤道中流出清液，即应怀疑此症，若该液中含有葡萄糖即可确诊。由于蛛网膜漏孔与体外相通，有引起蛛网膜炎而加重截瘫的危险。由于脑脊液漏出，常引起头痛、恶心、呕吐、血压偏低等颅内高压症。因此，对脑脊液漏应早期探查修补，以切断对脑脊膜及脊髓的感染途径。漏孔较小者可直接缝合破口，漏孔较大无法直接缝合者，可用附近肌膜瓣修补。

（史建刚　赵经纬）

• 参考文献

ATESOK K, TANAKA N, O'BRIEN A, et al., 2018. Posttraumatic spinal cord injury without radiographic abnormality[J]. Adv Orthop, 76(16): 706-714.

BAO L, LI Q, LI Q, et al., 2020. Clinical, electrophysiological and radiological features of nitrous oxide-induced neurological disorders[J]. Neuropsychiatr Dis Treat, 16: 977-984.

BOESE C K, MULLER D, BROER R, et al., 2016. Spinal cord injury without radiographic abnormality(SCIWORA) in adults: MRI type predicts early neurologic outcome[J]. Spinal Cord, 54(10): 878-883.

BONO C M, HEARY R F, 2004. Gunshot wounds to the spine[J]. Spine J, 4(2): 230-240.

CARROLL T, SMITH C D, LIU X, et al., 2015. Spinal cord injuries without radiologic abnormality in children: a systematic review[J]. Spinal Cord, 53(12): 842-848.

CHI S I, 2018. Complications caused by nitrous oxide in dental sedation[J]. J Dent Anesth Pain Med, 18(2): 71-78.

COHEN J A, 1995. Autonomic nervous system disorders and reflex sympathetic dystrophy in lightning and electrical injuries[J]. Semin Neurol, 15(4): 387-390.

CYBULSKI G R, STONE J L, KANT R, 1989. Outcome of laminectomy for civilian gunshot injuries of the terminal spinal cord and cauda equina: review of 88 cases[J]. Neurosurgery, 24(3): 392-397.

GURSOY A E, KOLUKISA M, BABACAN-YILDIZ G, et al., 2013. Subacute combined degeneration of the spinal cord due to different etiologies and improvement of MRI findings[J]. Case Rep Neurol Med, 9(4): 166-172.

HADLEY M N, DICKMAN C A, BROWNER C M, et al., 1989. Acute axis fractures: a review of 229 cases[J]. J Neurosurg, 71(5 Pt 1): 642-647.

ILHAN A, YILMAZ H R, ARMUTCU F, et al., 2004. The protective effect of nebivolol on ischemia/reperfusion injury in rabbit spinal cord[J]. Prog Neuropsychopharmacol Biol Psychiatry, 28(7): 1153-1160.

KNOX J, 2016. Epidemiology of spinal cord injury without radiographic abnormality in children: a nationwide perspective[J]. J Child Orthop, 10(3): 255-260.

LEONE A, MARINO M, DELL'ATTI C, et al., 2016. Spinal fractures in patients with ankylosing spondylitis[J]. Rheumatol Int, 36(10): 1335-1346.

LEVY M L, GANS W, WIJESINGHE H S, et al., 1996. Use of methylprednisolone as an adjunct in the management of patients with penetrating spinal cord injury: outcome analysis[J]. Neurosurgery, 39(6): 1141-1148.

LUNDIN M S, CHERIAN J, ANDREW M N, et al., 2019. One month of nitrous oxide abuse causing acute vitamin B12 deficiency with severe neuropsychiatric symptoms[J]. BMJ Case Rep, 12(2): 312-321.

MAHAJAN P, JAFFE D M, OLSEN C S, et al., 2013. Spinal cord injury without radiologic abnormality in children imaged with magnetic resonance imaging[J]. J Trauma Acute Care Surg, 75(5): 843-847.

OUSSALAH A, JULIEN M, LEVY J, et al., 2019. Global burden related to nitrous oxide exposure in medical and recreational settings: a systematic review and individual patient data meta-analysis[J]. J Clin Med, 8(4): 551.

POLLACK I F, PANG D, SCLABASSI R, 1988. Recurrent spinal cord injury without radiographic abnormalities in children[J]. J Neurosurg, 69(2): 177-182.

ROWED D W, 1992. Management of cervical spinal cord injury in ankylosing spondylitis: the intervertebral disc as a cause of cord compression[J]. J Neurosurg, 77(2): 241-246.

TAKAO T, KUBOTA K, MAEDA T, et al., 2017. A radiographic evaluation of facet sagittal angle in cervical spinal cord injury without major fracture or dislocation[J]. Spinal Cord, 55(5): 515-517.

VACCARO A R, HULBERT R J, PATEL A A, et al., 2007. The subaxial cervical spine injury classification system: a novel approach to recognize the importance of morphology, neurology, and integrity of the disco-ligamentous complex[J]. Spine, 32(21): 2365-2374.

WILLIAMS M, TONG D C, ANSELL M, 2014. The treatment of gunshot injuries of the jaws[J]. J R Army Med Corps, 160(10): 43-45.